放射医学国家重点学科建设项目

供临床医学、预防医学和放射医学等专业用

简明放射医学

主　编　涂　彧　曹建平

副主编　孙　亮　朱　巍

编　者（以姓氏笔画为序）

万　骏（苏州大学苏州医学院放射医学与防护学院）
朱　巍（苏州大学苏州医学院放射医学与防护学院）
刘玉龙（苏州大学附属第二医院）
闫聪冲（苏州大学苏州医学院放射医学与防护学院）
许玉杰（苏州大学苏州医学院放射医学与防护学院）
孙　亮（苏州大学苏州医学院放射医学与防护学院）
李　明（苏州大学苏州医学院放射医学与防护学院）
杨　巍（苏州大学苏州医学院放射医学与防护学院）
张友九（苏州大学苏州医学院放射医学与防护学院）
陈　娜（苏州大学苏州医学院放射医学与防护学院）
陈丹丹（苏州大学苏州医学院放射医学与防护学院）
周菊英（苏州大学附属第一医院）
屈卫卫（苏州大学苏州医学院放射医学与防护学院）
俞家华（苏州大学苏州医学院放射医学与防护学院）
倪　婕（苏州大学附属第一医院）
徐晓婷（苏州大学附属第一医院）
涂　彧（苏州大学苏州医学院放射医学与防护学院）
曹建平（苏州大学苏州医学院放射医学与防护学院）
崔凤梅（苏州大学苏州医学院放射医学与防护学院）
章　斌（苏州大学附属第一医院）
蒲汪旸（苏州大学附属第二医院）

秘　书　刘　坤（苏州大学苏州医学院放射医学与防护学院）

人民卫生出版社
·北　京·

图书在版编目（CIP）数据

简明放射医学 / 涂彧，曹建平主编 . —北京：人
民卫生出版社，2022.6

ISBN 978-7-117-33163-0

Ⅰ. ①简… Ⅱ. ①涂…②曹… Ⅲ. ①放射医学
Ⅳ. ①R81

中国版本图书馆 CIP 数据核字（2022）第 088079 号

人卫智网	www.ipmph.com	医学教育、学术、考试、健康，购书智慧智能综合服务平台
人卫官网	www.pmph.com	人卫官方资讯发布平台

简明放射医学
Jianming Fangshe Yixue

主　　编：	涂　彧　曹建平
出版发行：	人民卫生出版社（中继线 010-59780011）
地　　址：	北京市朝阳区潘家园南里 19 号
邮　　编：	100021
E - mail：	pmph @ pmph.com
购书热线：	010-59787592　010-59787584　010-65264830
印　　刷：	北京虎彩文化传播有限公司
经　　销：	新华书店
开　　本：	787×1092　1/16　印张：46　插页：4
字　　数：	1119 千字
版　　次：	2022 年 6 月第 1 版
印　　次：	2022 年 8 月第 1 次印刷
标准书号：	ISBN 978-7-117-33163-0
定　　价：	178.00 元

打击盗版举报电话：010-59787491　E-mail：WQ @ pmph.com
质量问题联系电话：010-59787234　E-mail：zhiliang @ pmph.com
数字融合服务电话：4001118166　E-mail：zengzhi @ pmph.com

主编简介

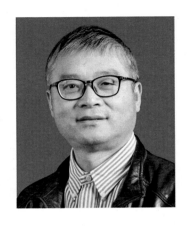

　　涂　彧，1965 年 7 月出生于江西南昌，苏州大学苏州医学院放射医学与防护学院教授、博士研究生导师。主要社会兼职：中华预防医学会放射卫生专业委员会常委；江苏省预防医学会第七届放射卫生与防护专业委员会副主任委员；国家卫生健康委第八届放射卫生标准委员会委员；中国医学装备协会医用辐射装备防护与检测专业委员会第三届副主任委员；中国辐射防护学会辐射环境监测与评价分会第一届常务理事；《中华放射医学与防护杂志》编委；《辐射防护》杂志编委；中国计量协会医学计量专业委员会第一届常委；国家环境保护培训师资库成员。

　　长期从事放射医学与防护教学、科研与科技服务。主要在医用电离辐射防护、环境放射性水平与辐射测量等方面开展研究。同时在核技术利用、核与辐射建设项目职业安全与职业病危害因素检测与评价等方面做了一些探索。2015 年以来，主持科研项目有：科技部"国际热核聚变实验堆（ITER）计划专项国内研究项目"1 项，国防科工局核能开发项目 1 项，国自然核技术创新联合基金 1 项，国自然面上项目 2 项；发表学术论文 50 余篇；主编高等院校教材《放射卫生学》、"十三五"江苏省高等学校重点教材《医学放射防护学教程》。

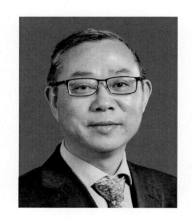

曹建平,1962 年 5 月出生于江苏启东。我国放射医学专家。国务院学科评议组成员,*Radiation Medicine and Protection* 主编,《中华放射医学与防护杂志》副总编辑,亚洲核合作论坛肿瘤放疗中国协调员,中国毒理学会放射毒理专业委员会副主任委员,中华预防医学会放射卫生专业委员会副主任委员,中国辐射防护学会放射卫生分会副主任委员,中国抗癌协会肿瘤放射防护专业委员会副主任委员。苏州大学放射医学与防护学院常务副院长、放射生物学研究中心主任。

从事放射医学教学至今 37 年,长期从事放射损伤与救治、肿瘤放射敏感性研究。承担科技部重大专项、国家基金委联合重点项目和多项面上项目。在 *Oncogene* 等国内外专业期刊发表论文 200 余篇。获教育部技术发明奖二等奖,四川省医学科技奖二等奖,中国核能行业协会科技成果二、三等奖各 1 项,苏州市科技进步奖一、三等奖各 1 项,苏州市预防医学会科学技术二等奖 1 项,获得中国和美国发明专利 4 项。

序言一

　　放射医学是研究电离辐射对人体的健康效应及其防护措施的一门医、理、工、文交叉学科。随着时间的推移，科学家们在电离辐射的科学研究一直在矢志不移地努力探索。自 X 射线发现以来，一大批科学家对 X 射线孜孜以求甚至不惜生命展开探索，德国汉堡圣乔治医院的花园专门建立一座纪念碑——射线殉道者纪念碑，碑上镌刻着 15 个国家的 169 位医生、物理学家、化学家、技术人员、实验室助理和护士的名字，到 1959 年，这份名单增补到 359 个。我国放射医学专业的设立承载着国防战略和重大科学研究的历史重任，源于二十世纪六十年代的"两弹一星"国家重大计划。中国核科学技术的探索中，以钱学森、邓稼先、王淦昌为代表的 23 位"两弹一星"功勋科学家为我国核能的和平利用、安全使用作出了巨大的贡献。在国家科技战略发展的重大需求和全力推动的背景下，电离辐射的技术在工农业生产、绿色能源、国防安全、生物技术、医学诊疗等领域得到了广泛的应用，放射医学也得到了充分的发展。半个多世纪以来，放射医学拯救了数以百万计的生命，同时也推动了我国的社会和经济发展。

　　苏州大学的放射医学专业在国内较早设立本科教学，经过多年的发展，放射医学学科获批国家重点学科，2021 年放射医学专业入列国家一流专业建设点。专业建设的成绩与我们一批潜心教学的老师的努力和投入密切相关，主编涂彧教授、曹建平教授从事放射医学教学近 40 年，同时带领团队积极开展相关科学研究，他们有着扎实、丰富的教学经验，牵头编著《简明放射医学》对于当前放射医学专业教学有重要意义。

　　与早期科学家们对 X 射线的狂热探索不同的是，今天，我们在前辈探索的基础上已经充分认识到，"电离辐射是一把双刃剑"，社会和公众也更加关注电离辐射对包括人类自身在内的生物机体和生存环境的影响，从事放射医学和相关行业的从业人员均需要放射医学的相关专业知识。《简明放射医学》可供医学类本科生、研究生的专业教学使用，也可作为相关从业人员的参考教材。希望苏州大学放射医学继续为新时代我国国防、核电、医疗卫生、环境保护等行业培养专业人才做出贡献。

中国科学院院士

2022 年 6 月

序言二

    人民健康是国家富强和民族昌盛的重要标志，要实现"健康中国 2030"战略的发展目标，需要有一支高水平、有一定规模的医学人才队伍。加快医学教育创新发展成为了我国高等教育当前的重要任务，实现高水平医学发展和高质量医学人才输出也成为医学院校的重要使命。放射医学专业是体现医理、医工交叉的国家特设专业，这和放射医学专业的设立以及专业培养定位有着密切关系，进入二十一世纪，新一轮科技革命带来多方面突破，医学领域对人才的多学科、多领域、大跨度、深层次的交叉渗透和跨界融合的要求越来越高，交叉创新已成为新时代放射医学教育改革与发展的重要生命线，也是未来的发展方向。

    苏州大学放射医学是国内放射医学中的佼佼者，自二十世纪六十年代以来，国家抽调一大批专家学者设立放射医学学科、建设放射医学专业，从无到有，积累了丰富的科研与教学经验，在放射医学与辐射防护科学研究和应用方面与国际同行比肩，成为国家重点学科、国家一流本科建设点。苏州大学放射医学专业依托省部共建国家级重点实验室，在科学研究、人才培养方面取得了突出的成绩，一大批苏州医学院的放射医学专业毕业生活跃在国内放射诊疗、放射卫生和监督、核能利用等多个行业，在为健康中国、核电大国的建设作出积极的贡献。

    放射医学教材质量是放射医学人才培养质量提升的重要方面，一本经典的教材汇集了学科前沿和完备的知识体系。本书主编涂彧教授和曹建平教授是我熟悉的老师，他们长期在放射医学一线从事专业教学和科学研究，有着丰富的科学理论知识、教学实践经验和放射诊疗防护技能。本书倾注了全体编者多年的教学实践和科研成果，相信本书的出版，将为我国放射医学创新发展和人才培养质量提升提供有力的支持。

中国工程院院士

苏州大学苏州医学院院长

2022 年 6 月

前　言

　　放射医学是研究电离辐射对人体的健康效应及其卫生防护的一门医、理、工交叉学科。内容包括人体受电离辐射照射后的生物效应机制、损伤与修复规律、放射损伤诊断和治疗方法、放射卫生与防护措施等。我国放射医学专业教育起源于二十世纪六七十年代的"两弹一星"工程时期，成长于二十世纪八九十年代的"核与辐射技术"广泛应用时期，成熟于2000年以后"强国梦"时期。综合国力的提升极大地促进了我国和平利用原子能事业的强劲发展，也促进了电离辐射在工农业生产、洁净能源、国防科技、生物技术、放射诊疗等领域的广泛应用。与此同时，社会和公众也更加关注电离辐射对包括人类自身在内的生物机体和生存环境的影响。坚持和加强放射医学人才培养依然是一项历史责任。

　　本教材由基础、效应、防护、临床四篇组成。基础篇主要介绍核物理、放射化学、电离辐射剂量学、辐射检测技术等相关学科知识，是放射医学的基础理论铺垫。效应篇主要阐述电离辐射对机体的影响机制和人体各系统的辐射效应，放射性核素的毒理效应，肿瘤放射生物学机制和染色体改变等内容，是放射医学的精华所在。防护篇主要展示电离辐射的防护目的、防护原则、防护措施以及电离辐射在各行各业应用中的防护要求及监督管理等知识，是放射医学不可或缺的另一重点。临床篇主要叙述放射损伤的临床救治原则，核与辐射技术在放射治疗与核医学中的应用原则和基本方法等内容，是放射医学的临床拓展。

　　本教材的编写成员，长期从事放射医学专业一线的教学和科研工作，有丰富的教学实践经验和科学理论知识。该书可供医学类及相关专业本科生、研究生课程教学和自学使用，也可以作为电离辐射岗位从业人员、放射诊疗人员和放射卫生与监督管理人员参考用书。相信本教材的出版，将有益于我国放射医学的学科建设和人才培养。

涂　彧　曹建平

2022 年 6 月

目　录

基　础　篇

效 应 篇

防　护　篇

临　床　篇

基础篇

篇|首|语

电离辐射是自然环境固有的特征之一,它来自宇宙空间,也来自人类居住的地球。然而,直到 19 世纪,人们才开始认识电离辐射。1895 年,伦琴发现了 X 射线。1896 年,贝克勒尔发现了天然放射性现象。1932 年查德威克发现中子。1938 年哈恩发现重核裂变。20 世纪 40 年代,随着原子核裂变反应堆、粒子加速器的先后建成,人类不仅可以利用核能,而且还能生产、应用人工的放射性同位素,世界开始步入全新的原子能时代。至今,放射源、电离辐射,已广泛应用于医疗卫生、工农业生产和科学研究,为社会创造财富、给人类带来福祉,但同时,也对人类和环境附加了一定的危害。

自伦琴发现 X 射线以来,作为一门医学学科,放射医学在这一百余年中始终伴随着辐射应用技术的发展。电离辐射在为人类带来巨大裨益的同时,也使生物机体受到不同程度的健康危害。放射医学的主要任务是研究电离辐射对人体的作用、机制、损伤与修复的规律以及放射损伤的诊断、治疗和预防,为放射工作人员的卫生防护、医学监督和保健工作提供理论依据和技术措施。

辐射在本质上就是能量,诱发有机体损伤的初始来源就是辐射能量沉积。具体来说,无论是从放射诊疗的疗效方面,还是辐射防护方面,人们关心的辐射生物学效应就是以辐射物理、化学过程为起点,复杂的生物学过程为继发,各种形式的生物学后果为结局的一系列综合表征。因此,要了解和掌握整体的放射医学知识,相关的物理化学知识就是较好的出发点和前序基础。

本篇共计六章,在章节布置上重视理论与实践相结合,既有基础型理论,也有应用型理论。同时兼顾由浅入深,逐步推进的学习次序。第一章以原子物理和核物理为基础,介绍原子结构、原子核基本性质、放射性、衰变及其定量;第二章描述带电和不带电电离辐射与物质的相互作用过程,也就是辐射能量向物质转移的定性定量过程;第三章从辐射场角度介绍辐射剂量学的基本理论、指标和概念;第四章主要是放射化学的定义、核素分离方法和理论介绍;第五章针对当前核技术利用,叙述各类放射源、射线装置和反应堆的特征和原理;第六章从基础角度介绍辐射探测器和相关探测技术的理论来源和测量方法来源,也为后续辐射测量实践相关章节打下良好理论基础。

第一章　原子物理与核物理基础

法国科学家贝克勒尔（Becquerel）在1896年通过观察铀，发现了天然放射性现象，这是人类第一次观察到原子核变化现象，这也被认为是核物理学的开端。此后电离辐射对人类生产和生活产生了巨大的影响，尤其在医学诊断和放射治疗中得到了非常广泛的应用。但是，电离辐射是一把双刃剑，要用好这把剑，势必要了解放射性的基本知识。本章将介绍原子和原子核的基本性质，包括质量、半径、内部结构、稳定性及核反应等，讲解放射性核素的衰变类型和衰变规律，以及常见的粒子和射线，为学习本书其他章节准备必要的知识。

第一节　原子与原子核

迄今为止，包括人工制造的不稳定元素，人类已发现118种元素。元素的基本单位是原子，这些元素构成了自然界存在的一切物质。"原子"一词来自希腊文，意思是不可分割的。早在公元前5—4世纪，古希腊德谟克利特等就提出了这一概念，认为万物是由大小不同的、不可分和不可变的一些基础单元，即原子组成的。19世纪末—20世纪初，物理学上许多新发现都证实，原子是可以分割的，各种原子有一定的内部结构。原子是组成化学元素的最小单元，原子只不过是物质结构无限可分序列的一个层次。原子都由带正电的原子核和带等量负电的电子所组成，原子核的电荷量 Z 等于围绕原子核的电子的电荷量，因此原子通常显现为中性。各种原子都有其结构和内在规律，决定其物理、化学性质，并都具有一定的质量和大小。通常用原子质量、原子体积和原子半径来表示。

一、原子的基本性质

（一）原子序数

元素在周期表中排列位置的顺序号称为原子序数，以符号 Z 表示，其数值等于原子的质子数或中性原子的核外电子数。通过研究发现，元素的化学、物理性质随原子序数的增加而呈周期性变化。

（二）原子半径

由于原子中最外层电子分布没有明确的边界。因此，原子半径（即原子大小）没有严格的意义，通常把分子或晶体中距离最小的两个相同原子的中心间距的一半作为原子半径。实验和理论计算结果表明，原子半径的数量级为 $\sim 10^{-10}$ m，可以在一定程度上近似地反映原

3

子的大小。

（三）原子内部结构

卢瑟福（E Rutherford）在 1911 年用 α 粒子束轰击金箔，发现存在大角度 α 粒子散射。通过对实验结果的理论分析，确定原子中存在一个带正电的核心，即原子核（nucleus）。原子核的尺寸在 $10^{-12}\sim10^{-13}$cm 数量级，仅是原子大小的万分之一，质量却占整个原子质量的 99.9% 以上。卢瑟福 α 粒子散射实验奠定了现代原子模型的基础。由于原子整体上呈中性，因此原子核的电量必定与核外的电子总电量相等，符号相反。

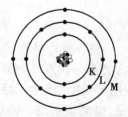

后经过研究，原子核由中子（neutron）和质子（proton）组成，质子和中子统称为核子（nucleon）。不同的原子核所含的核子数目不同，核子数也称为原子核的质量数 A（mass number），等于原子序数 Z（atomic number，即原子核的质子数）与原子核中子数 N 之和。中子不带电，质子电荷量与电子电荷量相等，都为一个电荷单位 e，不同的是质子带正电荷，而电子带负电荷。一个原子核的总电荷为 Ze。原子结构示意图如图 1-1 所示。

图 1-1 原子结构示意图

任何原子的核外电子数称为该原子的原子序数。由于原子是电中性的，核内质子数必等于核外电子数，因此原子序数同时表示了核外电子数、核内质子数和核电荷数。具有相同原子序数（质子数）的原子的总体称为元素。到目前为止，天然的和人工合成的元素共有 118 种，它们组成一个元素周期表。原子序数相同而质量数不同的核素，它们在元素周期表中处于同一个位置，故互称同位素。

一个原子的基本特征可以用符号 ${}^A_Z X$ 表示，其中 X 是元素符号，Z 是原子序数，A 是原子的质量数，也是原子核内的核子数。

玻尔的量子理论和随后发展起来的量子力学揭示，核外电子运动状态是由主量子数 n，轨道角动量量子数 l，轨道方向量子数 m_1 和自旋量子数 m_s 决定。n 取值依次为 1，2…6，7；对每一个 n，l 可以取 0，1，2，…，$n-1$；对每一个 l，m_1 可以取 $-l$、$-l+1$，…，$l-1$，l；对每一个 m_1，m_s 可以取 $-1/2$ 和 $+1/2$。根据泡利不相容原理，在原子中不能有两个电子处在同一状态，也就是说，不能有两个电子具有完全相同的四个量子数。在原子中具有相同 n 量子数的电子构成一个壳层，$n=1，2，3，4，5，6，7$ 的各层分别被称为 K，L，M，N，O，P，Q 层；每个壳层最多可以容纳 $2n^2$ 个电子，如 K 层和 L 层可以容纳的电子数分别是 2 和 8。在一个壳层内，具有相同 l 量子数的电子构成一个次壳层，$l=0，1，2，3，4，5，6$ 的各次壳层分别用符号 s，p，d，f，g，h，i 来表示；每个次壳层最多可以容纳 $2(2l+1)$ 个电子（表 1-1）。作为例子，图 1-2 给出了氢原子（$Z=1$）、碳原子（$Z=6$）和氖原子（$Z=10$）核外电子的分布情况。氢原子核外只有一个电子，这个电子分布在 K 层轨道；碳原子核外共有 6 个电子，K 层轨道容纳其中 2 个，L 层轨道容纳剩下的 4 个；氖原子共有 10 个电子，刚好将 K 层和 L 层轨道填满；如果原子的原子序数更高，核外电子将会填充 M 层，进而 N 层、O 层、P 层和 Q 层。

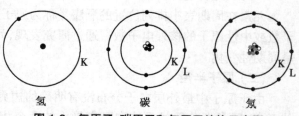

图 1-2 氢原子、碳原子和氖原子结构示意图

表 1-1　电子的壳层结构

壳层	能级次序	各能级的电子数	满壳层电子总数
K	1s	2	2
L	2s,2p	2,6	10
M	3s,3p	2,6	18
N	4s,3d,4p	2,10,6	36
O	5s,4d,5p	2,10,6	54
P	6s,4f,5d,6p	2,14,10,6	86
Q	7s,5f,6d…	2,14,10…	

（四）原子的能级

电子在原子核库仑场中所具有的势能主要由主量子数 n 和轨道量子数 l 决定,并随 n 和 l 的增大而提高。习惯上规定当电子与原子核相距无穷远时,这种势能为零,因此当电子位于原子核外某一个壳层时,势能为负。n 和 l 的变化就构成了分立的原子能级。电子填充壳层时按照从低能级到高能级的顺序以保证原子处于能量最低状态,这种状态称为基态。由于内层电子对外层电子的屏蔽效应,实际的能级次序见表 1-1。能量最低的能级是 1s,然后按增加的顺序依次是 2s,2p,3s,3p,4s,3d,…。正是由于 4s,3d 这样的能级交错现象,当主量子数 $n>2$ 时,每个壳层可以容纳的电子数不是 $2n^2$ 个,而是表 1-1 所列的数目。由于高原子序数的原子核比低原子序数的原子核对电子的吸引力大,因此对于同一个能级,当所属原子的原子序数增加时,它的能量更低。

当一个自由电子填充壳层时,会以发射一个光子的形式释放能量,能量值的大小等于壳层能级能量的绝对值,这些能量称为相应壳层的结合能。由于壳层能级能量随主量子数 n 和轨道量子数 l 增大,并且是负值,因此轨道电子的结合能随 n 和 l 的增大而减小。以钨原子为例,由于 K、L、M 层能级的能量分别是 –70 000eV、–11 000eV 和 –2 500eV,因此 K、L、M 层电子的结合能分别是 70 000eV、11 000eV 和 2 500eV(图 1-3)。同样地,由于高原子序数的能级能量更低,并且是负值,因此对于同一个能级,结合能将随原子序数增大而增加。以 K 层电子为例,当原子是氢、碳、氧和钨时,结合能依次是 13.6eV、285eV、528eV 和 70 000eV。

当电子获得能量,从低能级跃迁到高能级而使低能级出现空位时,称原子处于激发态。处于激发态的原子很不稳定,高能级电子会自发跃迁到低能级空位上而使原子回到基态。两能级能量的差值一种可能是以电磁辐射的形式发出,这种电磁辐射称为特征辐射,当特征辐射的能量足够高,进入 X 射线能量范围时,又称为特征 X 射线;另一种可能

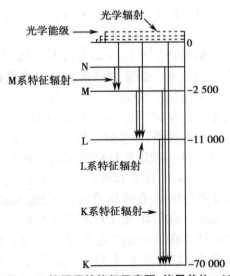

图 1-3　钨原子的能级示意图,能量单位:eV

是传递给外层电子,获得能量的外层电子脱离原子束缚而成为自由电子,这种电子称俄歇电子,它的能量等于相应跃迁的 X 射线的能量减去该电子的结合能。

如果空位出现在 K 层、L 层和 M 层及更外层电子就会跃迁到 K 层,同时产生 K 系特征辐射;类似地,如果 L 层出现空位,就会产生 L 系特征辐射,如果 M 层出现空位,就会产生 M 系特征辐射。图 1-3 中标明了钨原子的 K 系、L 系和 M 系特征辐射。

不同元素的原子,其轨道电子的能级不同,因而当轨道电子从高能级向低能级跃迁时所放出的辐射能量也是不同的。这就是说,每一种元素都有它自己的特征辐射。通过探测物质所发射的特征辐射,可以确定物质的成分及各成分的含量。

原子核内部也存在类似原子的壳层结构和能级。每个壳层只能容纳一定数量的质子和中子。核子填充壳层的顺序也遵从低能级到高能级的顺序。以 ^{12}C 的核能级为例,其基态能量为 0,激发态能量分别是 4.4MeV、7.7MeV、9.6MeV、10.7MeV、11.8MeV、12.7MeV、16.6MeV、17.2MeV 和 18.4MeV(图 1-4)。当核获得能量,可以从基态跃迁到某个激发态。当它再跃迁回基态时,以 γ 射线形式辐射能量,能量值等于跃迁能级值之差。跃迁回基态的过程可以是一步完成,也可首先跃迁到其他较低的能级,再经数步回到基态。

由于一个微观粒子能量很微小,通常不是以能量的国际单位制(SI)单位焦耳(J)表示,而是采用电子伏特(eV)或千电子伏特(keV)或兆电子伏特(MeV)。1eV 是一个电子在真空中通过 1V 电位差所获得的动能,它与其他三个单位的转换关系是:$1eV = 1.0 \times 10^{-3} keV = 1.0 \times 10^{-6} MeV = 1.602\,177 \times 10^{-19} J$。

(五) 核素

核素是指在其核内具有一定数目的中子或质子以及特定能态的一种原子核或原子。核素常用符号 $_Z^A X$ 表示,其中 X 是元素符号,Z 是原子序数,A 是质量数,$A-Z=N$,N 是该核素中的中子数。由于元素符号 X 已经确定了它的原子序数,因此,通常核素也可简记为 $^A X$。

(六) 同位素和同位素丰度

具有相同原子序数的原子属于同一元素。原子序数 Z 相同,但质量数不同的核素称为某元素的同位素,如 ^{238}U、^{235}U 等均为铀元素的同位素。某种元素中各同位素天然含量的原子百分比称为该同位素的丰度。具有放射性的同位素,称为放射性同位素。

(七) 同质异能素

同质异能素(isomer)即同核异能素,是具有相同质量数和原子序数而处于较长寿命激发态的核素。通常在核素符号的质量数后面加写 m 来标记。如 ^{60m}Co 是 ^{60}Co 的一种同核异能素,它的能量比 ^{60}Co 高 59keV,半衰期为 10.5min。大多数同核异能素发生 γ 跃迁,少数发生 β 衰变,个别的可发生 α 衰变。

前面提到,由于原子核与电子之间相互作用力的制约,原子核周围每一个绕行电子都有它自己的一定轨道,这些确定的轨道组成一系列壳层,最靠近原子核的称为 K 壳层,顺序往外称为 L、M、N、O、P、Q 壳层。在轨道上运行的电子具有与核能级相应的一定能量,K 壳层的电子能量最低,越往外层的轨道电子能量越高。电子由一层轨道跳到另一层轨道时,将释放或吸收能量。常态时,电子既不吸收能量,也不放出能量。当电子吸收外来能量,从能量较低的轨道跃迁至能量较高的轨道,该电子处于激发状态,其带的能量比在常态时高。反之,如果能量较低轨道缺少电子时,位于能量较高轨道的电子也可跃迁到能量较低的轨道,而该电子多余的能量一般以电磁波 - 光子的形式辐射出来。电磁波的频率 ν 决定于两个轨道能级的差。

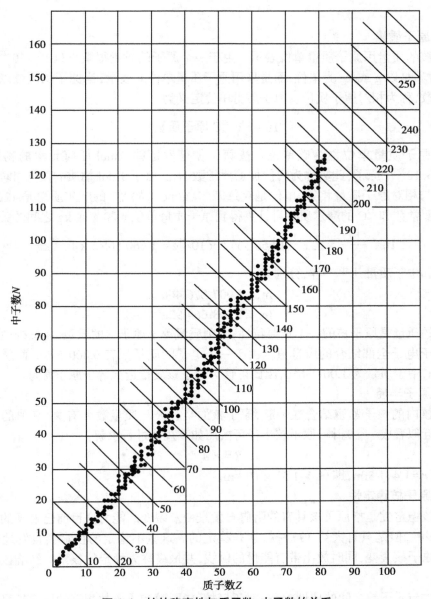

图 1-4　核的稳定性与质子数、中子数的关系

图中的每个黑点表示一个稳定核素,平行的一组斜线表示同量异位线。

$$h\nu = E_m - E_n \tag{1-1}$$

h 为普朗克常量,h=6.626 × 10^{-34}J·s(焦耳·秒)

(八) 同质异位素

同质异位素是具有相同质量数和不同质子数的一类核素,也称为同量素或异序同量素。

二、原子核基本性质

(一) 原子核

原子核由质子和中子组成,质子和中子统称为核子。中子不带电荷,质子带单位正电荷。

（二）原子质量

原子核的质量用原子质量单位表示。由于一个原子的质量很微小（$10^{-24} \sim 10^{-22}$ 数量级），因此，通常不是以 g 或 kg 为单位，而是采用原子质量单位 u 表示；当原子的质量以 u 为单位时测量得数，称为相对原子质量。原子质量单位定义为

$$1u = \frac{1}{12} {}^{12}_{6}C\ 原子质量$$

这种原子质量单位称为碳单位。按阿伏伽德罗定律，1mol 任何元素的物质包含有 $6.022\ 045 \times 10^{23}$ 个原子，此数称为阿伏伽德罗常数 N_A。由于 1mol 物质的质量（即摩尔质量）在数值上与相对原子质量相等，单位是克每摩尔（g/mol），故 ${}^{12}_{6}C$ 的摩尔质量是 12g/mol。由阿伏伽德罗常数和 ${}^{12}_{6}C$ 的摩尔质量可计算得到原子质量单位 u 和 g 或 kg 之间的关系：

$$1u = \frac{12}{N_A} \times \frac{1}{12} = 1.660\ 565\ 5 \times 10^{-24}g = 1.660\ 565\ 5 \times 10^{-27}kg$$

质子和中子质量几乎一样，分别为

$$m_p = 1.007\ 276\ 46u$$

$$m_n = 1.008\ 664\ 92u$$

原子的质量是原子核的一个重要特性，原则质量等于原子核的质量，将核外电子质量再减去相当于电子全部结合的质量值。由于一个电子的质量只有 0.000 548u，而质子质量为 1.007 277u，中子质量为 1.008 665u，因此可认为原子核质量近似等于原子质量。

（三）原子半径

原子核内的核子紧密结合在一起，原子核的半径 R 与质量数 A 有关，其值的计算可以将原子核近似看成一个球体，原子核半径可按照如下规律进行求解：

$$R = r_0 A^{1/3} \tag{1-2}$$

其中，$r_0 = 1.4 \sim 1.5fm$，即 $(1.4 \sim 1.5) \times 10^{-15}m$。

（四）原子核稳定性

原子核稳定性是指原子核具有的阻碍自发衰变及裂变的能力。目前已发现的核素大约有 2 000 多种，但是只有大约 300 种核素是稳定的。这些不稳定的核素会自发地通过各种通道发生原子核衰变，同时放出带有能量的射线，并最终称为稳定的核素。影响核稳定性的因素如下：

中子数与质子数之间的比例关系：对于轻核，中子数和质子数相等的核素较稳定。对于重核，由于核内质子数增多，相互间的库仑斥力增大，要保证原子核稳定，就需要有更多的中子来增加相互间的核吸引力。但是中子数的增加并不是越多越好，而是需要与质子数保持合理的比例关系。如果在横轴为质子数、纵轴为中子数的坐标系中，标出所有稳定核素的位置，就会发现它们分布在一条狭长的区域内。狭长区域的中心线可以用一个关于质子数 Z 和质量数 A 的经验公式表示为：

$$Z = \frac{A}{1.98 + 0.015\ 5A^{2/3}} \tag{1-3}$$

核子数的奇偶性：如果将近 300 种稳定核素按质子数和中子数的奇偶性分类，就会发现大多数是偶偶核，奇偶核和偶奇核各占约 20%，剩下的不到 2% 是奇奇核，这表明质子数和

中子数各自成对时,原子核较稳定。

（五）质量亏损和结合能

通过实验测量发现,原子核的总质量总是小于构成它的全部核子质量的总和,该质量差称为质量亏损。该质量亏损根据爱因斯坦的质能方程得,$\Delta E = \Delta mc^2$,其中 c 为光在真空中的速度,$c = 2.997\ 924\ 58 \times 10^8 \text{m/s}$。

自由核子在结合构成原子核的过程中,会将一部分质量以能量的方式释放出来,这将导致原子核的质量比组成它的全部的核子的总质量小,将自由核子组成原子核所释放的能量称为原子核的结合能。核素的结合能用 $B(Z, A)$ 表示。根据相对论质能关系,核素的质量亏损 Δm 与结合能的关系为:

$$B(Z, A) = \Delta mc^2 \tag{1-4}$$

例如,氦-4

$$B(^4\text{He}) = \Delta m(^4\text{He})c^2 = 28.3\text{MeV}$$

（六）核反应

核反应是指原子核与原子核,或者原子核与各种粒子(如质子、中子、光子或高能电子)之间的相互作用引起的各种变化。在核反应的过程中,会产生不同于入射核和靶核的新的原子核。反应前后的能量、动量、角动量、质量、电荷与宇称都必须守恒。因此,核反应是生成各种不稳定原子核的根本途径。核反应是宇宙中早已普遍存在的极为重要的自然现象。现今存在的化学元素除氢以外都是通过天然核反应合成的。

第二节 放 射 性

一、放射性基本概念

放射性是指一种核素从其不稳定的原子核自发地放出射线（α 射线、β 射线、γ 射线等）而衰变形成另一种核素的现象。这一过程称为放射性衰变,衰变时放出的能量称为衰变能。发出的射线种类可能有 α 射线、β 射线、γ 射线,还可能有正电子、质子、中子等其他粒子。发生衰变前的核称为母核,发生衰变后的核称为子核,衰变过程中释放的能量称为衰变能。根据能量守恒定律,衰变能等于衰变前后诸粒子静止质量之差所对应的能量,并以子核和发射粒子动能的形式释放。如果衰变后的子核处于激发态,则激发态与基态能量之差也是衰变能的一部分。由于子核的质量往往远大于发射粒子的质量,因此发射粒子的动能近似等于衰变能或衰变能与子核的激发能之差,而子核的动能一般可以忽略。一个衰变过程既可以用反应式表示,也可以用衰变纲图表示,衰变纲图比反应式更直观。

1896 年,法国物理学家贝克勒尔（图 1-5）在研究铀盐的

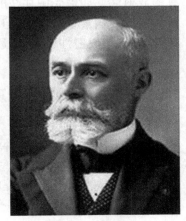

图 1-5 贝克勒尔

实验中,首先发现了铀原子核的天然放射性。在进一步研究中,他发现铀盐所放出的这种射线能使空气电离,也可以穿透黑纸使照相底片感光。贝克勒尔的这一发现意义深远,使人们对物质的微观结构有了新的认识。

1898 年,居里夫妇(图 1-6)又发现了放射性更强的钋和镭。由于天然放射性这一划时代的发现,居里夫妇和贝克勒尔共同获得了 1903 年诺贝尔物理学奖。此后,居里夫妇继续研究了镭在化学和医学上的应用,在贝可勒尔和居里夫妇等人研究的基础上,后来又陆续发现了其他许多具有放射性的核素。在目前已发现的 110 多种元素中,约有2 600 多种核素。其中,稳定性核素仅有 280 多种,属于 81 种元素。放射性核素有 2 300多种。

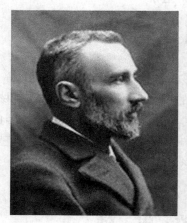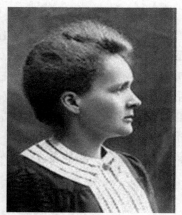

图 1-6　居里夫妇

原子序数在 83(铋)或以上的元素都具有放射性,但某些原子序数小于 83 的元素(如锝)也具有放射性。能够自发地放射各种射线的核素,称为放射性核素。实验表明,对放射性核素加温、加压或加电磁场等,都不能抑制或显著改变射线的发射。放射性现象是由于原子核的变化引起的,与核外电子状态的改变关系很小。

放射性有天然放射性和人工放射性之分。天然放射性是指天然存在的放射性核素所具有的放射性。如地壳中存在的三个放射系钍系(图 1-7)、铀系(图 1-8)和锕系(图 1-9),以及天然放射性核素如 $^3_1\text{H}, ^{14}_6\text{C}, ^{40}_{19}\text{K}, ^{87}_{37}\text{Rb}$ 等。用人工方法(例如反应堆和加速器)生产的放射性核素,叫人工放射性核素,它远比天然放射性核素要多,在科学研究和生产实践中发挥着更大的作用。

二、放射性的物理量及其单位

(一)衰变规律与半衰期

在原子核的核衰变中,并非所有的核都在同一时刻开始衰变,它们的衰变是随机性的,单位时间衰变的原子核数目与核的总数成正比,并且随着时间的增长,遵循一定的规律而减少。如果设某放射性核素在 t 时刻有 N 个原子核,经过 $\mathrm{d}t$ 时间有 $\mathrm{d}N$ 个核衰变,则:

$$\frac{-\mathrm{d}N}{\mathrm{d}t} \propto N \qquad \frac{\mathrm{d}N}{\mathrm{d}t} = -\lambda N$$

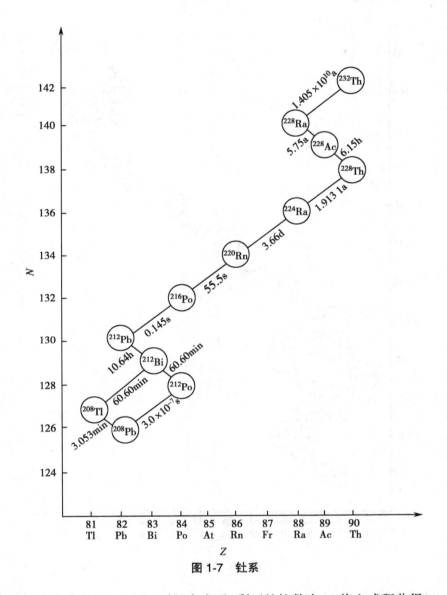

图 1-7 钍系

设当 $t = 0$ 时核数为 N_0,经过 t 时间衰变后,剩下的核数为 N,将上式积分得:

$$N_t = N_0 e^{-\lambda t} \tag{1-5}$$

由上式可知,放射性核素衰变随时间增长呈负指数规律递减,这一规律即为放射性核素衰变规律。式中 λ 称为衰变常数(decay constant),是放射性核素衰变的特征参数,表征单位时间原子核发生衰变的速率。不同的放射性核素其衰变速率不一样,λ 值越大,衰变速率越快,它不受外界因素的影响。

由于衰变常数 λ 与时间有关,因此还可采用物理半衰期来表示核素的衰变快慢,物理半衰期(physical half life,$T_{1/2}$)指放射性核素的原子核数目衰变到原来数目的一半所需要的时间,$T_{1/2}$ 和 λ 关系为:

$$T_{1/2} = \frac{0.693}{\lambda} \tag{1-6}$$

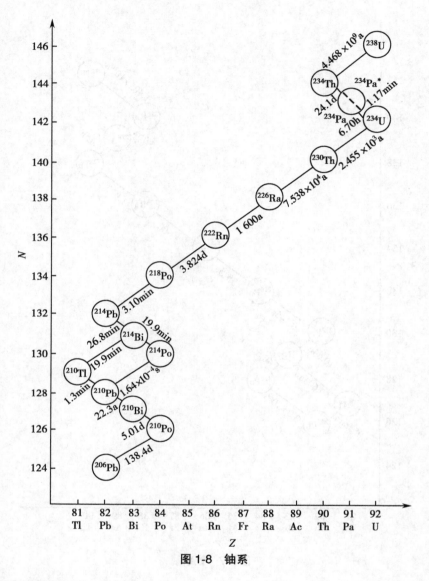

图 1-8　铀系

（二）放射性活度

放射性活度（radioactivity, A）是指在一定的时间（dt）内处于特定能态的一定量的放射性核素发生自发衰变（dN）的期望值。

$$A = dN/dt$$

放射性活度的国际制单位为 Bq，Bq 其表示每秒内核衰变的次数，1Bq 表示每秒有 1 次衰变。即：$1Bq = 1s^{-1}$

旧计量单位为居里（Ci），放射性活度的常用单位是居里（Curie，简记为 Ci），及其分数单位毫居里（$1mCi = 10^{-3}Ci$）和微居里（$1\mu Ci = 10^{-6}Ci$）。居里的原先定义是：1Ci 的氡等于和 1g 镭处于平衡的氡的每秒衰变次数，即 1g 镭的每秒衰变数。在早期测得次衰变数为每秒 3.7×10^{10} 次。在实际使用中发现，这样的定义使用起来很不方便，且这样的测量值会随着测量的精度而变化。1950 年以后规定：

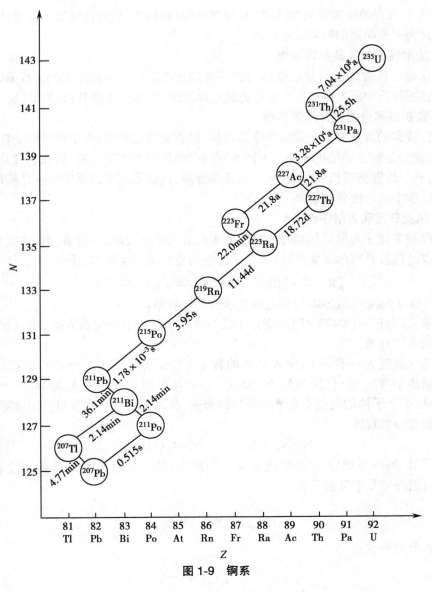

图 1-9 锕系

$$1Ci = 3.7 \times 10^{10}Bq$$

$$1mCi = 3.7 \times 10^{7}Bq$$

$$1\mu Ci = 3.7 \times 10^{4}Bq$$

历史上除了单位居里外,另一个放射性活度单位"卢瑟福",简记为 Rd。

$$1Rd = 1 \times 10^{6}s^{-1}$$

其中,1mCi = 37Rd。

在使用放射性核素的工作中,由于衰变的原因,常要依据上面的衰变规律公式进行活度校正:

$$A_t = A_0 e^{-0.693\frac{t}{T_{1/2}}} \tag{1-7}$$

式中 A_t 为现在的核素放射性活度，A_0 为原来的（初始的）放射性活度，$T_{1/2}$ 是该核素的物理半衰期，t 为衰变间隔的时间。

（三）放射性比度与放射性浓度

单位质量中所含的放射性活度称为比活度或比放射性。一般用 Bq/kg 或 Bq/mol 为单位。单位容积物质中所含放射性活度称为放射性浓度，以 Bq/ml 或 Bq/L 为单位。

（四）衰变过程中的统计涨落特性

放射性核素的衰变总体上遵循负指数规律，但在衰变过程中，由于各个原子核衰变的随机性，所以衰变是独立的随机事件。不同时刻衰变的原子核数不一样，但在衰变总体期望值上下波动，属于离散型随机变量，服从一定概率分布，这就是衰变过程中的统计涨落特性，它们符合统计学中的泊松分布规律。

（五）递次衰变和放射平衡

放射性核素转变为稳定核素时往往需要多次衰变才能完成，这种衰变称递次衰变，衰变过程中形成的核素系列称衰变系列，如 $^{90}_{36}\text{Kr}$ 转变为 $^{90}_{40}\text{Zr}$ 需经 4 次 β^- 衰变，

$$^{90}_{36}\text{Kr} \xrightarrow{14\text{s}} {}^{90}_{37}\text{Rb} \xrightarrow{2.9\text{min}} {}^{90}_{38}\text{Sr} \xrightarrow{28\text{a}} {}^{90}_{39}\text{Y} \xrightarrow{64\text{h}} {}^{90}_{40}\text{Zr} \tag{1-8}$$

式中 14s、2.9min、28a、64h 分别是四次衰变的半衰期。

递次衰变时任一子体随时间的变化不仅与本次衰变的衰变常数有关，而且与前面所有衰变的衰变常数有关。

考虑递次衰变 $A \rightarrow B \rightarrow C$，设 A 和 B 的衰变常数分别为 λ_1 和 λ_2，子体 C 是稳定的；A，B，C 的原子核数目在时刻 t 分别为 N_1，N_2 和 N_3；在初始时刻只有母体 A，即 $N_2(O)=N_3(O)=0$。对于母体 A，由于子体的衰变不会影响母体的衰变，其原子核数目和放射性活度随时间的变化仍服从指数衰减规律

$$N_1 = N_1(O) e^{-\lambda_1 t} \qquad A_1 = A_1(O) e^{-\lambda_1 t} \tag{1-9}$$

对于子体 B，一方面以 $\lambda_1 N_1$ 的速度从 A 中产生，另一方面又以 $\lambda_2 N_2$ 的速度衰变为 C，因此核数目的净变化率可表示为

$$\frac{dN_2}{dt} = \lambda_1 N_1 - \lambda_2 N_2 \tag{1-10}$$

解此微分方程得：

$$N_2 = \frac{\lambda_1}{\lambda_2 - \lambda_1} N_1(O) \left[e^{-\lambda_1 t} - e^{-\lambda_2 t} \right]$$

$$A_2 = A_1 \left(\frac{\lambda_2}{\lambda_2 - \lambda_1} \right) \left[1 - e^{-(\lambda_2 - \lambda_1) t} \right]$$

如果母体 A 的半衰期 T_1 大于子体 B 的半衰期 T_2，也即 $\lambda_1 < \lambda_2$，则当足够长的时间后，$e^{-(\lambda_2 - \lambda_1) t}$ 趋向于零，式简化为：

$$N_2 = \frac{\lambda_1}{\lambda_2 - \lambda_1} N_1(O) \left[e^{-\lambda_1 t} - e^{-\lambda_2 t} \right] \tag{1-11}$$

$$A_2 = A_1 \left(\frac{\lambda_2}{\lambda_2 - \lambda_1} \right) \tag{1-12}$$

此时子母体间的放射性活度将保持固定的比例,这样一种状态称为放射性平衡。当放射性平衡出现后,子体的衰变速度将与母体相同(图 1-10)。

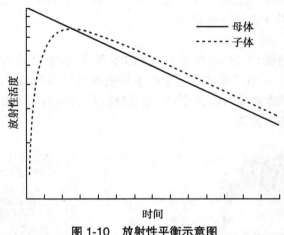

图 1-10 放射性平衡示意图

对于子体 C,核数目的变化率为:

$$\frac{dN_3}{dt} = \lambda_2 N_2 = \frac{\lambda_1 \lambda_2}{\lambda_2 - \lambda_1} N_1(O)(e^{-\lambda_1 t} - e^{-\lambda_2 t}) \tag{1-13}$$

解此微分方程得:

$$N_3(t) = \frac{\lambda_1 \lambda_2}{\lambda_2 - \lambda_1} N_1(O) \left[\frac{1}{\lambda_1}(1 - e^{-\lambda_1 t}) - \frac{1}{\lambda_2}(1 - e^{-\lambda_2 t}) \right] \tag{1-14}$$

当时间 t 足够长时,$N_3(t) \rightarrow N_1(O)$,母体 A 全部衰变成 C。

同理,对于大于 2 次的递次衰变系列,也存在类似的公式。当母体的半衰期比所有子体的半衰期都长时,也能观察到放射性平衡现象。这是因为,当时间足够长时,第一代子体与母体首先达到平衡,第一代子体将按母体的半衰期衰变;再经过一段时间,在第二代子体与第一代子体之间也会出现平衡状态,第二代子体也将按母体的半衰期衰变;依此类推,最终整个衰变系列达到平衡。

三、常见粒子或射线

(一) α 射线

在磁场或者电场中发生偏转,能量一般为 4~6MeV,速度接近光速的 1/10,穿透能力很小,用一张普通的纸就能把它挡住,在空气中也只能飞行几厘米就被吸收掉了。但是它的电离能力很强,在穿过空气时就可以把空气电离,α 射线是高速运动的氦核(也称为 α 粒子)。

(二) β 射线

β 射线是高速运动的电子流,一种是负电子,即 β⁻;另一种是带正电的正电子,即 β⁺。β 粒子质量就是电子的质量,约为 α 粒子的 1/7 300。能量是连续分布的,从低能(接近 0)到高能(MeV)都有。对于 MeV 能量的 β 粒子,速度接近光速,穿透能力比 α 射线强,可穿过几毫米厚的铝板,电离作用比 α 射线弱,但也能使空气电离。

（三）γ 射线

不带电的中性粒子，是一种波长短能量大的电磁波，具有波粒二重性。它从原子核里面发射出来，不带电，以光速运动。γ 射线能量一般在几十 keV 至几 MeV，穿透能力很强。MeV 的 γ 射线能穿过几十厘米厚的铝板。

（四）X 射线

X 射线又名伦琴射线，是伦琴（图 1-11）在 1985 年发现的，开始不知道其本质，故称为 X 射线（图 1-12）。现已知 X 射线是核外电子产生的短波电子辐射，波长通常在 $10^{-3} \sim 1.0$nm 范围，比 0.1nm 短的 X 射线常称为硬 X 射线，比 0.1nm 长的称为软 X 射线。X 射线穿透能力强，并且波长愈短，穿透力愈强。

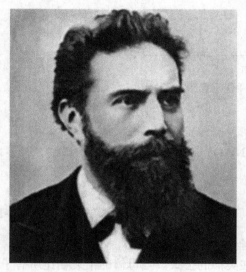

图 1-11　伦琴

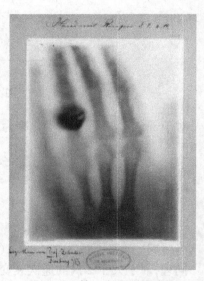

图 1-12　第一张 X 射线成像

X 射线能引起荧光和照相乳胶感光，具有使气体发生电离等特性。大剂量 X 射线长时间照射对人体是有害的，波长较长的射线容易被吸收，因此对人体的影响更大，应注意防护。例如，可用一定厚度的大原子序数的铅等阻挡板，利用其原子吸收系数与 Z 的四次方成正比的特性对人体进行有效防护。

X 射线通常由高速电子在真空中撞击靶获得。一般用 X 射线管来产生，可用高速高能电子加速器产生，通过韧致辐射 X 射线。

四、衰变类型

核素自发地发生变化，放出射线而转变为另一种核素的过程称为核衰变。任何放射性核素在衰变过程中都要遵守能量守恒，电荷守恒和质量守恒定律。通常的外界条件不能改变核衰变的性质及速度。不同类型放射性核素衰变的方式虽各不相同，但按其衰变性质可以分为 α、β 衰变和 γ 跃迁三种类型。

（一）α 衰变（alpha decay）

主要发生在原子序数（Z）大于 82 的重元素的核素，衰变的原因是核子数过多，核力弱，原子核内要释放 2 个质子和 2 个中子组成的原子核,称为"α"粒子。衰变后的核原子序数减 2,质量数减 4,其衰变反应式为:

$$_Z^A X \rightarrow {}_{Z-2}^{A-4}Y + \alpha + Q \tag{1-15}$$

通常我们把衰变前的核($_Z^A X$)称为母核,衰变后产生的新核(上式中的$_{Z-2}^{A-4}Y$)称为子核,衰变过程中释放的能量(Q)称为衰变能。根据能量守恒定律,对于 α 衰变,只有其母核和子核静止质量差大于 α 粒子的静止质量时,才能保证衰变能大于零,α 衰变才会发生。

发生 α 衰变的核素一般为重核核素,绝大多数是原子序数大于 82 的重核核素。α 粒子以一定的动能发射出来,能量单位常用兆电子伏特(MeV)描述。

比如,镭($_{88}^{226}Ra$)是典型的 α 衰变核素。它可能通过发射 4.78MeV 的 α 粒子直接衰变到氡($_{86}^{222}Rn$)的基态,也可能通过发射 4.60MeV 的 α 粒子先衰变到氡的激发态,后者再放射 0.18MeV 的 γ 射线而跃迁到基态。在两种衰变方式中,前一种方式的分支比(即发生的概率份额)是 94.5%,后一种方式的分支比是 5.5%(图 1-13)。

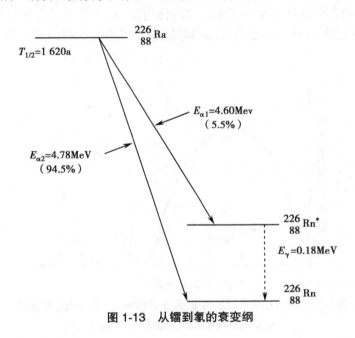

图 1-13　从镭到氡的衰变纲

（二）β 衰变（beta decay）

当核内质子、中子比例不当时,质子和中子将产生相互转换,达到核内调整结构的目的。其特点是子核与母核之间质量数不变,只有原子序数改变(相差 1),这就是 β 衰变,分为 β⁻、β⁺ 和电子俘获三种形式。

1. β⁻ 衰变　主要发生在中子相对过多的核素。中子转化为质子,释放负电子,称为 β⁻ 粒子,同时释放质量近似为 0 不带电荷的反中微子。对于 β⁻ 衰变,母核的原子质量大于子核的原子质量。

$$_0^1 n \rightarrow {}_1^1 P + {}_{-1}^0 e + \bar{\nu} + Q \tag{1-16}$$

β⁻ 衰变形式为:

$$_Z^A X \rightarrow {}_{Z+1}^A Y + \beta^- + \bar{\nu} + Q \tag{1-17}$$

2. β⁺ 衰变　主要发生在中子数相对不足的核素,核内由质子转化为中子,释放正电子,同时释放中微子 υ,称为 β⁺ 衰变。对于 β⁺ 衰变,母、子核的原子质量之差应大于两个电子的静止质量。

$$_1^1P \rightarrow {_0^1}n + {_{+1}^0}e^- + \upsilon + Q \tag{1-18}$$

β⁺ 衰变形式为:

$$_Z^AX \rightarrow {_{Z-1}^A}Y + \beta^+ + \upsilon + Q \tag{1-19}$$

根据衰变能必须大于零的要求,可推导出发生 β 衰变必须满足的前提条件分别是:对于 β⁻ 衰变,母核的原子质量应大于子核的原子质量;对于 β⁺ 衰变,母子核原子质量之差应大于两个电子的静止质量;对于轨道电子俘获,母子核原子质量之差所对应的能量应大于轨道电子结合能。

由于在一次 β⁻ 衰变或 β⁺ 衰变时会发射出两个粒子(β⁻ 粒子与反中微子或 β⁺ 粒子与中微子),根据前面的叙述,子核的动能可以忽略,衰变能近似等于两个粒子的动能之和。但每个粒子分配到的能量可以是零与衰变能之间的任何值,其中取中间位置的概率要比两端的大,因而在许多次衰变中每一种粒子总体的动能分布将是一个类似图 1-14 的两端低、中间高的连续谱分布。

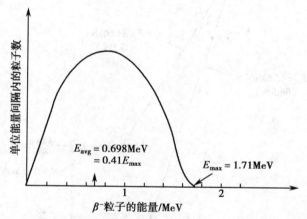

**图 1-14　衰变过程中发射的 β⁻ 粒子的能谱,β⁻ 粒子的平均能量
是 0.698MeV,最大能量是 1.71MeV**

当一种核素位于图 1-14 中的稳定核素区的左上方时,因它的中子数比相应的稳定同位素的中子数多而被称为丰中子核素。这类核素易发生 β⁻ 衰变。经衰变后,一个中子变成一个质子,而质量数不变,因此它是沿同量异位线向右下靠拢稳定核素区。相反地,如果一种核素位于图 1-14 中的稳定核素区的右下方,则被称为缺中子核素。这类核素易发生 β⁺ 衰变和 / 或轨道电子俘获反应,沿同量异位线向左上靠拢稳定核素区。

从 $_{15}^{32}P$ 到 $_{16}^{32}S$ 的转变是 β⁻ 衰变的一个简单例子,在衰变纲图中标出了 β⁻ 粒子的最大能量是 1.71MeV 和平均能量是 0.698MeV(图 1-15)。当 $_{11}^{22}Na$ 转变为 $_{10}^{22}Ne$ 时可以采用 β⁺ 衰变和轨道电子俘获两种方式。从衰变纲图可以得到这些信息:①β⁺ 衰变的分支比是 90.5%,轨道电子捕获的分支比是 9.5%;②β⁺ 粒子的最大能量是 0.546MeV,平均能量是 0.216MeV;③衰变后的子核处于激发态,会发射 1.275MeV 的 γ 射线而跃迁到基态;④在表

示 β⁺ 衰变的斜线上端与表示 $^{22}_{11}$Na 原子基态的水平线之间画有一条垂直线,其长度代表两个
电子的静止质量所对应的能量 1.022MeV,这也形象地说
明了母子核原子质量之差大于两个电子的静止质量是发
生 β⁺ 衰变的前提条件;⑤在表示电子俘获的斜线旁有一
个标注,说明中微子的动能加轨道电子的结合能是
1.568MeV,这也印证了母子核原子质量之差所对应的能
量大于轨道电子结合能是发生轨道电子俘获的前提
条件。

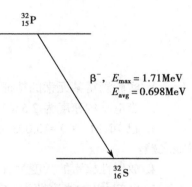

图 1-15　从 $^{32}_{15}$P 到 $^{32}_{16}$S 的 β⁻ 衰变

(三) 电子俘获(electron capture,EC)

对于缺中子某些核素,原子核从核外内层的电子壳
层俘获一个电子,使核内的一个质子转化为中子,同时
释放一个中微子,随后较外层的电子跃入内层轨道填补
空穴。由于外层能级高于内层能级,因此,多余能量以电磁辐射(即特征 X 射线)形式释放。
或者该能量传递给另一壳层电子,使之脱离轨道逸出,称为俄歇电子(auger electron)。产生
电子俘获的条件是:母、子核原子质量之差对应的能量应大于轨道电子的结合能。其过程用
下式表示:

$$^A_Z\text{X} + \,^0_{-1}\text{e} \longrightarrow \,^A_{Z-1}\text{Y} + \upsilon + Q$$

$$\downarrow \rightarrow \text{特征 X 线}$$

$$\downarrow \rightarrow \text{俄歇电子}$$

(四) γ 跃迁与内转换现象

有些核素通过 α 或 β 衰变时,其衰变可能会导致子核可能处于高能的激发态,之后核内
多余能量以电磁辐射形式释放后返回基态,该过程称为 γ 跃迁。γ 射线的成分是光子流,也
称为 γ 光子。例如,放疗中常用的钴-60 源、铯-137 源和铱-192 源均既具有 β 放射性,同时
也具有 γ 放射性。原子核能级的间隔一般在 10^{-3}MeV 以上,故 γ 射线能量低限是 10^{-3}MeV,
高端可达到 MeV 能量级。

有时在核内多余能量释放过程中,也可能将能量传递给核外壳层电子,使之脱离其运行
轨道而逸出,外壳层电子填补空位,产生特征 X 线或俄歇电子,这种现象称为内转换现象。
逸出的电子称为内转换电子(internal conversion electron,IE)。根据能量守恒定律,内转换电
子的动能等于跃迁的能量减去轨道电子的结合能。由于 K 层电子最靠近原子核,因此只要
能量足够,K 层内转换的概率最大。应注意的是,不能将内转换过程理解为内光电效应,即
不能认为是原子核先放出光子,然后光子再与核外的轨道电子发生光电效应,原因是发生内
转换的概率要比发生内光电效应的概率大得多。

无论是电子俘获过程还是内转换过程,由于原子的内壳层缺少了电子而出现空位,外层
电子将会来填充这个空位,因此两个过程都会伴随着特征 X 射线和俄歇电子的发射。

放出 γ 射线的原子核其质量数、电荷数均保持不变,只是能量状态发生了变化,故又称
这种过程为同质异能跃迁。

思 考 题

1. 实验测得某元素的特征射线 K 线的能量为 7.88keV，试求该元素的原子序数 Z。

2. 当电子的速度为 $2.5 \times 10^8 \mathrm{m \cdot s^{-1}}$ 时，它的动能和总能量各为多少 MeV？

3. 已知：$M(^{13}C)=13.003\ 355u$ 以及 $M(^{13}N)=13.005\ 739u$。计算 13C 和 13N 核的结合能之差。

4. 放射性核素的活度为 A，分别经过多少个半衰期后，其活度为 3% 和 1%？

5. 已知 ^{32}P 的半衰期为 14.26d，试求它们的衰变常数（计算结果以秒为单位）。

（闫聪冲）

第二章 射线与物质的相互作用

众所周知,物质的基本组成单元是原子。因此,所谓辐射与物质的相互作用可以看成射线与原子的相互作用。从微观角度来看,组成物质的众多原子彼此并不是紧密结合在一起,其间充斥了场和力(如库仑场)。因此,对于某一个瞬间,在物质中穿行的射线可能直接碰撞到原子(原子核和核外电子),可能受到场和力的作用发生偏转,当然也有可能"不受干扰"继续前行。

基于上述,考虑到辐射本身的随机性,给出相互作用的定义:所谓相互作用,就是辐射的能量和运动方向在物质中发生变化的随机过程。相互作用过程的具体形式、产物以及程度取决于辐射和物质这两个作用主体构成的整个系统。可以说,相互作用就是拥有诸多确定特征的随机表现过程。

辐射与物质相互作用的随机性表现在两个方面:①辐射与物质中某些或某个对象是否发生相互作用是随机的;②若一定发生某种相互作用,则在此过程中能量和/或方向的改变是随机的。相互作用是两者辐射的本质是能量,射线与物质的相互作用其实就是辐射能量在物质中的转移、传递和沉积过程。

再进一步说,电离辐射能量在物质中的转移,是通过辐射与物质原子、原子核、电子的相互作用实现的。

相互作用的结果会产生一个或多个次级粒子,导致能量载体(energy carrier)的转变。例如,不带电粒子的能量,可变成带电粒子的能量;带电粒子能量又可能变成电子(δ 粒子)或光子(轫致辐射)的能量等。

在物质中,相关粒子损失动能的位置,称为能量转移点(energy transfer point)。

如上所述,对于单向辐射,粒子注量(Φ)表示:穿过与辐射入射方向垂直的单位面积($1cm^2$)的粒子数,因此,当 $1cm^2$ 内 Φ 个粒子在物质中穿行一段 $dl(cm)$ 路程,它们涉及的物质体积 dV,将为:

$$dV = 1cm^2 \times dl(cm) = dl(cm^3) \tag{2-1}$$

若物质的密度为 $\rho(g/cm^3,$下同),则入射辐射在物质中穿行 $dl(cm)$ 路程时,它在单位面积($1cm^2$)内,涉及的物质质量 dm,将为:

$$dm = \left[1cm^2 \times dl(cm) \right] \cdot \rho(g/cm^3) = \rho dl(g) \tag{2-2}$$

ρdl 为入射辐射在物质中穿行的质量厚度(mass thickness),其含义是:

入射辐射在物质中穿行 dl 路程时,在单位面积内涉及的物质质量。

质量厚度的单位,通常取"g/cm^2"。

若上述物质的原子序数为 Z,摩尔质量为 M,N_A 为阿伏伽德罗常数(以下,出现类似符

号,含义同此;除非另有说明),则其单位质量中含有的原子数 $_aN$、电子数 $_eN$ 分别为:

$$_aN = N_A/M \tag{2-3}$$
$$_eN = Z \cdot N_A/M \tag{2-4}$$

足见,给定质量的物质中,原子(核)数、电子数与物质的密度(即:物理状态)无关。这就是讨论辐射在物质中的能量转移时,乐于用"质量厚度"的原因所在。

同时,也可看到,单位质量中的电子数 $_eN$ 与因子(Z/M)相关;对于诸如水、软组织之类的低 Z 物质,相应的(Z/M)几乎都是 0.5。所以,在物质中,凡主要与电子相互作用的辐射(例如,光子束或电子束),它们向单位质量低 Z 物质转移的能量,几乎无明显差别。

辐射在物质中穿行单位路程、辐射能量的转移程度根据关注的焦点不同,带电粒子采用碰撞阻止本领、辐射阻止本领和总的阻止本领,不带电粒子则用能量转移系数和能量吸收系数。

根据辐射在物质中穿行的路程,是以单位长度表示,还是以单位质量厚度表示,这些指标的名称将分别冠以前缀"线"或"质量"。因此,例如带电粒子的碰撞阻止本领,便有所谓的"线碰撞阻止本领"和"质量碰撞阻止本领"。

因为相互作用程度与辐射的类型、能量、物质的性质有关,所以,切记上列指标的数值,都是与特定辐射类型、特定辐射能量和特定物质关联的。

第一节 带电粒子与物质的相互作用

物质是由原子、分子构成,考虑到原子核和核外电子的电性,我们可以将物质看作一个复杂的电场。显然,带电粒子和不带电粒子进入物质时的行为和作用方式会有很大的不同。前已述及,辐射与物质相互作用的对象可以是包含原子核和核外电子的整个原子。因此,具有一定能量的带电粒子入射到物质中,相互作用的主要方式有四种:①与核外电子发生非弹性碰撞;②与原子核发生非弹性碰撞;③与原子核发生弹性碰撞;④与原子核发生核反应。

一、带电粒子在物质中的能量损失形式

一般来说,带电粒子贯穿物质时,主要受到物质中原子核和核外电子的电磁作用。这种作用会使运动着的带电粒子改变方向、损失能量;这一过程前、后,若无能量形式改变,则称过程是弹性的(elastic),否则,损失的能量,主要表现为物质的"电离""激发",或者变成了韧致辐射(bremsstrahlung)。此外,高能量的带电粒子还能引起核反应。

在物质中,电子与质量比它重的带电粒子(如质子、α 粒子)作用方式稍有差异,因此,常把静止质量大于电子的带电粒子归为一类,统称重带电粒子(heavy charged particle)。

带电粒子与物质的相互作用方式、损失能量多寡取决于带电粒子的电荷、质量和能量,同时,也赖于物质的原子序数。

除非引起核反应,整个带电粒子会被相遇的原子核吸收。一般情形下,由于与物质持续的相互作用,带电粒子将不断地发生能量转移。

1. 与物质原子、分子的弹性碰撞 弹性碰撞导致相碰粒子间动能交换,增加了物质分子不规则运动的动能,使物质变热、温度升高。带电粒子部分能量,直接变成了热能。

2. 与束缚电子的非弹性碰撞,使物质原子电离、激发 为使物质原子释出一个电子,带电粒子应有起码的能量 E_{cut},对于生物组织,这个能量约为 10eV。

电离过程释出的电子,如果动能超过 100eV,会明显偏离原来粒子运动方向、且穿越一段路程、进一步引起其他原子的电离和激发,此类电子称为 δ 粒子(或 δ 射线)。

被电离、激发的原子,退激时还会释出"俄歇(Auger)电子""特征 X 射线(characteristic X-rays)"的光子。

注意:电离过程中,带电粒子损失的能量,并非会在发生电离的那个部位(site)被物质局部吸收,而有相当部分被 δ 粒子带到了其他位置。

3. 与原子核、束缚电子电场发生轫致辐射过程 当带电粒子从原子核附近掠过时,在原子核库仑场的作用下,运动方向和速度发生变化,此时带电粒子的一部分动能就变成具有连续能谱的 X 射线辐射出来,这种辐射称为轫致辐射。这一过程中,带电粒子部分能量又变成了辐射(光子)的能量;轫致辐射的光子则会到比 δ 粒子射程更远的位置,继续消耗其得到的能量。

发生轫致辐射而损失能量的可能性与带电粒子本身静止质量的平方成反比。例如,在同一种物质内,如若质子、电子原来的能量相同,那么,质子在轫致辐射中损失的能量,大约是电子的三百万分之一。所以,常可忽略重带电粒子在轫致辐射过程中损失的能量。

若以发生的过程名称标志,总括起来,在物质中,带电粒子能量 E,最后将变成三种类型的能量损失:

$$E = E_{弹性碰撞} + E_{电离、激发} + E_{轫致辐射} \tag{2-5}$$

对于通常遇到的带电粒子,因弹性碰撞过程损失的能量,常可忽略,尤其是重带电粒子,即使对于一般常见的初始能量介于 $10^4 \sim 10^6 eV$ 间的电子,弹性碰撞中损失的能量,充其量也不过其初始动能的 0.15%。随着电子初始能量的增高,这一份额会变得更小。

所以,造成带电粒子能量损失的主要是:电离、激发和轫致辐射。

二、阻止本领

带电粒子在电离、激发或轫致辐射过程中损失的能量,分别称为带电粒子能量的"碰撞损失"(collision energy loss)或"辐射损失"(radiative energy loss),可分别用"碰撞阻止本领"(collision stopping power)或"辐射阻止本领"(radiative stopping power)给予定量。

带电粒子在物质中的"线碰撞阻止本领 S_{col}"或"质量碰撞阻止本领 S_{col}/ρ"表示带电粒子在物质中穿行单位路程时,因电离、激发过程所损失的能量。

显然,上述单位路程,若是单位长度,指的就是"线碰撞阻止本领",若是单位质量厚度,则便是"质量碰撞阻止本领"。以后,遇到类似情况,均可照此理解,不再赘述。

若用数学语言表述,则有:

$$S_{col} = dE_{col}/dl \tag{2-6}$$

$$(S/\rho)_{col} = dE_{col}/(\rho dl) \tag{2-7}$$

其中，dE_{col} 就是带电粒子在物质中穿行 dl 路程时，因电离、激发所损失的能量。

可见 S_{col}、$(S/\rho)_{col}$ 的单位分别是：J/m 或 $J \cdot m^2/kg$，不过，也可用诸如 MeV/cm 或 $MeV \cdot cm^2/g$ 之类的分数、倍数单位给以表示。

同样，带电粒子在物质中的"线辐射阻止本领 S_{rad}"或"质量辐射阻止本领 S_{rad}/ρ"表示带电粒子在物质中穿行单位路程时，因轫致过程所损失的能量。

或者：

$$S_{rad} = dE_{rad}/dl \tag{2-8}$$

$$(S/\rho)_{rad} = dE_{rad}/(\rho dl) \tag{2-9}$$

其中，dE_{rad} 就是带电粒子在物质中穿行 dl 路程时，因轫致辐射所损失的能量。

可见 S_{rad}、$(S/\rho)_{rad}$ 的单位也分别是：J/m 或 $J \cdot m^2/kg$，自然，也可用诸如 MeV/cm 或 $MeV \cdot cm^2/g$ 之类的分数、倍数单位予以表示。

实际上，受照射物质中，任一位置上出现的带电粒子，总是同时存在其能量的碰撞损失和辐射损失。所以，为定量标志物质中穿行单位路程时带电粒子总的能量损失，就会用到"总的阻止本领（total stopping power）"这个概念。以"总的质量阻止本领 S/ρ"为例，它应等于：

$$S/\rho = (S/\rho)_{col} + (S/\rho)_{rad} \tag{2-10}$$

至于这两部分能量损失的各自份额，则随带电粒子类型、能量以及物质的种类而异。下面，分别对电子和重带电粒子做进一步讨论。

1. 重带电粒子　重带电粒子能量的辐射损失，几可忽略。因此，重带电粒子总的阻止本领，即为：

$$(S/\rho)_{重带电粒子} \approx (S/\rho)_{col} \tag{2-11}$$

就是说，除非发生核反应，重带电粒子的能量几乎全部是在电离、激发过程中损失的。

表 2-1 列出了肌肉、骨骼以及它们的替代物对质子的质量阻止本领 $(S/\rho)_{质子}$ 值。

对于动能为 E，电荷为 z，静止质量能为 Mc^2 的其他重粒子，它们的质量阻止本领 $(S/\rho)_{重粒子}$，可按如下方法估计：

（1）计算与其能量对应的质子等效能量 $E_p = E \cdot (Mc^2)_{重粒子}/(Mc^2)_{质子}$，据此能量，从表 2-1 查找相应物质对质子的阻止本领：$[S(E_p)/\rho]_{质子}$；

（2）上述重粒子的质量阻止本领，估计为：$(S/\rho)_{重粒子} = z^2 \cdot [S(E_p)/\rho]_{质子}$。

2. 电子　一般，必须同时计入 $(S/\rho)_{col}$ 和 $(S/\rho)_{rad}$，即：

$$(S/\rho)_{电子} = (S/\rho)_{col} + (S/\rho)_{rad} \tag{2-12}$$

表 2-2 和表 2-3 分别列出了一些物质对电子的质量辐射阻止本领 $(S/\rho)_{rad}$ 和质量碰撞阻止本领 $(S/\rho)_{col}$ 的数值。图 2-1 则示出空气、石墨、水、铅中，$(S/\rho)_{col}$ 和 $(S/\rho)_{rad}$ 随电子能量的变化趋势。

不过，对于特定能量 E(MeV) 和特定物质（原子序数为 Z），这两类能量损失，有着下列分配关系：

$$(S/\rho)_{rad}/(S/\rho)_{col} \approx EZ/800 \tag{2-13}$$

因此，存在一个"临界能量" $E_{临界}$：

$$E_{临界} \xrightarrow{(S_{rad}/\rho)/(S_{col}/\rho)=1} 800/Z \tag{2-14}$$

表 2-1　质子在肌肉、骨骼以及它们的替代物中的质量阻止本领值

质子能量 / MeV	质子的质量阻止本领, S/ρ / (MeV·m²/kg)								
	肌肉	肌肉替代物					骨骼	骨骼替代物	
		水	大米粉	A150	WT1	MixD		铝	B100
1.00E+00	25.800	26.000	24.500	26.900	25.700	28.200	21.300	17.200	23.900
1.50E+00	19.400	19.500	18.500	20.100	19.300	21.100	16.100	13.300	18.000
2.00E+00	15.700	15.800	15.000	16.300	15.700	17.100	13.200	10.900	14.600
3.00E+00	11.600	11.700	11.100	12.000	11.600	12.500	9.830	8.250	10.800
4.00E+00	9.330	9.390	8.920	9.630	9.280	10.000	7.940	6.700	8.700
5.00E+00	7.850	7.900	7.500	8.080	7.800	8.420	6.710	5.690	7.330
6.00E+00	6.800	6.850	6.510	7.000	6.760	7.280	5.830	4.970	6.360
8.00E+00	5.410	5.450	5.180	5.560	5.380	5.780	4.670	4.000	5.070
1.00E+01	4.530	4.560	4.340	4.640	4.490	4.830	3.920	3.380	4.240
1.50E+01	3.260	3.290	3.130	3.340	3.240	3.470	2.840	2.470	3.060
2.00E+01	2.580	2.600	2.480	2.640	2.560	2.740	2.260	1.970	2.430
3.00E+01	1.860	1.870	1.780	1.900	1.840	1.970	1.630	1.430	1.750
4.00E+01	1.480	1.490	1.410	1.500	1.460	1.560	1.300	1.140	1.390
5.00E+01	1.230	1.240	1.180	1.260	1.220	1.300	1.090	0.959	1.160
6.00E+01	1.070	1.080	1.030	1.090	1.060	1.130	0.944	0.833	1.010
8.00E+01	0.855	0.862	0.820	0.870	0.845	0.902	0.757	0.670	0.807
1.00E+02	0.723	0.728	0.693	0.735	0.714	0.762	0.641	0.568	0.682
1.50E+02	0.540	0.544	0.518	0.548	0.533	0.568	0.480	0.426	0.510
2.00E+02	0.445	0.449	0.427	0.452	0.440	0.469	0.397	0.353	0.421
3.00E+02	0.349	0.352	0.335	0.354	0.345	0.367	0.312	0.278	0.330
4.00E+02	0.301	0.303	0.289	0.305	0.297	0.316	0.269	0.240	0.284
5.00E+02	0.272	0.274	0.261	0.276	0.269	0.286	0.243	0.218	0.257

注：肌肉成分（%）：H-10.2，C-14.3，N-3.4，O-71.0，其他。

骨骼成分（%）：H-3.4，C-15.5，N-4.2，O-43.5，其他。

A150：导电塑料，带有充填物碳、氟化钙的聚乙烯、尼龙混合物。

B100：导电塑料，带有充填物碳、氟化钙的聚乙烯、尼龙混合物，配比与 A150 不同。

Mix D：带有充填物氧化镁、二氧化钛的石蜡、聚乙烯混合物。

WT1（固体水）：带有充填物聚乙烯、酚醛微球和碳酸钙的环氧树脂。

以下类似表格中的物质成分,同表 2-1。

表 2-2　电子在空气、水、铝、铅中的辐射阻止本领值

电子动能	$S_{rad}/\rho\,/(MeV\cdot cm^2/g)$			
E/MeV	空气	水	铝	铅
0.01	0.003 9	0.003 9	0.006 56	0.020 5
0.02	0.003 95	0.003 96	0.006 93	0.026 9
0.05	0.004 03	0.004 03	0.007 19	0.036 1
0.1	0.004 22	0.004 23	0.007 48	0.046 5
0.2	0.004 79	0.004 8	0.008 34	0.055 6
0.5	0.007 22	0.007 26	0.012 3	0.082 3
1	0.012 7	0.012 8	0.021 2	0.129
2	0.026 6	0.026 8	0.043 5	0.232
5	0.078 4	0.079 2	0.126	0.577
10	0.18	0.181	0.286	1.21
20	0.404	0.409	0.636	2.65
50	1.13	1.15	1.76	6.87
100	2.41	2.43	3.71	14.4
200	5.02	5.08	7.71	29.7
500	13	13.2	19.9	76.1
1 000	26.5	26.8	40.4	154

表 2-3　电子在肌肉、骨骼、空气,以及它们的替代物中的质量碰撞阻止本领值

电子能量 / MeV	电子的质量碰撞阻止本领,$S_{col}/\rho\,/(MeV\cdot m^2/kg)$											
	肌肉	肌肉替代物					骨骼	骨骼替代物			空气	石墨
		水	大米粉	A150	WT1	Mix D		铝	镁	B100	近海平面	
0.010	2.240	2.260	2.140	2.300	2.220	2.390	2.210	1.650	1.720	2.090	1.980	2.010
0.015	1.630	1.650	1.560	1.670	1.620	1.740	1.610	1.220	1.270	1.530	1.440	1.470
0.020	1.310	1.320	1.250	1.340	1.300	1.390	1.290	0.984	1.020	1.230	1.160	1.180
0.030	0.957	0.965	0.917	0.978	0.948	1.020	0.945	0.729	0.756	0.900	0.849	0.863
0.040	0.771	0.777	0.739	0.787	0.764	0.818	0.761	0.591	0.612	0.725	0.648	0.696
0.050	0.655	0.660	0.628	0.668	0.648	0.694	0.646	0.504	0.522	0.616	0.582	0.591
0.060	0.575	0.579	0.551	0.586	0.569	0.608	0.568	0.444	0.460	0.541	0.511	0.519
0.080	0.472	0.476	0.452	0.481	0.467	0.499	0.466	0.366	0.379	0.445	0.420	0.426

续表

电子能量 / MeV	电子的质量碰撞阻止本领，S_{col}/ρ / (MeV·m²/kg)											
	肌肉	肌肉替代物					骨骼	骨骼替代物			空气	石墨
		水	大米粉	A150	WT1	Mix D		铝	镁	B100	近海平面	
0.100	0.408	0.411	0.391	0.416	0.404	0.431	0.403	0.318	0.329	0.385	0.363	0.368
0.150	0.321	0.324	0.308	0.327	0.317	0.339	0.317	0.251	0.260	0.303	0.286	0.290
0.200	0.277	0.279	0.266	0.282	0.274	0.292	0.274	0.217	0.225	0.262	0.247	0.250
0.300	0.234	0.235	0.224	0.237	0.231	0.246	0.231	0.184	0.190	0.221	0.208	0.211
0.400	0.213	0.215	0.204	0.216	0.210	0.224	0.211	0.168	0.174	0.201	0.190	0.192
0.500	0.202	0.203	0.194	0.203	0.199	0.211	0.199	0.159	0.165	0.190	0.180	0.182
0.600	0.194	0.196	0.187	0.196	0.192	0.203	0.192	0.154	0.160	0.183	0.174	0.175
0.800	0.187	0.189	0.180	0.188	0.184	0.194	0.185	0.149	0.154	0.175	0.168	0.168
1.000	0.183	0.185	0.177	0.184	0.180	0.190	0.181	0.147	0.152	0.172	0.166	0.164
1.500	0.180	0.182	0.174	0.180	0.177	0.187	0.178	0.146	0.152	0.169	0.166	0.162
2.000	0.180	0.182	0.175	0.181	0.177	0.187	0.179	0.148	0.153	0.170	0.168	0.162
3.000	0.183	0.185	0.177	0.183	0.180	0.189	0.181	0.151	0.157	0.172	0.174	0.164
4.000	0.185	0.187	0.180	0.185	0.182	0.192	0.183	0.154	0.160	0.175	0.179	0.166
5.000	0.187	0.189	0.182	0.188	0.184	0.194	0.186	0.156	0.163	0.177	0.183	0.168
6.000	0.189	0.191	0.184	0.189	0.186	0.196	0.188	0.158	0.165	0.179	0.187	0.170
8.000	0.192	0.194	0.187	0.193	0.190	0.199	0.191	0.161	0.168	0.182	0.193	0.172
10.000	0.195	0.197	0.190	0.195	0.192	0.202	0.193	0.164	0.170	0.185	0.198	0.174
15.000	0.199	0.201	0.194	0.200	0.194	0.206	0.198	0.168	0.174	0.189	0.207	0.178
20.000	0.203	0.205	0.197	0.202	0.200	0.209	0.201	0.170	0.177	0.192	0.213	0.180
30.000	0.207	0.209	0.201	0.206	0.204	0.213	0.205	0.174	0.181	0.196	0.223	0.184
40.000	0.210	0.212	0.204	0.209	0.206	0.216	0.208	0.177	0.184	0.199	0.228	0.186
50.000	0.212	0.214	0.206	0.211	0.208	0.218	0.210	0.179	0.186	0.201	0.232	0.188
60.000	0.213	0.216	0.208	0.213	0.210	0.220	0.212	0.181	0.188	0.202	0.235	0.189
80.000	0.216	0.218	0.210	0.215	0.212	0.222	0.214	0.183	0.190	0.205	0.239	0.191
100.000	0.218	0.220	0.212	0.217	0.214	0.224	0.216	0.185	0.192	0.207	0.242	0.193

也就是说，在原子序数为 Z 的物质中，如果出现的电子，能量正好等于 $E_{临界}$，则其损失于电离、激发和韧致辐射的能量几乎相同。对于水和铅：

$$E_{临界} \approx 800/Z \approx \begin{cases} 10\text{MeV} & \text{水（低 } Z \text{ 物质代表）} \\ 100\text{MeV} & \text{铅（典型的重物质）} \end{cases} \tag{2-15}$$

因此，在物质中出现的电子能量 E（对照图 2-1）：

如果 $E \ll E_{临界}$，主要是碰撞损失；

如果 $E \gg E_{临界}$，主要是辐射损失。

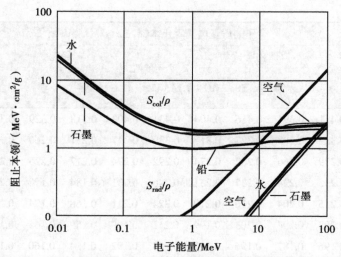

图 2-1　空气、石墨、水、铅中,S_{col}/ρ 和 S_{rad}/ρ 随电子能量的变化趋势

三、射程

带电粒子在与物质的相互作用过程中,不断地损失其动能,最终将损失所有的动能而停止运动(不包括热运动)。粒子从入射位置至完全停止位置沿运动轨迹所经过的距离称为路径长度;沿入射方向从入射位置至完全停止位置所经过的距离称为射程。由于粒子的运动轨迹是曲折的,因此射程总是小于路径长度。粒子与物质的相互作用是一个随机过程,每个相同能量的入射粒子的路径长度和射程均可能不一样,整个粒子束的路径长度和射程将构成统计分布。平均路径长度用来描述路径长度的分布特点,而平均射程和外推射程等概念用来描述射程分布特点。

重带电粒子因其质量大,与核外电子的一次碰撞只损失很小一部分能量,运动方向也改变很小,并且与原子核发生弹性散射的概率小,其运动路径比较直,因此粒子数随吸收块厚度变化曲线表现为开始时的平坦部分和尾部的快速下降部分。电子因其质量小,每次碰撞的电离损失和辐射损失比重带电粒子大得多,同时运动方向改变大,并且与原子核发生弹性碰撞概率大,其运动路径曲折,粒子的射程分布在一个很宽的范围内,也就是说电子的射程发生了较严重的歧离,因此粒子数随厚度变化曲线呈逐渐下降趋势(图 2-2)。

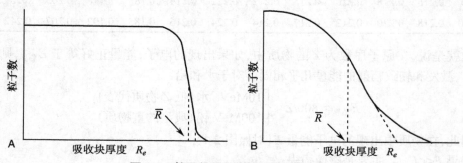

图 2-2　粒子数随吸收块厚度变化曲线
A. 重带电粒子;B. 电子。

外推射程（R_e）定义为粒子数随吸收块厚度变化曲线最陡部分做切线外推与横坐标相交，相交位置对应的吸收块厚度。

四、比电离

带电粒子穿过靶物质时使物质原子电离产生电子 - 离子对，单位路程上产生的电子 - 离子对数目称为比电离，它与带电粒子在靶物质中的碰撞阻止本领成正比。从理论上分析，由于碰撞阻止本领近似与带电粒子速度平方成反比，因此当粒子接近其路程的末端时，碰撞阻止本领和比电离达到最大值，越过峰值以后，由于粒子能量几乎耗尽，碰撞阻止本领和比电离很快下降到零。从实验测量结果看，重带电粒子束的比电离曲线和百分深度剂量曲线尾部均可以观察到明显的峰值，此峰值称为布拉格峰，而在电子束的比电离曲线和百分深度剂量曲线尾部均观察不到峰值，这是由于电子束的能量歧离和射程岐离现象严重。所谓能量歧离和射程岐离是指一束相同能量的入射粒子，当它们穿过相同厚度的靶物质后，它们的能量和射程并不完全相同的现象。利用重带电粒子束（主要是质子和负 π 介子）实施放疗，可以通过调整布拉格峰的位置和宽度使其正好包括靶区，从而达到提高靶区剂量和减少正常组织受照剂量的目的，这正是重带电粒子束相对光子、电子和中子束等所具有的剂量学优点。

五、传能线密度

事实上，在物质中带电粒子总的能量中，往往有很大部分通过电离过程传给了能量超过 100eV 的 δ 粒子。因为已具有足够能量，δ 粒子可以按其独自路径，在物质中穿行一段距离，沿途继续产生电离和激发。

在水或软组织中，δ 粒子动能 Δ 若为 100eV，约能穿越 2nm，相当于 DNA 分子双螺旋结构的直径，又若动能 Δ 有 6 000eV，则能穿越 1μm，约与一个小细胞直径相当。也就是说，在组织中能量为 100eV 或 6 000eV 的 δ 粒子，如果正好全程穿越 DNA 分子的双链或一个细胞，则它们的能量将分别会在与 DNA 双螺旋结构或小细胞相当的空间范围内被吸收；即便不是全程穿越分子或细胞，100eV 或 6 000eV 的 δ 粒子，也只能在 2nm 或 1μm 这样局部的范围转移它们的能量。

故带电粒子在物质中穿行 dl 路程时，其所损失的能量 dE 可分三部分（图 2-3）：

$$dE = dE_{结合能} + dE_{\delta \leqslant \Delta} + dE_{\delta > \Delta} \tag{2-16}$$

其中：

d$E_{结合能}$ 是电离、激发时，为克服电子结合能所消耗的能量之和，这部分能量确是在发生电离、激发的那个部位被吸收的；

d$E_{\delta \leqslant \Delta}$ 是动能不大于 Δ 的那些 δ 粒子动能的总和，这部分能量是能在与 Δ 相应的局部空间范围内传递的；

d$E_{\delta > \Delta}$ 则是动能大于 Δ 的那些 δ 粒子动能的总和，这部分能量就不认为是在与 Δ 相应的局部空间范围内传递的。

足见，电离过程中带电粒子损失的能量，并非全部会在发生电离的那个部位被吸收，而有相当部分被释出的 δ 粒子带跑了。

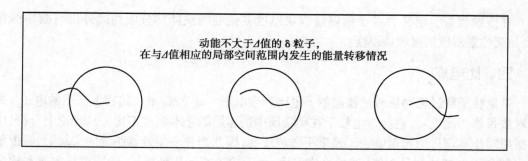

动能不大于Δ值的δ粒子,
在与Δ值相应的局部空间范围内发生的能量转移情况

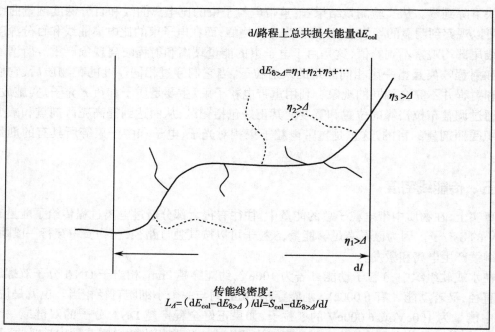

d/路程上总共损失能量dE_col

$dE_{\delta > \Delta} = \eta_1 + \eta_2 + \eta_3 + \cdots$

$\eta_3 > \Delta$

$\eta_2 > \Delta$

$\eta_1 > \Delta$

d*l*

传能线密度:
$L_\Delta = (dE_{col} - dE_{\delta > \Delta})/dl = S_{col} - dE_{\delta > \Delta}/dl$

图 2-3　传能线密度概念的示意图

传能线密度(linear energy transfer)用来定量估计特定的局部范围内,物质吸收能量的密集程度。传能线密度也称受限制的线碰撞阻止本领(restricted linear collision stopping power),旧称线能量转移,以 LET 表示。

给定物质对特定能量带电粒子的传能线密度 L_Δ,定义为:

$$L_\Delta = dE_\Delta/dl \tag{2-17}$$

过去,传能线密度 L_Δ 定义为:特定能量的粒子在指定物质中穿行单位长度路程时,由能量转移等于或小于特定 Δ 值的历次碰撞所致的能量损失。与现在定义的区别是,在于这里损失的能量中,没包括为克服电子结合能所消耗的能量。

式中,dE_Δ= [带电粒子穿过 d*l* 路程时,在电离、激发过程中总共损失的(包括:电离、激发时为克服结合能所消耗的)能量,dE_{col}] − [电离过程中释出的动能超过特定 Δ(eV)值的所有 δ 粒子动能的总和,$dE_{\delta > \Delta}$]。

因此,传能线密度 L_Δ 还可如下表示:

$$L_\Delta = S_{col} - dE_{\delta > \Delta}/dl \tag{2-18}$$

其中：

S_{col} 是线碰撞阻止本领，带电粒子穿过单位长度路程时，因电离、激发过程中损失的总能量。

$dE_{\delta > \Delta}/dl$，则是带电粒子穿过单位长度路程时，电离过程中释出的所有动能超过 Δ 的 δ 粒子动能的总和。

传能线密度 L_Δ 的单位是：J/m，不过，常用 keV/μm。

所以，在组织中，若带电粒子的传能线密度为 $(L_{100})_{组织}$ = 1.5keV/μm，那么它就表示：带电粒子在组织中穿行 1μm 路程时，由于电离、激发，在与 100eV 对应的 2nm（DNA 双螺旋结构）局部空间范围内，能被吸收或进一步转移的能量总共是 1.5keV。显然，$(L_{100})_{组织}$ 的数值越大，意味着 DNA 分子受到的辐射影响会越明显。当然，若关心的是辐射引起的细胞变化，则 Δ 值宜取 6 000eV，或与辐射敏感部位更为贴切的其他数值。

若有：传能线密度 L_0，则按定义 $L_0 = S_{col} - dE_{\delta > 0}/dl$，它表示，指定物质内，特定能量的带电粒子穿行单位长度路程时，电离、激发过程中，扣除所有 δ 粒子动能后，在发生电离、激发的那些部位，被物质吸收的能量总和。

最后，若有：传能线密度 L_∞，则按 $L_\infty = S_{col} - dE_{\delta > \infty}/dl$，它表示，在指定物质中，特定能量的带电粒子穿行单位长度路程时，电离、激发过程中，包括所有 δ 粒子的动能在内损失的能量总和。

此种情况下，传能线密度 L_∞ 就是线碰撞阻止本领 S_{col}，即：$L_\infty = S_{col}$。

辐射研究领域，常依辐射的传能线密度大小，把电离辐射分为：高 LET 辐射和低 LET 辐射。

高 LET 辐射是指辐射效应的诱发效能高于 [60]Co γ 射线或 250kV X 射线的一类辐射。例如，质子、中子、α 粒子、重原子核裂变碎片或其他重带电粒子，均属此类。

低 LET 辐射是指辐射效应的诱发效能与 [60]Co γ 射线或 250kV X 射线相仿一类辐射。属于此类辐射的有光子、电子、β 粒子等。

需要指出的是，虽然受 Δ 值约束的传能线密度 L_Δ 能反映在与 Δ 值对应的范围内，带电粒子能量被局部吸收、转移的情况，然而这一个局部范围，未必就是分子、细胞或对辐射敏感的其他对象所在的位置；即便所述的局部范围，就是辐射敏感部位的所在位置，动能低于 Δ 的 δ 粒子也未必都是全程穿越敏感部位的（图 2-3）。所以，为表示辐射敏感部位能量吸收的密集程度，传能线密度还只是一个十分粗略的指标。

生物效应依赖于电离辐射微观体积内局部授予的能量。就一级近似而言，L_∞ 相等的辐射预期能产生相同的生物效应，L_∞ 高的辐射比 L_∞ 低的辐射有着更高的生物学效能。

六、电子在干燥空气中每产生一个离子对所需消耗的平均能量 W_a

电离辐射剂量的测量，应用最早，至今依然是最经典、最准确的方法，当数辐射剂量测量的电离方法，并且测量电离辐射在空气中形成的正、负离子的电荷量尤为方便，因为无论哪个地方，地球表面总有空气。另一方面，无论是电子束，还是 X 射线、γ 射线，最终导致空气电离的，都是电子，因此，电子在干燥空气中每产生一个离子对所需消耗的平均能量 W_a 便成为剂量测量中一个重要参数。

经过多年测量和论证，目前一致认为，电子在干燥空气中每产生一个离子对所需消

耗的平均能量 W_a 是 33.97eV。或者,为在空气中产生电荷量为 1C(库仑)的正离子或负离子,电子所需消耗的能量为 33.97J(焦耳)。还认为,W_a 值与产生电离的电子动能基本无关。

第二节　不带电粒子与物质的相互作用

不带电粒子是指本身不带有正、负电荷的粒子或波。常见的不带电粒子包括 X 射线、γ 射线(两者统称为光子)和中子。与之前叙述过的带电粒子不同,不带电的光子和中子在与物质相互作用过程中一般不会受到物质原子核和核外电子电场的影响,发生相互作用的主要对象就是整个原子、原子核和核外电子本身。由于光子一般被看作波,而中子却是具有实际质量的实体粒子(原子核的组成成分之一),它们与物质相互作用有着明显不同的特征,以下分别进行叙述。

一、光子与物质的相互作用形式

X 射线、γ 射线本质上都是高能电磁辐射,都是光子,只是产生方式不同。而且一旦产生,只要能量相同则物理性质完全相同。光子的能量为 $E=\hbar v=\hbar(c/\lambda)$,$\hbar$ 为普朗克(Planck)常量,c 为光速,v 和 λ 分别是电磁辐射的频率和波长。γ 射线由原子核能级之间的跃迁产生,X 射线主要由轫致辐射产生。X 射线、γ 射线与物质的相互作用跟带电粒子与物质相互作用方式不同,带电粒子通过连续的与多次的电离损失或辐射损失而损失能量,可用阻止本领和射程等物理量来描述。而 X 射线、γ 射线与物质的相互作用是通过单次性的随机事件与介质的原子核或原子核外电子作用,一旦光子与物质发生作用,光子或被吸收而消失与损失全部能量,或受到散射而损失很大一部分能量,同时产生次级电子。X 射线、γ 射线与物质相互作用的主要方式有三种,即光电效应(photoelectric effect)、康普顿散射(Compton effect)和电子对产生(pair production)。

(一) 光电效应

光电效应是光子被整个原子吸收,从原子壳层打出一个电子,即光电子。光子将全部能量转移给原子,小部分(可忽略)用于提供原子的反冲能,其余作为电子脱离原子束缚所需的电离能和光电子的动能。光电效应主要发生在原子束缚最紧的 K 层(80%)。光电效应发生后,由于原子内层电子出射,出现空位,外层电子内填,将以发射特征 X 射线或俄歇电子的形式释出多余的能量。根据能量守恒,光电子能量为:

$$E_e = \hbar v - \varepsilon_i \tag{2-19}$$

式中,ε_i 是电子在第 i 壳层的结合能。

光电效应示意图如图 2-4。

(二) 康普顿散射

康普顿散射为入射光子与核外轨道电子的非弹性碰撞。在非弹性碰撞过程中,入射光子的一部分能量转移给电子,使其脱离原子束缚成为自由电子(康普顿反冲电子)。而光子同时受到散射,其运动方向和能量都发生变化,称为散射光子。康普顿效应一般发生在束缚

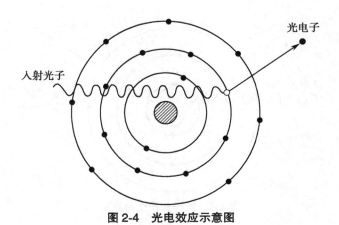

图 2-4　光电效应示意图

最疏松的外层电子。若次级电子能量比较高,它仍将继续与介质相互作用直至能量耗尽。散射光子也将继续与介质相互作用。康普顿散射过程中反冲电子得到的能量为:

$$E_{e,recoil} = \hbar v - \hbar v' \tag{2-20}$$

式中 $\hbar v'$ 为散射光子的能量。式中没有包括结合能是因为结合能与入射光子能量相比实在太小了。

康普顿散射示意图如图 2-5。

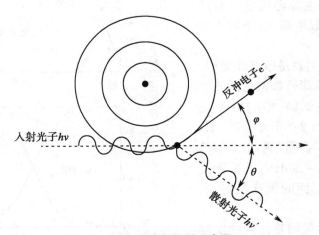

图 2-5　康普顿散射示意图

（三）电子对产生

如果入射光子能量足够高,当它从原子核旁经过时,在原子核库仑场的作用下,光子整个被吸收,转化为一个正电子和一个电子,这种过程称为电子对效应。只有光子能量大于 1.022MeV 时,即大于两个静止电子质量时,才可能发生电子对效应。所产生的正负电子继续在物质中按照带电粒子的规律慢化,负电子成为物质中的自由电子或者原子的轨道电子,而正电子速度接近零时将与附近的负电子发生湮没(annihilation)辐射(也称作质湮辐射),放出两个方向相反能量各为 0.511MeV 的 γ 光子。电子对产生示意图如图 2-6所示。

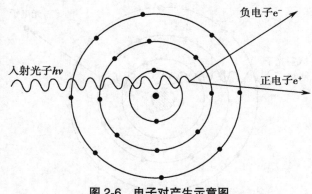

图 2-6　电子对产生示意图

（四）光子与物质相互作用的一般规律

光子入射到物质中后,在某一个瞬间,如果不发生相互作用,则光子继续在物质中穿行。一旦与物质发生相互作用,主要作用的种类就是上述三种。究竟发生哪种相互作用,与光子能量以及物质的性质密切相关,一般规律如下:

（1）低能光子:主要经历光电效应,对高原子序数物质而言尤为明显。

（2）高能光子:主要经历电子对产生,随物质原子序数增高,电子对产生越加突出。

（3）中能光子:主要是康普顿散射。在物质中,主要经历康普顿散射的光子能量:在高 Z 物质(例如:铅),1MeV 左右,且范围较窄,(图 2-7 下);在碳、水、软组织之类的低 Z 物质(例如,碳),范围很宽,介于 25keV~25MeV,几乎覆盖医学、生物学领域用到的所有 X 射线、γ 射线。

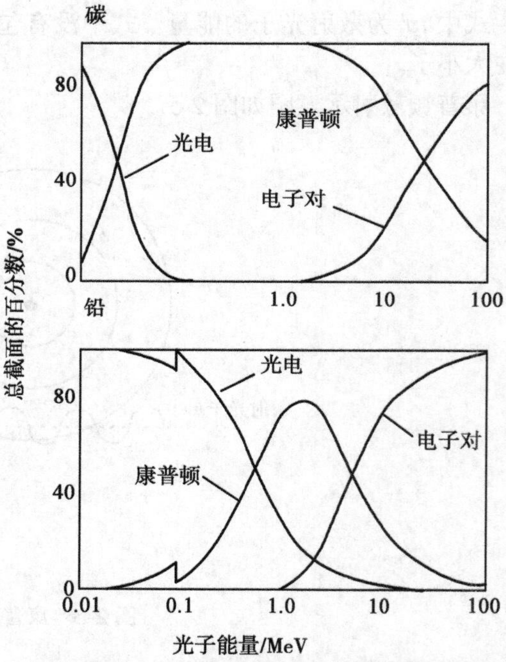

（五）光子与物质相互作用的次要过程

除了上述提及的三个主要作用过程——光电效应、康普顿散射和电子对生成外,光子还可以与物质发生相干散射和光核反应,以下进行简要介绍。

图 2-7　碳和铅中不同能量光子相互作用的相对概率分布

相干散射:X(γ)光子具有波粒二象性,既是粒子也是电磁波。当入射电磁波从原子附近经过时,引起轨道电子共振,振荡电子将发射波长相同但方向不同的电磁波,不同轨道电子发射的电磁波具有相干性,故称此过程为相干散射,又称瑞利散射。在相干散射过程中,X(γ)光子仅改变运动方向而没有能量转移。

光核反应:X(γ)光子与原子核作用引起的核反应称光核反应。常见的反应类型有(γ,p)、(γ,n)。光核反应是有阈能的反应。当 X(γ)光子能量大于阈能时,反应截面随 X(γ)

光子能量增加而增大,当 X(γ) 光子能量大于阈能数个兆电子伏时反应截面达到最大,此后随 X(γ) 光子能量增加而减小。

由于光核反应截面很小,在剂量学考虑中往往忽略光核反应的贡献。但在机房防护设计时,如果加速器 X 射线能量大 10MV,则需要考虑 (γ,n) 反应,这是因为一方面中子比光子更容易从迷道中逸出,另一方面反应后的核素具有短寿命的 $β^+$ 衰变(半衰期约 10min)。

二、中子与物质的相互作用形式

与光子不同的是,中子虽不带电,但只与原子核相互作用,与物质的相互作用过程,种类繁多。

在物质中,中子经历何种过程、能量损失多寡,与中子能量、物质种类,关系密切,变化剧烈。通常,按能量高低,中子分成 5 类:热中子、慢中子、中能中子、快中子和高能中子。

热中子(0.025~0.5eV),通过俘获过程(capture),会被任何物质的原子核吸收;吸收热中子后,原子核可能发射 γ 光子或带电粒子。特别把发射 γ 光子的俘获过程,称为辐射俘获(radiative capture),例如,$^1H(n;γ)^2H$;吸收热中子后,只有轻核才可能有出射带电粒子的俘获过程,例如,人体中常有 $^{14}N(n;p)^{14}C$ 反应。

慢中子(0.5~1 000eV),遇轻核,主要发生"弹性散射(elastic collision)"(n;n′);遇重核,呈现辐射俘获(n;γ)。

中能中子(1~10keV)、快中子(0.01~10MeV),主要经历弹性散射;中子能量超过 0.1MeV,便能引发非弹性散射(inelastic collision)(n;n′、γ)。

高能中子(>10MeV),与原子核碰撞后,会有多个中子出现,称为去弹性散射(nonelastic collision),例如:$^{14}N(n;2 n′)^{13}N$ 等。

此外,吸收了能量甚高的中子后,原子核会变得四分五裂,此过程称为散裂(spallation),例如,人体中会有 $^{14}N(n;2 α)^7Li$、$^{12}C(n;n′,α)^8Be$、$^{12}C(n;n′,3 α)$ 等。

以上圆括号内分号前的 n,代表入射中子。分号后的 n′、p、γ、α,分别代表相互作用后出射的中子、质子、γ 光子和 α 粒子;字母前的数字,代表作用过程后出现的相关粒子数。

进入人体后,通过上列过程,中子的能量 E_n,大部分变成了重带电粒子(例如,弹性散射后氢、碳、氮、氧反冲核以及其他过程中的质子和 α 粒子)的动能。

由于人体中,氢核(H)最多,中子与 H 核发生弹性散射的截面(可能性)最大,交出的能量也最多,因此,在人体中,中子能量有 85%~95% 是向氢核转移的。

经由上述重带电粒子后续的电离、激发过程,中子的部分能量最终为能量转移点附近的物质所吸收。

三、截面、衰减系数、能量转移系数和吸收系数

一般地,由于不带电辐射的电荷中性属性,使得在受照物质相同的情况下,不带电粒子发生相互作用的概率显著小于带电粒子。因此,不带电粒子与物质相互作用的特点是相互作用次数较少,但每次相互作用损失的能量较多。鉴于此,定量描述不带电粒子相互作用程度时就需要充分考虑随机性特征和辐射场的特征。

(一)截面

所谓"截面",其实就是单位粒子注量的入射辐射与一个"靶子"(整个原子、原子核和

核外电子)发生一次相互作用的概率,有:

$$\sigma = P/\Phi \qquad (2\text{-}21)$$

截面 σ 的常用单位是 cm^2,专用单位为靶恩(barn),$1barn = 10^{-24}m^2$。考虑到靶子的类型,截面也常常分为原子截面和电子截面。P 为粒子与物质中的一个靶子发生一次相互作用的概率;Φ 为粒子注量。

(二)衰减系数 μ

不带电粒子进入物质后,有可能不经任何作用过程而穿透出去(图 2-8),也有可能发生前述的各种相互作用。以光子为例,有些光子会在光电效应、电子对产生过程中被吸收;有的则因康普顿散射,入射光子变成散射光子,且会多次地改变方向。所以,若初始光子注量是 Φ_0,穿过厚度为 l 的物质层后,光子注量将减少到 Φ_l。

若忽略散射线(图 2-8 中虚线箭头所示)的影响,则称该射线是窄束的;也就是说,凡遭遇相互作用的粒子,就都认为已经离开了原有射线束,不管它是被吸收的,还是被散射的。而穿过物质层的,只是那些在物质层中未经任何作用的入射粒子。

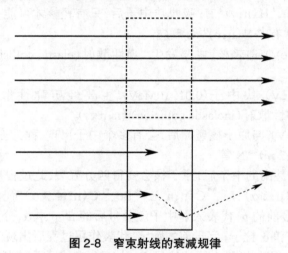

图 2-8　窄束射线的衰减规律

若忽略空气对射线的散射和吸收,则穿过厚度为 l 的物质层后,窄束射线的衰减,符合简单的指数衰减规律:

$$\Phi_l = \Phi_0 \cdot e^{-\mu l} \qquad (2\text{-}22)$$

式中,μ 是入射射线的线衰减系数:

$$\mu = (d\Phi/\Phi)/dl \qquad (2\text{-}23)$$

它表示射线在物质中穿行单位长度路程时,其注量减少的份额。

以上 $d\Phi/\Phi$ 是射线在物质中穿行 dl 路程时,其注量减少的份额。

从数学表达上,以光子为例,线衰减系数与光子的原子截面有以下关系:

$$\mu = \rho \cdot N_A/M \cdot (_a\tau + _a\sigma + _a\kappa) \qquad (2\text{-}24)$$

其中,括号内三项分别为光电效应、康普顿散射和电子对产生的原子截面,$\rho \cdot N_A/M$ 是单位体积中物质的原子数;N_A 为阿伏伽德罗常数,M 摩尔质量。

与"线衰减系数"对应,还有"质量衰减系数 μ/ρ":

$$\mu/\rho = (d\Phi/\Phi)/(\rho \cdot dl) \qquad (2\text{-}25)$$

它表示射线在物质中贯穿单位质量厚度物质时,其注量减少的份额。

线衰减系数 μ 和质量衰减系数 μ/ρ 的 SI 单位分别是: m^{-1} 和 m^2/kg。

(三) 能量转移系数

通过相互作用过程,能量在不同载体间传递,入射不带电粒子能量部分变成了次级带电粒子的动能。为定量表述能量向次级带电粒子转移的份额,提出不带电粒子在物质中的"线能量转移系数 μ_{tr}"或"质量能量转移系数, μ_{tr}/ρ",它们分别为:

$$\mu_{tr} = (dE/E)/dl \tag{2-26}$$
$$\mu_{tr}/\rho = (dE/E)/(\rho \cdot dl) \tag{2-27}$$

表示不带电粒子在物质中穿行单位路程或质量厚度时,能量向次级带电粒子转移的份额。

上面 $(dE/E)/dl$ 是指不带电射线在物质中穿行 dl 路程时,其能量向次级带电粒子转移的份额。

以光子为例,线能量转移系数 μ_{tr},与光子的原子截面应有如下关系:

$$\mu_{tr}/\rho = \rho \cdot N_A/M \cdot \left[{}_a\tau(1-f\phi)/\hbar\nu + {}_a\sigma(1-\hbar\nu'/\hbar\nu) + {}_a\kappa(1-1.02/\hbar\nu) \right] \tag{2-28}$$

式中方括号中三项分别表示光电效应、康普顿散射和电子对产生过程中光子向电子转移的能量份额。

与衰减系数类似,线能量转移系数 μ_{tr},质量能量转移系数 μ_{tr}/ρ 的单位也分别是: m^{-1} 和 m^2/kg。

(四) 能量吸收系数

从不带电射线那里取得能量的次级带电粒子,还会进一步与物质相互作用,导致其能量的碰撞损失和辐射损失,就能量转移和吸收而言,我们更关注次级电子能量的碰撞损失。为此,便进一步提出另一类相互作用系数:不带电射线在物质中的"线能量吸收系数 μ_{en}"或"质量能量吸收系数 μ_{en}/ρ",它们与能量转移系数存在下列关系:

$$\mu_{en} = \mu_{tr} \cdot (1-g) \tag{2-29}$$
$$\mu_{en}/\rho = (\mu_{tr}/\rho) \cdot (1-g) \tag{2-30}$$

其中, g 为次级带电慢化过程中,其能量辐射损失的份额。

在空气、水甚至软组织中,次级带电粒子能量(电子)即使高达 2MeV,其能量的辐射损失份额依然不足 1%,以至于可认为 $g \approx 0$,此时,在数值上能量转移系数近似等于能量吸收系数。

线能量吸收系数 μ_{en},质量能量吸收系数 μ_{en}/ρ 的剂量学含义是:不带电辐射在物质中穿行单位路程时,能量向次级带电粒子转移,且通过次级带电粒子的电离、激发过程被物质吸收的份额。

线能量吸收系数 μ_{en},质量能量吸收系数 μ_{en}/ρ 的单位也分别是 m^{-1} 和 m^2/kg。

第三节 辐射平衡和带电粒子平衡

一、辐射平衡

辐射平衡(radiation equilibrium)是辐射场特定位置存在的一种状态。

若由每一种给定能量、特定类型的电离粒子从辐射场某点一个无限小体积内带走辐射能的期望值 $d\varepsilon_进$，与相同能量、同类粒子带进该体积的辐射能的期望值 $d\varepsilon_进$ 正好相等，则称辐射场这一点存在了辐射平衡。

简言之，辐射平衡下，进入辐射场某点一个无限小体积的辐射能，正好补偿离开该体积的辐射能：

$$d\varepsilon_进 \overset{辐射平衡}{=\!=\!=\!=\!=} d\varepsilon_出 \tag{2-31}$$

电离辐射场，按其组成的辐射成分，可以分解为若干种辐射场。例如，辐射场可划分为不带电粒子辐射场和带电粒子辐射场。带电粒子辐射场又可分为初级带电粒子辐射场和次级的 δ 粒子辐射场。甚至 δ 粒子辐射场，还可进一步细分为初始动能大于特定 Δ 值的 δ 粒子辐射场和初始动能不大于特定 Δ 值的 δ 粒子辐射场（图 2-9）。

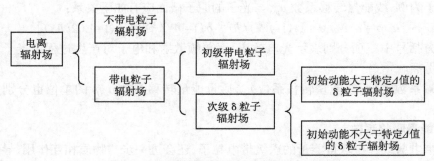

图 2-9　电离辐射场按其辐射成分的分解

与每一种辐射成分相应，可能有不同类型的辐射平衡。例如，带电粒子平衡、δ 粒子平衡以及初始动能不大于特定 Δ 值的部分 δ 粒子平衡。

（一）完全辐射平衡的条件

完全辐射平衡是指每一种辐射成分，带进辐射场某点一个无限小体积的辐射能，能够充分补偿同类辐射成分从该体积带走的辐射能；于是所关心的体积内，便同时存在各类辐射成分的平衡。

为达到完全辐射平衡，要求无限大均匀物质内，均匀地分布了辐射源。

此时，只要离开物质边界的距离，不小于带电粒子的最大射程，那么，物质中每一点处，都将同时存在带电粒子平衡、δ 粒子平衡和部分的 δ 粒子平衡。

内照射情况下，如果器官、组织内均匀分布了 α、β 放射性核素，那么相关器官、组织内，将会有相当好的完全辐射平衡情况；除非所关心的位置，离开器官、组织边界太近，距离小于 α、β 粒子的最大射程。

（二）受到外照射的物质中存在某种辐射平衡的条件

通常，受到外照射的有限大小的物质中，不会有全部的辐射平衡。但是仍可能出现一种或几种辐射平衡的情况。

例如，有限大小的均匀物质，受到光子的均匀外照射（中子亦然），如图 2-10 所示。

入射光子通过相互作用，在物质中将释出次级电子。

一般，在物质中，不带电粒子在接连的两次相互作用间穿行的平均路程（称平均自由程

λ,数值上等于不带电粒子线衰减系数 μ 的倒数:$\lambda=1/\mu$。例如,在水中,1MeV 的光子,线衰减系数是 0.070 7cm^{-1},相应的平均自由程 λ 约 14cm),要比它所产生的次级电子的最大射程 R(约 0.4cm)大许多(即:$\mu R \ll 1$),以至于可以认为,在次级电子的最大射程范围内,入射光子几乎无衰减。

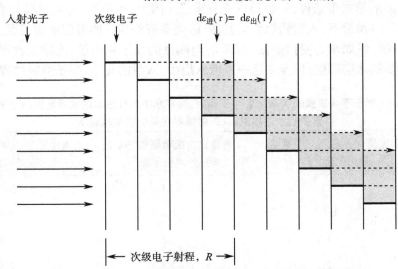

图 2-10　受光子外照的物质中次级电子平衡的示意图

　　若把图 2-10 中受照的均匀物质,均匀地分成许多层。则在上述假定下,入射光子在每一层将会产生数目相同的次级电子。诚然,从每一层出射的次级电子,未必都朝一个方向运动,然而,上述照射条件下,次级电子出射的角分布对每一层应该相同。为讨论方便,这里先考察沿光子入射方向出射的那些次级电子,且图中以一个箭头代表它们。

　　由于均匀物质受到均匀照射,且入射光子几无衰减,所以,对于每一层,沿同一方向出射的次级电子,能量应该彼此相同,因而在物质中它们具有相同的射程。图 2-10 中,假定沿光子入射方向出射的次级电子射程,相当于 4 层物质的厚度。暂且认为,次级电子能量的碰撞损失,沿其径迹是均匀分布的。于是,由图 2-10 可见,上述情形下,第一层物质只获得入射光子在其中释出的次级电子能量的 1/4(粗短线)。第二层物质,除了获得本层释出的电子能量的 1/4,同时还获得起源于第一层的电子能量的 1/4(粗点线)。依此类推,在次级电子最大射程范围内,位于深层的那些物质,将越来越多地得到起源于上游的那些电子的能量。直到深度等于或大于次级电子最大射程(例如,图 2-10 中的第 4 层之后),入射光子在每一层中释出的次级电子的能量中,都有 3/4 被次级电子所带走(整条粗点箭头),但同时又有来自上游的次级电子带着数量相同的能量(三条粗点线)进入这一层,也就是说,这些位置上(阴影部分),已经出现了(次级)带电粒子平衡(charged particle equilibrium,CPE)。

　　虽然,为论述方便,上面集中考察了沿光子入射方向出射的次级电子的情况,其实,对于沿着其他方向出射的次级电子,情况相同。

　　由上述例子可见,受到均匀外照射的有限大小的均匀物质中,给定一点 r 处,存在某种次级电离粒子平衡的条件是:

(1) r 点离开物质边界的距离,不小于次级电离粒子的最大射程;

(2) 离开 r 点,距离不小于次级电离粒子最大射程范围内,入射辐射应无明显衰减,以致能均匀地释出次级的电离粒子。用更严格的语言表达,即要求离开所关注的 r 点,距离不小于次级电离粒子的最大射程范围内,对于次级电离粒子出射的每一个方向 Ω,次级电离粒子的注量率 $\dot{\phi}_{\Omega}$,应有相同的能量分布。

显然,上述的第二个条件,一般难以充分满足。因为,在物质中,入射辐射或多或少总有衰减。只是,某些情况下,入射辐射衰减甚微,因而会有相当好的近似平衡情况。

表 2-4 表明,假如水为受照物质,对于不同能量的光子和中子,为建立次级电离粒子的近似平衡,需要的水层厚度,以及在这一厚度水层中,入射的光子、中子衰减的程度。

表 2-4　对于不同能量的 X 射线和中子辐射,为在水中建立近似的次级电离粒子平衡,
需要的水层厚度,及入射辐射在其中的衰减程度

入射辐射	激发 X 射线的电子能量 或中子能量 /MeV	为建立次级电离粒子平衡 需要的水层厚度 /mm	入射辐射在平衡水层中的 衰减程度 /%
X 射线	0.3	0.1	0.03
	0.5	0.4	0.1
	1	0.8	0.3
	2	2.5	0.8
	4	8	2
	6	15	4
	8	20	6
	10	30	7
	15	50	9
	20	60	11
	30	80	13
中子	0.1	0.008	0.005
	1	0.02	0.04
	10	1.5	0.5
	30	10	1.5

可见,如果认为小于 1% 的衰减可予忽略,那么,对于平均光子能量低于 1.5MeV(激发 X 射线的电子能量约 3MeV)的 X 射线、γ 射线,在水中确实会有良好的次级电子平衡。对于中子,建立次级带电粒子平衡,似非难事。即使中子能量高达 30MeV,在受照射物质中,依然会有相当不差的次级带电粒子平衡。

由于不同类型的电离粒子,具有不同的最大射程,因此,常有这种情况,受照射物质给定

一点处,一种电离粒子达到平衡,另一种电离粒子未必会有平衡。

另一方面,如果入射辐射,在受照射物质中,能够均匀地释出射程最大的一种电离粒子,那么也会均匀地释出射程短于它的次级电离粒子,甚至由这些次级电离粒子产生的更次级的电离粒子。所以,受照射物质中,如果射程最大的一种电离粒子出现平衡,那么,射程短于它的那些电离粒子,包括由它们产生的更次级的电离粒子,也自然跟着达到平衡。

从图 2-10 可见,在次级电子达到平衡的区域内,对于其中的任何一层物质,上游次级电子带来的能量 $\mathrm{d}\varepsilon_{进}$,能够充分地补偿次级电子从中带走的能量 $\mathrm{d}\varepsilon_{出}$,于是,入射光子在任何一层物质中释出的能量 $\varepsilon_{释出}$,犹如入射光子"就地"授予物质一样,两者几无差别。

若以 $\varepsilon_{释出}$、$\varepsilon_{"就地"授予}$ 分别表示:同一位置上,入射光子释出的,以及"就地"授予物质的能量,则:

$$\varepsilon_{"就地"授予} = \varepsilon_{释出} + \mathrm{d}\varepsilon_{进} - \mathrm{d}\varepsilon_{出} \xrightarrow{\text{CPE}} \varepsilon_{释出} \tag{2-32}$$

所以,受到外照的物质中,对于关注的一点处,只要存在入射辐射的次级电离粒子平衡,则入射辐射的吸收剂量就等于同一点处于入射辐射向单位质量物质转移的能量。也就是说,吸收剂量等于关注一点处,入射辐射的粒子注量或能量注量,与相应的相互作用系数的乘积;从而可以不问其次级粒子对辐射能量迁移的后续过程。

二、带电粒子平衡

前面已了解,不带电粒子的碰撞比释动能 $K_\mathrm{c}(T,r)$ 是指 T 时间内,不带电粒子在 r 点处,单位质量物质中释出的所有次级带电粒子的初始动能,而后以电离、激发方式损失的能量总和。

由于次级带电粒子的电离、激发过程,并非全在 r 点处发生,所以,次级带电粒子会从关注的体积带走部分能量($\mathrm{d}\varepsilon_{出}$,图 2-11)。如果受到不带电粒子均匀照射的物质中,在次级带电粒子最大射程范围内,入射辐射并无明显衰减,且所关注的一点 r,所处位置也满足上述次级带电粒子平衡的条件,则次级带电粒子从别处带进所关注体积的能量 $\mathrm{d}\varepsilon_{进}$,就能充分补偿同类粒子从该体积带走的能量 $\mathrm{d}\varepsilon_{出}$。正因如此,单位质量物质中,与碰撞比释动能 K_c 相应的那部分转移给次级带电粒子的能量 $\eta_{\mathrm{n,c}}(T,r)$ 或 $\eta_{\mathrm{e,\delta}}(T,r)$,犹如被物质"就地"吸收一般。

于是,关注的体积内,物质吸收剂量 $D(T,r)$,与相应的碰撞比释动能 $K_\mathrm{c}(T,r)$,数值相等。r 点处的吸收剂量值,可按下列方式取得:

$$D(T,r) \xrightarrow{\text{CPE}} K_\mathrm{c}(T,r) = K(T,r) \cdot (1-\bar{g}) \xrightarrow{\bar{g} \approx 0} K(T,r) \tag{2-33}$$

或者

$$D(T,r) \xrightarrow{\text{CPE}} \Psi(T,r) \cdot \left[\bar{\mu}_{\mathrm{en}}/\rho \right] \tag{2-34}$$

以上,

$K(\mathrm{T},r)$ 是总的比释动能,$\bar{g}$ 是次级带电粒子能量辐射损失的平均份额,$\Psi(T,r)$ 是入射不带电粒子的能量注量,$\bar{\mu}_{\mathrm{en}}/\rho$ 则是物质对不带电粒子质量能量吸收系数的平均值。

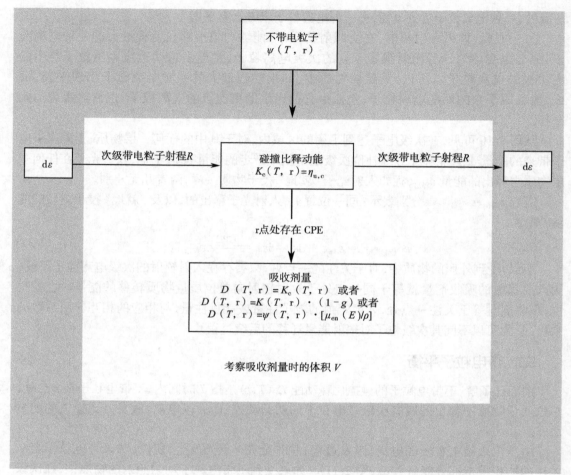

图 2-11 带电粒子平衡下,不带电粒子的吸收剂量 D 等于碰撞比释动能 K_c。

三、带电粒子准平衡

如上所述,受照射物质中,入射辐射总有衰减。

因此,物质受到光子均匀照射,暂且忽略散射光子影响,则随所关注的物质深度 d 的增加,特定时间内,其中比释动能 $K(d)$、碰撞比释动能 $K_c(d)$、吸收剂量 $D(d)$ 大致呈下列的变化趋势(图 2-12,对于中子,情况类似):

$$K(d) = K(0) \cdot e^{-\mu d} \tag{2-35}$$

$$K_c(d) = K(0) \cdot e^{-\mu d} \cdot (1-\overline{g}) = K_c(d) \cdot (1-\overline{g}) \tag{2-36}$$

$$D(d) = K_c(d) \cdot [\mu'/(\mu'-\mu)] \cdot \{1 - \exp[-(\mu'-\mu) \cdot d]\} \tag{2-37}$$

以上:

$K(0)$、$K_c(0)$ 分别是受照物质表面处,入射不带电粒子的比释动能、碰撞比释动能。

$\overline{g}$ 含义同上。

μ 是物质中,入射的不带电粒子的线衰减系数;μ 的倒数,就是不带电粒子的"平均自由程 λ"。

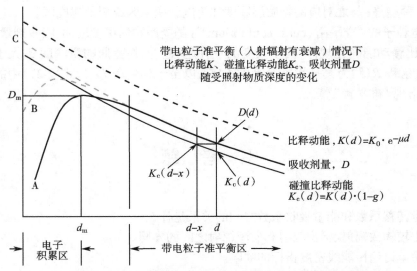

图 2-12　比释动能 K、碰撞比释动能 K_c、吸收剂量 D 值随物质深度的变化

μ' 是物质中，次级带电粒子的"线能量衰减系数"，它表示次级带电粒子在物质中穿行单位长度路程时，其能量损失份额的平均值；μ' 的倒数，就是次级带电粒子的"平均射程 $\overline{R}$"。因为在物质中，次级带电粒子（对于光子、中子，分别就是电子或重带电粒子）的衰减，远甚于释出它的原初粒子（即光子或中子）；所以，μ' 值会远大于 μ（即 $\mu' \gg \mu$）。

如果只有光子入射（图 2-12 中的曲线 A），受照物质的浅层，吸收剂量的初始值会很低。因为光子在浅层释出的电子，其大部分能量被这些电子带到了其他位置；实际上，浅层物质的吸收剂量，相当一部分还是从深层反射来的电子产生的。

随着物质深度增加，来自前方的电子越来越多，因而，吸收剂量逐渐增大。直到深度等于 d_m 左右时（图 2-12），由于物质层增厚造成的电子注量的增加，正好因入射光子衰减导致电子注量的减少所抵消。于是，吸收剂量达到最大值。

由于次级电子射程有限，物质深度超过次级电子最大射程后，来自前方的电子注量，不再因物质深度加深而增加，而入射光子则继续随深度增加而衰减，所以，物质深度超过 d_m 之后，比释动能 $K(d)$、碰撞比释动能 $K_c(d)$、吸收剂量 $D(d)$，都将随物质深度增加而同步减小。

值得注意的是，如果入射辐射中，除了原初粒子，还混杂了其他粒子（例如，光子进入受照物质前，在空气中产生的散射光子、次级电子），则受照物质浅层，吸收剂量将会有较大的初始值，例如图中的曲线 B。

又若光子是从高比释动能物质进入低比释动能物质的（例如，低能 X 射线，从骨骼进入软组织），那么，在低比释动能物质的浅层（例如，近骨骼 - 肌肉交界处肌肉一侧），吸收剂量会从较高的初始值开始，之后随物质深度增加而下降，如图中的曲线 C。

从上述受到外照的物质中吸收剂量的变化趋势，可引申出实际工作（尤其肿瘤放射治疗）经常遇到的几个概念（参照图 2-12）：

（1）峰值（吸收）剂量（peak dose）D_m：受照物质中最大的吸收剂量值。

（2）参考深度（reference depth）d_m：受照物质中峰值剂量所在深度。

（3）电子积累或剂量建成（build-up of electron or dose）：吸收剂量值随受照物质深度增加

而提升的一种趋势；与之对应的物质层厚度称为电子积累区或剂量建成区。

（4）带电粒子的"准平衡（quasi-equilibrium）"：随受照物质深度增加，吸收剂量值，按比释动能、碰撞比释动能变化规律，同步改变的一种趋势。如果受照物质深度 d，大于次级带电粒子的最大射程 R（约为其平均射程 $\bar{R}$ 的 5 倍），以至于 $(\mu'-\mu)\cdot d \gg 1$，式（2-37）中的指数项可略，于是就出现"准平衡"情况。

思 考 题

1. 能量转移系数和能量吸收系数之间的关系是什么？
2. 请比较轫致辐射、标识辐射和质湮辐射之间的异同。
3. 请简单讨论传能线密度指标的缺陷。
4. 请从定性定量方面总结带电粒子与物质的相互作用。
5. 请从定性定量方面总结不带电粒子与物质的相互作用。

（孙 亮）

第三章　电离辐射剂量学基础知识

电离辐射是自然环境固有的特征之一,它来自宇宙空间,也来自人类居住的地球。然而,直到 19 世纪,人们才开始认识电离辐射。1895 年,伦琴发现了 X 射线。1896 年,贝克勒尔发现了天然放射性现象。1932 年查德威克发现中子,1938 年哈恩发现重核裂变。20 世纪 40 年代,随着原子核裂变反应堆、粒子加速器的先后建成,人类不仅可以利用核能,而且还能生产、应用人工的放射性同位素,世界开始步入全新的原子能时代。至今,放射源、电离辐射,已广泛应用于社会生产、医疗卫生、科学研究,为社会创造财富,给人类带来福祉,同时,也对人类和环境附加了一定的危害。

辐射效应实质就是电离辐射引起的受照射物体性质的变化。这种变化有的对人类有益,成为放射源、电离辐射应用的基础;有的对人类有害,需要防护,甚至需要医疗和救治。

因此,对辐射的利用一贯秉承的原则就是"趋利避害"。为合理地应用有益的辐射效应,防护有害的辐射效应,有效保护人类和环境,需要了解受照对象的辐射剂量。就本质而言,辐射剂量就是一系列反映电离辐射对受照物体诱发的真实效应、潜在影响程度的客观指标。因此,辐射剂量的定量非常关键,再结合辐射剂量的发生场景,容易发现对辐射场相关属性或特征进行定量描述是重要前提。

本章从电离辐射场的定性和定量描述角度出发,介绍基本剂量学量、放射防护量和外照射运行实用量。

第一节　电离辐射场

电离(ionization)是从原子、分子或物质的其他束缚状态释出一个或多个电子的过程。激发(excitation)则是使原子、分子或物质的其他束缚状态向高能态转变的过程。

电离辐射(ionizing radiation)是能通过直接过程、间接过程,导致物质电离的带电粒子、不带电粒子组成的辐射。"辐射"一词,内涵甚广。不过,电离辐射领域,辐射一般就是电离辐射的简称。电离辐射在物质中以电离、激发方式沉积的能量,称为授予能量(energy imparted)。

电离辐射场(ionizing radiation field)是电离辐射在其中通过、传播乃至经由相互作用、发生能量传递的整个空间范围。

一、辐射场的基本性质

电离辐射场的性质有诸多内涵。例如,辐射场内出现的辐射类型,粒子的能量及其运动方向。因此,与辐射类型相关有光子(γ)辐射场、中子(n)辐射场、α 粒子辐射场、β 粒子辐射场,甚至 n-γ 混合辐射场等;与粒子能量相关,则有单能辐射场或具有能量分布(多能)的辐射场;与粒子运动方向关联的,则有单向辐射场或多向辐射场。有一种特殊的辐射场——各向同性辐射场,即从四面八方到达辐射场某点的,具有特定类型、特定能量的粒子数全都相同的辐射场。

辐射场性质具有时空相关性,即辐射场的性质,会因观察时间、空间位置的变迁而改变。

因此,为完整描述辐射场的性质,宜把握五个要素,即须了解任一时刻、沿任一方向,到达辐射场任一位置的,任一辐射类型、任一能量的粒子的数目,或由这些粒子带来的辐射能量。

所以,用于描述辐射场性质的辐射量,不是涉及粒子数目,就是与粒子带来的能量相关。

二、辐射场的定量描述指标

(一)粒子注量、能量注量

为标志一段时间 T 内,到达辐射场某一位置 r 的粒子数目或其能量的密集程度,引入了"粒子注量(particle fluence),Φ"和"能量注量(energy fluence),Ψ"。

粒子注量 $\Phi(T,r)$、能量注量 $\Psi(T,r)$ 的定义分别是:T 时间内,进入辐射场以 r 点为球心的单位截面积小球的累计粒子数或由这些粒子带来的辐射能量。

对于单向辐射场,粒子注量或能量注量的定义分别是:穿过与辐射入射方向垂直的单位面积的累计的粒子数或辐射能。然而,对于多向场,如此定义便不敷应用。好在无论辐射从何而来,球体中总能找到通过球心且与入射方向垂直的圆截面。所以,无论单向场还是多向场,采用小球定义注量总是合适的。

若用数学语言表示,则粒子注量、能量注量的定义分别为:

$$\Phi(T,r) = \mathrm{d}N(T,r)/\mathrm{d}a \tag{3-1}$$

$$\Psi(T,r) = \mathrm{d}R(T,r)/\mathrm{d}a \tag{3-2}$$

其中 $\mathrm{d}N(T,r)$、$\mathrm{d}R(T,r)$ 分别是 T 时间内,进入以辐射场 r 点为球心、截面积为 $\mathrm{d}a$ 的小球的累计粒子数或由它们带来的辐射能。

由式(3-1)、式(3-2)可见,粒子注量、能量注量的单位,分别为 m^{-2} 或 $\mathrm{J/m}^2$,不过,常常分别用 cm^{-2} 或 $\mathrm{Mev/cm}^2$。

(二)粒子注量率、能量注量率

由于辐射源(例如,放射源)的性质可能随时会变。因此,一段时间 T 内,到达辐射场某一位置 r 的累计粒子数或辐射能,并非以恒定速率递增。为了解粒子注量、能量注量递增速率的变化趋势,需要用到:特定时刻 t 的"粒子注量率(particle fluence rate),$\dot{\Phi}(t,r)$"和"能量注量率(energy fluence rate),$\dot{\Psi}(t,r)$"。

t 时刻,辐射场 r 点处的粒子注量率、能量注量率的定义,分别是:

$$\dot{\Phi}(t,r) = \mathrm{d}\Phi(t,r)/\mathrm{d}t \tag{3-3}$$

$$\dot{\Psi}(t,r) = \mathrm{d}\Psi(t,r)/\mathrm{d}t \tag{3-4}$$

其中，$\mathrm{d}\Phi(t,r)$、$\mathrm{d}\Psi(t,r)$分别是：t时刻，$\mathrm{d}t$时间内，辐射场r点处粒子注量、能量注量的增量。

简而言之，粒子注量率、能量注量率就是粒子注量、能量注量在单位时间内的增量。

粒子注量率、能量注量率的单位分别是 $\mathrm{m^{-2}s^{-1}}$ 或 $\mathrm{W/m^2}$。也可分别用 $\mathrm{cm^{-2}s^{-1}}$ 或 $\mathrm{MeV/(cm^2 s)}$，或者其他的分数、倍数单位。

值得提醒的是，粒子注量、能量注量是与一段时间T相关的；而粒子注量率、能量注量率，则是与一个时间点（时刻）相关的。

如果已经了解 0 至 T 时间内，粒子注量率、能量注量率随时刻变迁的变化趋势（连续函数），那么，0 至 T 时间内，累计的粒子注量、能量注量，即可按下列方式计算：

$$\Phi(T,r) = \int_0^T \dot{\Phi}(t,r) \cdot \mathrm{d}t \tag{3-5}$$

$$\Psi(T,r) = \int_0^T \dot{\Psi}(t,r) \cdot \mathrm{d}t \tag{3-6}$$

式（3-5）、式（3-6）中，对连续函数的积分运算，其实就相当：对离散数值的累加。

（三）粒子辐射度、能量辐射度

无论是粒子注量、能量注量，或者粒子注量率、能量注量率，涉及的粒子数、辐射能都是与从四面八方入射的粒子总数关联的。

实际上，从各个方向到达辐射场任一点的粒子数目，未必都会相同，因此，无论粒子注量率、能量注量率，或是粒子注量、能量注量，都存在按粒子入射方向的分布（图3-1）。

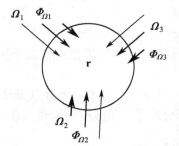

对于给定时刻t，辐射场r点处的注量率Φ就是沿各个Ω方向（如，Ω_1、Ω_2、Ω_3、$\cdots$）入射的粒子注量率（即，粒子辐射度）的总和：

$$\Phi = \Phi_{\Omega 1} + \Phi_{\Omega 2} + \Phi_{\Omega 3} + \cdots$$

Φ_Ω是t时刻，沿Ω方向（例如，Ω_1、Ω_2、Ω_3等）单位立体角入射到辐射场r点处的粒子注量率。

图 3-1　粒子辐射度（粒子注量率的角分布）的概念示意图

粒子辐射度（particle radiance）$\dot{\Phi}_\Omega(t,r)$、能量辐射度（energy radiance）$\dot{\Psi}_\Omega(t,r)$，其实是粒子注量率$\dot{\Phi}(t,r)$、能量注量率$\dot{\Psi}(t,r)$的方向分布，简称角分布（directional distribution）；它们的含义分别是，t时刻单位时间内，沿Ω方向的单位立体角，进入辐射场以r点为球心的单位截面积小球的粒子数或由它们带来的辐射能。

简言之，粒子辐射度$\dot{\Phi}_\Omega(t,r)$、能量辐射度$\dot{\Psi}_\Omega(t,r)$，就是沿Ω方向入射的那部分粒子构成的粒子注量率或能量注量率。

以数学语言表达，它们的定义分别是：

$$\dot{\Phi}_\Omega(t,r) = \mathrm{d}\dot{\Phi}(t,r)/\mathrm{d}\Omega \tag{3-7}$$

$$\dot{\Psi}_\Omega(t,r) = \mathrm{d}\dot{\Psi}(t,r)/\mathrm{d}\Omega \tag{3-8}$$

其中，$\mathrm{d}\dot{\Phi}(t,r)$、$\mathrm{d}\dot{\Psi}(t,r)$ 分别是在与 Ω 方向关联的立体角 $\mathrm{d}\Omega$ 范围内入射的那部分粒子注量率、能量注量率。

粒子辐射度 $\dot{\Phi}_{\Omega}(t,r)$、能量辐射度 $\dot{\Psi}_{\Omega}(t,r)$ 的单位，分别是 $\mathrm{m}^{-2}\cdot\mathrm{s}^{-1}\cdot\mathrm{sr}^{-1}$ 或 $\mathrm{W}\cdot\mathrm{m}^{-2}\cdot\mathrm{sr}^{-1}$，也可分别用 $\mathrm{cm}^{-2}\cdot\mathrm{s}^{-1}\cdot\mathrm{sr}^{-1}$ 或 $\mathrm{MeV}\cdot\mathrm{cm}^{-2}\cdot\mathrm{s}^{-1}\cdot\mathrm{sr}^{-1}$。

知道了粒子辐射度 $\dot{\Phi}_{\Omega}(t,r)$、能量辐射度 $\dot{\Psi}_{\Omega}(t,r)$ 随辐射入射方向的变化规律，那么，对所有方向（4π 立体角）上的粒子辐射度 $\dot{\Phi}_{\Omega}(t,r)$、能量辐射度 $\dot{\Psi}_{\Omega}(t,r)$ 求和，其结果就是：t 时刻，辐射场同一点处的粒子注量率 $\dot{\Phi}(t,r)$ 或能量注量率 $\dot{\Psi}(t,r)$：

$$\dot{\Phi}(t,r)=\int_{0}^{4\pi}\dot{\Phi}_{\Omega}(t,r)\cdot\mathrm{d}\Omega \tag{3-9}$$

$$\dot{\Psi}(t,r)=\int_{0}^{4\pi}\dot{\Psi}_{\Omega}(t,r)\cdot\mathrm{d}\Omega \tag{3-10}$$

（四）谱分布

实际上，到达辐射场任一点的粒子，未必都有相同的能量。因而，上述的粒子注量 Φ、粒子注量率 $\dot{\Phi}$、能量注量 Ψ、能量注量率 $\dot{\Psi}$、粒子辐射度 $\dot{\Phi}_{\Omega}$、能量辐射度 $\dot{\Psi}_{\Omega}$ 都存在按粒子能量的分布，简称谱分布（spectrum distribution）。

谱分布有两种表述方式：微分分布（differential distribution）和积分分布（integral distribution）。

以粒子注量、能量注量的谱分布为例：

对于特定辐射类型，辐射场特定位置上，特定时间内粒子注量、能量注量按粒子能量的微分分布 Φ_E、Ψ_E，意指单位能量间隔内，能量为 E 的那些粒子构成的粒子注量或能量注量：

$$\Phi_E=\mathrm{d}\Phi(E)/\mathrm{d}E \tag{3-11}$$
$$\Psi_E=\mathrm{d}\Psi(E)/\mathrm{d}E \tag{3-12}$$

其中，$\mathrm{d}\Phi(E)=\Phi_E\cdot\mathrm{d}E$、$\mathrm{d}\Psi(E)=\Psi_E\cdot\mathrm{d}E$ 分别是能量在 E 至 $E+\mathrm{d}E$ 之间的粒子构成的粒子注量或能量注量。

粒子注量、能量注量按粒子能量的积分分布 $\Phi(E)$、$\Psi(E)$，意指由能量从最小直到特定能量 E（即，累加终点）为止的那些粒子累计构成的部分粒子注量或部分能量注量：

$$\Phi(E)=\int_{0}^{E}\mathrm{d}\Phi(E)=\int_{0}^{E}\Phi_E\cdot\mathrm{d}E \tag{3-13}$$

$$\Psi(E)=\int_{0}^{E}\mathrm{d}\Psi(E)=\int_{0}^{E}\Psi_E\cdot\mathrm{d}E \tag{3-14}$$

显然，如果式(3-13)、式(3-14)中的累加终点扩大到 ∞，即可得到相关位置上，由各种能量的粒子构成的全部粒子注量或全部能量注量：

$$\Phi=\int_{0}^{\infty}\mathrm{d}\Phi(E)=\int_{0}^{\infty}\Phi_E\cdot\mathrm{d}E \tag{3-15}$$

$$\Psi=\int_{0}^{\infty}\mathrm{d}\Psi(E)=\int_{0}^{\infty}\Psi_E\cdot\mathrm{d}E \tag{3-16}$$

再以粒子辐射度、能量辐射度的谱分布为例引出 $\dot{\Phi}_{\Omega,E}(t,r)$、$\dot{\Psi}_{\Omega,E}(t,r)$ 定义。将对于特定辐射

类型,辐射场特定位置 r、特定时刻 t、特定入射方向 Ω 上的,粒子辐射度、能量辐射度按粒子能量的微分分布用 $\dot{\Phi}_{\Omega,E}(t,r)$;$\dot{\Psi}_{\Omega,E}(t,r)$ 就是: t 时刻,沿 Ω 方向单位立体角入射的,单位能量间隔内,能量为 E 的那些粒子构成的粒子注量率或能量注量率:

$$\dot{\Phi}_{\Omega,E}(t,r) = \mathrm{d}\dot{\Phi}_{\Omega}(t,r,E)/\mathrm{d}E \tag{3-17}$$

$$\dot{\Psi}_{\Omega,E}(t,r) = \mathrm{d}\dot{\Psi}_{\Omega}(t,r,E)/\mathrm{d}E \tag{3-18}$$

其中,$\mathrm{d}\dot{\Phi}_{\Omega}(t,r,E) = \dot{\Phi}_{\Omega,E}(t,r) \cdot \mathrm{d}E$、$\mathrm{d}\dot{\Psi}_{\Omega}(t,r,E) = \dot{\Psi}_{\Omega,E}(t,r) \cdot \mathrm{d}E$ 分别是: t 时刻,沿 Ω 方向单位立体角,入射到辐射场 r 点处的,能量在 E 至 $E+\mathrm{d}E$ 之间的粒子构成的粒子注量率或能量注量率。

因为粒子辐射度按粒子能量的微分分布 $\dot{\Phi}_{\Omega,E}(t,r)$ 涉及的粒子能量都是 E,所以,它与能量辐射度按粒子能量的微分分布 $\dot{\Psi}_{\Omega,E}(t,r)$ 应有下列关系:

$$\dot{\Psi}_{\Omega,E}(t,r) = E \cdot \dot{\Phi}_{\Omega,E}(t,r) \tag{3-19}$$

粒子辐射度、能量辐射度按粒子能量的积分分布 $\dot{\Phi}_{\Omega}(t,r,E)$、$\dot{\Psi}_{\Omega}(t,r,E)$ 则是由能量从最小直到特定能量 E 为止的那些粒子累计构成的部分粒子辐射度或部分能量辐射度:

$$\dot{\Phi}_{\Omega}(t,r,E) = \int_0^E \mathrm{d}\dot{\Phi}_{\Omega}(t,r,E) = \int_0^E \dot{\Phi}_{\Omega,E}(t,r) \cdot \mathrm{d}E \tag{3-20}$$

$$\dot{\Psi}_{\Omega}(t,r,E) = \int_0^E \mathrm{d}\dot{\Psi}_{\Omega}(t,r,E) = \int_0^E \dot{\Psi}_{\Omega,E}(t,r) \cdot \mathrm{d}E \tag{3-21}$$

同样,如果式(3-20)、式(3-21)中的累加终点扩大到 ∞,即可得到同一时刻、相关位置上,由各种能量的粒子构成的全部粒子辐射度或全部能量辐射度:

$$\dot{\Phi}_{\Omega}(t,r) = \int_0^\infty \mathrm{d}\dot{\Phi}_{\Omega}(t,r,E) = \int_0^\infty \dot{\Phi}_{\Omega,E}(t,r) \cdot \mathrm{d}E \tag{3-22}$$

$$\dot{\Psi}_{\Omega}(t,r) = \int_0^\infty \mathrm{d}\dot{\Psi}_{\Omega}(t,r,E) = \int_0^\infty \dot{\Psi}_{\Omega,E}(t,r) \cdot \mathrm{d}E \tag{3-23}$$

能量辐射度的积分分布 $\dot{\Psi}_{\Omega}(t,r,E)$ 与粒子辐射度微分分布 $\dot{\Phi}_{\Omega,E}(t,r)$ 存在下列关系:

$$\dot{\Psi}_{\Omega}(t,r,E) = \int_0^E E \cdot \dot{\Phi}_{\Omega,E}(t,r) \mathrm{d}E \tag{3-24}$$

显然,总的能量辐射度 $\dot{\Psi}_{\Omega}(t,r)$ 与粒子辐射度的微分分布 $\dot{\Phi}_{\Omega,E}(t,r)$ 应有如下关系:

$$\dot{\Psi}_{\Omega}(t,r) = \int_0^\infty E \cdot \dot{\Phi}_{\Omega,E}(t,r) \mathrm{d}E \tag{3-25}$$

关于粒子注量率或能量注量率按粒子能量的谱分布,读者不妨依照上述方法,试着自己表述。

需指出的是,就特定的辐射类型言,粒子辐射度的微分分布 $\dot{\Phi}_{\Omega,E}(t,r)$ 是最基本的辐射场量。因为,除了辐射类型外,它囊括了完整描述辐射场五要素中的全部指标:关注的时刻 t 和辐射场位置 r、入射粒子的能量 E 和方向 Ω。

(五)分布的平均值

诚如上述,Φ_E 代表:单位能量间隔内,进入单位截面积小球的能量为 E 的粒子数,由这些粒子带来的能量为 $E \cdot \Phi_E$,于是,到达相关位置上粒子的平均能量 $(\overline{E})_\Phi$ 便为:

$$(\overline{E})_\Phi = \int_0^\infty E \cdot \Phi_E \cdot \mathrm{d}E / \int_0^\infty \Phi_E \cdot \mathrm{d}E \qquad (3\text{-}26)$$

式(3-26)中,分子代表由各种能量的粒子带到相关位置上的总能量;由(3-15)式可知,分母就是到达相关位置总的粒子数。

这里,平均值$(\overline{E})_\Phi$中的下标Φ,旨在强调该平均值计算中,用到的权重是粒子注量的谱分布。

以后会了解,光子的能量吸收系数$\mu_{en}(E)$表示能量为E的光子能量被物质吸收的份额,显然,该份额大小与光子能量有关。

如果关注的是光子,则由(3-12)式可知:Ψ_E代表单位能量间隔内,由能量为E的光子带到相关位置上的辐射能量,这些能量中被物质吸收的有$\mu_{en}(E)\cdot\Psi_E$。就整体而言,相关位置上,光子能量被物质吸收的平均份额$(\overline{\mu}_{en})_\Psi$应该是:

$$(\overline{\mu}_{en})_\Psi = \int_0^\infty \mu_{en}(E) \cdot \Psi_E \cdot \mathrm{d}E / \int_0^\infty \Psi_E \cdot \mathrm{d}E \qquad (3\text{-}27)$$

式(3-27)中,分子代表相关位置上被物质吸收的光子能量的总和;分母则是到达该位置的光子全部能量。

同样,这里平均值$(\overline{\mu}_{en})_\Psi$中的下标$\Psi$,旨在强调该平均值计算中,用到的权重是能量注量的谱分布。

第二节　基本剂量学量

基本剂量学量是指一段时间(T)内,电离辐射向单位质量物质转移或授予的辐射能量,它们的单位都是 J/kg。其单位名称是戈瑞(Gray),单位符号为 Gy。

一、比释动能

比释动能K(kerma)是指不带电粒子(中子、光子)在相互作用过程中,向次级带电粒子转移的能量。

$$K(T,\mathrm{r}) = \mathrm{d}E_{tr}(T,\mathrm{r})/\mathrm{d}m \qquad (3\text{-}28)$$

这里,$\mathrm{d}E_{tr}(T,\mathrm{r})$是$T$时间内,辐射场 r 点处,不带电粒子在质量为 d$m$ 的物质中,因相互作用过程释出的所有带电粒子初始动能的总和。已经了解,带电粒子的能量损失,同时存在两种可能:碰撞损失和辐射损失。

对于中子,其次级带电粒子(重带电粒子)能量的辐射损失,几乎可以忽略。然而,对于光子,宜同时考虑其次级电子能量的碰撞损失和辐射损失,特别,光子能量很高时,其次级电子能量的辐射损失会十分明显。

因为受光子照射的物质中,对于关注的一点处,物质吸收的辐射能量,直接依赖次级电子能量的碰撞损失。因此,出于实际需要,依次级电子的能量归宿,光子的比释动能$K(T,\mathrm{r})$分为两个组分:碰撞比释动能(collision kerma)$K_c(T,\mathrm{r})$和辐射比释动能(radiative kerma)$K_r(T,\mathrm{r})$:

$$K(T,\mathrm{r}) = K_c(T,\mathrm{r}) + K_r(T,\mathrm{r}) \qquad (3\text{-}29)$$

若次级电子能量辐射损失的平均份额为 $\bar{g}$，则：

$$K_r(T,r) = K(T,r) \cdot \bar{g} \tag{3-30}$$

$$K_c(T,r) = K(T,r) \cdot (1-\bar{g}) \tag{3-31}$$

所以，光子的碰撞比释动能 $K_c(T,r)$ 是：单位质量物质中，光子释出的所有次级电子的初始动能，而后以电离、激发方式损失的能量总和。

必须注意的是，比释动能、碰撞比释动能甚至辐射比释动能，只用于不带电的电离辐射（中子和光子）。

二、X 射线、γ 射线的照射量

X 射线、γ 射线的照射量（exposure，X）是指 X 射线、γ 射线的光子在单位质量空气中释出的所有次级电子，当它们完全被阻止在空气中时，在空气中产生的同一种符号的离子的总电荷量。

假若，在空气中某点，X 射线、γ 射线的光子在质量为 dm 的空气中释出的所有次级电子完全被阻止在空气中，在空气中产生的同一种符号的离子的总电荷量为 dQ，则所关注的位置上，由 X 射线、γ 射线造成的照射量，便为：

$$X = \mathrm{d}Q/\mathrm{d}m \tag{3-32}$$

由此可见，照射量 X 的 SI 单位应该是 C/kg（库仑每千克）。

照射量是辐射剂量学历史上提出的第一个辐射量（1928 年），当时称为"剂量"，专用单位是"伦琴（符号：R）"，后来更名为"照射量"。

照射量的专用单位 R，与其 SI 单位 C/kg 的数值关系是：

$$1\mathrm{R} = 2.58 \times 10^{-4} \mathrm{C/kg} \tag{3-33}$$

尽管辐射剂量学历史上，以 R 为单位的照射量，曾起到重要的作用，由于采用了 SI 单位后，数值上，以 Gy 为单位的空气比释动能，要比以 C/kg 表示的照射量应用起来更方便，故照射量的应用已日渐淡化，取而代之的则是空气比释动能。

三、吸收剂量

吸收剂量与辐射效应程度关系密切，它关注的是受照物质特定体积内，单位质量物质吸收的辐射能量。这些能量有来自"本地（相关体积内）"的，也有来自"外地（相关体积外）"的；来自"外地"的，势必涉及考察吸收剂量的体积在受照物质中的位置，甚至涉及周边物质的性质。所以，吸收剂量与受照物质的形状、大小以及关注的位置密切相关。离开了这些因素，吸收剂量值会变得毫无意义。

吸收剂量（absorbed dose），$D(T,r)$，定义为：

$$D(T,r) = \mathrm{d}\bar{\varepsilon}(T,r)/\mathrm{d}m \tag{3-34}$$

其中，$\mathrm{d}\bar{\varepsilon}(T,r)$ 是 T 时间内，电离辐射授予 r 点处质量为 dm 的物质的平均辐射能量。

受照射物质中，每一点处都有其特定吸收剂量值。因此，在某一点处考察物质吸收剂量时，所取体积必须充分小，以便显示因辐射场或物质不均匀所致吸收剂量值的变化。同时，该体积又要足够大，以保证考察吸收剂量的时间内，其中有相当多的相互作用过程，使得因为作用过程的随机性，造成授予能的统计结果不确定性可予忽略。受照射物质中，吸收剂量越大，其中的辐射效应程度越高。

第三节　放射防护量

放射防护量（radiological protection quantity）是国际放射防护委员会（ICRP）为评估照射水平、控制健康危害，对受照人体规定的一类辐射量，简称"防护量"。

一、器官剂量，D_T

虽然受照物质中每一点，都有其特定的吸收剂量值，但是为了放射防护目的，作为可以接受的近似方法，常取一段时间内，较大组织体积中吸收剂量的平均值。

一个器官、组织 T 范围内的平均吸收剂量 $\overline{D}_T$，定义为该器官或组织吸收的总辐射能量与质量的商，单位：Gy。

虽然器官剂量描述的相应组织吸收辐射能量的情况，但本身还不足以评价辐射照射造成的危害。因为不同类型、能量的辐射，具有不同的生物学效能，不同器官、组织的辐射敏感性未必相同。因此，为确立放射防护用到的剂量指标与随机性健康危害的定量关系，还需用辐射权重因子 w_R、组织权重因子 w_T，对平均吸收剂量做进一步修正。

二、当量剂量，H_T

器官、组织 T 的当量剂量（equivalent dose，H_T）是，以各自辐射权重因子 w_R 修正后，相关辐射对特定器官、组织 T 的剂量总和，亦即：

$$H_T = \sum_R w_R \cdot D_{T,R} \tag{3-35}$$

其中，$D_{T,R}$ 是器官、组织 T 或其特定靶区范围内，由辐射 R 产生的平均吸收剂量；w_R 是与入射到人体或滞留于人体的放射性核素发出的第 R 种辐射相应的，辐射权重因子（radiation weighting factor），其实 w_R 是依据第 R 种辐射的生物学效能，对器官、组织的平均剂量 $D_{T,R}$ 施加修正的一个因子。

在放射生物学，用相对生物学效应（relative biological effectiveness，RBE）表示辐射生物学效能的差异。特定辐射的 RBE 是指相同照射条件下，参考辐射（通常是 X 射线、γ 射线）的吸收剂量与为产生相同程度效应的特定辐射所用吸收剂量的比值。

一种辐射的 RBE 值取决于所观察的生物效应种类，涉及的组织、细胞类型，剂量和剂量率，剂量的分次给予方案。因此，对于给定类型的辐射会有许多 RBE 值。

在低剂量率、小剂量情况下，RBE 将趋于一个平稳的最大值（RBE_M）；此时，RBE_M 已不随剂量、剂量率的变化而改变。不同的效应有不同的 RBE_M 值。例如，关于随机性效应，裂变中子相对于 ^{60}Co γ 射线的 RBE_M 值，如表 3-1 所示。

放射防护应用的辐射权重因子 w_R 值（表 3-2），是从一系列随机性效应的 RBE_M 中，凭经验挑选的一些典型值，即 w_R 值只是低剂量率、小剂量情况下，$(RBE)_{随机性效应}$ 的粗略代表。对于给定的第 R 种辐射，w_R 已不再与特定组织、特定随机性效应相关，w_R 可用于任何器官和组织；在放射防护关心的低剂量范围内，w_R 与剂量、剂量率无关，仅用于随机性健康危害的评价。

表 3-1　关于随机性效应,裂变中子相对于 60Co γ 射线的 RBEM 值

效应	RBE$_M$	效应	RBE$_M$
肿瘤诱发	15 ~ 60	染色体畸变	40 ~ 50
肿瘤所致寿命缩短	15 ~ 45	哺乳动物遗传效应	10 ~ 45
细胞转化	35 ~ 70	微核	6 ~ 60

表 3-2　辐射权重因子 w_R

ICRP 1991		ICRP 2007	
辐射类型和能量范围	w_R	辐射类型	w_R
光子　　　　　所有能量	1	光子	1
电子、μ 子　　所有能量	1	电子、μ 子	1
中子	1	质子、带电的 Π 介子	2
能量:		α 粒子、裂变碎片、重原子核	20
<10keV	5	中子	
10 ~ 100keV	10		
100keV ~ 2MeV	20		
2 ~ 20MeV	10		
> 20MeV	5		
质子　能量 > 2 MeV	5		
(除反冲质子)			
α 粒子、裂变碎片、重核	20		

中子部分:

$$w_R = \begin{cases} 2.5+18.2 \times \exp\{-[\ln(E_n)]^2/6\} & E_n < 1\text{MeV} \\ 5.0+17.0 \times \exp\{-[\ln(2E_n)]^2/6\} & 1\text{MeV} \le E_n \le 50\text{MeV} \\ 2.5+3.25 \times \exp\{-[\ln(0.04E_n)]^2/6\} & E_n > 50\text{MeV} \end{cases}$$

当量剂量 H_T 的实质就是为与特定辐射对器官 T 造成的辐射影响程度相仿,低 LET 辐射需要的吸收剂量。

放射防护评价中,当量剂量 H_T 的意义在于对于特定器官 T,无论对它造成照射的是何种辐射,只要当量剂量 H_T 值相同,该器官蒙受随机性效应的影响程度大致相仿。

三、有效剂量,E

实际上,受照人体各个器官、组织的当量剂量不一定相同;即使器官、组织的当量剂量相同,它们给人体带来的随机性健康危害的程度也会不同,因为不同的器官或组织,随机性效应的敏感性有差异。因此,为综合反映受照的各个器官或组织给人体带来随机性健康危害的总和,提出了有效剂量(effective dose,E)。

有效剂量 E 是以各自组织权重因子(tissue weighting factor,w_T)计权修正后,人体相关器官、组织当量剂量的总和,亦即:

$$E = \sum_T w_T \cdot H_T = \sum_T w_T \cdot \sum_T w_R \cdot D_{T,R} \tag{3-36}$$

其中,w_T 是与器官、组织 T 相应的组织权重因子;它是依器官、组织随机性效应的辐射敏感性,对器官当量剂量施加修正的一个因子。表 3-3 是 ICRP 1991 年给出的组织权重因

子值。

有效剂量 E 的单位,同当量剂量,也取 Sv。

表 3-3　组织权重因子 w_T　　　　　　　　　（ICRP,1991 年）

组织或器官	组织权重因子 w_T	合计
性腺	0.20	0.20
肺、胃、结肠、红骨髓	0.12	0.48
食管、膀胱、肝、乳腺、甲状腺、其他组织	0.05	0.30
皮肤、骨表面	0.01	0.02
全身	—	1.00

其实,有效剂量 E 就是与全身不均匀照射所致随机性健康危害程度相仿的那个全身均匀照射的当量剂量。

放射防护评价中,有效剂量 E 的意义在于放射防护关注的低剂量率、小剂量范围内,无论哪种照射情况(外照射、内照射、全身照射抑或局部照射),只要有效剂量值相等,人体蒙受的随机性健康危害程度大致相仿。

表 3-4 则是 ICRP 2007 年采纳、颁布的 w_T 的更新值。

表 3-4　ICRP 2007 年采纳、颁布的组织权重因子 w_T 的更新值

器官、组织	涉及的器官、组织数	w_T	合计
肺、胃、结肠、红骨髓、乳腺、其余组织	6	0.12	0.72
性腺(卵巢或睾丸)	1	0.08	0.08
食管、膀胱、肝、甲状腺	4	0.04	0.16
骨表面、皮肤、脑、唾液腺	4	0.01	0.04
全身	—	—	1.00

注:1. 性腺的 w_T 用于睾丸、卵巢剂量的平均值。

2. 结肠剂量认为是上部大肠(ULI)、下部大肠(LLI)剂量的质量计权平均值。

3. 其余组织(总共 14 个)含口腔黏膜、小肠(ST)、肌肉、淋巴结、肾上腺、心壁、胸腺、胰腺、胸外组织(ET)、双肾、胆囊、脾、子宫(颈)、前列腺;其中,前列腺、子宫(颈)分属男(M)、女(F)特有;剩下 12 个,两性都有。

4. "其余组织"的 w_T 值用于男女平均的"其余组织"当量剂量的平均值。

包括有效剂量在内,放射防护量都无法直接测量,只能根据外照射的辐射场量、内照射的放射性核素摄入量进行计算,或者通过其他可以测量的量来加以估计。

四、待积量,$H_T(\tau)$ 和 $E(\tau)$

为评价内照射危害,需了解一段时间内放射性核素对器官或组织产生的累积剂量,于是提出"待积量"概念。内照射情况下,任一时刻器官、组织的当量剂量率 $\dot{H}_T(t)$,与器官、组织内所含放射性核素的数量成正比。单次摄入后,器官、组织内放射性核素的数量,会因核素的物理衰变、人体的生理代谢而减少,所以,器官、组织的当量剂量率也因时间的推延而

降低。

器官、组织的待积当量剂量（committed equivalent dose）$H_T(\tau)$ 是单次摄入放射性核素后，τ 时间内，器官、组织 T 当量剂量的累计值：

$$H_T(\tau) = \int_{t_0}^{t_0+\tau} \dot{H}_T(t) \cdot \mathrm{d}t \qquad (3\text{-}37)$$

其中，$\dot{H}_T(t)$ 是 t_0 时刻摄入放射性核素，在此后的 t 时刻，对器官、组织 T 所致的当量剂量率；剂量的累计时间 τ 取：成人 50 年、儿童 70 年。

待积有效剂量［committed effective dose，$E(\tau)$］是经组织权重因子 w_T 计权修正后，受照人体相关器官、组织的待积当量剂量值的总和：

$$E(\tau) = \sum w_T \cdot H_T(\tau) \qquad (3\text{-}38)$$

内照射情况下，人体蒙受的随机性健康危害的程度与待积有效剂量成正比。

待积量的单位，依然是 Sv。

五、集体量，S_T 和 S_E

以上讨论的放射防护量都是与受照个体关联的。为评估特定辐射实践对受照群体造成的影响，便于放射防护的代价 - 利益分析，作为放射防护最优化的工具，放射防护领域引用了"集体量"。

对于同一辐射实践，由于所处地理位置不同、生活习惯差异，受照群体中不同个体未必都会受到相同水平的照射。例如，特定 Δt 时间内，受照群体中，有效剂量介于 E 至 $E+\mathrm{d}E$ 的个体人数是 $\mathrm{d}N/\mathrm{d}E$，则相关时间内群体的集体有效剂量［collective effective dose，$S_E(E_1,E_2 ;\Delta t)$］定义为：

$$S_E(E_1,E_2 ;\Delta t) = \int_{E_1}^{E_2} \mathrm{E} \cdot \left(\frac{\mathrm{d}N}{\mathrm{d}E}\right) \cdot \mathrm{d}E \qquad (3\text{-}39)$$

其中，E_1、E_2 是集体剂量累加的剂量范围。需注意计算中，剂量累加的下限 E_1，不得低于 $10\mu\mathrm{Sv/a}$。

Δt 时间内，有效剂量处于 $E_1 \sim E_2$ 剂量段的人数为：

$$N(E_1,E_2 ;\Delta t) = \int_{E_1}^{E_2} \left(\frac{\mathrm{d}N}{\mathrm{d}E}\right) \cdot \mathrm{d}E \qquad (3\text{-}40)$$

不难看出，集体剂量其实是受照群体中，以人数计权后，个体剂量的总和。

集体剂量的单位是 man·Sv（人希）。

应该强调，给出集体剂量数值时，必须同时说明相关的辐射实践、涉及的时间范围 Δt 和该时间范围内群体的人数 N。

六、剂量负担，$H_{c,T}$ 和 E_c

释入环境的放射性废弃物，可能经吸入、食入、外照途径造成对人的照射。

环境污染的放射性水平，会因放射性核素衰变、环境介质的稀释而降低。环境污染对受照个体所致的剂量率，也因污染的水平降低而减小。

为评价当今的实践，在未来的时间内产生的辐射影响，放射防护引用了负担量（commitment quantities）。

（一）器官当量剂量负担 $H_{c,T}$、有效剂量负担 E_c

器官当量剂量负担（organ equivalent dose commitment, $H_{c,T}$）、有效剂量负担（effective dose commitment, E_c）分别是因特定辐射实践造成的人均器官当量剂量率 $H_T(t)$ 或人均有效剂量率 $E(t)$ 在无限长时间内的积分值。如下：

$$H_{c,T} = \int_0^\infty \dot{H}_T(t) \cdot dt \qquad (3\text{-}41)$$

$$E_c = \int_0^\infty \dot{E}(t) \cdot dt \qquad (3\text{-}42)$$

负担量的单位是 Sv。

（二）截尾的器官当量剂量负担 $H_{c,T}(\tau)$、截尾的有效剂量负担 $E_c(\tau)$

环境辐射影响评价中，更有实用价值的是截尾的当量剂量负担［truncated equivalent dose commitment, $H_{c,T}(\tau)$］和截尾的有效剂量负担［truncated effective dose commitment, $E_c(\tau)$］，它们分别是因特定辐射实践造成的人均当量剂量率 $\dot{H}_T(t)$ 或人均有效剂量率 $\dot{E}(t)$，截止到某一时刻 τ 的积分值。如下：

$$H_{c,T}(\tau) = \int_0^\tau \dot{H}_T(t) \cdot dt \qquad (3\text{-}43)$$

$$E_c(\tau) = \int_0^\tau \dot{E}(t) \cdot dt \qquad (3\text{-}44)$$

第四节 外照射运行实用量

上面讨论的放射防护量都无法直接测量。外照射情况下，需要用借助仪器测得的"实用量"估计相应的防护量（例如皮肤当量剂量和有效剂量）。

这里介绍 ICRU（国际辐射单位与测量委员会）为适应放射防护评价需要，提出的场所、个人辐射监测中使用的"实用量"。

1. 强贯穿辐射和弱贯穿辐射 强、弱贯穿辐射的界定不是绝对的，会因照射条件的变化而改变。一般而言，能量低于 20keV 的光子、能量低于 2MeV 的电子或 β 辐射，通常便视为弱贯穿辐射，而中子则总视为强贯穿辐射。

2. 扩展场和齐向扩展场 扩展场和齐向扩展场是为了定义场所辐射监测的实用量而引入的两个虚拟辐射场。

若某一空间体积 V 内，每一点上的粒子注量的谱、角分布，与所关注的辐射场 r 点处的粒子注量的谱、角分布均相同，即 $\Phi_{\Omega,E}$（体积 V 中每一点）$=\Phi_{\Omega,E}(r)$，则称空间体积 V 内存在的辐射场为与上述 r 点相应的扩展场。

若与 r 点相应的扩展场内，粒子都是朝一个方向运动的，则称空间体积 V 内存在的辐射场为与 r 点相应的齐向扩展场。

3. 体模与 ICRU 球 体模是模拟人体对入射辐射散射、吸收特性的一类物体。对于电子和光子,水、有机玻璃常常是体模的首选材料,原因在于它们对电子、光子的散射、吸收特性与人体软组织十分相近。因为水无法成形,所以水体模常用有机玻璃做成盛水的容器。

根据研究需要,体模有供实验用的实物体模,以及供理论计算用的数学体模。体模的组成可以是均匀的、非均匀的,甚至有仿真的拟人体模。均匀体模的形状可以是长板、立方体、直圆柱、椭圆柱等。

ICRU 球是由软组织等效物质构成的直径为 30cm 的一个球体,系模拟人体躯干的一种体模。因为它是由国际辐射单位与测量委员会(ICRU)最先提出的,故放射防护领域称为"ICRU 球"。ICRU 球软组织等效物质的元素质量百分比分别是氢 10.1、碳 11.1、氮 2.6、氧 76.2。

一、周围剂量当量

周围剂量当量 $H^*(d)$ 是对辐射场内所关注的一个点 r 定义的。

若设备的方向响应是各向同性的,则在辐射场 r 点处仪器的读数,将反映与 r 点相应的齐向扩展场在 ICRU 球中,对着齐向场方向的半径上,深度 d 处的剂量当量,且两者存在一一对应的数值关系。

正因如此,ICRU 定义了用于场所辐射监测的实用量:周围剂量当量 $H^*(d)$。

辐射场 r 点处的周围剂量当量 $H^*(d)$ 是与 r 点实际辐射场相应的齐向扩展场在 ICRU 球中,对着齐向场方向的半径上深度 d 处的剂量当量。

周围剂量当量 $H^*(d)$ 的单位亦取 Sv。显然,用于测量 $H^*(d)$ 的仪器,应具有各向同性的方向响应,并且应该用周围剂量当量 $H^*(d)$ 的数值对仪器读数进行校正。

通常,周围剂量当量 $H^*(d)$ 用于强贯穿辐射的监测;关心的深度 d 取 10mm,此时,周围剂量当量便记作 $H^*(10)$。仪器测得的周围剂量当量 $H^*(10)$,常可作为仪器所在位置上,人体有效剂量的合理估计值。

二、定向剂量当量,

定向剂量当量 $H'(d,\Omega)$ 也是对辐射场内所关注的一个点 r 定义的。

若监测仪的方向响应是等方向的,则在辐射场 r 点,对于从任一方向入射的辐射仪器读数将反映:与 r 点相应的扩展场在 ICRU 球中,指定 Ω 方向的半径上,深度 d 处的剂量当量;两者存在一一对应的数值关系。

有鉴于此,ICRU 定义了用于场所辐射监测的另一个实用量,定向剂量当量 $H'(d,\Omega)$。

辐射场 r 点处的定向剂量当量 $H'(d,\Omega)$ 是与 r 点实际辐射场相应的扩展场在 ICRU 球中,指定 Ω 方向的半径上深度 d 处的剂量当量。

定向剂量当量 $H'(d,\Omega)$ 的单位依然取 Sv。显然,用于测量 $H'(d,\Omega)$ 的仪器,应具有等方向的方向响应,并且应该用 $H'(d,\Omega)$ 的数值对仪器读数进行校正。

通常定向剂量当量 $H'(d,\Omega)$ 用于弱贯穿辐射的监测。如若关注皮肤的照射,取 0.07mm,定向剂量当量记作 $H'(0.07,\Omega)$;若关注的是晶状体,则取 3mm,定向剂量当量记作 $H'(3,\Omega)$。

对于低能 X 射线、γ 射线,β 射线,电子束,仪器测得的定向剂量当量 $H'(0.07,\Omega)$ 或 $H'(3,\Omega)$,可作为仪器所在位置上,人体皮肤或晶状体当量剂量的合理估计值。

三、个人剂量当量

以上周围剂量当量和定向剂量当量均是用于场所监测的实用量,用于个人辐射监测的实用量是个人剂量当量 $H_p(d)$,它是对人体定义的一个量。

个人剂量当量 $H_p(d)$ 的定义是,人体指定一点下,深度 d(mm)处,软组织的 剂量当量。个人剂量当量 $H_p(d)$ 的单位仍然取 Sv。

可以用一个佩戴在人体表面适当位置的探测器(个人剂量计)测量个人剂量当量 $H_p(d)$。测量个人剂量当量 $H_p(d)$ 的探测器,应覆盖相应厚度 d 的组织替代物(例如有机玻璃或塑料)。用于测量个人剂量当量 $H_p(d)$ 的个人剂量计应有等方向的方向响应。

论及个人剂量当量 $H_p(d)$ 的数值时,必须同时说明相关的深度 d,对强贯穿辐射取 10mm,弱贯穿辐射取 0.07mm,分别记作 $H_p(10)$ 和 $H_p(0.07)$。

放射防护评价中 $H_p(10)$ 可用于有效剂量的估计值;$H_p(0.07)$ 则用于局部皮肤当量剂量的估计值。罕见情况下,可能用到与 $d = 3$mm 相应的个人剂量当量 $H_p(3)$,以此作为晶状体当量剂量的估计值。

由于人群中个体差异性较大,入射辐射在各人身体内的散射、吸收情况不尽相同。因此,即使个人剂量计佩戴在相同部位,受到相同情况的照射,个人剂量计的辐射响应也会因人而异。也就是说同一个人,个人剂量计佩戴在身体的不同部位,其辐射响应也有差别;即使人体所处位置不变,佩戴在同一部位的剂量计,其辐射响应也会因个人相对于辐射源的朝向改变而变化。所以,给出个人剂量当量数值时,还应说明个人受照情况及剂量计的佩戴部位。

个人剂量计的刻度需把它放在合适体模上进行,目前已提出三种体模:①平板体模(有机玻璃水箱,模拟人的躯干),尺寸:30cm×30cm×15cm;②柱体模(有机玻璃棒,模拟人的前臂和小腿),直径 7.3cm,高 30cm;③棒体模(有机玻璃棒,模拟人的手指),直径 1.9cm,高 30cm。

思 考 题

1. 请描述决定辐射场性质的相关要素。
2. 请解释指标"粒子辐射度按照能量的微分"的实际作用。
3. 请解释放射防护量的应用条件。
4. 简述外照射监测实用量。
5. 比较吸收剂量和比释动能之间的异同。

(孙 亮)

第四章 放射化学基础

放射医学不可避免会涉及放射性核素,核医学中放射性药物制备、环境中放射性核素的测量以及内污染产生的放射损伤的诊断与救治都会涉及放射性核素的化学分离、鉴定、分析测量等放射化学相关内容。本章主要介绍放射性衰变平衡关系、放射化学分离方法、环境和医学应用中涉及的放射性核素的元素性质及其测量方法。

第一节 概　　述

1898 年,玛丽·居里夫人(M. S. Curie)和她的丈夫 P. Curie 首先采用化学分离及放射性测量的方法相继发现了天然放射性元素钋和镭,并经过四年的努力,于 1902 年成功地从数吨沥青铀矿渣中分离提取了 0.1g 氯化镭,标志着放射化学作为一门新学科的诞生。1934 年回国至国立北平研究院物理镭学研究所工作的郑大章开创了中国放射化学发展的先河。

一、放射化学的定义

放射化学是研究放射性物质的化学分支学科。放射化学主要研究内容包括放射性核素在极低浓度时的化学状态,放射性核素的制备、分离、纯化、测量和鉴定,核转变产物的性质和行为,以及放射性核素在工业、农业、国防、医学等各个领域中的应用等。

二、放射性核素的特征

放射化学的研究对象主要是放射性物质,它有以下三个重要特点。

(一) 放射性

放射性核素的放射性,既为化学研究提供了便利,但也带来了一些弊端。

通过测量放射性可使研究方法的灵敏度大大提高。例如,在普通的化学分析中,重量法和容量法的灵敏度仅为 $10^{-5}\sim10^{-4}$g,发射光谱法为 $10^{-9}\sim10^{-8}$g,即使是灵敏度很高的原子吸收光谱法,也只能达到 $10^{-11}\sim10^{-9}$g,而在放射化学研究中,用放射性测量法可鉴定出几十个甚至几个原子。其次可通过对放射性核素的"原子跟踪",可对整个化学过程和生物过程进行研究和观察。另一方面,放射性核素可能对工作人员产生内外照射引起的辐射损伤;放射性物质发射出粒子和射线与物质相互作用产生辐射化学效应,导致体系中放射性物质的物理化学状态发生变化。

（二）不稳定性

放射性核素由于不断自发地衰变减少并生成新的核素（衰变子体）及其电离辐射引起的辐射化学效应，因此体系组成和总量是不恒定的。

（三）极低浓度

在放射化学的许多研究工作中，放射性核素常常处于极低浓度范围内。特别是在环境放射性的研究工作中，这一特点更为明显。例如，人尿中钚的浓度仅为 10^{-14}g/L，海水样品中 ^{90}Sr 的浓度一般只有 10^{-15}g/L。

极低浓度状态下的放射性核素，常常会表现出一些不同于常量物质的性质和行为，如容易被吸附在器皿壁或其他固体物质上、可被常量物质的沉淀所载带、容易形成放射性胶体溶液和放射性气溶胶，以及电化学行为也有别于常量物质。这些性质既有不利于放射化学操作和造成危害的一面，又有可用来进行放射性核素的分离等有利的一面。

三、放射性平衡

若长半衰期的放射性母体核素衰变产生短半衰期的放射性子体核素，而子体核素衰变产生长寿命的放射性核素或稳定核素，则随着母体核素的衰变，子体核素不断生长、衰变，直至达到放射性平衡。母体和子体的关系可描述为：

$$\frac{\mathrm{d}N_2}{\mathrm{d}t} = N_1\lambda_1 - N_2\lambda_2 \tag{4-1}$$

式中，N_1 为母体核素的原子数；N_2 为子体核素的原子数；λ_1 为母体核素的衰变常数；λ_2 为子体核素的衰变常数；$N_1\lambda_1$ 表示生成子体核素原子的速率；$N_2\lambda_2$ 表示子体核素原子的衰变率。

对式（4-1）积分，可得：

$$N_2 = \frac{k\lambda_1}{\lambda_2-\lambda_1} N_1^0 (e^{-\lambda_1 t} - e^{-\lambda_2 t}) + N_2^0 e^{-\lambda_2 t} \tag{4-2}$$

式中，N_1^0 为母体核素的初始原子数；N_2^0 为子体核素的初始原子数；k 为母体核素原子衰变为子体核素的份额。

放射性核素原子数 N 和活度 A 有如下的关系式：

$$N = \frac{A}{\lambda} \tag{4-3}$$

以 A 代入关系式（4-2）则：

$$A_2 = \frac{k\lambda_2}{\lambda_2-\lambda_1} A_1^0 (e^{-\lambda_1 t} - e^{-\lambda_2 t}) + A_2^0 e^{-\lambda_2 t} \tag{4-4}$$

式中，A_2 为 t 时刻子体核素的活度；A_1^0 为 $t=0$ 时刻母体核素的活度；A_2^0 为 $t=0$ 时刻子体核素的活度。式（4-4）是任何放射性母 - 子体核素间的通式。若 $A_2^0 = 0$，则式（4-4）可简化为：

$$A_2 = \frac{k\lambda_2}{\lambda_2 - \lambda_1} A_1^0 (e^{-\lambda_1 t} - e^{-\lambda_2 t}) \tag{4-5}$$

母 - 子体放射性平衡有以下几种情况:

(1)长期平衡(secular equilibrium):当母体的半衰期比子体的半衰期长得多时,即 $\lambda_2 \gg \lambda_1$ 时,母子体之间的放射性平衡即为长期平衡。钇[^{90}Y]和锶[^{90}Sr]之间的平衡就属此种平衡,其母体 ^{90}Sr 的 $T_{1/2}$=29.1a,子体 ^{90}Y 的 $T_{1/2}$=64.1h。当积累时间达到约为 4~7 个子体的半衰期时,母子体即可达到放射性平衡,若在 0 时刻子体核素的放射性活度为 0,k=1,此时式(4-4)可简化为:

$$A_2 = A_1^0 (e^{-\lambda_1 t} - e^{-\lambda_2 t}) = A_1^0 e^{-\lambda_1 t} = A_1 \tag{4-6}$$

也就是说,达到长期平衡时,子体和母体的活度相同。长期平衡的母 - 子体衰变与生长关系曲线见图 4-1。

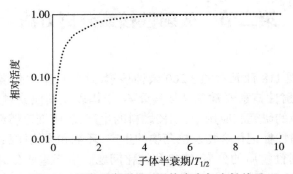

图 4-1 长期平衡时母 - 子体衰变与生长关系

在放射化学分析测量过程,常常利用测量达到长期平衡的子体核素的活度反映母体核素的活度,如通过测量 ^{90}Y 的活度反映母体 ^{90}Sr 的活度,测量 ^{228}Ac 的活度反映 ^{228}Ra 的活度等。也可利用长期平衡制备核素发生器,生产无载体的短半衰期的子体,如锡[^{113}Sn]-铟[^{113}In^m]核素发生器。

(2)暂时平衡(transient equilibrium):当母体半衰期比子体半衰期长,但又不算太长,即 $\lambda_2 > \lambda_1$,母子体之间的放射性平衡即为暂时平衡。当 t 足够大时,且 A_2^0 为 0 时,式(4-4)可简化为:

$$A_2 = \frac{k\lambda_2 A_1^0 e^{-\lambda_1 t}}{\lambda_2 - \lambda_1} = \frac{k\lambda_2}{\lambda_2 - \lambda_1} A_1 \tag{4-7}$$

$$\frac{A_2}{A_1} = \frac{k\lambda_2}{\lambda_2 - \lambda_1} = k \frac{T_1}{T_1 - T_2} \tag{4-8}$$

式中,T_1 为母体核素的半衰期;T_2 为子体核素的半衰期。

由式(4-7)和式(4-8)可以看出,当达到暂时平衡后,子体和母体两者的活度比保持不变,子体的活度就以此比值随母体活度的降低而降低。若 k = 1,暂时平衡的母 - 子体衰变与生长关系曲线见图 4-2。

临床上最常用的钼[^{99}Mo]- 锝[^{99}Tc^m]核素发生器就属于这种平衡,其中母体 ^{99}Mo 的 $T_{1/2}$ 为 66.02h,子体 ^{99}Tc^m 的 $T_{1/2}$ 为 6.02h。

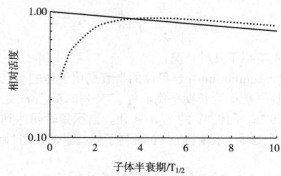

图 4-2　暂时平衡时母子体衰变与生长关系

第二节　放射性核素分离方法

迄今为止，已发现 118 种元素的 3 200 余种核素，这些核素中仅有 279 种是稳定的，其余都具有放射性。放射性核素通常总是与其母体、子体以及其他放射性核素或稳定核素共存，因而在放射性物质的研究和应用中，如核燃料的生产、反应堆乏燃料后处理、放射性核素和放射源的制备、放射性标记化合物及核药物的生产、环境和生物样品中放射性核素的测定等，首先遇到的是放射性物质的分离、浓集和纯化问题。由于这些分离对象大都含量低，共存组分多，体系复杂，且具有放射性，这就对分离方法在浓集倍数、分离效率和分离速度等方面提出了特殊的要求。随着现代科学技术的发展，分离手段也愈来愈先进，现已建立许多快速、简便、高效和特异的新方法，但目前被广泛采用的仍然是共沉淀法、溶剂萃取法、色谱法、电化学分离法等基本分离方法。

一、放射化学分离中涉及的基本概念

1. 载体及反载体（carrier and re-carrier）　能从溶液中载带极低浓度放射性核素的常量物质称为载体。作为载体的物质必须和被载带的放射性物质具有相同的或相似的化学行为，最终能与放射性物质一起被分离出来。载体有两类：一类是放射性核素的稳定同位素，称为同位素载体，如 ^{127}I 作为 ^{131}I 的载体；另一类是放射性核素的化学类似物，称为非同位素载体，如镭没有稳定同位素，可用稳定的钡作为镭的载体。载体有两大功能：一是减少放射性核素在固体表面的吸附损失；二是用来计算放射性核素的化学回收率。

在放射性物质分离体系中，除被分离的放射性核素外，往往还同时存在多种放射性杂质核素。为了减少分离过程对这些放射性杂质核素的载带，在加入欲分离核素的载体之外，还加入放射性杂质核素的稳定同位素或化学类似物，以减少放射性杂质核素对被分离核素的污染，这些放射性杂质核素的稳定同位素或化学类似物即起反载带作用，被称为反载体。例如，从 ^{90}Sr 和 ^{90}Y 中分离 ^{90}Y 时，往溶液中加入少量稳定的锶和钇，稳定锶的加入可减少 ^{90}Sr 对 ^{90}Y 的污染，这里所加入的稳定钇就是载体，稳定锶就是反载体。

2. 放射性纯度（radioactive purity）　放射性纯度是指在含有某种特定放射性核素的物质

中,该核素及其短寿命子体的放射性活度占物质中总的放射性活度的比值。显然,产品的放射性纯度只与其中放射性杂质的量有关,而与非放射性物质的量无关。

3. 放射化学纯度(radiochemical purity)　简称放化纯度,指在一种放射性样品中,以某种特定的化学形态存在的放射性核素占该放射性核素的百分含量,与稳定核素和其他放射性核素无关。

4. 放射性比活度(specific radioactivity)　放射性比活度简称比活度(S),是指单位质量的某种固体物质的放射性活度,即:

$$S = \frac{A}{m_A + m} \tag{4-9}$$

式中,A、m_A分别是固体物质中某一种(类)放射性核素的活度和质量,m是固体物质中稳定核素的质量,比活度常用单位为 Bq/kg 或 Bq/mol。

通常情况下,m远远大于m_A,则:

$$S \approx A/m \tag{4-10}$$

对于无载体的放射性核素来讲,$m=0$,此时S为 A/m_A,达最大值S_0,它是该放射性核素的一个特征常数。具体数据可参见有关专业书籍。

5. 放射性浓度(radioactive concentration)　放射性浓度是指单位容积的物质所具有的放射性活度,即

$$C = \frac{A}{V} \tag{4-11}$$

式中,A为放射性活度,V为溶液或气体体积。液体中放射性浓度常用的单位是 Bq/ml 或 Bq/L,而气体中放射性浓度常用的单位是 Bq/m³。

6. 分离系数(separation coefficient,α)　分离系数是指物料中两种物质经过某一分离过程后分别在互不相溶的两相中相对含量之比,它表示两种物质经过分离操作之后所达到的相互分离的程度:

$$\alpha = \frac{[A]_I / [A]_{II}}{[B]_I / [B]_{II}} = \frac{D_A}{D_B} \tag{4-12}$$

式中,$[A]_I$、$[B]_I$分别表示 A、B 两种物质在相(Ⅰ)中的平衡浓度;$[A]_{II}$、$[B]_{II}$分别表示 A、B 在另一相(Ⅱ)中的平衡浓度;D_A 和 D_B 分别表示 A、B 物质在 Ⅰ、Ⅱ 两相中的分配系数(分配系数是指某一物质在互不相溶两相中达到平衡时,它在两相中的表观浓度之比)。

α 越大于 1 或越小于 1,表示 A、B 两种物质越容易分离。若 $\alpha=1$,则表示 A、B 两种物质在此条件下无法分离。

7. 化学回收率(chemical yield,Y)　化学回收率是衡量分离过程对欲分离核素回收效率的指标,它可用下式描述:

$$Y = \frac{制品中欲分离核素的总量}{原始物料中欲分离核素的总量} \times 100\% = \frac{A}{A_0} \times 100\% \tag{4-13}$$

式中,A_0、A 分别为原始物料和制品中欲分离核素的活度。

在放射性核素分离测定中,化学回收率主要用于对欲分离放射性核素在分离过程中的丢失量进行校正。因此,一般对化学回收率的要求首先是数值必须稳定,其次是要求 Y 值尽量高,一般应不低于 50%。Y 值愈高,对提高测定方法的检测限愈有利。

化学回收率的测定可通过以下三种方式进行：一是在载体存在下通过重量法求得；二是条件实验法；三是放射性示踪法。

(1)重量法：当有载体存在下，制品中载体的量与料液中载体的量的比值就是载体的化学回收率。要使载体的化学回收率真正反映欲分离放射性核素的化学回收率的水平，应使载体与被载带的放射性核素处于同一化学状态，也就是要求同位素交换完全。另外，重量法测定化学回收率还应注意称量的沉淀组成应固定；若样品本身存在载体时，化学回收率计算时应予以考虑。

(2)条件试验法：在实验开始前，用已知量(A_0)的同种放射性核素，按照同样的分析程序进行分析，测量制品中欲分离核素的放射性活度(A)，计算出化学回收率，作为样品分析中欲分离的放射性核素的化学回收率。

(3)放射性示踪法：用与欲分离放射性核素不同辐射类型的已知活度的放射性同位素作示踪剂，由于它们互为同位素，且测量互不干扰，示踪剂的在制品和料液中的活度的比值可代表欲分离放射核素的化学回收率。如用 ^{85}Sr 测定 ^{90}Sr 的化学回收率。

8. 净化系数(decontamination factor, DF)　净化系数又称去污系数或去污因子，它是衡量分离过程对某种放射性杂质干扰去除程度的一种指标。可用下式表述：

$$DF = \frac{原始物料中某种放射性杂质的总量 / 原始物料中欲分离核素的总量}{制品中某种放射性杂质的总量 / 制品中欲分离核素的总量} \qquad (4\text{-}14)$$

对各种干扰测定的放射性杂质的净化系数愈高，则制品中放射性纯度就越高，测定的欲分离核素放射性活度值就愈可靠。一般要求 $DF > 10^3$ 以上。

二、共沉淀法

共沉淀法(coprecipitation method)是放射化学中应用最早的一种分离方法。但此法存在分离效率差、废液量大、操作繁琐、生产工艺过程难于实现连续自动化等缺点，因此在工业规模的生产中，逐渐被溶剂萃取和色谱法等方法所取代。但共沉淀法具有方法和设备简单、对微量物质浓集系数高、可用于直接制源等优点，因此在环境和生物样品等放射性核素分析、废水处理等方面仍有着广泛的应用。

1. 基本原理　共沉淀法是利用微量物质能随常量物质一起生成沉淀的现象(即共沉淀现象)来进行分离、浓集和纯化微量物质一种方法。

共沉淀法按沉淀类型的不同可分为无机共沉淀法和有机共沉淀法两类。无机共沉淀法又可分为共结晶共沉淀法和吸附共沉淀法。共结晶共沉淀法的特点是选择性较高、分离效果较好，可用于微量放射性核素的分离；而吸附共沉淀法则具有可同时浓集多种放射性物质的特点，广泛用于放射性废水和污染饮水的净化及简单体系中放射性物质的分离，但其选择性差，因此不适用于复杂体系中多种放射性核素特别是化学性质相似的元素之间的分离。

2. 分离技术　在共沉淀法中，要想获得较高的分离效果和回收率，其关键在于：

(1)正确选择载体和沉淀剂：通常是根据欲分离核素的性质、分离体系的组成和分离净化的要求等条件来选择合适的载体和沉淀剂。就载体选择而言，一般应尽量选用同位素载体，如果欲分离的放射性核素没有稳定同位素，或者其稳定同位素的来源困难，则可选用非同位素载体。为了减少分离过程中放射性杂质对欲分离核素的污染,还必须加入反载体。载体的用量也要选择恰当。载体用量的多少应根据化学回收率的高低、放射性测量时射线自吸收的大小和样品测量盘面积大小等因素决定。通常,样品的载体用量为 5~20mg。至于反载体的用量,也以每个样品约 10mg 为宜。对于沉淀剂的选择一般考虑以下几个因素:沉淀剂与载体生成的沉淀溶解度要小,以求对欲分离核素载带完全;对杂质的载带少,净化系数高;沉淀性能好,易于固液分离;有利于后续的分离操作和制源测量。为使沉淀完全,加入的沉淀剂往往是过量的,但也不能加得过多,有些过量的沉淀剂可能会导致生成易溶络合物而使沉淀效果适得其反。例如,选用草酸沉淀钇时,草酸根的离子浓度应控制好,条件合适时形成 $Y_2(C_2O_4)_3 \cdot 9H_2O$ 沉淀;如果 $C_2O_4^{2-}$ 离子浓度过量,草酸钇沉淀会与之形成络阴离子,沉淀溶解。

(2)使载体与被载带核素同位素交换完全:在共沉淀法中,为了充分载带欲分离核素,应使载体核素与被载带的欲分离核素具有完全相同的化学状态。但是,欲分离核素在溶液中的化学状态往往难以预知,这是因为欲分离核素在溶液中常以多种价态存在,而射线对溶液的辐射化学作用也能导致价态的变化。因此在共沉淀之前,首先必须使溶液中的载体与欲分离核素处于相同的化学状态,同位素交换完全。对于有多种化学状态存在的放射性核素,常常是加入一种化学状态的载体,通过氧化还原方法,把多种化学状态的放射性核素和其载体调整到同一化学状态。例如,在分析环境样品中 ^{131}I 时,环境样品的 ^{131}I 可能以 I^-、I_2、IO_3^- 和 IO_4^- 等多种化学状态存在,若以 I^- 形式加入碘的载体,直接以 AgI 形式沉淀碘,这时稳定碘的化学回收率并不能代表样品中放射性碘的化学回收率。若使放射性碘和载体碘同位素交换完全,通常采用加强氧化剂(如次氯酸钠),在碱性条件下把所有各种化学状态的碘氧化到 +7,然后选用合适的还原剂(在碱性条件下用亚硫酸氢作还原剂)把 +7 价的碘还原至 –1 价,再以 AgI 形式沉淀碘,这时稳定碘的化学回收率就能够代表样品中放射性碘的化学回收率。

(3)提高共沉淀产物的纯度

1)加反载体或络合剂:事先加入一定量的各种放射性杂质核素的稳定同位素或化学类似物作反载体,可大大减少共沉淀对放射性杂质的吸附量。利用络合剂与欲分离核素(包括载体核素)和杂质核素在络合能力上的差异,使放射性杂质核素以络合物形式存在于溶液中,也可提高共沉淀产物的纯度。

2)控制溶液的酸度:在共沉淀法中,载体和被载带核素能否沉淀完全,载体化合物对微量核素吸附的强弱等都与溶液的酸度或 pH 密切相关。尤其是在氢氧化物吸附共沉淀中,微量核素化合物的溶解度及载体化合物表面的带电性质,都与溶液的 pH 有关。因此,控制溶液的 pH 至关重要。此外,在确保沉淀完全的条件下,适当提高溶液的酸度,可防止某些放射性杂质因水解形成胶体而被沉淀吸附。对于一些不易水解的阳离子杂质,提高溶液酸度,可增加 H^+ 的竞争吸附,从而把那些被沉淀吸附的阳离子杂质置换出来。

3)加热:因为吸附是一个放热反应,升高温度有利于减少吸附,特别是对于无定形共沉淀来讲,可显著提高共沉淀产物的纯度。例如,在用氢氧化物沉淀分离锶和钇时,常常是选用无 CO_2 的氨水(新鲜氨水)沉淀 Y^{3+},形成 $Y(OH)_3$ 沉淀,然后加热煮沸,趁热过滤,从而减少 Sr^{2+} 在 $Y(OH)_3$ 沉淀表面的吸附,使锶和钇有效分离。

4)改变氧化价态:在共沉淀过程中,许多无机或有机沉淀剂对不同氧化价态的离子往往具有不同的共沉淀行为,因此对于某些具有多种价态的元素,可采用改变价态的方法来实现分离并减少对共沉淀的污染。例如,在 Am 与 Cm 的分离中,选择合适的氧化剂,可将 Am^{3+} 氧化为 AmO_2^{2+},而 Cm 维持在 +3 价,再用 LaF_3 选择性地载带 Cm^{3+},即可使 Cm 与 Am 得到良好的分离。

5)进行多次沉淀:把析出的沉淀溶解后再次沉淀,经过多次反复,可提高对放射性杂质的净化。但沉淀次数不宜过多,以免操作过繁,化学回收率降低,一般以 2~3 次为宜。

6)洗涤沉淀:将沉淀进行过滤之后,用含有沉淀剂的溶液或选择对杂质具有很强去污能力的试剂洗涤沉淀,可进一步去除沉淀表面所吸附的杂质,提高分离效果。洗涤剂的用量可根据沉淀量的多少来确定,一般不宜太多,洗涤次数也以 2~3 次为宜。

3. 共沉淀法的应用　共沉淀法是目前分离和浓集微量放射性物质的常用方法之一,特别是在环境和生物样品的放射化学分析中有着广泛的应用。例如,在测定环境和生物样品的 ^{60}Co 时,常用稳定钴作载体,亚硝酸钾作沉淀剂,生成亚硝酸钴钾沉淀,以载带、浓集样品中的微量 ^{60}Co,然后将沉淀进一步纯化,测量 ^{60}Co 的 β 放射性(扣除 ^{40}K 的放射性贡献),即可求得样品中 ^{60}Co 的放射性活度。

共沉淀法也是净化放射性废水和已污染饮水的有效方法,其中常用的是铝、铁的氢氧化物或磷酸盐的吸附共沉淀。

三、溶剂萃取法

溶剂萃取法(solvent extraction method)是将溶于某一液相(如水相)的各种组分,通过它们在另一互不混溶的液相(如有机相)中的分配系数的不同而进行分离的一种方法。溶剂萃取法分离微量物质具有许多优点:方法简便,分离迅速,特别适用于短寿命放射性核素的分离;选择性和回收率高,分离效果较好,可用于制备无载体放射性物质以及从大量杂质中有效地分离微量放射性核素;设备简单、操作方便,在工业生产中易实现连续操作和远距离自动控制;可供选用的萃取剂很多,而且还可以根据要求,合成多种性能优良的萃取剂等。上述优点是溶剂萃取法能得到广泛应用的重要原因。但溶剂萃取法也存在一些缺点:有机溶剂大都是易挥发、易燃、有毒的试剂,使用时要特别注意安全,通常萃取剂的价格较贵,回收比较困难等。

1. 萃取的机制　萃取是指把欲分离的物质从水相转移至有机相的过程。萃取有的是根据物质在互不相溶的两相中溶解度的不同进行分离的物理分配过程,大多数则是将被萃取物由亲水性转为疏水性萃合物的化学分配过程。例如,CCl_4 萃取水中 I_2 就是利用溶解度的不同进行萃取的;用磷酸三丁酯(TBP)萃取铀(Ⅵ),就是将亲水性的 UO_2^{2+} 转化成为疏水性的 $UO_2(NO_3)_2 \cdot 2TBP$ 中性络合物(萃合物)而进入有机相的。

2. 萃取剂　通常把有机相中能将处于水相中的欲分离物质转移至有机相的有机试剂称为萃取剂。根据萃取机制的不同,萃取剂的种类可大致归纳如下(表 4-1)。

3. 萃取率　经萃取进入有机相的被萃取物的量占被萃取物在两相中总量的百分数即为该物质的萃取率(E),可用下式表示:

$$E = \frac{被萃取物在有机相中的量}{被萃取物在两相中的总量} \times 100\% \tag{4-15}$$

表 4-1　萃取剂种类及萃取机制一览表

种类		萃取机制	举例
惰性溶剂		简单分子萃取	CCl₄
萃取溶剂	中性含氧萃取剂	锌盐萃取	甲基异丁基酮（MIBK）
	中性磷类萃取剂	中性络合物萃取	磷酸三丁酯（TBP）
	酸性磷类萃取剂	阳离子交换萃取	二(2-乙基己基)磷酸（HDEHP）
	胺类萃取剂	阴离子交换萃取	混合三脂肪胺（N-235），混合季铵盐（N-263）
	螯合萃取剂	螯合萃取	8-羟基喹啉
	冠状化合物类萃取剂	离子缔合萃取	15-冠-5，穴醚[2,1,1]

萃取率表征了萃取过程中有机相对被萃取物萃取的程度。当达到萃取平衡时，E 与分配系数 $D_萃$ 有如下关系：

$$E = \frac{D_萃 R}{D_萃 R+1} \times 100\% \tag{4-16}$$

式中，$D_萃$ 为被萃取物的分配系数（$[M]_有 / [M]_水$）；R 为相比，其为有机相与水相的体积之比，即 $V_有/V_水$。当 $R=1$ 时，称为等容萃取，$E = \frac{D_萃}{D_萃+1} \times 100\%$。

经过 n 次萃取后，被萃取物的总萃取率 $E_{n,总}$ 及在水相中的残留百分数 r_n 分别为：

$$E_{n,总} = \left[1-\left(\frac{1}{D_萃 R+1}\right)^n\right] \times 100\% \tag{4-17}$$

$$r_n = \left(\frac{1}{D_萃 R+1}\right)^n \times 100\% \tag{4-18}$$

从以上公式可知，选用分配系数较大的萃取剂、适当提高相比和增加萃取次数均可提高萃取率。

4. 溶剂萃取分离条件的选择　溶剂萃取法的操作过程一般分为萃取、洗涤、反萃三个阶段。影响分离效果的因素有很多，如有机相的组成、水相介质的组成、相比、萃取次数、洗涤剂和反萃取剂的性质与使用条件等。下面简单讨论这些影响因素。

（1）有机相的组成：除了一些惰性萃取剂外，大部分的萃取剂需与稀释剂配合使用，才能取得比较好的分离效果。稀释剂是指能与萃取剂完全互溶的惰性有机溶剂，其目的在于改善萃取剂的某些物理性能。在萃取过程中稀释剂不参加化学反应。因此对其要求主要是黏度小，与水的比重差别大，挥发性低，与水溶液的互溶性小，且有利于萃合物进入有机相等。而对于萃取剂选择，应根据被萃取物的性质，恰当地选择合适的萃取剂。对萃取剂主要有如下要求：①对欲萃取物的分配系数大，萃取容量大，选择性好，易于反萃取；②萃取反应速度快；③黏度小，与水的比重差别大，互溶性小，相分离和流动性能好，不易形成第三相或发生乳化；④具有较高的化学稳定性和辐照稳定性；⑤毒性低，挥发性小，价格低廉，易于回收。当然，要完全满足上述条件是困难的，通常只能根据实际情况加以选择。

（2）水相介质的选择：水相介质对萃取的影响很复杂。理想的水相介质应使欲萃取物质

的分配系数足够大,而杂质的分配系数足够小,以达到较高的分离效果。水相介质的选择主要有如下方面:

1)酸度和酸类:水相酸度对分配系数的影响很大。一般说来,锌盐萃取在水相酸度高时较为有利;中性磷类萃取剂也以在较高的酸度、适宜的酸类下萃取为好;螯合萃取剂和酸性磷类萃取剂则随着水相酸度上升,分配系数下降;其他萃取剂也都要求适宜的水相酸度,这可以通过实验来求得。通常,在保证萃取率足够高和不发生水解反应等前提下,应尽可能在较低酸度下进行萃取。在放射性物质分离中,常用的是硝酸和盐酸体系。

2)掩蔽剂:对于某些性质相近的元素(如铀与钍、锆和铪等)以及某些共存干扰元素的萃取分离,可以选择一种适宜的络合剂(又称掩蔽剂),使之与不希望被萃取的元素发生络合,以阻止它们进入有机相,从而提高有机相中欲萃取物的纯度。例如,在用分光光度法测定环境水中的微量铀时,水中的锆等杂质离子会干扰测定。因此,在用 TBP 萃取分离铀(Ⅵ)时,可以加入 EDTA 等作掩蔽剂,使之与锆等杂质离子络合,生成稳定的亲水性络合物而不被萃取,但它并不影响铀(Ⅵ)的萃取。

3)盐析剂:在萃取体系中,如果加入一种易溶于水相的盐类,它既不被萃取,又不与被萃取物发生络合,但可通过水合作用和同离子效应提高被萃取物的萃取率,这种盐类称为盐析剂。盐析剂常用于含氧类、中性磷类、胺类及冠状化合物类萃取剂的萃取分离中。例如,在用 TBP 萃取水溶液中的铀(Ⅵ)时,加入硝酸铝,使铀(Ⅵ)的萃取率增加。盐析剂的选择不仅要考虑盐析效果,还必须考虑盐析剂对后续分离操作有否影响。

(3)被萃取物的价态:在萃取过程中,被萃取物的价态不同,其分配系数也有差异。因此,可借助于控制水相中各种物质的不同价态来实现分离。例如,用 TBP 萃取分离硝酸溶液中的铀和钚时,铀(Ⅵ)和钚(Ⅳ)以 $UO_2(NO_3)_2 \cdot 2TBP$ 和 $Pu(NO_3)_4 \cdot 2TBP$ 络合物形式很容易被 TBP 萃取,但由于 Pu(Ⅲ)难于被 TBP 萃取,因此可选择适宜的还原剂如氨基磺酸亚铁($Fe(NH_2SO_3)_2$),将 Pu(Ⅳ)还原成 Pu(Ⅲ),使之被反萃下来,而铀的价态不变,仍留在有机相中,从而实现铀和钚的分离。这就是著名的 Purex 流程,在核燃料后处理工艺中已得到了应用。为减少放射性废物,Purex 工艺改进常采用无盐工艺,选择 U(Ⅳ)、盐酸羟胺等作为还原剂。为提高对乏燃料中次锕系元素回收利用,可选择 TRPO 作为萃取剂,该乏燃料后处理流程称为 TRPO 流程。

(4)萃取次数与相比的选择:增加萃取次数和相比均可提高萃取率。在实验室操作条件下,相比以 0.5~2 为宜,萃取次数以 1~3 次为宜。

(5)洗涤液和洗涤次数的选择:洗涤的目的是除去萃入有机相中的杂质,以提高有机相中欲萃取物的纯度。因而洗涤液的选择原则是杂质的分配系数要小,使其易洗入水相;欲萃取物的分配系数要大,使其仍留在有机相。通常,可采用与萃取条件大致相同的水相来洗涤,也可采用对杂质选择性强的络合剂来洗涤。另外,洗涤次数增多,可提高去污效果,但欲萃取物的回收率会有所下降。因此,洗涤次数的选择必须兼顾净化效果和回收率。

(6)反萃取剂的选择:反萃取剂是指能使被萃取物质从有机相返回水相溶液的试剂。除简单物理分配过程外,大部分反萃取过程是破坏萃合物,使之由疏水性物质转变成亲水性物质的过程。因此,最理想的反萃取剂是能将欲萃取物全部反萃到水相,而杂质仍保留在有机相,这样既可保证欲萃取物的回收率,又可进一步提高分离效果。对于锌盐萃取和铵盐萃取,常用水作反萃取剂。但对易水解的金属离子,则反萃取需有适宜的酸度,以防止水解的发生;对于螯合萃取,常需用含有亲水性络合剂的微酸性溶液作反萃取剂;对于稳定性极高的萃合物,有时采用络合剂也难以反萃取完全,则需在反萃剂中加入某些氧化还原剂,以改变被萃金属离子的价态,使之易从有机相中反萃下来。

5. 萃取设备的选择　实验室放化分析中所使用的溶剂萃取设备比较简单,通常用离心萃取管或分液漏斗即可。在工业生产中,常采用脉冲萃取塔、混合澄清槽和离心萃取器等多级逆流连续萃取装置。

6. 萃取过程中注意事项　在实验室萃取分离过程中,为了达到比较好的分离效果,应充分振荡;对于容易产生第三相或乳化的萃取体系,振荡不要过于剧烈,防止第三相或乳化产生。达到分配平衡后的萃取体系应保证有机相和水相有效分层,然后才能分离有机相和水相。与此同时,由于有机试剂容易挥发,且有的萃取过程中化学反应还会有气体产生,因此在萃取过程中应注意适当放出容器中的气体,以免压力太大,溶剂从容器中喷出。

四、色谱法

色谱法(chromatography)过去称色层法或层析法,它具有许多优点:选择性高,分离效果好,特别是对相似元素的分离可取得满意的分离效果;回收率高,这对浓集和提取微量元素具有特别重要的意义;可以分离无载体的放射性核素;设备简单,操作方便,便于远距离操作和防护。但是该方法也存在一些缺点:流速较慢,分离时间较长;固定相交换容量较小;有些固定相的热稳定性和辐照稳定性较差,使其应用受到了一定的限制。

1. 基本原理　色谱法是利用混合物中各组分在固定相和流动相中亲和力的差异使各组分在两相之间分配不同来实现彼此分离的。当流动相连续流经固定相时,各组分在两相间进行反复多次分配,从而使亲和力差别即使很微小的各组分也能达到充分分离。

2. 色谱法的分类　所有色谱系统都包括两个相,即固定相和流动相。按流动相物态的不同,色谱法可分为气相色谱法和液相色谱法。按固定相使用方式的不同,可分为柱色谱法、纸色谱法和薄层色谱法等。按分离过程机制的不同,可分为吸附色谱法、离子交换色谱法、萃取色谱法和凝胶色谱法等。

(一) 柱色谱法

柱色谱法按分离机制不同,可分为吸附柱色谱法、离子交换柱色谱法、萃取柱色谱法和凝胶柱色谱法等,柱中的固定相分别为吸附剂、离子交换剂、色谱粉和凝胶等。下面以离子交换柱液相色谱法进行为例,简单阐述柱色谱法的操作过程。

离子交换色谱法是利用某些固体物质中的可交换离子与溶液中的不同离子之间能发生交换反应来进行分离的一种方法。具有交换离子能力的固体物质称为离子交换剂,也就是固体相。

1. 离子交换剂的选择　离子交换剂种类很多,大致可分为无机离子交换剂和有机离子交换剂,它们又各自有天然和人工合成两种。人工合成的无机阳离子交换剂 - 磷钼酸铵(AMP)常常用于铯 -137 的分离。当然目前应用最广泛的是人工合成有机离子交换剂,即离子交换树脂,它是多孔性高分子聚合物,按可交换离子功能团类型的不同又可分为如下三大类:阳离子交换树脂、阴离子交换树脂和特种离子交换树脂。阳离子交换树脂分为强酸性和弱酸性两种,阴离子交换树脂分为强碱性和弱碱性两种。选择强酸(碱)性或弱酸(碱)性树脂,主要考虑因素是离子的电荷及其交换亲和力。影响离子交换亲和力大小的因素很多,主要是离子的电荷数 Z 和离子的水合离子半径 $r_水$。在常温和低浓度（$<0.1mol/L$）条件下，离子交换亲和力随着离子的电荷数增大和水合离子半径 $r_水$ 减小而增大。树脂粒径大小对分离效果和分离速度均有影响。一般说来，树脂粒度小，则离子交换速度快，柱效率高，分离效果好；但如果粒度太小，则对流体的阻力过大，难以用于常压操作。一般情况下，选用 $60\sim120$ 目的树脂粒度为宜。

2. 离子交换树脂的预处理　树脂的预处理包括研磨、筛分、用去离子水浸泡和漂洗，然后按酸、水、碱（对阴离子交换树脂）或碱、水、酸（对阳离子交换树脂）的程序进行浸泡和洗涤，最后用去离子水洗至中性备用。

3. 装柱与转型　装柱的方法可分为干法和湿法两种：干法是直接将离子交换树脂慢慢加入柱中，使之填实，再用适宜的溶剂洗涤，并将柱中气泡全部除尽；湿法是先在柱内装入一定体积的水，再打开下部活塞，同时把预处理过的树脂和水混匀注入柱内，让树脂自由沉降，直至达到所需高度为止。此法填充均匀，气泡少，因此一般装柱常用湿法装柱。转型即根据分离要求的不同，应将树脂中的可交换离子转换成所需的形式。阳离子交换树脂可转成 H^+、NH_4^+、Na^+ 和 Cu^{2+} 型等，阴离子交换树脂可转成 OH^-、NO_3^-、Cl^- 和 SO_4^{2-} 型等。

4. 分离操作　离子交换法的分离操作一般有以下几个步骤：吸附、洗涤、淋洗和树脂再生。首先，将待分离的物质配制成合适体系，以适当的流速上柱吸附；然后，用洗涤剂洗涤未被吸附的物质；最后，用淋洗剂把吸附的不同离子分别解吸下来。分离操作的关键是选择合适的淋洗剂。淋洗剂的选择主要是确定淋洗剂的种类、浓度和酸度。常用的淋洗剂为各种无机酸、碱、盐类化合物的水溶液和有机络合剂如羟基酸络合剂（枸橼酸、乳酸及 α-羟基异丁酸等）和氨羧络合剂（EDTA、DTPA 等）。此外，上柱吸附、洗涤和淋洗流速也是影响分离效果又一重要因素。离子交换树脂在再生后可反复多次使用，每次分离后用淋洗剂继续淋洗一段时间，把吸附的物质给淋洗下来，然后用去离子水洗至中性待用。

5. 离子交换法的应用　环境中 ^{90}Sr 的分析就可采用离子交换法来进行锶和钙的分离，此法是利用钙和锶与 EDTA、H_3Cit 形成的络合物与强酸性离子交换树脂的亲和力的不同而实现锶与钙的分离。调节溶液 pH 至 $4.0\sim5.0$，通过阳离子交换柱，大部分钙能通过，而锶和部分钙为树脂所吸附，再用不同浓度和 pH 的 EDTA-NH_4Ac 溶液先后淋洗出钙和锶。锶的淋洗液经过处理后，可进行 ^{90}Sr 测量。

吸附柱色谱法和萃取柱色谱法的操作步骤与离子交换色谱法基本相同或相似，只是固定相的组成和预处理有所不同。吸附柱色谱法用的固定相是吸附剂，除了必要的研磨、筛分、漂洗之外，吸附剂需进行活化。萃取柱色谱法使用的固定相是有机萃取剂，它吸附或接枝在惰性的支持体上。凝胶渗透柱色谱法的固定相是具有一定孔径的三维网状结构的凝胶，用于分离分子量相差较大的物质。

（二）纸色谱法

纸色谱法是用色谱纸或以萃取剂、液体离子交换剂吸附在色谱纸上作固定相，用有机溶剂或水溶液作流动相来分离不同物质的一种色谱分离方法。纸色谱法分离操作一般包括点样和展开两个步骤。纸色谱法分离示意图如图 4-3 所示。

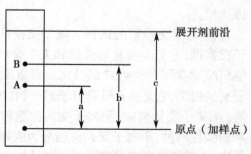

图 4-3　纸色谱法分离示意图

样品被点在原点,晾干后色谱纸浸入展开剂中,原点离展开剂液面高 1cm 以上。在色谱纸的毛细作用下,展开剂带着样品中的不同组分以不同的速度向另一端移动。各组分在色谱纸上移动的情况可用比移值(R_f)来表示:

$$R_f = \frac{某组分移动的距离}{展开剂前沿移动的距离} \tag{4-19}$$

A、B 两组分的 R_f 值分别为 a/c 和 b/c。R_f 值相差越大,表示 A、B 两种组分越容易分离。

纸色谱法的测量可采用放射性扫描色谱仪进行测量,也可把色谱纸按一定间距剪下进行放射性测量。

(三)薄层色谱法

薄层色谱法是将固定相均匀涂覆在一块玻璃板或塑料板上,形成薄层,然后将样品滴在薄层的一端(即原点),用适宜的展开剂作流动相,借助于毛细作用,使不同组分随流动相展开,达到分离的目的。该方法结合了柱色谱法和纸色谱法的优点,但由于薄层制作的重现性较差,限制了它的应用。

纸色谱法与薄层色谱法常常用于微量物质的分离和标记化合物的放射化学纯度的测定。这两种方法的具体分离操作步骤可参考有关专业书。

五、电化学分离法

电化学分离法是利用元素的电化学行为不同进行分离的各种方法的统称。在电化学分离中,只有被分离的两个元素之间的电极电位相差较大时,分离才可能完全。因此,作为分离方法其应用并不广泛,但却常常利用电化学分离法制备放射源。

放射性物质的电化学分离操作与常量物质的电化学规律不尽相同。由于一般放射性物质的浓度非常低,有时甚至不能够以一个单原子层铺满电极,因而电极本身的性质及其表面状态会对电化学过程产生明显的影响;在放射性活度很大时,辐射化学效应有可能影响着电化学过程。

常用的电化学分离法主要有电化学置换法、电解沉积法和纸上电泳法等。

(一)电化学置换法

电化学置换法是利用欲分离物质的离子在电极上自发发生氧化还原反应来实现分离的一种电化学分离法。其基本原理是选择合适的金属作电极(阴极),使该金属电极的电位低于欲分离元素的还原电位而高于溶液中其他杂质元素的还原电位,则欲分离元素就能自发地与该金属电极发生电化学置换反应,在金属电极表面上析出。如在反应堆照射铋靶制备 ^{210}Po 时,可选用铜片作电极将 ^{210}Po 与靶材料 ^{209}Bi 分开。因为铋、铜和钋三者的标准电位分别为 +0.23V、+0.34V 和 +0.765V,铜的标准电极电位值正好低于钋而高于铋。因此,^{210}Po 能自发地在铜片表面上析出,而 ^{209}Bi 仍留在溶液中,从而实现钋与铋的分离。

金属离子的还原电位(E)除与其标准还原电位 E^0 有关外,还与溶液中离子浓度有关。

$$E = E^0 + 0.059\frac{\lg[M]}{n} \tag{4-20}$$

式中[M]为金属离子的浓度,n 为金属离子析出时得到的电子数。

从式中可以看出,通过对金属离子浓度的控制可改变金属离子的还原电位,从而保证欲分离元素能完全析出,并与其他杂质元素分离。如用银片作电极分离测定 ^{210}Po,银的标

准还原电位为 +0.80V,比钋的标准还原电位(+0.765V)高,似乎钋不可能在银片上自发沉积。但如果通过向溶液中加入 CN^- 络合剂或 Cl^-,使得溶液中的 Ag^+ 生成 $[Ag(CN)_2]^-$ 和 $AgCl\downarrow$,从而维持溶液中的 $[Ag^+]$ 在低浓度,可保证 ^{210}Po 在银片完全自发析出。

(二)电解沉积法

电解沉积法是利用欲分离物质的离子在外界电压作用下,在电极上发生氧化还原反应即电解来实现分离的方法。其基本原理是,不同金属离子在溶液中开始电解时,所需外界最低电压(即临界沉积电势)不同,只要选择适宜的外加电压,使阴极的电极电位低于欲分离金属离子的临界沉积电势,而高于其他杂质离子的临界沉积电势,则可使欲分离金属离子选择性地在阴极电极上析出,从而达到分离的目的。目前,电解沉积法主要用来制备放射性薄膜源。

(三)纸上电泳法

它是用纸作支持体的电泳法,利用不同离子或带电质点在外加电场作用下,在浸透了电解质的纸上迁移方向和速度的不同来达到分离的目的。纸上电泳装置如图 4-4 所示。它具有快速、简便、分离效果好等优点,适用于微量放射性核素离子的分离和鉴定。

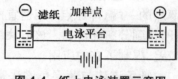

图 4-4　纸上电泳装置示意图

第三节　放射性元素化学

能够自发地发射出粒子或射线的核素称为放射性核素。全部由放射性核素所组成的元素称为放射性元素。现已发现 118 种元素中有 37 种是放射性元素,包括周期表中 84 号元素(Po)至 118 号元素以及 $_{43}Tc$ 和 $_{61}Pm$。它们又分为天然放射性元素和人工放射性元素两大类。天然放射性元素是指在自然界中存在的放射性元素,它们是 $_{84}Po$、$_{85}At$、$_{86}Rn$、$_{87}Fr$、$_{88}Ra$、$_{89}Ac$、$_{90}Th$、$_{91}Pa$ 和 $_{92}U$ 等 9 个元素。其他 28 种放射性元素($_{43}Tc$、$_{61}Pm$ 和原子序数 93~118 的元素)为人工放射性元素。已发现的有稳定同位素的元素一共有 81 种,放射性核素与其稳定同位素具有相同的化学性质。本节主要介绍天然放射性元素化学、超铀元素化学、裂片元素化学和活化元素化学。

一、天然放射性元素化学

自然界存在的放射性核素包括半衰期与地球的年龄(约为 4.5×10^9a)相比较相当或更长的核素,天然核反应不断生成的放射性核素,以及以 ^{238}U、^{235}U 和 ^{232}Th 为起始核素的三个天然放射系衰变产生的放射性核素。本部分介绍天然放射系,铀、钍、镭、氡、氚和碳 -14 化学。

(一)天然放射系

自然界中 ^{238}U、^{235}U 和 ^{232}Th 半衰期分别为 4.468×10^9a、7.038×10^8a 和 $1.41\times10^{10}a$,与地球的年龄(约为 4.5×10^9a)相比相当或更长,它们衰变的子体可与 U 和 Th 共存,并按母体核素及其衰变途径的不同形成三个放射系,分别为以 ^{238}U 为起始核素的铀系(4n+2 系),以 ^{235}U 为起始核素的锕系(4n+3 系)和以 ^{232}Th 为起始核素的钍系(4n 系),如表 4-2 和图 4-5、

图 4-6、图 4-7 所示。这三个放射系称为天然放射系。

表 4-2 放射系衰变规律

放射系名称	起始核素	终止核素	质量变化规律 (4n+N)	衰变链中的氡
铀系	^{238}U	^{206}Pb	4n+2 (n 为 51~59)	^{222}Rn
锕系	^{235}U	^{207}Pb	4n+3 (n 为 51~58)	^{219}Rn
钍系	^{232}Th	^{208}Pb	4n (n 为 52~58)	^{220}Rn

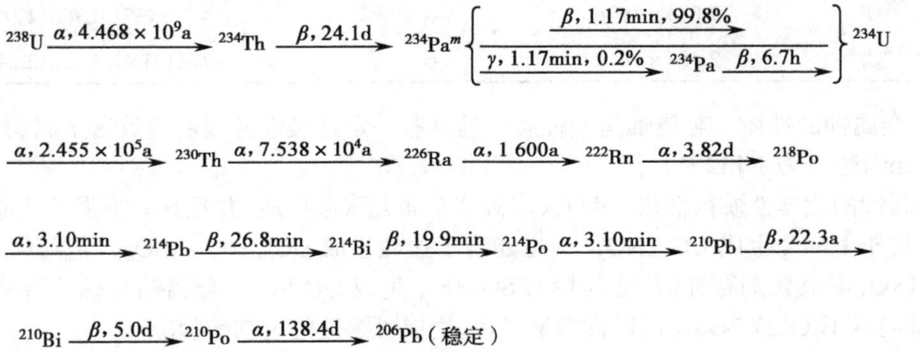

$^{238}U \xrightarrow{\alpha,\ 4.468\times10^9 a} {}^{234}Th \xrightarrow{\beta,\ 24.1d} {}^{234}Pa^m \begin{cases} \xrightarrow{\beta,\ 1.17min,\ 99.8\%} \\ \xrightarrow{\gamma,\ 1.17min,\ 0.2\%} {}^{234}Pa \xrightarrow{\beta,\ 6.7h} \end{cases} {}^{234}U$

$\xrightarrow{\alpha,\ 2.455\times10^5 a} {}^{230}Th \xrightarrow{\alpha,\ 7.538\times10^4 a} {}^{226}Ra \xrightarrow{\alpha,\ 1\,600a} {}^{222}Rn \xrightarrow{\alpha,\ 3.82d} {}^{218}Po$

$\xrightarrow{\alpha,\ 3.10min} {}^{214}Pb \xrightarrow{\beta,\ 26.8min} {}^{214}Bi \xrightarrow{\beta,\ 19.9min} {}^{214}Po \xrightarrow{\alpha,\ 3.10min} {}^{210}Pb \xrightarrow{\beta,\ 22.3a}$

$^{210}Bi \xrightarrow{\beta,\ 5.0d} {}^{210}Po \xrightarrow{\alpha,\ 138.4d} {}^{206}Pb\ (稳定)$

图 4-5 铀系

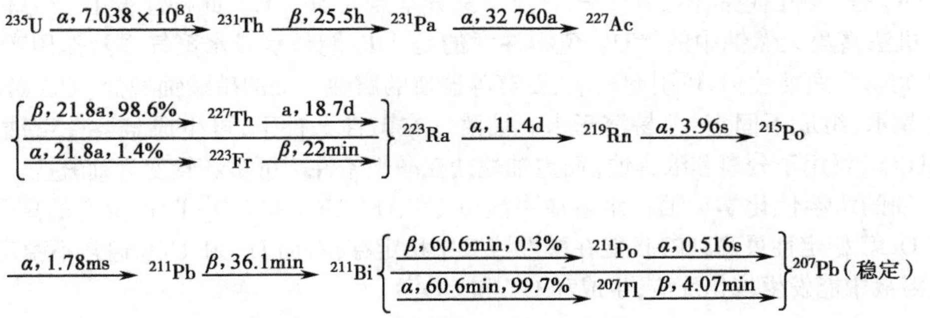

$^{235}U \xrightarrow{\alpha,\ 7.038\times10^8 a} {}^{231}Th \xrightarrow{\beta,\ 25.5h} {}^{231}Pa \xrightarrow{\alpha,\ 32\,760a} {}^{227}Ac$

$\begin{cases} \xrightarrow{\beta,\ 21.8a,\ 98.6\%} {}^{227}Th \xrightarrow{a,\ 18.7d} \\ \xrightarrow{\alpha,\ 21.8a,\ 1.4\%} {}^{223}Fr \xrightarrow{\beta,\ 22min} \end{cases} {}^{223}Ra \xrightarrow{\alpha,\ 11.4d} {}^{219}Rn \xrightarrow{\alpha,\ 3.96s} {}^{215}Po$

$\xrightarrow{\alpha,\ 1.78ms} {}^{211}Pb \xrightarrow{\beta,\ 36.1min} {}^{211}Bi \begin{cases} \xrightarrow{\beta,\ 60.6min,\ 0.3\%} {}^{211}Po \xrightarrow{\alpha,\ 0.516s} \\ \xrightarrow{\alpha,\ 60.6min,\ 99.7\%} {}^{207}Tl \xrightarrow{\beta,\ 4.07min} \end{cases} {}^{207}Pb\ (稳定)$

图 4-6 锕系

$^{232}Th \xrightarrow{\alpha,\ 1.4\times10^{10} a} {}^{228}Ra \xrightarrow{\beta,\ 5.57a} {}^{228}Ac \xrightarrow{\beta,\ 6.13h} {}^{228}Th \xrightarrow{\alpha,\ 1.913a}$

$^{224}Ra \xrightarrow{\alpha,\ 3.64d} {}^{220}Rn \xrightarrow{\alpha,\ 55.6s} {}^{216}Po \xrightarrow{\alpha,\ 0.150s} {}^{212}Pb \xrightarrow{\beta,\ 10.64h}$

$^{212}Bi \begin{cases} \xrightarrow{\alpha,\ 60.6min,\ 35.9\%} {}^{208}Tl \xrightarrow{\beta,\ 3.1min} \\ \xrightarrow{\beta,\ 60.6min,\ 64.1\%} {}^{212}Po \xrightarrow{\alpha,\ 3.05\times10^{-7}s} \end{cases} {}^{208}Pb\ (稳定)$

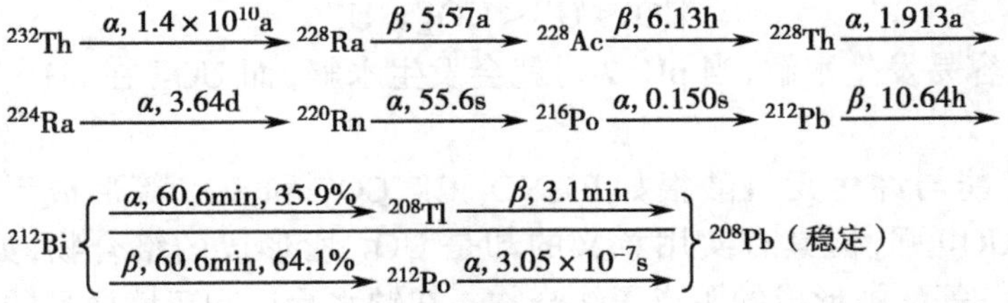

图 4-7 钍系

三个天然放射系具有以下特点：①起始核素的半衰期长，与地球年龄相当或更长；②各放射系成员与起始核素的质量数相差为4的倍数；③放射系衰变链中都有氡射气，会产生放射性淀质；④衰变链最终的稳定核素都是Pb的稳定同位素。

（二）铀化学

铀（uranium，U），92号元素，共有26种放射性同位素，其中只有^{238}U、^{235}U和^{234}U三种核素是天然存在的，它们组成了天然铀。按质量计，其丰度分别为99.274%、0.720%和0.005 4%。提高天然铀中^{235}U含量的过程称为铀的浓缩，其产品为浓缩铀，留下的铀则称为贫铀。表4-3列出了天然铀同位素的一些核特性。

表4-3　天然铀同位素的一些核特性

同位素	半衰期	衰变方式	粒子主要能量 /MeV（%）
^{238}U	4.468×10^9 a	α	4.198（79），4.151（21）
^{235}U	7.038×10^8 a	α	4.397（57），4.366（17）
^{234}U	2.455×10^5 a	α	4.774（71.4），4.722（22.4）

1. **金属铀的性质**　金属铀是一种质软且具有一定延展性的银白色致密金属，其密度为19.04g/cm³，熔点为1 132℃。

金属铀的化学性质很活泼，能与大多数非金属元素起反应，并且具有很强的还原性。金属铀易溶于HNO_3生成$UO_2(NO_3)_2$；也能溶于盐酸生成UCl_4；与H_2SO_4反应缓慢，但当有H_2O_2、HNO_3等氧化剂存在时，能与稀H_2SO_4作用生成UO_2SO_4。金属铀与碱性溶液不起作用，但能与含H_2O_2或Na_2O_2的碱性溶液作用，生成可溶性的过铀酸盐。

2. **铀的化合物**　铀在不同情况下，可以形成从+3~+6价的各种铀的化合物。铀的主要氧化物有UO_2、U_3O_8、UO_3和UO_4等，其中最稳定的是U_3O_8，可作为重量法测量铀的基准化合物。UF_6是一种白色晶体，易升华，常压下其升华点为56.5℃。此特性被用于气体扩散法和离心机法富集天然铀中的^{235}U。值得注意的是，UF_6能与水或水蒸气强烈作用产生极毒气体UO_2F_2，且腐蚀性强，可引起玻璃、石英等器皿的腐蚀。铀的硝酸铀酰盐$[UO_2(NO_3)_2]$，带有结晶水，组成不固定，但易溶于水。铀酰盐在碱性条件下，可生成难溶性重铀酰盐如$(NH_4)_2U_2O_7$，可用于分离和浓集铀；而重铀酰盐在酸性条件下可重新转变为铀酰盐。

3. **铀的水溶性化学**　铀在水溶液中能以U^{3+}、U^{4+}、UO_2^+和UO_2^{2+}四种价态的离子存在，其中以UO_2^{2+}稳定性最高，U^{4+}仅能在酸性溶液中稳定存在，而U^{3+}和UO_2^+通常不稳定。UO_2^+在酸性溶液中能发生歧化反应，生成和U^{4+}和UO_2^{2+}：

$$2UO_2^+ + 4H^+ \rightarrow U^{4+} + UO_2^{2+} + 2H_2O$$

各种铀离子的水解能力取决于其离子势，铀离子的水解能力按以下顺序递增：

$$UO_2^+ < U^{3+} < UO_2^{2+} < U^{4+}$$

其中U^{4+}最容易发生水解，当pH=2时就会发生水解；而UO_2^{2+}在pH>3时才开始发生水解。

U^{4+}和UO_2^{2+}能与许多无机酸根如F^-、NO_3^-、Cl^-、CO_3^{2-}和SO_4^{2-}等形成无机络合物。U^{4+}的络合能力比UO_2^{2+}强，但具有实用意义的却是UO_2^{2+}所形成的络合物，如UO_2^{2+}与SO_4^{2-}、Cl^-、$C_2O_4^{2-}$和CO_3^{2-}等酸根形成的阴离子络合物。在铀水冶厂和环境样品的监测中，常利用

强碱性阴离子交换树脂吸附铀的络阴离子如 $UO_2Cl_4^{2-}$、$UO_2(SO_4)_2^{2-}$ 和 $UO_2(CO_3)_3^{4-}$ 等,以达到分离、回收和浓集铀的目的。实验证明,$NaHCO_3$ 是防治早期铀中毒的有效药物。U^{4+} 和 UO_2^{2+} 还能与酒石酸、柠檬酸和氨羧络合剂等有机试剂形成相当稳定且易溶于水的络合物,其中氨羧络合剂如 EDTA 和 DTPA 等在临床上常作铀的促排药物。在放射卫生防护中,可采用 pH=9 的 5% EDTA 溶液对铀污染的物体表面进行去污。U^{4+} 和 UO_2^{2+} 能与 β- 二酮类、有机酸类、8- 羟基喹啉和偶氮类等有机试剂形成各种有色络合物;与酯类(如乙酸乙酯)、醚类(如二乙醚)、酮类(如 TTA)和含磷有机物(如 TBP)等形成易溶于有机溶剂的络合物。这些络合物常用于铀的化学分离和测定中。

4. 天然铀的分析测定　常用的天然铀的浓集分离方法有吸附共沉淀法、萃取法、离子交换法和萃取柱色谱法等,特别是萃淋树脂色谱法在微量铀的浓集分离中得到了迅速发展。目前常用的萃淋树脂有 CL-TBP 和 CL-N-263 等。

微量铀的测定主要有分光光度法、荧光法、电感耦合等离子体原子发射光谱法、电感耦合等离子体质谱法和放射性分析法等。

(1)分光光度法:分光光度法是利用 U^{4+} 和 UO_2^{2+} 与某些显色剂能形成有色络合物,该络合物对一定波长的光有最大吸收,其吸光度与铀含量在一定浓度范围内成正比关系。

常用的显色剂主要有:双偶氮变色酸类(如偶氮胂Ⅲ)和吡啶偶氮类(如 Br-PADAP)等。

偶氮胂Ⅲ(ASAⅢ),俗称铀试剂Ⅲ,它在低酸度(pH=1~3)介质中能与 UO_2^{2+} 形成 1∶1 的绿色络合物,该络合物在波长 665nm 处有最大吸收峰,摩尔吸光系数 κ 值为 $5.3 \times 10^3 m^2/mol$。在强酸(4~8mol/L HCl)介质中,偶氮胂Ⅲ与 U^{4+} 能形成 2∶1 或 3∶1 的稳定络合物,该络合物在波长 665nm 处有最大吸收峰,摩尔吸光系数 κ 值为 $1 \times 10^4 m^2/mol$。这需要在测定前用还原剂(如锌粒等)将 UO_2^{2+} 还原为 U^{4+}。

(2)荧光法:荧光法是利用铀在外来光源的激发下发出特征的荧光来进行铀分析测定。

1)固体荧光法:是利用 UO_2^{2+} 与某些熔剂(如 NaF 等)在适宜温度下混熔后制成的珠球在紫外线(波长 365nm)激发下发出黄绿色荧光,其荧光强度与熔珠中的铀含量在一定范围内(10^{-10}~10^{-5}g)成正比关系来进行铀测定的。但铀的荧光强度不仅与熔珠中的铀含量有关,还与熔剂的性质、熔融时间和温度以及冷却时间和速度等因素有关。

2)激光荧光法:是在特定的化学体系中,利用 UO_2^{2+} 与铀荧光增强剂生成一种简单的络合物,在氮激光器发射的波长为 337nm 的单色光激发下,能产生一种特征的黄绿色荧光,其荧光强度与样品中的铀含量在一定范围内成正比关系来进行铀测定的。

(3)电感耦合等离子体原子发射光谱法(inductively coupled plasma atomic emission spectrometry,ICP-AES):是以电感耦合高频等离子体为激发光源,利用铀元素的原子或离子发射特征光谱来进行铀元素的定性与定量分析。该方法可同时对其他元素进行定性和定量分析。

(4)电感耦合等离子体质谱法(inductively coupled plasma mass spectrometry,ICP-MS):是以等离子体为离子源的一种质谱型元素分析方法,可用于多种元素的同时测定,也有用于同位素的分析测定。利用 ICP-MS 可开展 $^{235}U/^{238}U$ 的分析,实现核取证、核保障监督。

(5)放射性分析法:是利用铀及其衰变子体的放射性来进行铀分析的方法。铀的放射性分析法主要有 α 能谱法、γ 能谱法等。

α 能谱法是利用 α 谱仪对铀同位素的特征 α 能谱峰(如 ^{238}U 的 4.196MeV,^{235}U 的

4.397MeV 和 ^{234}U 的 4.777MeV 峰)进行测定。常用的制源方法是电沉积法。

γ 能谱法是利用 ^{238}U、^{235}U 及其衰变子体的 γ 射线特征峰来进行铀测定的。可选用 ^{235}U 的 185.7keV γ 射线来进行测量,但 ^{226}Ra 的 186.2 γ 射线有干扰;对放射性平衡时间超过 6 个月的样品,可选择 ^{238}U 子体 ^{234}Th 的 93keV 和 63keV 或 ^{234}Pa^m 的 100keV γ 射线进行测量。

(三) 钍化学

钍(thorium,Th),90 号元素,共有 30 种放射性同位素,其中只有六种同位素(^{227}Th、^{228}Th、^{230}Th、^{231}Th、^{232}Th 和 ^{234}Th)是天然存在的,其中 ^{232}Th 最重要,其丰度近 100%。^{232}Th 半衰期为 1.41×10^{10}a,α 衰变,粒子能量为 4.013MeV(78.2%)和 3.947MeV(21.7%)。

1. 金属钍的性质 金属钍是一种具有延展性的银白色金属,密度为 11.7g/cm^3,熔点为 1 780℃。金属钍易溶于浓盐酸和王水,与稀 HNO$_3$、H$_2$SO$_4$ 和 HClO$_4$ 等作用缓慢。金属钍不与碱溶液作用。

2. 钍的化合物 ThO$_2$ 是钍唯一稳定的氧化物,组成固定,可作为重量法测定钍的基准化合物。硝酸钍(Th(NO$_3$)$_4$)是含有若干结晶水的盐,易溶于水。Th(C$_2$O$_4$)$_2$·6H$_2$O 在酸性条件下,不溶于水,但在过量的草酸盐存在时,草酸钍能形成可溶性的络阴离子[Th(C$_2$O$_4$)$_3$]$^{2-}$ 和 [Th(C$_2$O$_4$)$_4$]$^{4-}$。ThF$_4$、Th(IO$_3$)$_4$ 和 Th$_3$(PO$_4$)$_4$ 等难溶于水,可用于钍与三价稀土元素的分离和微量钍的浓集、纯化。

3. 钍的水溶液化学 钍在水溶液中一般以无色的四价离子 Th^{4+} 存在,当溶液 pH>3 时,它开始水解;当溶液 pH>3.5 时,则析出胶状的 Th(OH)$_4$ 沉淀。Th(OH)$_4$ 沉淀在酸中的溶解性能与形成沉淀的条件和存放时间有关。

Th^{4+} 能与无机酸根离子(如 F$^-$、Cl$^-$、NO$_3^-$、SO$_4^{2-}$ 和 CO$_3^{2-}$ 等)形成易溶于水的无机络阳离子[如 ThCl$_3^+$、ThF$_2^{2+}$ 和 Th(NO$_3$)$_3^+$ 等]。在盐酸溶液中,Th^{4+} 难以形成络阴离子,此特性可用于阴离子交换法来分离铀和钍。Th^{4+} 与铀一样,能与许多有机试剂(如偶氮类、萘酚类和三苯基甲烷类等)形成有色络合物,与许多有机溶剂(如酯类 TBP 等、酮类 TTA 等、酸性磷类 HDEHP 等和胺类 N-235 等)形成疏水性络合物,这在光度测定和萃取分离中具有重要的意义。此外,Th^{4+} 还能与酒石酸、柠檬酸和氨羧络合剂[如 EDTA、DTPA、811$^#$(三聚二甲基亚氨基二乙酸四氮异喹啉)等]等形成解离度小、溶解度高、扩散能力强的水溶性络合物,这些络合物常用于钍的去污和促排。

4. 天然钍的分析测定 环境中天然钍的含量很低,一般为 $10^{-6} \sim 10^{-12}$g 级甚至更低,因此在分析测定之前需进行浓集、分离和纯化。常用的浓集方法为共沉淀法,而分离、纯化的方法有离子交换法、以 N-263 和 N-235 等作为萃取剂或固定相的溶剂萃取法或反相萃取色谱法以及 CL-TRPO 和 CL-TBP 萃淋树脂色谱法等。其中溶剂萃取法和色谱法使用较广泛。目前应用最广的微量钍的分析测定方法是分光光度法。

对于钍含量在 ppb 级左右的样品,一般可用分光光度法来测定,其基本原理和方法与铀大致相同。目前常用的显色剂主要是钍试剂 Ⅰ、Ⅱ,铀试剂 Ⅲ 和偶氮氯膦 Ⅲ 等。钍试剂对钍的分光光度测定具有较好的选择性,但阴离子杂质的干扰较大,灵敏度较低。铀试剂 Ⅲ 是常用又较理想的显色剂,在强酸(6mol/L HCl)介质中,形成的有色络合物在波长为 665nm 处的 κ 值为 1×10^4m^2/mol,灵敏度高,除铀(Ⅳ)、锆、钛、铁(Ⅲ)和稀土元素有干扰外,其他阳离子和阴离子一般干扰不大,其影响可用掩蔽剂消除,常用草酸消除 Zr^{4+}、Ti^{4+} 和维生素 C 来消除 Fe^{3+} 等离子对测定的干扰。

（四）镭化学

镭（radium，Ra），88号元素，有33种放射性同位素，其中只有 ^{223}Ra、^{224}Ra、^{226}Ra 和 ^{228}Ra 是天然存在的，其一些辐射特性列于表4-4。其中 ^{223}Ra、^{224}Ra 和 ^{226}Ra 都是 α 衰变，它们的放射性活度总和称为总镭。^{228}Ra 是 β¯ 衰变体，其子体 ^{228}Ac 也是 β¯ 衰变体。^{228}Ac 半衰期为 6.13h，能量为 2.18MeV。母体 ^{228}Ra 和子体 ^{228}Ac 容易达到长期平衡。在镭的同位素中，最重要的是 ^{226}Ra，其次是 ^{228}Ra。^{226}Ra 是铀水冶厂重要的监测核素，而 ^{228}Ra 是钍水冶厂重要的监测核素。

表4-4　天然镭同位素的主要核特性

同位素	半衰期	衰变方式	粒子主要能量 /MeV（%）	所属放射系
^{223}Ra	11.43d	α	5.716（52.6），5.607（25.7）	锕系
^{224}Ra	3.66d	α	5.685（94.9）	钍系
^{226}Ra	1 600a	α	4.784（94.45）	铀系
^{228}Ra	5.75a	β	0.039 2（40），0.012 8（30）	钍系

1. 金属镭的性质　金属镭具有银白色光泽，其密度为 $6.0g/cm^3$，熔点为 960℃。镭在空气中不稳定，表面易形成一层黑色的氮化镭（Ra_3N_2）薄膜，亦易被氧化成氧化镭（RaO）。镭与水能发生剧烈反应，使水分解出 H_2。

2. 镭的化合物　镭的主要可溶性盐有 $RaCl_2$、$Ra(NO_3)_2$ 等，其主要难溶盐类有 $RaSO_4$、$RaCO_3$、$RaCrO_4$ 和 RaC_2O_4 等，其中 $RaSO_4$、$RaCO_3$、$RaCrO_4$ 以及相应的钡盐所形成的共结晶沉淀常用于镭的分离测定中。

3. 镭的水溶液化学　镭在水溶液中以 Ra^{2+} 形式存在，其化学性质与同族元素钡特别相似，常用钡作为镭的载体。镭与 EDTA、DTPA、柠檬酸和 2,3- 二硫基丙烷磺酸钠等能生成络合物，此性质可用于人体中镭的促排。

4. 镭的分析测定

（1）镭的分离方法：γ 能谱法一般不需要分离，可直接对样品进行测量。而射气法、α 计数法、β 计数法则须用化学分离法将镭从样品的大量杂质（特别是镭的放射性子体）中分离、浓集，然后测量。目前，镭的化学分离和浓集主要采用共沉淀法，通常以 $BaSO_4$-$PbSO_4$ 共沉淀法应用最广，它是浓集分离环境和生物样品中镭的常规方法。$BaSO_4$-$PbSO_4$ 共沉淀法是采用钡和铅的可溶性盐作载体，硫酸作沉淀剂，在样品溶液中生成 $BaSO_4$-$PbSO_4$-$RaSO_4$ 共沉淀，使镭得到初步的浓集和分离。然后用 EDTA 的碱性溶液加热溶解沉淀物，再加入冰醋酸，$BaSO_4$-$RaSO_4$ 因难溶于冰醋酸而重新沉淀，Pb^{2+} 则仍留在溶液中，使镭得到进一步纯化。此法镭的回收率高，但不能将样品中的钍、钋和铋等杂质去除。为此，可预先加入 EDTA 作掩蔽剂，在 pH=3~5 的条件下进行沉淀，以减少钍、钋和铋等放射性的污染。

（2）镭的测定方法

1）射气法（emanation method）：封存一定时间的含镭样品溶液中新积累的短寿命子体氡积累一定时间后的活度与母体镭有如下关系：

$$A_{Ra} = \frac{A_{Rn}}{1-e^{-\lambda t}} \tag{4-21}$$

式中，A_{Ra} 为被测样品溶液中 ^{226}Ra 的活度（Bq）；A_{Rn} 为经 t 时间后积累的 ^{222}Rn 的活度（Bq）；t 为 ^{222}Rn 的积累时间（s）；λ 为 ^{222}Rn 的衰变常数；$(1-e^{-\lambda t})$ 为经 t 时间后，氡的积累系数。通过对一定时间内积累的子体 ^{222}Rn 的测量，按上式算样品中 ^{226}Ra 的含量。

测量 ^{222}Rn 的常用方法为硫化锌 α 闪烁计数法。它将积累的氡定量地转入已知 α 放射性本底并抽成真空的闪烁室内，放置 3h，使氡与其短寿命子体达到放射性平衡，然后测量氡及其子体放射出的 α 粒子计数，与氡的活度成正比。

射气法除了可以测定样品中 ^{226}Ra 的含量外，还可以利用 ^{224}Ra 的子体 ^{220}Rn 的半衰期（55.6s）远比 ^{222}Rn 的半衰期（3.82d）短的衰变特性，先测出 ^{220}Rn 和 ^{222}Rn 的总量，待 ^{220}Rn 衰变完后再测 ^{222}Rn 的含量，从而可以分别计算出样品中 ^{224}Ra 和 ^{226}Ra 的含量。

2）α 计数法：它是把分离掉放射性子体、其他放射性杂质及常量杂质的镭化合物如 $BaSO_4\text{-}RaSO_4$ 沉淀物制成薄源，置于低本底 α 探测装置上测其 α 活度，测得的结果是几种镭同位素的 α 放射性总量（也称总镭）。

3）β 计数法：^{228}Ra 的监测通常是通过测量其子体 ^{228}Ac 来进行的。^{228}Ra 是 β 放射性核素，但其 β 射线的能量（0.039MeV）很低，因此要准确测得其 β 活度比较困难。而 ^{228}Ra 的子体 ^{228}Ac 却具有理想的衰变特性，其 β 射线的能量（2.18MeV）高，半衰期（6.13h）也较短，故可以测量 $^{228}Ra\text{-}^{228}Ac$ 平衡源或从中分离出的 ^{228}Ac 的 β 放射性活度，然后计算出样品中 ^{228}Ra 的含量。

4）γ 能谱法：它是利用 γ 能谱仪测量镭及其子体的特征 γ 射线来进行镭测定的物理方法。例如，^{226}Ra 的测量就可选择其子体 ^{214}Pb 的 0.352 0MeV 和 ^{214}Bi 的 0.609 3MeV、1.120 29MeV 的 γ 全能峰来进行测定。

（五）氡化学

氡（radon，Rn），86 号元素，共有 34 种放射性同位素。在氡的放射性同位素中，最重要的是三个天然放射系成员 ^{219}Rn、^{220}Rn 和 ^{222}Rn，其主要辐射特性列于表 4-5。

表 4-5　天然氡同位素的主要辐射特性

同位素	半衰期	衰变方式	粒子主要能量 /MeV（%）	所属放射系
^{219}Rn	3.96s	α	6.819（79.4）	锕系
^{220}Rn	55.6s	α	6.288（99.89）	钍系
^{222}Rn	3.82d	α	5.489（99.9）	铀系

1. 氡的性质　氡是元素周期表中零族元素，在一般条件下，它的化学性质很不活泼。氡是无色无味的气体，在标准状况下，密度为 9.73g/L。当温度降到 -61.8℃时变成液体，温度降至 -71℃时则变成固体。

氡微溶于水和血液，易溶于苯、甲苯、二硫化碳等有机溶剂。氡易被活性炭、硅胶等吸附剂吸附，其吸附能力随温度增加而急剧下降。如常温下活性炭能吸附几乎 100% 的氡，加热到 350℃，吸附的氡又全被解吸下来。此特性常用来除去气体中的氡及浓集环境当中的微量氡。

氡的短寿命子体与氡不同，它们不是气体，而是重金属的固体。刚生成的氡子体以自由单原子或带正电荷的离子形式存在，具有较强的扩散能力，并能与空气中的气溶胶或尘埃结合在一起形成结合态氡子体。氡子体在 α 衰变时的反冲作用能将结合态氡子体转变为非结合态氡子体。氡的短寿命子体贡献的辐射剂量是人类天然辐射照射的主要来源。

2. 氡的测定

(1)双滤膜 α 放射性测量法:此法采用带有过氯乙烯超细纤维滤膜的圆柱形双滤膜采样管,当环境大气以恒速通过该采样管时,入口滤膜能将空气中原有的氡子体滤掉,而让氡气在管内穿行。氡在行程中衰变生成的子体除极少数沉积在管壁上以外,绝大多数均被出口滤膜捕集。由于采样管体积一定,采样的速度保持恒定,则气流在管内飞行时间就是一个定值。气流在管内行程中氡子体的生成和积累就与气流中的氡浓度成正比,测量出口滤膜上的 α 放射性计数就可以计算出大气中的氡浓度 C_{Rn}。双滤膜采样装置见图 4-8。

$$C_{Rn} = KN \tag{4-22}$$

式中,N 为出口滤膜上的 α 净计数率(cpm);K 为系数,可用标准镭源进行标定得出。

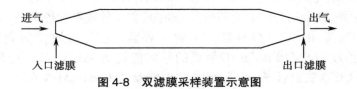

图 4-8 双滤膜采样装置示意图

(2)硫化锌闪烁计数法:将空气吸入已知 α 放射性本底并抽成真空的闪烁室内,放置 3h,使氡与其短寿命子体达到放射性平衡,然后测量氡及其子体的 α 放射性强度,计算出空气中氡的浓度。

(3)活性炭盒法:将烘干处理过一定量的活性炭放入活性炭盒,用滤膜封住活性炭盒的敞开面,置于测量现场,放置 3~7d,让空气中氡被动扩散入活性炭盒中,用 γ 谱仪测量采样结束 3h 后活性炭盒的氡子体特征 γ 射线峰的强度,计算出氡的浓度。此方法可测量采样期间平均氡浓度。

(六)氚化学

氚(tritium,T)是元素周期表中 1 号元素氢的同位素,氚是纯 β 放射体,半衰期为 12.33a,β 射线的平均能量为 5.72keV,最大能量仅为 18.59keV,在水中的最大射程为 6μm,平均射程为 0.68μm。

1. 氚的来源及危害 氚来源于天然和人工两种途径。宇宙射线中大于 4.4MeV 的中子轰击大气中氮而发生 $^{14}N(n,T)^{12}C$ 核反应,氚在地球大气表面的平均年生成率约为 7.2×10^{16}Bq。人工氚主要来源于大气层核爆炸,核动力堆和乏燃料后处理厂也向环境排出一部分氚。目前,热核武器试验产生的氚量远远超过了天然氚量。少量氚可通过回旋加速器制备,如通过 $^{2}H(d,p)^{3}H$ 核反应产生氚。大量的氚则主要通过反应堆辐照 ^{6}Li 来制备,其核反应为 $^{6}Li(n,\alpha)^{3}H$。

氚属于低毒性组放射性核素。自然界中的氚,最终将以氚水(HTO 和 T_2O)-氚水蒸气(99% 以上)形式存在。人体吸收 HTO 的能力比氚气(HT)大 4 个数量级。氚水的危害比氚气和有机氚要大。

2. 氚的性质 氚与氢的相对原子量差别较大,因而同位素效应十分明显。氚水的蒸气压稍低于同一温度下的普通水,其沸点则稍高于普通水,并按 H_2O(100.00℃)、HTO

(100.76℃)和 T_2O(101.51℃)的顺序递增,此性质可用于精馏法分离、浓集氚。

通常,与氚直接相连的键(如 C—T 键、H—T 键和 O—T 键)要比氢的相应键稳定,此性质可用于电解法浓集氚水。氚的 β 射线对氚的许多化学反应起着催化作用。氚可与氢气、水和其他含氢化合物中的氢发生同位素交换反应,金属催化剂(如 Pt、Pd)对氚与氢的同位素交换反应有催化作用。

氚水易被硅胶、活性氧化铝和分子筛等吸附剂吸附,其吸附最大容量随温度的升高而下降,其中温度对分子筛吸附氚水的影响较小。此性质用于空气中氚化水蒸气的吸附。

3. 氚的测定　氚的 β 粒子能量很低,测定氚的有效方法一般采用液体闪烁计数法测量氚水。此外,利用氚的 β 粒子射程短、电离作用较大的特点,还可采用放射自显影法来确定氚在生物体中的位置和数量。

（七）放射性碳化学

碳是元素周期表中的第 6 号元素,属第二周期ⅣA 族。碳共有 15 种同位素,除 ^{12}C 和 ^{13}C 为稳定同位素外,其余均为放射性同位素,其中最重要的放射性核素是 ^{14}C,其次 ^{11}C。

天然碳有 ^{12}C、^{13}C 和 ^{14}C 三种核素。^{14}C 是一种能量较低的纯 β^- 放射性核素,半衰期为 5 730a,比活度为 $1.65 \times 10^5 Bq/\mu g$,β 射线的平均能量为 45keV,最大能量为 0.155MeV。^{11}C 是 β^+ 衰变(99.8%)放射性核素,衰变时放出能量为 0.960 8MeV 的 β^+ 粒子,半衰期为20.38min。

1. 放射性碳的来源及危害　^{14}C 的来源有天然和人工两种。天然 ^{14}C 主要来源于宇宙射线中的中子轰击大气中的氮发生 $^{14}N(n,p)^{14}C$ 核反应,大气中 ^{14}C 原子的平均生成率约为 $2.2cm^{-2} \cdot s^{-1}$,生成的 ^{14}C 立即与氧结合成 $^{14}CO_2$ 而存在于大气层中,并参与自然界的碳循环。^{14}C 的人工来源主要是大气层核爆炸,其次是核燃料循环(核动力堆和乏燃料后处理厂),其中核聚变反应产生的 ^{14}C 量是核裂变反应的 13 倍。目前,核爆炸产生的 ^{14}C 已达 $3.55 \times 10^{17} Bq$,它是大气中天然 ^{14}C 本底水平的 2.5 倍。少量的 ^{14}C 可采用中子轰击氮或通过 $^{13}C(n,\gamma)^{14}C$ 和 $^{13}C(d,p)^{14}C$ 等核反应来制备。

^{11}C 是通过人工核反应制备的。利用回旋加速器的低能(7MeV)氘核束(d)流轰击 B_2O_3,通过 $^{10}B(d,n)^{11}C$ 和 $^{11}B(d,2n)^{11}C$ 核反应可制得 ^{11}C 标记的 CO 和 CO_2;也可利用 33MeV 质子轰击 NaCN,通过 $^{12}C(p,pn)^{11}C$ 和 $^{14}N(p,\alpha)^{11}C$ 核反应来制备 ^{11}C。

^{14}C 属中毒性组放射性核素。由于碳是组成生物机体的重要元素,约占人体组成的18%,因此 ^{14}C 可通过自然的碳循环,主要是经食物途径进入人体,在人体总放射性水平中仅次于 ^{40}K,占第二位。它所造成的年有效剂量当量要比 ^3H 大得多。

2. 碳的化学性质　碳是性质相当稳定的非金属元素,主要价态为 +4 价。任何形式的单质碳或含碳可燃物质在空气中燃烧均可生成 CO_2。CO_2 可被碱液吸收生成碳酸根离子,而碳酸钙难溶于水。CO_2 可溶解在醇、苯和苯胺类有机溶剂中,如 CO_2 在甲苯中的溶解度可达 25ml/ml,此性质可用于 ^{14}C 的液体闪烁计数测量。

3. ^{14}C 的分析测定　环境中 ^{14}C 的含量测定一般是先把 ^{14}C 氧化为 $^{14}CO_2$,然后通过碱性吸收转换成碳酸钙、合成苯或直接闪烁液吸收,液体闪烁计数法测量 ^{14}C 的含量。

二、超铀元素化学

原子序数大于 92 的所有元素统称超铀元素(transuranium element)。它们主要是靠反应堆和加速器人工制得的,但核试验和核爆炸也产生了大量超铀元素。目前,已发现和制得的超铀元素共有 26 种,即元素周期表中 93~118 号元素。本部分主要介绍锕系通论以及钚和镅的化学。

(一) 锕系通论

元素周期表第七周期中,从 89 号元素锕到 103 号元素铹一共 15 个元素统称为锕系元素(actinide),分别是锕(Ac)、钍(Th)、镤(Pa)、铀(U)、镎(Np)、钚(Pu)、镅(Am)、锔(Cm)、锫(Bk)、锎(Cf)、锿(Es)、镄(Fm)、钔(Md)、锘(No)、铹(Lr)。

1. 锕系元素的电子构型 锕系元素气态中性原子的基态电子构型见表 4-6。其中锕系元素锕、钍的气态原子没有 5f 电子;而元素镤、铀、镎,除有 5f 电子以外,还有一个 6d 电子;锔由于 5f 层已半充满,还有一个 6d 电子。

表 4-6 气态锕系元素中性原子的基态电子构型

原子序数	元素符号	电子构型[1]
89	Ac	$6d7s^2$
90	Th	$6d^27s^2$
91	Pa	$5f^26d7s^2$
92	U	$5f^36d7s^2$
93	Np	$5f^46d7s^2$
94	Pu	$5f^67s^2$
95	Am	$5f^77s^2$
96	Cm	$5f^76d7s^2$
97	Bk	$5f^86d7s^2$ 或 $5f^97s^2$
98	Cf	$5f^{10}7s^2$
99	Es	$5f^{11}7s^2$
100	Fm	$5f^{12}7s^2$
101	Md	$5f^{13}7s^2$
102	No	$5f^{14}7s^2$
103	Lr	$5f^{14}6d7s^2$

注:1)指氡壳心($1S^22s^22p^63s^23p^63d^{10}4s^24p^64d^{10}4f^{14}5s^25p^65d^{10}6s^26p^6$)外的层。

2. 锕系元素的价态和离子半径

(1)价态:表 4-7 汇集了现今已知锕系元素的价态。锕系元素的价态较多是由于锕系元素的 5f 电子与外层电子的能级相差较小的缘故。在不含络合剂的水溶液(例如高氯酸溶液)中,前几个锕系元素的高价稳定性随原子序数的增加而增加;而超铀元素的高价稳定性却随原子序数的增加而下降;对于超钚元素而言,最稳定的价态基本都是三价。

表 4-7 锕系元素的价态

锕系元素	Ac	Th	Pa	U	Np	Pu	Am	Cm	Bk	Cf	Es	Fm	Md	No	Lr
原子序数	89	90	91	92	93	94	95	96	97	98	99	100	101	102	103
价态													1		
	(2)			(2)		(2)	(2)			2	2	2	2	$\underline{2}$	
	$\underline{3}$	3	(3)	3	3	3	$\underline{3}$	$\underline{3}$	$\underline{3}$	$\underline{3}$	$\underline{3}$	$\underline{3}$	$\underline{3}$	3	3
		4	4	4	4	$\underline{4}$	4	4	4	4	4				
			$\underline{5}$	5	$\underline{5}$	5	5								
				$\underline{6}$	6	6	6								
					7	7									
						(8)									

注:1)下面画线的值为水溶液中最稳定的价态。带括号的值为没有确认的价态以及仅在熔融时存在的价态。

(2)离子半径:锕系元素的离子半径随原子序数增加而减小,这种现象称为锕系收缩。但是这种收缩是不均匀的,前面几个锕系元素收缩的幅度较大,后面锕系元素收缩的趋势越来越小。此结果就使锕系元素间化学行为上的差别随原子序数增加而逐渐变小,以致分离超钚元素变得越来越困难。

3.锕系元素的水溶液化学

(1)氧化还原反应:锕系元素有多种价态,M^{3+}/M^{4+} 和 MO_2^+/MO_2^{2+} 的氧化还原反应比 M^{4+}/MO_2^+ 和 M^{4+}/MO_2^{2+} 要容易得多,因为前者只需转移一个电子,后者则要形成或断裂 M-O 键。此外,反应过程中有 H^+ 参与,电极电势还要受酸度的影响。

$$MO_2^+ + 4H^+ + e^- \rightleftharpoons M^{4+} + 2H_2O$$
$$MO_2^{2+} + 4H^+ + 2e^- \rightleftharpoons M^{4+} + 2H_2O$$

因此降低酸度有利于 M^{4+} 的氧化。

锕系元素中 U、Np、Pu 和 Am 的Ⅳ和Ⅴ价离子在溶液中会发生自身氧化还原,即歧化反应。

$$3M^{4+} + 2H_2O \rightleftharpoons 2M^{3+} + MO_2^{2+} + 4H^+$$
$$2MO_2^+ + 4H^+ \rightleftharpoons M^{4+} + MO_2^{2+} + 2H_2O$$

且 M(Ⅳ)歧化反应的趋势从 U 到 Am 随原子序数的增加而加大。另外,锕系元素的一些核素由于辐射化学效应导致溶液中高氧化态的强烈自还原或低氧化态的自氧化,如 ^{241}Am(Ⅵ)在 15mol/L CsF 溶液中的自还原为每小时 5%,最终产物为 Am(Ⅲ)。

(2)络合反应:溶液中锕系元素的络合能力一般按下列次序递减:M(Ⅳ)>M(Ⅲ)≥M(Ⅵ)>M(Ⅴ),换言之,四价锕系元素形成的络合物最稳定,而五价锕系元素(Pa 除外),以酰基离子 MO_2^+ 形式存在时,形成的络合物稳定性最弱。

由于 M(Ⅳ)形成络合物的能力大于 M(Ⅵ)和 M(Ⅲ),在氧化还原过程中,加入适当的络合剂,将有利于 M(Ⅵ)还原成 M(Ⅳ)或 M(Ⅲ)氧化成 M(Ⅳ)。

锕系元素的阳离子能与许多阴离子如 CO_3^{2-}、$C_2O_4^{2-}$、NO_3^-、Cl^-、OH^-、H_2Y^- 等形成络离子,其中与 NO_3^- 和 Cl^- 形成络阴离子如 $M(NO_3)_6^{2-}$、MCl_6^{2-} 的性质常用于锕系元素的萃取分离和阴离子交换分离中。锕系元素离子还可与多种有机试剂如 TBP、TOPO、TTA、HDEHP、

EDTA 等生成络合物,并广泛应用于锕系元素的萃取分离、纯化、去污和促排中。

(3)水解反应:锕系元素离子的电荷较高,它们在水溶液中大都可发生水解反应。一般说来,锕系元素三价,四价离子的水解能力随原子序数增加而增强:

$$Pu(III) > Np(III) > U(III)$$

$$Pu(IV) > Np(IV) > U(IV) > Th(IV)$$

对同一种锕系元素而言,各种价态离子的水解能力随离子势的增加而增强,其次序为:

$$M(IV) > M(VI) > M(III) > M(V)$$

M^{n+} 离子水解反应的第一步通常可表示为:

$$M^{n+} + H_2O \rightleftharpoons MOH^{(n-1)+} + H^+$$

显然,提高溶液的酸度,可以减弱甚至完全抑制水解反应。

在低度酸溶液中,高价锕系离子的水解产物因水解程度不同可形成多种水解离子,如 MOH^{3+}、$M(OH)_2^{2+}$、$M(OH)_3^+$、$M(OH)_4$ 沉淀等,比较复杂。锕系元素大部分阳离子在水解过程中除产生单核型的水解产物外,有时还发现有聚合型水解产物。

(二)钚化学

1. 概述

(1)钚的发现:1940 年末,西博格等用 16MeV 的氘核轰击 ^{238}U 获得了 ^{238}Pu,这是最早发现的钚(plutonium)的同位素。

$$^{238}U(d,2n)^{238}Np \xrightarrow[2.117d]{\beta} {}^{238}Pu \xrightarrow[87.74a]{\alpha}$$

(2)钚的同位素:钚是 94 号元素,目前已发现 20 种钚的同位素,其质量数从 228 到 247,其中最重要的是 ^{239}Pu,其次是 ^{238}Pu。^{239}Pu 几乎都由天然铀作装料的热中子反应堆生产,将来快中子增殖堆可预期成为 ^{239}Pu 的主要来源。表 4-8 列出了 ^{238}Pu 和 ^{239}Pu 主要核特性。

表 4-8　238Pu 和 239Pu 主要核特性

核素	半衰期 /a	衰变方式	粒子能量 /MeV(%)	主要合成反应
^{238}Pu	87.74	α	5.499(71.1), 5.457(25.7)	$^{237}Np(n,\gamma)$
^{239}Pu	2.11×10^4	α	5.155(73.3), 5.143(15.1)	$^{238}U(n,\gamma)$

(3)钚的主要用途及危害:^{239}Pu 的裂变截面较高,可作为核燃料。^{238}Pu 是制备放射性核素电池的良好材料。

^{238}Pu 和 ^{239}Pu 均属极毒性组放射性核素。钚裂变放出中子或 α 衰变放出的 α 粒子引起杂质元素(如 F、O 等)发生(α,n)反应而释放中子,可对眼睛有一定的危害。此外,钚衰变时易发生群体反冲现象,产生放射性气溶胶。因此在操作可称量钚时,应在手套箱中进行。平时,钚应密封保存。

2. 钚及其化合物
金属钚在空气中易被氧化,其氧化速度与空气的相对湿度有关。粉末状的钚在空气中能自燃而生成 PuO_2。

金属钚易溶于稀盐酸生成蓝色的 Pu^{3+} 溶液。钚与稀硫酸能缓慢地进行反应,生成 Pu^{4+} 溶液,但钚却完全不与浓硫酸起作用。钚几乎能与所有非金属元素结合,形成钚的化合物。

钚易与氧结合,形成多种氧化物(如 Pu_2O_3,PuO_2 等),其中最稳定的是 PuO_2。通常钚的过氧化物、氢氧化物、草酸盐和硝酸盐等在空气中加热至 800~1 000℃时都能生成纯的化学

计量的 PuO_2。PuO_2 熔点高，耐辐照，是一种重要的核燃料化合物。

钚的氟化物主要有 PuF_3、PuF_4 和 PuF_6 三种。PuF_3 和 PuF_4 的化学性质不活泼，难溶于水和酸，但能溶于含有硼酸、Al^{3+} 或 Fe^{3+} 离子的溶液中。PuF_6 与 UF_6 一样，是一种易挥发的氟化物，并且是一种非常强的氧化剂。

钚能与一些无机酸根作用生成各种价态的易溶性和难溶性的钚盐，其中以四价钚盐为最重要，其次是六价钚盐。钚的易溶性盐类主要有四价钚的 $Pu(NO_3)_4$、$Pu(SO_4)_2$ 和 $PuCl_4$ 及六价钚的 $PuO_2(NO_3)_2$ 和 PuO_2Cl_2 等。钚的难溶性盐类主要有四价钚的 $Pu(C_2O_4)_2$、$Pu(IO_3)_4$ 和 $Pu(HPO_4)_2$ 以及六价钚的 $(NH_4)_4[PuO_2(CO_3)_3]$ 和 $Na_2Pu_2O_7$ 等，它们是沉淀法分离、浓集钚的重要化合物。$Pu(SO_4)_2 \cdot 4H_2O$ 具有稳定性好、组成固定和纯度高的特点，常用作钚分析的基准物。

3. 钚的水溶液化学

(1) 钚的价态：钚在水溶液中能以 Ⅲ 到 Ⅶ 五种价态存在：水合 Pu^{3+}、水合 Pu^{4+}、水合 PuO_2^+、水合 PuO_2^{2+} 和水合 PuO_5^{3-}，其中最稳定的价态是 +4 价。

水溶液中钚的价态还受自身 α 辐射的影响，使得水溶液中钚的价态比较复杂，而钚的歧化反应，更增加了水溶液中钚的价态的复杂性。

(2) 钚的水解与聚合

1) 钚的水解不同价态：钚离子的水解能力随离子势的降低而减弱，次序如下：

$$Pu^{4+} > PuO_2^{2+} > Pu^{3+} > PuO_2^+$$

在强碱溶液中，Pu^{3+} 会生成蓝色的 $Pu(OH)_3$，但很快就被空气中的氧气所氧化，形成 $Pu(OH)_4$ 或 $PuO_2 \cdot xH_2O$。

Pu^{4+} 在 pH>1 的水溶液中就水解，水解产物为 $Pu(OH)_4$，$PuO_2 \cdot xH_2O$ 或多核聚合物。

PuO_2^+ 在 pH<5 时基本不水解，pH≈6.8 时，开始析出 $PuO_2(OH)$ 沉淀。

2) 钚的聚合：在弱酸性溶液中，Pu^{4+} 与 Th^{4+} 和 U^{4+} 相似，能形成胶状聚合物。首先 Pu^{4+} 水解生成 $Pu(OH)_4$，然后氢氧根转变为"氧"桥（—O—）而形成 Pu^{4+} 的聚合物，Pu^{4+} 聚合物一旦形成就不容易破坏，从而给钚的分离带来麻烦。

(3) 钚的络合反应：各种价态的钚离子在含有无机酸根或有机酸根的水溶液中能形成不同配位体的络合物，其中以 Pu^{4+} 形成的络合物最稳定，也最重要。

Pu^{4+} 与 NO_3^-、Cl^-、CO_3^{2-}、$C_2O_4^{2-}$、SO_4^{2-} 等无机酸根能形成络合物，且在一定浓度下能形成络阴离子，如 $Pu(NO_3)_6^{2-}$、$PuCl_6^{2-}$、$Pu(CO_3)_4^{4-}$、$Pu(C_2O_4)_4^{4-}$、$Pu(SO_4)_3^{2-}$ 等，这在钚的分离和难溶性钚盐的溶解中有广泛的应用。

Pu^{4+} 能与酮类（如 TTA）、酯类（如 TBP）、羧酸类（如柠檬酸）、胺类（如 TOA）和氨羧络合剂（如 EDTA、DTPA）等有机试剂形成有机络合物，这些络合物常用于钚的萃取分离和去污促排等方面。

(4) 钚的氧化还原反应：在水溶液中，各种价态钚离子的氧化还原行为不仅与其氧化还原电位有关，而且还与溶液的酸度、介质、温度和氧化还原剂的性质等因素有关。为了获得不同价态的钚离子，常用的氧化还原剂有氨基磺酸亚铁、羟胺、肼、亚硝酸钠、溴酸钠、四价铈盐等。

各种价态的钚离子对的氧化还原电位比较接近。在一定酸度下，钚的 +3~+6 四种价态离子存在如下平衡：

$$Pu^{4+} + PuO_2^+ \rightleftharpoons Pu^{3+} + PuO_2^{2+}$$

因此,钚的 +3~+6 四种价态离子能同时存在,并形成热力学稳定体系。这在所有元素中是特有的。

对于 Pu^{4+} 而言,在低酸度溶液中,可发生如下歧化反应:

$$3Pu^{4+} + 2H_2O \rightleftharpoons 2Pu^{3+} + PuO_2^{2+} + 4H^+$$

高酸度可防止 Pu^{4+} 的歧化。由于 Pu^{4+} 络合能力最强,若有络合剂存在,也可抑制 Pu^{4+} 的歧化。

4. 钚的分析测定 钚的常用定量分析方法有重量法、氧化还原法、分光光度法、辐射测量法等。环境和生物样品中钚的含量很低,因而其测量方法主要是采用简便、灵敏的辐射测量技术。为了消除待测样品中杂质的 α 放射性对钚 α 放射性测量的干扰,必须在测量以前用萃取法、离子交换色谱法等方法将样品中的钚进行浓集和纯化。具体测量方法主要有 α 计数法、α 能谱法和液体闪烁计数法等。

(三) 镅化学

1. 概述 西博格、R. A. 詹姆斯(James)等于 1944 年底在处理经过长期中子照射的钚样品时发现了镅(americium),其生成核反应如下:

$$^{239}Pu(n,\gamma)\,^{240}Pu(n,\gamma)\,^{241}Pu \xrightarrow{\beta^-,14.4a} {}^{241}Am \xrightarrow{\alpha,433a}$$

镅为 95 号元素,现已发现有 19 种镅的同位素,质量数为 231~249,其中最重要的是 ^{241}Am。^{241}Am 是 α 放射体,其半衰期分别为 433a,放射出 4.586MeV(85.2%)α 粒子。

^{241}Am 可制备 ^{241}Am-Be 中子源,或利用其能量为 0.059 5MeV 的弱 γ 射线制作低能 γ 源于薄板测厚仪、湿度计和骨密度测定仪等,或利用其发射 α 粒子制备烟雾报警器等。

2. 镅的化合物 镅的氧化物有 AmO、Am_2O_3 和 AmO_2 三种。其中,AmO_2 最重要,它易溶于盐酸、硝酸和硫酸等强酸中。AmO_2 在 1 000℃时仍具有稳定的组成,可以准确称重,用于重量法测定镅。

镅盐以三价镅盐最为重要。$Am(Ⅲ)$ 能与多种阴离子生成难溶性盐类。其中主要有 AmF_3、$Am_2(C_2O_4)_3 \cdot 10H_2O$、$Am_2(SO_4)_3 \cdot xH_2O$ 以及硫酸镅钾复盐 $K_8Am_2(SO_4)_7$ 等。利用这些难溶性镅盐可以分离、纯化镅。如在分离微量镅时,常用镧作载体,以氟化物或氢氧化物形式进行共沉淀来浓集和纯化镅。此外,利用草酸盐沉淀分离浓集镅,然后沉淀物在空气中加热到 300℃以上,可转化为 AmO_2,此性质常用于镅的重量法测定中。

3. 镅的水溶液化学 镅在水溶液中能以 Ⅱ 到 Ⅶ 六种价态存在,其中以 $Am(Ⅲ)$ 最稳定。当不存在络合剂时,水溶液中Ⅲ、Ⅴ 和Ⅵ价镅离子均以水合离子的形式存在。而 $Am(Ⅳ)$ 只有在浓的氟化物和磷酸盐溶液中才能稳定存在。

Am^{3+} 是非常稳定的,需用强氧化剂如 $(NH_4)_2S_2O_8$,$Ce(Ⅳ)$ 才能将 $Am(Ⅲ)$ 氧化到高价。$Am(Ⅳ)$ 和 $Am(Ⅴ)$ 在溶液中很不稳定,会发生歧化反应。

$$2Am^{4+} + 2H_2O \rightleftharpoons Am^{3+} + AmO_2^+ + 4H^+$$

$$2AmO_2^+ + 4H^+ \rightleftharpoons Am^{4+} + AmO_2^{2+} + 2H_2O$$

而 AmO_2^{2+} 又可被自 α 辐射还原。因此,水溶液中的 $Am(Ⅳ)$ 和 $Am(Ⅴ)$ 最终都转变为 Am^{3+}。

$Am(Ⅲ)$ 能与 Cl^-、NO_3^- 和 SCN^- 等阴离子发生络合作用生成络阴离子 AmX_4^-。

$Am(Ⅲ)$ 也能与一些有机试剂发生络合作用,如可与 TTA、PMBP 分别生成 $Am(TTA)_3$,

Am(PMBP)$_3$ 螯合物。这一性质常用于微量镅的萃取分离。Am(Ⅲ)还能与 TIOA、季铵盐、HDEHP 以及 TBP 等生成疏水性络合物,此性质常用于镅与镧系元素的分离。

此外,Am(Ⅲ)还能与 DTPA、EDTA 生成稳定的有机络合物,这一性质已用于对早期镅中毒病人的促排治疗和表面去污。

4. 镅的分析测定 分离微量镅的主要方法有共沉淀法、离子交换色谱法、萃取法(如 HDEHP、TTA、TOPO 萃取法等)和萃取柱色谱法(如 HDEHP-Kel-F 萃取柱色谱法等),这些方法已用于食品和尿中 ^{241}Am 的浓集和分离。

一般对镅含量较大的样品,可采用重量法、量热法或氧化还原法(如电位库仑法)来测定;对含微量镅的样品,则可采用放射性测量法或分光光度法来测定。在分析测定环境和生物样品中微量镅时,常用的方法是放射性测量法,如 α 计数法、α 能谱法、γ 计数法、γ 能谱法和液体闪烁计数法等,其中应用最广的是 α 计数法和液体闪烁计数法。

三、裂变元素化学

(一)裂变产物

重原子核分裂成两个质量大体相等或多个质量较小的原子的过程称为核裂变(nuclear fission)。核裂变可以在没有外来粒子轰击下自发裂变(spontaneous fission),也可以在入射粒子轰击下发生裂变,即诱发裂变(induced fission)。入射粒子为热中子、快中子、带电粒子和光子所引起的裂变反应分别称为热(中子诱发)裂变、快(中子诱发)裂变、带电粒子诱发裂变和光致裂变。其中,中子引发的核裂变最为重要。

原子核裂变时最初形成的原子,因其中子和质子数之比值高,为丰中子核,在裂变后约在 10^{-15}s 内会直接发射 1~3 个中子。发射中子后的碎片,称为初级产物(primary product),其能量仍然很高,但不足以发射中子,在 10^{-11}s 内发射 γ 光子,发射光子后的碎片仍为丰中子核,它们相继进行 β⁻ 衰变直至变为稳定的核素,形成一个个称为衰变链(decay chain)的系列。

发射中子后的所有裂变碎片,其中包括 β⁻ 衰变前的初级产物和衰变子体,统称为裂变产物(fission product)或裂片元素(fission fragment element)。也就是说,裂变产物的某一核素,它可能是裂变的初级的(或独立的)产物(independent product),也可能是衰变的间接产物。

重核裂变生成的裂变产物组成很复杂,可包括核电荷数(即质子数)从 30(锌)至 71(镥)的 42 种元素,质量数在 66~172 的 500 多种核素。原子核裂变中产生某一给定种类裂变产物的份额,称为裂变产额。通常以每 100 个重核核裂变所产生的某种裂变产物原子核数来表示。因为重核裂变基本上都为二分裂,所以所有裂变产物的裂变产额之和为 200%。裂变产额通常分为独立产额(independent yield)、累积产额(build-up yield)和链产额(chain yield)三类。独立产额是指核裂变时直接生成某一核素的份额。累积产额是指在规定时间内,裂变中直接或间接产生的某种特定核素的份额。链产额是指某一衰变链上所有链成员独立产额之和。

各种裂变产物的产额和半衰期相差悬殊。产额高者可达 6% 以上,低者仅有 10^{-7}%,甚至更低。半衰期短的仅零点几秒,甚至更短,长者可达几百万年,甚至是稳定核素。

裂变产物一旦释放到环境中,会污染环境,特别是大气层中的核爆炸所产生的大量放射性裂变产物,其影响范围广,时间长;其次,核反应堆事故也会造成裂变产物释放到环境中来。这些裂变产物通过大气、土壤和水源进入动植物体内,也直接间接进入人体,给人类健康带来危害,其中尤以 ^{89}Sr、^{90}Sr、^{131}I 和 ^{137}Cs 等长、中长寿命核素危害最大。

(二)铯化学

1. 概述 铯(cesium)是 55 号元素,位于元素周期表第六周期的第一主族,属碱金属元素。

铯共有 40 种同位素。^{133}Cs 是铯唯一的天然稳定同位素。铀核裂变时,最主要的裂变产物铯是 ^{137}Cs,为 β 放射体,半衰期为 30.17a,比活度为 $3.2 \times 10^5 Bq/\mu g$,其 β 射线能量为 0.512MeV(94.0%)和 1.176MeV(6.0%)。^{137}Cs 的衰变子体是处于激发态的 $^{137}Ba^m$,其半衰期为 2.551min,放出能量为 0.662MeV 的 γ 射线,衰变成稳定的 ^{137}Ba。^{137}Cs 和 $^{137}Ba^m$ 容易达到长期平衡,所以,^{137}Cs 既可作 β 辐射源,又可作 γ 辐射源。

^{134}Cs 为 β、γ 放射体,来源于核裂变和活化反应,半衰期为 2.062a,其主要 β 射线能量为 0.658MeV(70.1%),主要的 γ 射线能量为 0.605MeV(97.6%)和 0.796(85.4%)。^{131}Cs 也是活化产物,衰变方式是电子俘获(EC),放出 29.6keV 的氙特征 X 射线。$^{131}CsCl$ 注射液可用于心脏扫描,诊断心肌梗死等疾病。

^{137}Cs 和 ^{134}Cs 均属中毒性放射性核素,^{131}Cs 属低毒性放射性核素。^{137}Cs 是核污染的一种重要放射性核素,在卫生学上具有重要的意义。^{137}Cs 进入人体后,在体内均匀分布。俗称普鲁士蓝的亚铁氰化铁 $Fe_4[Fe(CN)_6]_3$ 可用于人体内的放射性铯的阻吸收和促排。

2. 铯的化学性质 铯的化学性质与钾极为相似,但更加活泼,极易失去一个价电子,故其化合价只有 +1 价。

铯的大多数化合物(如氢氧化物、卤化物、硝酸盐、硫酸盐、碳酸盐和磷酸盐等)都易溶于水。铯也能形成一些难溶性盐类:

$$2CsCl + H_2PtCl_6 \rightarrow Cs_2PtCl_6(黄色)\downarrow + 2HCl$$

$$3CsCl + Na_3Bi_2I_9 \rightarrow Cs_3Bi_2I_9(红色)\downarrow + 3NaCl$$

$$CsCl + NaB(C_6H_5)_4 \rightarrow CsB(C_6H_5)_4(白色)\downarrow + NaCl$$

此外,还有 $Cs_3[PO_4(MoO_3)_{12}]$(磷钼酸铯)、$Cs_2Na[Co(NO_2)_6]$(亚硝酸钴钠铯)、$CsClO_4$、Cs_2SnCl_{16} 等难溶性盐类,它们在铯的分离和分析中均有应用。

铯易被无机离子交换剂如磷钼酸铵(AMP)、亚铁氰化钴钾(KCFC)和磷酸锆(ZrP)等吸附。这一性质已被用于放射性铯的分离以及从含放射性铯的污水中去除铯。

3. 铯 -137 的分析测定 环境和生物样品中 ^{137}Cs 的含量一般都很低,因此在测定时需要采集大量的样品,首先将样品中所含的大量 K、Na、Ca、Mg 等干扰元素,特别是与铯同族的天然放射性核素 ^{40}K 和 ^{87}Rb 分离掉,然后才能进行放射性测量。

铯盐在高温下易挥发,在用干式灰化法处理生物样品时,温度不宜超过 450℃。

(1)浓集和分离:铯的浓集分离方法有离子交换法、共沉淀法和溶剂萃取法等。离子交换法尤以无机离子交换剂使用最为广泛。常用的无机离子交换剂有 AMP 和 KCFC 等,也可以将亚铁氰化物吸附在阴离子交换树脂上,制备成亚铁氰化物交换树脂使用。

AMP 是一种杂多酸盐,在酸性介质中选择性地吸附一价金属离子,其吸附次序为 $Cs^+ > Rb^+ > K^+ > Na^+ > NH_4^+$,分配系数 Cs^+ 为 6 000,Rb^+ 和 K^+ 分别为 230 和 3.4。

KCFC 对铯也有很高的选择性,在 0.1mol/L HCl 的水溶液中,其分配系数为 1.8×10^4,对 ^{40}K 和 ^{87}Rb 的去污系数为 10^4。

共沉淀法是基于铯可形成前面所介绍的一些难溶性盐类来达到分离的目的,这些铯的沉淀物可用于制源、称重和测量,其中尤以氯铂酸铯沉淀效果最佳。

萃取法可用 4- 仲丁基 -2(α- 甲苄基)酚(简称 BAMBP)作萃取剂来分离 ^{137}Cs。

目前国内 ^{137}Cs 分析普遍采用的是磷钼酸铵 - 碘铋酸铯法。该法是在酸性溶液中用 AMP 吸附铯,将吸附了铯的 AMP 用 NaOH 溶液溶解,然后在 H₃Cit-HAc 溶液中以 Cs₃Bi₂I₉ 沉淀制源称重和测量,即求得铯的化学回收率和 ^{137}Cs 的活度。

(2)测量方法:^{137}Cs 的测量有两种方法,β 射线测量法和 γ 能谱法。

β 射线测量法是把经过分离纯化后的 ^{137}Cs 样品制源,在 β 探测器上测其放射性。由于 ^{137}Cs 的 β 粒子能量较低,应注意样品自吸收校正。

γ 能谱法是利用 ^{137}Cs 的子体 ^{137}Ba^m 的 γ 射线可在 γ 谱仪上直接进行测量。此法简便,但是灵敏度低,所以对于低含量的样品还不能代替放化分离浓集后的 β 计数法测量。当样品中同时存在有 ^{134}Cs 时,则必须用 γ 谱仪来测量,才可将两者区开来。

(三)锶化学

1. 概述 锶(strontium)是 38 号元素,位于元素周期表第五周期的第二主族,属碱土金属元素。

锶在自然界中的含量较少,主要存在于海水中,约 8mg/L。其矿物有硫酸盐和碳酸盐。锶在某些生物样品中也有一定含量。

锶共有 33 种同位素。质量数为 84、86、87 和 88 的四种锶同位素是稳定核素,其余均为放射性核素,其中 ^{89}Sr 和 ^{90}Sr 是两个重要的裂变产物。

^{90}Sr 是纯 β 放射体,半衰期为 29.1a,能量为 0.546MeV,比活度为 5.09MBq/μg。^{90}Sr 可制成核素电池。^{90}Sr-^{90}Y 在医学上可用作放射性敷贴剂治疗皮肤病,也可作为核素发生器。

^{89}Sr 也是 β 放射体,半衰期为 50.5d,能量为 1.49MeV,可作 β 放射源。

^{85}Sr 为活化产物,衰变方式为电子俘获,可作纯 γ 辐射源和示踪剂。在 ^{90}Sr 分析测定中,常用 ^{85}Sr 作为锶的产额指示剂。

^{90}Sr 和 ^{89}Sr 分别属于高毒和中毒性放射性核素,在核裂变反应中产额均较高,是典型的亲骨性核素。服用大量钙盐可减少放射性锶在骨内的沉积。

2. 锶的化学性质 锶与铍、镁、钙、钡和镭同属碱土金属。锶的性质与钙很相似,但更活泼。其化合价只有 +2 价,它的化合物除个别情况外都是离子化合物。

(1)锶的氧化物和氢氧化物:锶的硝酸盐、碳酸盐或氢氧化物在高温下均可转变为 SrO,SrO 与水化合时生成 Sr(OH)₂,其饱和溶液可得 Sr(OH)₂·8H₂O 晶体。Sr(OH)₂ 的碱性比 Ca(OH)₂ 强,且溶解度比 Ca(OH)₂ 大得多,并随温度而变化,在 0℃时,在 100g 水中的溶解度仅为 0.35g,而 100℃时即增至 24g,这一点与 Ca(OH)₂ 不同。

(2)锶的盐类:锶有易溶性和难溶性两种盐类。碳酸锶在水中的溶解度很小,其组成固定,可作为锶分析的基准物。硝酸锶与其他金属的硝酸盐一样均易溶于水,但在发烟硝酸中,与钙和钡的硝酸盐溶解度却大不相同,如表 4-9 所示。据此可进行锶、钡与钙以及其他金属元素的分离。在 HAc 介质中,铬酸锶和铬酸钡的溶解度明显不同,在 16℃下,100g 水中铬酸锶的溶解度为 0.12g,而铬酸钡的溶解度为 3.4×10^{-4}g,利用此性质可进行锶钡的分离。

表 4-9　锶、钙和钡的硝酸盐在发烟 HNO_3 中的溶解度（g/100g 水）

硝酸盐	硝酸浓度 /（mol·L^{-1}）		
	15	17	19
硝酸钙	7.38	2.46	0.492
硝酸锶	9.66×10^{-2}	1.45×10^{-3}	4.35×10^{-4}
硝酸钡	2.29×10^{-3}	1.91×10^{-4}	7.62×10^{-5}

（3）锶的络合物：锶能与某些有机试剂如 EDTA、DTPA、H_3Cit 等生成络合物，此性质可用于放射性锶的分析测定和去污。但是，锶的络合能力比钙差。

3. 锶-90 的分析测定　环境和生物样品中 ^{89}Sr 和 ^{90}Sr 的含量一般都很低，因此在分析测定前需要对它们进行浓集和分离。由于它们的化学性质相同，其分离纯化步骤完全相同。放射性锶与放射性钙（^{45}Ca）和钡（^{140}Ba）的分离是整个过程的关键。对于 ^{90}Sr 的分析来说，基本上都是通过测定与其处于放射性平衡的子体 ^{90}Y 来换算的。目前 ^{90}Sr 的测定已经有许多成熟的方法，其中常用的有硝酸盐或碳酸盐共沉淀法、离子交换法、HDEHP 萃取法和 HDEHP 萃取色谱法等。

（1）浓集分离

1）硝酸盐共沉淀法：此法通常也称发烟硝酸法。它是利用锶和钡与钙的硝酸盐在发烟 HNO_3 中溶解度的不同来实现锶、钡与钙的分离，再利用锶和钡的铬酸盐在 HAc 溶液中溶解度的不同除去钡。还有留在锶中的稀土元素和锆等裂片放射性核素，可用 $Fe(OH)_3$ 来进行清扫，再以碳酸盐形式沉淀锶并进行总放射性锶（$^{89}Sr+^{90}Sr$）的 β 计数测定。将沉淀放置 14d 后分离出 ^{90}Y 并测定其活性，推算出样品中 ^{90}Sr 的含量。锶与钇的分离可根据两者氢氧化物的溶解度的不同进行的，最后钇以 $Y_2(C_2O_4)_3 \cdot 9H_2O$ 形式制源。将总锶的放射性减去 ^{90}Sr 的放射性即为 ^{89}Sr 的放射性。此法测定值的准确性和精密度高，常被用作为标准方法，但是操作烦琐，而且发烟 HNO_3 腐蚀性强，不适于大量样品的分析。

2）阳离子交换法：此法是利用钙和锶与 EDTA、H_3Cit 形成的络合物与强酸性阳离子交换树脂的亲合力的不同而实现锶与钙的分离。水样中加入适量的 EDTA 和 H_3Cit，调节溶液 pH 至 4.0~5.0，通过阳离子交换柱，大部分钙能通过，而锶和部分钙为树脂所吸附，再用不同浓度和 pH 的 EDTA-NH_4Ac 溶液先后淋洗钙和锶。向含锶的流出液中加入铜盐，将锶从络合物中置换出来，以碳酸盐形式沉淀锶，并进行总放射性锶的 β 计数测定。然后再进行 ^{90}Sr 测量，方法与上相同。此法适合于含钙量高的样品，尤其适于同时处理大批量大体积水样，而对小批量样品分析显得操作烦琐费时。

3）HDEHP 萃取色谱法：此法是选择性地分离出 ^{90}Sr 和 ^{90}Y 来进行 ^{90}Sr 的测量，它又有两种方法：①快速法：将样品溶液调节 pH 为 1.0，通过 CL-HDEHP 色谱柱，钇被吸附，使之与锶和铯等离子分离，再以 1.5mol/L HNO_3 溶液洗涤色谱柱，以清除被吸附的铈、钷等轻稀土离子，最后以 6mol/L HNO_3 淋洗钇，实现 ^{90}Y 的快速分离，然后测定 ^{90}Y；②放置法：将 pH 为 1.0 的样品溶液通过 CL-HDEHP 色谱柱，其流出液放置 14d 后，再在新的色谱柱上吸附、淋洗、分离和测定 ^{90}Y。

样品中存在 ^{91}Y、^{144}Ce 和 ^{147}Pm 等稀土核素时，会干扰快速法的测定。此时宜采用放置法。

(2)测定方法：放射性锶的测量通常用 β 计数法。β 计数法测量有两种情况，一是将分离纯化的放射性锶制源直接在低本底 β 计数器上测量，这样得到的结果是 $^{89}Sr+^{90}Sr$ 总和。二是通过测量与 ^{90}Sr 处于放射性平衡的 ^{90}Y 的 β 放射性来换算出样品中 ^{90}Sr 的含量。后一方法为通常所采用，因为 ^{90}Y 的 β 能量高达 2.28MeV，探测效率高，且其半衰期为 64.2h，易与 ^{90}Sr 达到放射性平衡，且能防止 ^{89}Sr 的测量干扰。

（四）锝化学

1. 概述　锝（technetium，Tc）是 43 号元素，位于元素周期表第五周期的第七副族。锝是放射性元素，已知同位素有 30 多种，半衰期从数秒至上百万年不等，其中 ^{99}Tc 和 $^{99}Tc^m$ 最重要。^{99}Tc，β$^-$ 放射体，半衰期为 2.13×10^5a，能量为 0.294MeV，裂变产额约 6.13%。$^{99}Tc^m$ 主要放射出 γ 射线，能量为 0.140 5MeV（89%），半衰期为 6.02h，它的一些化合物及络合物可用于人体几乎所有器官的显像扫描。$^{99}Tc^m$ 在医学应用中常来自 $^{99}Mo-^{99}Tc^m$ 放射性核素发生器。

2. 锝的化学性质　锝的化学性质非常复杂，能以 −1 到 +7 价的各种价态存在，其中以 +7 价最稳定。锝的氧化物 Tc_2O_7，300℃时即升华。溶液中的 TcO_4^- 比较稳定，它可被还原剂（如 Sn^{2+}）还原为低价态的锝，常被用来标记化合物、多肽和蛋白质等，用于核医学显像。高锝酸的钠盐和铵盐易溶于水，但是其钾、铷、铯和银等盐的溶解度则很小。高锝酸银 $AgTcO_4$、高锝酸四苯基砷 $[(C_6H_5)_4As]TcO_4$ 等可在锝的重量法测定中作为基准物质。锝没有可作载体的稳定同位素，不过有许多良好的非同位素载体如 Re、Cu 等。

3. 锝的测定　微量 ^{99}Tc 的测定有辐射测量法和中子活化法。$^{99}Tc^m$ 的测量一般用 γ 计数器进行。^{99}Tc 是 β 放射性核素，但其能量低，因此辐射测量必须制成均匀的薄源，可采用电沉积法；或采用液体闪烁法测量，可大大提高探测效率。

（五）碘化学

1. 概述　碘（iodine，I）是 53 号元素，位于元素周期表第五周期的第七主族。碘有 37 种同位素，其中 ^{127}I 是唯一的稳定同位素。在放射性同位素中，^{131}I、^{125}I、^{123}I 比较重要。它们的主要辐射特性列于表 4-10。

表 4-10　^{131}I、^{125}I 和 ^{123}I 的主要辐射特性

同位素	半衰期	衰变方式	粒子主要能量 /MeV（%）
^{123}I	13.2h	EC	X 0.027 47（46.0%），γ 0.159（83.4%）
^{125}I	60.1d	EC	X 0.027 47（73.2%），γ 0.035 49（6.5%）
^{131}I	8.04d	β$^-$	β 0.606（89.3%），γ 0.364（81.2%）

在裂变反应中，^{131}I 有较大的产额（2.82%），可作为反应堆事故或核爆后环境监测的信号核素。由于 ^{131}I 是 β$^-$、γ 放射体，在医学上常常用于制备放射性核素诊断和治疗药物。

2. 单质碘的性质　单质碘是紫黑色的片状晶体，微热即升华，在水中的溶解度极低，但当水中存在 KI 时，形成了 I_3^- 和 I_5^-，碘的溶解度会大大增加，其溶液呈棕色。碘易溶于 CCl_4、$CHCl_3$、CS_2、苯和酒精等有机溶剂中，也易定量吸附在活性炭、硅胶等吸附剂上。

3. 碘的化合物　碘的钠盐和钾盐是可溶性的，而 AgI、HgI、PdI 等是难溶性的。AgI 不仅难溶于水，且难溶于稀酸和氨水，这一性质可用于放射性碘的分析和测定中。

4. 碘的水溶液化学　碘的化学性质较活泼,其化合价有 –1、0、+1、+3、+5 和 +7 价。单质碘是卤族元素中最弱的氧化剂,与还原剂如 $NaHSO_3$、$NH_2OH \cdot HCl$ 等作用或在碱性条件下与 H_2O_2 作用,可被还原为 I^- 离子。碘在碱性溶液中(pH>9)会发生歧化反应:

$$I_2 + HSO_3^- + H_2O \rightarrow 2I^- + SO_4^{2-} + 3H^+$$

$$2I_2 + 2HN_2OH \cdot HCl \rightarrow 4HI + N_2O\uparrow + 2HCl + H_2O$$

$$I_2 + H_2O_2 + 2OH^- \rightarrow 2I^- + 2H_2O + O_2\uparrow$$

$$3I_2 + 60H^- \rightarrow IO_3^- + 5I^- + 3H_2O$$

I^- 在强酸介质中,容易被空气或 $NaNO_2$ 氧化:

$$4I^- + O_2 + 4H^+ \rightarrow 2I_2 + 2H_2O$$

$$2I^- + 2NO_2^- + 4H^+ \rightarrow I_2 + 2H_2O + 2NO\uparrow$$

在酸性溶液中,I^- 与 IO_3^- 会发生反应生成 I_2 :

$$IO_3^- + 5I^- + 6H^+ \rightarrow 3I_2 + 3H_2O$$

低价态的碘都可被强氧化剂如次氯酸钠氧化至 +7,再用还原剂如 $NH_2OH \cdot HCl$ 等还原到 I^-。通过此过程,可保证放射性碘和碘载体同位素交换完全。

5. 碘的分析测定

(1)浓集分离:一般样品中,放射性碘的浓度低,且有其他核素干扰,需经放化分离后方可测量。样品预处理时必须防止碘的挥发损失。放射性碘常用的浓集和分离方法有共沉淀法、溶剂萃取法和离子交换法等。

(2)测定方法

1)^{131}I:由于 ^{131}I 放出较强的 β、γ 射线,因此环境中高浓度的 ^{131}I(例如核事故释放),可直接用 γ 谱仪测定。一般低浓度样品需经放化分离,然后进行 β 测量。

2)^{125}I:只释放出低能 X 和 γ 射线,宜用 NaI(Tl)X 射线谱仪测定 X 射线,或用 γ 闪烁计数器来测定 ^{125}I 的含量。

四、活化元素化学

(一)活化产物

活化产物是物质在中子等粒子作用下,发生核反应而产生的放射性核素。

大气层和地下核爆炸,产生的大量中子会与空气、土壤、水和弹壳等材料发生核反应生成各种活化产物,如:^{57}Co、^{58}Co、^{60}Co、^{55}Fe、^{59}Fe、^{65}Zn、^{54}Mn、^{51}Cr、^{32}P、^{35}S、^{14}C、^{3}H、^{35}Cl、^{24}Na、^{45}Ca、^{27}Mg 等。核电厂和核动力舰船的反应堆运行时也会放出大量中子,一回路冷却剂中的腐蚀产物被中子活化也会产生活化产物,如 ^{60}Co、^{55}Fe、^{59}Fe、^{65}Zn、^{54}Mn、^{51}Cr、^{24}Na、^{18}F 等。它们可能通过各种途径流出而污染环境。因此对活化产物的分析监测是环境保护的一项重要内容。其中 ^{60}Co 放射源常用于辐射加工、工业探伤和医用放射治疗。

(二)钴化学

1. 概述　钴(cobalt)是 27 号元素,有 28 种同位素,稳定同位素只有 ^{59}Co。钴与铁、镍同属元素周期表第四周期的第八族,是过渡元素。

钴的活化产物有 ^{57}Co、^{58}Co、^{60}Co 等,其中 ^{60}Co 最重要。^{60}Co 主要通过 $^{59}Co(n,\gamma)^{60}Co$ 产生。^{60}Co 是 β、γ 放射体,半衰期为 5.27a,$β^-$ 粒子能量为 0.318MeV,γ 能量为 1.332MeV 和 1.173MeV,属高毒性放射性核素。

^{60}Co 是应用较早的放射性核素之一,主要作为外照射源用于辐射育种、食品保鲜、医疗器械灭菌、肿瘤治疗以及工业设备的 γ 探伤等。

2. 钴的化学性质　钴的主要价态为 +2、+3 两种。在其简单化合物中钴总是 +2 价的,+3 价极不稳定,在水溶液中易被还原成二价。

钴盐在空气中和 85℃ 以下加热都能得到 Co_3O_4,加热至 900℃ 即成 CoO。

往钴盐溶液中加入 NaOH 可得蓝色 Co(OH)$_2$ 沉淀,它在空气中缓慢氧化变成棕色的 $Co_2O_3 \cdot H_2O$ 沉淀。若加入的碱量不够,则得碱式盐。

钴(Ⅱ)的氯化物、硝酸盐、硫酸盐等皆溶于水。Co^{2+} 或其正的络离子是粉红色的,负的络阴离子是蓝色的。邻氨基苯甲酸钴 Co(C$_7$H$_6$O$_2$N)$_2$ 可作为钴的分析基准物质。

Co^{3+} 的简单化合物虽然远没有 Co^{2+} 的稳定,但是它们的络合物却相反。在 Co^{3+} 的络合物中最重要的一种是 [Co(NO$_2$)$_6$]$^{3-}$,它可与碱金属形成难溶性盐类如 K$_3$[Co(NO$_2$)$_6$]、K$_2$Ag[Co(NO$_2$)$_6$] 和 Cs$_2$Na[Co(NO$_2$)$_6$] 等。

3. 钴 -60 的分析测定　^{60}Co 的浓集分离方法很多。大体积水样的预浓集方法有氢氧化物、硫化物或二氧化锰共沉淀法和离子交换法等。其中使用最广泛最有效的是阴离子交换和溶剂萃取法。

例如,海水、水体底质或生物样品经预处理后,制成 8~9mol/L HCl 体系,通过强碱性阴离子交换树脂柱吸附使之与大部分杂质分离,再经甲基异丁基酮选择性萃取进一步纯化,最后在氨性电解液中电沉积制源,测定其 β$^-$ 放射性。

^{60}Co 也可用液体闪烁计数法测定。若样品中同时存在 ^{58}Co,则应用 γ 谱仪测量 ^{60}Co 的特征能峰(1.173,1.332MeV)。

思 考 题

1. 放射性核素的特点是什么?
2. 何谓放射性长期平衡和暂时平衡?
3. 何谓载体及反载体、放射性纯度、放射化学纯度、放射性比活度、放射性浓度、分离系数、化学回收率、净化系数?
4. 提高共沉淀产物纯度的措施有哪些?
5. 试述影响溶剂萃取法分离效果的因素。
6. 试述离子交换柱色谱法分离操作步骤。
7. 试述电化学置换法金属电极选择的原则。
8. 试述天然放射系的特点。
9. 简述环境和生物样品中铀、钍、镭 -226、镭 -228、氡 -220、氚、碳 -14、铯 -137、锶 -90、碘 -131 的常用的分析方法。
10. 试述锕系元素的高价稳定性。
11. 为什么在钚的分离过程中应及时调整钚的价态?
12. 何谓裂变产物、活化产物?

13. 测定 500ml 样品溶液中的 ^{144}Ce 时,加入 20.0mg ^{140}Ce 作载体,经放化分离后,以 $Ce_2(C_2O_4)_3$ 沉淀形式制源,称得其重量为 27.2mg,放置 2h 后,测得平衡源 β^- 放射性净计数率为 252cpm(该仪器对 ^{144}Ce 探测效率为 2.0%,对 ^{144}Pr 探测效率为 10.0%)。求样品溶液中 ^{144}Ce 的放射性浓度为多少? (C=12,O=16)

$$^{144}Ce \xrightarrow{\beta^-,284d} {}^{144}Pr \xrightarrow{\beta^-,17.3min} {}^{144}Nd \xrightarrow{\alpha,2\times10^5a}$$

(张友九)

第五章 常见辐射源项

在基础研究中,辐射源能够提供研究物理机制所用的探针;在放射医学的应用中,辐射源能够提供高能的辐射粒子,作为诊断和治疗的利器。本章中,我们将对放射医学应用中的各种类型的辐射源项进行介绍,让大家了解其原理和应用,这包括 α、β、γ、重离子及中子等放射源。并对 X 射线的产生机制、质子重离子放射治疗中最基本的几种类型加速器进行介绍。

第一节 放 射 源

某些核素能够自发地放出粒子或者 γ 射线,或在发生轨道电子俘获之后放出 X 射线,或发生自发裂变的性质。具有这种特性的核素称为放射性核素。核衰变可分为:α 衰变、β 衰变(包括 β⁺ 衰变,β⁻ 衰变和电子俘获)、γ 衰变(包括 γ 跃迁和同质异能跃迁)、内转换和裂变。

一、放射源

(一) α 放射源

α 衰变是指不稳定的原子核发射一个 α 粒子转变成另一种原子核的过程。原子核 $_Z^A X$ 经 α 衰变后转变为子核 $_{Z-2}^{A-4} X$。α 粒子由两个中子和两个质子结合成的束缚态的稳定粒子,是在母核衰变时发射出来的。α 粒子组成的辐射称为 α 辐射。能够产生 α 辐射的核素称为 α 放射性核素,也就是通常所说的 α 放射源。常见的 α 放射源如表 5-1 所示。

表 5-1 几种 α 放射源能量和强度

核素	半衰期	能量 /MeV	分支比 /%
^{148}Gd	74.6a	3.183	100
^{241}Am	432.2a	5.443	12.8
		5.486	85.2
		5.554	0.4
^{244}Cm	18.11a	5.763	23.3
		5.805	76.7

（二）β 放射源

β 衰变为 β⁻ 衰变、β⁺ 衰变和轨道电子俘获三种衰变的总称。β⁻ 衰变过程中,核内一个中子变为质子,同时发射一个 β⁻ 粒子(即负电子 e^-)和一个反中微子 $\bar{v}$,即 $n \rightarrow p+e^-+\bar{v}$。β⁺ 衰变过程中,核内一个质子变为中子,同时发射一个 β⁺ 粒子(即负电子 e^+)和一个中微子 v,即 $p \rightarrow n+e^-+v$。轨道电子俘获记作 EC 衰变。不稳定的原子核通过轨道电子俘获的方式衰变时,原子核内的一个质子从核外的电子轨道上俘获一个电子变为中子,同时发射出一个中微子 v,即 $p+e^- \rightarrow n+v$。β 粒子是在核转变时由原子核发射的,或者在中子或不稳定粒子衰变时产生的带正电荷或负电荷的电子。

β 粒子组成的辐射称为 β 辐射。能够产生 β 辐射的核素称为 β 放射性核素,也就是通常所说的 β 放射源。常见的 β 放射源如表 5-2 所示。

表 5-2　几种 β 射线放射源能量和强度

核素	半衰期	最大能量 /keV	衰变模式
³H	12.33a	18	β⁻(100%)
¹⁴C	5 730a	156	β⁻(100%)
²²Na	2.602 7a	546	β⁺(89.8%)
⁶³Ni	100.2a	66.95	β⁻(100%)
⁹⁰Sr	28.79a	550	β⁻(100%)
⁹⁰Y	64.00h	2 280	β⁻(100%)

（三）γ 放射源

γ 辐射是指在原子核内部,核跃迁或粒子湮没过程中发射的光子组成的辐射。若发生在原子的核外部分,由波长比可见光短得多的光子组成的辐射(湮没辐射除外),称为 X 辐射。γ 射线组成的辐射称为 γ 辐射。能够产生 γ 辐射的核素称为 γ 放射性核素,也就是通常所说的 γ 放射源。常见的 γ 放射源见表 5-3 和表 5-4。

表 5-3　几种 γ 射线放射源能量和分支比

核素	半衰期	能量 /keV	分支比 /%
²²Na	2.602 7a	510.99	180.8
		1 274.54	99.9
⁴⁰K	1.277×10^9a	1 460.82	11.0
⁵⁶Co	77.27d	846.76	99.93
		1 037.83	14.1
		1 175.09	2.2
		1 238.27	66.0
		1 360.20	4.3
		1 771.33	15.5
		2 015.18	3.0

续表

核素	半衰期	能量 /keV	分支比 /%
		2 034.75	7.8
		2 598.44	17.0
		3 201.9	3.1
		3 253.40	8.0
		3 272.98	1.8
^{57}Co	271.79d	14.413	9.0
		122.061	86.0
		136.474	10.7
^{60}Co	5.271 4a	1 173.24	99.9
		1 332.49	99.98
^{88}Y	106.65d	898.04	94.0
		1 836.1	99.4
^{133}Ba	10.52a	79.61	2.7
		81.00	33.0
		276.40	7.2
		302.851	18.0
		356.013	62.1
		383.85	8.9
^{137}Cs	30.07a	661.66	85.0
^{152}Eu	13.542a	121.782	29.0
		244.698	7.6
		344.28	27.0
		411.12	2.2
		443.97	2.8
		778.90	13.0
		867.37	4.3
		964.1	14.7
		1 085.9	10.2
		1 112.07	13.7
		1 408.01	21.0
^{241}Am	432.2a	59.541	36.0

表 5-4 几种低能 γ 和 X 射线放射源

放射源	半衰期	主要光子能量 /keV	绝对强度 /%
^{55}Fe	2.7a	Mn KX 5.9 6.5	28.0
^{3}H/Zr	12.3a	韧致辐射 2~10	10^{-2}
		Zr KX 2	
^{3}H/Ti	12.3a	韧致辐射 2~10	10^{-2}
		Ti KX 4.5	
^{238}Pu	87.74a	UL X 11.6~21.7	13
^{109}Cd	453d	Ag KX 22 125.0	101
		Ag LX 2.63~3.75	11
		γ88	3.7
^{147}Pm/Al	2.6a	韧致辐射 10~100	0.4
^{241}Am	433a	Np LX 11.9~22.2	37
		γ 59.6	36
^{153}Gd	241.6d	Eu KX 42	110
		γ 103.97	20
			30
^{57}Co	271d	Fe KX 6.4	48
		γ 136.3,121,14.4	11,85,8

（四）中子放射源

自由中子是不稳定的中性粒子,半衰期为 11.7min,通常中子按能量进行分类,分为冷中子、热中子、中能中子和快中子等。获得中子的途径有以下几种:

1. 放射性同位素中子源

（1）（α,n）反应型中子源:（α,n）反应型中子源是利用重核衰变出来的 α 粒子,与其他核素如 ^{9}Be、^{13}C、^{17}O 等发生核反应产生中子,如 ^{9}Be（α,n）^{12}C 等反应,故称为（α,n）反应型中子源。这种中子源的特点是:（α,n）型源发射的中子不是单能的,易制成各种形状。导致（α,n）型中子源能谱连续的因素有:① α 辐射体可发射几种具有不同能量的 α 粒子,造成了展宽;② α 粒子在（α,n）反应前的能量损失;③中子在源物质内发生散射而"软化",损失能量;④反应终核可能处于几个不同的激发态,因而导致中子能量的不同。

^{241}Am-Be 复合源是目前极为普及的同位素中子源,广泛地用于工业、农业及科学实验中。^{241}Am 的半衰期长（$T_{1/2}$= 433a）,γ 发射率低,比放射性较高。^{241}Am-Be 源常采用内外双层密封的不锈钢容器。（α,n）反应型同位素放射源还包括 ^{210}Po-Be、^{226}Ra-Be 源等。

（2）自发裂变中子源:自发裂变中子源是通过重核的自发裂变来产生中子。主要是钍以及更重元素的同位素。最常见的便是 ^{252}Cf 源。

^{252}Cf 源的能谱接近于纯裂变谱。^{252}Cf 源在一次衰变中,放出 α 粒子的概率是 96.9%（能量为 6.118MeV 的 α 粒子占总衰变概率的 81.4%;能量为 6.076MeV 的 α 粒子占总衰变概率的 15.3%;能量为 5.977MeV 的占 0.2%);另外的 3.1% 的概率是自发裂变的。平均的中子能量约为 2.2MeV。

两种中子源能量和半衰期见表 5-5。

表 5-5　两种中子源能量和半衰期

放射源类型	半衰期	能量 /MeV
^{241}Am-Be	432.2a	0~10
^{252}Cf	2.645a	0~12

2. 加速器中子源

(1)(p,n)反应：该反应较广泛地用作加速器中子源。其应用主要是在静电加速器和回旋加速器上。反应阈能低,中子产额高以及能获得能量相当宽的可变的单色中子束是这类中子源的最显著优点。通过 ^{7}Li(p,n)^{7}Be 反应来产生中子,其反应式：

$$^{7}\text{Li} + p = {}^{7}\text{Be} + n - 1.646\text{MeV} \tag{5-1}$$
$$^{7}\text{Li} + p = {}^{7}\text{Be*} + n - 2.076\text{MeV}\,({}^{7}\text{Be} + \gamma + 430\text{keV}) \tag{5-2}$$

其中,式(5-1)反应的阈能 E_t=1.881MeV,中子能量 $E_n \approx E_p - E_t$。当 $E_p \geq 2.378$MeV 时,就可能发生式(5-2)的反应,即 ^{7}Be 核可能停留在一个受激态上。此外,还可以通过 T(p,n)^{3}He 反应产生中子,由于产物 ^{3}He 不会形成激发态,反应能只有一个值。这种中子源反应阈能较低；反应截面大,可获得比较高的中子产额；能在相当宽能量范围内给出单色中子。

(2)(d,n)反应：绝大多数的加速器中子源都是通过加速氘核(d)轰击靶核发生(d,n)反应来获得中子的。其反应机制为：①氘核被靶核俘获形成受激的复合核,复合核退激时发射出中子；②氘核剥裂,不经过复合核阶段。当氘核从靶核边缘飞过时,由于其结合能较小(2.23MeV),其质子被靶核掠走而将中子从氘核中释放出来。这种中子源的主要特点为：由于(d,n)反应中,进入靶核的质子释放出的结合能,通常总是远大于氘核的结合能,几乎所有的(d,n)反应都是放热的,即 Q>0。因此,这类核反应不存在阈值。典型的加速器中子源都是通过 D(d,n)^{3}He 反应来产生中子,其反应式：

$$D + d = {}^{3}\text{He} + n + 3.28\text{MeV} \tag{5-3}$$
$$D + d = {}^{3}\text{T} + p + 4.032\text{MeV} \tag{5-4}$$

这种反应有以下几个优点：①在 2~13MeV 能量范围内,能获得可变能量的单色中子；②轰击粒子氘核能量很小时,中子产额也相当高；③由薄靶获得的中子束,在任何方向都是单色的；④中子能量与发射角有密切的关系,通过不同角度可以在极宽的能量范围内获得单色中子。

也可以通过 T(d,n)^{4}He 反应产生中子,其反应式：

$$T + d = {}^{4}\text{He} + n + 17.586\text{MeV} \tag{5-5}$$
$$T + d = p + n + T \tag{5-6}$$
$$T + d = 2n + {}^{3}\text{He} \tag{5-7}$$

利用 T(d,n)^{4}He 反应的加速器中子源,通常称 D-T 中子源。这是研究最充分、使用最广泛的加速器中子源。这种中子源有以下优点：①反应能 Q 值大,可用来获得较高能量的中子(10~30MeV)；②中子产额高,在加速器单能中子源中,它的产额最高,可达到 10^{14}~10^{15} 中子 /s；③轰击氘核的能量为 100keV 数量级时,便能获得很高的中子产额了。

中子管又称为密封中子发生器。它是一种小型加速器中子源。其主要特点是离子源、加速系统及靶等全部密封在一个小型的玻璃管内，具有很大的实用性。现已经广泛地用于实验室设备及石油测井的设备中。中子管是利用 $T(d,n)^4He$ 反应产生 14MeV 的中子。中子管有以下几个优点：①体积小，重量轻；②中子产额高；③中子单色性好；④基本无 γ 射线本底；⑤不使用时，切断电源可使管子无中子输出。从而便于操作，保障操作人员的安全。

（3）（γ,n）反应：通过电子回旋加速器可以获得能量高于 20MeV 的韧致辐射，所以以任何核素作靶，借助于（γ,n）反应都可以获得中子。与同位素光激中子源一样，加速器（γ,n）反应中子源最大的弱点也是 γ 射线本底极强。它限制了加速器（γ,n）中子源的广泛使用。

3. 反应堆中子源　　反应堆除了产生电能和生产核燃料之外，也是一种中子源。这种中子源可用于放射性同位素生产、中子活化分析及中子辐射效应的研究。反应堆中子源通量密度可达 $10^{13}\sim10^{20}$ 中子 $/(s\cdot cm^2)$。

反应堆的分类方法很多。从把反应堆用于中子源的角度，根据维持裂变反应的入射中子能量，可分为以下五类：①热中子反应堆，简称热堆。主要由能量约为 0.025eV 的热中子维持核燃料裂变。②超热中子堆。③中能中子反应堆，也称为中能中子谱反应堆，简称中能堆。主要由中能中子引起核燃料裂变。这里，中能中子包括了能量在 0.2eV 至 1keV 范围的超热中子和中速中子。④快中子反应堆，简称快堆。主要由能量约在 0.1MeV 以上的快中子堆维持核燃料裂变。⑤混合谱堆。

实际反应堆提供的中子，其能谱不是纯裂变谱，而是能量范围很宽的慢化谱，包含了热中子、中能中子和快中子，能量从 $10^{-3}eV$ 到 10^7eV，达 10 个数量级的复杂谱中子。因此，为了从反应堆获得单能中子束，还必须配置各种各样的单能化装置。

二、放射源的医学和其他用途

在医疗卫生领域，利用辐射粒子的高穿透性、高能量密度的性质可以实现某些疾病的医学诊断和医学治疗的目的。

（一）成像

该领域主要利用了射线极强的穿透力，辐射成像技术最早起源于 1895 年伦琴发现 X 射线。目前，基于各种放射性同位素衰变产生的 γ 射线以及人类发明的 X 射线机产生的 X 射线的成像技术越来越深入到人类社会的方方面面，无论是医院的 X 线片、医学 CT、大型工业成像设备、机场车站安检设备、海关集装箱检测等，都是利用的这种技术。

（二）治疗

此外，利用射线极高的能量密度能够进行某些疾病的治疗。放射治疗使用的放射源主要有三类：①放出 α,β,γ 射线的放射性同位素；②产生不同能量的 X 射线的 X 射线治疗机和各类加速器；③产生电子束、质子束、中子束、负 π 介子束以及其他重粒子束的各类加速器。这些放射源以两种基本照射方式进行治疗：①位于体外一定距离，集中照射人体某一部位，叫体外远距离照射，简称外照射；②将放射源密封直接放入被治疗的组织内或放入人体的天然腔内，如舌、鼻咽、食管、宫颈等部位进行照射，称为组织间照射和腔内照射，简称近距离照射。还有一种情形，利用人体某种器官对某种放射性同位素的选择性吸收，将该种放射性同位素通过口服或静脉注入人体内进行治疗,如用 ^{131}I 治疗甲状腺癌、^{32}P 治疗癌性胸水等,称为内用同位素治疗。由于内用同位素是开放性的,与组织间及腔内治疗时同位素为封闭型不同,剂量计算方法也有区别,因此应该区别开来。内用同位素在放疗中所占比例很小。

第一类放射源可以作体内近距离、体外远距离两种照射;第二、三类放射源只能做体外照射。近距离照射与体外照射相比有四个基本区别:①近距离照射其放射源活度较小,由几十个 MBq(几个 mCi)到大约 400GBq(10Ci),而且治疗距离较短,约在 5mm~5cm 之间。②体外照射其放射线的能量大部分被准直器、限束器等屏蔽,只有少部分能达到组织。近距离照射则相反,大部分能量被组织吸收。③体外照射其放射线必须经过皮肤和正常组织才能到达肿瘤,肿瘤剂量受到皮肤和正常组织耐受量的限制,为得到高的均匀的肿瘤剂量,需要选择不同能量的射线和采用多野照射技术。④由于距离平方反比定律的影响,在腔内组织间近距离照射中,离放射源近的组织剂量相当高,距放射源远的组织剂量较低,靶区剂量分布的均匀性远比外照射的差。需防止靶区部分组织剂量过高或部分组织剂量过低的情况发生。

第二节 射 线 装 置

一、X 射线的产生

X 射线是高速运动的电子突然受到物体的阻滞而产生的。高速电子撞击靶物质时,产生碰撞和辐射两种损失,前者主要产生热,后者主要产生 X 射线。二者之比为:

$$\frac{碰撞损失}{辐射损失} \approx \frac{800\text{MeV}}{T \cdot Z} \tag{5-8}$$

其中,T 为高速运动的电子的动能(MeV),Z 为靶物质的原子序数。由此可见,对 250kV 低能 X 射线治疗机,假定钨靶(Z=74),由于电子动能(T=250keV)很小,辐射损失只占电子能量损失的 2%,绝大部分的电子能量(98%)以热量形式出现,所以,一般 X 射线治疗机要有靶的冷却装置;相反,对能量较高的加速器 X 射线,由于电子动能高,电子能量大部分产生 X 射线,一小部分产生热,所以一般不需要冷却装置。

X 射线的能谱是指 X 射线的光子强度与光子能量的关系,如图 5-1 所示。X 射线有两种成分,特征 X 射线和韧致辐射。韧致辐射形式的谱是连续的,是 X 射线谱中的主要成分,自最大能量以下,在任一能量范围内,光子均具有一定的强度,而在某些特定能量处强度最大。X 射线管的加速电压越高,线谱越向高能方向移动,如图 5-2 所示,对放射治疗越是有利的。但增加 X 射线管电压总有一定的困难,因此,为了获得满意的能谱分布,往往要增加滤波板,把低能的谱线去除。

临床治疗中,使用的 X 射线机根据能量高低分为:临界 X 射线(6~10kV);接触 X 射线(10~60kV);浅层 X 射线(60~160kV);深部 X 射线(180~400kV);高压 X 射线(400kV~1MeV)以及高能 X 射线(2~50MeV),后者主要由各种形式的加速器产生。低能 X 射线机与

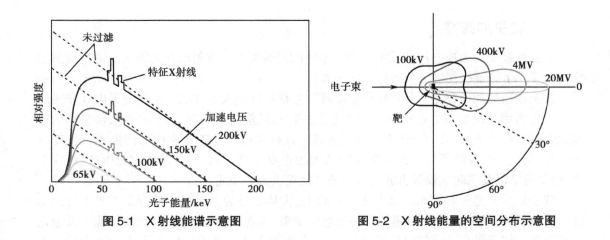

图 5-1　X 射线能谱示意图　　　　　图 5-2　X 射线能量的空间分布示意图

^{60}Co、加速器相比由于百分深度剂量低、能量低、易于散射、剂量分布差等缺点,逐渐被取代。

　　X 射线管就是利用高速电子撞击金属靶产生 X 射线的真空电子器件。产生 X 射线一般需要以下几个条件:①离子源;②真空盒;③加速电场;④靶。其构造如图 5-3 所示。X 射线管它包含有两个电极:一个是用于发射电子的阴极灯丝,另一个是用于接受电子轰击的靶材,作为阳极。两极均被密封在高真空的玻璃或陶瓷外壳内,改变阴极的电流可以改变其温度和电子的发射量,从而改变管电流和 X 射线强度的大小。改变 X 射线管电位或选用不同种类靶材可以改变入射 X 射线的能量或在不同能量处的强度。由于受高能电子轰击,X 射线管工作时温度很高,需要对阳极靶材进行强制冷却。虽然 X 射线管产生 X 射线的能量效率比较低,但在目前,X 射线管依然是最实用的 X 射线发生器件,已经广泛应用于 X 射线类仪器。目前医疗用途主要分为诊断用 X 射线管和治疗用 X 射线管。在工业技术方面,也可用于材料的无损检测、结构分析和光谱分析等。

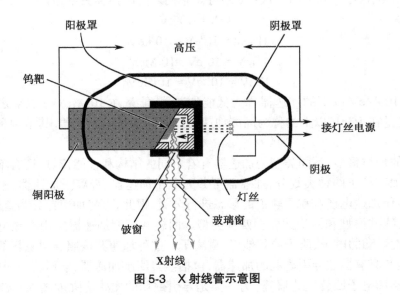

图 5-3　X 射线管示意图

二、粒子加速器

X射线管受到加速电压和功率的限制不能满足绝大部分放射治疗的需求。进行放射治疗时射线产生装置往往需要使用粒子加速器。

粒子加速器的全称是"带电粒子加速器",它是一种用人工方法产生高能带电粒子束的装置。它利用一定形态的电磁场将正负电子、质子、轻重离子等带电粒子加速,使它们的速度达到每秒几千千米、几万千米乃至接近光速。这种具有相当高能量的粒子束,是人们变革原子核、研究"基本粒子"、认识物质深层结构的重要工具。同时,它在工农业生产、医疗卫生、科学技术以及国防建设等方面也都有着广泛而重要的应用。

粒子加速器是一种复杂的高技术工程设备,大体上分为四个基本部分及若干个辅助部分。①粒子源:用来提供待加速的各种带电粒子束,如各种类型的电子枪、离子源以及极化离子源等。粒子源是产生带电粒子束的装置,它为加速器提供带电粒子束,是加速器的关键部件之一。加速器所能达到的性能指标在许多方面(如流强、发射度、能散度、粒子种类等)都取决于粒子源的水平。②真空加速室:这是一种装有加速结构的真空室,用以在真空中产生一定形态的加速电场,使粒子在不受空气分子散射的条件下得到加速,如各种类型的加速管、射频加速腔和环形加速室等。③导引聚焦系统:用一定形态的电磁场来引导并约束被加速的粒子束,使之沿着预定轨道受加速电场的加速,如圆形加速器的主导磁场与四极透镜场等。④束流输运、分析系统:这是由电、磁场透镜,偏转磁铁和电、磁场分析器等器件构成的系统,用来在粒子源于加速器之间或加速器与靶室之间输运并分析带电粒子束。当多个加速器串接工作时,用来在加速器之间分析、输运粒子束。除了上述四个基本部分之外,加速器系统通常还需各种束流监测与诊断装置、电、磁场的稳定控制装置、真空设备及供电与操作设备等。

加速器加速粒子所达到的能量是表征加速器性能的重要参数之一,它的基本单位是电子伏(eV)(1eV = 1.602×10^{-19}J),但在加速器中常用的单位还包括千电子伏(keV)、兆电子伏(MeV)、吉电子伏(GeV)和太电子伏(TeV)等。它们之间的换算关系为:

$$1keV = 10^3eV$$
$$1MeV = 10^6eV = 10^3keV$$
$$1GeV = 10^9eV = 10^3MeV$$
$$1TeV = 10^{12}eV = 10^3GeV$$

能量在100MeV以下的加速器称为低能加速器,能量在100MeV~1GeV之间的称为中能加速器,能量在1GeV以上的称为高能加速器。不同能量的加速器,其结构和规模具有很大的差异。

加速器的种类繁多,不同类型的加速器有着不同的结构和性能特点,还有不同的适用范围。如按照加速粒子的种类划分,加速器可分为电子加速器、轻离子加速器、重离子加速器等;还可以按照加速电场和粒子轨道的形态进行分类,据此,可将加速器分为直流高压型、电磁感应型、直线共振型和回旋共振型四种类型。回旋共振型加速器应用高频电场加速沿圆弧轨道作回旋运动的电子、质子或其他轻、重离子。这种加速器按照导引磁场的性质可以分为两类:一类是具有恒定导引磁场的加速器,包括经典回旋加速器、扇形聚焦回旋加速器、同步回旋加速器和电子回旋加速器等;另一类是导引磁场的磁感应强度随加速离子的动量同步增加,而离子的曲率半径保持恒定的加速器,包括电子、质子和重离子的同步加速器。前者的束流强度比较高,而适用于中、低能粒子的加速。后者的流强相对较弱,束流的负载因子较低,但粒子的能量很高。

（一）直线加速器

直线加速器是一种利用高频电场加速沿直线形轨道运动的带电粒子的谐振加速装置,它是最早出现的几种加速器之一,其原理如图 5-4 所示。

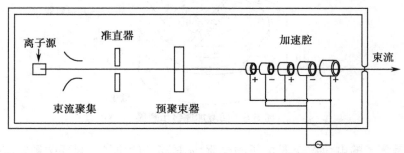

图 5-4 直线加速器谐振腔示意图

直线加速器加速电子采用的射频电场,可分为驻波场和行波场。在圆柱形加速腔筒的轴上,安置了一串圆柱形金属漂浮管。奇数号漂浮管与射频功率源的一极相连,偶数号漂浮管与另一极相连,它们的电位极性正好相反,因此,在相邻的漂浮管间隙里产生射频电场。这个电场在漂浮管两个端口向管内渗入,但由于屏蔽作用管内深部无电场存在。现在假定一个正离子在 $t = 0$ 时刻时通过第一个间隙,这时间隙电场方向是使离子加速的,然后离子进入下一个漂浮管。轴上各处电场不仅随不同位置 z 变化,而且还随时间 t 变化,但漂浮管的屏蔽作用使这离子并不受这变化电场的作用,如果离子漂出漂浮管进入第 2 个间隙,这时,第 2 个间隙处的电场 E_z 方向已变成和离子运动方向一致,即,变成是加速的了。以后离子又通过下一个漂浮管达到第 3 个间隙。这样继续下去,只要由一个间隙至下一个间隙是经过半个周期,那么在每个间隙处都是受到加速的,这就是所谓的谐振加速。

直线共振型加速器利用射频波导或谐振腔中的高频电场加速沿直线形轨道运动的电子和各种轻、重离子。这类加速器的主要优点是粒子束流强度高,并且它的能量可以逐节提高而不受限制。直线加速器的工作频率随加速粒子的静止质量的增大而降低,加速电子的典型频率为 3GHz,质子为 200MHz,而重离子则在 70MHz。为了使加速器的长度比较合理,通常要求加速电场的振幅达到 10MV/m 以上,结果导致加速结构的高频功耗高达 MW 级。设备投资高、运行费用昂贵是这类加速器的一大缺点。不过,超导直线加速器可使运行费用降低至原来的 1/2 到 1/3。

（二）回旋加速器

离子在恒定的均匀磁场的引导下沿着螺旋形轨道旋转。由磁场产生的洛伦兹力对带电粒子进行偏转。带电粒子在回旋加速器中的加速过程如图 5-5 所示。一个带电量为 qe,速度为 v 的离子在磁场 B 中的回旋频率为：

$$f_c = \frac{v}{2\pi r} = \frac{qeB}{2\pi m} \tag{5-9}$$

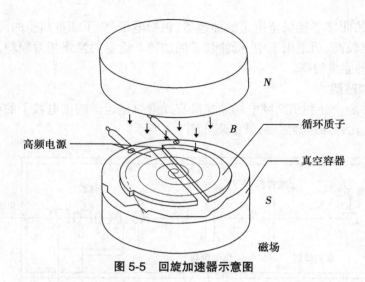

图 5-5　回旋加速器示意图

其中，q 是离子的电荷数，e 是电子的电荷，m 是离子的质量。只要磁场感应强度和离子的质量之比 B/m 为常数，上述式(5-9)就是正确的。当离子运动的相对论效应可以忽略时，式(5-9)还可简化为：

$$f_c = 15.2 \frac{q}{A} \cdot B \tag{5-10}$$

其中，A 是离子的质量数，f_c 和 B 的单位分别是 MHz 和 T。据此，他们将一个形状如"D"字的金属空心盒做成一个高频电极并以此与另一个接地的电极构成一个张角为 180° 的狭缝状加速电隙。D 形电极上加有频率为 f_D，幅值为 V_a 的高频电压 $V_D = V_a \cos(2\pi f_D t)$。当感应强度 B 满足共振条件，及 $f_c = f_D$ 时，粒子的回旋运动完全与电场的周期变化同步，在加速的相位下注入电隙的离子，离子每转一圈加速二次，直至达到终能量为止。因此，经回旋 n 圈之后，离子得到的总动能 W 为

$$W = \sum_{j=1}^{n} \Delta W_j = 2nqeV_a \cos\varphi_i \tag{5-11}$$

其中，φ_i 是离子进入电场的初始相位，$\varphi_i = 2\pi f_D t_i$。

在加速过程中，随着动能的增高，离子的轨道半径不断增大。在非相对论的情况下，轨道半径 r 与动能 W 的关系为：

$$r = \frac{0.144\,4}{qB}\sqrt{AW} \tag{5-12}$$

其中，r、B、W 的单位分别是 m、T、MeV。上式可以改写成每核子动能 W/A 的表示：

$$\frac{W}{A} = K\left(\frac{q}{A}\right)^2 \tag{5-13}$$

其中，K 称为回旋加速器的能量常数，$K = 48.0(B_f r_f)^2$。它用来表征一个加速器的最高能量。W/A 的单位是 MeV/u。

当加速离子的能量足够大时，需要考虑相对论效应。

（三）同步加速器

要使带电的粒子的能量在圆形的加速器中被加速到很高的能量，必须同步地调节主导

磁场 $B(t)$ 和加速电场的频率以维持粒子在一曲率半径不变的轨道上谐振加速,这就是同步加速器的基本原理,如图 5-6 所示。满足这个条件的加速器称为同步加速器。所谓主导磁铁,是指在同步加速器中引导带电粒子弯折作近似圆周运动的二级磁铁。很多块二级磁铁安放在带电粒子的理想轨道上,使粒子回转 2π 角度。在同步加速器中,带电粒子的能量从低被加速到高,因此,在加速过程中主导磁场也同步地由小升到大,完成加速后带电粒子被引出,然后磁场又回到低场等待下一次注入和开始随加速而上升,所以,磁场是随时间周期变化的。为了减小涡流,该类磁铁由较薄的低碳钢片叠装而成,励磁线圈由铜管或铝管绕制,导体内通过冷却水冷却。由于四级磁铁仅在一个方向上对束流聚焦,而在其垂直方向起散焦作用,故需要一对四级磁铁才能达到整体的聚焦作用。除了二级磁铁和四级磁铁之外,通常还有六级磁铁和校正线圈用于束流控制。为了进行束流诊断、调整和控制,需要有位置和束流损失监测器。束流能够达到的最大能量受到同步加速器中的主导磁场强度的限制,以及可以利用的同步加速器的限制。

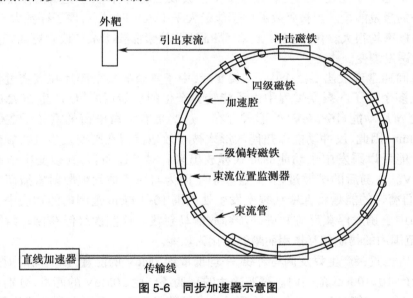

图 5-6　同步加速器示意图

　　带电粒子在同步加速器中回转的曲率半径是恒定的,因此,必须从外面注入具有一定动能的粒子才能在其中被加速,这样就使同步加速器存在着一个如何从外面注入带电粒子的问题。通常采用偏转电极或偏转磁场方法等方式进行注入。直线加速器大多也用作同步加速器的注入器。引出粒子流的方法可以归纳为快引出和慢引出。快引出是把加速器中已加速了的粒子流一次全部引出真空室,引出的时间在粒子的一个回旋周期 T_c 以内,慢引出是缓慢地把粒子流从加速器中引出真空室,引出的时间持续若干个回旋周期。

　　电子同步加速器很大加速到很高的能量,因为质量很轻的电子通过发射同步辐射而损失其能量,这一能量损失正是同步辐射能量的来源。

三、反应堆

(一)反应堆原理

根据前面的结合能定义我们知道,原子核的实际质量并不等于组成该原子核的 Z 个质

子(质量为 m_p)和 $A-Z$ 个中子(质量为 m_n)的质量之和。稳定的原子核存在质量亏损:

$$\Delta = [Zm_p+(A-Z)\,m_n]-m_z \tag{5-14}$$

这个质量亏损在原子核形成的过程中转变成了能量($E=\Delta mc^2$),并使原子核处于负能量状态。将某一原子核拆成独立的核子所需的外界能量称为原子核的结合能(BE),$BE=\Delta mc^2$。每个核子的结合能(BE/A)为比结合能。将某些核素转变成具有更大比结合能的其他核素的任何过程均可将质量转化成能量。低质量数的核素结合成较高质量数的核素(具有较高的比结合能)是聚变过程释放核能的基础。很大质量数的核素分裂成中等质量数的核素(具有较高的比结合能)是裂变过程释放核能的基础。

当一个重核(A,Z)吸收一个中子形成复合核($A+1,Z$)后,该复合核的比结合能 BE/A 小于原来的核。对于某些核素如 ^{233}U、^{235}U、^{239}Pu、^{241}Pu,即使中子的能量很低,比结合能 BE/A 的减少足以大概率地引起复合核发生裂变。这种核素称为易裂变核素;也就是说,它们可通过吸收低能量的中子而发生裂变。如果中子被吸收之前具有动能,这部分动能将转化为复合核的额外的激发能量。当被吸收的中子能量大于 1MeV 时,所有原子序数大于 90 的核素发生裂变的概率均很大。像 ^{232}Th、^{238}U 和 ^{240}Pu 这些核素需要 1MeV 或者更高能量的中子才会大概率地诱发裂变。

裂变瞬间通常释放出 2~3 个中子;裂变后,中子富余的裂变碎片在衰变过程中可能释放出 1 个或多个中子。裂变过程中由质能转变产生的核能(如 ^{233}U 产生 207MeV)大部分以反冲裂变碎片动能(168MeV)的形式存在。这些带有大量电荷的重粒子在燃料元件的行程小于 1mm,因此,反冲动能以热能的形式被有效地保留在裂变发生处。裂变反应中另有 5MeV 的能量以瞬发中子动能的形式释放出来。对 ^{235}U 而言,其裂变中子最可几的能量为 0.7MeV。在随后的扩散过程中,这些中子因为与原子核发生散射碰撞而慢化并最终被吸收,它们携带的能量将保留在裂变发生处周围 10~100cm 范围内的物质中。其中一部分被吸收的中子诱发俘获反应并进一步释放伽马射线。这些次级俘获伽马射线因与周围 10~100cm 范围内的物质相互作用而最终转化为热能。

裂变反应也直接产生瞬发伽马射线,平均携带约 7MeV 的能量,以热能的形式保留在裂变发生处周围 10~100cm 范围内。裂变碎片的衰变还产生 20MeV 的能量,分别以电子动能(8MeV)和中微子动能(12MeV)的形式释放。电子能量基本被保留在裂变碎片周围 1mm 的范围内的燃料元件中。由于中微子几乎不与物质发生相互作用,因此,其能量不可回收。虽然,裂变产物衰变释放的中子的动能与瞬发中子的动能在一个数量级上,但是由于裂变产物衰变释放的缓发中子的数目很少,因此,忽略不计。

总的来说,每次裂变能产生 200MeV 左右的热能。1W 热能对应每秒 3.1×10^{10} 个原子核发生裂变。1g 易裂变核素包含 2.5×10^{21} 个原子核,它能产生约 1MW·d 的热能。易裂变原子核也可能发生中子俘获反应而嬗变,因而,易裂变材料实际的消耗量大于其裂变的数量。

由于中子诱发的裂变反应每次能释放 2 个或 3 个中子,那么图 5-7 的自持中子链式反应是显而易见的。易裂变物质,例如 ^{235}U 吸收一个慢中子后发生裂变,裂变中子又可以引起易裂变核产生新的核裂变。这样一个使裂变反应持续进行下去的反应过程称为链式反应。为了使裂变反应持续下去,必须平均剩下 1 个或多个裂变产生的中子以引起另一次裂变反应。如果平均不到一个中子能引起裂变,则链式反应逐渐停止。超过一个中子引起裂变,则链式反应就会不断增强。因此只有满足一定条件的体系才能实现链式反应。

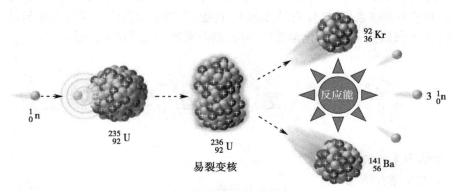

$^{92}_{36}Kr$

$3\,^1_0n$

$^{141}_{56}Ba$

反应能

^1_0n

$^{235}_{92}U$

$^{236}_{92}U$

易裂变核

图 5-7　链式裂变反应示意图

例如,在一块纯的天然金属铀中就不会发生链式反应。这是因为天然铀中是 ^{238}U(占 99.3%),只有能量在 1MeV 以上的中子才能引起 ^{238}U 裂变。而裂变中子经过非弹性散射,能量很快地就降到 1MeV 以下。^{235}U 的热中子裂变截面虽然很大,但是在碰撞减速过程中,绝大部分中子都会被 ^{238}U 吸收,能引起 ^{238}U 裂变的概率非常小。因此,在这种体系中不能发生裂变链式反应。又如纯粹的 ^{235}U 体系中,若其体积很小时,裂变中子大部分逸出体外,也不能实现链式反应。若其体积很大时,大部分中子能再引起裂变,那么链式反应又会进行得十分剧烈,变成核爆炸。由此可见,要实现可控制的链式反应需要一种适当的装置,这种装置称为核裂变反应堆,简称反应堆。

根据引起裂变的中子能量,反应堆可分为热中子反应堆和快中子反应堆。前者主要利用 ^{235}U 热中子裂变截面很大的特点。如果将裂变中子的能量在吸收很弱的介质(称为减速剂)中迅速降到热能,则由于 ^{235}U 热中子裂变截面比 ^{238}U 的吸收截面大得多,可以用天然铀或低浓缩铀来实现链式反应。这种反应堆称热中子反应堆。若是用高度浓集的 ^{235}U 或 ^{239}Pu 作为核燃料,就不必依赖于热中子引起裂变,这种反应堆中没有专门的减速剂,引起裂变的中子主要是能量较高的中子。因此称为快中子反应堆。到目前为止,用于发电的反应堆主要是热中子堆。

(二) 反应堆的医学和其他用途

利用原子核反应释放的能量作为能源称为核能源,目前能够大规模利用的只有裂变这一种核能源。利用裂变堆作为能源,是目前核能利用的最主要的目的之一,但不是唯一的目的。人们还为其他目的建造了各种不同的反应堆。例如,生产堆,用来生产 ^{239}Pu 这种核材料。这种堆主要采用天然铀热中子反应堆。还有的堆专门设计用来生产超铀元素,如 ^{252}Cf 或者其他放射性核素。也有中子注量率特别高的材料试验堆,专门用来研究和检验反应堆的燃料元件和结构材料的抗辐照性能。反应堆还能提供强中子源和强 γ 辐射源,它是开展原子核物理、固体物理、辐射化学和放射生物学研究的重要设备。

此外,医学上的人工放射性核素大多数也是通过反应堆来生产的。反应堆生产医用放射性同位素的主要方式有:①从核燃料的裂变产物中分离提取,如 ^{131}I、^{133}Xe、^{99}Mo 等常用核素都是的裂变产物;②利用核反应堆强大的中子流轰击各种靶核,吸收中子后的靶核发生重新排列,变为不稳定的新核素(放射性核素),如 $^{31}P(n,\gamma)^{32}P$、$^{50}Cr(n,\gamma)^{51}Cr$ 和 $^{88}Sr(n,\gamma)^{89}Sr$ 等。核反应堆生产放射性核素的优点是:能同时辐照多种样品、生产量大、辐照操作简单等;缺点是:多为丰中子核素,通常伴有较多的 β^- 衰变,不利于制备诊断用放射性药物;核反应产物与靶核大多数属同一元素,化学性质相同,难以得到高比活度的产品。

思 考 题

1. X 射线产生的机制是什么?
2. 粒子加速器有哪几种?
3. 反应堆如何产生巨大的能量?
4. 利用粒子加速器和反应堆进行放射性核素的生产时,两种方式的优势和劣势是什么?

(屈卫卫)

第六章　辐射探测器与辐射探测技术基础

高能量辐射粒子在放射医学应用中需要进行定量,而定量的前提是对各种辐射粒子的精确探测。对辐射粒子的探测过程中,辐射探测器和辐射探测技术是基础。因此,了解辐射探测器与辐射探测技术基础是非常有必要的。本章将对辐射探测器中几种常见探测器,如气体探测器、闪烁体探测器、半导体探测器以及其他类型的探测器进行简单的介绍;并且就辐射探测技术中符合技术、活度测量、带电粒子以及不带电粒子的能谱和通量测量和剂量测量展开讨论。

第一节　辐射探测器

一、气体探测器

气体探测器是利用核辐射在气体中发生电离效应的核辐射探测器,其工作介质是气体。它是电离室、正比计数器和盖革-弥勒(G-M)计数管等探测器的统称。气体探测器的优点,如制备简单、性能可靠、成本低廉、使用方便等性质,使它至今仍被广泛应用于核辐射探测领域。

(一)气体探测器基本原理

1. 气体的电离与激发　高速运动辐射粒子入射到气体介质时,由于与气体分子的碰撞而逐次损失其能量,最后被完全阻止下来。碰撞导致了气体分子的电离或激发,并在粒子通过的径迹上产生大量的电子-离子对。电离过程包括入射粒子直接与气体分子碰撞引起的电离,以及由碰撞击出的高速电子(δ电子)所引起的次级电离。前者产生的离子对数为初电离,后者产生的离子对数称为次电离,初电离和次电离的总称为总电离。此外,粒子在单位路程上产生的离子对数称为比电离。

带电粒子在气体中产生一对电子-离子对所需的平均能量 w 称为电离能。对于不同能量的同类粒子或不同种类粒子在同一种气体中的电离,其电离能都很接近,大多都在30eV左右。电离能的这种特点决定了总电离 N 与入射粒子能量 E_0 成正比关系,即

$$N = E_0/w \tag{6-1}$$

例如,^{210}Po 的 α 粒子能量为 5.3MeV,在空气中的射程为 3.8cm,其总电离 $N = E_0/w = 5.3 \times 10^6/34 = 1.56 \times 10^5$(个)。式(6-1)是通过对总电离的测量来确定粒子能量的依据。

同理,总比电离 S 与电离损失 $-(dE/dx)$ 的关系为

$$S = -\left(\frac{dE}{dx}\right)\Big/w, \frac{dE}{dx} \propto mz^2 \qquad (6\text{-}2)$$

其中,m、z 分别为带电粒子的质量数和电荷数。由此可见,比电离与粒子的性质、能量相关,通过对比电离的测量还可以进行粒子的鉴别。电离碰撞是随机过程,因此,即使粒子损失相同的能量,其电离仍然有统计涨落。涨落大小由方差 σ^2 表示:

$$\sigma^2 = F \cdot \frac{E_0}{w} \qquad (6\text{-}3)$$

电离的统计涨落决定了探测器能量分辨率的下限。

2. 电子、离子的漂移与扩散 在工作气体中,电离后生成的电子和离子,除了与作热运动的气体分子碰撞而杂乱运动外,还有两种定向的运动:一种是由于外加电场的加速作用沿电场方向进行漂移,另一种是电子和离子因空间分布不均匀而由密度大的区域向密度小的区域扩散。主要包含下面几种:

(1)离子的漂移:实验表明,在一定的范围内,稳定状态下的离子的漂移速度 $W^\pm$ 与电场强度 E 成正比,与气体的压力 P 成反比,即

$$W^\pm = \mu^\pm \frac{E}{P} \qquad (6\text{-}4)$$

常数 $\mu^\pm$ 称为离子的迁移率,上标表示正或负离子,E/P 又称为约化场强。迁移率的大小与气体的性质有关。在气体探测器的条件下,离子的漂移速度一般为 10^3cm/s 的量级,比离子杂乱运动的速度 μ 小得多。

(2)电子的漂移:电子的漂移速度与约化场强 E/P 不成正比关系。与离子的漂移相比,主要有两点差别:①由于电子的平均自由程比离子大数倍,而质量又比离子小约 10^3 倍,所以电子的漂移速度一般比离子大 10^3 倍,约 10^6cm/s。因而,在平均自由程内电子将获得较大的动能,并且有更大的漂移速度。②气体的成分对电子的漂移速度有非常大的影响。在单原子分子中(如 Ar,Xe,Kr 等)加入少量多原子分子气体(CO_2、CH_4、N_2 等),电子的漂移速度甚至可增大一个量级。

在纯单原子气体中,当电子的动能 E_e 低于分子的最低激发态能级时,能量损失只是电子与分子的弹性碰撞的结果。由于电子的质量比离子的质量小很多,因此,每次碰撞导致的能量损失很小。当能量大于激发能级时,伴随着非弹性碰撞将会产生大量能量损失。在电场中被加速的电子在最初的几次碰撞中,能量逐次增大,直到能量损失等于它从电场所获得的能量时达到平衡。

(3)电子和离子的扩散:电子和离子因空间密度不均匀而由密度大的空间向密度小的空间扩散。由于电子的平均自由程比离子大,因此,电子的扩散常数大于离子,离子扩散的影响比电子小得多。然而,往单原子分子气体中加入少量多原子分子气体可降低杂乱运动能量与热运动能量的比值,从而减少电子扩散的影响。

(4)离子的复合:电子和正离子碰撞或负离子和正离子的碰撞均可发生与电离相反的过程,即复合成中性原子或中性分子。我们把电子与正离子的复合称为电子复合,负离子与正离子的复合称为离子复合。显然,电子或离子的复合率是正比于入射粒子产生电子-离子对处的密度。复合系数,即表征复合概率大小的物理量,其大小决定于气体的性质、压强和

温度,并且与正、负离子的相对速度有关。由于正、负离子碰撞时的相对速度比电子和正离子碰撞时的相对速度小得多,因此离子复合系数要比电子复合系数大几个量级。

(5)离子的收集和电压电流曲线:气体探测器是利用收集辐射粒子在气体中产生的电离电荷来探测辐射的探测器。因此,气体探测器也就是离子的收集器。它通常是由高压电极和收集电极组成,最常见的是两个同轴的圆柱形电极,两个电极由绝缘物质隔开并密封于容器内。电极间充满工作气体并外加一定的电压。辐射粒子使电极间的气体发生电离效应,生成的电子和正离子在电场作用下漂移,最后被收集到电极上。电子和正离子生成后,由于静电感应,电极上将感生电荷,并且随它们的漂移而变化。于是,在输出回路中形成电离电流,电流的强度决定于被收集的电子 - 离子对数。

恒定强度的辐射照射下,外加电压与电离电流的关系如图 6-1 所示,图中为 α、β 和 γ 射线在电离室外加电压与电离电流的关系曲线。曲线明显地分为五个区段:在Ⅰ区中,由于复合损失随电压升高而减小,电离电流随电压增大而增加。继续增加电压时复合事件逐渐减小,电流趋向饱和。Ⅱ区称为饱和区或电离室区,在该区域内离子全部被收集,电流强度等于单位时间产生的原(初)电离电荷数。电压超过 $V_Ⅱ$ 以后,电流又上升而进入Ⅲ区。此时,电场强度足以使被加速电子进一步产生其他电离,离子对数将倍增至原电离的 $10{\sim}10^4$ 倍,这种现象称为气体放大。倍增系数称为气体放大系数,它随工作电压的增大而增大,当电压固定时气体放大系数恒定不变。由于电流正比于原电离的电荷数,所以Ⅲ区称为正比区。当电压继续增大时由于气体放大系数过大,空间离子聚集,抵消了部分场强,使气体放大系数相对减小,此称为空间电荷效应。显然,原电离越大这种影响也越大,此时,气体放大系数不再是恒定的,而与原电离相关,所以Ⅳ区称为有限正比区。进入Ⅴ区后,倍增更加剧烈,电流猛增,形成了自激放电。此时,电流强度不再与原电离有关,图中的 α、β 和 γ 三曲线重叠。原电离对放电只起"点火"的作用,但每次放电后还必须猝熄,才能作为射线探测器。工作于该区的探测器称为 G-M 计数器,因此,Ⅴ区称为 G-M 区或盖革区。

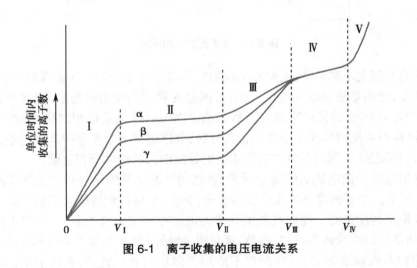

图 6-1　离子收集的电压电流关系

综上可知,电离室、正比计数器和 G-M 计数器的基本结构和组成部分是相似的,只是工作条件不同使性能有差别而适用于不同的场合。

（二）电离室

电离室有两种类型。一种是记录单个辐射粒子的脉冲型电离室，主要用于测量重带电粒子的能量和强度。按输出回路，脉冲型电离室又可区分为离子脉冲电离室和电子脉冲电离室。另一种是记录大量辐射粒子平均效应的电流型电离室和累计效应的累计电离室，主要用于测量 X,γ,β 和中子射线的强度或通量、剂量或剂量率。它是剂量监测和反应堆功率控制的主要传感元件。

上述两类电离室在构造上基本相同，主体均由两个处于不同电位的电极组成。电极的形状原则上是任意的，但实际用途上大多采用平行板和圆柱形的。电极之间用绝缘体隔开，并密封于充有一定气体的容器内，如图 6-2 所示。当辐射粒子通过电极之间的工作气体时，电离产生的电子和正离子便分别顺着和逆着空间电场方向，向相反的方向运动，最后被收集下来。与记录仪器相连的一个电极叫收集电极，它通过负载电阻接地。另一个电极加上数百至数千伏电压，叫高压电极。在收集电极和高压电极之间还有一个保护环，其电位与收集电极相同。保护环与两电极间由绝缘体隔开。保护环的作用是使从高压电极到地的漏电电流不通过收集电极，并使收集电极边缘的电场不被畸变而保持均匀。这样，可使电离室有明确的灵敏体积。如果没有复合和扩散的损失，在灵敏体积内形成的全部电子 - 离子对都将被两电极收集。

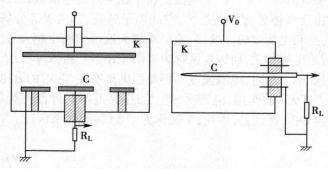

图 6-2　电离室的结构简图

电离室的几何大小和形状，室壁和电极的材料以及所充的工作气体成分、压强都需要根据辐射的性质、使用场景要求来确定。例如，测量 α 粒子能量的电离室，需要足够大的容积和气压，以便使 α 粒子的径迹都落在灵敏区内。对 γ 射线通量作相对测量时，为了提高灵敏度，室壁材料则须使用高原子序数的金属材料，其厚度略大于室壁中次级电子的射程。作 γ 射线绝对剂量测量时，须用与空气或生物组织等效的材料作电极和室壁。

为了避免电极间漏电造成的测量误差，要选用性能良好的绝缘体。绝缘体的面电阻比体电阻要小很多。由于绝缘体表面会吸附水分，为此，要保持绝缘体表面的干燥、清洁、防止机械损伤或是用树脂密封。绝缘性能的要求对电流电离室尤其重要，一般要求体电阻大于 $10^{14}\,\Omega$。性能良好的绝缘体是琥珀、石英、氧化铝、地蜡以及有机塑料如聚苯乙烯，聚氯乙烯、聚四氟乙烯和有机玻璃等，但有些塑料不适用于强辐射场。此外，在电离电流小于 10^{-14}A 时，还需考虑到由于电或机械应变产生的电流。通常，软的绝缘体（如聚苯乙烯等）应变电流要比硬的绝缘体（如石英、氧化铝等）大很多。

电流电离室常用的工作气体有纯惰性气体、N_2 和空气等,考虑到其能量响应特性,还可选用适当配比的混合气体。对脉冲型电离室,工作气体大多是惰性气体加少量多原子分子气体的混合气体,如 90% Ar+10% CO_2 或 90% Ar+10% CH_4 等。对于测量中子的电离室,需要根据中子的能量充以 BF_3、CH_4、H_2 和 ^3He 等气体,或在电极上覆盖一层浓缩 ^{10}B、^{235}U、^{238}U 等物质。电离室内的气压约为 10 000Pa 至 10^6 Pa,但在高气压时,离子的复合变得十分严重,需要作特别的纯化处理以清除负电性杂质。

(三)正比计数器

气体探测器工作于正比区时,在离子收集的过程中将出现气体放大现象,即被加速的原电离电子在电离碰撞中逐次倍增而形成电子雪崩。在收集电极上感生的脉冲幅度将是原电离感生的脉冲幅度的 M 倍,即

$$V_\infty = -M \frac{N_e}{C_0} \tag{6-5}$$

其中,常数 M 称为气体放大倍数,N_e 为原电离离子对数,C_0 为 K、C 两级间的电容,e 为单位电荷,符号表示负极性脉冲。处于这种工作状态下的气体探测器就是正比计数器。

与电离室相比,正比计数器有如下优点:

(1)脉冲幅度较大:约比电离室脉冲大 $10^2 \sim 10^4$ 倍,因此不必使用高增益的放大器。

(2)灵敏度较高:对于电离室,原电离数目必须大于 2 000 对左右才能分辨出来,而正比计数器原则上只要有一对电子-离子就能够被分辨。因此,正比计数器适合于探测低能或低比电离的粒子,如软 β、γ、X 射线以及高能粒子等,能量探测下限可达 250eV。

(3)脉冲幅度几乎与原电离的位置无关:与 G-M 计数器相比,正比计数器的脉冲宽度窄,可作快速计数;使用寿命较长;可根据不同的探测对象进行选择性充气,如探测热中子时充 BF_3 气体,探测快中子时充 H_2、CH_4 或 ^3He 气体,探测 X 射线时充 Kr 或 Xe 气等。此外,正比计数器还能用于粒子鉴别以及作为低水平测量的探测器和位置灵敏探测器等。

正比计数器的主要缺点是脉冲幅度随工作电压变化较大,且容易受电磁环境干扰,因此,对高压电源的稳定性要求较高($\le 0.1\%$)。

在一般电压下(几千伏),由于圆柱形电极比平行板电极容易获得强电场区域,灵敏体积也大,并且脉冲幅度与电离发生的地点无关,因此,正比计数器大多是由同轴圆柱形电极构成。图 6-3 为圆柱形正比计数器的示意图,其中心丝电位为正,称为阳极,圆筒的电位为负,称为阴极。从阳极输出的脉冲经过脉冲放大器输入到脉冲幅度分析器或者直接接定标器记录。

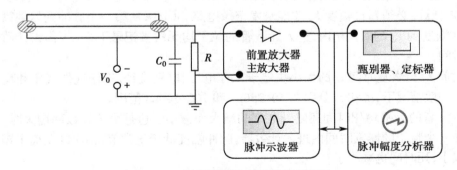

图 6-3 正比计数器和正比谱仪示意图

（四）G-M 计数器

之前我们讨论了有限正比区的电子、正离子和空间电荷三种效应。在此区域气体放大系数随电压急剧上升，并失去与原电离的正比关系，当 $M \geq 10^5$ 时，电子雪崩持续发展成自激放电，此时增殖的离子对总数与原电离无关了。这段电压区以发明计数器的盖革（Geiger）和弥勒（Muller）命名，称为盖革 - 弥勒区。工作于该段电压区的计数器称为盖革 - 弥勒计数器，简称 G-M 计数器。

G-M 计数器探测射线具有以下优点：①灵敏度高。不论何种类型的射线，如果能在计数器的灵敏区内产生一对离子，便可能引起放电而被记录。②脉冲幅度大。输出脉冲幅度可达几伏甚至几十伏，可以不必经放大器或只需单级放大器便能触发记录电路。③稳定性高。不受外界电磁场的干扰，而且对电源的稳定度要求不高，一般好于 1% 即可。④计数器的大小和几何形状可按探测粒子的类型和测量的要求在较大的范围内变动。例如，外径可从 2mm 到几个 cm，长度可以从 1cm 到 1m 左右。⑤使用方便、成本低廉、制作的工艺要求和仪器电路均较简单。整个测量系统可以做得轻巧灵便，适于携带。

G-M 计数器的主要缺点是：①不能鉴别粒子的类型和能量；②分辨时间长，约 100μs，不能进行快速计数；③正常工作的温度范围较小（卤素管略大些）；④有乱真计数。

按充气的性质，G-M 计数器可分为两大类。一类是充纯单原子或双原子分子气体，如惰性气体或 H_2、N_2 等，称为非自熄计数器，这类计数器由于使用上不方便，已经很少采用。另一类是充单原子分子与多原子分子的混合气体或纯多原子分子气体，这类计数器称为自猝熄计数器。按猝熄气体又可分为有机自猝熄和卤素自猝熄计数器。

与正比计数器一样，G-M 计数器大多是圆柱形的。中央阳极接地时，阴极接负高压，而阴极接地时，阳极接正高压。在 G-M 计数器的应用中，以下几个物理量非常重要：

1. 死时间、恢复时间和分辨时间　入射粒子进入计数管引起放电后，形成了正离子鞘，使阳极周围的电场削弱，将会终止放电。这时，若再有粒子进入工作区域就不能引起放电，直到正离子鞘移出强场区，场强恢复到足以维持放电的强度为止，这段时间称为死时间 t_D。经过死时间后，雪崩区的场强逐渐恢复，但是在正离子完全被收集之前是不能达到正常值的，在这期间，粒子进入计数管所产生的脉冲幅度要低于正常幅度，直到正离子全部被收集后才完全恢复，这段时间称为恢复时间 t_R。死时间 t_D 和恢复时间 t_R 的大小可以直接用示波器进行观测。若把计数管的输出脉冲输入到示波器中，就可看到大幅度脉冲后跟着有一些小幅度脉冲。

在实际应用中，更有意义的是计数系统的分辨时间 τ。由于电子线路有一定的触发阈值 V_d，换言之，脉冲必须超过幅度 V_d 才能触发记录电路。因此，从第一个脉冲开始到第二个脉冲的幅度恢复到 V_d 的时间 τ 内，进入计数管的粒子均无法被记录下来。τ 称为计数器系统的分辨时间。

死时间 t_D 与恢复时间 t_R 的大小决定于工作电压、电极直径、工作气体气压和离子的迁移率等。一般情况下，t_D 和 t_R 分别在 50~250μs 和 100~500μs 范围。

需要注意的是平均死时间还随计数率的增大而减小。这是由于计数率增大时，大部分粒子在前一个粒子的恢复时间内进入计数器，脉冲幅度低于正常值，相应的正离子鞘上的电荷密度减小，死时间也减小了。

在实际测量时，计数管有确定的分辨时间 τ，若相继进入计数管的两粒子的时间间隔小于分辨时间时,第二个粒子会被漏记,实测计数率低于实际计数率。因此,分辨时间校正,有时也称为死时间修正是十分有必要的。

2. 计数管寿命　计数管的寿命决定于猝熄气体的消耗。有机气体管经一次放电后就有一部分猝熄气体解离而丧失猝熄能力。放电次数愈多,猝熄气体含量就愈少。结果使坪长缩短、坪斜增大,最终完全失去猝熄作用而产生连续放电。我们把计数管在失去猝熄作用之前所能计数的次数,定义为计数管的寿命。使用计数管时,切忌加过高的电压,防止发生连续放电使计数管性能变坏,寿命缩短,甚至损坏。卤素管有更长的寿命,这是由于卤素分子解离后可能重新结合。在理论上寿命是无限长的,但实际上卤素分子的化学性能较活泼,容易与器壁发生作用而丧失。为此,须采用经过表面处理的不锈钢或铁铬合金作阴极,也可在玻璃管壁上喷涂一层二氯化锡导电膜作阴极。卤素管实际使用的有效寿命约 $10^9 \sim 10^{10}$ 次。

二、闪烁探测器

核辐射与某些透明物质发生相互作用,会使其发生电离、激发损失能量而发射荧光,闪烁探测器就是利用这一特性来工作的。

利用荧光物质发光的现象记录核辐射在很早之前就有了。1911 年著名的 α 粒子大角散射实验,导致了卢瑟福的原子核式结构模型的建立。当时的 α 粒子探测器是通过显微镜用肉眼观察 α 粒子引起硫化锌荧光屏上微弱闪光的装置。到 20 世纪 40 年代中期,首次将闪烁体耦合光电倍增管,之后又发展了相应的电子学分析记录仪器,闪烁探测器才获得了广泛的应用,经过几十年来的不断进步,现在它已成为相当完善的一种探测技术。

(一)概述

闪烁探测器由闪烁体、光电倍增管和相应的电子仪器系统三个主要部分组成。闪烁探测器组成的示意图如图 6-4 所示。

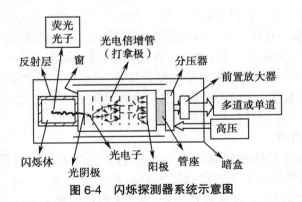

图 6-4　闪烁探测器系统示意图

探测器整体封装在避光的壳中,内部最左边是一个对射线灵敏且能产生闪烁光的闪烁体。当射线(例如 γ 射线)进入闪烁体时,在某一位置产生次级电子,它使闪烁体分子发生电离和激发,退激时发出大量光子并且光子向四面八方发射。在闪烁体周围包以反射物质(但有一面要透光),这样能使光子集中向光电倍增管方向射出去。光电倍增管是一个电真空器件,如图 6-5 所示。它由光阴极、若干个打拿极和一个阳极组成。

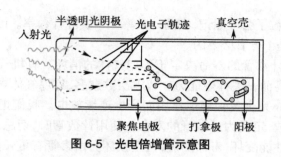

图 6-5　光电倍增管示意图

光阴极前有一个玻璃或者石英制成的窗,整个器件外壳为玻璃,各电极由针脚引出。通过高压电源和分压电阻,使阳极 - 各个打拿极 - 阴极间建立从高到低的电位分布。闪烁光子入射到光阴极上时,将发生光电效应产生光电子,这些光电子受极间电场加速和聚焦,打在第一个打拿极上,产生 3~6 个二次电子,这些二次电子在之后各级打拿极上又发生同样的倍增过程,最后在阳极上可接收 10^4~10^9 个电子,所以人们把这种器件称为光电倍增管。大量电子会在阳极负载上建立起电信号,通常为电流脉冲或电压脉冲,然后通过起阻抗匹配作用的射极跟随器,由电缆将信号传输到电子学仪器中去。

通常闪烁体透光一面由玻璃封装,如果它与光电倍增管窗之间存在空气层就会使闪烁光子经受全反射,不易到达光电倍增管光阴极,故其间充以折射系数和玻璃差不多的硅脂能使光子损失大大减少。

（二）闪烁晶体

1. 闪烁体种类　闪烁体按其化学性质可分为两大类:

一类是无机晶体闪烁体。通常是含有少量杂质(称为"激活剂")的无机盐晶体,常用的有碘化钠(铊激活)单晶体,即 NaI(Tl);碘化铯(铊激活)单晶体即 CsI(Tl);硫化锌(银激活)多晶体,即 ZnS(Ag) 等。另一种是玻璃体,如铈激活锂玻璃 $LiO_2 \cdot 2SiO_2(Ce)$。此外,还有不掺杂的纯晶体,如储酸铋(BGO);钨酸镉($CdWO_4$,简称 CWO)和氟化钡(BaF_2)等。

另一类是有机闪烁体。它们都是环碳氢化合物,又可分为三种:①有机晶体闪烁体。例如蒽、芘、萘、对联三苯等有机晶体。②有机液体闪烁体。在有机液体溶剂(如甲苯、二甲苯)中溶入少量发光物质(如对联三苯),称第一发光物质,另外再溶入一些光谱波长转换剂[如二苯基呃唑苯(POPOP)化合物]称为第二发光物质,组成有闪烁体性能的液体。③塑料闪烁体。它是在有机液体苯乙烯中加入第一发光物质对联三苯和第二发光物质 POPOP 后,聚合而成的塑料。

2. 闪烁体的物理特性

(1)发射光谱:闪烁体受核辐射激发后所发射的光并不是单色的,而是一个连续带。图 6-6 为几种典型闪烁体发射光谱曲线。$P(\lambda)d\lambda$ 表示光在波长 $\lambda \sim \lambda + d\lambda$ 之间的发射强度。对于每种闪烁体,总可找到一、两种波长的光,它的发射概率最大,整个光谱是以该波长为中心的一个或数个发射带。峰位处的波长,称为"发射光谱最强的波长"。

(2)发光效率:发光效率是指闪烁体将所吸收的射线能量转变为光的比例。一般使用下面三个量来描述。

1)光能产额:它定义为核辐射在闪烁体中损失单位能量闪烁体发射的光子数。当粒子在闪烁体中损失的能量为 E,闪烁过程发出的总光子数为 n_{ph} 时,则光能产额

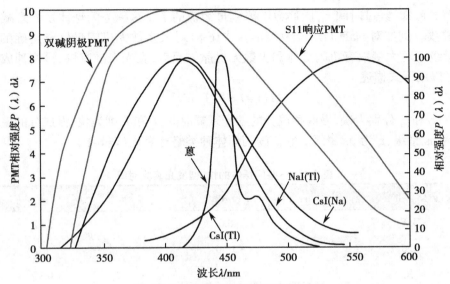

图 6-6　几种典型闪烁体的发射光谱

$$Y_{ph} = \frac{n_{ph}}{E} \tag{6-6}$$

它的单位是光子数 / 兆电子伏 (1/MeV)。例如在 NaI(Tl) 中,快电子的 $Y_{ph} \approx 4.3 \times 10^4$ (1/MeV)。则 $1/Y_{ph}$ 表示在闪烁体中每产生一个光子所消耗的核辐射能量。

2) 绝对闪烁效率:它就是能量转换效率,表示在一次闪烁过程中,产生的闪烁光子总能量与核辐射损耗在闪烁中体的能量之比:

$$C_{np} = \frac{E_{ph}}{E} \tag{6-7}$$

下标 np 表示由核能转换为光能。相同能量不同种类的粒子,例如 α、质子和 β 射线,C_{np} 数值是不同的。NaI(Tl) 对 β 射线的绝对闪烁效率 $C_{np} \approx 0.13$,对 α 粒子,$C_{np} \approx 0.026$。

3) 相对发光效率:上述两个物理量的测量,由于涉及光子数量的绝对定标,技术实现上比较复杂,为了方便起见,常用相对值来量度不同闪烁体的发光效率。它使用一种核辐射在不同闪烁体中损失相同的能量,测量它们的相对脉冲输出幅度或电流进行比较。一般以蒽晶体作为标准,如对 β 射线蒽的相对发光效率取为 1,则 NaI(Tl) 为 2.3。

在对核辐射进行探测时,闪烁体的发光效率越高越好,这时不仅输出脉冲幅度大,并且由于光子数较多,因而统计涨落小,能量分辨率更高。在能谱测量时,为了使能量线性好,还要求闪烁体发光效率对核辐射的能量在相当宽的范围内为一常数。

(3) 发光时间和发光衰减时间:闪烁体的发光时间包括闪烁脉冲的上升时间和衰减时间两部分。上升时间主要由闪烁体电子激发时间以及带电粒子在闪烁体中耗尽能量所需的时间决定,前者时间很短,可以忽略不计,后者一般小于 10^{-9} s。

闪烁体受激后,电子退激发光一般服从指数衰减规律。单位时间发出的光子数,即发光强度为

$$I(t) = -\frac{\mathrm{d}n_{ph}(t)}{\mathrm{d}t} = \frac{n_{ph}}{\tau_0} e^{-t/\tau_0} \tag{6-8}$$

由上式可知,经过时间 τ_0,脉冲数下降到最大值的 $1/e$,这称为闪烁体发光衰减时间,也称衰减常数。例如对 NaI(Tl),$\tau_0 \approx 0.23\mu s$。式(6-8)对大多数无机闪烁体是正确的,其中 τ_0 为微秒量级。对大多数有机闪烁体和少数无机晶体而言,发光衰减有快、慢两种成分,其衰减规律可以用下式描述:

$$I(t) = I_f e^{-t/\tau_f} + I_s e^{-t/\tau_s} \tag{6-9}$$

其中,τ_f 和 τ_s 分别为快、慢两种成分的发光衰减时间,I_f 和 I_s 则为快、慢成分的发光强度。一般,τ_f 为 ns 量级,τ_s 为 μs 量级。它们随闪烁体种类略有变化(表 6-1)。

表 6-1　一些闪烁体的快、慢发光衰减时间

闪烁体种类	τ_f/ns	τ_s/μs
BaF$_2$	0.6	0.62
CsI	10.0	1.0
芪	6.2	0.37
蒽	33.0	0.37
液体闪烁体	2.4	0.20

从图 6-7 中可以看出,在对数坐标上发光衰减曲线不是一条直线,这证明了芪晶体存在着快、慢两种成分。从图上也可看到,快、慢两种成分的相对强度值因入射粒子种类不同而变化。测量中子能量用的中子飞行时间谱仪的探头(液体闪烁探测器)正是利用这一特性,通过电子学技术分别选取快、慢成分以降低中子场中的强 γ 射线本底。对高强度测量或用于时间测量的闪烁体,应该要求有尽可能短的发光衰减时间。除了上述几个物理特性外,在使用闪烁体时还应考虑下面一些性质:①探测效率。它和两个因素有密切关系:一是和闪烁体的几何形状及大小有关;另外和组成闪烁体物质的密度以及平均原子序数有关。②要求闪烁体透明度高,尽可能无缺陷,光学均匀度好。③易加工成各种大小和几何形状。④当温度发生变化时,闪烁体的发光效率、分辨率和时间特性也都会改变。例如,NaI(Tl)晶体,25℃时的发光效率最大。各种闪烁体的变化规律也并不相同,因此闪烁体的温度效应是实际应用中必须注意的问题;⑤耐辐照的稳定性。

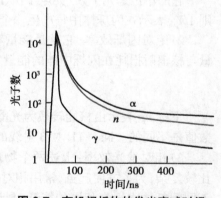

图 6-7　有机闪烁体的发光衰减时间

3. 几种常见的闪烁体

(1)液体闪烁体:液体闪烁体是一种有机闪烁体,主要是测量中子以及 β 射线,在某些弱放射性或液态样品的测量中也广泛采用。

液体闪烁体是用发光物质溶于有机溶液内制成的。它具有发光衰减时间短(纳秒数量级),透明度好、容易制备、成本较低等优点。液体闪烁体常用二甲苯等作溶剂,并以某些有机闪烁物质和 POPOP 分别作第一溶质和第二溶质。第一溶质为荧光物质,第二溶质

为波长转换剂。当入射粒子进入闪烁液体时,溶剂分子先被激发,然后它很快地把能量传给第一溶质分子,放出波长在 350~400nm 范围的荧光,它使第二溶质分子受激,退激时放出 420~480nm 范围的光。这样,第二溶质使发射光谱的波长向长波方向移动,以便与光电倍增管能较好匹配。将待测放射性物质溶解于液体闪烁体中,造成 4π 几何条件,效率很高,这是液体闪烁体突出的优点。检测 ^{3}H 和 ^{14}C 等的低能 β 射线的微弱放射性强度,都要经常用到液体闪烁体。液体闪烁体另一重要用途是作中子飞行谱仪的探头,利用发光衰减时间短的优点作时间测量,并且具有快、慢两种发光成分,能够较好地鉴别中子和 γ射线。

　　液体闪烁体的缺点是液体闪点低,需隔绝空气、密封盛装;并有一定毒性,操作时需注意安全;液体闪烁体膨胀系数大,为了解决环境温度变化太大盛器易破裂的问题,一般容器上带有膨胀室。

　　(2)塑料闪烁体:塑料闪烁体是一种用途极为广泛的有机闪烁体。它可以测量 α、β、γ、快中子、质子、宇宙射线及裂变碎片等。塑料闪烁体的特点是:①制作简便。如国产普通塑料闪烁体是在苯乙烯溶液中加入第一溶质对联三苯和第二溶质 POPOP 后聚合而成。它的工作原理和液体闪烁体完全一样,不过溶剂是固溶体。它易于加工成各种形状,如柱、片、矩形、井形、管形、薄膜、细丝、微粒等;还可以做成大体积闪烁体,最大直径可以做到上百厘米,用于测量高能粒子或作反符合罩。②发光衰减时间短(1~3ns)。同液体闪烁体一样,它可以适用于纳秒量级的时间测量及高辐射强度测量,也可作中子飞行时间谱仪的探头。③透明度高,光传输性能好。④性能稳定,机械强度高,耐振动,耐冲击,耐潮湿,不需要封装,避光储存 8~10a 发光效率无明显变化。⑤耐辐射性能好。

　　塑料闪烁体也有不足之处:软化温度较低,不能用在高温条件下;易溶于芳香族及酮类溶剂;能量分辨本领差,一般只作强度测量。

　　普通塑料闪烁体都可用来测量 β 射线。但塑料闪烁体对 γ 射线也灵敏,如在材料中加入不同的溶质,可做成对 β 灵敏,而对 γ 不太灵敏的塑料闪烁体。

　　(3)NaI(Tl) 晶体:NaI(Tl) 晶体密度较大(ρ=3.67g/cm^3),而且高原子序数的碘(Z=53)占重量的 85%,所以对 γ 射线探测效率特别高,同时相对发光效率大,约为蒽晶体的两倍多。它的发射光谱最强波长为 415nm 左右,能与光电倍增管的光谱响应较好匹配,晶体透明性也很好。测量 γ 射线时能量分辨率也是闪烁体中较好的一种。NaI(Tl) 晶体的缺点是容易潮解,吸收空气中水分而变质失效,所以一般使用时都是装在密封的金属盒中。

　　(4)CsI(Tl) 晶体:CsI(Tl) 晶体由于在空气中不潮解,容易加工成薄片,因而在探测带电粒子的强度及能谱方面很有使用价值。其优点在于:①不会潮解,因此封装和使用比 NaI(Tl) 方便得多;②密度比 NaI 更大(ρ=4.51g/cm^3),平均原子序数也比 NaI 大(Na,Z=11;Cs,Z=55),对 γ 射线的吸收系数 μ 也大,因此探测效率高。探测器体积相对可以做得小些。③容易加工成薄片并做成极薄的蒸发薄膜(30μm),对重带电粒子阻止本领高,便于在高能 γ 辐射本底下测量 α 及低能 X 射线等。④机械强度大,能耐受较大的冲击和振动,还能耐受较大的温度变化而不易碎裂。⑤可通过脉冲形状甄别方式,在混合场中甄别不同种类的粒子。

　　CsI(Tl) 晶体也有不足之处。CsI(Tl) 的光输出仅为 NaI(Tl) 的一半左右,对 γ 射线测量的能量分辨率差。同时，原材料价格较昂贵，因此远不及 NaI(Tl) 晶体使用广泛。

(5) ZnS(Ag) 晶体：一般将硫化锌(银激活)白色多晶粉末与 1% 有机玻璃粉末混合溶解于有机溶剂二氯乙烷中，然后喷涂在薄有机玻璃板或膜上，再切割成各种形状。硫化锌涂层一般厚度为 $8\sim10mg/cm^2$。

ZnS(Ag) 发光效率极高，约为蒽晶体的三倍，对重带电粒子阻止本领很大。质量厚度为 $15mg/cm^2$ 的 ZnS(Ag) 层对 ^{210}Po 发射的 α 粒子的探测效率几乎达 100%，而对 γ 射线极不灵敏，所以很适于在 β、γ 本底场中用幅度甄别方法测量重带电粒子 α、p 等。这些是 ZnS(Ag) 闪烁体的优点。它的缺点是 ZnS 层是半透明的，光子在传输过程中会有所损耗，因此，不能用来测量 α 粒子能量，只能作 α 强度测量。发光衰减时间约 $0.2\mu s$。

ZnS(Ag) 闪烁体价格低廉，效率为 70%~100%，面积又可以做得很大，因此它是测量微弱 α 放射性最好的闪烁体。例如，表面污染监测仪器的探头都采用 ZnS(Ag) 闪烁体。将 ZnS(Ag) 粉喷涂在聚苯乙烯制成的球状或环状空腔内，可用以测量浓度极低的射气。

(6) 锗酸铋晶体：锗酸铋单晶体是一种性能优良的闪烁体。分子式：$Bi_4Ge_3O_{12}$，简称 BGO，它的最大特点是原子序数高(Bi 的 $Z=83$)，密度大 $\rho=7.13g/cm^3$，因此对 X 光和 γ 射线的线性吸收系数比 NaI(Tl) 还大得多，对低能 X 射线和高能 γ 射线有特别高的效率。

4. 闪烁体的选择　在实际使用中，选择闪烁体时主要考虑以下几个方面的问题：

(1) 所选闪烁体的种类和尺寸应适应于所探测射线的种类、强度及能量，即选用的闪烁体在测量一种射线时能排除其他射线的干扰。一般测量 α 粒子强度时用 ZnS(Ag) 闪烁体或 CsI(Tl) 晶体。测量 β 射线和中子时用有机闪烁体，大多用塑料闪烁体或液体闪烁体。测量 γ 射线用 NaI(Tl) 或 CsI(Tl) 晶体，对低能 X 射线或高能 γ 射线则用 BGO 晶体。

(2) 闪烁体发射光谱应尽可能好地与所用光电倍增管的光谱响应耦合，以获得高的光电子产额。

(3) 闪烁体对所测入射粒子有较大的阻止本领，使入射粒子在闪烁体中损耗较多的能量。

(4) 闪烁体的发光效率要足够高，并具有较好的透明度和较小的折射率以使闪烁体发射的光子尽可能地被收集到光电倍增管的光阴极上。

(5) 在作时间分辨计数或短寿命放射性活度测量中，应选取发光衰减时间短及能量转换效率高的闪烁体。

(6) 在作能谱测量中，要考虑发光效率对能量响应的线性范围，以获得较好的能量线性。所谓闪烁体的能量响应通常包括两个含义：一是指闪烁体的能量转换效率与入射粒子能量的关系，二是指闪烁体的探测效率(或灵敏度)与入射粒子能量的关系。

(三) 光电倍增管

图 6-8 是光电倍增管的工作原理图。从闪烁体出来的光子通过光导入射到光电倍增管的光阴极，由于光电效应，在光阴极上发射出光电子。光电子经电子光学系统加速、聚焦后打在第一"打拿极"(又称倍增极)。每个光电子在打拿极上击出几个电子，这些电子射向第二打拿极，经倍增射后再打到第三打拿极，直到最后一个打拿极。所以，最终入射到阳极的电子数目是很多的，阳极把所有电子收集起来，转变成电脉冲信号输出。

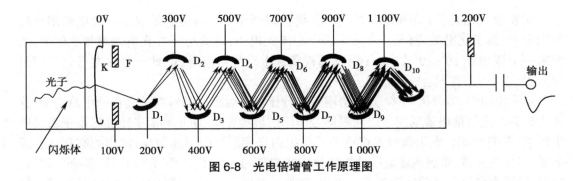

图 6-8　光电倍增管工作原理图

　　光阴极是接收光子并放出光电子的电极。一般是在真空中把阴极材料镀在光学窗的内表面上,形成半透明的端窗阴极;或镀在管壳内侧面和光窗的内表面上形成半透明的四面窗阴极;有的镀在离管壳内一定距离处的金属基底上,形成不透明阴极。光阴极材料的品种有数十种,但最常用的有五六种,如锑铯化合物(Cs-Sb)和 K_2-Cs-Sb 双碱阴极等。

　　一般光电倍增管光阴极前的光学窗有两种:硼玻璃窗或石英窗,前者适用于可见光;后者可透过紫外光。

　　光电倍增管的电子光学输入系统也是一个重要组成部分。光阴极产生的光电子经过电子光学输入系统的加速、聚焦后,被收集到打拿极 D_1 上,再进行倍增放大。简单的电子光学输入系统就由光阴极和第一打拿极 D_1 组成,中间无聚焦极。这时,收集到 D_1 上的光电子较少,其他性能也稍差。复杂的输入系统则中间有聚焦极和加速极,使光阴极射出的光电子尽可能都收集到 D_1 上,并要求能同时和均匀地射到 D_1 上。对于大面积的光阴极和极好时间性能的管子,对输入系统的设计需要进行特殊的设计。

　　到达打拿极 D_1 的光电子经过 D_1 到 D_{10} 一系列打拿极进行倍增,图 6-8 中 D_1 到 D_{10} 都是打拿极。它们是在镍片上经真空蒸发形成 Sb-Cs 或 K_2-Cs-Sb 化合物,或采用经激活处理的 AgMg、CuBe 合金电极。当一个电子打在打拿极上后,一般可以从这些材料上打出 3~6 个电子。光电倍增管中的打拿极一般是 9~14 个。

　　通常对打拿极的要求是:二次发射系数大;热电子及光电子发射少;大电流工作时稳定性好;几何形状的设计能有效地收集由前一级出射的二次电子、并能有效地将其倍增产生的二次电子送到下一级。在快速倍增管中,要求电子渡越时间分散尽量小,K_2CsSb 双碱和 GaP 作打拿极材料能做到快的时间响应。

　　阳极是最终收集倍增的电子并给出输出信号的电极。阳极要求采用电子电离能较大的材料,如镍、钼、铌等。

(四) 闪烁计数器

　　前面已分别介绍了各种闪烁体以及光电倍增管的工作原理。在两者耦合以后,再配以电子学仪器,就成为闪烁计数器。闪烁计数器在核辐射探测中是应用较广泛的一种探测器,就其应用可以归结为四类:①能谱测量;②强度测量;③时间测量;④剂量测量,其中,剂量测量是强度和能量测量的结合。一个闪烁计数器应用中,最主要的指标是:①脉冲输出;②时间分辨;③能量分辨。

　　归结起来,闪烁计数器的工作可分为五个相互联系的过程:①射线进入闪烁体,与之发生相互作用,闪烁体吸收带电粒子能量而使原子、分子的电离和激发;②受激原子、分子退激时发射荧光光子；③利用反射物和光导将闪烁光子尽可能多地收集到光电倍增管的光阴极上，由于光电效应，光子在光阴极上击出光电子；④光电子在光电倍增管中倍增，数量由一个增加到 $10^4 \sim 10^9$ 个，电子流在阳极负载上产生电信号；⑤此信号由电子仪器记录和分析。

实际应用中，常将闪烁体、光电倍增管和分压器及射极跟随器都放置在一个暗盒中，这称为探头。光电倍增管周围包以起磁屏蔽作用的坡莫合金，防止环境中磁场对电子漂移产生影响，影响性能。电子仪器的组成单元根据闪烁探测器的用途而异，常用的有高（低）压电源、线性放大器、单道或多道脉冲幅度分析器，有时也包括门电路、定时电路、符合电路、定标器、计数率仪以及其他辅助电子学单元（例如示波器、脉冲发生器），还有 NIM 系统标准插件，可方便而灵活搭配。

三、半导体探测器

从 20 世纪 60 年代有商品生产的半导体探测器以后，这种探测器得到了迅速的发展。它的工作原理类似于气体探测器，区别是探测介质是半导体材料。它的主要优点是：

（1）电离辐射在半导体介质中产生一对电子 - 空穴对平均所需能量大约为在气体中产生一对电子 - 离子对所需能量的十分之一，即同样能量的带电粒子在半导体中产生的离子对数要比在气体中产生的约多一个量级，因而，电荷数的相对统计涨落就小得多，所以半导体探测器的能量分辨率很高。

（2）带电粒子在半导体中电离密度要比在一个大气压的气体中形成的高，大约为三个量级，所以当测量高能电子或 γ 射线时半导体探测器的尺寸要比气体探测器小得多，所以可以制成高空间分辨和快时间响应的探测器。

（3）测量电离辐射的能量时，线性范围比气体探测器更宽。

半导体探测器的主要缺点是：①对辐射损伤较灵敏，受强辐照射后性能变差；②常用的锗等半导体探测器，需要在低温条件下工作，甚至要求在低温下保存，在使用上存在不便。即使存在这些缺点，但是半导体探测器由于其极高的能量分辨率等优点仍广泛地应用于各个领域的射线能谱测量。

（一）半导体探测器原理

半导体探测器实际上是一种特殊的 PN 型二级管。根据半导体理论，如在硅晶体中掺入比硅高一价的杂质，如磷，则会使这种有杂质的晶体形成大量参与导电并形成电流的自由电子，这类杂质原子称为施主，这类晶体称为 N 型硅晶体。若在硅晶体中掺入比硅低一价的杂质，如硼，则可以形成大量参与导电并形成电流的空穴，空穴是带正电的载流子，这类杂质原子称为受主，这种由空穴参与导电并形成电流的硅晶体称为 P 型硅晶体。如图 6-9 所示，通过特殊的制作工艺，把 P 型晶体和 N 型晶体结合起来，则在结合面两边的一个小区域里，即 PN 结区，N 型晶体一侧由于电子向 P 型晶体扩散而显正电，P 型晶体一侧由于空穴向 N 型晶体扩散而显负电。界面附近呈现的正、负电性统称空间电荷，由于这种空间电荷的存在，在界面两边很小的 PN 结区域里形成静电场和电位差。这很类似于电离室灵敏体积中的情况，两个导电电极之间存在有绝缘层（PN 型中的阻挡层）。当这种探测器受到电离辐射照射时，会产生新的载流子—电子和空穴对（图 6-9），在电场作用下，它们很快分离并分别被"拉"到正极和负极，形成脉冲信号。因此有人将半导体探测器称为

"固体电离室"。

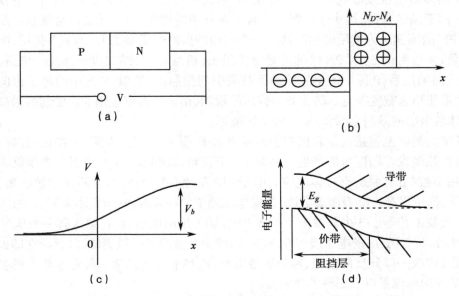

图6-9 半导体探测器 PN 结合结内静电场示意图

(a)无外置偏压的 PN 结;(b)PN 结的空间电荷分布,N_D 和 N_A 分别表示施主和受主杂质;(c)PN 结区的静电场合电位变化,V_b 表示本征位垒;(d)载流子在动态平衡状态时的能带示意图,E_g 表示带隙。

晶体中的电子能级彼此之间非常接近而形成能带。晶体中的价带与孤立原子中电子能量的基态相对应,导带与激发态相对应。导带和价带之间的禁区称为禁带,如图 6-9(d)所示。半导体的禁带宽度 E_g 为 0.1~2.2eV。PN 结对射线的探测原理如图 6-10 所示。射线与探测介质发生相互作用后,产生正负电子对。电子和空穴分别向两极进行迁移。

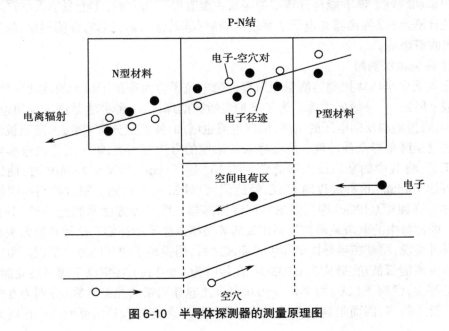

图 6-10 半导体探测器的测量原理图

上面讨论的是未加外加电压的情况,这种 PN 结能起探测器的作用,但性能很差。只有大约 1V 的接触电位差形成的电场强度很弱,电荷很容易因俘获和复合损失掉,致使电荷收集不全;由于结区很薄,远小于一般带电粒子在其中的射程,所以无法测量能量。所以未加偏压的 PN 结不能成为实用的探测器。一个实用的探测器需要加上"反向"偏压,即 P 边的电压为负,N 边为正,这时 PN 结的传导电流很小,相当于 PN 结二极管加反向电压的情况。当加上反向偏压后,P 区中的空穴从结区被吸引到接触点,类似,N 区中的电子也向结区外移动,结果使结区宽度变宽。随着外加偏压的增加,结区的宽度也增加。能加的最高偏压受到半导体的电阻的限制,太高时则会将结区破坏。

PN 结的漏电流直接决定着探测器的噪声水平,其来源有三方面:①结区内部产生的体电流,由于热激发在结区可能产生一些电子 - 空穴对,这些电子 - 空穴对一产生就在外加电场的作用下被扫向两极,形成体电流。电子 - 空穴对不断地产生,又不断地被收集,在一定的温度下,保持平衡。②表面漏电流,是漏电流最主要的来源,它与很多因素有关,如表面化学状态、安装工艺等。③少数载流子扩散电流,加上反向电压后,在结区有一个从 N 区指向 P 区的电场。一旦 P 区的电子或 N 区的空穴,即少数载流子扩散到结区,就会立即被结区的电场扫走,构成一部分反向电流,称为扩散电流,这种电流比其他两种电流要小得多。实际上测到的反向电流是以上三种成分的叠加。

(二) 金硅面垒半导体探测器

金硅面垒探测器是最常用的一种半导体探测器之一。它主要用于测量带电粒子的能谱。其能量分辨率仅次于磁谱仪,比闪烁探测器要高,而设备比磁谱仪要简单得多,使用也方便得多。其缺点是灵敏体积不能做得很大,因而限制了大面积放射源的使用。金硅面垒探测器的时间响应速度与闪烁探测器差不多,也可用来作定时探测器。此外,它的本底很低,适于作低本底测量。

金硅面垒半导体探测器主要用于测量 α 粒子和质子的能量,测量的精度取决于谱仪的能量分辨率和线性。影响能量分辨率的因素主要有以下几方面:①能量损失和产生载流子数目的统计涨落;②探测器和电子学系统的噪声;③其他因素,例如,探测器窗、放射源厚度对射线吸收等影响。

(三) 高纯锗探测器

用金硅面垒半导体探测器测量短射程的带电粒子方面获得了很大的成功。然而,用它探测 β 或 γ 射线时,灵敏区太薄。为了增加灵敏区的厚度,一种办法是增加反向电压,但这是有限的,因为随着反向电压的增加,反向电流也增加,使能量分辨率变差,甚至被击穿。另一种办法就是降低净杂质浓度。降低净杂质浓度的方法有两类,第一类是改进半导体材料的纯化工艺,将其中的杂质浓度降低到大约 10^{10} 原子 /cm^3,当 $V \leqslant 1\ 000V$ 时,耗尽区的厚度估计可达 10mm。这种纯度对 Ge 已经达到,但对 Si 尚未达到。用这种高纯度锗制成的探测器称为高纯锗(HPGe)探测器或本征锗探测器。第二类方法是制造一种"补偿"半导体材料。即材料中的剩余杂质被类型相反的等量掺杂原子所补偿。这种补偿无法在制造半导体材料时实现,而是在半导体单晶生长完成之后,用锂离子漂移的方法实现。由于锂在硅和锗中的电离能很低(在硅中为 0.033eV,在锗中为 0.093eV),在室温下锂是离化时,它在硅和锗中是施主,锂离子(Li^+)的半径($r=0.06nm$)比起硅和锗的晶格常数(分别为 0.542nm 和 0.564nm)要小得多,因而很容易在适当的电场作用下漂移深入晶格里面去。在适当的工艺条件下使 Li$^+$ 与半导体材料中的受主杂质结成中性的对子,使载流子减少。这种补偿材料与高纯材料有许多共同的性质。用锂漂移过程生产的探测器称为锗锂漂移［Ge(Li)］探测器或硅锂漂移［Si(Li)］探测器。

　　HPGe 探测器有平面型的,也有同轴型(圆柱形)的。平面型 HPGe 探测器的灵敏区的厚度一般在 5~10mm,主要用于测量中、高能的带电粒子(能量低于 220MeV 的 α 粒子,低于 60MeV 的质子和能量低于 10MeV 的电子)和能量在 300keV 至 600keV 的 X 射线和低能 γ 射线。平面型 HPGe 探测器的工作原理和结构与前面讨论过的 PN 结半导体探测器没有什么本质区别,但在使用上有两点必须强调:①一般均工作在全耗尽状态;②要求在液氮温度下使用(−196.15℃)。

　　平面型 HPGe 探测器用于测量 γ 射线时,灵敏区的厚度往往就不够了。由于锗晶体在轴向可以做的相当长,因此,如果做成同轴型的则灵敏体积就可以大为提高。HPGe 探测器灵敏体积大的可达 400cm^2,可以满足能量低于 10MeV 的 γ 射线能谱测量的需要。

　　HPGe 探测器主要用于测量 γ 射线的能谱,其能量分辨率要比 NaI(Tl)好几十倍,使许多用 NaI(Tl)谱仪测量时无法分辨的谱线能清楚地分开。因此,实际上一切涉及复杂 γ 射线能谱学的研究都是用 HPGe 探测器进行的。

　　影响 HPGe 探测器能量分辨率的因素主要有以下几方面:①射线产生的电子 - 空穴对数的涨落;②电子 - 空穴对的俘获;③探测器及电子学仪器的噪声;④工作温度。第一个因素与金硅面垒探测器在原理上相同,只是具体数值有些差别。关于第二个因素,由于 HPGe 的灵敏体积较大,所以电荷收集不全的影响就更为突出。为了减少俘获影响,就要增加载流子的漂移速度。通常在反向电流不显著增加的条件下,所加反向电压应当尽量高一些。关于第三个因素,当选用好的原材料和采取严格的工艺措施后,探测器自身的噪声可以降到很低,因而电子学仪器的噪声就可能成为影响能量分辨率的重要因素。特别是当测量低能 γ 射线或 X 射线(能量从几百 eV 至几 keV)时,输出脉冲幅度很小,必须十分注意降低电荷灵敏放大器的噪声,探测器的电容直接影响到噪声,从而影响到探测系统的能量分辨率。同轴型 HPGc 探测器的电容可达 40~50pF,甚至更大,因此选配的电荷灵敏放大器的噪声斜率一定要小。

　　由于锗在室温条件下禁带宽度太小,所以需要在低温下使用。当工作温度高于 110~120K 时,大多数 HPGe 的漏电流和噪声开始增加,HPGe 的正常工作温度应在 85~100K,工作温度稳定很重要,因为产生一对电子 - 空穴对的电离能随温度变化,温度的变化会造成峰位的漂移,使能量分辨率变差,温度低于 −233.15℃时,由于俘获效应使能量分辨率变差。

(四) CdTe、CdZnTe 探测器

　　硅探测器对 γ 射线的探测效率比较低,而 HPGe 探测器又必须在液氮的冷却下工作,能够在室温条件下工作,并且性能良好的 γ 射线探测器应运而生,如 CdTe、CdZnTe 探测器等。这种半导体材料的禁带宽度大,在室温条件下热激发较小,所以能够在室温条件下工作。它们的原子序数都密度都比较大,Cd、Zn、Te 的原子序数分别为 48、30 和 52,对 γ 射线的光电吸收概率是 HPGe 的 4~5 倍,对穿透性强的辐射有更高的探测效率。CdTe、CdZnTe 材料的禁带宽度在 1.5 左右之间,使不需冷却系统的室温操作成为可能,其电阻率高于 10^{9}Ω·cm。保证了低的漏电流噪声。由于相似的元素和相同的结构,CdTe、CdZnTe 二者在辐射探测的各方面特性也很相似。Zn 的原子序数为 30,对光子的吸收效率正比于

$Z^{4～5}$,所以 10% Zn 的掺杂使 CdZnTe 对 γ 射线探测效率略低于 CdTe。但是 Zn 的掺杂使 CdZnTe 有了更大的禁带宽度,更高的电阻率,更低的噪声,因而,具有了更优越的探测性能和温度特性。并且,CdZnTe 不像 CdTe 那样易于极化,所以,CdZnTe 晶体得到人们更多的关注。

然而,其晶体仍存在一些关键问题:由于晶体内存在大量不均匀分布的缺陷,使得移动缓慢的空穴(μ_τ 为 $10^{-6}～10^{-4}cm^2/V$)与电子复合,空穴收集效率幅度降低。即使快速移动的电子(μ_τ 为 $10^{-3}～10^{-2}cm^2/V$)受影响较小,但是简单的平面电极结构的探测器,其输出信号幅度会随反应发生的位置而变化,信号幅度的大范围涨落降低了 CdZnTe 探测器对 γ 射线谱的能量分辨率,尤其对于穿透力强的中高能 γ 射线。而通过制备具有特殊结构的探测器信号收集电极,可以使 CdZnTe 探测器获得的感应电荷信号主要与电子载流子的迁移运动有关,而空穴载流子迁移引起的感应电荷信号对探测器总感应信号的贡献降低,这样的设计显著地提高了 CdZnTe 探测器对高能 γ 射线的能量分辨本领。目前,西北工业大学等高校已经在 CdZnTe 材料的研制和产业化等方面做了大量的工作,其性能已经能与国外相近。

四、其他探测器

(一)热释光探测器

热释光探测器自 20 世纪 60 年代初以来,得到较为迅速的发展。它具有很多优点,如体积小、灵敏度高、量程宽、测量对象广泛,可测 X、γ、α、β 射线,中子和质子等射线。特别是在剂量测量领域中占有日益重要的地位。此外,在核医学,放射生物,地质研究中也是一种有效的工具。

1. 热释光探测器基本原理 晶体中电子的能量状态已不是分立的能级,而成为能带。电子分别处在各个容许能带上,各容许能带被禁带分开,如图 6-11 所示。晶体的基态是指容许能带被电子所占据的状态。固体可以有几个满带被禁带分开,最上面的一个满带称价带。当带电粒子穿过介质时,电子获得足够能量使原子电离,亦即电子由价带进入导带。但若电子获得的能量不足以使它到达导带,而只能达激子带,这就是激发过程。这种电子 - 空穴对就叫它为激子。激子可以在晶格中运动,但不导电。电子或空穴在晶格内的运动过程中,可能被陷阱俘获而落入深度不同的陷阱能级中或落入被杂质原子在禁带所形成的能级中。陷阱是指磷光体内晶格的不完整性所引起的一些与导带底部能距小的能级。这些被俘获的电子,只有通过热起伏而重新被激发到导带,才能同发光中心复合而发光。显然,提高磷光体的温度,可以使贮存于其中的辐射能加速地释放出来,这一现象称为热释发光。加热放出的总光子数与陷阱中释放出的电子数成正比。而总电子数又与磷光体最初吸收的辐射能量成正比。因此,可以通过测量总光子数来探测各种核辐射。

许多天然矿石和人工合成的物质都具有热释光特性,但作为探测元件使用的话,还应满足一定要求,如陷阱密度高、发光效率高、在常温下被俘获的电子能长期贮存,即自行衰退性小、发光曲线简单、最好是有效原子序数低的材料。

上述要求实际上不可能全部满足的,只能根据不同实验目的来选择较为满意的材料。常用的有氟化锂(LiF),氟化钙(CaF_2),硼酸锂[$Li_2B_4O_7(Mn)$],氧化铍(BeO),硫酸钙[$CaSO_4(Dy)$]等。最常用的是 LiF,它衰退较小,能量响应好,但制备工艺较复杂,灵敏度不够高。

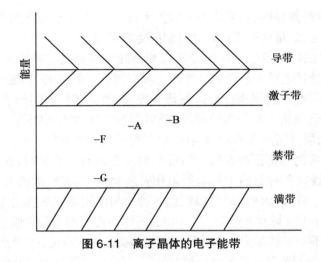

图 6-11　离子晶体的电子能带

　　热释光材料可以重复使用,只是重复使用前,必须经过高温退火,以消除潜在的发光中心,消除残剩剂量。还需要低温退火,消除低温峰。

　　2. 热释光探测器的应用　主要用在剂量监测方面。热释光剂量仪可测较长时间的累积照射量,线性较好的量程可从 10^{-5}Gy 到 100Gy,精度满足辐射防护的要求,测量迅速,使用方便,组织等效好。所以,国际上一般已经作为主要的个人剂量监测仪器。

　　目前低能 X 射线的剂量监测仍然是很重大的课题,采用 LiF 或 Li_2O_7(Mn)可对 30keV以下 X 射线进行剂量监测。

　　中子剂量的监测目前也仍然是一个难题,选择合适的材料,例如 ^{6}LiF 和 ^{7}LiF 的组合,可分别测定中子和 γ 射线的剂量。热释光元件可以做得很小,佩戴在人体的各个部位,可以分别测定各器官的受照剂量。

　　一般物质都具有热释光的特性,因此在事故现场中,可就地选取一些材料进行热释光测量,估算出事故剂量。在日本有科学家利用广岛、长崎屋顶的砖瓦(其中含石英、长石)具有的热释光特性,测出了 30 年前原子弹爆炸所产生的现场 γ 射线剂量分布。

　　(二)固体径迹探测器

　　1. 工作原理　当重带电粒子射入固体径迹探测器时,在粒子穿过的路径上会产生辐射损伤,即原来的物质分子被破坏,化学键被打断,形成许多分子碎块、位移原子和原子空穴等。这种辐射损伤区域的直径约几个纳米,只有用电子显微镜才能观察到。当把这种辐射损伤的材料用化学方法腐蚀,即进行蚀刻时,由于受损伤物质的固体结构发生变化并具有较强的化学活动性,因而在化学药剂(即蚀刻剂)中能以较快的速度产生蚀坑,把径迹显示出来。当径迹扩大到微米数量级以上时,就可用光学显微镜观察了,以上过程称为蚀刻,蚀坑就是蚀刻出来的径迹。许多片固体径迹探测器材料叠加起来,在粒子穿过的路程上蚀刻出一连串蚀坑所组成的粒子径迹。

　　关于形成径迹的机制,看法尚不统一,有待进一步研究。目前认为离子爆炸脉冲机制是比较成功的,它能够较好地解释无机晶体和有机聚合物中辐射损伤径迹的形成。带电粒子入射到固体径迹探测器中,使其轨迹附近的原子爆发式地突然电离,形成带静电的不稳定区域,其中的离子相互排斥,纷纷离开原位而进入间隙位置,造成原子空位和填隙离子,通过弹性弛豫,在粒子经过的路径附近,受应力区域扩大,使未受损伤区域也发生相应的应变,由此形成辐射损伤径迹,这就是离子爆炸脉冲机制的简要过程。

2. 固体径迹探测器的特性　固体径迹探测器的特点是具有阈特性。虽然入射到固体径迹探测器中的各种带电粒子都会对材料产生辐射损伤,但有的损伤能蚀刻出径迹,有的就不能蚀刻出径迹。只有辐射损伤密度达到某一数值(阈值)时,蚀刻剂才能以较快的速度与损伤物质反应而出现蚀坑。如果损伤较轻,辐射损伤密度达不到阈值,就蚀刻不出径迹来。实验表明,不同的物质材料具有不同的阈值,而与粒子的种类无关。

各种固体径迹探测器都因存在阈值特性而对一些轻粒子不灵敏,这是它很重要的特性之一。β、γ和X射线在各种材料中的辐射损伤密度都低于阈值,故所有固体径迹探测器都不能记录这些射线。在实际使用时可以根据各种材料的阈值来选择合适的探测材料,使它在记录所需的粒子时排除掉本底辐射。因此,固体径迹探测器能克服强本底干扰。

3. 固体径迹探测器的优缺点　固体径迹探测器突出的优点是:①经济简便。若用化学浸蚀法显影,则它在各种探测器中是最经济简便的,不需要暗室等条件。②由于各种材料具有各自的阈值,可在轻粒子和γ本底下进行重粒子的研究。③记录稳定性高,一般不受温度、湿度等环境的影响,记录时不需要供电系统。④可以长期保存径迹,因此,不受低通量、低计数率的限制。对低计数率的粒子,可加长照射时间,而对高通量、高计数率的粒子也不会有漏失现象。

固体径迹探测器的主要缺点是观察工作较繁重,用显微镜测量径迹和处理数据速度慢。不过,近年来已研制成功了固体径迹电视自动扫描和火花自动计数器,实现了径迹观测自动化。另外,对轻粒子不灵敏,限制了它的应用范围。

4. 固体径迹探测器的应用

(1)在裂变物理方面的应用:首先可用来进行自发裂变的研究。其次可用于强α放射性核的裂变截面的测量工作。另外,在用于带电粒子引起裂变的研究时,既可以测量截面,还可以测量裂变碎片的角分布,而且几乎可以在0°~180°范围内得到数据。这是其他探测器很难做到的。

(2)在中子通量及剂量测定方面的应用:在探测器上覆盖不同的裂变物质,可以用来进行热中子及快中子通量或剂量的测量。由于它对γ射线及其他轻粒子不灵敏,所以,可用于反应堆或临界装置内部中子通量密度的测量。

(3)带电粒子引起核反应方面的应用:由于它是对轻粒子不灵敏的探测器,因此,可以避免入射粒子束的干扰。特别是在轻粒子引起的核反应中,研究较重的反应产物是极为有利的。

第二节　辐射探测技术

一、符合技术

在核过程中,有许多在时间上相互关联的事件,这种相关的事件往往反映了原子核内在的运动规律。例如,核级联衰变所放射的粒子之间在时间上是相关的,级联衰变的平均时间间隔是确定的,它就是激发态的平均寿命。又如上述衰变的粒子还有方向的相关性,即方向角关联。研究这类关联事件可以确定原子核状态的参数。在核衰变和核反应过程中有许多相关性的现象，人们通过这些现象的研究来了解原子核的结构和转化的规律。符合法就是研究相关事件的一种方法。

近 20 年来，由于快电子学、多道分析器和多参数分析系统的发展，电子计算机在核物理实验中的应用，符合法已成为实现多参数测量必不可少的实验手段。

（一）符合法

在介绍符合法之前首先要说明什么是符合事件？符合事件是指两个或两个以上同时发生的事件。例如，一个原子核级联衰变时接连放射 β 和 γ 射线，则 β 粒子和 γ 射线便是一对符合事件。这一对 β、γ 射线如果分别进入两个探测器，将两探测器输出的脉冲引到符合电路时便可输出一个符合脉冲，如图 6-12 左图所示。又如一个宇宙射线粒子先后穿过两个探测器，则两个探测器输出的两个脉冲来自同一个核粒子的先后二次作用过程，这也可以认为是同时的。当它们引入符合电路时也可以输出一个符合脉冲，如图 6-12 右图所示。为叙述方便起见，我们也称它为符合事件。符合法就是利用符合电路来甄选符合事件的方法。

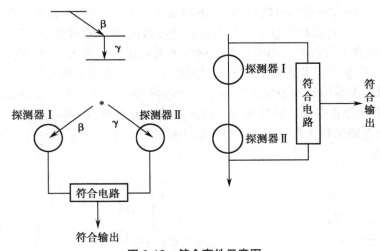

图 6-12　符合事件示意图

实际上，任何符合电路都有确定的符合分辨时间 τ，它的大小与输入脉冲的宽度有关。如图 6-13 所示，当两个脉冲的时间间隔小于 τ 时，一部分脉冲将重叠成大幅度脉冲并触发成形电路输出一个符合脉冲。反之，就没有符合脉冲输出。因此，实际上符合事件是指相继发生的时间间隔小于符合分辨时间的事件，或者称为同时性事件。

符合电路的每个输入道都称为符合道，两个符合道的符合称为二重符合，三个符合道的符合称为三重符合，依此类推。

（1）真符合和偶然符合：上面列举的符合事件都具有相关性，其中一个事件和另一个事件都有内在的因果关系，我们称它为真符合。但是也存在不相关的符合事件。例如，在上面提到的例子中，有两个原子核同时衰变，其中的一个原子核放出的 β 射线与另一个原子核放出的 γ 射线又分别被两个探测器所记录，这样的事件就不是真符合事件。同样，有两个不相关的宇宙射线粒子，同时分别进入两个探测器，这时符合电路虽然也输出符合脉冲，但这个事件也不是真符合事件。这种不具有相关性事件间的符合称为偶然符合。

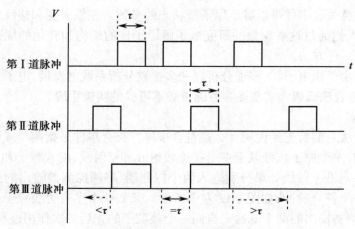

图 6-13　符合脉冲示意图

(2) 反符合：与符合相反，反符合是利用反符合电路来消除符合事件的脉冲。在反符合电路的两个输入道中，一道叫分析道，另一道叫反符合道，它的脉冲作为消除符合事件的信号。以图 6-14 为例，左图是测量 γ 射线能量的全吸收探测器的示意图，其中主探测器 Ⅰ 为反符合屏蔽探测器 Ⅱ 所包围。当 γ 光子能量全部损耗在探测器内时，探测器 Ⅰ 输出的全吸收脉冲正比于 γ 能量。但若入射 γ 光子在探测器 Ⅰ 中产生的康普顿散射光子逸出并进入探测器 Ⅱ，则探测器 Ⅰ 给出脉冲的幅度将小于全吸收脉冲的幅度。为了消除探测器 Ⅰ 中这类事件，就可以用反符合方法。将探测器 Ⅰ 的脉冲输入分析道，探测器 Ⅱ 的脉冲输入反符合道，经过反符合电路选择后就能把探测器 Ⅰ 输出脉冲中的逸出光子的事件消除掉，这种方法也叫反符合屏蔽。

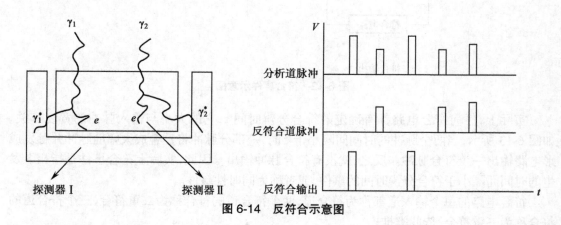

图 6-14　反符合示意图

(3) 延迟符合：有些相关事件并不同时发生，而是继第一事件发生之后，经过一段固定时间才发生第二事件。例如，一个能量较高的带电粒子先穿过一个很薄的硅探测器给出信号 ΔE，再飞行一段距离后将其余能量消耗在第二个探测器中，给出信号 E。信号 E 相对 ΔE 有一个固定的延迟时间。对于这种相关事件，只要把第一事件的脉冲延迟一段时间，便可与第二事件的脉冲同时到达符合电路而产生符合脉冲。这种符合称为延迟符合。在上述 β-γ 衰变的例子中，根据延迟时间便可确定激发态的平均寿命。

（4）偶然符合：设有两个独立的放射源 S_1 和 S_2，分别用两符合道的探测器 I 和 II 记录。如在图 6-12 中的两组源和探测器之间用足够厚的铅屏蔽隔开，在这种情况下。符合脉冲均为偶然符合。

（二）符合测量装置

（1）定时信号的拾取：符合的实现依靠的是探测器信号在时间上的处理。在快符合道中，定时信号的拾取方式与获得良好的时间分辨本领有直接的关系，因为有三种主要因素限制了时间分辨本领：

1）探测器和放大器的噪声：由于噪声叠加在脉冲上，造成脉冲前沿的晃动。当拾取电路的甄别阈固定时，脉冲触发的时间将在一个范围内晃动，从而造成定时的误差，如图 6-15（a）所示。晃动的大小与噪声的幅度、甄别阈附近脉冲上升的斜率有关。倘若系统的噪声是恒定的，则大幅度脉冲有较大的斜率，相应的晃动较小；小幅度脉冲有较小的斜率，相应的晃动较大。脉冲幅度的大小又与入射粒子的能量有关。因此，噪声引起的时间离散也与入射粒子的能量有关。

2）脉冲波形的涨落：脉冲波形的涨落决定于探测器中脉冲形成过程的涨落因素，它表示现在脉冲起始部分的上升斜率和上升时间的涨落，由此也可以造成触发时间的晃动，如图 6-15（b）所示。

3）脉冲幅度不同引起的时移：当拾取电路的触发阈固定时，对于不同幅度的脉冲，即使上升时间都相同其触发的时间也会因幅度而发生移动，如图 6-15（c）所示。这种因幅度不同而引起的触发时间移动称为时移。有些探测器，如塑料闪烁计数器虽然具有快上升时间的特性，但能量分辨率却很差，即使入射粒子在其中损耗相等的能量，输出脉冲幅度也会有很大的差别。这种情况下，时移就成为限制时间分辨本领的重要因素。

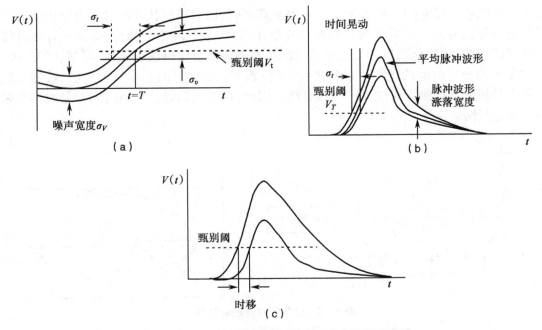

图 6-15 噪声、波形涨落和幅度不同造成的时间离散

因此,要提高仪器的时间分辨本领,首要的问题必须使上述因素有最小的影响。对于同类探测器,一般地说,灵敏体积大,时间离散也大。然而,考虑到探测效率,用于符合的探测器也不宜太小,要根据实验的要求来权衡利弊。其次,还要考虑时间信号从探测器引出的方法,以及定时信号的拾取方式,因为从探测器引出时间信号和能量信号是根据不同的要求选取的。前者要求有快速上升的前沿,后者要求有好的能量线性。对于闪烁计数器,常从阳极引出饱和电压脉冲作为时间信号,从前数个打拿极引出线性电压脉冲作为能量信号。对于半导体探测器,能量信号和时间信号也常常是分开引出的,时间信号大多是引出电流脉冲(或电荷脉冲)经快电流(或电荷)放大器放大后输入拾取电路来拾取定时信号。拾取的原理有如下数种,目的都是为了尽量减小时间离散。

脉冲前沿拾取法是最常用的拾取方法。通常是用固定甄别阈的快速甄别器或快速灵敏限幅器来拾取定时信号。为了减小脉冲幅度和上升时间涨落所造成的不规则时移,甄别阈要足够低,但还要略高于噪声电平,以不至于被噪声所触发。脉冲前沿拾取法的缺点是,在保持最佳时间分辨本领的条件下,脉冲幅度的动态范围(即幅度变动的范围)太小。例如,动态范围为 100:1 时,时间离散一般约 10ns。实际上,前沿定时法大多用于塑料闪烁探头。

过零定时法是为了克服脉冲幅度不同而造成的时移,以扩大脉冲幅度的动态范围。实现抗时移的方法是用双微分电路或双延迟线把探测器输出的脉冲变成双极性脉冲。这样,只要脉冲的上升时间相同,不论幅度的大小,经过双微分或双延迟线削波后,形成的双极性脉冲都有相同的过零点。因此,用过零点触发的甄别器(即过零甄别器)就可以实现抗时移的目的。图 6-16 就是过零定时法的原理图。在左图中,闪烁计数器阳极输出的负极性脉冲经过双延迟线放大器后就输入过零甄别器,相应的波形见图 6-16 右方。a 为探测器输出的波形,b 为双极性脉冲,c 为过零甄别器输出。上述微分电路的时间常数或延迟线的延迟时间一般要大于脉冲的上升时间,而双极性脉冲的过零点则决定于时间常数或延迟时间。过零定时法较好地克服了时移,但从理论上分析,如果不计时移的贡献,过零定时法所能获得的最佳分辨时间仍然不如前沿定时法。例如,对塑料闪烁体,用过零法的分辨时间约比前沿定时法大 1 倍;而对 NaI(Tl) 闪烁体就更大了,过零定时的分辨时间要比前沿定时法大一个数量级。因此,用无机闪烁体作短时间测量时不宜采用过零定时法。

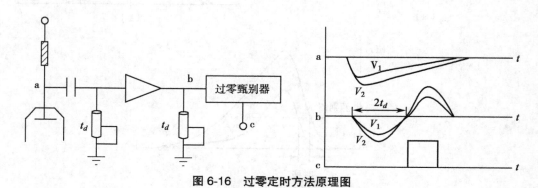

图 6-16 过零定时方法原理图

一种改进的过零定时法称为快速过零法,它的原理可图 6-17 来说明,不过它只适用于有机和塑料闪烁体。在光电倍增管的阳极输出端接一段终端短路的阻抗为 50Ω 的高频延迟线,其单向延迟时间为 t_d。这样,由光电倍增管输出的负电流脉冲经 $2t_d$ 时间后,与短路线反射回来的正脉冲叠加成过零的双极性脉冲,其过零点正好等于 $2t_d$ 加上脉冲前沿上升到最大幅度的恒定百分比时所需的时间。这百分比的幅度称为恒比幅度。由探测器输出的脉冲不论幅度大小,只要它的上升时间相同,上升到恒比幅度的时间也是一样的。因此,过零点就不受脉冲幅度差别的影响。在这种电路中,恒比幅度的选择是通过改变延迟时间 t_d 达到的,也就是改变延迟线长度。实验上 t_d 是根据探测器输出脉冲的后沿下降到恒比幅度的时间来确定。例如,触发阈相当于 10% 恒比幅度时,$2t_d$ 应等于脉冲后沿下降到最高幅度 10% 的时间。实验证明,触发阈相当于 50%~60% 恒比幅度时,时间离散最小。例如对塑料闪烁探头,当动态范围为 100∶1 时,时间离散小于 $\pm100\mathrm{ps}$。

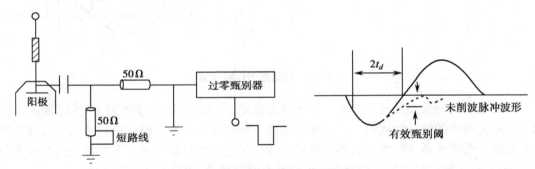

图 6-17 快速过零方法原理图

恒比定时也称为恒比过零定时,它实际上是由快速过零法发展而来的。因为,只要探测器输出脉冲的上升时间相同,脉冲升至恒比幅度的时间就一样。因此,若在恒比幅度上拾取定时信号就可以克服时移的影响,其原理可由图 6-18 来说明。由光电倍增管或快放大器输出的波形,如图中波形 a 所示,幅度为 V_1,V_2,上升时间为 t_r。在拾取电路中分成两路,一路把脉冲衰减 f 倍,然后再倒相成幅度为 fV 的反向脉冲,如图中的波形 b,f 为恒比幅度的百分数。另一路将输入脉冲延迟 t_d,选 $t_d>t_r$,如图中波形 c。然后,把两脉冲相加得总和脉冲,如图中波形 d。当探测器输出脉冲的上升时间相同时,总和脉冲的过零点就决定于恒比幅度,这样就消除了时移,获得了较大的动态范围。例如,当动态范围是 100∶1 时,时间离散可小于 $\pm150\mathrm{ps}$。此法最适合于有机闪烁体。

时间分辨本领是指探测器和符合电路组成的符合装置对短时间间隔事件的分辨能力,即可分辨的两事件的最小时间间隔。很自然,我们会想到符合分辨时间越小,时间分辨本领就越好。但是,实际上符合装置的电子学分辨时间是不能任意减小的,因为从辐射粒子进入探测器到输出定时脉冲之间的时距存在着时间离散。当时间离散的均方根值接近于电子学分辨时间时,符合效率降低。电子学分辨时间越小,符合效率就越低。因此,符合装置的时间分辨本领与探测器的时间特性有密切的关系。理论上,时间分辨本领常用探测器的时间离散的均方根值来表征;而实验上则用最佳瞬时符合曲线来标定。描述瞬时符合曲线常用两个量。一个是曲线的半宽度(FWHM),有时还要考虑曲线的 1/10 高度上的全宽度(FWTM,简称 1/10 宽度)。

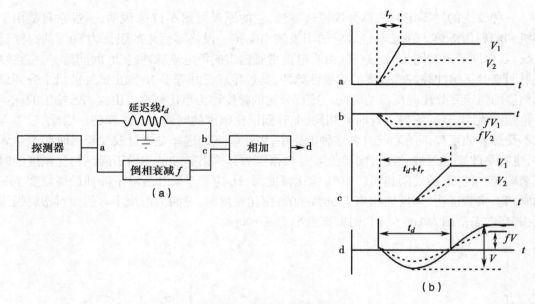

图 6-18　恒比定时法原理图

时间分辨本领取决于时间离散。对于符合装置,影响时间离散主要因素是:①探测器在脉冲形成过程中的统计性涨落。它表现在脉冲上升时间和脉冲前沿波形的涨落以及脉冲幅度的涨落。②探测器和前置放大器的噪声。③定时信号的拾取方法。因为在上述两因素固定后,恰当地选择定时信号的拾取方法可以减小时间离散,提高时间分辨本领。

(2)多参数符合谱仪:描述核过程往往需要很多参数,而且这些参数之间还可能存在复杂的内在联系。比如,在核反应过程中,入射粒子的能量、复合核的衰变方式、出射粒子的能量及角分布、生成核在退激到基态时所发射的 γ 射线能量等,这些参数都可以是彼此相关的。过去,要了解它们之间的相关性是采用将实验简化成单参数的办法,也就是说将除了某参数以外的其他参数固定,用单参数分析器记录某参数的分布。然后,再选取一组除某参数以外的其他参数,重复进行实验,又得到某参数的另一分布。这样,经过大量实验后,我们才能看到不同参数之间的关系。这就是上述单道和多道符合能谱仪的测量方法。显然,用这种方法来获取大量的实验数据,记录事件频率在多参数中的分布,不但费时,而且要耗费昂贵的设备运转费用,还不能保持统一的实验条件,影响测量的精度。为此,发展了高效率的多参数分析系统。

(3)时间分析谱仪:测量核事件之间、时标脉冲源与核事件之间的短时间间隔是核物理的一项重要技术。例如,测量核激发态的短寿命、正电子在各种物质中的平均湮没寿命、粒子的飞行时间以及高时间分辨本领的探测器性能的测试等,测量的装置统称时间分析谱仪。这种谱仪有两类:一类是根据延迟符合原理组成的单道时间谱仪,另一类是根据时间幅度变换原理组成的多道时间谱仪。

二、活度测量

放射性活度的测量和核科学技术领域的各个方面的发展有十分密切的关系。例如:低能核物理中许多核衰变参数和某些反应参数的确定,最终要归结到样品放射性活度的测量。

放射性核素的生产及其在工、农、医等学科研究中的应用,以及环境监测等方面都涉及放射性活度测量。所以说,放射性活度的测量及标定,在核物理及核技术应用中有着很重要的地位。放射源活度的测量涉及面较广,源活度范围又很大,每一种方法往往只适用一定范围。

（一）α 活度测量

1. 小立体角法测薄 α 源活度　假定放射源各向同性地发射出 α 粒子,而测量仪器的效率是已知的,则通过记录一定立体角内的 α 粒子计数率便能推算出源的活度。

图 6-19 是小立体角法测 α 源活度的具体装置示意图。在一个长管子的两端分别放置源和探测器,靠近源的一侧内壁有一阻挡环,阻挡环采用原子序数低的物质做成。放射源发出的 α 粒子经准直器打到探测器(闪烁体)上,闪烁体发出的光子经光导进入光电倍增管。为了达到接近于点源的几何安排,源和探测器间距要稍为远一点。管子的长度一般为几十厘米,这比 α 粒子在大气中的射程要长。因此,管内要抽真空,以避免空气的吸收和散射。准直器孔径的大小确定了探测器对源所张的立体角。为了计算立体角准确,准直孔轴线与源轴线要重合。由于探测器对源所张的立体角很小,α 粒子从源承托膜上的反散射可不考虑。闪烁体可以是硫化锌荧光屏或碘化铯薄闪烁体,也可用薄塑料闪烁体。若不用闪烁体,可用半导体探测器(如金硅面垒型探测器)或薄窗正比计数管。

小立体角法测 α 源活度的准确度很高。然而要求待测样品做成薄而均匀的源,活性区的直径也不能太大,这样才能满足点源的近似及忽略自吸收的影响。射线被源物质自吸收将使计数率和能谱都有改变。为了鉴定 α 源的自吸收是否严重,可以预先测定源的能谱。α 源是单能的,它的射程很短,当源厚度增加时,自吸收变得严重起来,因此谱线向低能方向畸变,峰的分辨率也愈来愈坏。

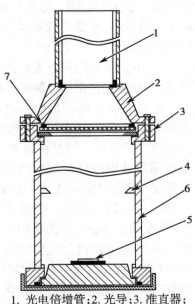

1. 光电倍增管;2. 光导;3. 准直器;
4. 阻挡环;5. 源;6. 长管;7. 闪烁体。

图 6-19　α 源活度测量装置示意图

2. 厚样品的放射性比活度测量　当样品厚度不能认为是无限薄时,必须考虑自吸收。为此需要知道 α 粒子在样品中的射程。这是很难测准的。所以,厚样品常常通过比放射性,即每克样品的放射性活度,作相对测量。

当样品厚度超过 α 粒子在样品中的射程时,粒子从表面的出射率和比放射性 A_m 及射程 R 成正比,而和样品厚度无关。选择一种比放射性已知的样品作为标准,它与待测样品有相同的面积和射程,则

$$\frac{A_m}{A_{m0}} = \frac{I}{I_0} \tag{6-10}$$

其中,I 及 I_0 分别为待测样品及标准样品的 α 粒子表面出射率。一般从实验室测到的计数率和它成正比。A_m 和 A_{m0} 分别为待测样品及标准样品的比放射性。因此,从实际测到的计数率之比及标准样品的比放射性 A_{m0} 便可推算出待测样品的比放射性,再由样品的质量 M 可得总的放射性活度 A。

$$A = MA_m \tag{6-11}$$

这种依赖于与标准样品或与标准仪器比较的方法称为相对测量。相对测量简单方便，适宜于大批量样品的测量。

也可以不依赖于标准样品或标准仪器的比较，这时，测量中各修正因子必须通过实验或计算才能得到，这就是所谓的绝对测量。此时，过程就变得很繁复，一般标准源生产单位或计量、科研部门才采用绝对测量。

（二）β射线活度测量

β源的活度测量有下面一些问题：第一，β粒子的能谱是连续的，从零到 $E_{\beta max}$ 都有。能量低的β粒子从放射源到探测器途中易被吸收；即使进入探测器，在探测器里产生的信号幅度也很小，很可能湮没在噪声里而被甄别掉。所以，测到的β计数将比实际的偏低。第二，β粒子质量小，在源与探测器途中易被散射，从而使测到的计数与真正的活度有差异，为此需要修正。

1. 小立体角法测β放射源活度　小立体角法亦可用于测β源活度。方法简单，设备不多，故广泛被用户采用。缺点是修正因子多，精度不高。但它适宜于测量的量程比较大。

原理与测α源活度时一样。对小立体角装置的基本要求是能最大限度地消除、减少影响测量准确度的因素。如图6-20所示，铅室用以减少宇宙辐射及周围环境放射性引起的本底。铅室的厚度一般为50mm左右。内腔要足够空旷，为的是减少散射的影响。铅室内壁衬以铝或塑料板，厚度约2~3mm，它的作用是减少β射线在铅中产生的韧致辐射。放射源的支架也要用低原子序数的材料做，且尽量做得空旷。准直器中间的空间大小，决定了立体角的大小。为防止选定立体角外的粒子进入计数管灵敏区，准直器厚度要略大于β射线在其中的射程。

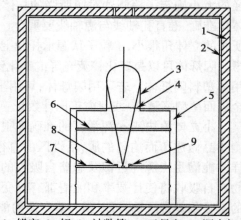

1. 铅室；2. 铝；3. 计数管；4. 云母室；5. 源支架；
6. 准直器；7. 源托板；8. 放射源；9. 源承托膜。

图6-20　测量β放射性的小立体角装置示意图

常用的探测器有钟罩型计数管，也可使用带窗的流气正比计数管或塑料闪烁计数器。为了使能量低的β粒子亦能进入探测器的灵敏区，探测器的窗要薄，气体探测器常用云母片做窗。塑料闪烁体为避光，需用极薄的铝箔覆盖。

与探测效率有关的因子：①几何因子，是探测器对源所张的相对立体角；②分辨时间修正因子；③坪斜修正因子，考虑计数管的坪区，计数率随工作电压增加而略有增加，坪斜造成了工作电压的升高，计数管内的假计数亦增加了；④反散射修正因子，放射源必须有承托膜，β粒子在承托膜上也将发生散射；⑤吸收修正因子，β粒子从源射出到进入计数管灵敏体积前由于和一些物质发生作用而被吸收；⑥γ计数修正，除了少数几个核为纯β放射性外，多数核素衰变子体都放射γ射线；⑦计数管的本征效率，入射到计数管灵敏体积内的β粒子不一定会引起计数。

小立体角法方法简单，但修正因子多，误差较大。β粒子能量大于1MeV时，在作了各项修正之后，误差仍在5%~10%以上。对于低能β射线，因吸收严重，探测效率大大降低，当β粒子能量低于0.3MeV时，用此法就不大适宜了。

由于变动源与探测器之间的距离可以在很大程度上改变立体角大小,使得计数率保持在一个合理的水平上。因此,小立体角法适用的活度范围可以从微居到毫居量级。

2. 4π计数法　小立体角法测β源活度需要做许多修正,使得测量误差很大。而4π计数法是把放射源移到计数管内部,使计数管对源所张的立体角接近于4π,减少了散射、吸收及几何位置等影响。另外,源和承托膜做得很薄,使得承托膜吸收、散射和源自吸收降到最低限度。因此,4π计数法提高了测量精度,误差可减小到1%左右。用4π计数管进行测量时,有两项重要修正:自吸收修正和膜吸收修正。

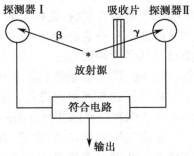

图6-21　符合方法测量活度示意图

3. 符合法测源活度　大多数核素,衰变时往往伴有级联辐射,这时,可以采用符合法测量其活度。它避开了4π计数法中β源自吸收修正的困难。这是目前测量源活度较好的方法。在用该法测^{60}Co这样的核素衰变率时,误差可降到0.1%左右。

设被测的放射源是单一的β-γ级联跃迁,源强为A,如图6-21所示,我们用探测器Ⅰ记录β粒子,探测器Ⅱ记录γ光子。为了不使γ探测器记录β粒子,在放射源和探测器Ⅱ之间放一块铝吸收片。令探测器Ⅰ对放射源所张的立体角为Ω_β,对β的探测效率为ε_β,探测器Ⅱ对放射源所张的立体角为Ω_γ,对γ射线的探测效率为ε_γ,若本底计数率可以忽略,则第Ⅰ道的计数率为

$$n_\beta = A\Omega_\beta\varepsilon_\beta \tag{6-12}$$

β探测器的探测效率接近于1,故

$$n_\beta = A\Omega_\beta \tag{6-13}$$

第Ⅱ通道的计数率为

$$n_\gamma = A\Omega_\gamma\varepsilon_\gamma \tag{6-14}$$

真符合计数率为

$$n_{c0} = A\Omega_\beta\Omega_\gamma\varepsilon_\gamma \tag{6-15}$$

偶然符合计数率为

$$n_{rc} = 2\tau n_\beta n_\gamma = 2\tau A^2\Omega_\beta\Omega_\gamma\varepsilon_\gamma \tag{6-16}$$

由式(6-15)和式(6-16)得

$$\frac{n_{c0}}{n_{rc}} = \frac{1}{2\tau A} \tag{6-17}$$

由上式可知:①在符合分辨时间确定时,为保证真符合率大于偶然符合率,源强必须小于$1/2\tau$;②在宇宙射线的符合率可以忽略的情况下,由测得的总符合率$n_c = n_{c0} + n_{rc}$和单道计数率n_β、n_γ便可确定未知的源强。

符合测量中的各修正因子为:①本底修正,需要对各道的本底计数率扣除。②分辨时间修正,符合电路存在一定的分辨时间,会引起偶然符合的发生,使符合道计数增加,对分辨时间修正就是设法由总的计数率n_β、n_γ、n_c和分辨时间τ,计算出偶然符合计数率。③β探测器对γ射线灵敏度修正。④死时间修正。假定探测器存在一个死时间t_D,则探测器记录了一个事件后,在紧接着此事件的t_D时间内,探测器将不会记录此时间内发生的第二个事件,这就造成了事件的漏记现象,即计数损失。对放射性核素活度的绝对测量来说,必须补偿这种

计数损失,即进行死时间修正。

为了提高 β 探测效率,使用 4π 计数器是有好处的。采用 4π 计数器作为 β 道探测器的 β-γ 符合装置称为 4πβ-γ 符合装置。

（三）放射源活度其他测量方法

4πβ 计数法测 β 源活度时,β 粒子的探测效率受到计数管死角及源自吸收、膜吸收等的影响。对低能 β 射线,这种影响尤为严重。符合法虽然可避开源探测效率问题,却受到衰变方式的限制——它必须是 β-γ 级联衰变的核素。因此,对一些低能纯 β 放射性核素的活度测量必须寻找新的方法。一种办法是将 β 核素以气态形式充入计数管中,这样可以使立体角达到 4π,同时也免除了源自吸收、反散射等的影响,这就是所谓内充气法。不过,内充气法要有良好的充气制源设备,加工计数管的精度要求也很高。所以,在液体闪烁法发展后,内充气法除在计量标准化方面外,已较少应用了。

液体闪烁法是在 20 世纪 50 年代开始发展起来的,它具有灵敏度高、效率高、操作简便等优点。特别是自然界中大量存在 ^{3}H、^{14}C 等放射性核素,利用它们做成标记化合物,在同位素示踪计数中广泛应用。因此,液闪在工、农、生、化、医、药物、环境保护,考古等许多领域都有广泛的用途。应用的推广又反过来促进了液闪技术的发展。目前几乎元素周期表上一半的元素可用于液闪的测量。测量装置方面,也有多种可连续测试数百个样品可自动换样用微机控制的商品仪器供应。液体闪烁计数器可以测 α 活性,测中子,测 γ 射线。

三、带电粒子能谱的测量

在医疗、核技术、核物理等应用中,经常会遇到带电粒子能量的测量问题。谱仪除了可用来测量粒子的能量外,更多的是用来测量粒子的强度随能量的变化,即粒子的能谱。基于粒子的能谱,我们可以获得更多的信息。

（一）射程测量

带电粒子的射程是能量的函数。由射程来确定粒子的能量,其精度取决于射程歧离的程度及射程 - 能量关系式的精度。

带电粒子在物质中的实际径迹长度是度量射程的一种方法。它一般用于放射源较弱的情况。另一种方法是吸收法。在此方法中,一束大致平行的带电粒子射向某种探测器,测量探测器的计数率对探测器前吸收物质厚度的依赖关系就可以求得射程。

对电子来说,由于射程歧离的现象比 α 粒子严重得多,因此由射程来定电子的能量,其误差必然更大。另一方面,β 射线具有连续的能谱,它在物质中的吸收曲线是和单能电子束的吸收曲线不同的。

（二）能量灵敏探测器方法

电离室、正比计数器、闪烁计数器及半导体探测器等能量灵敏探测器,当粒子能量全部损耗在该探测器灵敏体积中时,其输出脉冲幅度与入射粒子能量成正比,所以常称之为能量灵敏探测器。在这些探测器后面配合适当的电子学线路,就能对各种粒子的能量进行测量,从而构成各种谱仪。

轻、重带粒子由于它们的质量以及在物质中的电离密度、射程及散射等情况的不同,所以在谱仪的具体结构等安排方面是有所不同的。表 6-2 概括了一些 α 和 β 粒子谱仪的主要性能和特点。

表 6-2　各种带电粒子谱仪的性能比较

谱仪类型	能量分辨率	立体角(4π)	其他特点
电离室	0.25%(α)	0.5~1	源的面积可以很大,最大可达上万平方厘米,因此有利于低比放射性的测量,但换源不方便。不适合电子能量的测量
正比计数器	≥1%(α)~6%(β)	0.5~1	适用于低能 β 谱的测量,但最大能量一般限于 1MeV 以下。源的面积也可以很大,最大可达上千平方厘米
闪烁计数器	1.8%(α)~6%(β)	≤0.5~1	分辨时间小,适合于符合测量。能测量射程较大的粒子。灵敏面积较大,可达 $100cm^2$ 左右,但分辨率差。在测 β 谱时,由于散射问题会使谱形畸变
半导体探测器	约 0.2%(α 及 β)	≤0.5~1	能量分辨率好,小巧,使用方便,线性响应好,分辨时间少。但灵敏面积小,一般 $≤10cm^2$。并且温度效应及辐射损伤效应较大
磁谱仪	(0.01~0.02)%(α 及 β)	10^{-3}~10^{-4}	能量分辨率及精度最高。但谱仪庞大笨重,造价昂贵,而且立体角小,能采用的源面积也很小(一般小于 $1cm^2$),往往不能一次测出全谱

四、γ 射线强度和能谱测量

γ 射线(或 X 射线)的强度和能谱测量是核辐射探测的一个非常重要的方面。在核物理基础研究中,测量原子核激发态能级、研究核的衰变纲图、进行核反应实验研究等都离不开对 γ 射线的测量。在核技术分析方面,如进行放射性矿石分析、测定反应堆燃料元件的燃耗、实现某些裂变产物的流线分析以及在环境保护工作中分析污染物的成分等都是基于对 γ 射线的强度和能谱的测量。此外,在放射性同位素的工业、农业、医疗和各种核技术应用中也经常要进行 γ 射线强度和能量的测量。

(一) γ 射线测量的一般考虑

对 γ 射线的测量从获取电信号的方式看可以分为两类:一类是测量单个脉冲,从测得的大量脉冲事件中得到有关入射 γ 射线的信息,这是应用最广泛的一种方法。另一类是测量累计电流,大量 γ 射线入射到探测器中测量其平均输出电流,从而确定出入射 γ 射线的强度,这类探测要用电流型电离室,常用于平均强度与剂量的测量。相比而言,脉冲的测量情况较为复杂。

在 γ 射线的输出脉冲的测量中,根据目的可以分为三种类型,每种类型又可以根据情况的需要而选用不同的探测器:①测量 γ 射线的强度,即记录入射到探测器的 γ 射线引起的探测器计数。用于强度测量的探测器有多种,常用的有 G-M 计数器、正比计数器、各种闪烁计数器［以 NaI(Tl)为代表］等。②测量 γ 射线的能谱,即计数随射线能量的分布。典型的以 NaI(Tl)闪烁谱仪与 HPGe 谱仪为代表。③测量时间信息,获得核事件发生的时刻,常用有机闪烁探测器等。

一般来说,气体探测器探测效率低,多数用于强度的测量,价格低,装置简便。闪烁探测器探测效率高,维护方便,但能量分辨率较差。半导体探测器探测效率不如闪烁探测器高,但能量分辨率高,适于作 γ 射线能谱的精确测量。

在大部分 γ 射线的测量中,既要测量 γ 射线的强度,又要测量 γ 射线的能量。比如,在 γ 放射性样品分析工作中,通过能量测量表征是哪一种放射性核素,通过强度测量表征放射性核素的含量。在通常情况下,希望一台谱仪能够满足这两方面的要求。NaI(Tl) 与 HPGe 是两种最常用的单晶 γ 谱仪。为了更好地掌握和选择探测器,这里对它们的性能和指标作一综合性比较。

(1) 能量分辨率:表征对入射能量相近的 γ 射线的能量分辨本领的量。对 NaI(Tl) 与 HPGe 来说,前者的能量分辨率差,后者的能量分辨率高。能量分辨率可用全能峰的半高宽(FWHM)或相对半高宽(η)来表示。能量分辨率与入射的 γ 射线能量有关。对 NaI(Tl) 来说,通常给出的是对 ^{137}Cs 源发出的 662keV 的 γ 射线的全能峰的相对半高宽,NaI(Tl) 单晶谱仪能量分辨率一般为 10% 左右,好的可达到 6%~7%。对 HPGe 谱仪,能量分辨率常用 ^{60}Co 源发出的 1.33MeV 全能峰的半高宽来表示,典型值为 FWHM=1.9keV,甚至可达 1.3keV。

(2) 探测效率:探测效率关系到测量中所花费的时间和所必需的最低源强。NaI(Tl) 晶体由于其密度大及组成元素的原子序数高,其体积可以做得很大,因而其探测效率明显地优于 HPGe 探测器。$\phi 76 \times 76mm^2$ 的 NaI(Tl) 其探测效率比 50cm^3 体积的 HPGe 探测器高一个量级左右。

(3) 峰总比和峰康比:全能峰内的脉冲数与全谱下的脉冲数之比称为峰总比。为了提高全能峰内计数,一般要求峰总比越高越好。NaI(Tl) 的峰总比要比 Ge 探测器大很多,通常前者为几分之一,而后者为几十分之一。影响峰总比的因素有很多,如入射 γ 射线的能量、晶体大小、入射束的准直状态、屏蔽的好坏以及晶体的包装物质和厚度等。在晶体尺寸相同的条件下,比较峰总比的大小可以说明周围散射 γ 射线的干扰情况。

峰总比很难精确地测定,经常测量与峰总比有直接关系的另一指标——峰康比,它是指峰中心道最大计数与康谱顿坪内平均计数之比。峰康比的意义在于若一个峰迭加在另一个谱线的康普顿坪上,该峰是否能清晰地表现出来,即存在高能强峰时探测低能弱峰的能力。峰康比越大,对复杂的 γ 射线谱越便于观察和分析。

(4) 能量线性:谱仪的能量线性在一方面取决于探测器本身的输出脉冲幅度是否与吸收光子的能量呈线性关系,另一方面也取决于电子学线路。对 HPGe 探测器来说,由于平均电离能与粒子能量无关,因此其能量线性很好,在 150~1 300keV 的范围内,线性偏离小于 0.1~0.2keV,这主要由仪器线路(ADC 模拟数字转换器)所决定。对 NaI(Tl) 谱仪来说,NaI(Tl) 晶体本身在低能区线性不好,因此它的线性较差。

(5) 晶体形状和大小的选择:晶体形状和大小应根据所探测射线能量与探测效率的要求而定。对 NaI(Tl) 而言,在 γ 射线能量较高时,为了提高探测效率与峰康比,应选用大体积的晶体,例如 $\phi 100 \times 100mm^2$ 或更大尺寸的。在 γ 射线能量较低时,应选择较小的晶体,此时即可保证足够的探测效率,较高的能量分辨率,还能减少本底与高能 γ 射线的影响。对低能 γ、X 射线要选择薄片晶体。在测量活度较弱的样品时,为了探测效率,可选用井型晶体,它接近 4π 立体角,尤其对液体样品的测量,然而这时分辨率会变差。对 Ge 半导体探测器来说,分为平面型与同轴型。一般来说,前者分辨率更好,而后者体积可以做得大,探测效率较高。对低能 γ 或 X 射线可选用平面型的,厚度也可较薄些。对高能 γ 射线,选用同轴型为宜。晶体形状选择也与 γ 射线能量有关。例如,在测 100keV 的 γ 射线时,可用直径大、长度短的晶体；测 10MeV 高能 γ 射线特别是利用双逃逸峰计数时，最好选用较长的同轴晶体。

（二）γ 射线能谱分析与能量刻度

为了测量 γ 射线的强度，必须了解探测器的探测效率，而探测效率既与 γ 射线的能量有关，又与探测器的类型、晶体尺寸、形状及源与探测器的几何位置等因素有关，所以对每一台谱仪单独进行效率刻度是十分必要的。

1. 全能峰法确定 γ 射线强度　放射源的活度 A 指单位时间放射源的衰变数，"γ 射线的强度"是指每秒钟放出的某种能量的 γ 射线的数目，它又称为该放射源对这种能量光子的发射率，用 N 表示。知道了 γ 射线发射强度，可以由衰变纲图（包括分支比、内转换系数等）求出放射源的活度 A。

根据计数脉冲的幅度分布情况，γ 射线强度的确定有两种方法：全谱法和全能峰法。

（1）全谱法：在全谱法中，计数脉冲包括了探测器对 γ 射线所产生的所有幅度的脉冲，即利用了 γ 射线全谱下的总面积。设 n 表示全谱下的总计数率，它与源的发射率 N 通过源探测效率 ε_S 相联系：

$$\varepsilon_S = n/N \tag{6-18}$$

若得到了 ε_S 并且由实验测得了 n，就可以求得 γ 射线强度 N。这样的方法，除非对单一核素或只进行比较相对强度的测量等少数场合外，一般很少使用。这是由于 n 的测量很不准确，它受到很多因素影响，比如甄别阈对小幅度脉冲的影响，周围材料散射计数的影响，干扰辐射如特征 X 射线或韧致辐射的影响等。这些因素随实验条件的不同而变化。

（2）全能峰法：全能峰法是通过测量全能峰内的计数 n，而求出 γ 射线强度，源峰探测效率 ε_P 为：

$$\varepsilon_P = n_P/N \tag{6-19}$$

只要知道 ε_P，再由实验测得 n_P，就可以求出 N。与全谱法相比，全能峰法的影响因素大为减少，由于散射及其他干扰辐射脉冲幅度较小不会影响到全能峰的计数。全能峰也容易辨别，求峰面积比较容易。

2. 能量刻度　根据 γ 射线的能量确定所测谱的峰位（道址），或反过来，根据所测峰位确定 γ 射线的能量都需要预先对谱仪进行能量刻度。能量刻度就是在确定的条件下（包括谱仪的组成组件和使用参数，如高压、放大倍数、时间常数等），利用一组已知能量的 γ 放射源，测出对应能量的全能峰峰位，然后作出能量和峰位（道址）的关系曲线。有了这样的能量刻度，那么当测到了未知 γ 射线的峰位时，即可求出该 γ 射线的能量。根据能量刻度结果还可以检验谱仪的线性范围和能量线性。典型的能量刻度曲线近似为一直线，此直线不一定通过坐标原点。通过对一组实验所测能量刻度数据的最小二乘法曲线拟合，可得到线性方程：

$$E(x_p) = Gx_p + E_0 \tag{6-20}$$

其中，x_p 为峰位，E_0 为直线截矩（对应零道所代表的能量），G 为直线的斜率，即每道所对应的能量间隔，又称为增益，单位为 keV/道。能量刻度曲线也可以写成另一种形式：

$$x_p = Z + E/G \tag{6-21}$$

能量刻度时常用一组能量精确知道的 γ 放射源。一般情况下，能量刻度中的能量和道数的关系是一直线，即如式（6-21）所示。实际上有时要考虑非线性问题，通常用一个多项式来表示。能量刻度是在一定条件下进行的，样品测量时也应保持测量条件一致，每当测量条件有较大变化时,应重新进行刻度,在使用过程中也应定期校准。对 HPGe 探测器来说,其能量分辨率好,线性好,因此所测能谱的峰位可以准确得到。只要能量标准是准确的,用 HPGe 探测器测量 γ 射线能量要比用 NaI(Tl)谱仪有更高的精确度。

(三) 低能 γ 与 X 射线的测量

对于能量低于 120keV 的 γ 或 X 射线,由于射线能量低,其输出幅度较小,而且射线容易被吸收与散射,测量时要单独考虑。例如:放射源内物质的吸收与散射、探测器窗的吸收、高能 γ 射线造成的本底或周围物质被激发产生的特征 X 射线的干扰、光电倍增管和电子学噪声的影响等。对于 X 射线能量测量的谱仪可分为两大类,一类是用 X 射线弯曲晶体谱仪,它的特点是能量分辨率高(几个或几十 eV),但探测效率低,只有 $10^{-4}\% \sim 10^{-6}\%$。这种装置通常与强 X 射线管一起使用,用强辐射强度来弥补低效率的缺点。另一类是利用对低能 γ 与 X 射线都适用的各种探测器谱仪,主要有 NaI(Tl)薄片闪烁计数器、正比计数器、半导体探测器等。

(1)NaI(Tl)薄片闪烁计数器:对低能 γ 与 X 射线的探测来说,NaI(Tl)晶体的能量分辨率很差,一般为 50%~60%,能量线性也不好。但由于它有高的探测效率,使用简便,因此,在某些不要求能量分辨只用于测量射线强度的场合,仍然用得很多。

为了让低能光子有效地射入晶体,在探头的挡光外壳上以及晶体的包装盒上都要设计能让低能光子透过的窗。一般用原子序数小的金属材料如铍或铝薄膜来封装窗口,厚度 0.2mm 左右。

(2)气体正比计数器:气体正比计数器也广泛用于低能 γ 和 X 射线的强度和能量测量。由于它具有高倍数的气体放大而并不伴随噪声这一突出优点,它的能量探测下限很低,几乎能测到与产生一对电子-离子对所对应的能量。在半导体探测器中,虽然产生一对载流子所消耗的能量小,比气体约低一个量级(例如,对 Si 为 3.61eV,对气体为 34eV),但它没有内部放大,必须依靠电子学线路来放大信号,这时电子学噪声就影响和决定了能量探测下限。而在闪烁计数器中虽然有光电倍增管的放大,但它的热电子发射和暗电流是难以避免的。

为了测量低能光子,在结构和充气方式上,正比计数管有封闭式和流气式两种。封闭式管子的管壁上开设入射窗,使用 Be 或 Al 等轻材料封装。此外,在正对着入射窗处还开设有出射窗,其目的是使未发生作用的 X 射线或其他射线可直接射出,以免造成反散射或激起管壁材料的特征 X 射线的干扰。也有不开设窗口的管子,但其整个管壁是选用石墨等轻材料做成的。对流气式管子,可用极薄的聚酯薄膜(如厚 0.025μm)作窗甚至可以省去窗膜,样品可直接插入计数管里或以不影响计数性能的气体形式充入管内,这就避免了窗膜和源本身的吸收,因此更适于测量低能量光子。

正比计数器的能量分辨率比 NaI(Tl)闪烁计数器好 2~3 倍,但仍远不如半导体探测器(14%~20%)。谱线加宽除了有离子对数产生的统计涨落原因外,主要还是工艺制造上的问题。为达到较好的分辨率必须采取纯化气体和选择均匀的阳极丝等措施。

(3)Si(Li)半导体探测器:Si(Li)半导体探测器的能量分辨率很高,适用于精密的低能 γ 和 X 射线的能谱分析。除 Si(Li)外,平面型的 HPGe〔或 Ge(Li)〕也可以用来测量低能 γ 射线。从原理上说,在 Ge 中形成一对载流子所需要的能量(2.98eV)比 Si 中的(3.81eV)更小,看来似乎更有利。但实际上由于以下几个原因,使得在低能区 Si(Li)比 Ge(Li)使用更为广泛：① Si(Li)表面"死层"小，能量探测下限低。② Si 和 Ge 的 K 层能量吸收限分别为 1.84keV 与 11.1keV，荧光产额分别为 0.05 与 0.5，因而在低能区使用 Ge 探测器会出现 Ge 逃逸峰而使谱线复杂化。此外，Ge 的探测效率在 11.1keV 处会出现阶跃变化。对 HPGe 来说，当能量超过 11.1keV 时，虽然光电效应吸收随光电效应截面有一个阶跃性的增加，但随着能量的增加，光电峰探测效率却阶跃地下降随后又逐渐上升。这是由于特征 X 射线逃逸（产生逃逸峰）以及入射光子在 Ge 死层中的显著吸收造成的。在 Si(Li)中，这一现象不容易看到。③ Si(Li)的稳定性好些，在低温下漏电流小。④ Si(Li)对高能 γ 射线更不灵敏，因而，高能 γ 射线和本底的干扰更小。使用 Si(Li)的能量范围一般在 50keV 以内，当能量大于 50keV 后，Si(Li)的探测效率太低，必须使用 HPGe 探测器。

Si(Li)探测器探头部分包括 Si(Li)半导体、被冷却的前置放大器、装有 Si(Li)的真空室、装液氮的杜瓦瓶。真空室用不锈钢材料做成，入射窗用 Be 片封装。Be 片厚度根据所测射线能量需要可在 0.007 5~0.025mm 选择，能量越低，厚度应越薄。Si(Li)半导体面积为 10~50mm²，本征区厚度是 3~7mm。半导体 n⁺ 层约有几百微米，P 层喷涂薄层金属，厚 20~30μg/cm²，此厚度对几 keV 以上射线的吸收可以忽略，X 射线由此面射入。

五、中子的探测

中子的特点是本身不带电，所以中子通过物质时和物质中的电子是不发生作用的，中子在物质中不能直接引起电离，而要靠中子和原子核相互作用产生能引起电离反应的次级粒子才被记录。

中子和原子核的相互作用有：产生带电粒子的核反应、核反冲、核裂变、活化等。这 4 种过程也是探测中子的 4 种原理。

探测中子首先必须了解所测中子的能量。不同能量中子的探测原理和探测器的具体结构差别都很大。中子能量的区分有很多种，习惯的区分是：①慢中子：能量为 <1keV；②中能中子：能量为 1~100keV；③快中子：能量为 0.1~20MeV；④热中子：能量为 0.025 3eV 的中子称为"热中子"，这种中子和室温下周围介质大量的分子处于热平衡状态，亦即它的能量相当于周围介质分子的热运动能量。分子热运动的最可几能量是 $E=kT$，其中 k 是玻耳兹曼常数，$k=1.38\times10^{-23}$J/K，T 是介质的绝对温度。以 $T=293$K（即 20℃）代入，可得 $E=0.025$ 3eV，或中子的速度 $v=2\,200$m/s。⑤冷中子：比热中子能量更低的中子。

（一）核反应法

中子本身不带电，它和物质中原子核之间没有库仑斥力，因此比较容易进入原子核，发生核反应。选择某种能产生带电粒子的核反应，记录带电粒子引起的电离现象就可探测中子。这种方法主要用于探测慢中子的强度，在个别情况下，也可用以测量快中子能谱。

目前应用得最多的是以下三种核反应：

$$n+{}^{10}B \rightarrow \alpha+{}^{7}Li+2.792MeV \quad \sigma=3\,837\pm9b \tag{6-22}$$

$$n+{}^{6}Li \rightarrow \alpha+{}^{3}T+4.786MeV \quad \sigma=940\pm4b \tag{6-23}$$

$$n+{}^{3}He \rightarrow p+{}^{3}T+0.765MeV \quad \sigma=5\,333\pm7b \tag{6-24}$$

上面三个式子中，2.792MeV、4.786MeV、0.765MeV 分别是这三个核反应过程中释放的能量，即 Q 值。这三个反应都是放热核反应，所以 Q> 0。σ 是热中子的反应截面。

¹⁰B(n,α)反应是中子探测中目前应用得最广泛的反应类型。主要原因是硼的材料比较

容易获得,气态的话可采用 BF_3 气体,固态的话可以采用氧化硼或碳化硼。天然硼中 ^{10}B 的丰度约为 19.8%。为了提高探测效率,在制作中子探测器时多用浓缩硼(^{10}B 的浓度可达到 96% 以上)。

(二) 核反冲法

入射能量为 E 的快中子和原子核发生弹性散射时,中子的运动方向发生改变,能量也有所减少。中子减少的能量传递给原子核,使原子核以一定速度运动。这个原子核称为"反冲核",反冲核具有一定电荷,可以作为带电粒子来记录。探测到了反冲核,就是探测到中子。这种方法就称为"反冲法"。它是探测快中子的主要方法。

由动量、能量守恒定律可以推出,反冲核的质量愈小,获得的能量就愈大。所以,在反冲法中通常都选用氢核做介质。此时,反冲核就是质子,有时就称反冲质子法。发生散射后反冲质子的能量和出射方向由动量守恒和能量守恒定律可以得到:

$$E_p = E\cos^2\varphi \tag{6-25}$$

式中,φ 为反冲质子的出射角。

(三) 核裂变法

中子与重核作用可以发生裂变,核裂变法就是通过记录重核裂变碎片来探测中子的方法。对于热中子、慢中子,常选用 ^{235}U、^{239}Pu、^{233}U 做裂变材料。

中子引起裂变时放出的能量很大,大约是 200MeV,两个裂变碎片共带走 165MeV 的能量。入射中子的能量一般都远小于这个数值,因此这种方法不能用来直接测定中子的能量,主要用来测定中子的通量。核裂变法的特点是释放的反应能很大,因此,γ 射线本底对测量没有什么影响,用裂变法可以在强 γ 射线本底下测量中子。

许多重核只有在入射中子能量大于某个值(称为阈值)后才能发生裂变。例如对 ^{238}U,当入射中子能量大于 1.5MeV 后才能发生裂变。可以利用一系列具有不同阈能的裂变元素来判断中子的能量,这种探测器称为"阈探测器"。

(四) 活化法

中子和原子核相互作用时,辐射俘获是很主要的作用过程之一。中子很容易突破库仑势垒进入原子核形成一个处于激发态的复合核,复合核通过发射一个或几个光子迅速退激到基态。这种俘获中子,放出 γ 射线的过程称为"辐射俘获",用 (n,γ) 表示。一个典型例子是用 ^{115}In 作激活材料,它受中子照射时发生如下反应:

$$n + {}^{115}In \rightarrow {}^{116}In^* \rightarrow {}^{116}In + \gamma \tag{6-26}$$

新生成的核素一般都是不稳定的,这里生成的 ^{116}In 就是具有 β 放射性的。这种现象称为"活化"或"激活",所产生的放射性称为"感生放射性"。测量经过中子辐照射后材料中的放射性,就可知道中子的强度,这就是活化法。

综上所述,中子探测的 4 种基本原理,就是中子和原子核相互作用的 4 种基本作用过程。我们把探测中子的 4 种基本过程如表 6-3 所示。在不同的中子能区,作用过程的截面相差很大,所以,对不同能区的中子要采用不同的探测方法和探测器。由于中子作用截面一般都不大,所以中子探测效率,尤其是快中子探测效率是较低的。与 α、β、γ 射线探测器相比,中子探测器的探测效率要低一些,过程也复杂一些,测量精度也差一些。

探测中子时,在大多数情况下,中子辐射场总是伴随存在 γ 辐射,而中子探测器往往对 γ 射线也有一定的响应。所以探测中子时,常遇到中子和 γ 的甄别问题。

表 6-3　中子探测的基本方法

方法	中子和核的作用	所用材料 （辐射体）	截面 /b	用途
核反应法	(n,α) (n,p)	$^{10}B, ^6Li, ^3He$	约 1 000	热、慢中子通量密度
核反冲法	(n,n)	H	约 1	快中子能量
核裂变法	(n,f)	$^{235}U, ^{239}Pu$ 等	约 500	热中子通量密度
		阈能 ^{238}U 等	约 1	
活化法	(n,γ)	In, Au, Dy	热中子, 约 100	中子通量密度
			共振中子, 约 1 000	
			快中子, 约 1	

六、吸收剂量的测量

在医疗领域,人们更关注辐射吸收剂量的测量。

X(γ)射线和高能电子束等电离辐射进入人体组织后,通过和人体组织中的原子相互作用,而传递电离辐射的部分或全部能量。人体组织吸收电离辐射能量后,会发生一系列的物理、化学、生物学变化,最后导致组织的生物学损伤,即生物效应。生物效应的大小正比于组织中吸收的电离辐射的能量。因此,确切地了解组织中所吸收的电离辐射的能量,对评估放射治疗的疗效和它的副作用是极其重要的。单位质量物质吸收电离辐射的平均能量称为吸收剂量,它的精确确定,是进行放射治疗最基本的物理学要素。

目前,吸收剂量的测量有几种方法,在实验室中主要应用的是量热法和化学剂量计法,放射治疗现场常应用电离室、热释光、半导体和胶片法等。其中,电离室法是被国际权威学术组织和国家技术监督部门确定的、用于放射治疗吸收剂量校准及日常监测的主要方法。

(一) 量热法

量热法是一种测量介质中的吸收剂量最直接、最基本的方法。它的基本原理是,当介质受到电离辐射照射后,介质所吸收的辐射能量,除少部分可能引起化学反应外,主要转换成热能,从而导致该介质温度的升高。温度的变化直接反映了介质吸收辐射能量的程度,由此可确定介质的吸收剂量。根据这一原理制成的吸收剂量测量装置称为量热计。量热计热敏材料的吸收体过去常用石墨和聚苯乙烯等,近年来,以水为吸收体的水量热计有了较大的发展。作为吸收剂量测量的最直接方法,量热法具有良好的能响特性和极高的精度,一般在国家计量院等标准实验室里作为吸收剂量的测量基准。

(二) 化学剂量计法

化学剂量计法中,物质吸收电离辐射的能量能够引起化学变化,如果这一变化可以被测量,则可使用它来测量吸收剂量。其中使用最普遍、测量精度最高的是硫酸亚铁化学剂量计,或称弗瑞克剂量计(Fricke dosimeter)。它的基本原理是,硫酸亚铁水溶液经电离辐射照射,溶液中的二价铁离子 Fe^{2+} 会被氧化成三价铁离子 Fe^{3+}。Fe^{3+} 的浓度正比于硫酸亚铁水溶液所吸收的辐射能量,用紫外分光光度计,在波长为 244nm 和 304nm 处测量 Fe^{3+} 的浓度,即可确定吸收剂量。

（三）电离室测量吸收剂量原理

电离室测量吸收剂量的基本过程是,通过测量电离辐射在与物质相互作用过程中产生的次级粒子的电离电荷量,计算得出吸收剂量。用于测量吸收剂量的电离室原理和前面介绍的相同,这里不再赘述。唯一的区别在于读出方式的不同。在医疗实际应用中,电离室的输出信号电流约在 10^{-10}A 量级,为弱电流,必须使用弱电流放大器——静电计对其进行放大,此类静电计通常被称为剂量测量仪。静电计实质为一负反馈运算放大器。该类型放大器具有高开环增益($>10^4$)和高输入阻抗($>10^{12}\Omega$)。它以下面几种方式测量电离室的输出信号:①测量其输出的电荷量;②测量其输出的电流信号;③测量其输出回路中形成的电压信号。电离室的输出信号是电离辐射在电离室灵敏体积内产生的正负离子对的漂移所产生。根据不同的测量要求,采取上述三种形式中的任何一种,变换静电计的输入参数,实现对其放大和测量。

电离室根据形态可以分为圆柱形电离室(指型电离室)、平行板电离室、外推电离室等。目前最普遍使用的圆柱形电离室,是由 Farmer 设计并由 Baldwin 最先制造出的灵敏体积为 $0.6cm^3$ 的电离室,现在许多厂家都能生产这种 Farmer 型电离室,用于放射治疗剂量测定中的辐射束校准。这种电离室的灵敏体积形状类似套环,因此,Farmer 型电离室通常也称为指形电离室。平行板电离室由两个平板室壁组成,其中一个作为入射窗,形成极化电极,另一个作为后壁,形成电荷信号的收集电极,同时它也作为防护环系统。后壁通常是一块导电塑料,或者是带有一个薄石墨导电层的不导电材料(通常是有机玻璃或聚苯乙烯),形成收集电极和保护环。外推电离室是灵敏体积可变的平行板电离室。它是用来测量中能 X 射线和 MV 级 X 射线束的表面剂量,以及测量 β 射线和低能 X 射线的辐射剂量。另外,它也能够直接嵌入组织等效模体中,测量辐射的绝对剂量。

（四）胶片剂量计

胶片剂量计在放射诊断、放射治疗和辐射防护中起着重要作用。它可以用作辐射探测器、相对剂量计、显示设备和归档文件。未曝光的胶片剂量计是由一片薄的塑料片基构成,片基单面或双面均匀地覆盖了一层辐射感光乳剂(乳剂里悬浮着溴化银颗粒)。

辐射作用使溴化银颗粒电离,在胶片上形成潜影。潜影只能向可见方向(胶片致黑)转变,并且在接下来的处理中一直保持。胶片的剂量范围是有限的。对于低能光子线,胶片对能量依赖明显。胶片响应依赖于几个难控制的参数。因此,胶片的一致处理是一个特殊的挑战。胶片常用于定性的剂量测量。但如果通过适当修正,认真使用和分析,胶片也可以用于剂量估算。

几种剂量计的优缺点对比如表 6-4 所示。

表 6-4　几种剂量计的优缺点对比

探测器类型	优点	缺点
电离室剂量计	有良好的精确性和准确性; 推荐作为射束校准; 能够良好地做必要的修正; 能直接读出	需要连接电缆; 需要提供高电压; 高能射束剂量测定需要做许多修正

续表

探测器类型	优点	缺点
胶片剂量计	二维空间分辨率高； 非常薄：不扰动射束	需要暗室和处理设备； 处理条件较难控制； 不同胶片间有差别； 需要用电离室剂量计作适当校准； 能量依赖性问题； 不能作为射束校准使用
热释光剂量计	尺寸小；能够作为点剂量测量； 在单次照射中能够使用多个热释光剂量计； 能做成不同形状； 有较好的组织等效性； 价格较低廉	读数过程中信号会消失； 容易丢失读数； 不能直接读出； 为保证精确性需谨慎操作； 需要较多读出和校准时间；不推荐作为射束校准使用
半导体剂量计	尺寸小； 高灵敏度； 能直接读出； 不需要外置偏压； 仪器简单	需要连接电缆； 需要做温度校准； 累积剂量会改变灵敏度； 需要谨慎操作以保证剂量响应不变； 不能作为剂量校准使用

思 考 题

1. 气体探测器中，电离室、正比计数器及 G-M 计数器在工作过程中的主要区别和工作机制是什么？

2. γ 射线在闪烁体中可产生哪些次级过程（一直把 γ 射线能量分解到全部成为电子的动能），试定性分析，用一块塑料闪烁体配以光电倍增管组成的探头，测量到的 0.662MeV 的 γ 射线谱形状和 NaI（Tl）测到的有何不同？

3. 用 NaI（Tl）来测量 2.78MeV 的 γ 射线的能谱时，可观察到的峰有哪几个，并计算相应的能量。

4. 在带电粒子的能谱及通量测量工作中，半导体探测器及重离子磁谱仪各有何特点？

5. 用符合方式测量放射源的活度时，其机制是什么？

（屈卫卫）

效 应 篇

篇|首|语

　　无论是在核与电离辐射的应用中,还是在一旦发生核战争、核与辐射事故时,电离辐射对人体器官组织的损伤以及电离辐射生物学效应,一直是放射医学和辐射防护等领域关注的重中之重。因此,电离辐射生物学效应是放射医学专业教学的重要组成部分,是临床肿瘤放疗、核医学、辐射防护、核事故医学应急救治等的重要理论基础。

　　电离辐射生物效应是指电离辐射作用于机体后,其能量传递给机体的分子、细胞、组织和器官,由此造成的形态和功能的后果。全篇共分 5 章,主要阐述电离辐射对人体机体的影响及机制和人体各系统的辐射生物学效应,肿瘤放射生物学机制和染色体改变,放射性核素的毒理效应等内容。

　　在第七章"电离辐射生物效应基础"中,重点介绍了传能线密度、相对生物效能、电离辐射的作用方式等放射生物学基本概念,电离辐射对 DNA、生物膜等生物分子的影响,以及放射敏感性、放射损伤与修复等辐射生物学的理论基础。在第八章"电离辐射对人体各系统的作用"中,重点讲述了电离辐射对神经、内分泌、造血、免疫、消化,以及皮肤等其他系统的损伤。骨髓、肺、肠等辐射敏感器官,不仅在肿瘤放疗等电离辐射的临床应用中,而且在发生核事故、核战争时,都是需要重点防护和关注的重要器官组织。肿瘤放射生物学是肿瘤放疗的理论基础,是肿瘤放疗医生等必须掌握的基础知识,在第九章"肿瘤放射生物学"中,着重介绍了放射敏感性等组织的放疗反应,放射损伤的修复、细胞再增殖、细胞周期再分布、乏氧细胞再氧合等分次放疗的生物学基础,以及放疗与化疗、放疗与免疫治疗等联合应用。染色体对电离辐射十分敏感,是电离辐射作用的重要靶分子,电离辐射引起的染色体畸变对于辐射致癌和辐射遗传学效应意义重大,因此,在第十章中专门介绍了"电离辐射对染色体的作用"。生物剂量估算是发生核与辐射事故时,临床医学救治的重要工作,因此,本章节中,重点介绍了染色体畸变、微核、FISH 等生物剂量计。第十一章"放射性核素内照射的生物效应"是属于放射毒理学的知识范畴,通过对放射性核素的生物动力学、内照射作用机制及影响因素、内照射损伤特点、内照射确定性和随机性效应等知识的学习,使学生比较全面地掌握放射性核素引起内照射损伤的特点和规律,掌握这些知识对于临床核医学、放射性事故和核战争时,放射性核素的促排和临床救治具有重要意义。

第七章　电离辐射生物效应基础

电离辐射作用于机体后,其能量传递给机体的分子、细胞、组织和器官,由此造成的形态和功能的后果,称为电离辐射生物效应。电离辐射生物效应主要研究电离辐射对生物机体,特别是人体的效应发生与发展规律、作用机制、损伤的诊断与救治等,为电离辐射的和平利用如放射治疗和放射防护提供理论和实验依据。

继 1895 年伦琴发现 X 射线后,电离辐射很快被应用于临床诊断和治疗,并被认为是控制肿瘤的有效措施。在肯定其肿瘤治疗效果的同时,对其引发的脱发、皮肤病变及癌变、白血病、其他癌症等的报道引起了生物学界和医学界的高度重视。于是在此后的数十年中人们对电离辐射正负双面的生物效应及其发展规律和机制进行了系统而深入的研究。

第一节　电离辐射生物学作用的理化基础和基本规律

辐射本质上是能量在空间中的传递,辐射的能量被物质吸收时可以引起物质的激发和电离。能够使物质发生电离的辐射称为电离辐射。电离辐射通常分为电磁辐射和粒子辐射两大类。电磁辐射实质上是电磁波,仅有能量没有静止质量,电磁波中的 X 射线和 γ 射线属于电离辐射;粒子辐射是一些组成物质的微观粒子,或者是剥去电子的原子核组成的电离辐射,主要有 α 粒子、β 粒子(电子)、质子、中子、重离子等,粒子辐射既有能量又有静止质量。

一、传能线密度和相对生物效应

(一) 传能线密度

传能线密度(linear energy transfer,LET)是指电离辐射通过直接电离作用或次级带电粒子电离作用,在单位长度径迹上平均消耗的能量,单位为 J/m,一般常用 keV/μm 表示。1962年,国际辐射单位委员会将该物理量定义为特定能量 dE 的带电粒子在穿行距离 dl 后授予该区域介质的平均能量,即 $L = dE/dl$。

X 射线、γ 射线和中子虽然不是直接电离粒子,但是它们与物质作用后可以产生次级带电粒子,所以 LET 的概念也适用于它们。根据 LET 的高低,可以将电离辐射分为低 LET 辐射和高 LET 辐射,一般把 X 射线、γ 射线、β 射线、电子束、质子束归为低 LET 辐射,中子、α

射线、重离子束归为高 LET 辐射。

LET 只是一个平均值,沿粒子径迹不同距离的能量沉积并非绝对相等,即使同一粒子,其 LET 在径迹不同部分也是不同的。这是因为粒子的电荷虽为常数,但其速度沿径迹不断变化(逐渐降低),能量释放沿径迹亦有较大的变化。此外,对于某种既定类型的带电粒子,其能量越高,LET 越低,是因为能量越高,粒子的速度越快,与物质发生相互作用的机会越少,产生的电离事件也少,总体平均下来 LET 就会越小。

计算 LET 的方法有两种。一种方法是计算径迹均值,将径迹分为若干相等的长度,计算每一长度内能量沉积的量,求其平均值,称为径迹平均 LET;另一种方法是计算能量均值,将径迹分为若干相等的能量增量,再把沉积在径迹上的能量除以径迹长度,称为能量平均 LET。两种计算方法都可得出平均 LET 值,但可因辐射种类不同而有差别。不同射线的标准 LET 值见表 7-1。

表 7-1 标准传能线密度值

辐射	传能线密度 /(keV·μm⁻¹)
^{60}Co γ 射线	0.2
250kV X 射线	2.0
2MeV 质子	16
5MeV 质子	8
10MeV 质子	4.7
150MeV 质子	0.5
2.5MeV α 粒子	166
10-400MeV 碳离子	15~200
2GeV 铁离子(太空辐射)	1 000

电离辐射生物效应的大小与 LET 值有重要关系。一般情况下,射线的 LET 值越大,在相同吸收剂量下其生物效应越大。图 7-1 显示了不同 LET 射线对 DNA 分子作用时的电离密度分布示意图。电离密度是指单位长度径迹上形成的离子数。LET 与电离密度成正比,LET 高的射线,电离密度也大,LET 低的,电离密度也小。

(二) 相对生物效应

人们常用吸收剂量来度量单位质量物质吸收的能量,但是用吸收剂量来衡量生物效应时会发生很大的偏差,等剂量的不同类型的电离辐射不会产生相同的生物效应,例如,1Gy 的中子产生的生物效应要明显大于 1Gy X 射线产生的生物效应。微观水平上粒子能量沉积模式的不同是导致这种差异的关键所在。

为了表达不同种类的电离辐射产生某一特定效应的效率差别,人们引入了相对生物学效应这个概念。相对生物学效应(relative biological effectiveness,RBE)是指产生相同生物学效应时,所观察的电离辐射的剂量与参考射线的剂量的比值。现在一般用 ^{60}Co γ 射线或

250kV X 射线作为参考射线。例如,要引起同样的生物效应,所需 X 射线的吸收剂量是 α 射线所需吸收剂量的 10 倍,则 α 射线的 RBE 为 10。高 LET 辐射的 RBE 要大于低 LET 辐射,也就是说相同剂量下高 LET 引起的生物效应更明显。

这里要注意的是,RBE 值是一个相对量,受许多因素的影响,如观察生物效应的不同、分次剂量、剂量率、受照生物体的状态等因素都可以影响 RBE 值,所以在谈到某一 RBE 值时,一定要说明并限定有关的条件。

(三) 传能线密度与相对生物效应

总体来说,相对生物效应(RBE)与传能线密度(LET)是正相关关系,但是在不同的 LET 范围内,二者的关系不完全一样。图 7-2 显示了这种关系。LET 在 10keV/μm 以内时,RBE 随着 LET 的升高缓慢增加,超过 10keV/μm 时,RBE 随着 LET 的升高迅速增加,在 100keV/μm 时,RBE 达到最大值,此后 RBE 随 LET 的升高反而下降。

LET 在 100keV/μm 时具有最大的 RBE 值,因此称 100keV/μm 为最佳 LET。之所以出现最佳 LET,是因为在此电离密度下,电离事件之间的平均间隔正好与 DNA 双螺旋的直径(即 20Å 或 2nm 左右)是一致的(图 7-3)。该电离密度辐射产生 DNA 双链断裂(double strand breaks,DSBs)的可能性最大。两个 DSBs 之间的相互作用会形成互换型畸变,它是大多数生物学效应的基础。当属于稀疏电离的 X 射线照射时,单个轨迹引

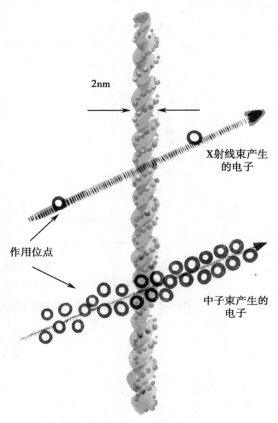

图 7-1　DNA 分子中不同 LET 射线的电离密度分布

发 DSBs 的可能性很低,通常需要 2 条以上的轨迹才能引发 DSBs。因此,X 射线的生物效能低。而另一种极端情况下,即非常致密的电离辐射(如 LET 为 200keV/μm)时,确实很容易导致 DSBs,但是由于电离事件相互之间靠在了一起,因此能量又出现了"浪费"。因为 RBE 是产生相同生物学效应的两个剂量的比值,因此更致密电离辐射的 RBE 反而低于最佳 LET 辐射。更致密电离辐射只是在每一轨迹上的效能与最佳 LET 辐射相同,但是就单位剂量的效能而言,它要低于最佳 LET 辐射。在肿瘤放疗时应考虑这个特性,既要求射线的最大疗效,又要避免射线的副作用。

二、直接作用与间接作用

无论是 X 射线还是 γ 射线,带电粒子还是不带电粒子,都可以引起物质原子或分子的电离和激发。电离和激发是辐射生物效应的基础。组成生物体或细胞的主要分子是生物大分子(如核酸、蛋白质、酶等)以及生物大分子环境中的大量水分子(占生物体重的 70% 左右)。

任何处在电离粒子径迹上的原子和分子(生物大分子和水分子)都可发生电离。水分子电离产生的活性物质可影响生物大分子,因此水分子的电离和激发过程对辐射生物效应的发生具有重要意义。就组成细胞的重要生物大分子而言,电离辐射可对之产生直接作用和间接作用(图 7-4)。

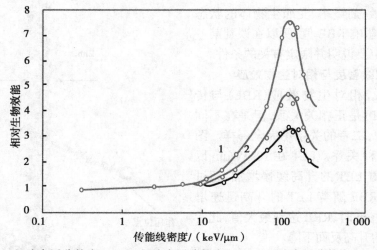

1. 细胞存活分数为 0.8 ; 2. 细胞存活分数为 0.1 ; 3. 细胞存活分数为 0.01。

图 7-2　以人体来源哺乳动物不同存活率为终点的 RBE 与 LET 的关系曲线

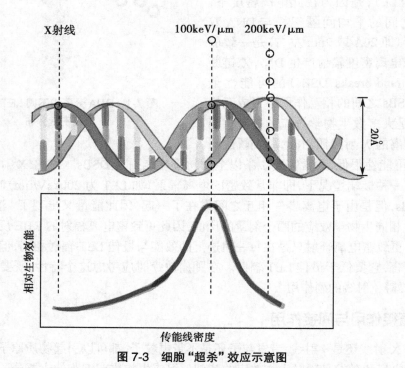

图 7-3　细胞"超杀"效应示意图

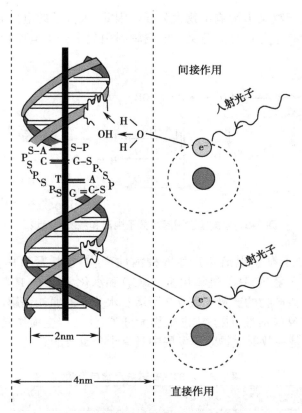

图 7-4　辐射的直接作用和间接作用

（一）直接作用

电离辐射的能量直接沉积在生物大分子上而引起的生物大分子的电离与激发,破坏核酸、蛋白质、酶类等具有重要生命意义的物质,这种由射线直接造成的生物大分子的损伤效应称为直接作用(direct effect)。这时,生物效应和能量沉积发生在同一生物大分子上。如DNA 被辐射直接击中而发生碱基损伤和链断裂;生物膜被射线能量直接沉积引起细胞器功能的异常。对于高 LET 辐射如中子或 α 粒子,直接作用是其主要作用方式。

（二）间接作用

电离辐射首先直接作用于水分子,水分子产生一系列原初辐解产物(如羟自由基、水合电子等),这些原初辐解产物再作用于生物大分子引起的损伤效应称为间接作用(indirect effect)。这时能量沉积在水分子,生物效应发生在生物大分子。由于生物大分子存在于含大量水分子的环境中,因此间接作用对生物大分子辐射损伤的发生具有重要意义。据估计,X射线和 γ 射线生物学效应的三分之二都是间接作用产生的。

三、电离辐射产生的自由基

（一）水分子的电离和激发

生物体是由各种物质的分子组成,除生物大分子(如蛋白质、核酸等)和无机分子外,水分子占生物体重的 70% 左右。电离辐射作用于机体的生物大分子也作用于水分子,被作用的水分子产生的活性产物又可影响生物大分子。因此,水分子的电离和激发过程对于理解放射生物效应的发生有十分重要的意义。电离辐射引起水分子电离和激发的反应如图7-5所示。

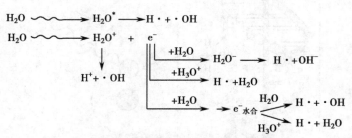

图 7-5　电离辐射引起水分子电离和激发的反应

电离辐射使水分子发生电离会产生6种活性产物,包括羟自由基($\cdot$OH)、氢自由基(H$\cdot$)、水合电子($e_{水合}^-$)、氢气(H_2)、过氧化氢(H_2O_2)和水化氢离子(H^+/H_3O^+),统称为水分子的原初辐解产物。这些产物的产量如表7-2所示。水分子的原初辐解产物中如羟自由基和水合电子具有很高的反应活性,能够攻击生物大分子,使之产生损伤效应,是辐解产物中最主要的自由基。自由基在放射生物效应发展中具有十分重要的意义。

表 7-2　水的原初辐解产物与产量

产物	G 值 *
$e_{水合}^-$	2.7
H$\cdot$	0.55
$\cdot$OH	2.7
H_2	0.45
H_2O_2	0.7
H^+/H_3O^+	2.7

注:*G 值是吸收能量为 100eV 时形成的分子数或基团数。

(二)自由基的概念

自由基(free radical)是指能够独立存在的、含有一个或一个以上未配对电子的任何原子、分子、离子或原子团。凡是自由基都带有不配对电子。若不配对的电子位于氧原子,则该自由基称为氧自由基。如超氧阴离子、羟自由基、氧有机自由基、有机过氧基都属于氧自由基。氧自由基对人体有特殊的意义,据估计人体内总自由基中约95%以上属于氧自由基。自由基并非电离辐射作用的特有产物,在机体内的正常代谢或药物代谢过程中也能产生自由基。

(三)自由基的特点

自由基具有高反应性、不稳定性和顺磁性等特点。

高反应性:自由基带有未配对电子,具有强烈的获取或失去电子以成为配对电子的趋势。因此,自由基的化学性质异常活泼。自由基反应的活化能很低,故反应颇易发生,有很高的反应速率常数。有时通过反应生成新的自由基,后者又继续与原反应物作用,形成连锁反应。高反应性还表现在很容易与生物靶分子发生加成、抽氢和电子转移等反应。双自由基氧极易与生物靶分子反应发生氧固定,造成不易修复的损伤。

不稳定性:绝大多数自由基是不稳定的,寿命很短,如羟自由基的半衰期只有 $10^{-10} \sim 10^{-9}$ s;水合电子在中性水中的半衰期为 2.3×10^{-4} s,在碱性溶液中的半衰期为 7.8×10^{-4} s。

顺磁性:这是由于自由基具有不配对电子造成的。若在同一轨道上存在配对电子,由于两个电子的自旋方向相反,各自的相应磁矩相互抵消,对外不显示磁性。自由基由于存在不配对电子,因此产生自旋磁矩。若施加外磁场,电子磁体只能取与外磁场平行或反平行的方向而不能随意取向,这就是自由基的顺磁性,也是自由基独特的物理性质。

(四)自由基对生物大分子的作用

自由基易与生物大分子发生加成、抽氢、氧化还原等反应,造成生物大分子的损伤。

1. 自由基对 DNA 的损伤　DNA 分子的碱基、核糖和磷酸二酯键都可遭受自由基的攻击,造成碱基与核糖氧化、链断裂及与蛋白质交联等多种类型的损伤,引起 DNA 复制、转录、翻译等过程的错误,引发细胞的死亡或癌变。

·OH 和 H· 通过加成反应造成 DNA 链中嘧啶和嘌呤碱基的损伤。·OH 亦可通过抽氢反应与 DNA 分子中的戊糖作用,随之迅速氧化,形成过氧自由基。不论是作用于碱基还是戊糖,自由基均可引起 DNA 分子的氢键断裂,使 DNA 分子量降低。自由基对 DNA 的作用后果主要有 3 类,即单链和双链断裂、无嘌呤或无嘧啶位点(apurinic/apyrimidinic sites,APS)及产生环胞和嘧啶衍生物。

2. 自由基对生物膜的损伤　氧自由基能攻击生物膜磷脂中的多不饱和脂肪酸,引起脂质过氧化反应,并形成脂氢过氧化物(LOOH),后者不稳定,分解成一系列复杂产物,包括新的氧自由基。脂质过氧化作用引起细胞损伤的机制比较复杂,以下三个方面需要注意:①膜脂改变导致膜功能改变和膜酶损伤;②脂质过氧化过程中形成的活性氧对酶和其他细胞成分的损伤;③ LOOH 分解(特别是醛类产物)对细胞及其成分的毒性反应。特别是后一种机制,由于其寿命远远长于原初的活性氧自由基,这种非自由基的醛类产物可带着原自由基的损伤潜能,从其生成部位,如内质网,扩散到线粒体、核糖体和胞核等细胞器,甚至由细胞逸出而到达其他细胞,由此解释远隔效应。

3. 自由基对蛋白质的损伤　自由基还可以引起蛋白质和酶的分子结构改变,造成蛋白质变性。自由基既可直接作用于蛋白质,与最邻近的氨基酸反应发生蛋白质过氧化;也可通过 LOOH 间接作用于蛋白质,使蛋白质的多肽链断裂或与个别氨基酸发生氧化反应或使蛋白质交联而发生聚合作用,从而使蛋白质的结构发生变化,导致细胞功能紊乱。

电离辐射可以通过多种途径影响酶的活性。如通过自由基链反应,使酶分子发生聚合;通过 LOOH 中的丙二醛(malondialdehyde,MDA)使酶分子发生交联;通过破坏酶分子中氨基酸以及与酶分子中的金属离子反应,影响酶活性。

四、氧效应和再氧合

(一)氧效应与氧增强比

目前已经发现很多能改变电离辐射生物效应的化学品和药物,其中氧最简单、效果最显著,并被证明具有明显的实际意义。图 7-6 显示了哺乳动物细胞在有氧和缺氧情况下接受 X 射线照射的细胞存活曲线,曲线的形状相似,但斜率不同,有氧的存活曲线斜率显著增大,表明有氧时放射敏感性明显增高。受照射的生物系统或分子的效应随着介质中氧浓度的增高而增加,这种效应被称为氧效应(oxygen effect)。实验证实,各种生物体系,从生物大分子、细菌到哺乳动物细胞、肿瘤细胞都存在氧效应。

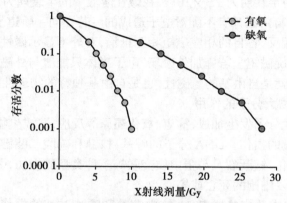

图 7-6　哺乳动物细胞在有氧和缺氧情况下接受 X 射线照射的细胞存活曲线

为了衡量氧效应的大小,人们引进了氧增强比这个概念。氧增强比(oxygen enhancement ratio,OER)是指缺氧条件下引起一定效应所需辐射剂量与有氧条件下引起同样效应所需辐射剂量的比值,即

OER= 缺氧条件下产生一定效应的剂量 / 有氧条件下产生同样效应的剂量

因为氧是放射增敏剂,因此上式中分母通常小于分子,所以 OER 值大于等于 1。对于某一种辐射而言,OER 一般与剂量和存活水平没有关系。但对于不同类型的辐射,OER 则变化很大。对于低 LET 辐射其氧效应大而重要,如 X 射线和 γ 射线,OER 值介于 2.5~3。当 LET 增高时,OER 随之降低,如 15MeV 中子,OER 约为 1.6,低能 α 粒子,OER 为 1,即没有氧效应。

(二)影响氧效应的因素

1. 氧浓度　氧效应的发生与氧浓度密切相关。在各种生物体系如细菌、植物、酵母、哺乳动物细胞中的实验发现,发生氧效应所需的氧浓度是相似的。图 7-7 显示了氧分压与放射敏感性的关系,假设在缺氧条件下放射敏感性为 1,随着氧浓度的增加,放射敏感性逐渐增加,到氧浓度达到 100% 时,放射敏感性达到缺氧时的 3 倍,但是两者不是线性的关系,在氧浓度从 0 升高到 30mmHg 时,放射敏感性迅速增加,进一步增高时对放射敏感性影响微乎其微,在氧浓度为 3mmHg 时,放射敏感性介于缺氧和充分氧合之间。

2. 氧的作用时间　除了氧浓度,氧的作用时间对氧效应也有十分明显的影响。对于观察到的氧效应,必须在照射当时存在氧,或者确切地说,照射期间或照射后几微秒之内存在氧。研究表明,照射时并不一定必须有氧的存在,在照射后的几个微秒内给氧就会产生氧效应。这是因为照射后形成的自由基的寿命极其短暂,不论是照射前给氧还是照射后给氧,必须保证辐射诱发的自由基存在时有氧才会产生氧效应。

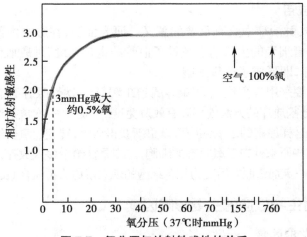

图 7-7　氧分压与放射敏感性的关系

（三）氧效应的发生机制

低 LET 辐射的氧效应明显，而高 LET 辐射的氧效应不明显，这为解释氧效应提供了线索。因为低 LET 辐射以间接作用为主，也就是先使水分子发生电离激发，形成自由基，自由基可以和 DNA 发生反应，形成 DNA 自由基，如果这时有还原性的巯基基团存在，DNA 自由基可以被还原而恢复，但是如果有氧的存在，则形成有机超氧化物，不能被还原，这样损伤就被氧固定了下来，这种机制的解释被称为氧固定假说（图 7-8）。

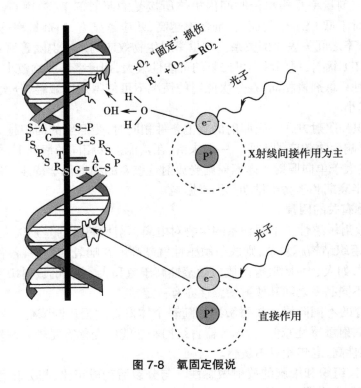

图 7-8　氧固定假说

（四）氧效应的应用

氧效应在临床放射治疗中具有重要的意义。研究证明,在肿瘤内部存在乏氧的肿瘤细胞,这主要是因为肿瘤细胞的生长速度超过了血管的生长速度,远离血管的肿瘤细胞得不到足够的氧供应和营养,即形成了乏氧细胞。

临床放射治疗主要采用 X 射线、电子束等低 LET 辐射,一次性照射不能有效杀灭这部分乏氧的肿瘤细胞,而采用分割放疗的方法就可以有效避免这一问题。一次放射治疗后,杀伤了氧合细胞,余下了乏氧细胞,这样原来的乏氧细胞可以重新获得血供,转变为氧合细胞,这时再次进行放射治疗就可以杀灭这些原来处在乏氧状态的细胞,这样重复给予多次放疗,可以最大限度杀灭肿瘤细胞。乏氧细胞在一定剂量照射后变为氧合细胞的现象就称为再氧合（reoxygenation）。

五、电离辐射生物效应的主要影响因素

（一）与辐射有关的因素

1. 辐射的类型　不同种类的辐射产生的生物效应不同,从辐射的物理特性上看,电离密度和穿透能力是影响其生物学效应的重要因素,两者成反比关系。例如,α 粒子电离密度大,但穿透能力很弱,外照射时对机体损伤小;而高能 X 和 γ 射线电离密度较 α 粒子小,但穿透能力很强,因此外照射可引起严重损伤。

2. 照射剂量　照射剂量与生物效应之间存在一定的相依关系。在一定剂量范围内剂量越大,效应越显著。用剂量效应曲线观测生物效应,S 形曲线符合多细胞动物,特别是高等动物的规律。

3. 剂量率　剂量率是指单位时间内机体所接受的照射剂量,常用 Gy/d、Gy/h、Gy/min 或 Gy/s 表示。对于低 LET 辐射而言,剂量率越高,效应越显著,当剂量率达到一定范围时,生物效应与剂量率之间失去比例关系。剂量率对生物效应的影响也随着所观察指标的不同而异。对于高 LET 辐射,损伤后不可修复的可能性较大,剂量率的影响较小。

4. 分次照射　总剂量相同,在分次照射的情况下可使得效应减轻,分次越多,间隔时间越长损伤效应越小。

5. 照射面积和照射方式　当照射的其他条件相同时,受照射的面积越大,损伤越严重。照射方式同样影响生物效应的大小。一般来讲,在其他条件相同的情况下,外照射方式多向照射的生物效应大于单向照射。内照射则受放射性核素的物理化学特性、摄入途径、分布和排出特点、物理半衰期和生物半排期等因素影响。

（二）与机体有关的因素

1. 种系的放射敏感性　不同种系的生物对电离辐射敏感性的差别很大,总趋势是随着种系演化越高,组织结构越复杂,则放射敏感性就越高。在哺乳动物中,各种动物的放射敏感性有一定差别,如人、犬、豚鼠等的放射敏感性高于兔和大、小鼠的放射敏感性。实验研究表明,同类动物不同品系之间其放射敏感性亦有一定差异。

2. 个体发育的不同阶段　放射敏感性随着个体发育过程逐渐降低。妊娠的最初阶段最敏感,胎儿期放射敏感性减低,引起各器官结构和功能的变化需要较大剂量。出生后幼年比成年放射敏感性高,老年相对不敏感。

3. 不同器官、组织和细胞的放射敏感性　与分裂活动成正比,与分化程度成反比。高度辐射敏感组织:淋巴、胸腺、骨髓、胃肠上皮、性腺、胚胎组织;中度辐射敏感组织:感觉器

官、内皮细胞、皮肤上皮、唾液腺、肝、肾、肺；轻度辐射敏感组织：中枢神经系统、内分泌腺、心脏；辐射不敏感组织：肌肉、骨组织、结缔组织。

4. 亚细胞和分子水平的放射敏感性 同一细胞的不同结构的放射敏感性有很大差异，细胞核的放射敏感性显著高于细胞质。DNA 分子的损伤被认为是细胞致死的主要因素。采用 DNA、RNA 和蛋白质的前体物质胸腺嘧啶核苷、尿嘧啶核苷和氨基酸的 ^{3}H-标记物进行实验，发现细胞内各不同大分子的相对放射敏感性的顺序依次为 DNA＞RNA＞蛋白质。

5. 不同细胞周期的放射敏感性 对于大多数细胞而言，G_1/S 期边界时的敏感性上升到一个最高点，此时细胞接受照射后克隆形成能力最低；随着 S 期的进程，细胞辐射敏感性渐渐降低，到晚 S 期抗性最高，相应克隆形成能力最高；进入 G_2/M 期，细胞再度向敏感性表型转变，M 期为细胞又一个辐射最敏感期。

第二节 电离辐射的分子生物学效应

DNA 分子是遗传的物质基础，确保其结构和功能的完整性对维持正常生命活动和物种延续至关重要。细胞核基因组 DNA 是电离辐射作用的关键靶，DNA 损伤的类型和严重程度、细胞 DNA 损伤修复功能，是决定细胞放射敏感性的关键内在机制。正常组织细胞具备一系列高度进化保守而且近乎完美的 DNA 修复体系，从而维持机体的正常生理功能和遗传稳定性。细胞 DNA 损伤修复机制异常最直接的后果是改变细胞的放射敏感性。针对同一种类型的 DNA 损伤，机体细胞通常具有互补的修复通路，或者互补的修复蛋白与调节因子。

一、DNA 的电离辐射效应

（一）细胞核基因组 DNA 是电离辐射作用的关键靶

电离辐射对机体的作用首先是辐射能量向细胞分子的传递，任何处在电离粒子径迹上的原子和分子都可发生电离。组成生物体或细胞的主要分子包括水分子和生物大分子。生物大分子主要涉及蛋白质、RNA、DNA、脂质和多糖，其中 DNA 的辐射效应尤为重要。DNA是具有双螺旋结构的大分子，由两条链组成，链的外侧是脱氧核糖与磷酸分子由酯键相连，四种碱基（A、T、G、C）与脱氧核糖相连，排列在内侧，两条链的碱基由氢键连接。碱基的顺序决定了遗传密码，指导蛋白质的合成。

关于 DNA 是电离辐射的关键靶分子这一结论是有坚实的实验基础的。用 α 射线微束照射组织培养中细胞的不同部分，发现细胞核区的放射敏感性较细胞质高 100 倍以上。用氚水或氚化胸腺嘧啶核苷（^{3}H-TdR）实验也得出相同的结论。进入细胞核内的 ^{3}H-TdR 要比均匀掺入细胞各部分（包括细胞质和核）的氚水产生的损伤效应高得多。氚水的放射性需要高过 1 000 倍才能引起与 ^{3}H-TdR 同等的细胞损伤。人们进一步比较了细胞核区各种生物大分子的辐射敏感性。采用 DNA、RNA 和蛋白质的前体物质胸腺嘧啶核苷、尿嘧啶核苷和氨基酸（如组氨酸、赖氨酸等）的 ^{3}H 标记物进行实验，发现细胞内各不同"靶"分子相对放射敏感性顺序如下:DNA>mRNA>rRNA 和 tRNA>蛋白质。由此说明,DNA 分子的损伤在细胞放射效应发生上占有关键地位。

如果从纯放射化学的角度来考虑,在充分给氧的环境中如细胞培养悬液内,几 Gy 的照射剂量所造成的分子损伤是极小的。细胞进行正常功能所需的各种生物大分子,如蛋白质和酶的数量很多,其中少数分子的损伤不致引起严重的效应。然而,实际上几 Gy 的照射剂量足以使大多数细胞停止分裂。究其原因,DNA 分子数有限,在细胞组分中只占 1%;DNA分子的合成不像蛋白质和 RNA 在整个细胞周期中持续合成,其合成只在细胞周期的 S 期进行;而且它是细胞内主要的遗传物质,所以 DNA 分子的损伤可能直接导致细胞死亡和癌变。

(二) DNA 损伤

不论是直接作用还是间接作用都可引起 DNA 的损伤,电离辐射引起的 DNA 损伤主要包括碱基损伤、DNA 链断裂和 DNA 交联。

1. 碱基损伤 碱基损伤可发生在全部四种核苷酸碱基的不同位置,有由电离辐射引起的直接作用损伤,更多的是由辐射生成的自由基诱发的损伤。电离辐射通过诱导自由基导致碱基损伤发生的位点和形式比较复杂多样。碱基损伤主要是由羟自由基引起,羟自由基通过加成反应造成 DNA 链上的碱基氧化修饰,形成过氧化物,导致碱基环的破坏和脱落等。研究表明,羟自由基"喜好"攻击嘧啶碱的 C-5 和 C-6 位双键,嘌呤碱咪唑杂环的 7,8位双键。鸟嘌呤 C-8 位易受到羟自由基及单线态氧的攻击而发生羟化,生成加合物 8- 羟基脱氧鸟苷(8-hydroxy-2-deoxyguanosine,8-OHdG)。8-OHdG 是 DNA 氧化损伤的特异产物,是公认的内源性及外源性因素对 DNA 氧化损伤的生物标志物。在复制过程中,DNA 链上8-OHdG 可以与 C 以外的其他碱基配对形成点突变,其中 GC→TA 突变的发生已被大量研究所证实,并被认为是氧化应激因素致癌、致突变的主要机制之一。

辐射作用后,DNA 碱基的损伤或脱落可引起基因的点突变,从而改变遗传密码。这些突变包括碱基置换(base substitution)、碱基缺失(base deletion)、碱基插入(base insertion)、移码突变(frame shift mutation)。

2. DNA 链断裂 链断裂是电离辐射致 DNA 损伤中较常见和重要的形式。DNA 双链中一条链断裂称为单链断裂(single strand break,SSB);DNA 双链在同一处或相近处断裂称为双链断裂(double strand break,DSB)。

对于哺乳动物细胞,接受 1~2Gy X 射线照射(使细胞存活率平均降至 37% 的照射剂量,即 D_0),即刻检测每个细胞 DNA 损伤的数量如下:DNA 碱基损伤超过 1 000 个,将近 1 000个单链断裂,大约 20~40 个双链断裂。

虽然辐射导致 DNA 双链断裂的数量仅为单链断裂数量的 2%~4%,但对细胞来说却是最严重也是最致命的 DNA 损害类型。有研究表明,细胞死亡的发生和射线所致的 DNA 单链断裂数量、碱基损伤数量、DNA- 蛋白质交联数量均没有相关性,但和所产生的 DNA 双链断裂数量有较好的相关性。可以认为 DNA 双链断裂是辐射致死细胞的关键损伤。

(1)DNA 链断裂的分子机制:DNA 链断裂的产生可以直接由于脱氧戊糖的破坏或磷酸二酯键的断裂,也可以间接通过碱基的破坏或脱落所致。

1)脱氧戊糖和磷酸二酯键的破坏:水分子的原初辐解产物中有 3 种主要的自由基:水合电子、氢自由基和羟自由基。三者均主要与 DNA 分子的碱基发生反应,但羟自由基由于其高反应性,仍然能从糖基上抽去约 20% 的氢。所以,导致脱氧戊糖和磷酸二酯键破坏的主要是羟自由基。

羟自由基通过抽氢反应与脱氧戊糖发生反应,脱氧戊糖上每个碳原子和羟基上的氢都能与羟自由基反应,可形成 5 种不同的反应产物。C(3′) 和 C(5′) 是磷酸二酯键的位置,由于 C(5′) 亚甲基的影响,在 C(5′) 上脱磷酸的速度要比 C(3′) 上慢。研究表明,将 γ 射线照射后的 DNA 溶液进行化学末端基团分析,可以观察到大部分单链断裂是由于 C(3′) 上的磷酸酯键断裂,只有一小部分是由于 C(5′) 上的磷酸酯键发生断裂。糖基上 C(1′)、C(2′) 和 C(4′) 在受到羟自由基攻击后均可形成碱不稳定性位点(alkali labile sites,ALS),这些位点在碱处理后都能导致 DNA 链断裂。

2)碱基损伤:前已述及,水分子电离产生的 3 种自由基均主要与 DNA 分子的碱基发生反应,但导致碱基损伤的主要还是羟自由基,因为它反应性高。羟自由基通过加成反应造成 DNA 链上的碱基氧化修饰,形成过氧化物,导致碱基环的破坏和脱落等。由此可见,DNA 链断裂主要与羟自由基的作用有关。

碱基损伤可引起 DNA 双螺旋的局部变性,特异的核酸内切酶能识别和切割这种损伤,经过酶的作用产生链断裂。这种对特异性酶敏感的位点称为酶敏感位点(enzyme sensitive sites,ESS)。DNA 链上损伤的碱基也可以被特异的 DNA 糖基化酶除去或由于 N- 糖苷键的化学水解而丢失,形成无嘌呤或无嘧啶位点(apurinic/apyrimidinic sites,APS)。这些 APS 在内切酶等作用下形成链断裂。与嘌呤碱基相比,嘧啶碱基受照射而损伤后更易脱落。

(2)影响 DNA 链断裂的因素

1)电离辐射的传能线密度:随着射线传能线密度的升高,双链断裂增多,单链断裂减少。γ 射线引起链断裂的效应强于紫外线,中子的效应又强于 γ 射线。中子引起的双链断裂数量多于 γ 射线,单链断裂数量则少于 γ 射线。

2)氧效应:由于氧增加了羟自由基的产量,导致 DNA 链断裂增加。

3. DNA 交联　除了链断裂外,电离辐射还可以引起 DNA 交联。DNA 交联分为两种,DNA-DNA 链交联和 DNA- 蛋白质交联。

DNA-DNA 链交联是指 DNA 分子之间以共价键结合。DNA-DNA 链交联又进一步分为链间交联和链内交联。链间交联是指 DNA 双螺旋结构中,一条链上的碱基与其互补链上的碱基以共价键结合。链间交联多见于化学损伤,如氮芥、硫芥等,放射损伤时较少见到。链内交联是指 DNA 分子同一条链上的两个碱基相互以共价键结合,如胸腺嘧啶二聚体。非电离射线的紫外线常常引起较多的 DNA 链内交联,而电离辐射的效应较小。

DNA 还可以与蛋白质之间以共价键相连形成 DNA- 蛋白质交联(DNA-protein cross-linking,DPC),组蛋白、染色质中的非组蛋白、调控蛋白、与复制和转录有关的酶都会与 DNA 共价连接。羟自由基是导致 DPC 形成的最有效的自由基,而水合电子和超氧阴离子在 DPC 形成中似乎无作用。DPC 是细胞受电离辐射后在显微镜下看到的染色体畸变的分子基础,影响细胞的功能和 DNA 复制。

（三）DNA 损伤修复

为了保持遗传信息传递的高稳定性,哺乳动物细胞已经进化出特殊的通路去识别、应答和修复 DNA 损伤。DNA 损伤修复是一系列与恢复 DNA 结构的完整性与功能稳定性有关的 DNA 生物化学代谢反应。一种类型的 DNA 损伤可涉及多种修复途径,一种修复途径也可作用于多种类型的 DNA 损伤。

1. 直接修复　对 DNA 损伤最简单的修复方式是通过一步反应修复 DNA 损伤,把损伤点的序列恢复到原状。在有光的条件下光复活酶类可直接与损伤的 DNA 结合来扭转紫外线(UV)或化疗药物引起的 DNA 损伤。另一个直接修复酶是甲基鸟嘌呤甲基转移酶(MGMT),MGMT 对修复甲基化损伤非常重要。

2. 碱基切除修复　碱基切除修复(base excision repair,BER)是一个多步骤的修复过程,需要几种酶参与,主要是修复细胞内源性自发 DNA 损伤,如胞嘧啶的水解脱氨基、5- 甲基胞嘧啶,以及简单烷化剂和电离辐射引起的某些简单类型碱基损伤。前已述及,DNA 单链断裂可以间接由碱基的破坏或脱落造成,受损的碱基位点能被特异的 DNA 糖基水解酶识别并特异性切除受损碱基与核糖基之间的 N-β- 糖苷键,在 DNA 链上形成无嘌呤或嘧啶位点,即 AP 位点。DNA 分子中一旦产生了 AP 位点,AP 核酸内切酶就会把受损核苷酸的糖苷 - 磷酸二酯键切开,并移去包括 AP 位点核苷酸在内的小片段 DNA,DNA 聚合酶Ⅰ在缺口处以另一条链为模板修补合成互补序列,由 DNA 连接酶将切口重新连接,使 DNA 恢复正常结构。

3. 核苷酸切除修复　核苷酸切除修复(nucleotide excision repair,NER)途径主要修复外源损伤因素诱发的那些区域性的染色体结构的 DNA 损伤,如紫外线诱发的嘧啶二聚体或化学因素诱发的大的复杂碱基损伤。碱基切除修复只是切除受损碱基的 "小修补手术",而核苷酸切除修复是切除包括受损碱基上下游几十个碱基在内的 "大修补手术"。核苷酸切除修复分为两种途径:全基因组的核苷酸切除修复:能将损伤从整个基因组除去;转录合并核苷酸切除修复:能优先从表达基因的转录链上将损伤 DNA 除去。

与碱基切除修复的过程相类似,核苷酸切除修复的过程主要包括损伤位点的识别、短片段单链核苷酸的切除,在 DNA 聚合酶的作用下以另一条链为模板,合成一段新的 DNA,填补缺损区,最后由 DNA 连接酶连接,完成损伤修复。

4. 错配修复　错配修复(mismatch repair,MMR)是一种 DNA 复制后修复机制,被看作是碱基切除修复的一种特殊形式,主要用来纠正 DNA 双螺旋上错配的碱基对,还能修复一些因复制打滑而产生的小于 4nt 的核苷酸插入或缺失。MMR 的过程需要区分母链和子链,做到只切除子链上错误的核苷酸,而不会切除母链上本来就正常的核苷酸。

错配修复的过程是:识别出正确的链,切除掉不正确的部分,然后通过 DNA 聚合酶Ⅲ和 DNA 连接酶的作用,合成并连接正确配对的双链 DNA。

5. 跨越损伤复制机制　DNA 复制过程中遇到碱基损伤时,还可通过启动跨越损伤复制机制(translesion synthesis,TLS),在不修复原损伤的情况下继续 DNA 的复制,结果是原来的损伤继续存在,新合成的 DNA 链可能是正确的也可能是突变的,这取决于所启用的跨越损伤复制的具体途径。有两种跨越损伤复制机制:

(1)DNA 聚合酶的转换机制:催化先导链 DNA 合成的聚合酶 Pol δ/ε 在损伤位点受阻时,被可跨越损伤的聚合酶 ζ-κ 取代,继续 DNA 合成。这种途径产生的新生 DNA 具有很高的错误率。

(2)模板转换机制:滞后链 DNA 合成(冈崎片段)聚合酶 Pol α 在损伤位点受阻时留下 DNA 单链缺口,通过同源链重组交换方式用未受损伤的新合成链填补。很显然,一些 DNA 同源重组修复蛋白参与这一反应过程。这种机制新生的 DNA 是完全正常的。总之,不管新合成链是否正常，原来的损伤依然存在，因此具有很强的突变，甚至导致细胞癌变的倾向性。但这种细胞学反应过后，也可能还会继续启动其他 DNA 修复反应，如错配修复。

6. DNA 链断裂修复

（1）单链断裂修复：对于 DNA 单链断裂而言，绝大多数哺乳动物细胞都能快速高效地修复，如电离辐射产生的单链断裂在受照射后即刻就开始迅速修复，随后逐渐减慢，一般在 1h 内修复可达 90%，半修复时间大致为 10~40min。单链 DNA 损伤修复机制的特点是：当 DNA 两条链中的一条发生损伤，另一条就可以当做修正的模板。单链断裂修复过程相对双链断裂来说要简单。

DNA 单链断裂的修补合成和重接关键在于断裂末端基团的化学结构，即需要 3′ 端为磷酸基团和 5′ 端为羟基基团。因此，单链断裂修复的启动首先是要识别断裂点并对末端基团进行"修剪"，有 3 个关键的蛋白参与此修复反应步骤，即 XRCC1、PARP 和 PNK 蛋白，各自的功能是：

XRCC1 是一个分子量为 70kDa 的蛋白，含 633 个氨基酸残基，能识别和结合 DNA 单链断裂，因此被称为"缺口感受器"。XRCC1 的羧基端含有一个 BRCT 功能结构域，能与连接酶Ⅲ、DNA 聚合酶 β 和 PARP 等蛋白结合。

PARP 是一个分子量为 122kDa 的蛋白，氨基端有 DNA 结合结构域、中部是自主修饰结构域、羧基端是催化部位，其主要功能是催化核蛋白的 ADP 核糖基化，此活性受 DNA 断裂激活。PARP 与 XRCC1 结合参与 DNA 断裂修复的启动。

PNK（聚核苷酸激酶）负责将断点的 3′ 端修剪为磷酸基团、5′ 端修剪为羟基基团。DNA 断裂末端经过适当修剪后，由 XRCC1/DNA 聚合酶 β 进行修补合成，DNA 连接酶Ⅲ将断点连接。

（2）双链断裂修复：DNA 双链断裂是电离辐射诱发的最致命的 DNA 损害类型。DNA 双链断裂导致 DNA 的末端裸露，若没有及时处理，细胞内 DNA 损伤反应机制启动，激活细胞周期检验点，诱发细胞周期阻滞，从而为损伤 DNA 的修复提供足够的时间。长时间无法修复将导致细胞死亡；细胞内单个 DNA 双链断裂即足以诱发细胞死亡。真核细胞中主要存在两条 DSB 修复通路：分别是同源重组修复（HR）和非同源末端连接（NHEJ）。

同源重组修复（homologous recombination，HR）通路是以姐妹染色单体上未受损的同源序列作为修复模板修补断裂损伤的 DNA。其修复过程为：DNA 双链断裂损伤末端出现后，将由 Mre11-Rad50-Nbs1 三个蛋白组成的复合物，即 MRN 复合物首先感应 DNA 损伤并启动对 DNA 损伤末端的修饰，通过外切酶作用产生一段 3′ 端单链 DNA，此段单链 DNA 迅速被复制蛋白 A 结合，随后在 Rad52 介导下，Rad51 取代 RPA 与单链 DNA 结合，在此基础上进行同源染色体搜寻、末端侵入、配对，以及和同源模板的链互换。随后，以同源染色体 DNA 为模板复制合成联合体或称为 Holiday Junction 这样的结构，并以不同方式分解，完成 DNA 修复。由此可以看出 DNA 双链断裂损伤的 HR 修复是一种无错修复，但需要依赖同源 DNA 为模板，因此只有在 DNA 复制完成后的 S 期后期和 G2 期才能发生。

非同源末端连接（non-homologous end joining，NHEJ）通路不受同源序列的限制，几乎可以连接任何类型的 DNA 双链断裂损伤末端，但由于 DNA 末端连接前需要进行修剪，因此是一种有错修复。DNA 双链断裂末端首先由 Ku70\Ku80 复合物结合。该二聚体结合在 DNA 双链断裂损伤末端形成"支架"结构，募集 DNA 依赖蛋白激酶催化亚单位，也就是

DNA-PKcs 蛋白，到 DNA 双链断裂损伤末端。随后，DNA-PKcs 磷酸化并募集一系列修复蛋白，包括 Artemis、Fen-1 等修复蛋白，对断裂末端进行修剪，最终 XRCC4/Ligase Ⅳ 复合物聚集到损伤位点并在 XLF 帮助下完成连接修复过程。NHEJ 修复可发生于整个细胞周期。

7. 范科尼贫血途径　电离辐射导致的 DNA 交联，目前尚无广泛的研究对其进行定量评价。DNA 交联的修复所涉及的基因和通路到目前仍在研究中。核苷酸切除修复、错配修复和重组修复等在 DNA 交联的修复中都是需要的。此外，值得一提的是范科尼贫血途径。范科尼贫血症（Fanconi anemia，FA）是一种罕有的常染色体遗传病。患有范科尼贫血症的患者会在年幼时发病，出现严重的再生障碍性贫血、癌症以及多发性先天畸形等。该病最典型的特征是对 DNA 交联剂高度敏感，可产生 DNA 链间交联。目前已发现至少 15 种 FA 基因，其编码的蛋白参与 DNA 链间交联损伤修复，主要过程为由 FANC-A、B、C、E、F、G、L 和 M 组装成一个具有 E3 泛素连接酶活性的 FA 核心复合体，FANCD2 和 FANCI 组成一个 ID 底物复合体。在 DNA 交联损伤产生后，FA 核心复合体被上游的蛋白激酶 ATM 所激活，从而单泛素化 ID 复合物，单泛素化后的 ID 复合物被招募到 DNA 损伤位点，通过与其他蛋白的相互协作促进 DNA 交联损伤修复的完成。

二、基因转录与翻译的电离辐射效应

DNA 的遗传信息通过 RNA 和蛋白质的生物合成来表达。辐射引起的 DNA 靶分子的结构变化导致转录及翻译等过程的抑制或改变，引起基因表达障碍或紊乱。

（一）电离辐射对转录的影响

1. 辐射对总 RNA 生物合成的影响

1）体外照射后 RNA 的生物合成：基于目前对转录过程的了解，尚不足以精确预测射线引起的 DNA 特异变化对其遗传功能的影响。因此，在探讨辐射对转录过程或 RNA 合成的影响时，常常先研究体外照射的 DNA 作为 RNA 合成模板的影响。实验证明，电离辐射可抑制总 RNA 合成。例如以 DNA 为模板，在 4 种核苷三磷酸、镁离子和 RNA 聚合酶的混合液中进行 RNA 的生物合成，可以观察到随着照射剂量的增加，RNA 合成逐渐减少。此外，已证明 RNA 聚合酶与 DNA 模板的结合能力随着照射剂量的增加而增强。在 γ 射线引起模板 DNA 的碱基损伤、链断裂、碱不稳定性位点和无嘌呤位点的形成过程中，后 3 种损伤是阻止 RNA 合成时链延伸的主要原因。用 γ 射线照射 RNA 聚合酶本身，除了造成酶的失活外，也能引起碱基的错误配对。

2）细胞照射后 RNA 的生物合成：细胞受照射后，RNA 合成的变化要比上述体外实验复杂得多。多数报告认为，细胞受 γ 射线照射后 RNA 合成受抑制，但也有少数报告认为，在中等以下剂量照射后 RNA 合成增强。这种差异可能是由于细胞代谢状况、细胞周期和实验条件不同所致。一般来说，RNA 合成抑制程度比 DNA 合成抑制程度轻。不同种类 RNA 合成的辐射敏感性不同，核内 RNA 的辐射敏感性比细胞质中 RNA 的辐射敏感性高。

3）全身照射后 RNA 的生物合成：细胞内 RNA 生物合成的辐射敏感性与细胞的辐射敏感性有关。大鼠经 10Gy γ 射线整体照射后，脾脏、胸腺和肝脏细胞核 RNA 的合成能力不同，在照射后 2h，脾脏细胞核 RNA 合成明显受到抑制，胸腺细胞核 RNA 合成的抑制也十分明显，但肝脏细胞相反，照射后细胞核 RNA 合成率升高。

2. 辐射对 mRNA 的影响　关于射线对 mRNA 半衰期的影响看法不一。有人认为，

mRNA 一旦形成,射线并不影响 mRNA 的衰变和以后的翻译。但也有人认为辐射能使 mRNA 的半衰期缩短。

（二）电离辐射对翻译过程的影响

1. tRNA　tRNA 的前体在细胞核内转录形成过程对射线比较敏感,射线对 RNA 聚合酶Ⅲ的影响直接关系到 tRNA 的生成。但 tRNA 一旦形成,引起它们改变所需的照射剂量就要大得多。电离辐射对不同 tRNA 接受氨基酸的能力影响不同。

2. rRNA　按照靶学说的观点,相对分子质量大或沉降系数大的 rRNA 最易受到射线的攻击。在 rRNA 与有关蛋白质形成核糖体的过程中,射线的影响也是如此。

综上所述,射线通过改变染色质 DNA 的模板活性和 3 种 RNA 聚合酶的催化活力,而影响 mRNA 前体、tRNA 和 rRNA 的形成。同时,射线也影响 mRNA 的代谢,影响 tRNA 对氨基酸接受和转运活性,以及核糖的结合能力,干扰 rRNA 基因转录产物的加工和核糖体的组装。这些效应无疑会严重地影响到蛋白质的生物合成。

三、生物膜的电离辐射效应

细胞膜是细胞的重要组成部分,具有独特的结构和功能。广义的细胞膜包括细胞的质膜、核膜、线粒体膜、高尔基体膜、溶酶体膜以及内质网膜等。

（一）辐射对细胞膜组分的影响

所有生物膜基本上都是由蛋白质和脂类组成,此外还有少量糖,水分占约 15%~20%。

膜脂质的不饱和碳氢键部分能被直接氧化或通过自由基作用而氧化。辐射所产生的各种自由基,如羟自由基、超氧化物阴离子自由基和单线态氧等都是脂质过氧化作用的引发剂。膜脂质成分的变化直接影响着膜的微黏度、流动性、脆性和通透性等,且间接影响到镶嵌在膜脂质双分子层中的蛋白质、酶、抗体和受体的功能。

生物膜中的多不饱和脂肪酸含量与辐射引起的脂质过氧化速率有关。脂质过氧化物的产额与辐射剂量的大小成正比,但与剂量率成反比。脂氢过氧化物可分解为丙二醛（malondialdehyde,MDA）,后者可引起蛋白质分子内和分子间的交联。

膜功能的许多辐射效应是由膜蛋白的辐射损伤所引起的。这些蛋白质除含有大量的可被辐解的肽键外,还含有不少二硫键和—SH 基团。在射线作用下, —SH 基团可被氧化,二硫键被还原而断裂。膜结合酶可被射线的直接作用或间接作用所灭活,膜受体对射线也较敏感,膜上的糖蛋白损伤将影响细胞的免疫功能。

辐射作用于膜糖可能改变膜上糖蛋白的抗原性而影响膜的识别功能。

（二）辐射对细胞膜转运功能的影响

物质通过细胞膜进入细胞的机制可分为 3 种类型,即被动运输、中介运输和主动运输。电离辐射对这 3 种运输机制均有干扰作用。其中,较低剂量照射以影响被动运输为主,而较高剂量照射则主要干扰主动运输。另一种情况是电离辐射破坏膜结构,造成严重的膜损伤。此时,运输机制已不能正常进行。膜的屏障和隔绝作用已经部分消失,细胞和细胞器内的组分外逸。

四、电离辐射对物质代谢的影响

（一）核酸代谢的改变

DNA 是细胞生长、发育、增殖、遗传的重要物质基础,它指导蛋白质和酶的生物合成,主宰细胞的生理功能。射线作用后,DNA 碱基损伤或脱落改变了密码子,引起基因突变,经转录和翻译后可形成功能异常的蛋白质和酶,导致细胞突变或癌变。DNA 损伤的直接结果或是细胞核固缩、裂解或溶解或引起细胞正常功能的丧失而引起细胞死亡。DNA 降解后代谢产物如脱氧胞嘧啶核苷及与之相关的 Dische 阳性物质、胸腺嘧啶核苷、β- 氨基异丁酸、尿酸及黄嘌呤等在尿中排泄量增多。

(二)蛋白质和氨基酸代谢的改变

射线改变了 DNA 的模板活力,降低了多种酶的催化活力,妨碍了 mRNA 的形成和代谢,干扰了基因转录产物的加工和核糖体的组装。这些效应的结果是影响蛋白质的合成。辐射对蛋白质生物合成的影响往往是抑制和激活并存。不同蛋白质对辐射作用可能产生不同的效应。

此外,机体受到照射后,蛋白质的分解代谢增强,蛋白质水解酶起重要作用,特别是组织蛋白酶尤为重要。组织蛋白酶广泛存在于哺乳动物细胞溶酶体中,能催化细胞自溶和组织间的自我消化,分解细胞内、外的蛋白质。在辐射敏感组织中,溶酶体易被射线破坏,释出组织蛋白酶。但在辐射不敏感组织如肝、肾中,该酶活力无明显变化。

在蛋白质被组织蛋白酶降解的同时,机体对食物摄取明显减少,使蛋白质的分解代谢进一步加剧,细胞内的氨基酸池变小,而游离氨基酸的释放却明显增加,糖异生作用增强。一些生糖氨基酸转化为葡萄糖,另有一部分氨基酸代谢为尿素或其他非蛋白氮,整个机体处于负氮平衡状态。

(三)糖代谢和能量代谢的改变

急性辐射损伤时,机体内糖代谢发生紊乱。这种代谢紊乱的变化不仅取决于糖代谢本身,而且与蛋白质和脂肪代谢平衡失调有关,同时也受神经内分泌系统调节的作用。不同组织中糖代谢的辐射敏感性有很大差异。一般来说,辐射敏感组织中糖代谢在照射后变化大,而在辐射敏感性较低的组织中变化较小。

研究表明,哺乳动物受到射线照射后,一些细胞内的线粒体氧化磷酸化反应受到抑制,使得氧化和磷酸化作用解偶联,以至于不能合成 ATP。线粒体膜结构的损伤是线粒体氧化磷酸化抑制的根本原因。辐射不敏感的组织中由于细胞所含线粒体数量较多,氧化磷酸化水平高,能量代谢受辐射干扰小,且修复能力强;而辐射敏感细胞所含线粒体数量相当少,且易发生不可逆的结构损伤。

能量代谢是保障机体生命基本活动的重要生物化学过程。射线所致的能量代谢障碍必然引起核酸、蛋白质和酶等生物合成的抑制,从而导致细胞结构、形态和功能的变化,最终引起细胞死亡。

五、辐射致癌的分子基础

早在 20 世纪初,人们就注意到了辐射的致癌作用。当时的一些核物理学家及应用 X 射线的医生在对射线的危害作用全然无知的情况下受到过量射线的伤害,十余年后他们之中有的罹患手部皮肤癌、肺癌及骨肉瘤等恶性疾病。20 世纪 40 年代至 50 年代曾经采用大剂量照射治疗强直性脊柱炎,10~20 年后,部分受照射患者发生了白血病,而且白血病的发生率与照射剂量之间有一定的相关性。最大规模受到辐射伤害的人群是日本广岛、长崎的原子弹爆炸受害者。经过几十年的追踪观察,发现受不同程度照射的几十万幸存者中,白血病及其他肿瘤发生率明显增高。在人体内,电离辐射诱发肿瘤的形成往往需要几年、数十年的时间,其中致人类白血病的潜伏期最短,约 5 年时间。

辐射致癌效应在多种实验动物体内也得到证实。例如,小鼠受 X 射线或 γ 射线照射,当照射剂量在 1~4Gy 范围时,白血病发生率与剂量大小呈线性关系,潜伏期一般为 6~12 个月。所诱发肿瘤的种类及时间因动物种属、品系、年龄、性别及受照射条件不同而异。上述事实充分说明,辐射是诱发肿瘤的重要环境因素。然而,大量的研究工作亦证明,个体遗传素质是决定肿瘤发生的另一个重要因素。可以理解,辐射致癌是射线与个体的遗传物质相互作用的结果。

(一)辐射所致 DNA 损伤

细胞受到电离辐射作用后,有许多生物大分子受到损伤,其中最重要的是基因组 DNA 损伤。电离辐射主要是通过诱导多种细胞遗传学变化,包括基因点突变、染色体易位、缺失及重排等,启动细胞恶性转化的过程。

电离辐射产生 DNA 损伤形式多种多样,可归纳为 3 大类:碱基损伤、DNA 链断裂和 DNA 交联,其中碱基损伤就有至少 30 多种形式。目前普遍认为未被修复或错误修复的 DNA 双链断裂是导致染色体畸变、基因突变和细胞死亡的最重要损伤,也是构成细胞恶性转化的主要分子基础。

发生在 DNA 分子中一定区域位点的电离辐射损伤,并不是以单一类型损伤出现,而是多种损伤形式并存,构成一定的"簇集"损伤(clustered damage)。这种"簇集"损伤可以是由电离辐射直接作用产生的多种损伤的集合,通常有 DNA 双链断裂的存在;也可以是电离辐射直接作用和间接作用各自产生的不同损伤形式的集合。"簇集"损伤的发生率和复杂度与辐射的 LET 密切相关,低 LET 辐射诱发的 DNA 双链断裂损伤位点中约 30% 是同时由 2 个或以上双链断裂构成的复杂"簇集"损伤,而高 LET 辐射的该比例上升到 70%;另外,低 LET 辐射诱发的 DNA 链断裂有 60% 伴随着碱基损伤,而高 LET 的该比例则高达 90%。由此可见,高 LET 辐射诱发的 DNA 损伤更难修复,后果更为严重。

(二)癌基因的激活和抑癌基因的功能丧失

细胞增殖受控于影响细胞分裂及分化的信号,包括正向和负向信号通路的调控。参与细胞增殖正、负向调控的重要基因包括癌基因和抑癌基因。细胞的恶性转化可能是由于癌基因突变使之功能激活,或者是由于抑癌基因突变使其蛋白产物功能失活所致。

电离辐射使癌基因被激活引起细胞恶性转化的主要机制有以下 3 方面:①点突变,即单个碱基的变化,使癌基因激活并过表达,产生一个单个氨基酸变化的蛋白。②染色体重排或易位,导致癌基因过度表达或产生一个新的融合基因,其蛋白产物获得了新的致恶性转化活性。电离辐射可高效引起细胞 DNA 链断裂,断裂的染色体可重排形成双着丝粒染色体及等数量的染色体易位,使癌基因激活并过表达。③基因放大可使细胞中癌基因形成多拷贝,从而伴有癌基因的激活及表达。

电离辐射对 DNA 的损伤作用,可导致抑癌基因的突变和丢失或发生甲基化,从而使抑癌基因失活引起细胞恶性转化。

(三)免疫系统受抑制,减弱其对肿瘤的监视作用

细胞的恶性转化并不等于癌症。免疫系统对恶性转化的细胞有监视作用,被免疫细胞识别的新生恶性细胞可在其形成肿瘤之前被抑制或消灭。支持免疫监视理论的证据是免疫

功能抑制的人癌症发病率也随之增高。电离辐射达到一定剂量时可抑制免疫功能,使免疫系统对肿瘤的监视作用减弱,促进癌症的发生。

第三节 电离辐射的细胞效应

细胞是复杂机体的功能单元,细胞辐射效应决定了机体的个体放射敏感性和受照者放射损伤类型和损伤的严重程度,研究电离辐射对细胞的作用特点是了解电离辐射整体效应的重要基础。

一、电离辐射对细胞周期的影响

细胞周期(cell cycle)是指细胞自第一次增殖分裂结束开始到下一次细胞分裂终了形成新的子代细胞为止所经历的过程,分为间期和分裂期两个阶段。间期又分为三个时期,即 DNA 合成准备期 G_1 期、DNA 合成期 S 期和有丝分裂准备期 G_2 期。分裂期进一步分为前期、中期、后期和末期。细胞周期进程依赖于一系列周期素蛋白(cyclin)的表达以及周期素依赖性蛋白激酶(cyclin-dependent protein kinases,CDKs)的活化。例如在 G_1/S 期转换过程发挥推动作用的是 cyclin D 与 CDK4 或 CDK6,以及 cyclin E 与 CDK2;而在 G_2/M 进程中发挥关键作用的蛋白复合物是 cyclin A 与 CDK2,及 cyclin B 与 CDK1。

电离辐射诱发的 DNA 损伤如不能及时修复,将会随着细胞周期进程传递给子代细胞,为了确保遗传物质的结构完整性,细胞进化出一套完美的检测机制控制细胞周期进程,这种机制称为细胞周期检查点。当细胞周期进程中出现异常事件如 DNA 损伤、DNA 复制受阻或纺锤体结构缺陷时,细胞周期检查点机制被激活,及时地暂停细胞周期进程,为细胞修复损伤或排除异常结构提供必要的时间,当"故障"排除后,细胞周期才能得以恢复。因此,细胞周期检查点和 DNA 损伤修复机制一样,在维持细胞的基因组和染色体数目稳定性中发挥重要作用。按照细胞周期进程的运行时间顺序,可将检查点分为 G_1/S 期检查点、S 期 DNA 复制检查点、G_2/M 期检查点和 M 期(纺锤体装配)检查点。根据激活检查点的诱因和调控内容,又可将检查点分为 DNA 损伤检查点(G_1/S 期检查点、S 期 DNA 复制检查点、G_2/M 期检查点)和纺锤体结构检查点(M 期检查点)。

哺乳动物细胞通过磷脂酰肌醇 -3- 激酶(phosphoinositide 3-kinase,PI3K)家族成员如 ATM、ATR 和 DNA-PKcs 将 DNA 损伤信号传递到细胞周期进程,这类分子能"感受"DNA 损伤信号,并介导 DNA 损伤依赖的磷酸化事件。ATM 和 DNA-PKcs 主要对电离辐射诱导的 DNA 双链断裂损伤作出反应;ATR 则是被紫外线所致的 DNA 大的损伤或复制叉受阻的信号所激活。此外,p53 蛋白也在哺乳动物细胞周期检查点的信号转导反应中发挥重要作用,而且无论是在 DNA 损伤诱导的暂时周期阻滞还是永久性抑制反应直至凋亡发生的过程中,p53 蛋白都扮演着不可替代的作用。

DNA 损伤是电离辐射诱发细胞周期时相改变的关键因素或分子信号。电离辐射通过诱导细胞周期 G_1/S 期阻滞、S 期阻滞、G_2/M 期阻滞及 M 期阻滞从而影响细胞周期进程。

（一）G_1/S 期阻滞

电离辐射照射后使处于周期中的细胞暂时停留在 G_1 期即为辐射诱导的 G_1 期阻滞。其阻滞的程度和时间取决于细胞受照剂量，而且并非所有的细胞系在照射后都出现 G_1 期阻滞，只有表达野生型 p53 的细胞表现出辐射诱导的 G_1 期阻滞。

电离辐射引起细胞阻滞在 G_1/S 期，主要是 G_1/S 细胞周期检查点在起作用。DNA 损伤信号激活 ATM，ATM 一方面磷酸化 p53 和其负调控因子 MDM2，促进 p53 与 MDM2 分子分离，从而阻止 p53 泛素化降解；另一方面 ATM 磷酸化 Chk2，后者介导的 p53 磷酸化进一步增加 p53 自身的蛋白稳定性。p53 蛋白水平上升激活靶基因 p21 转录，p21 蛋白是 CDK2 激酶的抑制剂，由此阻滞 G_1/S 期进程。

（二）S 期阻滞

细胞在 DNA 复制过程中受到照射，DNA 损伤导致 DNA 合成过程受到抑制或 DNA 复制过程受阻引起细胞通过 S 期的时间延长或发生 S 期阻滞。引发 S 期阻滞的 DNA 损伤可以是 DNA 链断裂、DNA 交联或加合物等多种形式，为了使 DNA 受损细胞能以 DNA 完整分子结构形式继续 DNA 的复制，由 S 期检查点构成的监视网络通过信号转导使细胞延迟 S 期进程，直至受损 DNA 得到修复。

电离辐射对 DNA 合成的抑制作用呈现双相的剂量 - 效应关系，较低剂量范围内，剂量效应曲线斜率较大，即 DNA 合成速率下降较快；较高剂量范围内则其斜率变小。

电离辐射引起细胞阻滞在 S 期，主要是 S 期检查点在起作用。DNA 损伤信号激活 ATM，ATM 磷酸化激活 Chk2，后者可磷酸化并摧毁磷酸酶 Cdc25a。在细胞正常生长状态下，Cdc25a 能去除 CDK2 分子中 Thr14 和 Tyr15 位点上具有抑制作用的磷酸化，从而维持 CDK2 的激酶活性。DNA 损伤后，通过 ATM/Chk2 途径磷酸化的 Cdc25a 被降解，CDK2 分子因保持有 Thr14 和 Tyr15 的磷酸化而失活，最终 DNA 合成被抑制。

（三）G_2/M 期阻滞

电离辐射照射后使处于周期中的细胞暂时停留在 G_2/M 期即为辐射诱导的 G_2/M 期阻滞。全身或体外照射，剂量达到 2Gy 以上即可出现明显的 G_2/M 期阻滞。阻滞一般在照射后 2~4h 出现，8~12h 到达高峰，24h 基本恢复正常。照射剂量越大阻滞越明显，恢复时间越晚，甚至不能恢复直至细胞死亡。

电离辐射引起细胞阻滞在 G_2/M 期，主要是 G_2/M 细胞周期检查点在起作用。该检查点可防止带有 DNA 损伤的细胞进入有丝分裂期。DNA 损伤信号激活 ATM，ATM 磷酸化激活 Chk2，后者可磷酸化 Cdc25，促使其由细胞核向细胞质转位而失活，导致 Cyclin B1/CDK1 处于非活性状态，诱发 G_2/M 期阻滞。

（四）纺锤体装配检查点

除了上述几种检测 DNA 状态的检查点外，还有一种检测纺锤体结构的检查点，称为纺锤体装配检查点（spindle assembly checkpoint），此检查点是目前已知的存在于有丝分裂期的唯一一个检查点，其功能是感应纺锤体结构异常，促使细胞停滞在有丝分裂期，直到染色体结构被修复或者直接促进细胞死亡。纺锤体监测点保证姊妹染色单体均等、准确地分裂和分配到子代细胞。

有丝分裂期检查点机制异常或非正常的 M 期阻滞延长，与癌症发生有密切的联系。在肿瘤细胞中，往往出现 DNA 损伤检查点减弱的情况，损伤的遗传物质可通过 DNA 损伤检查点进入有丝分裂期,此现象称为检查点适应现象(checkpoint adaption)。

有丝分裂期的细胞虽然数目较少,仍然有被射线直接损伤的可能,损伤的染色体,其结构常出现异常,可被纺锤体检查点识别;有报道显示,DNA 损伤诱发细胞周期长时间阻滞在 S 期或 G_2 期,易导致中心体过度复制,使细胞进入有丝分裂期后形成大于 2 个的中心体结构,这种结构亦可激活纺锤体检查点。

有丝分裂激酶 Aurora 是 M 期检查点的关键性调节分子之一,参与了包括中心体分裂、二极体纺锤体的形成、染色单体分裂和胞质分裂等有丝分裂的全过程。人类有 Aurora A、B、C,Aurora A 蛋白水平和激酶活性在 G_2 期就达到高峰,直到 M 期过程的结束。在 M 期中,TPX2 与 Aurora A 结合,阻止后者分子 T 环位点的 pT288 被磷酸酶 PP1 的去磷酸化,保持 Aurora A 的激酶活性。PLK1 也是一个参与 M 期全过程调节的激酶,能介导 TPX2 磷酸化,由此维持 Aurora A 的活性状态。细胞受到照射后,TPX2 蛋白被很快降解。而且电离辐射还能选择性地抑制 TPX2 的蛋白翻译活性。其结果导致 Aurora A 失去与 TPX2 结合的机会而发生 T 环 pT288 位点去磷酸化,由此失去活性,导致细胞 M 期阻滞。除此以外,DNA-PKcs、PLK1、ATM、Chk2 等失活,也会导致电离辐射诱发的 M 期阻滞延长,甚至细胞发生有丝分裂灾变或死亡。

二、电离辐射诱发细胞死亡及其机制

致细胞死亡是电离辐射确定性效应发生的根本。在急性放射损伤的发生机制中,造血细胞和小肠黏膜上皮细胞的死亡分别是骨髓型和肠型急性放射病的重要细胞学基础。电离辐射诱发的不育症取决于生殖细胞的死亡。电离辐射引起的脱发起源于毛囊上皮细胞的死亡。

不同来源组织细胞、不同剂量照射,细胞死亡的方式和发生机制会有所不同。电离辐射诱发哺乳动物细胞死亡的方式有多种,包括坏死、凋亡、自噬、有丝分裂灾变、铁死亡等,其中研究最为透彻的是细胞凋亡。虽然各种死亡方式的发生机制不尽相同,但也会有共同的调节分子、效应分子或者信号通路的交叉。

(一) 细胞凋亡

细胞凋亡(apoptosis)是指为维持内环境稳定,由基因控制的细胞自主性、程序性的死亡,它涉及一系列基因的激活、表达以及调控等作用,具有生理性和选择性。细胞凋亡具有典型的细胞形态学特征,如核固缩、染色质凝集、凋亡小体形成等。早在 1842 年,德国科学家 Carl 在研究蟾蜍蝌蚪的发育中,就观察到并首次描述了细胞凋亡的概念,他将其命名为程序性细胞死亡。直到 2002 年,诺贝尔生理学或医学奖授予英国科学家悉尼·布雷内、美国科学家罗伯特·霍维茨和英国科学家约翰·苏尔斯顿,以表彰他们为研究细胞凋亡过程中的基因调节作用所做出的重大贡献。

电离辐射后细胞凋亡的发展大致分为 3 个阶段:①引发阶段:亦称为信号刺激阶段,在放射生物学领域,手机辐射、紫外线、活性氧、某些自由基和造成 DNA 及膜结构损伤的因素都是诱发凋亡的刺激信号。②早期调控阶段:不同细胞照射后发生凋亡的潜伏期长短不一,胸腺细胞仅有数分钟,精原细胞数小时,腮腺细胞在低剂量照射后可能会延迟到几个月后才发生。在此期间,发生 DNA 损伤信号反应、辐射诱发的凋亡相关基因表达和转录因子生成,对影响凋亡的原癌基因、细胞因子、各种酶类或效应蛋白进行表达、蛋白翻译后修饰和活性调节。③执行阶段：染色质 DNA 和重要蛋白质降解，细胞膜结构改变，凋亡小体形成，随后凋亡小体被巨噬细胞吞噬。

细胞凋亡过程受到复杂的细胞信号转导调控。关于细胞凋亡信号途径，一般分为两条途径：内源性凋亡途径和外源性凋亡途径。①内源性凋亡途径，又称为线粒体 / 细胞色素 C 介导的凋亡途径，线粒体不仅是细胞呼吸链和氧化磷酸化的场所，而且是细胞凋亡的调控中心。凋亡蛋白 Bax 促使细胞色素 C 从线粒体释放到细胞质中。释放到细胞质的细胞色素 C 在 dATP 存在的条件下能与凋亡蛋白酶活化因子 1 结合，使其形成多聚体，并促使半胱氨酸蛋白酶前体（pro-caspase）9 与其结合形成凋亡小体，之后激活半胱氨酸蛋白酶（caspase）9，同样，激活后的 caspase 9 能进一步激活其他的半胱氨酸蛋白酶，如 caspase 3 等，从而诱导细胞凋亡。一般认为，电离辐射主要通过线粒体 / 细胞色素 C 介导的途径诱发细胞凋亡。②外源性凋亡通路，又称为死亡受体通路，是由胞外肿瘤坏死因子（TNF）超家族的死亡配体如 TNF-α、FasL 和 TRAIL 等引发的，这些配体和相关的细胞表面死亡受体（分别是 TNFR、Fas、DR4）结合，使受体三聚化并激活，三聚化的死亡受体通过其死亡结构域募集衔接蛋白如 TRADD 和 FADD。衔接蛋白通过死亡效应域与 pro-caspase 8 形成复合物，称为死亡诱导信号复合物。pro-caspase 8 具有极弱的催化活性，但是死亡诱导复合物促使 pro-caspase 8 在一个极小的空间富集，局部浓度升高可促进其自身切割并活化，活化的 caspase 8 释放到胞质中启动半胱氨酸蛋白酶级联反应，激活下游的效应半胱氨酸蛋白酶，导致细胞凋亡。另外，活化的 caspase 8 还能切割胞质中的 Bid，断裂成为 tBid，tBid 转移到线粒体中，诱导细胞色素 C 从线粒体释放到细胞质，从而将死亡受体通路和线粒体通路联系起来，有效地扩大了凋亡信号。

值得注意的是，抑癌蛋白 p53 在电离辐射诱发的哺乳动物细胞凋亡调节中处于中心位置。电离辐射作用下 p53 被上游分子 ATM 或者 DNA-PKcs 活化，随即激活 Bcl-2 家族成员 PUMA 及其他一系列 DNA 损伤反应基因转录。通常情况下，凋亡蛋白 Bax 与抗凋亡蛋白 Bcl-2 结合，活性受到抑制。PUMA 通过竞争性与 Bcl-2 结合，释放 Bax 活性，Bax 在线粒体外膜上形成多聚孔状结构，导致线粒体功能失调，细胞色素 C 等凋亡因子释放到细胞质，启动凋亡。

（二）细胞坏死

细胞坏死（necrosis）是电离辐射诱发的另一种死亡形式。细胞坏死是极端的物理、化学因素或严重的病理性刺激引起的细胞损伤和死亡，是非正常死亡。

长期以来细胞坏死被认为是因病理而产生的被动死亡，但近期的研究表明，细胞坏死可能是细胞"程序性死亡"的另一种形式，具有引发包括炎症反应在内的重要生理功能。当细胞凋亡不能正常发生而细胞必须死亡时，坏死可作为凋亡的"补充方式"发生。

细胞坏死所具有的生物学特征包括细胞膜通透性增高，致使细胞肿胀，细胞器特别是线粒体变形或肿大，坏死早期细胞核无明显形态学变化，最后细胞破裂。坏死细胞释放的内含物会警醒先天免疫系统，诱发局部炎症反应。

（三）细胞自噬

近年来，电离辐射与另外一种细胞死亡形式——细胞自噬（autophagy）的关系越来越受到人们关注。自噬是指一些需要降解的蛋白或者细胞器被双层膜结构的自噬小泡包裹，被运送至溶酶体降解并得以循环利用的过程。细胞自噬最典型的特征是自噬体的形成。在某种意义上,自噬是真核细胞维持稳态、实现更新的一种重要的进化保守机制,其主要功能之一是在细胞受到某种应激因素胁迫的情况下保持细胞的存活。但是,越来越多的研究显示,当细胞面临无可挽救的损伤时,细胞自噬也会导致细胞死亡,自噬作为Ⅱ型程序性细胞死亡机制已被广泛认可。2016 年,诺贝尔生理学或医学奖授予了日本科学家大隅良典以表彰他在细胞自噬机制研究中取得的成就。

目前根据发生过程,自噬分为巨自噬、微自噬、分子伴侣介导的自噬三类。通常说的自噬泛指巨自噬,以下若无特殊说明都指第一类。自噬的基本过程如下:细胞接受自噬诱导信号后,在细胞质的某处形成一个类似"脂质体"样的膜结构(目前膜结构的来源还有争议,大部分表现为双层膜,有时多层或单层),包裹部分胞质和细胞内需降解的细胞器、蛋白质等形成自噬体,自噬体随后与溶酶体融合形成自噬溶酶体,其内包裹的物质被溶酶体内水解酶分解代谢,形成小分子物质(如氨基酸、核苷酸等)被细胞重新利用。

在细胞自噬调控过程中 mTOR 激酶发挥着极其重要的作用,Ⅰ型 PI3K/Akt 和 MAPK/ERK 信号通路能够激活 mTOR 从而抑制自噬,AMPK 和 p53 信号通路则通过负调控 mTOR 从而促进自噬。

(四)有丝分裂灾变

近些年,人们又发现了一种新的电离辐射诱导细胞死亡的方式,即有丝分裂灾变(mitotic catastrophe)。有丝分裂灾变又称有丝分裂细胞死亡或细胞裂亡,通常指由异常有丝分裂引发并在有丝分裂过程或随后的间期中发生的细胞死亡现象。在大多数肿瘤细胞中,细胞有丝分裂灾变至少是与细胞凋亡同等重要的,并在某些情况下是唯一的细胞死亡形式。多核化或微核化是细胞有丝分裂灾变最重要的形态学特征。此外,发生有丝分裂灾变的细胞还表现为 G_2/M 期阻滞,细胞体积变大,中心体过度复制,胞质分裂失败,DNA 出现多倍化等特征。

三、细胞的放射敏感性及细胞存活的量效关系

(一)放射敏感性

在研究电离辐射的生物效应时,人们逐渐发现在相同剂量射线照射后,不同的机体以及机体的不同组织所产生的损伤效应所需的照射剂量的高低存在较大差异。人们就把相同照射剂量引起生物效应的程度不同的现象称为放射敏感性(radiosensitivity),即它反映不同的机体及机体内的各种器官组织对辐射致伤的敏感程度,放射敏感性高者在相同剂量照射后产生的损伤效应重,反之亦然。

不同类型细胞对于电离辐射反应程度不同,放射敏感性差异很大。早在 1906 年,法国科学家 Bergonie 和 Tribondeau 对一系列的研究结果进行归纳发现增殖活跃细胞,以及形态和功能上尚未"成型"(未分化)细胞容易受到 X 射线损伤,随即提出了"组织细胞的辐射敏感性与它们的增殖能力成正比,而与它们的分化程度成反比",这就是放射生物学领域非常著名的贝 - 特二氏定律。这是人类揭示的放射线细胞学效应的第一个定律(规律),尽管有一定局限性,但其科学意义是毋庸置疑的。多数细胞类型符合此规律,如小肠上皮细胞、骨髓细胞、生殖细胞都是增殖活跃、更新很快的细胞,它们对放射线的敏感性高;肝脏、肌细胞、神经节细胞、骨细胞等分裂能力很低而分化程度很高或不再分裂增殖,它们对放射线敏感度较低。但也不尽然,如小淋巴细胞是已分化细胞,也不分裂,但有很

高的放射敏感性。

（二）细胞存活曲线

表达体外培养细胞放射敏感性最直接和准确的方式是通过细胞克隆形成实验得出的细胞存活曲线及相应参数。细胞存活曲线描绘的是细胞的持续增殖活性、形成克隆或集落的能力，以辐照剂量与细胞存活分数之间的关系来表述。细胞受照射后即使具有一定的生理和生化功能，但如果只能暂时维持一两次或数次有丝分裂且已基本丧失完整的持续增殖能力，就不能看作是存活细胞而应作为非活细胞看待。存活细胞应是能产生克隆或集落的克隆原性细胞，通常是受照细胞接种后培养大约 10d，仍能保持持续增殖，能形成至少大于 50个细胞的克隆。细胞存活分数或形成集落能力随着照射剂量的增加而下降，构成"剂量 - 存活曲线"，简称细胞存活曲线。

细胞存活曲线是通过细胞克隆形成实验获得的，具体的实验举例如下，将 100 个细胞种植到培养皿中，然后培养 7d，之后培养皿中出现了 70 个细胞克隆，每一个克隆都是一个细胞经过数次分裂形成的，理论上 100 个细胞应该形成 100 个克隆，可是由于生长培养基欠佳、细胞悬液计数误差、细胞消化过程中的细胞损伤，细胞活力不足等原因，导致只有 70%的细胞能形成克隆。这里的 70% 就是克隆形成率，也就是细胞存活 100% 情况下的克隆形成率。

如果想获得受到照射后细胞的克隆形成率，我们需要多接种一些细胞，因为细胞受照射后会死亡，细胞接种数量少可能观察不到细胞克隆。比如我们接种 2 000 个细胞，然后用 8Gy 的 X 射线进行处理，培养 7d 后形成了 32 个克隆，2 000 个细胞都存活，应该有 2 000 × 70% 即 1 400 个克隆形成，但是只有 32 个克隆形成，因为其余的细胞受到 X 射线的作用失去了增殖能力，不能形成克隆了，所以存活分数是 32 ÷ 1 400，约为 0.023，也就是 2.3%。

细胞克隆形成实验时，一般剂量越高的组，种植的细胞数量越多，0Gy 接种 100 个细胞、2Gy 接种 400 个细胞、4Gy 接种 1 000 个细胞、6Gy 接种 10 000 个细胞，然后可以得到各个剂量点下的存活分数。以剂量为横坐标，存活分数为纵坐标就可以绘制得到细胞存活曲线。图 7-9 就是电离辐射处理后细胞死亡份额的变化，我们可以看到随着照射剂量的提高，死亡细胞的份额是越来越高的。

典型的细胞存活曲线，如以算术坐标表示，呈 S 形（图 7-9A）；如以对数坐标表示其存活分数则可得到带肩区的直线（图 7-9B）；该曲线基本上符合改良的多靶单击模型。

在这个模型中，可以用以下几个参数来描述细胞存活曲线。D_0 表示直线部分的斜率，是指存活分数从 0.1 降到 0.037 时所需的剂量。从存活分数（对数）坐标的 0.1 和 0.037 两点分别做平行线与曲线的直线部分相交，然后分别作垂直线与剂量轴相交。剂量轴上两个相交点剂量之差就是 D_0，图中 D_0 值约为 1Gy。D_0 代表细胞的平均致死剂量，大多数哺乳动物细胞的 D_0 值在 1~2Gy 之间。D_0 是反映细胞内在辐射敏感性的主要参数。有时也可用 D_{37} 反映放射敏感性，D_{37} 是指细胞存活分数从 1.0 降到 0.37 时所需的剂量，$D_{37} = D_0 + D_q$。

D_q 是克服单击多靶曲线中"肩宽"所需的剂量。在单击单靶模型中，剂量存活曲线是一条指数性直线，没有肩区，这时 $D_{37} = D_0$。

将曲线的直线部分外推，使之与存活分数轴相交，相交点表示外推数 N，N 原称靶数或击中数。图 7-9B 图中 N=3,对于大多数哺乳动物细胞,N=1~5,少数细胞 N 值可达到 10~20。从存活分数坐标轴 1.0 处(即细胞 100% 存活)作一条与横坐标的平行线,与外推线的交点在横坐标上投影点的剂量即为 D_q 值,称为准阈剂量(quasi-threshold dose)。哺乳动物细胞 D_q 值通常较小,一般为 0.5~2.5Gy。N 和 D_q 都是描述细胞对亚致死性损伤承受能力的参数,也反映了对这类损伤的修复能力。

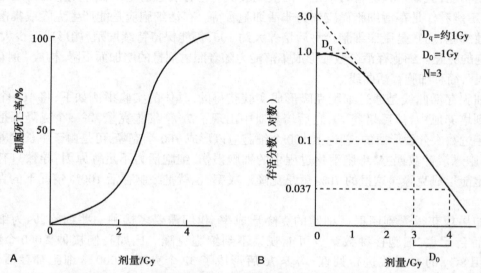

图 7-9 辐射引起哺乳动物细胞死亡的细胞存活曲线及部分参数图解
A. 以算术坐标表示;B. 以对数坐标表示。

四、细胞的放射损伤与修复

(一)致死性损伤

致死性损伤(lethal damage,LD)是指细胞内关键靶点发生的电离事件所造成的不可逆性损伤,其不能被修复或被错误修复,因而是不可逆转的细胞死亡。

(二)亚致死性损伤及修复

亚致死性损伤(sublethal damage,SLD)是细胞内只有部分关键性靶点受到电离事件的破坏,只要给予足够时间,细胞就可对这些损伤进行修复,这种修复称为亚致死性损伤修复(sublethal damage repair,SLDR)。由于这种修复的存在,使分次照射时细胞存活率比总剂量一次性照射时明显提高。现行的肿瘤放射治疗正是利用修复合理的分次照射方案,使之杀死肿瘤的同时并有利于受照正常细胞的恢复。

(三)潜在致死性损伤及修复

潜在致死性损伤(potentially lethal damage,PLD)是指一定条件状态下照射的致死效应是潜在性的,在不进行干预的情况下可导致细胞死亡。如果改变受照细胞所处的状态如延迟接种或暂时置于不利于分裂的环境,即可促进细胞恢复免于死亡。这种修复称为潜在致死性损伤修复(potentially lethal damage repair,PLDR)。

思　考　题

1. 电离辐射生物效应的影响因素有哪些？
2. 简述电离辐射引起 DNA 损伤的类型及 DNA 损伤的修复方式。
3. 简述电离辐射对细胞周期进程的影响。
4. 电离辐射引起哪些细胞死亡方式？
5. 如何理解细胞存活曲线？

（李　明）

第八章　电离辐射对人体各系统的作用

上一章已经阐述电离辐射对机体生物大分子、染色体、细胞和物质代谢的影响。在复杂的动物机体内,电离辐射在引起上述效应的基础上将导致其各组织、器官和系统的功能和结构的变化。这些变化是全身性放射损伤临床征象和局部放疗合并周围组织损伤的发生基础。要了解放射损伤的发生、发展和转归,从而进行有效的防治,必须在前述分子水平和细胞水平变化的基础上进一步阐明机体各主要组织、器官和系统变化的规律、发生机制及其相互联系。本章论述电离辐射对神经和内分泌、造血、免疫、消化以及呼吸等系统的作用。

第一节　电离辐射对神经系统、内分泌系统的作用

一、神经系统的变化

神经系统结构和功能复杂,神经系统由数以亿万计相互联系的神经细胞组成,在体内控制和调节其他系统的活动,维持机体与外环境的统一。电离辐射对神经系统产生重要的影响,特别是高剂量或特大剂量电离辐射的急性作用可引起神经系统结构和功能的明显变化,构成辐射损伤的突出临床症状。

(一)神经系统的结构、功能特点及其放射敏感性

1. 神经系统的结构和功能特点　神经系统包括中枢神经系统和周围神经系统(peripheral nervous system),前者由脑和脊髓构成,后者由脑和脊髓相连的脑神经、脊神经、自主性神经和神经节构成。神经系统主要由神经元(neuron,也称神经细胞)和神经胶质细胞(neuroglia cell)组成。神经元是神经系统结构和功能单位,是高度分化的细胞,具有感受体内和体外刺激、传导冲动和整合信息的功能,分为胞体(soma)、树突(dendrite)和轴突(axon)3部分,集聚在中枢部位的前两者称灰质,后者称白质。神经元胞体集中在中枢神经系统和周围神经节,其突起组成中枢神经系统的神经网络、神经通路和遍布全身神经。另外,有些神经元(如下丘脑一些神经元)具有内分泌功能。神经胶质细胞对神经元起到支持、保护、分隔和营养等作用。这两种细胞形态和功能不同,但他们的作用及相互依存的关系是组成和维持脑结构和功能的必要条件。神经胶质细胞在中枢神经系统主要是星形胶质细胞(astrocyte)、少突胶质细胞(oligodendrocyte)、小胶质细胞(microglia)和室

管膜细胞(ependymal cell)等,在周围神经系统主要是施万细胞(Schwann cell)和卫星细胞(satellite cell)。

神经系统活动是以物质作为基础,使其具有反射、联系、整合和调节等复杂功能。神经系统的信息传递包括电传递和化学性突触传递。化学性突触传递按照神经递质(neurotransmitter)的大小分为小分子的经典递质和较大分子神经肽(neuropeptide)两种,前者包括氨基酸类、乙酰胆碱、单胺类(多巴胺、去甲肾上腺素、肾上腺素和 5- 羟色胺)和一氧化氮等;后者按分布不同,除了起到递质作用外,还起到调质(modulator)或激素(hormone)的作用,包括下丘脑神经肽、垂体肽、脑肠肽、内源性阿片肽及其他神经肽。

2. 神经系统的放射敏感性　神经系统的放射敏感性,在一定程度上因衡量放射敏感性的依据不同而异。以机能反应作为衡量的依据,神经系统的放射敏感性是很高的。大鼠受 20cGy X 线全身照射后可立即使纹状体、下丘脑、丘脑和后脑中 M-Enk 含量减少,其中下丘脑 M-Enk 降低幅度最大,停照射后很快恢复正常。这些结果说明,低剂量电离辐射可引起中枢神经系统的功能变化。

若以结构破坏作为衡量的依据,则神经系统的辐射抗性较高,需要较大的剂量才会引起变化。作为一个整体的脑组织(包括其中的血管、间质成分)引起病理形态变化的辐射剂量也不是太高,而造成神经细胞直接形态破坏则可能需要较大的剂量。成熟的神经细胞出生后不再分裂增殖,对射线不敏感;神经胶质细胞只有在外界刺激或条件需要时才分裂增殖,对射线的敏感性也不高。

(二)急性照射对神经系统的影响

较高剂量电离辐射的急性作用可造成成年机体神经系统功能和结构的明显变化,产生放射损伤的突出临床症状。

1. 神经系统的机能变化

(1)高级神经活动的变化

1)条件反射:致死剂量照射后条件反射的变化呈现 3 个时相。

第一阶段为初期变化时相,其特点是兴奋过程增强(兴奋性、反应性增高),内抑制过程减弱,表现为条件反射的潜伏期缩短、条件反射量增加以及分化解除抑制。此时相在照射后立即开始,持续时间与照射剂量有关。在一定范围内,剂量愈小,持续时间愈长,甚至仅有此时相,不转入下一时相而逐渐消失。反之,剂量愈大,持续时间愈短,超致死剂量时甚至不出现此时相。

第二阶段为抑制时相,其特点是皮层发生抑制,且不断发展,出现超限抑制,表现为条件反射量减少,皮层活动虚弱,易于衰竭,可出现位相状态。抑制的深度和广度可能非常显著,致使人工条件反射消失后天然条件反射也消失,甚至由于抑制扩散到皮层下中枢,使某些非条件反射也随之减弱,动物运动受限。在亚致死剂量照射后,这一时相可持续数日。皮层处于抑制时相时,即是机体处于急性放射病的急期阶段。

第三阶段为恢复时相,其特点是皮层下和皮层逐渐从抑制状态下释放。此时皮层机能很不稳定,可能是由于代偿所致,因为皮层内还残留比较明显的病理改变。恢复期发生于受照射后数日至 30d,迁延较久,可延续 50~60d。放射损伤严重的动物往往不出现恢复时相即死亡。

2)皮层生物电:皮层生物电的活动在急性全身照射后也出现明显的变化,有时相性特征。初期(包括照射当时)皮层生物电活动增强、兴奋性增高(如光刺激的阈值降低);随即降低;两天后恢复原初水平,以后上下波动,时高时低;极期后皮层生物电再次下降,死前可能有一时性兴奋发作。

(2)自主神经系统功能变化:大剂量急性全身或局部头部照射后自主神经系统结构和功能均发生明显的改变。致死剂量全身照射后,皮层下和脑干中枢发生明显的形态学变化,尤以间脑,特别是下丘脑最为严重,脑桥和延髓的网状结构也有改变。此外,自主神经系统的周围部分,如交感神经节和内脏中的副交感神经节也有类似病变。全身照射后初期,丘脑、下丘脑和延髓均出现生物电活动增强,兴奋阈降低;数月后活动减弱,亦可发生位相状态;末期皮层下中枢的活动出现严重的抑制。

(3)神经感受器的变化:各种神经感受器在辐射作用后都可发生明显的变化,全身或局部照射后引起视、听、嗅、痛、触、温觉和前庭感受器程度不同的障碍。从放射损伤发病学的角度来看,内感受器的功能障碍具有重要的意义。机体的神经调节的重要机制之一是由内脏组织经常向中枢发放适宜的冲动。全身照射后广泛的内感受器向中枢发放不适宜的神经冲动是造成中枢神经系统调节障碍的一个重要因素。全身照射后内感受性反射出现时相性变化,表现为照射后立即发生反射增强,接着转为减弱,以后又再次增强。而且,内感受反射有时表现出易衰性和反常性,正常量的刺激不能引起反应或引起相反的反应,因而使机体的调节出现紊乱。例如,加压刺激不能引起血压增高反而使血压下降。内感受性反射障碍的发生原因,一是内感受器本身受辐射作用后的功能变化,由感受性增强转到感受性减弱或异常;二是中枢的功能障碍;三是效应器及其传出神经传导障碍。

2. 神经系统的病理变化　全身照射后神经系统的病理变化与照射剂量有关。在 LD_{50} 以下的剂量作用时,主要发生充血、水肿和出血,神经细胞无显著病变。急性放射病时变化比较显著。例如,日本广岛、长崎原子弹爆炸后 19~64d 死亡的患者,其尸检材料都显示中枢神经系统明显的形态改变,早期多为明显的血液循环障碍,晚期则为脑组织的进行性坏死,后者也可能是血液循环障碍的后果。

中枢神经系统病变发生的早期,中脑、间脑和延髓背侧诸核神经细胞发生急性肿胀、染色质溶解。极期时,各部神经细胞染色质呈粗块状,胞核缩小、浓染,或出现空泡变性,有时细胞皱缩,大脑皮质锥体细胞及小脑浦肯野细胞(Purkinje cell)发生玻璃样变,神经细胞坏死可伴有轻度的神经胶质细胞反应。神经纤维可出现肿胀和脱髓鞘现象。神经胶质细胞退行性变,以小胶质细胞病变最为严重,细胞质淡染,核浓缩,突起变细而破裂,或肥大变粗。星形胶质细胞数目增多,胞体肿胀,突起肥大,胞核肿大、偏位及染色变淡,核仁肥大,胞质有细颗粒状物。少突胶质细胞有交替出现的肿胀和缩小等变化。白质发生的损伤效应较灰质严重,表现脱髓鞘现象,可能与少突胶质细胞损伤有关。脑血管充血,周围水肿,内皮细胞从基底膜脱落,胞质空泡形成,胞核肿胀,出现炎症反应;脑组织和脑膜出血,引起血脑屏障的障碍,血管通透性增加。

周围神经系统病变主要发生在交感神经系统。交感神经节内神经细胞在受照射后最初几天,细胞质内出现小透明区,神经纤维嗜银性物质增多,轴索变粗。照射后数天神经细胞的破坏性变化逐渐增多,细胞质空泡形成,神经纤维溶解,其髓鞘肿胀或脱髓鞘,胞核可出现皱缩或肿胀。

恢复期时,脑组织的各种病变均可逐渐减轻而得到恢复。严重者脑结缔组织增生,血管壁变性及其周围纤维化,或发生脑坏死,出现癫痫或肿瘤,并可发生脊髓炎。

(三)特大剂量照射引起的神经系统变化

特大剂量照射引起的脑型放射病是以全脑性和全脊髓性神经细胞坏死和严重的血液循环障碍为其基本病变。发生脑型放射病的剂量范围因动物种类而不同。大鼠或小鼠全身照射超过 100~120Gy 即发生脑型放射病。狗出现脑型症状的剂量阈值约为 65Gy,照射剂量超过 100Gy 时全部狗发生脑型放射病;剂量介于二者之间者,一部分发生肠型放射病,一部分发生脑型放射病。尚无人的确切数据,但核辐射事故报告中全身平均剂量 45Gy、上腹部剂量 120Gy 照射者死于脑型放射病。

脑型放射病的病变遍及大脑、小脑、间脑和脑干等处,尤以小脑放射敏感性最高,其次是基底核、丘脑和大脑皮质更为显著,出现神经细胞变性和坏死。小脑颗粒层细胞大量固缩、破裂或溶解,其程度与剂量有关;浦肯野细胞也常发生变性、坏死。神经胶质细胞以星形神经胶质细胞病变最为明显,神经胶质细胞增生及其包绕变性和坏死的神经细胞(卫星现象),或吞噬神经细胞(噬节现象),局部脱髓鞘,血管周围细胞浸润。神经纤维全部发生变性和崩解。脑间质血管充血、淤滞、水肿和出血,其出血的特点是出血灶小、数量多,遍布脑和脊髓各部,在照射后 1~2h 即可发生。

神经系统出现严重的功能紊乱和临床征象。最常见的症状是共济失调,主要与小脑部位损伤有关;另外,肌张力增加和肢体震颤,与锥体外系某些部位(如基底核)的破坏有关。此外,还常有眼球震颤、角弓反张、瞳孔散大或缩小、血压下降和体温降低等。有些病例出现抽搐和昏迷,与脑干病变有关。动物一般在 10 小时内死亡,其平均生存时间与剂量成反比。直接死因多为血管运动和呼吸中枢的衰竭。根据脑型放射病的主要病理变化、累及部位和临床征象,分为小脑型(轻度)、大脑型(中度)和脑干型(重度)3 种,其阈剂量(狗)分别为 100Gy、130Gy 和 1 000Gy,平均存活时间分别为 38~48h、24~28h 和 1~2h。

二、内分泌系统的变化

内分泌系统(endocrine system)是由经典的内分泌系统和神经内分泌系统及散在于全身内分泌细胞共同构成的信息传递系统,通过释放具有生物活性的激素,发挥其对远处或相近的靶细胞的生物学作用,参与调节机体各器官的新陈代谢、生长发育、生殖遗传和防御适应等功能,保持机体内环境的平衡和稳定。机体受电离辐射作用后内分泌系统发生规律性的反应,特别是垂体 - 肾上腺皮质系统的变化,对放射损伤的发展及整体效应的调节都有重要的影响。

(一)垂体的变化

从形态学角度来看,垂体的辐射抵抗力较高。一般,受较大剂量照射后才发生形态结构的变化。几十 Gy 局部照射垂体可以损伤垂体前叶的功能细胞,因此在头颈部放射治疗的患者中,可由于照射野涉及垂体,引起垂体功能减退。动物实验也观察到类似现象。动物受 LD_{50} 以上剂量照射后,垂体前叶分泌细胞增大,数量增多,嗜酸性粒细胞颗粒消失,窦状隙扩张,胶体量增多;数天后,前叶细胞开始退变,嗜酸性粒细胞和嗜碱性粒细胞体积大小不等,嫌色细胞减少,血管扩张、充血、出血和水肿;极期时,许多细胞崩解。

全身照射后垂体的功能变化非常明显。半致死剂量照射后初期垂体前叶分泌细胞增多、变大,并有分泌活动增强的表现。周围腺体的变化反映出垂体 ACTH 和 TSH 分泌增多。致死剂量照射后早期血浆 ACTH 生物活性增高。初期的垂体前叶分泌功能增强,可起到动员机体防御适应功能的作用。摘除垂体的动物辐射抵抗力显著下降,现已证明,主要是由于 ACTH 分泌脱失,肾上腺皮质功能减退所致。放射损伤的后期,可见到垂体前叶细胞的退行性变,甚至崩解;分泌功能减退。

(二) 肾上腺的变化

从形态结构上看,肾上腺的放射敏感性较低,但在全身照射后发生明显的功能反应。一般致死剂量照射后,最初 1~2d 内肾上腺皮质增厚,脂质增多,髓质细胞的嗜铬物质减少,表明其功能激活。进一步用组织化学方法检查更清楚地显示其功能增强,照射后几小时就有嗜苏丹颗粒(表示胆固醇含量)减少,酶活性(酸性和碱性磷酸酶、ATP 酶和氧化酶类)增高,溶酶体数目增多等。放射损伤发展到极期以后,皮质脂类含量减少,细胞退行性变,甚至有崩解、坏死和凋亡,常有充血、水肿和点状出血等局部血液循环障碍;髓质细胞嗜铬物质又重新出现。到恢复期,上述结构变化很快消失。肾上腺皮质对急性照射的直接作用抵抗较大,局部照射需要 20~30Gy 才引起腺体损伤。

肾上腺功能的变化,无论髓质和皮质都很明显。致死剂量照射后,很快髓质功能增强,血液和其他体液内肾上腺素和去甲肾上腺素含量升高,其代谢产物随尿排出量亦增多。功能增强的变化一般在 24h 内达到高峰,然后回降。极期以后则血内肾上腺髓质激素可能正常、降低或在死前再次增高。超致死剂量照射后肾上腺和血液内儿茶酚胺(catecholamine,CA)类物质含量减少,可能是由于大量激素释放、消耗增多(氧化代谢加快)和合成抑制所致。

(三) 甲状腺的变化

正常甲状腺实质细胞分裂不活跃,故照射后不出现早期增殖死亡,但局部 [131]I 照射累积达 50~100Gy 时发生间期死亡,出现于照射后第 2 周;以后腺体发生进行性萎缩,小血管和滤泡间质呈片状变性和纤维化,滤泡上皮变性,甲状腺功能减退;在受累较轻的区域有增生反应,出现萎缩性结节,内含胶体很少。

儿童时期的甲状腺对辐射作用是十分敏感的。在日本原子弹爆炸的幸存者中,发生甲状腺癌的风险见于 10 岁前儿童中,而最高的风险因子则出现于受到照射后的 15~29a 之间,并且在 40a 后仍增高;大于 20 岁者,未发现该风险度增高的证据。

急性全身照射后,甲状腺功能变化也比较明显。中等致死剂量作用后,早期一般出现甲状腺功能增强,到极期其功能下降。功能增强发生在照射后头 1d 内,持续时间长短可能与照射剂量有关。在致死剂量(如大鼠 8Gy)照射后 24h 即出现功能抑制,亚致死剂量照射后则功能增高可持续较久。甲状腺功能的变化与垂体调节功能的相应变化有关。

下丘脑 - 垂体 - 甲状腺系统是机体调节的重要组成部分,其生理学作用十分广泛,对机体的生长发育、组织分化、物质代谢及其他各器官、系统的功能都有重要影响。甲状腺的功能反应对放射损伤的恢复有重要的调节作用。切除甲状腺或用药物抑制甲状腺功能,均不利于放射损伤的恢复。例如,大鼠甲状腺摘除后,放射损伤所致造血抑制的恢复发生障碍,再生过程迟缓。

第二节　电离辐射对造血系统的作用

一、造血系统的电离辐射损伤

(一)造血组织的辐射损伤

1. 骨髓的辐射损伤　骨髓对射线高度敏感,射线作用后可发生明显的病变。主要病理变化可经历早期破坏、清除、空虚及恢复诸阶段。照射后 0.5min 骨髓便可出现荧光微坏死灶,表明造血细胞核蛋白已有明显损伤。分裂细胞数减少、消失;细胞退行性变不断加重,变性细胞数量不断增多,主要变化为核固缩、核碎裂、核形不整、核分叶过多、核溶解及细胞溶解等。照射后骨髓细胞的退行性变化一般最早出现在红系幼稚细胞,很快粒系和巨核系幼稚细胞也发生类似变化。同时,可见血窦充盈,小血管扩张,血流减缓,少数蛋白性血栓形成和少量渗出、出血,并逐渐发展到血窦崩塌,弹力和网状纤维断裂和明显出血、水肿。早期破坏阶段大约持续数天,相对应于急性放射病临床的初期和假愈期。

造血细胞坏死、凋亡发生甚早,死亡细胞清除速度也很快。辐射数天后,骨髓腔内死亡崩解的造血细胞明显减少,骨髓病理变化进入严重空虚阶段。髓腔内造血细胞极度减少,脂肪细胞充填各处,还可见少许浆细胞和网状细胞。血窦结构模糊,窦壁崩毁,大片出血。此时,髓腔内神经末梢可萎缩,脱髓鞘等。此阶段相当于急性放射病的极期。

能度过骨髓严重空虚阶段者即可进入再生恢复阶段,随着骨髓血管长入和静脉窦形成,造血灶开始出现,新生造血灶多位于骨小梁附近、骨内膜下和小血管周围。红系造血最早出现,粒系与巨核系造血出现其后,也可见混合造血灶。骨髓微循环结构重建不断完善,骨髓腔内造血灶日渐增多,各系统各阶段造血细胞比例、数量、形态及功能渐次恢复。整个过程可持续数月甚至超过 1a。同时,造血可有残留的辐射损伤,如各系统造血细胞比例失常,出现巨核血小板,淋巴细胞恢复滞后等。本阶段相当于急性放射病恢复期以及其后时间。

2. 胸腺的辐射损伤　小鼠受 1.5~2.0Gy 全身照射后,胸腺重量迅速降低,约 1 周后即开始回升,2 周内可恢复。4.0~5.0Gy 照射后 24h,小鼠胸腺重量降低明显,5~12d 可有回升,但有第 2 次下降和回升。胸腺细胞的有丝分裂指数也有类似的双谷改变。在胸腺内分化并获得免疫活性 T 细胞的病理变化主要是以凋亡为主的死亡。

胸腺皮质与髓质中胸腺细胞的辐射敏感性不同。皮质的胸腺细胞辐射敏感性高于髓质的胸腺细胞。其原因可能是与其分化和成熟有关。大剂量照射后,胸腺损伤重,再生受抑制,恢复较为缓慢。

3. 脾脏的辐射损伤　致死剂量照射后 1~2h 即可观察到脾脏体积明显缩小和重量的显著减轻。由于小鼠脾脏淋巴细胞占 60%~70%,其他 30%~40% 为巨噬细胞、浆细胞和各系分化不同的造血细胞,因这些细胞辐射敏感性不如淋巴细胞高,故同样剂量照射脾脏下降幅度不如胸腺明显。5.0Gy 照射后脾重可降至 40%,脾内 T 细胞和 B 细胞数均迅速减少。

形态学观察发现照射后脾脏体积缩小,脾被膜出现皱褶,质地变软。脾切面上脾小体缩小或消失。光镜下可见白髓中各类淋巴细胞出现核固缩、核碎裂、核肿胀、空泡变和细胞坏死,淋巴小结中有大量核碎片及巨噬细胞吞噬核碎片现象。网状细胞、成纤维细胞和浆细胞增多。脾窦扩张、充血、渗出和出血等。电镜下可见淋巴细胞核染色质凝聚、核膜增厚,核内空泡、线粒体肿胀、线粒体嵴破坏、空泡形成等。脾内血液循环障碍到处可见。辐射损伤进入恢复期,淋巴细胞开始在原脾小体位置上集中,有丝分裂旺盛,生发中心逐渐形成。血液循环障碍减轻或消失。脾索结构逐渐恢复。红髓再生可在照射后2周内启动,同时可见到红系、粒系、巨核系和混合型造血灶。与其他淋巴组织相比,脾脏在再生修复期间常以红髓出现髓外造血为其特点。

4. 淋巴组织的辐射损伤　致死剂量照射后淋巴结体积缩小,重量减轻,呈灰褐色。切面有明显出血。光镜下可见淋巴细胞核的固缩、碎裂和细胞崩解,此种改变以淋巴滤泡生发中心为最重。皮质、髓质的淋巴窦中和髓索中可见大量红细胞及吞噬淋巴细胞碎片和红细胞的巨噬细胞,可见较多含铁血黄素。

淋巴组织的再生从淋巴滤泡开始,有丝分裂旺盛,幼稚淋巴细胞增殖活跃。淋巴组织损伤后的恢复速度早于或晚于脾脏报道不一,但干细胞移植可加速其恢复过程。

(二)造血细胞的辐射损伤

机体更新比较活跃的造血血液细胞具有较高的辐射敏感性。当然,不同类型、不同分化程度的细胞敏感性是不同的。从形态学观察来看,它们也基本上遵循着 Bergonic 和 Tribondeau 定律,即细胞的辐射敏感性与其细胞分裂能力成正比而与其分化程度成反比。也就是说幼稚细胞较成熟细胞敏感,进入细胞周期的细胞较静止期(G_0期)细胞敏感。综合来看,各系统造血细胞辐射敏感性顺序为:淋巴细胞>幼红细胞>单核细胞>幼粒细胞。

1. 造血干细胞的辐射损伤　HSC 是细胞更新系统最原始细胞,它们是维系机体正常造血功能的重要保障,也是造血辐射损伤得以重建的关键细胞。急性大剂量辐射损伤后,HSC 遭到严重破坏,而其一旦开始再生,其增长速度是较快的。经亚致死剂量或较小剂量(1.5~2.0Gy)照射,虽然造血组织改变较轻,但 CFU-S 在数量上的恢复却比较缓慢,可持续长时间;低剂量率连续照射,HSC 变化取决于剂量率的大小。在剂量-存活曲线中,CFU-S存活率随照射剂量增加呈指数下降;局部照射可大大增强 HSC 的迁徙(migration)能力,结果可促进造血再生的增强。恢复中的 CFU-S 增殖与分化功能是相互影响的,即造血组织中存在着根据干细胞数量来调控干细胞增殖与分化的机制。电离辐射所致 HSC 残留损伤(residual injury)的存在,很可能导致辐射远后效应(如粒细胞性白血病等)的发生。

2. 造血祖细胞的辐射损伤　造血祖细胞是 HSC 分化成形态可辨认的幼稚血细胞过程中所经历的中间发育阶段的细胞。它基本丧失了 HSC 特有的自我更新能力,但在多种因子调控下,尚有分裂和向有限几个方向分化的能力。根据其分化方向不同可分为各种祖细胞,是由年龄结构、生理状况和各亚群组成的不均一的细胞群体,对射线相当敏感。如粒系祖细胞中的 CFU-G、CFU-M、CFU-GM、红系祖细胞 CFU-E、BFU-E 和 per-BFU-E 及巨核系祖细胞 CFU-MK、BFU-MK 等。

3. 血细胞的辐射损伤　血细胞是更新系统的终末细胞,在执行自身功能的同时不断衰亡和丢失,机体为保证其功能池细胞的质量与数量的恒定,调控幼稚细胞旺盛增殖和分化。由于该系统中幼稚细胞对辐射非常敏感,其辐射损伤必然反映到功能池细胞的改变。当然,功能池内终末细胞的寿命和自身的辐射敏感性等对细胞的辐射损伤的变化也具有重要的影响。一定剂量的射线作用后,可引起不同程度的外周血象的变化,其中最明显和重要的是中性粒细胞和淋巴细胞及血小板数量与质量的变化。因为它们的变化程度与照射剂量和放射病临床经过关系密切，也是导致放射病发生感染并发症和出血综合征的原因，因而，了解它们的变化规律及发生机制，也是防治的关键。

外周血各类血细胞数量的变化：

1）中性粒细胞的变化：照射后中性粒细胞数出现的下降，略晚且略轻于淋巴细胞。因为尽管其在血中的循环时间较短，但其前体细胞的放射敏感性较淋巴细胞低，在骨髓内有多量较不敏感的已分化的幼中性粒细胞，至成熟细胞耗竭前可继续向血中供给中性粒细胞。中性粒细胞的变化可分以下 5 个时相：

延缓期（lag phase）：是从粒细胞数早期升高至明显减少的最初阶段。照射后数小时起，血中粒细胞即增多，增多的程度和持续时间与受照剂量成正比。重度放射病患者的粒细胞可升高达 6~8 倍，以后则降至正常或稍低。这一时期一般为 7~9d。

早期粒细胞的增高，主要是由于骨髓血窦损伤而引起的成熟和释放加速；接着便是对组织广泛损伤后的应激反应，因此便发生了血液再分布。此时增殖池造血细胞发生了急剧变化，如间期死亡、分裂障碍及 DNA 合成降低等。其结果使增殖池向成熟池转送的造血细胞减少。在无新细胞形成的条件下，成熟的粒细胞只能在血中维持较短时间，所以随后便出现了粒细胞减少。

首次下降期（first decline phase）：继延缓期后，粒细胞继续下降，至 9d 左右达最低值。其下降速度和最低值与受照剂量有密切关系。在本期内粒细胞下降并不太快，其原因是这时增殖池的造血细胞仍有一部分可输送至成熟池。中度急性放射病患者在本期下降后，相继出现暂时回升。

暂时回升期（transient rising phase）：血中粒细胞数出现暂时增多。这种患者的病情常较轻微。中度放射病时，骨髓造血干细胞可存在以下 3 类：基本上正常，且有增殖力；轻度损伤但尚有增殖力；严重损伤，并立即死亡、消失。这时骨髓内有增殖力的干细胞便可出现波动性恢复，从而可向增殖池输送造血细胞。因为这一时期需在 10d 左右才开始出现，所以这种一时性回升并非由于增殖池损伤细胞的恢复所致。当此有限的细胞增殖成熟后，干细胞及其子代细胞即又消失。故外周血中粒细胞数又复下降。回升最高值的时间在 15d 左右。

第二次下降期（second decline phase）：已如上述，骨髓在严重损伤后，只有少数干细胞分裂并转入增殖池，待此少数细胞成熟后，因缺乏后继的增殖池细胞，致使骨髓内幼粒细胞减少。终于导致血中粒细胞的再次下降。其最低时间在照射后 20d 左右。

恢复期（recover phase）：再次下降期之后，骨髓内未损伤的干细胞分裂增殖，并向增殖池输送造血细胞数量增多，致使增殖池和成熟池细胞数也相继升高，从而在一定时间后（约35d），便可使血中粒细胞数逐渐恢复。恢复正常的时间常需数周至数月。

应当指出，中度以上放射病时，中性粒细胞的变化幅度，尤其是早期的一时性升高和极期的最低值，是与受照剂量相平行的。如剂量越大，则早期暂时性增升越高，极期最低值也越低。

总之，放射病时粒细胞之减少，主要是由于射线对干细胞及增殖池细胞作用后，使粒细胞造血动态发生了抑制性变化的结果。至于嗜酸性细胞及嗜碱性细胞的变化，因这两种细胞的数量少，且照射后很快消失，故研究的资料不多。临床上主要依中性粒细胞的变化进行诊断和判定预后。

2）红细胞数的变化：照射后，红细胞数的减少一直很轻。尽管其祖细胞放射敏感性较高，骨髓内幼红细胞过渡时间较幼粒细胞短，照射后早期便有放射损伤和因毛细血管通透性增高而有漏出性出血，可丢失相当数量红细胞；但因其存活时间比其他血细胞长，生存寿命为120d，并且红细胞造血的恢复也较早，故放射病时，短时间内红细胞并不出现明显的数量、形态、血红蛋白量和血球容积等变化。此时，一般都在照射后40d左右才出现贫血。概括起来其贫血的发生原因是：干细胞及增殖池细胞来源一时断绝，血管破坏出血，红细胞损伤及衰老。三者中以前二者的作用较为重要。

放射病的早期，由于晚幼红细胞继续成熟，可能有网织红细胞和红细胞一时增多（照射后早期严重呕吐、腹泻者，因脱水、血液浓缩，红细胞也可增多）。其后网织红细胞由于受强烈抑制即逐渐减少或消失，至恢复期才开始回升。

骨髓内幼红细胞数则与上不同，原红细胞在照射后很快降至最低值（约24h），中幼及晚幼红细胞则下降稍缓慢。此外，若以 ^{59}Fe 摄入量为指标进行观察时，则受照射后很快便见有红细胞生成降低，表现为 ^{59}Fe 摄入量明显减少。

由此可见，放射病时红细胞造血障碍，实质上也是造血干细胞遭受损伤的后果。

3）血小板数的变化：放射病时，由于血小板的严重减少，血管壁的完整性和凝血过程均受损害，故可发生出血综合征，常常造成致命的后果。因此血小板的变化也非常重要。

中度放射病时，因骨髓巨核细胞敏感性较淋巴、幼红和幼粒细胞均低，故血小板数的下降虽与巨核细胞相似，但较后者的下降时间推迟约24h。血小板在前两周内下降很慢。这可能是由于血小板的寿命为9~10d，和即将成熟的巨核细胞在初期仍继续产生血小板所致。但在之后骨髓巨核细胞大量减少，无来源补充时（20d左右），则血小板可下降至正常值的10%左右。至照射后35~40d，巨核细胞开始在骨髓内再生。1~3d后，血小板也开始回升。但血中达到正常值的时间，约需照射后49~56d。

4）淋巴细胞数的变化：淋巴细胞是对射线最敏感的细胞，即便在外周血中也可直接被射线所损伤。甚至在体外培养时，也只需很小剂量的射线便可使淋巴细胞崩解。其敏感的原因，目前尚不清楚，可能与淋巴细胞的结构特点，如核大、细胞质少、线粒体少且非终末细胞（可再转化）有关。据研究确定，各部淋巴组织所含有的淋巴细胞数量，可能相当于血中淋巴细胞的40倍。

急性放射病时，外周血中淋巴细胞数在照射后迅速下降，并持续减少。所以，目前多以淋巴细胞数作为早期诊断的最灵敏的指标之一。淋巴细胞数急剧下降的原因，是由于血中的淋巴细胞可直接受到射线作用发生细胞凋亡而减少，而更重要的是淋巴组织在受照射后迅速破坏而中断了细胞再生的来源。极期时淋巴细胞数最少，可降至正常值的10%以下。一般在照射后35~40d便开始回升。应当注意，如早期淋巴细胞下降过快，且迅速消失，则反映着受照射剂量过大，损伤非常严重，是预后不良的征象。

从上述可见，中度（偏轻）急性放射病时，外周血各类血细胞数的变化是不同的。其中最敏感的是淋巴细胞，受照射后3d即迅速下降至最低值（为正常值的5%左右），恢复期开始后才缓慢回升，1a左右才恢复正常。其次是粒细胞，受照射后早期有一过性反应性增高，以后逐渐下降，至极期降至最低值（10%以下），恢复期开始回升，约数月后恢复正常。再次是血小板，受照14d内下降很慢，极期时才降至最低值10%左右，恢复期回升较快，2~3个月即接近正常。红细胞数下降最慢，早期无明显变化，极期最低值尚可保留相当数量（40%~50%），恢复期则很快回升到正常值。

（三）造血微环境的辐射损伤

1. 造血微血管系统的辐射损伤　辐射对血管系统，尤其是微血管的损伤是导致急性放射病出血综合征发生的重要原因之一。由于造血组织微血管的特点及其对增生旺盛的造血细胞调控的重要作用，所以，辐射致造血组织的微血管损伤对实质细胞功能的影响非常重要。

辐射后微血管可出现形态结构、功能代谢等多方面损伤。形态结构方面，可见小血管的舒张、充血、淤血，血管周围见细胞浸润，血管通透性增高，液体渗出增加、水肿和出血等。墨汁灌注和塑料铸型可见骨髓血窦先缩后舒、粗细不匀，墨汁及塑料渗出甚至片状融合，血窦破坏，短路支增多，甚至发展成粗大管状和囊状结构。这种形态学变化在 8.5Gy 全身照射大鼠骨髓 30min 内即可见到，照射后 3d 达高峰，尽管以后有所好转，渗出减轻，出现新生静脉窦，但进入临床极期时，微血管系统高度出现破坏性病变并持续到动物死亡或随病情发展到恢复期而渐次恢复。

2. 造血基质细胞的辐射损伤　骨髓造血基质细胞在正常情况下更新极慢，辐照射后形态学变化及细胞退行性变均显著低于造血实质细胞。但若以造血基质细胞的增殖能力及其支持血细胞生成能力来衡量，则它们具有很高的辐射敏感性。轻度急性放射病骨髓造血基质祖细胞的增殖分化受抑制，集落形成减少，恢复速度较慢。照射剂量加大，变化愈显著，恢复程度愈差。

3. 造血细胞因子的辐射效应　辐射致造血细胞因子变化规律的探讨，均是通过体外培养观察其对 CFU-GM、CFU-E 等集落形成多少来判断的。以小鼠血清取代半固体培养体系中的外源性集落刺激因子做 CFU-GM 培养的结果显示，10% 正常小鼠血清能使 1×10^5 同系健康小鼠骨髓细胞生成 20~60 个 CFU-GM 集落。8.0Gy γ 射线照射后 1d、4d、7d、10d 和 14d 的小鼠血清所支持生长的 CFU-GM 数则分别为照前的 85%、70%、140%、140% 和 80%，即其刺激活性有先降后升，而后恢复的过程。3Gy、5Gy、7Gy 和 9Gy 照射后第 4d 的小鼠血清促粒系活性均见降低（20%~30%），照射后 7d 始见增高且有照射剂量越大，促粒活性越显著持续也越久的趋势。

（四）造血系统辐射损伤效应

1. 早期效应　辐射损伤后数小时至数周发生的临床上可观察到的症状和体征称为早期效应。照射后早期机体变化剧烈，是主要救治时期。一般说来，造血辐射损伤临床均指造血辐射损伤的早期效应。致死剂量照射后，早期机体主要发生骨髓综合征。骨髓综合征是由于造血组织局部或全部损伤所致。

（1）造血系统辐射损伤概述：最早效应见于淋巴细胞，它们在数量上迅速减少；当照射剂量超过 0.5Gy 时，早至照射后 15min 淋巴细胞数即可下降。其 D_0 值为 0.22~0.3Gy。HSC 由于是最幼稚、未分化的细胞，所以对辐射也是极其敏感的，D_0 值为 0.6~1.1Gy 间，外推值为 1.2~2.7。因此，在急性大剂量辐射损伤时，HSC 可受到严重破坏，并存在有辐射后效应，即在照射停止后还有一个持续下降过程。一旦 HSC 开始再生，其恢复速度是比较快的。

外周血中单核细胞变化的时间进程与淋巴细胞相类似，但在 1.0Gy 或更高照射后 6d，单核细胞就可恢复到正常水平。粒细胞的变化呈明显的时相性。其延续期细胞数目的升高，掩盖了淋巴细胞的减少，可能混淆辐射损伤早期阶段看到的结果。血细胞的分类计数及总数与接受照射剂量有一定关系,其中淋巴细胞的反应则呈现明显的剂量依赖关系。由于红细胞寿命长达 120d,又缺少 DNA(无核),在数量上并不出现与白细胞相近的显著和迅速的变化,但有核红细胞在辐射敏感性方面几乎与淋巴细胞和 HSC 相等。在辐射剂量为 3.0Gy 或以下时,外周血中网织红细胞减少,减少的程度与照射剂量成正比在恢复过程中,网织红细胞逐渐增加,甚至超过正常的水平。血小板的辐射敏感性类似粒细胞,血小板质变和数量上的减少,严重地干扰血液凝固过程。

(2)造血系统损伤时相变化与临床病程分期相关:骨髓型急性放射病的病情主要表现是出血综合征和感染并发症。中度以上的骨髓型急性放射病的病程具有明显的分期,即初期反应期、假愈期、极期和恢复期 4 个期。其病情变化程度和分期与造血系统辐射损伤程度和时相明显相关,也就是说,造血系统的损伤程度和变化速度所导致的终末细胞功能的丧失,决定了机体的病情变化。如外周血白细胞数变化时相与临床分期的时间十分一致,其变化程度与病情轻重也颇平行。与照射剂量相关的血液学指标如白细胞数早期增高的发生与峰度、暂时性回升的缺如以及初期下降或进行性下降迅速,最低值水平低等不仅表示照射剂量高,造血系统损伤重,也是临床病情危重的表现。照射后 24~48h 外周血淋巴细胞绝对数为 $12 \times 10^9/L$、$9 \times 10^9/L$、$6 \times 10^9/L$ 和 $3 \times 10^9/L$ 常提示患者的急性放射病分属轻度、中度、高度和极重度骨髓型急性放射病。任何能保护造血组织、减轻造血辐射损伤或加速损伤恢复的措施都能有缓解病情,减少并发症,延长存活,甚至挽救生命的功效。实际上造血损伤程度和恢复速度已作为临床判断病程、病情和预后的重要参数。

2. 远后效应　造血辐射损伤的远后效应是指机体受到一定剂量射线照射后数月至数年所发生的造血系统的损伤性变化。造血辐射损伤远后效应的发生与受照剂量、造血实质与间质的辐射敏感性、损伤修复速率及基因突变概率等有密切关系。

(1)贫血:造血组织对射线高度敏感,尤其是幼红系统,一定剂量照射后,贫血是常见的临床表现。在 1945 年日本原子弹爆炸受害者的随访观察中,照射后数年内均可观察到贫血或其他血液学的改变,其发生率明显高于对照人群。辐射所致远期贫血以轻度为多,患者可出现轻度的乏力、头晕等症状。常规治疗可改善症状。

(2)白血病:辐射致癌是常见的辐射远后效应。辐射诱发受照人员白血病已由职业性受照人员、医疗受照者和日本原子弹爆炸受害者随访结果所证实。白血病已被公认是一种主要的辐射远后效应。日本原子弹爆炸受害者的随访观察是一项很有科学价值的大人群流行病研究。随访调查表明,自 1945 年到照射后 38 年间,多种肿瘤的发生率均明显提高,其中白血病是照射后最早出现的远后效应。广岛第 1 例白血病发生在受照射后 1 年零 9 个月,长崎为照射后 2 年零 3 个月。从其发病规律看,受照射后 3 年发生率开始升高,6~7 年达高峰,以后逐渐减少,到 1975 年共发生白血病 1 838 例。

(3)骨髓增生异常综合征:骨髓增生异常综合征(MDS)是一种由造血功能紊乱所致的病态造血疾病,有人认为属于白血病前期,一些患者会发展为急性白血病。近年来在急性放射病或亚急性放射病的远期医学随访中,发现数例患者出现了骨髓增生异常综合征,这引起研究者的关注。

二、电离辐射所致出血综合征

当机体受一定剂量射线照射后可引起出血现象。急性放射病的出血是最严重的征候之一,也是机体死亡的主要原因之一。它在发生时间、出血部位、严重程度、病理变化、临床表现及发病机制等方面均有一定的特点和规律,故称为辐射出血综合征(radiation hemorrhagic syndrome)。

(一)出血综合征的一般特征

出血是急性放射病5大体征(出血、脱毛、口咽炎、发热和白细胞减少)之一,常表现为全身性,遍及各脏器、广泛性小血管出血,可给机体造成十分复杂的严重后果。

1. 出血的程度　出血的严重程度与受照射剂量有密切关系。一般可将出血综合征分为4种程度:Ⅰ度,只有实验室出血化验数据的变化,在伴有创伤时出血可能增加;Ⅱ度,可见散在性黏膜出血;Ⅲ度,可见体表散在出血点或斑片状的较广泛出血,在较轻创伤时及血液动力学的压力变化时身体各部位都会引起严重的出血;Ⅳ度,除体表有明显的出血外,身体其他各部位和器官也出现大出血,常可危及生命。

2. 出血发生的时间　典型的急性放射病出血多发生在极期即将到来之前。最初为少数点状出血。极期开始后则逐渐加重,出现斑状或片状出血。至恢复期前,出血便逐渐减轻、消退。

3. 出血部位及范围　虽然重度急性放射病的出血可发生在全身各部,但临床和病理解剖证明,皮肤和黏膜是最常见的出血部位。皮肤以胸、颈、背、肩、躯干、颜面及臀部为好发部位,黏膜以齿龈、腭、颊、舌及扁桃体为多发部位。各脏器的出血则以胃肠、肺、心内膜和心外膜下、膀胱、肾脏、睾丸、脑、甲状腺、肾上腺、骨髓、淋巴结及脾脏等为常见部位。出血范围多为点状或斑状出血,有时也可发生大面积或片状出血。如肺部常可见到大片状甚至整个大叶的出血,也可见到整个骨髓出血、全淋巴结出血、肾上腺出血及脑灶状出血等。

(二)出血综合征的发病机制

1. 血凝障碍在辐射出血综合征发病中的作用　血凝、抗凝和纤溶系统的变化在辐射出血综合征发病机制中起着非常重要的作用。在正常体内,血凝、抗凝和纤溶系统之间相互配合,并保持动态平衡,使血液始终保持流动状态,血液循环得以进行。放射损伤后,血液凝固过程发生障碍,凝血因子水平降低,抗凝剂含量增高,纤溶酶致活,以及血液凝固各环节中出现了变化。

急性放射病时,凝血时间延长。但是,动物实验证实,在照射后初期(照射后1~3d)凝血时间稍有缩短,随后(一般在照射后7~8d)凝血时间延长,且这一现象比较持久。狗经受0.168C/kg(650R)照射后,经过8~36个月,凝血时间仍稍延长。另外,凝血时间也随着照射剂量的增大而延长。用不同剂量全身照射大鼠,随着照射剂量的增大,凝血时间超过8min的动物数也相应增多。通过大量实验证实,凝血过程的每个阶段都发生严重障碍。

2. 血小板变化在辐射出血综合征发病中的作用　急性放射病时,血小板的数量减少,形态改变,功能降低,可导致凝血障碍和血管壁功能障碍,这是出血综合征发病机制的主导环节。

(1)血小板数量的变化:急性放射病时,骨髓造血抑制,巨核细胞再生停滞,血小板生成障碍,外周血中血小板数逐渐减少并降至最低水平。

(2)血小板形态的变化:电离辐射作用后,血小板在形态方面也发生明显的改变,而且这种改变发生在血小板数明显减少之前。照射后数小时,在血中出现幼稚型血小板,内含有少数嗜苯胺蓝颗粒,这可能是骨髓加速释放的结果。照射后4~5d,成熟衰老型血小板比例增多,还可出现巨型血小板,反映了血小板功能障碍。

(3)血小板生化的变化:急性放射病时,血小板中细胞色素氧化酶、糖原、巯基和类脂质等物质含量剧减,分布异常,照射后血小板凝血酶原消耗降低,在血小板数未减少时即已出现。

(4)血小板黏附和聚集功能的变化:急性放射病时,血小板聚集功能的变化与其黏附性的变化一致。照射早期,血小板聚集功能增高,以后逐渐下降。

(5)血小板对血管壁保护作用的变化:急性放射病时,血小板减少且功能不全,携带5-HT的能力降低,使这些保护血管壁的正常作用减弱,血管壁的通透性因而增高,造成血管壁功能障碍,引起出血。

3. 血管变化在辐射出血综合征发病中的作用

(1)血管组织学的变化:急性放射病时,全身各器官组织的血管系统均可见到程度不同的病变。其损伤程度不仅取决于照射剂量,而且随照射后时间的推移而加重,但早期与晚期改变的性质不同。电离辐射引起皮肤微血管损伤的变化有一定的剂量阈值,大于阈值量(大鼠为 10~20Gy)照射后,微血管损伤随剂量增加而加重。

(2)血管舒缩功能的变化:急性放射病时,微血管的舒缩功能出现明显的变化。照射后数分钟,微血管在交感神经兴奋的作用下收缩反应增强;同时,血管收缩物质,如血管紧张素Ⅱ、儿茶酚胺、5-HT 和血栓素等物质释放增多,加强血管收缩,使微血管管径变细,内皮细胞变形,管腔闭合等。待 30min 到数小时后,微血管的紧张性降低,组织中酸性代谢产物堆积,转为舒张状态。小鼠照射 6Gy 后 6h,微血管明显扩张,血流速度减慢,照射后 24h 管径比照射前增加 30%~40%。在微血管普遍舒张的基础上,血管显示粗细不均、扭曲、走行迂回及腊肠样改变等,这是由于微血管的节段性收缩和舒张所致。

(3)血管通透性和脆性的变化:血管通透性是指某种物质通过血管壁的能力;而脆性则指血管壁受损,坚韧性降低,易破性增高,致使血液成分漏出血管外的性质。急性放射病时,微血管组织学变化及毛细血管内压增高等因素导致微血管壁通透性和脆性增高,使血浆外渗,甚至出血。大剂量照射,在数小时至 1d,毛细血管通透性即明显增高,以后又波动出现增高;尤其到极期前血管通透性增高更为明显,同时伴有脆性增高。

第三节　电离辐射对免疫系统的作用

一、免疫系统的组成及其辐射敏感性

(一)免疫组织

1. 胸腺的放射敏感性　胸腺是机体的中枢免疫器官之一,淋巴细胞在此发育、分化和成熟,胸腺对辐射十分敏感。胸腺细胞在其分化过程中由未成熟的 CD4$^-$CD8$^-$ 双阴性细胞经 CD4$^+$CD8$^+$ 双阳性细胞向成熟的 CD4$^+$CD8$^-$ 和 CD4$^-$CD8$^+$ 单阳性细胞分化。胸腺细胞总体上对射线十分敏感,0.5Gy 以上的剂量全身照射后胸腺细胞计数呈剂量依赖性降低,X 射线全身照射后胸腺细胞及其亚组的计数呈剂量依赖性下降,4 个亚组中 CD4$^+$CD8$^+$ 双阳性细胞的辐射敏感性最高,CD4$^-$CD8$^-$ 双阴性细胞次之,两个单阳性亚组中 CD4$^-$CD8$^+$ 单阳性细胞较 CD4$^+$CD8$^-$ 单阳性细胞更为敏感。

2. 脾脏的放射敏感性　脾脏是重要的周围免疫器官,其细胞成分较胸腺复杂,但其有核细胞的辐射反应与胸腺类似。在 0.5~6Gy 的剂量范围的全身照射后,多数免疫学参数均呈线性下降。例如,4Gy 全身照射后 24h 脾指数和脾有核细胞计数分别降至对照的 32% 和 14.8%,脾细胞对 LPS 和 Con A 的增殖反应均降至对照的 0.3%,脾细胞形成 IL-2 的功能降至对照的 14.3%。

（二）免疫细胞

免疫细胞是实现免疫应答的基本成分,为复杂的非均质群体,包括 B、T 细胞、吞噬细胞、抗原处理及抗原递呈细胞和自然杀伤细胞等。不同细胞成分的放射敏感性差异很大。巨噬细胞、NK 细胞和成熟粒细胞属放射抗性较高的细胞,可耐受数 Gy 以上剂量的体外照射。NKT 细胞的放射敏感性与 NK 细胞相近。造血前体细胞和 B 细胞属放射敏感性较高的细胞,其 D$_{37}$ 值均小于 1Gy,但 B 细胞经抗原刺激,演化成浆细胞后,则可耐受数十 Gy 的照射。

二、急性全身照射后免疫功能的变化

（一）免疫细胞对辐射反应的剂量效应关系

急性全身照射对免疫功能的影响取决于照射剂量。一般在 0.5Gy 以上的剂量照射即可显示辐射对免疫系统的抑制作用,剂量愈大,抑制程度愈深,抑制持续时间愈久。半致死量以上的剂量照射后可出现免疫功能的全盘抑制。但在较低剂量全身照射后免疫功能的变化可能与此相反,特别在 0.2Gy 以下的剂量照射后免疫刺激效应十分明显。

（二）固有免疫和适应免疫的电离辐射效应

1. 全身照射后固有免疫的变化　早先的实验证明,致死剂量照射后先天免疫的许多成分严重受抑。皮肤黏膜的屏障作用下降,阻挡及杀灭微生物的功能削弱,增加了细菌侵入组织的机会。在更大剂量照射后肠道上皮细胞大量凋亡,绒毛裸露,使肠壁通透性增高,成为引致菌血症和毒血症的重要原因。细菌侵入组织后,正常时将引起炎症反应,使感染局限并消灭入侵的细菌,急性放射损伤时炎症反应异常,表现为炎灶白细胞游出减少,炎灶屏障削弱,肉芽形成不良,组织坏死加重。因此急性放射损伤时机体的炎症反应带有乏细胞反应和坏死、出血的特征,增加了细菌播散的机会。吞噬细胞,包括小噬细胞(中性粒细胞等多形核细胞)和巨噬细胞(游走的大单核细胞和固定的网状内皮系统成分),均受大剂量急性照射的损伤。中性粒细胞的吞噬率下降,其幅度随剂量而增大。网状内皮系统的吞噬作用、消化功能和增殖反应在急性放射损伤时均受抑制,其阻留和清除细菌的功能下降。

高、低剂量都可使巨噬细胞对 T 细胞的共刺激效应升高,但 T 细胞表达 CD28 则受低剂量刺激和高剂量抑制,脾细胞合成 IL-10 则受低剂量抑制和高剂量刺激,从而高、低剂量辐射引起相反的免疫效应,说明 T 细胞的变化是高剂量辐射降低免疫应答和低剂量辐射提高免疫应答的关键因素。

固有免疫的另一重要组成成分是天然杀伤细胞(NK 细胞),它是机体抗肿瘤、抗感染的重要免疫屏障。小鼠 X 射线全身照射后 NK 细胞的杀伤活性呈双相变化,0.5Gy 以内的剂量使之升高,4Gy 以上的剂量使之降低,0.5~4Gy 的剂量无明显影响,说明小鼠 NK 细胞的杀伤活性有相对的辐射抗性。

2. 适应性免疫的变化　大剂量急性放射损伤时淋巴细胞迅即减少,在第 1d 内就达到极低点。因此照射后接受抗原刺激引起的特异性免疫反应严重受抑。抗体形成反应研究最多的是以羊红细胞(SRBC)为抗原,无论是外周血溶血素效价或脾细胞空斑形成细胞(plaque forming cell,PFC)反应,照射后均急剧下降。抗体形成涉及 APC 与 T、B 细胞的协同作用,其放射敏感性较高,D_{37} 值<1Gy,说明 B 细胞的损伤起关键作用。B 细胞系列不同成分放射敏感性的顺序是:潜在免疫活性细胞>激活免疫活性细胞>成熟效应细胞。因此未经抗原刺激的 B 细胞对辐射十分敏感,受抗原激活后其放射敏感性降低,当其转化为浆细胞(抗体分泌的效应细胞)后则有很高的放射抗性。

荷瘤小鼠的特异性细胞毒活性(CTL)明显降低,大剂量辐射局部作用可使之进一步抑制。C57BL/6J 小鼠接受 1.75Gy X 射线全身照射,每周 1 次,连续 4 周,照射后 6 个月约有 43.3% 的动物发生胸腺淋巴瘤,免疫功能抑制,包括 CTL 降低。但若在每次 1.75Gy 照射前 6h 或 12h 给予 0.075Gy 的低剂量照射则胸腺淋巴瘤发生率分别降至 15.1% 和 17.1%,脾细胞对肿瘤的特异性 CTL 也恢复正常,表明低剂量辐射可促进特异性细胞毒活性。

(三)人体效应的观察

大剂量急性照射对人体免疫功能的影响与动物实验结果相似。人体辐射免疫效应的资料主要来自日本原子弹爆炸幸存者的跟踪检查、急性放射事故患者和治疗性全身照射患者的观察。由于取材的限制,人体观察不可能如动物实验研究那么系统全面。

原子弹爆炸受照者的早期观察资料有限。主要所见有:①第 1d 内淋巴细胞迅速减少,由于成熟淋巴细胞破坏,总体免疫功能降低;②体液免疫因子,包括抗体与补体,于照射后下降,起因于 B 细胞减少和由烧伤及创伤所致的体液丢失,使溶菌作用下降,吞噬功能降低;③中性粒细胞和大单核细胞于 3~50d 减少,系因造血功能损伤而向外周供应成熟细胞不足所致,降低吞噬和杀菌功能;④淋巴细胞减少的恢复迟缓(照射后第 4 周),乃因胸腺损伤使 T 细胞分化和成熟不全及细菌毒素使特异 T 细胞被清除或不能激活所致,造成感染迁延、潜在病毒活化、对外来病毒易感和清除突变细胞能力降低。

在随后的跟踪检查中研究了原子弹爆炸照射的晚期免疫效应,主要涉及以下几个方面。

1. 细胞免疫 原子弹爆炸照射后期观察到淋巴细胞亚群的不同变化。T 细胞对 PHA 和同种抗原等的反应缺陷,$CD3^+$ 泛 T 细胞数减少,其中特别是 $CD4^+CD45RA^+$ 幼稚(naive) T 细胞细胞数降低,而一种少见的 T 细胞亚群($CD4^-CD8^-T$ 细胞)增多,其分化与通常的 $CD4^+$ 或 $CD8^+T$ 细胞不同。$CD20^+$ 泛 B 细胞及 $CD5^+/CD20^+B$ 细胞增多,但 B 细胞功能未见变化。NK 细胞活性及数量($CD16^+/CD56^+$ 细胞)未变,而 NK 细胞随年龄增长而增多。免疫功能分子(如 TCR 和 Ⅰ 类 HLA 基因)的体突变频率增高。

T 细胞的变化与受照者年龄有关,原子弹爆炸时年龄较大者变化较明显。此种年龄依赖性辐射效应可能与年龄相关的胸腺损伤有关,因为年轻人在受照射时胸腺功能完整,而年龄较大者在受照射时胸腺已部分退化而功能减退。据推测原子弹爆炸受照时各年龄个体的成熟淋巴细胞都受到损伤而数量减少,但不同年龄的个体的恢复过程不同,年轻的幸存者胸腺中前体细胞的成熟过程几乎正常,而年老的幸存者的补充(再生)过程不全,导致 T 细胞减少,甚至可持续到照射后 40 年仍有残留变化。

2. 体液免疫 在 20 世纪 80 年代后期之前未发现血清 Ig 水平与辐射剂量之间有任何关系。在 1987—1989 年再次检查了 2 000 名广岛与长崎的原子弹爆炸幸存者血清 IgG、IgM、IgA 和 IgE 水平,发现女性中 IgA 水平和两性中 IgM 水平随照射剂量增加而升高,而

IgG 和 IgE 水平没有变化。抗病毒免疫的检查也发现一些变化。1961 年检查原子弹爆炸时胎内受照者对流感病毒的抗体形成几乎完全受抑。受 1Gy 以上照射后 HBs 抗原阳性率显著高于对照,而 HBs 抗体未见变化。受照的幸存者高效价(≥ 1∶40)IgG 型 EB 病毒抗体的比例明显增高,提示受照者体内潜伏型 Epstein-Barr 病毒的激活。长崎原子弹爆炸幸存者 I 型人 T 细胞病毒(HTLV I)抗体阳性率高于广岛原子弹爆炸幸存者,且随年龄而显著增高,但与辐射剂量无关。

3. 自身免疫 原先预期原子弹爆炸后自身免疫病的发生率可能由于辐射诱导的自身细胞抗原性改变或淋巴细胞亚群的改变而增高。但自 1958 年开始检查以来,各种自身免疫病,包括风湿性关节炎、慢性甲状腺炎、系统性红斑狼疮、硬皮病以及弥漫性甲状腺肿或功能减退性甲状腺炎的发生率至今未见增加。各种自身抗体的频率随年龄而增高,但只有类风湿因子的检出率与原子弹爆炸辐射相关。类风湿因子是慢性抗原刺激的结果,可能与上述 IgA 和 IgM 水平增高有关。

三、电离辐射免疫效应的发生机制

(一)电离辐射影响免疫反应的分子基础

免疫反应的分子基础十分复杂,涉及免疫细胞表面分子的表达、细胞因子的分泌以及免疫细胞内的信号转导等,不同剂量电离辐射会引起免疫细胞表面分子、细胞因子和信号分子的明显变化,这些变化是电离辐射免疫效应发生的重要基础。

1. 免疫细胞表面分子 淋巴细胞表面分子的表达对高、低剂量反应的差异为照射后免疫反应的升降提供了重要的分子基础。虽然高、低剂量全身照射后巨噬细胞的 CD80/86 以及 CD14/TLR4 的表达均明显上调,但由于淋巴细胞的 CD28/CTLA-4 表达的反向变化,故高剂量辐射导致 T 细胞克隆扩增受抑、功能减弱,而低剂量辐射则产生相反的改变。

2. 细胞因子

(1)对电离辐射反应以分泌增多为主的细胞因子

1)IL-1 :IL-1 主要由单核 / 巨噬细胞产生,但其他细胞如 T、B 细胞等在受刺激时亦可产生 IL-1。

2)肿瘤坏死因子:肿瘤坏死因子(TNF)可分为两大类,TNFα 由巨噬细胞产生,TNFβ 由活化的淋巴细胞分泌。其他细胞受到刺激后也可诱导 TNF 的分泌。TNF 通过与特异受体结合发挥其效应。

3)IL-12 :IL-12 是调节细胞免疫的重要细胞因子,是一种分子量为 70kD 的糖蛋白,由 p35 和 p40 两个亚基组成的异二聚体,两个亚单位分别由两个基因编码,只有 p40 和 p35 亚基等量表达才能产生有生物学活性的 IL-12,p40 过量表达形成的单体和同源二聚体可与 IL-12 异源二聚体竞争性结合特异性受体,从而抑制 IL-12 的生物学活性。IL-12 诱导 Th1 细胞分化、成熟,它与 IL-2 一起增强 NK 细胞活性,促进 CTL 成熟,在肿瘤免疫中有重要作用。

4)IL-18 :具有很强的干扰素 γ 诱生能力,又称 γ 干扰素诱生因子(interferon-γ inducing factor, IGIF),可与 IL-12 共同作用诱生干扰素 γ,促进 T 细胞向 T_H1 分化。具有抗肿瘤、抗感染等作用。

(2)对高、低剂量电离辐射反应不同的细胞因子:低剂量全身照射后 IL-2 和 IFNγ 的分泌增多,而高剂量照射则引起相反的效应。并已证实,CD25(IL-2Ra)和 CD71(转铁蛋白受体)对高、低剂量的反应与此相同,为低剂量辐射促进 T 细胞扩增和高剂量辐射抑制 T 细胞扩增提供了细胞因子调控的基础。另一方面,脾细胞分泌 IL-10 和 IL-4 的功能亦因剂量不同而异,但其变化方向与 IL-2 和 IFNγ 的分泌的变化方向相反,即低剂量辐射引起 IL-10 和 IL-4 的分泌降低,而高剂量辐射则使其分泌增多。这些变化从细胞因子调控的角度证实低剂量辐射有利于 Th 细胞向 Th1 分化。

3. 信号分子 细胞信号转导(signal transduction)亦称细胞信号传递。细胞信号转导及其引起的级联反应是各种细胞功能活动的重要分子基础。免疫细胞激活过程中的信号转导具有一般细胞信号转导的共性,也有其本身的特性。以 APC 的固有免疫为例,TLR4 受刺激时,通过 MyD88 和 TRAF6 的信号传递,使 NF-kB 发生核转位,从而实现其固有免疫功能,诱导 IL-12、IL-18 分泌增多,促进 T 细胞的分化,引发适应性免疫。

（二）免疫细胞间反应在电离辐射免疫效应发生中的作用

巨噬细胞和 T、B 细胞在免疫反应中存在相互协调的关系。以 T 依赖性抗原刺激为例,抗原引起特异抗体形成和诱导特异性细胞毒 T 细胞的溶细胞作用,都涉及巨噬细胞和淋巴细胞间的调节以及 T、B 细胞间的协同和 T 细胞亚组间的相互作用。

（三）整体调节在电离辐射免疫效应发生中的作用

早期的辐射内分泌效应研究揭示,大剂量辐射引起肾上腺皮质功能上调,且具有剂量依赖性,表现为肾上腺分泌皮质类固醇增多和血浆皮质酮含量升高,而且血浆皮质酮的游离部分(未与血浆蛋白结合,立即对组织、细胞发挥作用的部分)显著增多,同时淋巴细胞内糖皮质激素受体表达升高,因而对机体产生不利的影响,特别是免疫抑制。在人群检查和动物实验中研究了低剂量辐射对 HPA 轴的影响,发现低剂量辐射会引起 HPA 轴的功能下调,表现为下丘脑 *POMC* 基因的转录水平下降,血清 ACTH 与皮质酮含量降低以及淋巴细胞内糖皮质激素受体表达减少。同时阐明了低剂量辐射诱导 HPA 轴的功能下调与免疫功能增强的关系。近期工作证实 HPA 轴的功能变化与松果体分泌褪黑素的起伏存在密切的关系,发现低剂量辐射促进松果体的细胞周期进程,提高其 cAMP 含量,增加褪黑素分泌。低剂量 X 射线照射摘除松果体的小鼠不出现正常小鼠受相同剂量照射后的血清皮质酮含量降低,而是发生血清皮质酮含量的急剧、持续升高,免疫功能下降,而且补充褪黑素可促进免疫功能的恢复。同时发现低剂量照射后胸腺和脾淋巴细胞对低浓度儿茶酚胺和皮质激素等的反应性明显增高。这些研究资料表明,免疫系统的辐射反应一方面起因于射线对免疫细胞的作用,另一方面还制约于机体调节系统在全身照射后的变化,这一点对理解电离辐射免疫效应的发生机制尤为重要。

四、慢性照射的免疫效应

慢性低剂量全身照射对免疫功能的影响,取决于每次照射剂量、剂量率和累积剂量以及动物种类和所观察的免疫学参数。当每次照射剂量较小、剂量率较低、累积剂量不大时,可能出现免疫刺激效应。反之,则可引起免疫抑制效应。

人体观察的资料较少,对受低剂量辐射和放射性核素长期作用的不同人群的免疫功能进行了一些初步研究,发现在某些条件下免疫功能可能出现轻微的变化。工作中长期接触低剂量难溶性天然铀(UO_2)的人群,与同一单位的对照人群相比,其周围血液 T 细胞相对数减少,但由于淋巴细胞总数有增多的趋势(特别是接触铀尘时间较长者),T 细胞绝对数的减少并不显著。与此同时,周围血液淋巴细胞在 PHA 刺激下的 ^{3}H-TdR 参入率(按 cpm/10^5 淋巴细胞计)和形态转化率均低于对照,而 T 细胞本身的反应力并未降低。这些变化在接触铀尘剂量较大、时间较长者更为明显,而在减少接触后可以恢复。

对接触 X 线工作的医务人员的免疫功能的检测表明,与相同医院环境下年龄和工龄相当的医务人员相比,周围血液淋巴细胞总数、T 和 B 细胞计数、淋巴细胞对 PHA 刺激的 ^{3}H-TdR 参与反应以及血清 IgG、IgA 和 IgM 的含量,两组之间未发现有统计学意义的差别。此组受检的 X 线医务人员所受辐射剂量平均为 0.395cGy/a,平均累积剂量为 7.39cGy,平均工龄 16.7a,在职业性照射的限制水平以下。X 线医务人员整体而言未能检出明显的免疫功能变化。

第四节　电离辐射对消化系统的作用

一、放射病时口腔、食管和胃的变化

(一) 放射病时口腔的变化

通过临床和动物实验观察,急性放射病初期口腔黏膜上皮的基底层细胞发生变形,甚至发生灶性坏死;黏膜下层出现水肿,白细胞浸润,毛细血管扩张及内皮细胞肿胀。唾液腺导管和腺泡扩张,并可见大量黏液及一些急性变性的或坏死的细胞;退行性变的腺泡包括核固缩、胞质空泡形成及酶原颗粒的丢失;同时,伴有间质中的炎症,出现中性和嗜酸性粒细胞及少数浆细胞的浸润。电离辐射引起口腔黏膜和唾液腺的损伤,早期黏膜充血、水肿,唾液分泌减少,临床出现口干舌燥,咽痛口苦的体征。

极期时,病情发展严重,口腔黏膜可发生广泛的上皮剥脱和出血。严重者可在出血处形成溃疡,溃疡下部坏死区不断扩大。常可见牙周炎,牙龈出血、肿胀,牙齿松动。唾液腺也发生严重损伤。镜下检查,可见有许多细菌积聚在口腔坏死组织中,坏死区边缘水肿,稍远处血管扩张、充血和淋巴隙扩大,但此区内无炎症细胞反应。

此外,扁桃体淋巴组织萎缩,可发生程度不同的水肿、出血、细菌感染和坏死。咽壁也可发生溃疡,出现感染、坏死灶。这种现象即为坏死性扁桃体炎(necrotic tonsillitis)及坏死性咽喉炎(necrotic angina),是放射病的常见并发症。此时,机体会伴有发热、倦怠和食欲减退等全身性衰竭反应。

慢性放射病时,短期内口腔黏膜不出现变化,只有舌根及舌黏膜淋巴组织萎缩。经过数个月,黏膜下层出现持续性纤维化,伴有不典型的成纤维细胞、扩张的毛细血管及管壁增厚和透明性变的微动脉。唾液腺常有间质纤维化和腺泡丢失的现象,萎缩的腺体中可见到完好的腺泡,有些腺泡或导管呈现扩张而饱含黏液。在终前期,可出现出血、溃疡及坏死性咽峡炎,唾液腺可发生完全的纤维化而不存在腺泡。

(二) 放射病时食管的变化

全身照射所致的急性放射病,食管一般无严重损伤;但在大剂量局部照射,尤其在放射治疗后,食管可遭受严重损伤,而且很容易形成狭窄,造成严重后果。一次 30Gy 照射后 3d,

小鼠食管基底细胞层完全空泡化,有丝分裂消失,角化的扁平细胞层变薄;照射后 7d,黏膜层极度变薄,有些区域黏膜层脱落,黏膜下层早期有炎性浸润及水肿;照射后 14d 出现基底细胞增殖灶和上皮再生区域,但不规则,而其他区域完全裸露;照射后 21d,对于存活的小鼠,基底细胞层增殖活力增加及扁平细胞层增厚,食管表层已显示完全再生。在组织形态改变和照射剂量间存在一定的关系。一次 20Gy 照射,小鼠食管虽然有基底细胞层的缺损及短暂的扁平细胞壁的变薄,但并没有内层的完全裸露。随着剂量增加,基底细胞阻塞的严重程度增加。在 25Gy 以上剂量照射时,一半以上的小鼠出现完全的基底细胞阻塞,并伴有局灶性裸露。一般在 20Gy 以上剂量照射后 1 个月,食管黏膜恢复了复层结构,但仍残留溃疡及中度纤维化;其后数月,由于黏膜易于破坏可再形成溃疡或坏死,有的可并发难治性病变,或上皮萎缩形成黏膜下和肌层的纤维化,致使黏膜和小动脉毛细血管也发生纤维化,造成管壁增厚,管腔狭窄,最后引起死亡。300kV X 射线单次照射食管,其 $LD_{50/28}$(照射后 28d 内死亡 50% 动物所需的剂量)是 27Gy,分次照射 10 次时 $LD_{50/28}$ 提高到 57Gy,那些同时伴有食管损伤的小鼠大部分将死于放射性肺炎。

(三) 放射病时胃的变化

急性放射病初期,胃黏膜表面上皮及胃腺细胞有一过性损伤,数日即可恢复。胃液分泌也一过性增多,酸度增高,但很快就会回降,而过渡至极期时分泌受到顽固性抑制。大剂量照射后早期,前列腺素(prostaglandin,PG)分泌减少,而前列腺环素(prostacyclin,PGI_2)和血栓素 A_2(thromboxane A_2,TXA_2)分泌增加,表明胃黏膜保护作用减弱。胃运动功能也由初期的增强而后明显减弱,排空迟缓。同时,胃平滑肌内乙酰胆碱(acetylcholine,Ach)含量明显下降,胃平滑肌对其反应能力减弱,这可能是构成胃运动减弱的原因。极期时,胃黏膜萎缩。胃底腺主细胞和壁细胞受损严重,故其分泌功能也明显抑制,胃蛋白酶及盐酸分泌均大幅度降低。胃运动能力减弱,排空时间延长,导致液体、气体潴留,胃显著扩张。由于胃黏膜退行性变性及循环障碍(出血)等变化,胃小弯部常发生溃疡、出血。溃疡底部和边缘部呈黑色。镜下见溃疡边缘部有明显充血、水肿及渐进性坏死,但无炎症细胞反应。恢复期时,胃黏膜再生,逐渐恢复正常结构与功能。

动物实验证明,狗、大鼠和仓鼠经一次超致死剂量全身照射后 3d,胃黏膜仍正常,但此时黏膜则已发生了严重的溃疡;照射后 8d,幽门部上皮含有深染的细胞,其核肿胀;照射后 12d,胃底部与幽门腺体裸露;照射后 40d,大鼠急性胃黏膜病变已完全恢复正常,但仓鼠常发生急性胃溃疡,有些动物因而死亡。

慢性放射病晚期,胃黏膜萎缩,并有严重的慢性活动性胃炎及黏膜内淋巴小结形成。黏膜细胞形状不规则及核的极性消失。胃腺颈部存在不典型的、增大的、染色过深的细胞和有丝分裂象。壁细胞明显减少,腺体扩张。黏膜肌层由于纤维化而变形,黏膜下层水肿。小动脉内膜纤维化。肌层有灶状的,有时甚至是严重的间质纤维化。慢性溃疡可完全穿透肌层而引起浆膜的严重纤维化。终末期,常可发生胃黏膜的硬化性萎缩,此时消化功能也明显降低。

二、放射病时肠的变化

(一) 肠的放射敏感性

肠的各部黏膜的放射敏感性是不同的,这主要取决于黏膜及腺体上皮的类型、更新率、血管分布及黏膜变异等因素。在一般情况下,小肠放射敏感性比胃高,胃比结肠高。小肠黏膜更新速度快,放射敏感性高,电离辐射作用很快抑制隐窝上皮细胞的增生,使绒毛上皮细胞供应断绝,但绒毛顶端仍继续排出细胞,进而导致黏膜上皮细胞脱落,绒毛形成裸露状态。十二指肠黏膜细胞的更新率比空肠和回肠快,放射敏感性较后两者高。结肠黏膜没有绒毛,肠隐窝中的细胞有许多处于较长的间期,因而对放射损伤的易感性较低。

小肠隐窝部上皮细胞对射线的反应最为敏感,10Gy 以上剂量照射后 0.5h 便出现损伤,细胞分裂象很快消失,但消失时间的长短与照射剂量大小相关;而绒毛部上皮细胞则抵抗力较强。小鼠受 11~16Gy 照射,隐窝细胞分裂象消失,而对已分化的绒毛上皮细胞无影响。但隐窝部细胞损伤的修复也较快,当照射后 48h 绒毛部上皮细胞出现损伤时,隐窝部上皮细胞已经修复。隐窝的增殖细胞有较强的修复亚致死性损伤的能力,剂量存活曲线表现为较宽的肩区,常在照射后 3~6h 内完成。

通过对肠型放射病的肠组织损伤和恢复规律的实验观察,学者发现超过骨髓型放射病的剂量照射所引起的肠组织损伤的中心问题就是肠隐窝的损伤,若隐窝损伤轻,则黏膜可再生恢复,存活时间延长;若隐窝损伤重,则黏膜不易再生恢复,存活时间缩短。但隐窝损伤能否恢复,主要视其中是否残存有隐窝干细胞。如干细胞残存,则可使隐窝细胞快速增殖,恢复隐窝结构,从而肠组织得以再生恢复,提高存活率。

在快速增殖中,干细胞周期明显缩短,细胞周期从 18h 缩短到 12h,并且可能达到和过渡期增殖细胞的周期一样长短,但倍增时间却比周期时间更长,因为有许多干细胞不断分化进入过渡期细胞群;此时向隐窝上部增殖的细胞带延长,这种分裂的细胞带和不分裂的分化细胞带之间的边界移动促进了细胞大量的增加。小鼠 10Gy 照射后不同时间隐窝细胞周期发生明显的动态变化。照射后 2.5d,隐窝细胞增殖功能处在抑制期,DNA 合成停滞,分裂延迟;照射后 3d,出现代偿期,细胞分裂加速,周期时间缩短,G_1 期时间减少最多;照射后 7d,进入恢复期,G_1 期开始逐渐延长;照射后 9d,细胞周期基本恢复正常。可见,G_1 期阻滞或疏通是控制隐窝细胞周期活动及细胞群相对稳定的重要环节。

小肠隐窝干细胞辐射敏感性高,其 D_0 值为 1.3~1.5Gy;但修复能力很强,D_q 值为 6~10Gy,N 值为 6~13;其存活的上限阈剂量为 25Gy。

(二)急性放射病时小肠的变化

急性放射病初期,十二指肠变化最为明显。照射后 30min,可见肠隐窝上皮细胞有丝分裂停止,DNA 合成受抑,出现病理性分裂,如多极或不完全分裂等。隐窝细胞发生核肿胀、染色质集聚、核碎裂、空泡化及细胞肿胀等。以后,排除细胞破坏产物。隐窝底部的帕内特细胞变化不明显。肠绒毛上皮也发生渐进性坏死、脱落,电镜下可见绒毛萎缩,细胞间隙扩大。杯状细胞也因黏液潴留而胀大。组织化学和生物化学检查,黏膜上皮 DNA、RNA 含量及碱性磷酸酶、二胺氧化酶活性降低。这些变化很快便消失而恢复正常。但黏膜固有层变化仍继续加剧,如淋巴组织萎缩、出血、水肿和炎症细胞浸润等。在此时期,肠黏膜分泌增多,消化淀粉的能力增高。肠道吸收葡萄糖、果糖、甘露糖和氨基酸等物质的能力减弱,脂肪的吸收率一般也降低。小肠微血管明显扩张,血流量增加。小肠发生强收缩现象,蠕动增强,甚或出现痉挛等肠运动的功能紊乱症,可能与小肠平滑肌 ACh 含量增高,胆碱酯酶(cholinesterase,ChE)活性降低,5-羟色胺(5-hydroxytryptamine,5-HT)和组胺(histamine)含量增多等原因有关。此外,小肠肌电活动发生紊乱,肌电复合波传导失常,也是引起小肠运动功能紊乱的另一原因。

极期小肠变化较为复杂。肉眼即可见肠明显黏膜水肿，以及单发或多发的小出血灶。出血灶小者为出血点、出血斑，大者可为大片状，或发生黏膜下血肿。广泛的黏膜下出血，出血部位的黏膜常发生渐进性坏死，继而形成溃疡。溃疡底部及边缘因被胆汁浸染而呈污绿色，其周围组织水肿。一般很少出现肠穿孔。在整个肠道中均可见出血，出血灶可有纤维蛋白覆盖。此时，患者大便可带血或柏油样便。镜下可见黏膜上皮及固有层中大小不等的出血灶。出血区黏膜发生坏死，腺体崩解，隐窝消失，绒毛萎缩，上皮脱落。其周围可见明显水肿，尤以黏膜下层更为严重。黏膜坏死组织可滋生大量细菌。出血区以外的黏膜也可发生营养不良性变化和再生抑制。在坏死灶边缘仍见不到中性粒细胞反应和吞噬现象。黏膜固有层、黏膜下层有胶原纤维沉积，固有层淋巴组织萎缩，屏障功能遭到严重破坏。因此，肠道菌丛常可迅速繁殖并侵入水肿组织深处，或进一步随淋巴液及血液播散全身，引起感染并发症。在此期中，肠道分泌和某些蛋白酶生成能力均减弱，其中肠激酶、碱性磷酸酶和蔗糖酶等都显著降低。同时，对葡萄糖、氨基酸和脂肪酸等物质的吸收能力也大为减弱。微血管血流量减少。肠蠕动功能也明显减慢，常有气体和液体滞留在肠腔内。

分次照射后，小肠可能不出现早期反应，仅发生晚期反应。小动物接受总剂量50Gy的分次照射后6个月，小肠壁毛细血管细胞的活性和数量下降，黏膜下逐渐纤维化，12个月出现明显的小肠管腔狭窄。人小肠的晚期效应通常在放射治疗结束后12~24个月出现，有时可在数年后出现。腹部大面积放射治疗，特别是做过小肠粘连手术的患者，40~50Gy中等剂量的分次照射，可发生小肠并发症，即小肠肠管活动降低，出现浅表性溃疡，肠壁水肿、增厚和纤维硬化，肠腔狭窄，有可能发生急性和亚急性肠梗阻或穿孔、瘘管；50~60Gy剂量照射后，有1/3的患者发生不同程度的肠并发症；当分次剂量超过2.5Gy时，出现这些并发症的机会更多。

恢复期时，细胞DNA合成能力增强，分裂活动旺盛，肠黏膜、黏膜下结构均可恢复正常。但应当指出，在存活的病例中，一般均不发生上述极其严重的肠黏膜溃疡、出血和坏死等病变，即或发生，其范围也较小，程度也较轻。

（三）肠型放射病时小肠的变化

肠型放射病与放射损伤时的肠道病理改变是两个概念，前者是一种以急剧肠黏膜损伤为其特征的极重度全身性放射病。该型放射病由于受到超过骨髓型放射病的剂量（10Gy以上剂量）全身照射，虽然也存在造血组织的损伤，但辐射造血综合征被急剧发展的肠道症状所掩盖，或未出现造血综合征时机体便已死亡。

实验研究证实，大鼠等动物经10~30Gy照射后1h，小肠黏膜充血，隐窝底部细胞结构不清，个别核崩解，细胞肿胀，黏膜下层和肌层开始出现水肿。照射后3h，黏膜肥厚，有水肿，黏膜表面出现黄色皮状物，隐窝细胞有丝分裂抑制，核崩解明显，间质细胞浸润。照射后5h，隐窝细胞损伤达高峰。照射后9h，隐窝细胞核碎片基本清除，隐窝上段及绒毛开始出现畸形细胞。照射后24h，隐窝上皮剧烈变性坏死，间质与腺体排列紊乱；血管扩张充血，内皮细胞肿胀、增生，管腔阻塞。照射后2d，黏膜表面部分乳皮样物脱落，出现平浅的溃疡灶，绒毛部分裸露、变短，隐窝间结缔组织增厚，小血管变性，内腔阻塞。照射4d后，肠绒毛和隐窝基本消失，大量脱落的绒毛上皮被清除，黏膜萎缩加重，只有少数再生的畸形细胞；隐窝空隙加大，固有膜严重出血水肿，小血管变性坏死，或血栓形成，管腔明显阻塞，血管外膜结缔组织增生，逐渐发生纤维化；整个小肠壁变薄，上皮糜烂，其中有大量的大肠杆菌和肠球菌菌落。电镜下显示,照射后 1h,隐窝细胞超微结构即有明显变化,表现为线粒体空泡化,内质网扩张,胞质内自噬体增多。照射后 3h,隐窝底部出现幼稚细胞,胞核大、染色质分散,胞质明亮,内质网丰富,但其他细胞器少。这种细胞的出现可能由增殖细胞活动暂时阻断后转变而来。以后,隐窝细胞变性和坏死加重,细胞粗面内质网脱粒,溶酶体增多,细胞间隙加大,核染色质分布异常,核膜间隙扩张,高尔基器部分粘连,线粒体鞘模糊不清,髓鞘样变增多;帕内特细胞和嗜银细胞的溶酶体数则减少,着色深浅不一;小血管内皮细胞水肿,并有管腔阻塞现象。照射后 9h,幼稚细胞消失,出现畸形细胞,其胞核巨大、核仁致密、深染、核边缘不整、染色体稀疏,沿核膜分布,细胞器少,细胞质少,内有丝状物,微绒毛稀疏紊乱、粗细不均,线粒体肿胀、空泡化,内质网扩张,核糖核体减少,呈鸟眼状。此时,这种细胞只有核内DNA 合成而无细胞分裂,故可导致 DNA 量增加,形成巨核的畸形细胞。照射后 15h,可见隐窝少数核有丝分裂象及多核细胞和巨核细胞,固有层中血管内皮增生、肿胀。

总之,肠型放射病早期出现迅猛的肠上皮变性、坏死和脱落,以及在数日后可见有微弱的上皮再生;同时也有肠壁小血管成分的严重变性、坏死、管腔阻塞及管周围结缔组织纤维化。由于肠黏膜大片坏死脱落,绒毛突起变扁平而裸露,创面直接暴露于肠腔并与肠内容物接触,从而引起血液及淋巴液不断从损伤的小血管和淋巴管流失;加之频繁呕吐、腹泻,导致大量液体丧失,出现脱水,血液浓缩,水电解质严重紊乱,感染与中毒等,可加重病情,造成死亡。但引起这些症状和致死的最根本原因,仍归于肠上皮的严重损伤而不能再生所致。因此,采取一系列措施减轻肠上皮及小血管的放射损伤,扶植与发展已有微弱的肠上皮再生能力,是抢救肠型放射病最有希望的途径之一。

肠型放射病在上述病理变化过程中,小肠的功能也发生严重改变。照射后 1h,上皮细胞表面蛋白酶弥散,隐窝中上段细胞酶活性增加;随时间延长隐窝全段出现酶活性,绒毛表面蛋白酶的分布区域逐渐减少;2~3d 后绒毛表面酶的活性几乎完全消失,消化功能丧失。照射后数分钟后,小肠吸收氨基酸等物质的功能降低。照射后,随着 5-羟色胺和组织胺释放增加,肠蠕动功能也发生紊乱,有时出现逆蠕动,产生肠套叠等并发症。

(四)慢性放射病时小肠的变化

慢性放射病时小肠在短期内不出现明显变化。晚期,绒毛常变粗短,上皮细胞变扁平、空泡化、核固缩,杯状细胞稀少,可见黏膜溃疡、出血,或萎缩、变薄,隐窝短缩等变化;固有层出现纤维化,可见淋巴组织萎缩或消失;肠壁肌层可能正常或纤维化,有时穿透性溃疡可达此层;浆膜常因胶原增多而增厚,其纤维细胞可呈畸形;肠消化功能常发生障碍,出现腹胀、消化不良、慢性腹泻及食欲减退等症状,也可并发感染或发生肠腔狭窄,出现肠梗阻等严重症状。

(五)放射病时结肠的变化

在放射损伤的急性期内,结肠隐窝中见到不典型的细胞,伴有核的极性消失,核增大,有丝分裂象减少,以及杯状细胞因不能产生黏液而发生肿胀;也可见到浅表的黏膜溃疡,隐窝脓肿。黏膜下层可发生水肿,基质内有少数嗜酸性细胞和其他白细胞;也可有不同数量的纤维蛋白,并引起严重的纤维化,故对晚期效应的产生极为重要。

在慢性病变晚期,结肠变短、纤维化,管腔的锥形狭窄引起肠梗阻,黏膜出血、溃疡,有时也可见肠穿孔。显微镜下观察,黏膜可正常或萎缩,有杯状细胞丢失;黏膜表面覆盖有立方和扁平的上皮细胞,伴有核增大和极性消失;溃疡的肉芽组织中含有不典型的成纤维细胞和内皮细胞。黏膜下层显示透明性纤维化,有不典型的成纤维细胞及扩张的薄壁血管和淋巴管,其内皮细胞隆起,呈畸形。小动脉透明性变,内皮细胞不典型,内膜纤维化,变窄;小静脉内膜纤维化,或引起管腔狭窄。

三、放射病时肝脏和胰腺的变化

(一) 肝脏的变化

1. 肝脏结构、功能特点及其放射敏感性　肝脏(liver)是机体最大的实质性腺体、重要的代谢器官。肝小叶(hepatic lobule)是肝脏的基本结构单位,其中的肝细胞(hepatocyte)是构成肝小叶的主要成分,其寿命平均1年左右,增殖率很低。如在电离辐射作用后不同时间进行肝部分切除,在照射后几周及数月存活分数增高,说明细胞有很慢的修复和增殖的能力。肝细胞高度分化,各种细胞器发达,细胞的功能复杂多样。肝细胞有3种功能面,即血窦面、胆小管面和肝细胞之间的连接面,参与体内消化、排泄、解毒和免疫等多种生理过程。因此,研究放射病时肝脏的变化有其重要意义。一般多认为肝脏是辐射不敏感器官;但当受到刺激而进入活跃的分裂状态时,其放射敏感性增高,在肝脏部分切除或受化学损伤而使残留肝细胞分裂活跃时,其放射敏感性高于正常状态下的肝细胞。肝脏有强大的再生能力。肝细胞在正常生理条件下更新较慢,然而在放射损伤后剩余的正常肝细胞立即进入增殖过程,其增殖所需的酶在细胞分裂前8h即已合成。

2. 放射病时肝脏的变化　全身5~10Gy照射后几小时,肝内动脉有不均匀扩张。电镜下显示,肝细胞内质网发亮,膜肿胀并出现空泡,嗜锇性增强,糖原减少;小叶中心部线粒体明显肿胀,有破碎,数量减少;胞内溶酶体增多。组织化学等方法证明,细胞质中RNA增加,DNA下降,以后两者均减少;核转录活性升高,18h后降低;酸性磷酸酶及某些脱氢和氧化酶的活性增加;糖原减少,1~2d后有恢复;中性脂肪、磷脂代谢障碍。以后,除了肝脏循环紊乱外,淋巴管、小胆管及窦状隙扩张,血管周围组织水肿;肝细胞变性,出现双核、巨核。肝功能也随之发生改变,如吞噬功能下降,清除胶体金的能力降低。

肠型放射病时,肝小叶中心静脉出现明显的弥漫性充血。极期时,肝小叶中心失去正常结构,肝小血管、中央静脉与门管区静脉均极度充血扩张。窦状隙和间质水肿,常有微小出血灶。有时细菌在肝内积聚,但无炎症细胞反应。肝细胞中氧化还原酶和酸性磷酸酶活性下降,而碱性磷酸酶活性增高;肝糖原再次下降。电镜显示,细胞器破坏,胞内出现一些色素,细胞质空泡化,核固缩、肿胀及大小不等。恢复期时,肝细胞核分裂相增多,有双核。各种病变逐渐消除,大多肝功能逐渐恢复正常。

大鼠受0.168C/kg、0.206C/kg及0.245C/kg(650R、800R及950R)全身照射后3d,肝脏还原皮质醇A环和17,21-双羟基20-酮基侧链的功能显著降低,这是急性放射病极期以后血浆皮质类固醇浓度增高的因素之一,可以解释此时血浆皮质激素水平上升的幅度超过肾上腺皮质分泌激素增多幅度的现象。

局部肝脏10~20Gy照射后24~48h,动物肝脏除了具有全身急性照射形态改变的同时,代谢功能也发生障碍,总类脂质、磷脂和固醇含量明显增加,脂肪在肝内从小叶中心开始向小叶外围推进;此时,肝细胞细胞质中有嗜锇酸脂粒沉积,常位于线粒体附近或线粒体中。肝脏受到每4周超过35Gy剂量照射时,3~6周后发生致死性肝炎。大鼠肝脏局部30Gy照射可诱发放射性肝纤维化病变,其病理病程分为急性放射性肝炎、肝纤维化前、肝纤维化和肝硬化4个阶段。在照射后 1 个月内,肝内小血管及肝窦扩张、充血及出血,肝细胞点状嗜酸性变;电镜下肝窦血浆蛋白渗出,窦状隙水肿,肝细胞细胞质内线粒体肿胀,糖原颗粒减少,网状纤维稍有增多。照射后 1~3 个月,门管区、肝窦及中央静脉周围成纤维细胞增多,肝细胞点灶状坏死;电镜下成纤维细胞及贮脂细胞粗面内质网轻度扩张,细胞质内及细胞周围存在胶原纤维,部分肝细胞线粒体结构模糊,糖原颗粒明显减少。照射后 6 个月,肝脏纤维化,肝内纤维结缔组织大量增生,肝细胞片状变性坏死,大面积糖原减少或消失;电镜下肝细胞细胞质内有胶原纤维。照射后 9~12 个月,肝脏内结缔组织明显增多,少数肝细胞结节状再生,发生肝硬化,胶原纤维大片状增多,肝细胞大面积坏死,肝细胞细胞质内糖原明显减少或消失。

慢性放射病的晚期,肝脏轻度充血,肝板萎缩,中央静脉和门静脉隙变小。有少量再生的肝细胞小结节,某些细胞板呈灶性增厚。中央静脉小,常有胶原物质替代而使管腔消失。很多小叶变形、萎陷。可见小叶中央到门静脉隙或中央到中央伸展的纤维性桥。

(二)胰腺的变化

1. 胰腺结构、功能特点及其放射敏感性 胰腺(pancreas)由外分泌部和内分泌部组成,前者占大部分,分泌胰液,内含多种消化酶;后者较小,散在于前者之间,称为胰岛(pancreas islet)。人胰岛主要有 A、B、D、PP 和 D_1 5 种类型细胞,其中 B 细胞分泌胰岛素(insulin),主要参与糖代谢的调节。胰腺组织细胞分裂率低、更新慢,一般认为属于放射低敏感组织。但近些年的研究表明,大剂量照射的早期即可引起胰腺形态和功能的改变。外分泌部胰腺腺泡较胰岛细胞对辐射敏感,胰岛的 A 细胞比 B 细胞敏感。在一定范围内,随着照射剂量的增加,胰腺重量随之减轻,胰酶活性也随之降低。

2. 放射病时胰腺的变化 在急性照射的早期,腺泡有明显的充血水肿,细胞中分泌颗粒减少。稍后,可见核增大、多核和巨核细胞,细胞分裂象增多;部分区域有坏死和新生的腺泡细胞;导管、血管及间质也均有不同程度的变性。电镜下,照射后 30min 即有改变,并持续较长时间。线粒体呈球形;内质网出现空泡化和环形体,粗面内质网脱颗粒;胞质中溶酶体增多,有自噬小体、各种变性的细胞器,酶原颗粒减少;胞核染色质变粗、凝集及靠边,核仁增大,核膜出现不规则突起,核畸形和核固缩等;细胞间隙扩张。照射后胰岛也显示上述胰腺外分泌部的改变,但程度稍轻。由于形态上的改变引起功能的障碍。6Gy 照射大鼠后 1~2d 胰淀粉酶和胰蛋白酶活性明显下降至正常的 50%~60%,并持续处于较低水平,照射后 90~120d 恢复正常。7.5Gy 照射大鼠后 3~9d 胰岛素明显降低。照射后晚期,胰腺有不同程度的纤维组织增生和粘连,可见胰腺萎缩。上腹部或胰腺局部多次大剂量(30~60Gy)照射后,其变化规律基本同上,只是恢复时间后延。

第五节 电离辐射对其他系统和器官的作用

一、呼吸系统的变化

呼吸系统各器官的放射敏感性较低,但由于肺组织与外界环境相通,本身的血液循环很丰富,受照射后容易出血和感染,从而对机体产生严重影响。胸部肿瘤的放射治疗也可引起局部急性放射性肺炎（acute radiation pneumonitis），甚至造成放射性肺纤维化。

（一）急性放射损伤时肺的变化

急性放射损伤时，肺在照射后不同时间出现典型病变。

初期：全身照射时，如为最小致死剂量照射，照射后 12h 可出现间质充血、水肿，肺泡间弹性纤维变性，支气管周围平滑肌弹力纤维展平，肺泡内有水肿液。血管内皮肿胀，血管壁有血浆浸润。支气管黏膜上皮细胞分泌亢进，出现脂滴。

假愈期：肺充血、水肿减轻，弹性纤维复原，支气管中黏液分泌亦见减少。

极期：肺变化最明显，可见充血、出血、水肿。出血常在肺的中、下叶，沿支气管走行。出血范围可由出血点、斑、甚至波及整个肺叶或全肺。严重的出血常成为死亡的直接原因。镜下见血管内皮细胞脱落，间质中胶原及弹力纤维变性。严重时，肺组织除有气肿、萎陷之外，常合并肺炎，其特点是出血、坏死，即所谓坏死性（出血性）肺炎（necrotizing hemorrhagic pneumonia），炎症灶中有大量的浆液血性或纤维蛋白性渗出物，混有脱落的肺泡上皮细胞，但乏炎症细胞反应，更没有局部组织增生，常有菌团存在。

恢复期：肺内急性病变逐渐消退，2~3 个月后肺组织结构基本复原，但局部结缔组织增生较明显。

（二）慢性放射损伤时肺的变化

慢性放射损伤时，肺的病变特点主要是肺的纤维性硬化（fibrotic pneumosclerosis）和支气管上皮的非典型性增生（atypical hyperplasia）。长期小剂量外照射时，最初病变主要是肺泡上皮的大量脱落，小血管及小支气管周围发生单核细胞及多核巨细胞浸润，其后逐渐发生纤维性硬化，晚期可见出血及坏死。由于肺泡壁的纤维性增厚，致使肺泡腔也明显缩小，晚期常因肺泡完全纤维化而形成严重的纤维性肺不张。支气管上皮的非典型性增生，主要有鳞状上皮化生、角化和钙化等

（三）局部照射后肺的变化

Jennings 和 Arden 分析了 173 例胸部放疗引起肺放射损伤中照射剂量与时间因素的关系，发现照射 2 000rad 以上剂量，6 个月至 2 年后 41% 的患者在肺泡中渗出纤维素，浓缩成为透明膜。照射 3 000rad 以上者，肺泡隔纤维化出现在照射后 5 个月，照射 4 500rad 者出现在照射后 65d。更大剂量照射后 1~2 个月肺组织可出现纤维化。

大鼠肺在大剂量局部照射后，可相继出现 3 种病变：①剧烈的渗出性炎症；②血管、支气管及肺泡上皮细胞的变性；③肺实质纤维化。由于这些病变的存在和发展，常导致肺不张与代偿性肺气肿交错存在，极易并发感染，甚至累及胸膜，形成放射性纤维素性胸膜炎（radiation fibrinous pleuritis），最后肺出现放射性纤维性硬化。

（四）放射性肺纤维化

1. 炎症反应阶段　放射性肺纤维化形成的病理机制复杂，参与的细胞类型多种多样。当肺泡壁细胞受到照射时，部分肺泡 I 型上皮细胞发生凋亡脱落，刺激 II 型上皮细胞增殖转化为 I 型上皮细胞，同时分泌并释放细胞生长因子，降解细胞外基质（extracellular matrix，ECM），以利于清除受损的死亡细胞。另一方面，由于肺泡上皮细胞以及肺血管内皮细胞的损伤，招募炎性细胞进入损伤部位聚集，启动炎性反应。募集到肺损伤部位的炎性细胞有中性粒细胞、单核细胞、淋巴细胞等，它们进一步分泌趋化因子、细胞因子和生长因子以募集更多的炎性细胞参与损伤修复。

在受到辐照的肺组织的炎性反应中,巨噬细胞也参与损伤修复过程,并在肺的炎症反应阶段和纤维化阶段发挥着重要作用。根据活化状态和发挥功能的不同,巨噬细胞主要可分为 M1 型,即经典活化的巨噬细胞(classically activated macrophage),以及 M2 型,即替代性活化的巨噬细胞(alternatively activated macrophage)。M1 型巨噬细胞由 Toll 样受体配体激活,主要分泌促炎因子,表达诱导性一氧化氮合酶(inducible nitric oxide synthase,iNOS),诱导发挥促炎功能;而 M2 型巨噬细胞由 IL-4 和 IL-13 激活,主要分泌抗炎症因子,表达精氨酸酶 1(Arginase 1,Arg-1),以发挥降低炎症反应、组织修复功能为主。研究表明,iNOS 的表达水平升高发生在炎症反应阶段,而 Arg-1 表达水平的升高发生在纤维化阶段。M2 型巨噬细胞产生的生长因子包括转化生长因子-β1(transforming growth factor beta 1,TGF-β1)和血小板源生长因子(platelet derived growth factor,PDGF),它们能刺激肺上皮细胞和肺成纤维细胞。在正常受损的肺组织中,最初的炎性反应会随着修复的不断完整和肺功能的恢复而逐渐停止。然而,在放射性的肺纤维化组织中,炎症反应调节失衡,导致炎症程度加强,持续时间延长。

2. 纤维化形成阶段 放射性肺纤维化的病灶主要由成纤维细胞、肌成纤维细胞和沉积的 ECM 构成。在由射线引起的受损肺组织中,由于肌成纤维细胞具有更强的收缩性和分泌 ECM 的能力,它能引起过多的 ECM 沉积(纤维化过程),并分泌 H_2O_2 和血管紧张素原使肺上皮细胞死亡并通过分泌基质金属蛋白酶(matrix metalloproteinases,MMP)(主要是 MMP2 和 MMP9)破坏基底膜,进而导致纤维化的发生。而在正常的肺组织修复中,肌成纤维细胞可以通过凋亡而消除,但在放射性肺纤维化的患者中肌成纤维细胞却持续存在而免于凋亡。因此,肌成纤维细胞是放射性肺纤维化病灶的关键效应细胞。肌成纤维细胞有多种来源,在正常的肺组织中,少量的肌成纤维细胞来源有原位成纤维细胞和纤维细胞(起源于骨髓干细胞)的转化;研究表明,受损的肺泡 II 型上皮细胞能通过上皮间充质转化(epithelialmesenchymal transition,EMT)的方式间接转化为肌成纤维细胞。在特发性肺纤维化(idiopathic pulmonary fibrosis,IPF)的患者中发现与 EMT 相关的蛋白表达水平显著升高,这提示肺泡 II 型上皮细胞获得了间质化的表型。研究发现,在博来霉素诱导的肺纤维化模型中,大约有 1/3 的肺纤维细胞来源于肺泡 II 型上皮细胞。

综上,参与放射性肺纤维化形成的细胞种类多样,主要包括炎性反应细胞和纤维化形成细胞,而由他们产生的细胞因子、趋化因子、生长因子等也种类繁多,各种因子在纤维化形成中发挥着重要的作用,对于这些细胞及关键因子在放射性肺纤维化中的作用研究可为放射性肺纤维化的治疗提供新的靶点,以降低胸部肿瘤放疗的副作用。

二、心血管系统的变化

急性放射损伤时,心血管的功能和形态都发生一定的变化,对机体产生重要影响。

过去一直把急性放射病分为三大类型:骨髓型、肠型与脑型,近年来有些学者提出,当照射剂量介于肠型放射病与脑型放射病之间时可发生以心血管病变为主的一种新类型放射病——心血管型放射病。其主要依据是:①此型病例的临床症状主要表现为循环动力学障碍,认为这是射线引起的细胞死亡后释放的血管活性肽所致,患者死于循环衰竭或休克,而脑型症状并不明显,因而有人称之为"毒血型放射病"(toxemic form of acute radiation sickness)或"心血管型放射病"(cardiovascular form of acute radiation sickness);②尸检病例中无直接神经损伤的病理学依据,亦未见小脑颗粒层明显的固缩变化,但出现严重而广泛的心脏、脑及全身血管损伤,且均有急性心肌炎、心包炎,甚至心肌变性死亡;③病程比脑型者略长,比肠型者短;④在动物实验中亦观察到同样规律性的临床和病理改变。下面将急性照射和胸部照射所致心血管损伤的病理学变化简述如下。

(一)急性照射后心血管的变化

1. 心脏的变化

(1)初期:心脏变化不明显,可见个别心肌纤维轻度肿胀,心肌小动脉及小静脉壁增厚,发生玻璃样变。内皮细胞肿胀,核深染,血管周围水肿,部分嗜银纤维或断裂。此时可出现心动过速、期前收缩、传导阻滞和心房纤颤。心电图可见 T 波倒置和低平等。

(2)极期:常见明显的出血点或出血斑,并多见于心房后壁。心室前后壁心外膜下或左室内膜也可发生出血,若出血发生在传导束和心房神经节时,对心脏功能将有重大影响。镜下可见心肌原浆肿胀,部分失去横纹。许多细胞核浓缩,也有些肌纤维发生脂变和褐色萎缩,甚至坏死。坏死区周围无典型的细胞反应。心内膜胶原纤维肿胀,内膜下轻度水肿,浦肯野纤维明显空泡变性,心外膜出现水肿及出血。心肌内小血管内皮细胞明显肿胀,血管周围严重水肿,并有红细胞渗出管外。心内神经节和神经纤维均有退行性变,血管壁神经束也呈同样变化。

此时心电图变化也很明显,主要表现是 QRS 低电压与 ST 段下降,受照剂量越大 ST 段下降越明显,表明心肌缺氧。受照射后,由于低血压引起的反射性心动过速,使心每搏输出量减少,冠脉循环不足,致心肌劳损。另一方面,交感神经兴奋,血液肾上腺素含量增多,使心肌氧化过程增强,耗氧量增多,更促使心肌缺氧,心肌细胞内钾含量减少,钠增多。

(3)恢复期:渡过极期的病例,心脏各种病变可逐渐减轻或消失,结构与功能也可逐渐恢复,但坏死的肌纤维则形成纤维性修复。

慢性放射病时,心脏长期不发生明显变化。至终前期,心脏结构和功能可发生上述一系列变化。

2. 血管的变化

(1)急性放射损伤时,小动脉、小静脉及毛细血管的变化明显。

初期:小血管壁肿胀、玻璃样变,内皮细胞变性,坏死,形成放射性小动脉炎(radiation arteriolitis)。假愈期中,小血管病变也可暂时减轻或恢复。

极期:血管内皮细胞变性加剧、甚至坏死脱落阻塞管腔,继发该器官严重损伤,出现纤维蛋白样坏死。血管通透性极度增高,血管周围高度水肿。毛细血管常发生破裂,造成出血。

恢复期:度过极期后,血管病变可逐渐减轻或消失。

(2)慢性放射病时,血管有时可发生硬化。

3. 血压的变化　全身或局部照射,内或外照射,急性或慢性照射,均可出现收缩压和舒张压的降低。这时血管的紧张性虽然升高,但颈动脉窦的减压反应却增强。血中肾上腺素含量的降低也是间接的因素。假愈期内血压可恢复正常。极期时血压很快再次下降。

血压降低的机制比较复杂,可能与下列因素有关:

(1)中枢调节障碍:遭受全身照射的患者,大脑皮质、皮层下及脑干中枢部均受损伤,出现功能的不稳定。血管运动中枢的反射异常,加压反射减弱、消失或倒转以及减压反射所致血压下降期延长等,均易引起血压降低。

(2)体液因素：受照射后体内形成的某些毒性物质，在循环内也可引起血压降低，如组胺或类组胺等。血中肾上腺素含量的降低也可导致血压降低。

(3)心脏功能减弱：由于心脏结构受损，功能发生障碍，收缩压明显降低。

（二）胸部照射后心脏的变化

心脏损伤的临床阈值为45~50Gy，在乳腺癌、食管癌和肺癌等放疗时均可并发心脏损伤。胸部照射后心脏损伤可分为四类：①急性心包炎；②迟发性慢性心包炎；③心肌炎或全心炎（包括心包、心肌和心内膜纤维变）；④冠状动脉硬化和心肌梗死。辐射引起心脏损伤最显著的特征是心包积液。慢性期表现为缩窄性心包炎征象。

大鼠单次全胸照射30Gy及分次全胸照射30Gy、60Gy，光镜和电镜下可见心脏呈3种类型改变。

1. 变性渗出型　心肌充血、出血，心肌间有纤维蛋白渗出及炎性细胞浸润。部分心肌细胞变性，局灶性肌浆凝聚，电镜下心肌间毛细血管充血，内皮细胞变性（基质减少、线粒体肿胀、膜破裂、嵴减少、空泡化、内质网扩张和糖原颗粒减少），吞饮小泡增多，间隙增大。还可见肌丝束分离，局灶性溶解，Z线结构不清，糖原颗粒减少，该型病变多见于照射后0.5个月和1个月，之后呈现减轻、发生减少的趋势。

2. 坏死型　多位于心内膜下，见心肌有点片状坏死灶。最早见于单次照射30Gy大鼠。电镜下可见心肌细胞内线粒体肿胀，嵴断裂消失或空泡化，线粒体膜及核膜破裂，核膜间隙增大，核形不整，染色质边集，内质网扩张破坏，核周可见絮状物出现。心肌闰盘间隙增宽，糖原颗粒显著减少。尚见一些心肌细胞呈空泡状，似"脂肪细胞"。

3. 纤维化型　最早见于单次照射30Gy大鼠，始见小的成纤维细胞团。照射后6个月肌间局部纤维细胞增多和胶原纤维增生。心肌特染发现心肌变性及胶原纤维存在区范围显著增大。肌细胞数、肌间毛细血管数减少，而纤维细胞数增多，电镜下可见心肌间呈束状的胶原纤维出现。

单次全胸照射所致3型病变的发生率、心脏纤维化发生率和发生时间均高于和早于分次照射。胸部肿瘤放疗引起的心血管损伤的机制，多数学者认为由于心脏毛细血管内皮细胞进行性损伤，最终导致毛细血管消失。尽管血管内皮细胞更新的代偿机制被启动，但仍不足以重建受损的毛细血管网，微循环的不足造成缺血，并最后导致纤维化，纤维化区进一步压迫邻近毛细血管，造成严重缺血。

三、泌尿系统的变化

（一）肾脏的变化

肾实质对射线较不敏感，在急、慢性放射损伤时见不到严重的肾功能不全的病变。早期肾组织可见肾微血管充血，特别是肾小球，其毛细血管有玻璃样变和血浆浸润，内皮细胞核固缩，细胞肿胀，内皮与基膜之间可见蛋白性液体，肾小管上皮细胞也有营养不良性变化。集合管中有玻璃样管型及出血。中期变化比较严重，肾小球及肾小管变性，肾功能可出现不同程度的障碍，有轻度蛋白尿、血尿。晚期可发展为放射性肾炎，肾实质广泛损伤，出现肾功能不全，甚至尿毒症。血管病变严重者，可引起高血压，肾表面凸凹不平，呈现萎缩，显微镜下可见肾实质减少，间质增生，炎症细胞浸润很少。

上述变化，主要由于血管功能障碍所致，但放射病时机体的代谢障碍，组织破坏的分解产物经肾脏排出，也是造成肾实质损伤的原因。

慢性放射损伤时，肾脏病变发展缓慢，很久才出现明显的功能和形态改变。至终前期，常可发生肾纤维性硬化。

放疗时常规全肾照射 20Gy，5 年内有 1%~5% 的患者发生放射性肾炎，25Gy 照射可上升至 50%。急性放射性肾炎多发生在放疗后 6~8 周。临床研究发现，放射性肾炎具有渐进性，全肾照射 40Gy/5.5 周，肾小球和肾小管功能均受损害。双侧肾脏照射 17~18Gy/3.5 周则未见肾功能损害。因此，全身照射不要超过 20Gy，或减少每次剂量，总剂量可达 25Gy/3~4 周，不得已时最好将部分肾脏用铅遮挡好，以降低放射性肾炎的发生率。在儿童，累计 10~15Gy 剂量照射可减慢或停止肾脏的生长发育。

（二）膀胱的变化

照射后引起膀胱水肿、出血和溃疡，晚期导致膀胱萎缩、纤维化、瘘管和梗阻等病变为放射性膀胱疾病（radiation bladder disease）。多发生在盆腔肿瘤（如子宫颈癌、直肠癌和膀胱癌）放射治疗后。

照射初期（放射治疗后 4~6 周）由于电离辐射作用到膀胱上皮引起黏膜充血、炎症细胞浸润和水肿，剂量较大时上皮细胞脱落。亚急性期（放射治疗后 6 个月 ~2 年），在膀胱三角区出现水肿、浅表溃疡和毛细血管扩张，临床出现无痛性血尿，这与该区靠近照射部位且血液供应较少有关。大部分病例可恢复，如果有小动脉闭塞可形成瘘管和深在溃疡。慢性期（照射后 2 年以上）由于小动脉内膜纤维增生、变窄和小血管玻璃样变，形成缺血和放射性坏死，胶原组织代替肌肉组织，膀胱壁变硬易破裂，或增厚、挛缩及尿路梗阻。

四、生殖系统的变化

（一）生殖细胞的放射敏感性

睾丸的生殖部分（包括生精小管中的精原细胞、精母细胞及精子细胞、精子）的放射敏感性非常高，而间质部分的 Leydig 细胞有一定的辐射抗性，放射敏感性较低。放射敏感性高的生殖细胞在各个发育阶段的敏感性也有差异，随着生殖细胞的发育分化，放射敏感性随之下降，雄性生殖细胞的放射敏感性从高到低依次为：精原细胞>精母细胞>精子细胞>精子。在不同的发育阶段，精原细胞的放射敏感性也存在差异：A_2~A_4、In 精原细胞的放射敏感性明显高于分裂缓慢的 A_s 精原细胞，而 B 型精原细胞的放射敏感性更高，表明分裂越旺盛的细胞放射敏感性越高。各种属精原细胞的放射敏感性也存在差异，人类精原细胞的放射敏感性最高。精子细胞和精子的放射敏感性在雄性生殖细胞中最低，各种属精子的放射敏感性也存在差异，人类精子细胞的放射敏感性最高。

卵巢的放射敏感性低于睾丸，卵巢中生殖细胞和卵泡细胞的放射敏感性高，而卵巢黄体和间质具有一定辐射抗性。卵原细胞在有丝分裂活跃时，放射敏感性也最高。卵母细胞的放射敏感性随卵泡发育阶段的不同有明显差异。卵原细胞和卵母细胞的放射敏感性存在种属差异。

（二）辐射的生殖效应

电离辐射可引起动物或人的暂时不育或永久不育，这取决于照射因素（射线种类、剂量、剂量率和照射方式等）和生物因素（动物种属、年龄等）。

1. 辐射雄性生殖效应　电离辐射照射后引起生精上皮受损，引起不育，病理过程包括：

生精细胞变性坏死期、生精细胞空虚期、再生恢复期。引起雄性动物暂时不育的最小急性剂量是 1~3Gy，受照射后初期雄性动物仍具生育力，因精子细胞和精子仍发育存活；随后由于精原细胞的损失出现暂时不育期，其长短因受照剂量和动物种属而异。小剂量分次照射后，精子消失比单次照射更快，其原因可能是分次照射使具有一定辐射抗性的 A 型精原细胞转变为了辐射敏感的 B 型精原细胞。

人的睾丸是放射敏感器官，研究资料表明，人接受 0.08Gy 照射，可造成暂时性的精子数量降低；0.2Gy 可引起精子明显减少，可能引起暂时性不育；2Gy 照射，精子缺乏可持续 1~2 年，也可能引起永久性无精子；6Gy 照射，通常发生永久性的精子缺乏。

2. 辐射雌性生殖效应　卵泡是卵巢的基本功能单位，原始生殖细胞演变为卵原细胞．然后发育为卵母细胞，再发展为始基卵泡、初级卵泡、窦前卵泡、窦状卵泡，最后形成高分化的排卵前卵泡。较少剂量照射时，卵泡未完全损伤，暂时性不育后可得到恢复，较大剂量照射时，卵泡完全受损，发生永久性不育。人接受一次照射 1.7~6.4Gy 可引起暂时不育，3.2~10Gy 可引起永久不育，分次照射则需更高的总剂量。卵巢的放射敏感性取决于卵巢的成熟程度，年轻女性的卵巢对射线有较大的耐受性，永久性不育的阈值随年龄增长而下降。

（三）辐射内分泌效应

1. 辐射睾丸内分泌效应　下丘脑分泌促性腺激素释放激素（gonadotropin-releasing hormone，GnRH）刺激腺垂体分泌促卵泡刺激素（follicle stimulating hormone，FSH）和黄体生成素（luteinizing hormone，LH）调节睾丸的内分泌功能。腺垂体分泌的 FSH 主要促进生精上皮的发育和精子形成，而 LH 则主要刺激睾丸间质细胞（leydig cell）的发育及分泌睾酮。而睾酮又对下丘脑和垂体的 GnRH 和 LH 的释放起负反馈作用。睾丸曲精细管上皮支持细胞受 FSH 调节分泌抑制素（inhibin），抑制素对腺垂体的 FSH 分泌有很强的负反馈作用。抑制素对青春期前的下丘脑—垂体—睾丸轴调控作用不大，随着性成熟调节作用逐渐增强。研究发现丘脑、垂体和睾丸对电离辐射的敏感性不同，下丘脑比较敏感，垂体抗性较强，而睾丸中不同细胞敏感性不同。受照射后，上皮支持细胞具有一定辐射抗性，仍能保持基础水平的抑制素分泌，并通过负反馈引起 FSH 水平升高；间质细胞的辐射抗性更高，睾酮水平无明显变化，对 LH 的负反馈也弱，LH 变化不明显。

2. 辐射卵巢内分泌效应　卵巢分泌的雌激素主要为雌二醇，孕激素主要为孕酮。雌二醇是 C-18 类固醇激素，由卵泡的颗粒细胞、内膜细胞核黄体细胞合成分泌；孕酮是 C-21 类固醇激素，主要由黄体细胞分泌。雌激素可通过正反馈造成 LH 分泌高峰，引起排卵和促进黄体的生成；还可通过负反馈调节抑制 FSH 和 LH 的分泌，引起黄体的退化和新周期的开始。此外，雌激素可协同 FSH 直接作用于卵泡，促进卵泡的发育。60 天龄大鼠的卵巢受 8~20Gy 照射后，出现排卵不规则，阴道涂片有上皮角化现象，均与雌激素分泌变化相关；全身或骨盆、下腹部放疗女性，可出现卵巢早衰、FSH 和 LH 水平增高、闭经和第二性征不发育等症状。

（四）辐射对胚胎发育的影响

胚胎发育是指从受精卵起到胚胎出离卵膜的一段过程，主要包括卵裂、植入、胎盘形成、器官发生及分化等阶段。电离辐射对胚胎发育产生的有害影响，称为电离辐射的发育毒性效应（radiation-produced developmental toxic effects）。电离辐射的发育毒性主要表现为致死效应、畸形、生长迟缓等结构和功能障碍。其严重程度和特点主要与受照剂量、剂量率和胚胎发育阶段相关。通常将实验动物（小鼠、大鼠等）的胚胎发育分为：植入前期、器官发生期、胎儿期三个阶段。

1. 植入前期　动物实验表明植入前期的胚胎对辐射最敏感，产前死亡发生率高，而照射后存活的胚胎其后续发育生长均正常，表现为全或无的现象。

2. 器官发生期　胚胎细胞处于囊胚或分化阶段，对射线也非常敏感，处于该期受照，主要出现先天性畸形，但产前死亡少见。人类受照引起畸形最多的为胚胎25~37d，以中枢神经系统畸形为主，其他畸形少见。

3. 胎儿期　辐射敏感性较低，引起结构和功能异常需更大剂量，主要异常表现为发育障碍，可能发生智力低下。

辐射对人类胚胎发育影响的资料较少，主要来自广岛、长崎核爆幸存者的资料，根据现有人群资料，总结了2.5Gy以上剂量照射后对胚胎发育的影响：①在妊娠2~3周前受照可引起较大比例的胚胎吸收和流产，如继续妊娠，则婴儿基本正常；②妊娠4~11周受照可引起婴儿的多器官严重畸形；③妊娠11~16周受照引起少数器官畸形（如眼、骨骼和生殖器官畸形），生长障碍、小头症及智力迟钝较多见；④妊娠16~20周受照可引起轻度小头症、生长和智力发育障碍；⑤妊娠30周后受照可引起功能障碍，而少见结构畸形。

五、眼的变化

眼的各部分结构中，晶状体对射线较敏感，一定剂量的核辐射可诱发眼晶状体混浊而形成放射性白内障（radiation cataract）。放射性白内障是指眼部有明确的一次或短时间（数日）内受到大剂量外照射，或者长期反复超过剂量当量限值的外照射历史，累积剂量在2.0Gy以上，晶状体从小的混浊点到全部混浊，逐渐影响到视力，以至发展成视力完全丧失的临床过程。

晶状体无血管分布，其营养主要来自房水，通过晶状体囊扩散和渗透作用，吸取营养和排除代谢产物。一旦遭到电离辐射损伤，上述环境改变均可造成晶状体退行性改变。辐射引起的电解质紊乱，可使晶状体水分增加，又因辐射促使谷胱甘肽酶或其他含巯基酶减少，使晶状体内水溶性蛋白质降低，醌类物质增多，促进晶状体蛋白变性。当射线照射晶状体时，对射线敏感的细胞，如赤道部上皮细胞发生肿胀，空泡形成或细胞死亡，部分细胞异常分化及异常纤维形成，而这些异常纤维又不能被细胞所排除。具有这种病理性改变的细胞从赤道部向后极部移行，然后集中堆集在阻力最小的后极部囊下，形成放射性白内障初始阶段特有的形态特征。当白内障进一步发展，混浊扩大到整个晶状体，则与其他原因诱发的白内障，从形态上无法区别。

射线引起白内障的最低剂量，一般认为中子1次照射0.2~0.5Gy；X射线、γ射线1次照射需2.0Gy；在21~84d内多次照射总剂量需4.0Gy；病理组织学检查时，主要表现在晶状体前部上皮和后部纤维均发生变性，尤以晶状体后部的囊膜下区为最显著。开始的变化是上皮细胞细胞质肿胀、空泡化、通透性增加、有丝分裂停止及病理性分裂象。上皮细胞核相继出现断片，核染色质凝集，且常溢出而致细胞死亡。随病程进展，晶状体渐发生纤维化，且可向晶状体之前、后部扩展。因此可出现明显的临床症状。

放射性白内障的发生、发展受以下因素的影响：①射线的性质：由于射线性质不同，辐射诱发白内障的最小剂量也不同。高LET辐射比低LET辐射作用强，中子致白内障效应比 X、γ 射线高,损伤的累积作用强,分次照射与单次照射效应相似。②受照剂量:关于放射性白内障的剂量效应关系研究证明,广岛原子弹爆炸时 15 岁以下儿童出现后囊下白内障与受照剂量有关。在 1~1.9Sv 组是对照组的 2.8 倍,而在 2~2.9Sv 组为 4.3 倍,在 3Sv 以上组为 5.3 倍。另外,分次照射可以提高晶状体混浊的耐受剂量。③年龄因素:晶状体混浊的发生与受照当时的年龄有关。日本受到 3Gy 以上照射的原子弹爆炸幸存者,照射时不满 15 岁的人发生白内障的概率为对照组的 4.8 倍,照射时 15~24 岁的人为 2.3 倍,而 25 岁以上的人则为 1.4 倍。④潜伏期:放射性白内障的潜伏期最短为 6 个月,最长可达 35 年,平均为 2~4 年。潜伏期长短与受照剂量大小、射线性质、分次照射(或剂量率)以及受照时年龄有关。受照剂量越大,年龄越小,其潜伏期越短;高 LET 辐射或高剂量率则潜伏期更短。

放射性白内障除了早期病变在后极部呈点状、盘状或伴有空泡形成以外,混浊的病理学改变与其他类型白内障相比无任何特异性,都属于晶状体纤维退行性改变,因此详细了解职业史,特别是眼部受照射剂量、发病与受照时间间隔等资料是非常重要的。

关于预防放射性白内障的剂量阈值,1980 年 3 月,ICRP 的辐射效应工作委员会分析了相关的研究资料,判断在累积剂量达 15Sv 水平时,晶状体也会产生某些混浊,而且即使不再受照,也有可能发展到影响视力,决定将眼晶状体的年剂量限值从 0.3Sv 降到 0.15Sv。

六、皮肤及其附属器的变化

引起皮肤放射损伤的原因很多。核武器爆炸时,由于强烈的光辐射和大剂量电离辐射所致的皮肤复合伤;放射性落下灰沾染体表,不及时清除,落下灰中裂变产物照射皮肤,引起 β 射线烧伤;医源性皮肤放射损伤是由于医学上诊断、治疗的原因,导致放射性皮炎;核工业及农业科研人员由于操作不当,不注意防护,接受过量照射,都有可能发生皮肤放射损伤。

(一)放射性皮肤损伤的特点

1. 皮肤放射损伤与一般的烧伤不同,有一定潜伏期。当局部皮肤接受一定辐射剂量后,不会立即出现临床症状,常经过数小时、数天或几周才出现明显症状。

2. 放射性皮肤损伤的程度取决于射线能量的高低和剂量大小。能量较低、穿透力较弱的射线易被皮肤浅层组织吸收,损伤较表浅;能量较高、穿透力较强的射线易透过皮肤达深层组织。同一种射线、能量相等情况下,随剂量加大损伤加重。

3. 皮肤放射损伤后的创面愈合不良,时好时坏,迁延期长,主要由于辐射直接影响皮肤细胞,同时影响局部血管组织,引起动、静脉内膜炎,管壁增厚,管腔狭窄,甚至闭塞,导致局部组织的缺血、营养障碍等。

4. 皮肤放射损伤后的慢性皮炎,恶变率较烧伤的瘢痕高,约占 29.1%,而后者约为 1%。

(二)皮肤放射损伤的病理变化

在皮肤及附属器中,皮脂腺对射线最敏感,以下依次是毛囊、表皮和汗腺。

1. 急性皮肤放射损伤　急性皮肤放射损伤一般可分为 4 度。

(1)毛囊性丘疹与脱毛:射线作用于皮肤后,皮脂腺、毛囊及表皮的细胞均发生程度不同的退行性变。毛囊性丘疹(follicular papule)是皮肤受照射后,毛囊及皮脂腺细胞发生过度角化、空泡化、肿胀及崩解等,该部小血管充血,且有血浆蛋白及红细胞渗出,因而使毛囊部形成粟粒大、略突出皮肤表面的丘疹。此时,毛囊生发层细胞出现肿胀、空泡化和分裂抑制,失去增生力而渐萎缩,使毛根与毛乳头分离,毛发从而脱落。如受照射剂量不大,则皮脂腺可由残存的细胞分裂增生而恢复；若照射剂量过大，可引起永久性脱发，皮脂腺也不能再生。

一般急性放射病时，在照射后两周内出现毛囊性丘疹与脱发（follicular papule and epilation）。如照射剂量较小，则残存的毛囊生发细胞，可在受照射后 2 个月左右开始分裂增生，形成新毛。

在毛囊中，以头发毛囊对射线最敏感，其余依次是胡须、腋毛、睫毛和阴毛。

（2）红斑：在电离辐射照射后 14d 左右，真皮毛细血管扩张充血，血管及皮脂腺周围有炎症细胞浸润。同时，皮肤中组胺及类组胺物质含量增多，使毛细血管进一步扩张。数日后，该部表皮细胞可出现胞核、细胞质空泡变，核固缩和病理性有丝分裂，棘细胞可发生嗜酸性肿胀和空泡变性，毛囊与毛球轻度萎缩。该部体表呈红色，故名红斑。一般在 14～21d 后便可消退。红斑出现的同时常伴有弥漫或斑点状皮肤黑色素沉着现象，这是由于表皮基底层细胞和真皮生色素细胞的色素形成增多而发生的。色素沉着的消失较慢，可经过数周、数月甚至数年才消失。

（3）水疱：受大剂量照射约 1 周后便可发生水疱。这是表皮细胞退变（空泡化和核固缩等）、真皮和皮下组织血管损伤后，皮肤组织间液体潴留而形成的，可遗留瘢痕和色素沉着而治愈，也可破裂融合而成大疱性皮炎，镜下可见表皮角化不全，各层细胞显著退变，致全层萎缩变薄，常有细菌团在皮肤组织内繁殖，而无明显的炎症细胞反应。

（4）皮肤溃疡：水疱性皮炎时，表皮及真皮层细胞死亡，脱落后即成皮肤溃疡。镜下可见溃疡部表皮及部分真皮缺损，溃疡底及周围部只有少量炎症细胞浸润，病程久的溃疡底部血管可完全闭塞，溃疡边缘部血管扩张，管壁增厚。小的溃疡可出现新生上皮而愈合，但大的溃疡可久治不愈。

2. 慢性放射性皮肤损伤　长期接受小剂量电离辐射作用后，晚期可发生皮肤萎缩。表现为表皮各层变薄，细胞减少、退行性变，即慢性放射性皮炎。真皮明显纤维化及玻璃样变，甚至血管外膜及中膜都可发生高度纤维性变，也可出现闭塞性动脉内膜炎或血栓形成。皮肤附属器的毛囊、皮脂腺等均可见高度萎缩或消失。因此，临床上常见有皮肤干燥、少汗、脱屑、感觉过敏以及出现肥厚斑等。由于皮肤过度角化，鳞状细胞形态异常，排列不整，分裂细胞增多，久之皮肤的病变也可转变为角化性或无角化性鳞状细胞癌。

七、骨和软骨的变化

骨是放射不敏感组织，在急性和慢性放射病时，长期不见明显变化。但远期后果却常可发生病理性骨折。日本原子弹爆炸受害幸存者中就有 4% 并发骨折。放射病时，骨的变化可概括为骨生长障碍、骨变性（bone degeneration）和骨肿瘤（bone tumor）形成 3 种病变。

青少年的骨组织正在发育成长期，对射线较敏感，尤以骨骺后部更为敏感。成人若受较大剂量照射后，也可发生同样性质的变化。急性放射病初期阶段，可见骨生长受到抑制和结构被破坏，表现为干骺端、骺板软骨与海绵骨间联系破坏，生长停顿。软骨细胞变性、死亡，化骨区软骨细胞与海绵骨组织失去正常排列。骨膜中血管扩张、胶原基质肿胀、纤维断裂及骨膜增厚。成骨及破骨细胞增生，随后成骨细胞减少。

极期，病变加重，骺板软骨可与海绵骨分离，成骨细胞减少，软骨吸收停止，骨膜变厚。骨内血管可闭塞，致营养不良，颇易骨折。骨组织中碱性磷酸酶活性降低，且受大剂量照射者不易恢复。恢复期，软骨细胞开始分裂，成骨细胞及血管也重新出现，已分离的骨松质可逐渐吸收。

慢性放射病时,骨病变发展甚慢,但病变性质与上相似。有的患者在受照射后多年,可发生骨肉瘤。

思 考 题

1. 急性放射损伤时,肺的病理变化有哪些?
2. 细胞因子在放射性肺损伤中的作用有哪些?
3. 什么是放射性白内障? 其发病机制是什么? 其发生、发展的影响因素有哪些?
4. 皮肤放射损伤可分为哪几类? 其影响因素有哪些?
5. 雄性生殖细胞发育各阶段放射敏感性有何特点?
6. 胚胎发育各阶段放射敏感性有何特点?

(杨　巍)

第九章　肿瘤放射生物学

电离辐射在临床中主要用于恶性肿瘤的治疗,本章主要阐述与肿瘤放射治疗相关的生物学知识,是开展临床放射治疗的理论基础。肿瘤放射生物学主要在器官组织和细胞分子水平上分析肿瘤组织与正常组织对局部放疗的反应,研究影响肿瘤组织放射敏感性的各类因素,在不影响或降低正常组织损伤的前提下提高肿瘤细胞的放射敏感性,其目的在保护正常组织的前提下对肿瘤组织给予最大的杀伤作用,从而提高肿瘤放射治疗的疗效。本章将重点讲解电离辐射对不同组织的损伤特点,临床放疗剂量分割的生物学基础4R 理论,放疗与化疗、手术、热疗的联合。近年来,随着放疗技术与生物医学领域的迅速发展,又涌现了不少新的放疗技术手段,本章将介绍硼中子俘获疗法、质子重离子放疗和FLASH 放疗。

第一节　组织的放疗反应

一、组织的放射敏感性

电离辐射对人体的各类组织都可以造成损伤,但是相同剂量照射下各类组织的损伤大小是不一致的,也就是放射敏感性不同。早在 1906 年,法国科学家 Bergonie 和 Tribondeau 研究了大鼠睾丸的辐射效应,发现分裂活跃的生精细胞比不分裂的间质细胞更容易受到电离辐射的损伤,由此提出了 Bergonie 和 Tribondeau 定律,即组织的放射敏感性与其细胞的分裂活动成正比,而与其分化程度成反比,也就是有丝分裂活动旺盛、低分化细胞组成的组织对电离辐射敏感。之后很多的放射生物学实验观察证实了该定律基本符合客观实际。但是有例外的细胞,主要是卵母细胞和淋巴细胞,这两种细胞并不迅速分裂,但都对电离辐射敏感。需要指出的是,根据生物学效应观察指标的不同,放射敏感性高低的结论可能会出现不同甚至完全相反的结论,如某种组织细胞以存活为指标对电离辐射抵抗,但是以某项细胞功能来判断就是辐射敏感的。

人体各类组织的放射敏感性的顺序排列如下:

(1)高度敏感的组织:淋巴组织(淋巴细胞和幼稚淋巴细胞)、胸腺(胸腺细胞)、骨髓(幼稚红、粒和巨核细胞)、胃肠道上皮(特别是小肠隐窝上皮细胞)、性腺(睾丸和卵巢的生殖细胞)和胚胎组织。

(2)中度敏感组织:感觉器官(角膜、晶状体、结膜)、内皮细胞(主要是血管、血窦和淋巴管内皮细胞)、皮肤上皮(包括毛囊上皮细胞)、唾液腺以及肾、肝、肺组织的上皮细胞。

(3)轻度敏感组织:中枢神经系统、内分泌腺(包括性腺内分泌细胞)和心脏。

(4)不敏感组织:肌肉组织、软骨和骨组织及结缔组织。

上述组织的放射敏感性分类不是绝对的,当组织的功能状态不同和所观察的放射敏感性指标的不同,其排列顺序可发生改变。例如在正常情况下的肝细胞分裂很少,小肠上皮细胞更新迅速,所以肝细胞的放射敏感性比小肠上皮要低,两者都受到 10Gy 的照射后,肝细胞还可以保持形态上的完整性,但是小肠上皮会出现明显的损伤。但如果先进行部分肝切除术以刺激肝细胞分裂,其放射敏感性会达到和小肠上皮同样的程度。

组织的放射敏感性主要考虑电离辐射对细胞的杀伤作用,但是临床上放射治疗引起的一些症状是由电离辐射诱导的炎性因子表达和释放所致的,包括:腹部放疗后几小时发生的恶心和呕吐;患者接受大面积照射(尤其是腹部)后感到的疲劳;颅脑放疗后数小时发生的嗜睡;辐射诱导的急性炎症和脉管渗漏引起的组织急性水肿和皮肤红斑。

对于临床实践而言,了解组织的放射敏感性可以用来预测放射治疗对正常组织的损伤副作用,初期的研究以皮肤来源的成纤维细胞为对象,通过体外克隆形成来预测不同个体的放射敏感性,但是此实验耗时耗力,所以一些相对快速的评价实验可能对临床更有指导意义,这些实验包括 DNA 损伤检测、彗星试验、染色体畸变评价、细胞周期阻滞、外周血淋巴细胞凋亡等。但是目前这些结果指标与机体放射敏感性的关系并没有肯定的结论,可能的原因是体外放射敏感性与体内不同,体内的情况更为复杂,特别是体内微环境对放射敏感性具有重要的作用。随着高通量技术的进步,特别是基因芯片和全基因组测序等方法,可以提供在基因序列、单核苷酸多态性、基因表达与放射敏感性的内在关联,是未来预测组织放射敏感性的发展方向。

与正常组织相比,肿瘤细胞的分化程度低、分裂活动活跃,对电离辐射更为敏感。但是实际情况却比较复杂,肿瘤的部位、乏氧细胞的含量、血红蛋白的含量、辐射增敏剂的使用等因素都会影响其放射敏感性。

根据放射敏感性的高低,一般将肿瘤分为三类:

(1)高度敏感性肿瘤:白血病、淋巴瘤、霍奇金病、骨髓瘤、髓母细胞瘤、精原细胞瘤、横纹肌肉瘤、肾母细胞瘤、其他未分化型肿瘤。

(2)敏感性肿瘤:基底细胞癌、鳞状上皮癌、子宫癌、乳腺腺癌、分化差的脑胶质瘤。

(3)抗拒性肿瘤:除子宫和乳腺以外其他部位的腺癌、畸胎瘤、间皮瘤、分化好的肿瘤、恶性黑色素瘤、胃癌、软骨肉瘤。

研究表明,肿瘤的放射敏感性存在异质性,对肿瘤患者采用同样的放射治疗措施不能达到一样的效果,所以了解特定患者的肿瘤组织的放射敏感性,可以为个性化精准放疗方案提供依据。目前对于预测肿瘤组织的放射敏感性的实验主要分为两类,一类是研究肿瘤细胞内在的放射敏感性,主要通过体外原代培养肿瘤细胞,研究电离辐射作用后的克隆形成率、细胞活力、2Gy 照射后的存活分数、细胞增殖标记物、DNA 损伤修复、微核形成等方面;另外是研究肿瘤组织内的微环境,主要通过氧电极、乏氧细胞标记物、磁共振等来测定肿瘤组织内乏氧的情况。

二、早反应组织

早反应组织（early response tissues）的更新速度快,亦称为快更新组织,组织中细胞分裂增殖活跃,受照射后几天或几周内出现大量细胞死亡,从而引起明显的组织损伤,如造血系统、小肠上皮、皮肤等。如果电离辐射没有完全杀伤早反应组织内的干细胞,那么这些干细胞可以迅速增殖,进而完全修复损伤。如果有辐射区域以外的未受损的干细胞迁移至受损部位,也可以进行组织的修复。如早反应组织在受照射后给予足够的时间,通常可以很好修复损伤。肿瘤细胞的增殖速度快,其组织反应特点类似于早反应组织。

根据剂量效应曲线拟合的线性平方模型（linear-quadratic model）$S=\exp(-\alpha D-\beta D^2)$,其中 α 代表曲线中的线性部分,β 代表平方部分,当细胞死亡构成中 $\alpha D=\beta D^2$,即 $D=\alpha/\beta$,这时的剂量 D 下线性和平方项对细胞死亡的贡献是相等的。早反应组织的 α/β 值较大,说明低剂量下以 α 的线性项为主,要在高剂量平方项才开始发挥作用,剂量效应曲线的肩区不明显（图 9-1）。

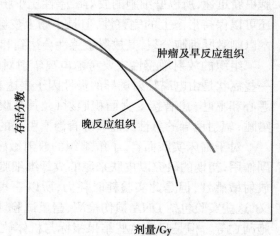

图 9-1　早反应组织与晚反应组织的剂量效应曲线

三、晚反应组织

晚反应组织（late response tissues）的更新速度慢,亦称为慢更新组织,一般认为是分化完成的无增殖再生能力的组织,受照射后的损伤会在数月或数年后才发生,如肺组织、肾脏、心脏、肝脏和中枢神经系统。晚反应组织一旦出现损伤,即使出现修复,也不可能达到完全修复。晚反应组织损伤表现一般都有纤维细胞和其他结缔组织的过度生长,代替了正常的组织,形成广泛的纤维化。电离辐射对晚反应组织内血管内皮细胞的损伤可引发血供减少,导致组织器官的功能丧失。

晚反应组织的 α/β 值较小,说明低剂量下以 β 的平方项为主,剂量效应曲线具有明显的肩区（图 9-1）。表 9-1 显示了部分早、晚反应组织的 α/β 值。

表 9-1　基于多分割照射实验得到的 α/β 值

早反应组织	α/β 值 /Gy	晚反应组织	α/β 值 /Gy
皮肤	9~12	脊髓	1.7~4.9
空肠	6~10	肾	1.0~2.4
结肠	10~11	肺	2.0~6.3
睾丸	12~13	膀胱	3.1~7
肉芽组织	9~10		

四、放疗中的剂量 - 效应关系

在对体内肿瘤进行放射治疗时,总是不可避免对周围正常组织的照射。一方面,在照射野经过的路径上有正常组织;另一方面,恶性肿瘤的生长呈浸润型,与正常组织无明显的边界,在治疗过程中还要考虑肿瘤的亚临床病灶,所以肿瘤周围的正常组织也会受到电离辐射的作用。为了评价放疗方案的作用,应该综合考虑肿瘤控制率和正常组织的毒副作用。

无论是正常组织还是肿瘤,放射剂量越大,生物效应越大,其剂量 - 效应曲线呈现为 S 形曲线,图 9-2 中以正常组织损伤发生率与肿瘤控制率与剂量关系绘制了 S 形曲线,在低剂量区域,曲线较为平坦,说明效应变化不大,随着剂量升高,曲线进入斜坡,效应迅速升高,中间段曲线越陡峭、斜率越大,剂量的升高对放射效应有明显的提升,在高剂量区,曲线再次趋于平坦。曲线位置的不同反映了不同类型组织的放射敏感性,一般肿瘤的放射敏感性高于正常组织,所以肿瘤的曲线位于正常组织的左侧。图 9-2 显示在正常组织损伤发生率达到 5% 时,肿瘤控制率超过 30%。如能阐明肿瘤及正常组织对射线反应的内在机制,并发现提高肿瘤放射敏感性和保护正常组织的方法,就可以使两者的剂量 - 效应曲线分离开来,如放射增敏剂可以使肿瘤曲线左移,放射保护剂可以使正常组织曲线右移。在临床放化疗联合后,肿瘤的曲线会发生左移,但是正常组织损伤曲线也会发生左移,表现为损伤发生率的增加。体内肿瘤照射后取出细胞进行体外克隆形成实验发现细胞存活曲线具有双相性,这与肿瘤含有乏氧细胞有关(详见本章第二节)。

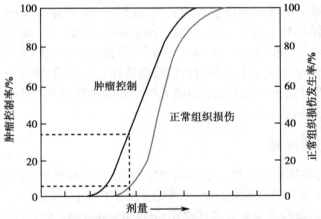

图 9-2　正常组织损伤发生率与肿瘤控制率的剂量 - 效应关系

第二节　放疗中的分次照射

20 世纪 20—30 年代法国进行了一系列放射生物学实验,发现单次照射公羊睾丸时,在引起睾丸损伤的同时也会对皮肤产生大面积的损伤,当把单次照射分为多次,在保留对睾丸损伤的同时,对皮肤的损伤大大减轻了。假设睾丸是一种类似肿瘤的模型,皮肤作为限制剂量的正常组织,那就可以推论出放疗的分次照射,虽然这一推论可能存在缺陷,但其得到的结论是正确的:在引起相同水平正常组织损伤时,分割照射对肿瘤的局部控制率优于单次照射。

放射生物学已经建立了分次照射的 4R 理论,也就是亚致死性损伤修复(sublethal damage repair,SLDR)、细胞周期再分布(redistribution of cell cycle)、乏氧细胞再氧合(reoxygenation)、细胞再增殖(repopulation)。简单来说,分次照射可以保护正常组织,因为正常组织在照射间隔发生亚致死性损伤修复和再增殖,分次照射能加重肿瘤细胞损伤,因为肿瘤在照射间隔发生细胞周期再分布和乏氧细胞再氧合,使其放射敏感性增高。此外,过度延长治疗时间对治疗不利,因为存活的肿瘤细胞也会发生再增殖。

放疗中的分次照射是为了满足治疗的目的,即给予肿瘤最大的杀伤作用、最小化对正常组织的损伤。由于目前的放疗实施中,正常组织不可避免受到一定剂量的照射,为了达到放疗目的,必须要将剂量分割开给予患者,以限制射线对正常组织的损伤,同时,分次照射过程中肿瘤发生再氧合和细胞周期再分布,可以提高治疗效果。

早反应组织的干细胞在放疗期间就开始增殖并修复损伤,当延长治疗时间,可以减轻早反应组织的损伤,对晚反应组织没有明显作用,但是延长时间对肿瘤治疗不利,治疗时间要平衡早反应组织与肿瘤的损伤。晚反应组织损伤与单次剂量大小有关,根据线性平方模型其剂量效应曲线有明显的肩区,单次越小,其损伤越小,总剂量不变的情况下,分割次数越多,晚反应组织的损伤越小,由于早反应组织的剂量效应曲线肩区不明显,分割剂量减少对其损伤的减轻没有晚反应组织明显。

近年来随着放射生物学和临床研究的发展,在原来 4R 理论的基础上又增加了 2R,形成了 6R 理论。新增的 2R 分别是放射敏感性(radiosensitivity)和抗肿瘤免疫反应的再激活(reactivation of anti-tumor immune response)。不同肿瘤或同类肿瘤的不同病理类型的放射敏感性不同,同一类型肿瘤在不同患者体内的放射敏感性也不同,肿瘤自身的放射敏感性是决定放疗疗效的关键因素之一。临床证据表明大剂量的电离辐射可有效诱导体内产生抗肿瘤的免疫反应(详见本章第三节)。

一、放射损伤的修复

将单次大剂量电离辐射分成两次较小的剂量照射,两次照射之间间隔一定的时间,那两次照射的细胞存活率会比单次照射的高,说明在间隔的时间内细胞修复了前一次的照射产生的部分损伤,这种现象被称为亚致死性损伤(sublethal damage,SLD)修复。

早反应组织和晚反应组织的 SLD 修复能力不同,按照细胞存活曲线的线性平方模型,晚反应组织比早反应组织有相对较少的单击损伤(α 型损伤)和较多的由 SLD 累积引起的多击损伤(β 型损伤),即早反应组织的 α/β 值比晚反应组织要大,所以晚反应组织比早反应组织的修复能力强。当分次剂量较小时,对晚反应组织的损伤要比早反应组织轻,当分次剂量增大,对晚反应组织的损伤要比早反应组织严重。

从临床经验和动物实验中可获得三条证据间接证明早反应组织和晚反应组织对剂量分割引起的损伤不同点:

第一,临床证据表明达到相同的早反应组织损伤时,当总剂量不变,增大分割剂量,减少分割次数,会加重晚反应组织的损伤。

　　第二,将每天一次 2Gy 分成两次,一天照射两次的方式称为超分割,在这种分割照射方式下早反应组织损伤与常规分割相同或稍重,但能够大大减轻晚反应组织损伤,并能获得相同或略好的肿瘤局部控制率,说明晚反应组织对分割模式的变化敏感。

　　第三,图 9-3 是通过小动物实验得到的不同组织的等效剂量曲线,其中皮肤脱皮、空肠隐窝损伤等代表早反应组织损伤(虚线),肺、脊髓损伤代表晚反应组织损伤(实线)。等效剂量曲线的横坐标表示的是分割剂量,纵坐标表示的是在不同分割次数的情况下达到同一损伤程度时需要的总剂量。由于分割照射后组织的损伤都是减轻的,所以曲线都具有一定的斜率。但是早反应组织和晚反应组织的等效剂量曲线的斜率有所不同,后者的等效剂量曲线的斜率更大,说明剂量分割次数越多,分割剂量越小,为了在晚反应组织中获得同样的损伤,需要增加更多的总剂量。换而言之,增加分割次数,减小分割剂量,对晚反应组织具有较好的保护作用,而对早反应组织的保护作用较小。

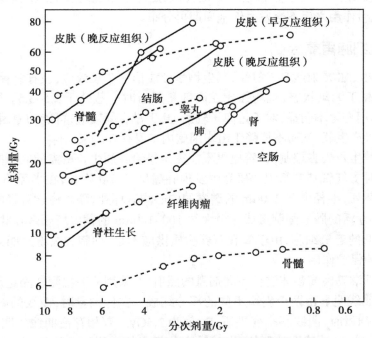

图 9-3　早反应组织与晚反应组织的等效剂量曲线

　　对于临床放疗来说,在保持总剂量前提下,分割剂量较大时对晚反应组织的损伤较大,当采用分次剂量较小的超分割方案时,可增加肿瘤组织和晚反应组织之间的治疗差异。为了获得最大的治疗效果,需要让晚反应组织完成 SLD 修复,所以进行超分割方案时两次照射的时间间隔要在 6h 以上。

　　另外一种影响分次照射反应的损伤为潜在致死性损伤(potentially lethal damage,PLD)。体外实验表明,PLD 的修复主要发生在处于亚优化生长条件下的细胞。在体内肿瘤细胞中,PLD 主要发生在非增殖细胞中,体积较大的肿瘤可能 PLD 修复更加显著。PLD 修复能力与临床放疗疗效有一定的关系,例如黑色素瘤和骨肉瘤等放射抵抗的肿瘤的 PLD 修复要比乳腺癌强。分裂迅速的细胞 PLD 修复不明显,高 LET 辐射的 PLD 修复也不明显。

二、细胞周期再分布

处于不同细胞周期的细胞的放射敏感性是不同的,G_2/M期的细胞对射线敏感,S期的细胞对射线抗拒。处于不同细胞周期的细胞群体受到单次电离辐射之后,选择性地杀伤了处于比较敏感时相的G_2/M期细胞,留下了射线抗拒的S期细胞。照射之前,细胞群体中细胞分布于各个细胞周期时相,是非同步化的细胞群,照射之后,细胞大部分处于对射线抗拒的时相,形成了相对同步化的细胞群。经过一段时间之后,同步化的细胞重新恢复分裂周期活动,又可以进入对射线敏感的时相,这时可以再次进行照射,重复这一过程就可以不断杀伤肿瘤细胞。分次照射会使照射后存活的肿瘤细胞通过细胞周期再分布产生"自身敏感",从而提高治疗效果。

对于细胞周期进程迅速、分裂活动旺盛的肿瘤细胞来说,分次照射之后的细胞周期再分布这种现象比较明显,而对于正常组织来说,特别是非增殖的晚反应组织来说,细胞都处于静止期,电离辐射作用之后不会发生细胞周期再分布。

三、乏氧细胞再氧合

低LET辐射,如X射线和γ射线,其生物学效应依赖于氧效应,在有氧存在条件下的生物学效应明显高于无氧状态,氧增强比在高剂量照射时一般介于2.5~3.5。随着LET的升高,氧效应的作用变得不明显,对于重离子辐射,几乎没有氧效应,可能的原因是重离子作用于水分子可直接产生氧,从而不依赖于组织细胞内本身存在的氧。

肿瘤组织的生长失去控制,脉管血供不能完全供给肿瘤生长所需的氧,肿瘤组织内就会出现乏氧。在对支气管肺癌组织学研究中发现肿瘤呈条索状生长,在半径小于$160\mu m$的瘤索中没有细胞坏死,半径大于$200\mu m$的瘤索的中心均有坏死,随着瘤索直径的增加,坏死区的直径也增加,存活的肿瘤细胞形成一个大约$100\sim180\mu m$的鞘。坏死区和肿瘤细胞之间有一层氧分压较低的乏氧细胞,由于氧和营养物质供应不足,细胞失去增殖能力,但是却可提供对射线损伤的保护作用。

对小鼠皮下淋巴肉瘤整体进行不同剂量的照射,并采用稀释检测法测定剂量存活关系,发现剂量存活曲线明显由两个斜率不同的部分组成。在低剂量时,曲线的斜率较大,D_0值为1.1Gy;在高剂量时,曲线斜率变平缓,D_0值为2.6Gy。双相存活曲线表明体内肿瘤细胞中存在两种不同放射敏感性的群体,也就是充分氧合的细胞和乏氧细胞,前者放射敏感性高,形成了斜率大的低剂量曲线,后者放射敏感性低,主要贡献处在高剂量区域。这进一步证明了乏氧环境可提供对肿瘤细胞的放射保护作用,可能成为放射治疗后肿瘤复发的根源,成为限制临床疗效的重要因素。

实验观察表明,几乎所有的实体瘤中都存在乏氧细胞,在动物体内实体瘤中乏氧细胞比例一般在10%~20%,也有高达50%和少于1%的。乏氧细胞比例的高低与肿瘤细胞的类型和增殖速率有关,一般随着肿瘤体积的增大而增加。在人体肿瘤乏氧测定中,主要采用氧探针、乏氧标记物染色等方法。氧探针是将一种电极直接插入肿瘤测定氧浓度的方法。乏氧标记物是一类可与乏氧细胞内大分子特异性结合的分子,如哌莫硝唑。多种证据都提示,人类实体瘤中都存在乏氧现象,而且可以影响肿瘤的恶性进展和治疗的效果。

对于软组织肉瘤的研究发现,肿瘤氧合程度与远处转移发生率具有相关性,肿瘤氧合程度低更易发生远处转移。在分子机制上,肿瘤乏氧可通过上调乏氧诱导因子 1α(hypoxia-inducible factor-1α,HIF-1α)表达介导产生很多恶性行为。新生血管对肿瘤的生长至关重要,HIF-1α 会诱导肿瘤产生血管内皮生长因子(vascular endothelial growth factor,VEGF),促进在肿瘤乏氧区域形成新生血管。作为一种细胞内转录因子,HIF-1α 可以改变肿瘤的代谢通路,使糖代谢从有氧氧化向糖酵解途径转变,让肿瘤细胞的线粒体呼吸减少、乳酸生成增多,HIF-1α 能够调控多种代谢相关基因的表达,如葡萄糖转运、糖酵解酶、乳酸产生和丙酮酸代谢的相关基因。HIF-1α 还可以通过调节细胞外基质形成、细胞迁移、细胞黏附等功能基因的表达,从而促进肿瘤细胞在局部的侵袭、浸润和远处转移。有证据显示 HIF-1α 上调与肿瘤放化疗抵抗有一定的关系。

在小鼠移植肉瘤的乏氧细胞测定中发现,未照射前乏氧细胞的比例约为 14%,从周一到周五每天接受 1.9Gy 的照射,在下个周一测定的乏氧细胞比例为 18%,如周一到周四接受照射,周五测定的乏氧细胞比例为 14%。如果氧合细胞对射线敏感,那么射线主要杀伤氧合细胞,留下乏氧细胞,所以射线照射后乏氧细胞的比例应该上升,但是在分割放疗后肿瘤内乏氧细胞的比例与未照射的肿瘤相同,说明在分割放疗中乏氧细胞转变成了氧合细胞,这种现象被称为再氧合。

再氧合的过程可以用图 9-4 来表示,肿瘤组织内的细胞按照含氧量分为氧合细胞和乏氧细胞,在单次 X 射线照射后,选择性杀伤了氧合细胞,留下了乏氧细胞,在照射的间隔时间中,这些原来的乏氧细胞重新获得氧供应,部分变为了氧合细胞,这时进行下一次照射,继续杀伤氧合细胞,重复这一过程,肿瘤组织就会不断被杀伤缩小。

对小鼠移植肉瘤模型进行单次 10Gy X 射线照射,乏氧细胞比例随时间会发生变化,在照射之前,乏氧细胞比例约为 15%,照射后乏氧细胞立即升高到 100%,说明单次大剂量照射几乎杀伤了所有的氧合细胞,这样肿瘤中只剩下了乏氧细胞,随着时间延长,乏氧细胞发生再氧合,其比例又开始逐渐下降,大概在 6h 之后其比例恢复到原来的水平,说明再氧合发生在照射后的 6h 内。其他肿瘤类型动物实验表明再氧合一般发生在照射后 1~2d,但是影响再氧合时间的因素很多。人体内肿瘤再氧合目前没有明确的数

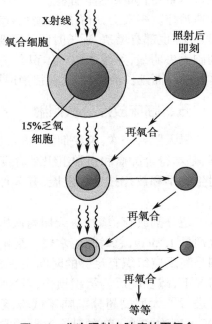

图 9-4 分次照射中肿瘤的再氧合

据,但是分割治疗能够治愈部分肿瘤从一个侧面证明了人类肿瘤中存在再氧合。再氧合被认为是射线杀伤氧合细胞后,随着肿瘤体积的缩小,肿瘤内血供发生再分布,原本位于氧扩散之外的乏氧细胞重新获得血供变为氧合细胞。

乏氧细胞对电离辐射具有抵抗,此外,乏氧细胞对化疗药物也会产生抗性。首先,乏氧细胞血供不良,通过血管扩散的化疗药物在乏氧细胞部位难以达到需要的浓度;其次,不少化疗药物的靶分子为 DNA,依赖于细胞内自由基的产生,类似于电离辐射的生物效应,也依赖于氧的作用;最后,乏氧细胞的酸性代谢产物聚集,pH 较低,可以减弱某些化疗药物的

作用。

学者们已经进行了多方面的研究来克服乏氧对放疗造成的负面影响。如高压氧舱治疗，让患者处于高于大气压力的纯氧密闭舱中，发现部分肿瘤的局部控制得到了提高，但是迟发性的正常组织的损伤也提高了，可能正常组织的氧分压增高也提高了放疗的毒副作用。由于吸烟能够降低肿瘤部位氧分压，所以肿瘤患者应该戒烟。有临床报道患者的血红蛋白水平对放疗疗效有影响，所以有研究团队在放疗前输血，通过提高血红蛋白来增加氧的供给。还有研究试图开发乏氧细胞增敏剂和乏氧细胞毒素来选择性提高对乏氧细胞的杀伤作用。

四、细胞再增殖

在放疗期间肿瘤克隆源细胞可以发生加速再增殖。单次大剂量照射肿瘤部位可使肿瘤组织体积缩小或不再增长，但是此时肿瘤组织中的克隆源性细胞已经开始加速增殖，说明受照肿瘤在退缩时，细胞再增殖已经发生。肿瘤再增殖的现象说明：不必要地延长治疗时间对治疗不利；如果正常组织的急性反应过于严重，治疗期间必须有一个时间间隔，那么间隔应该尽量短；如果不能缩短总的治疗时间，分段照射不是好的治疗方案；增殖快的肿瘤需要加速治疗。事实上，所有的肿瘤放疗都应该尽快完成，因为在治疗期间即使再增殖表现不明显，肿瘤也都有增殖，延长时间就需要追加更多的剂量来抵消肿瘤增殖作用。有些肿瘤本身细胞丢失明显，射线作用后体积会显著缩小，但其实肿瘤的再增殖已经发生，不能因为肿瘤体积缩小而延长治疗时间，往往消退快的肿瘤发生再增殖也快。

五、临床放疗分次照射

每天照射一次，单次剂量 1.8~2.0Gy，每周 5 次，称为常规分割治疗，是最常用的治疗方案，基本符合肿瘤和正常组织对射线反应的生物学规律，能满足放疗的目的，但目前随着放射生物学和放疗技术的发展，有多种其他剂量分割方案能使疗效有一定的提高，主要的方法有：

超分割放疗：增加每天照射次数，减少每次照射剂量，常用的方式有每天照射 2 次，每次剂量 1.15Gy，总时间与常规分割相似，每天两次照射间隔要在 6h 以上，以使正常组织，特别是晚反应组织有足够的时间完成 SLD 修复。主要目的是在早期反应相同或轻微增加的情况下，减轻晚反应组织损伤，对肿瘤的控制率与常规分割相同或更好。欧洲对头颈部肿瘤进行了大型的超分割临床试验，超分割方案为：80.5Gy/70 次 /7 周、单次剂量 1.15Gy，与 70Gy/70 次 /7 周、单次剂量 2Gy 的常规分割方案相比，5 年的肿瘤局部控制率从 40% 提高到了 59%，患者生存率得到改善，没有明显增加晚期毒副反应或并发症。

加速分割：与常规分割治疗总剂量相同，通过每天两次甚至更多的照射，让治疗总时间缩短。其目的是减少快速增殖肿瘤的再增殖，但是由于加速分割会导致较为严重的急性反应，所以在治疗过程中需要一个休息间隔或降低总剂量。欧洲对头颈部肿瘤进行了加速分割的前瞻性随机对照试验，治疗方案为每次照射 1.6Gy，每天照射 3 次，一周内 5d 照射，治疗时间为 5 周，总剂量为 72Gy，中间休息 2 周。试验结果表明，加速分割组的肿瘤局部控制率提高了 15%，但是没有生存获益，急性反应显著增加，还观察到晚期反应的增加，其中包括致死性的并发症，这可能是严重的急性反应发展为晚期反应，或者加速分割照射的时间间隔太短,正常组织不能完成 SLD 修复,该项研究提示使用加速治疗要非常谨慎。

加速超分割:以超分割的单次剂量为基础,增加每天照射次数,缩短总的治疗时间,其目的是综合超分割和加速治疗的优点,超分割可以保护晚反应组织,缩短总的治疗时间抑制肿瘤细胞再增殖。临床试验结果表明,该方案能够提高肿瘤局部控制率,但是急性反应比较严重,晚期反应发生率并没有升高。由于 6h 的间隔并不能让脊髓组织完成 SLD 修复,所以加速超分割在剂量超过 50Gy 时有些患者会出现放射性脊髓病。

低分割:每次剂量高于 2Gy,减少照射次数和 / 或缩短总时间。前列腺癌组织反应不同于其他肿瘤,类似于晚反应组织,其 α/β 值较小,约为 2~3Gy,为了提高对前列腺癌的疗效,要采用单次剂量大、分割次数少的外照射或数次高剂量率的近距离照射。放疗技术的发展使体内辐射剂量分布进一步优化,受到高剂量照射的正常组织体积进一步减少,如调强放疗、立体定向放疗、质子放疗、重离子放疗,这就可以在不提高正常组织剂量的前提下显著升高肿瘤靶区剂量,实现剂量的低分割。

第三节　放疗与其他疗法的联合

放射治疗是治疗肿瘤的重要手段之一,据估计,临床中 70% 以上的恶性肿瘤患者需要放射治疗,其中部分病例单独采用放射治疗就可以达到根治肿瘤的效果。但是单纯放射治疗也存在局限性。首先,放射治疗是一种局部治疗手段,对于照射野之外的肿瘤细胞一般不具有杀伤作用;其次,有些肿瘤类型对于放射治疗的敏感性不高,单纯放射治疗疗效不佳。所以在临床实践中,放射治疗往往和肿瘤其他治疗方法联合应用。

一、放疗与化疗的联合

化疗是采用化学药物来进行肿瘤治疗,是一种全身治疗手段。放疗与化疗的联合应用是一种常用的肿瘤综合治疗措施。两者联合的最初理论基础是"空间合作"。电离辐射针对性杀伤局部的肿瘤,从而有效控制体积较大的原发肿瘤,而化疗选择性杀伤身体其他部位的肿瘤微小转移灶;在另外一种情况下,化疗是主导的治疗方法,而放疗可以作用于药物无法到达的病灶,如药物可能不同通过血脑屏障,而放射治疗可以直接作用于中枢神经系统。

空间合作虽然是最初的原理,但是实际上可以观察到放疗和化疗联合应用大于单独使用两者的作用之和,这种效应称为"协同作用",可能的机制有:

化疗改变了肿瘤细胞的周期分布。化疗药物杀伤肿瘤细胞存在细胞周期特异性,如紫杉醇在杀伤 95% 的肿瘤细胞后,剩下的存活细胞停滞在对电离辐射敏感的 G_2/M 期,这样放疗就可以有效杀灭这样的肿瘤细胞群体。

化疗药物抑制 DNA 损伤修复。很多种类的化疗药物可以抑制电离辐射诱导 DNA 损伤的修复,从而增强辐射的细胞毒效应。

化疗药物杀伤肿瘤后使其体积缩小,肿瘤乏氧细胞发生再氧合,提高了放射敏感性。

放疗联合化疗的目的在于提高肿瘤局部控制率、无复发生存期、总生存期以及改变复发的模式。有三种常用的联合应用方法：辅助化疗，完成放疗局部治疗接着化疗；诱导化疗，先使用化疗，再开始放疗，也称为新辅助化疗；同步放化疗，放疗和化疗同时进行。

二、放疗与手术的联合

手术与放射治疗同样是局部治疗手段，对于某些肿瘤，手术切除是首选的治疗方法，特别对于早期的肿瘤，采用根治性手术可以治愈肿瘤，但是作为局部治疗，单纯手术后肿瘤往往会出现复发和远处转移。临床实践中手术常和其他肿瘤治疗进行联合，手术可以切除大的肿瘤病灶，使肿瘤数量大大减少，有利于患者免疫功能的恢复，并为其他治疗方法实施创造条件。放疗与手术的联合方式有以下三种：

术前放疗：在手术之前进行肿瘤部位照射，可以降低肿瘤细胞活性，使肿瘤体积缩小，杀灭肿瘤周围亚临床病灶和转移淋巴结，降低肿瘤分期，提高肿瘤切除率和减少术中出血，并防止手术引起的肿瘤细胞的种植和播散。术前放疗与手术的间隔一般需要2~4周，使组织急性反应消退。术前放疗的剂量一般是根治量的2/3左右，以不增加手术的难度、不干扰组织的正常愈合为原则。术前放疗的缺点是：放疗对肿瘤组织的损伤影响了肿瘤组织学诊断；术前放疗没有覆盖小的肿瘤病灶，如小的肝转移病灶只有在手术时才能发现，所以没有从术前放疗中获得益处；术前放疗使手术时间推迟，并可能影响手术伤口的愈合；术前放疗范围不确切。

术后放疗：由于目前大部分肿瘤首诊都采用手术切除，术后放疗是最常见的治疗方案，可根据手术和组织学检查，确定肿瘤病灶、亚临床病灶和转移淋巴结的位置并设计照射范围，从而提高肿瘤局部控制率和患者生存时间。术后放疗一般要在术后2~4周内开始，这样可以防止手术纤维瘢痕形成和避免肿瘤细胞发生术后的再增殖。术后放疗对亚临床病灶的剂量一般在45~50Gy，如手术中对肿瘤残留进行了标记，那么要给予根治剂量。其缺点是并不能减少手术时肿瘤转移的可能性，而且手术可能改变了局部的血供，可能造成乏氧引起肿瘤组织的放射敏感性降低。

术中放疗：在手术切除肿瘤后，对肿瘤局部病灶进行一次性大剂量电子线的照射，其优点是可以充分暴露肿瘤，直接确定照射范围，同时可以把肿瘤的周围正常组织尽可能推送到照射野之外，多用于腹腔内深部肿瘤，如胃、胰腺、膀胱和直肠癌的治疗，可提高肿瘤局部控制率和患者的五年生存率。术中放疗是一次性治疗，没有分割放疗的生物学优势，而且正常组织对单次大剂量的耐受情况需要进一步研究，还需要放疗科机房和手术室的充分协调。

三、放疗与热疗的联合

从20世纪80年代开始，人们开始了热疗的临床研究，对肿瘤局部加热到43℃，可以观察到热能对肿瘤细胞的明显损伤作用，随着热疗作用时间的延长，对肿瘤细胞的杀伤能力也越强，具有一定的可量化性和时间依赖性。进一步分析表明热能对蛋白质变性和细胞毒作用相当，所以热疗对细胞杀伤作用的靶点是细胞内的蛋白质，热能可以使染色体结构蛋白、细胞核基质、细胞骨架、呼吸链酶功能失活。

电离辐射主要是通过损伤DNA来发挥细胞毒作用，与热疗损伤细胞的机制不同，两者联合可以产生相加作用。有证据表明热疗能够抑制亚致死性损伤的修复，使细胞存活曲线的肩区消失，所以两者可能存在协同作用。处于不同细胞周期的细胞对热疗和电离辐射的敏感性不同,S期细胞对电离辐射相对抗拒,但是对热疗敏感。乏氧是肿瘤细胞产生放疗抵抗的重要原因,但是乏氧不降低细胞的热敏感性,热疗还能加速血流,逆转乏氧状态,可能也是提高放射敏感性的机制之一。要提高肿瘤放疗疗效,热疗的最佳施加时间是照射前和照射后即刻。由于临床放疗单次剂量较小,热疗的升温有限,所以热疗和放疗的联合可能还是相加作用。

热疗与辐射作用相互加强的程度可以用热增强比(thermal enhancement ratio,TER)来表示,其定义为加热和不加热时,达到相同生物损伤所需X射线剂量之比。对实验动物的实体瘤热疗实验中得到了典型的TER,升高温度可明显提升TER,如加热1h,41℃的TER为1.4,42.5℃为2.7,43℃为4.3。对正常组织如皮肤、软骨和小肠中的实验数据表明,43℃加热1h的TER可达到2。治疗增益系数(therapeutic gain factor)的定义是肿瘤的TER和正常组织的TER的比例,肿瘤内局部血供不足、缺少营养、pH低,而且不容易通过血流散热,所以可能比正常组织对热疗更敏感,所以热放射增敏可以有治疗获益。

由于很多化疗药物的靶分子是DNA,所以热疗可能对化疗也有增敏作用,此外热疗可以加快肿瘤的血流,可以促进化疗药物向肿瘤部位转移,所以现在热疗和化疗的联合、热疗与放化疗的联合也成为了研究的热点问题。近年来随着纳米材料技术的飞速发展,出现了很多靶向肿瘤的多功能纳米药物,例如可以在红外线、交变磁场的作用下在肿瘤局部产热,从而发挥抗肿瘤、放射增敏的作用。

四、放疗与免疫治疗的联合

肿瘤细胞中的突变基因编码了肿瘤特异性的变异蛋白,能被机体免疫系统识别并传递给细胞毒性T淋巴细胞,从而攻击肿瘤细胞,这些变异的蛋白就是肿瘤特异性抗原。恶性肿瘤发生发展过程的决定性环节之一就是逃脱机体免疫系统的监视,肿瘤可以通过多种分子、细胞、机体整体水平的机制摆脱免疫系统的监视,使机体不能对肿瘤特异性抗原形成有效的免疫应答,形成免疫耐受(immunological tolerance)。如何激活机体对肿瘤的免疫反应一直是医学界探求的热点问题,也就是肿瘤的免疫治疗。

近年来,越来越多的证据表明放疗具有全身性的生物学效应,特别是可以激发抗肿瘤免疫反应,放疗联合免疫治疗在荷瘤动物模型中可以诱导系统性的抗肿瘤反应,临床观察也支持放疗联合免疫治疗对非照射肿瘤转移灶的抑制作用,形成放疗的远隔效应(abscopal effect)。与常规分割照射剂量2Gy不同,要有效诱导抗肿瘤免疫反应需要大剂量的照射,一般在单次8~12Gy甚至更高的剂量。临床实践中立体定向放疗可以在肿瘤靶区达到这种剂量水平,说明抗肿瘤免疫反应依赖于有效的局部肿瘤杀伤作用,放疗在局部发挥了肿瘤疫苗接种的作用。进一步的机制研究表明大剂量电离辐射可以上调肿瘤特异性抗原和组织相容性复合体Ⅰ类分子的表达,诱发肿瘤发生免疫原性细胞死亡(immunogenic cell death,ICD),从而被免疫系统有效识别。放疗还可以激活抗原递呈过程、改变肿瘤抑制免疫的微环境等方式来促进机体对肿瘤的免疫反应。

一般情况下单纯放疗对肿瘤局部的免疫正向调节还不足以抗衡肿瘤组织对免疫功能的抑制作用。近年来关于放疗与免疫检查点抑制的联合应用取得了令人瞩目的成果,开启了放疗与免疫治疗联合的新篇章。正常情况下,免疫检查点信号抑制肿瘤特异性抗原的加工递呈和细胞毒性T淋巴细胞的功能,协助肿瘤细胞躲避免疫系统的攻击,如在放疗的同时给予免疫检查点抑制剂,就能有效诱导抗肿瘤免疫反应,目前针对细胞毒性 T 淋巴细胞相关抗原 4(cytotoxic T-lymphocyte-associated antigen-4,CTLA-4)和程序性死亡受体 1(programmed death 1,PD-1)及其配体(programmed death-ligand 1,PD-L1)的研究最为广泛。

CTLA-4 又名 CD152,与 T 细胞表面的协同刺激分子 CD28 具有高度同源性,能抑制抗原递呈细胞介导的 T 淋巴细胞活化,当抗原递呈细胞膜表面的组织相容性复合体 I 类分子将肿瘤特异性抗原递呈给 T 细胞受体时,需要 T 细胞的 CD28 与抗原递呈细胞的 B7 分子相结合形成共刺激信号才能激活 T 细胞,CTLA-4 能与 CD28 分子竞争性结合 B7 分子,但结合后并没有激活作用,从而使 T 细胞呈现无反应性,并进一步导致效应 T 细胞的耗竭、免疫抑制 Treg 细胞数量的增多、转化生长因子 β 的合成分泌增多,从而阻断抗原信号的传递。采用 CTLA-4 抗体联合大剂量放疗具有显著的抗肿瘤作用,在荷瘤动物模型和临床试验中都表现出对肿瘤原发灶和转移灶的抑制作用,而 CTLA-4 抗体或放疗单独处理却没有类似效应。2011 年,CTLA-4 抗体 ipilimumab 获美国 FDA 批准用于黑色素瘤的治疗,对非小细胞肺癌、前列腺癌、膀胱癌的临床试验也在进行中。

PD-1/PD-L1(CD279/CD274)在维持外周免疫耐受中起到了重要作用,PD-1 表达在活化的 T 细胞表面,肿瘤细胞高表达 PD-L1,可以与 PD-1 结合,从而抑制 T 细胞的增殖和细胞因子的释放。如 PD-1/PD-L1 通路受到抑制,肿瘤细胞就不能将负性调控信号传递给细胞毒性 T 淋巴细胞,从而增强细胞毒 T 淋巴细胞的功能和增殖。PD-1 单抗 nibolumab 及 pembrolizumab 对黑色素瘤、非小细胞肺癌、结肠癌、颅内胶质瘤有效,PD-L1 抗体与放疗联合在乳腺癌和结肠癌中也显示出明显的治疗作用。目前我国数个制药厂商的 PD-1/PD-L1 抗体药物已经进入了临床试验阶段。

由于 CTLA-4 和 PD-1/PD-L1 介导的细胞间相互作用机制并不一致,因此有研究报道将两类抗体与放疗联合起来,基因组学和免疫学研究发现 CTLA-4 抗体联合放疗虽然有效,但是肿瘤对此疗法的抗性普遍存在,并与肿瘤细胞上调 PD-L1 的表达有关,导致细胞毒性 T 淋巴细胞不能发挥正常的作用,当两类抗体与放疗联用时三者发挥了不同的作用,电离辐射促进了肿瘤抗原的递呈,CTLA-4 抗体减少了免疫抑制 Treg 细胞,PD-1/PD-L1 抗体逆转了细胞毒性 T 淋巴细胞的耗竭,三者发挥了联合作用。

一旦放疗联合免疫治疗激活了机体对肿瘤的免疫效应,不仅对放疗靶区的肿瘤有抑制作用,而且对全身其他未受到照射的肿瘤病灶也有抑制作用,能达到理想的治疗效果。但是由于肿瘤免疫逃逸机制并没有完全被阐明,在临床实践中还是发现了不少对免疫治疗抵抗的肿瘤。随着重离子放疗、FLASH 放疗的迅速发展以及对肿瘤免疫逃逸机制的深入揭示,放疗与免疫治疗的联合将进一步得到优化,成为肿瘤治疗的有力手段。

第四节 新型放疗技术

一、硼中子俘获疗法

硼中子俘获疗法(boron neutron capture therapy,BNCT)是通过给予肿瘤患者一种含

硼 -10 的化合物,该化合物对肿瘤细胞有特异性亲和力,可在肿瘤局部聚集,然后对肿瘤局部进行低能中子照射,硼与中子发生核反应,生成 α 粒子对肿瘤组织造成伤害,其优点在于:

对于肿瘤靶向性强,只要含硼化合物的肿瘤选择性高,就可以精准定位肿瘤细胞,对于与正常组织边界不清的弥散型肿瘤也可以定位,还可以克服肿瘤在放射治疗过程的运动导致的定位困难。

能保护正常组织,硼与中子反应释放的 α 粒子射程很短,只与细胞的直径相当,所以只对含硼的肿瘤细胞进行照射,对肿瘤周围的正常组织具有很好的保护作用。

生物学效应明显,与低 LET 辐射相比,BNCT 释放的 α 粒子相对生物学效能较高,对生物大分子,特别是 DNA 分子的损伤效应明显,而且细胞难以修复 α 粒子诱导的 DNA 损伤,能有效杀伤肿瘤细胞,降低复发率。

但是 BNCT 的发展也受到几个问题的限制:

首先是含硼药物的开发,最完美的药物含硼比例高,能保证肿瘤细胞摄取足够数量的硼,每个肿瘤细胞需要 10^9 个硼原子,并且在整个中子治疗期间都要维持住高浓度,在正常组织中的含量低,肿瘤组织与正常组织中硼浓度之比需要超过 3。含硼药物需要进入不同细胞周期的肿瘤细胞,还要被乏氧细胞吸收。含硼药物本身需要无毒,水溶性好。

其次是中子源,BNCT 需要中子能量在 keV 范围,且强度较高,这就需要将高能中子进行慢化变为热中子,热中子在组织中的穿透能力较弱,只能治疗相对浅表的肿瘤,是 BNCT 开展的限制因素之一。

二、质子束放疗

与其他低 LET 辐射相比,质子束在体内的物理剂量分布有显著的不同,其能量沉积随着深度的增加缓慢增加,在质子接近射程的终点时,出现一个能量沉积的高峰,即布拉格峰(Bragg peak),随后剂量迅速下降至零,而 MeV 范围的 X 射线的最高剂量在皮肤下数厘米处,深部肿瘤的剂量不高。质子束这种能量分布特别适合将剂量施加于深部肿瘤之上,而对正常组织的剂量较小,只要控制质子束的能量范围,通过将布拉格峰展开(spread out Bragg peak,SOBP),使得高剂量区域覆盖肿瘤部位。

虽然质子束在物理剂量分布上比其他低 LET 辐射有显著的优势,但是在生物学上的优势并不明显。质子束的相对生物学效能为 1.1,说明与 250kV 的 X 射线的生物学效应只有微弱的提升。质子束的氧增强比与 X 射线几乎相同,对乏氧细胞的杀伤作用有限。

多年前质子束放疗就被用于眼睛内的脉络膜黑色素瘤,由于眼睛体积较小,只需要 60~70MeV 的质子能量就足够了,而且能在肿瘤局部形成高剂量区,不损伤眼球的其他部位,可替代眼球摘除手术。如果要治疗深部肿瘤,需要质子束的能量提高到 200MeV 以上,这就需要价格昂贵的回旋加速器或同步加速器,使得医疗支出增高,只有在经济发达地区才能负担质子放疗中心的建设与运营。

三、重离子束放疗

放疗的基本原则是给予肿瘤最大剂量的同时保护正常组织,从这一角度出发,低 LET 辐射并不是理想的肿瘤治疗方法。重离子束为高 LET 辐射,在剂量分布上与质子相同,具有理想的体内剂量分布,在重离子束射程前段有一个稳定的坪区,吸收剂量比较小,在射程末端能量损失开始急剧增大,形成一个高能量沉积的布拉格峰,并且通过 SOBP 能够覆盖肿瘤区域,并保护肿瘤周围的正常组织。

在生物学上,重离子束有着显著的优势:

首先,重离子束的 LET 值会随着射程的深入而升高,同时其 RBE 也会相应升高,并在布拉格峰中达到最高值,根据生物观察点的不同,重离子束 RBE 取值一般在 2.0~3.5 之间,即在相同剂量下,重离子束对肿瘤组织杀伤效应是低 LET 辐射的 2.0~3.5 倍。高剂量、高 LET 和高 RBE 在肿瘤靶区的结合,使得重离子束能最大限度杀灭肿瘤细胞。

其次,低 LET 辐射的生物学效应很大程度上是间接作用的结果,即电离辐射先使水分子发生电离,在氧分子存在的情况下,形成各类含氧的自由基,进而攻击 DNA 分子形成断裂损伤,而重离子束主要通过直接损伤的方式作用于生物大分子,因此,其肿瘤杀伤作用不依赖组织内氧浓度,氧增强比 OER 值比低 LET 辐射小。

再次,低 LET 辐射往往只在 DNA 分子的局部引起一个特定类型的损伤,细胞内存在有效修复这种损伤的机制,而重离子束能够在能量高密度沉积区产生细胞难以修复的"簇团性"损伤,特别是复杂 DNA 双链断裂,细胞很难修复这类 DNA 损伤,这也是高 LET 辐射 REB 高的原因之一。体外实验表明,重离子束处理的细胞剂量存活曲线没有明显的肩区,说明细胞不能有效修复重离子束引起的 DNA 损伤,这可能与重离子束诱导的氧化型簇团 DNA 损伤有关。同低 LET 辐射相比,重离子束处理后细胞内形成 DNA 损伤焦点所需时间短,体积大,持续时间长,消除缓慢,说明这种损伤程度严重并复杂,而且细胞难以修复。

最后,重离子束对处在不同细胞周期的细胞没有选择性作用,其杀伤作用不依赖于细胞周期。实验表明肿瘤干细胞的 DNA 损伤修复能力高,对低 LET 辐射抵抗,肿瘤干细胞的比例在 X 射线放疗后会相对增多,可能是引起肿瘤放疗后复发的重要原因,而重离子束对肿瘤干细胞也具有强大的杀伤作用。

对于低 LET 辐射来说,肿瘤组织内往往存在射线抗拒的细胞,如乏氧细胞、肿瘤干细胞、静止期细胞,所以低 LET 辐射不能全面杀伤肿瘤细胞。而重离子束能有效杀伤对低 LET 辐射抗拒的肿瘤细胞,可以克服低 LET 辐射的不足,从而扩展放疗的治疗对象。目前重离子束已经用于骨和软骨肉瘤、黑色素瘤、软组织肉瘤、肺癌、胶质瘤等多种类型肿瘤的治疗。

上述的 4R 理论的建立是以低 LET 辐射为基础的,因为低 LET 辐射在临床放疗的实施过程中不可避免对正常组织的照射,为了让正常组织损伤在可接受的范围之内,并要最大限度维持对肿瘤的杀伤作用,需要采用分次照射的手段。对于重离子束来说,4R 理论不一定适用,主要因为:重离子束引起的细胞损伤难以修复,细胞剂量存活曲线没有肩区;重离子束杀伤肿瘤细胞没有细胞周期特异性;重离子束生物学效应不依赖介质中的氧浓度;重离子束对肿瘤干细胞也具有杀伤作用,此外,重离子束的物理分布使其对正常组织的损伤作用较小,所以临床实践中重离子束可以采用低分割甚至一次给予全部的治疗剂量。

重离子束比低 LET 辐射治疗肿瘤在物理学和生物学上都有显著的优势,目前一般采用碳离子束来开展肿瘤放疗,为了使其能够穿透人体到达深层肿瘤组织,需要将碳离子加速到接近光速,需要比加速质子更有力的回旋加速器或同步加速器,建造成本巨大,是限制其发展的主要因素。长期来看,还需要大规模的临床试验来研究在哪些肿瘤中碳离子束比低 LET 辐射有治疗优势,并明确对正常组织的保护作用。

四、FLASH放疗

目前临床使用的直线加速器提供的射线剂量率一般在1Gy/min左右,常规分割方案需要照射数分钟的时间。当采用超高剂量率来进行肿瘤放疗时,照射时间十分短暂,远远小于1s,这时射线如同闪光一样,所以称为FLASH放疗。目前尚无公认的FLASH放疗的剂量率范围,一般需要大于40Gy/s。

FLASH放疗的意义在于,超高剂量率X射线或电子线对正常组织有保护作用,在相同照射剂量下,与常规剂量率相比,对各种组织都具有保护作用,但是对肿瘤细胞却没有保护作用,所以FLASH放疗比常规剂量率更适合肿瘤的放疗和正常组织的保护。研究还发现质子束FLASH也具有类似的效应。

目前对于FLASH放疗的生物学机制并不清楚,特别是为什么正常组织与肿瘤组织对FLASH放疗的反应不同。有研究试图从氧耗竭来解释,因为超高剂量率可以在短时间内消耗组织内的氧,这种急性乏氧状态可以产生保护作用,还有研究发现FLASH放疗之后免疫系统的激活比常规剂量率明显,但是这种差异如何影响其生物学效应并未明确。未来对FLASH放疗内在机制的阐明可为临床实践提供理论依据,并帮助FLASH放疗确定最优的剂量率、分次剂量和总剂量。

思 考 题

1. 决定组织的放射敏感性的主要因素是什么? 人体正常组织的放射敏感性是如何分类的?

2. 电离辐射对早反应组织和晚反应组织的损伤有哪些不同点?

3. 临床放射治疗采用分割方式的生物学理论依据是什么?

4. 肿瘤内乏氧细胞在放疗过程中发生再氧合的意义是什么?

5. 临床放射治疗的常用分割方式有哪些? 采用这些分割方式的意义有哪些?

6. 放射治疗与化学药物治疗联合应用能发挥哪些抗肿瘤作用?

7. 放射治疗与手术治疗联合的主要方式有哪些?

8. 如何评价热疗提高电离辐射治疗肿瘤的效果?

9. 肿瘤组织逃逸免疫系统监视的机制有哪些?

10. 放射治疗与免疫治疗联合需要哪些条件? 简述其理由。

11. 硼中子俘获疗法是什么? 有什么优势?

12. 质子放疗在物理剂量方面有什么优势?

13. 重离子放疗在生物学上有什么优势?

14. 什么是FLASH放疗? 与常规剂量率放疗相比,有什么优势?

（俞家华）

第十章　电离辐射对染色体的作用

核能的和平应用以及放射性核素在医学、工业和农业等各领域的广泛应用给人类带来了巨大的利益。核辐射技术在造福人类的同时，也对公共安全与公众健康构成了潜在的威胁。各种条件下的急、慢性辐射损伤伤员的分类、诊断和治疗等都需要了解受照射剂量和损伤程度。因此，如何正确评估辐射引起的机体受损程度是放射生物和辐射防护领域的研究焦点。20世纪20年代末，Muller和Sadler发现电离辐射会使染色体畸变率显著增高，20世纪30年代后期和40年代，科学研究确定了电离辐射诱发染色体断裂和重排的模式，并发现辐射照射水平与受照射细胞中的畸变率的定量关系。人类体细胞染色体与动植物细胞一样，对电离辐射非常敏感，即使低于5cGy的照射剂量也能引起染色体改变。目前，利用人体外周血淋巴细胞离体培养制备染色体标本，进行染色体畸变已成为广泛应用于诊断辐射损伤的一种有效的手段。

第一节　人类染色体

染色体畸变是细胞群体反应电离辐射损伤的经典指标，它不仅能察觉电离辐射损伤和评价其损伤程度，而且用照射离体人外周血所建立的染色体畸变的剂量效应曲线可以估算事故条件下人员所受的剂量。

染色体是指细胞增殖周期有丝分裂中期核内易被碱性染料着色的小体。染色体上载有直线排列的、能自我复制的基因，因而有储存和传递遗传信息，以及调控细胞分化、发育的作用，它是核基因的载体。

一、染色体的组成

染色体（chromosome，CS）主要是由DNA、RNA和蛋白质（碱性蛋白质和酸性蛋白质）以及少量类脂质和无机物所构成的复合体。染色体中的DNA有重复性DNA与非重复性DNA，它们呈顺序相间排列。染色体中蛋白质含量最多的是组蛋白，均为碱性蛋白。还有一些含量很少的非组蛋白。染色体中的DNA形成骨架，每条染色单体含有一条DNA双螺旋，与染色体蛋白质相连。核小体（nucleosome）的结构模型，染色质（chromatin）是由若干重复单位——核小体组成，一个核小体分为颗粒部和连接部。间期的染色质为一种很长的纤丝状结构，相当于基本染色质丝，其直径约为10.0nm。在细胞分裂过程中，染色质形成染色体是由于染色质 DNA 的多级螺旋化的结果,使几厘米长的 DNA 蛋白质纤维形成几微米长的染色体,约为原 DNA 长度的万分之一(1/7 × 1/6 × 1/40 × 1/5 = 1/8 400)。

二、人类中期细胞染色体的形态和结构

染色体在细胞周期中经历着凝缩和舒展的周期性变化。在细胞分裂中期达到凝缩的高峰,轮廓清楚,因而便于观察(图 10-1)。

(一) 着丝粒(centromere)

着丝粒是富含重复性 DNA 构成的异染色质,为染色体上未着色或着色很浅的狭窄处,故又称为主缢痕(primary constriction)。通常每一条染色体都有 1 个着丝粒。着丝粒是纺锤丝附着之点,在细胞分裂中与染色体的移动密切相关。失去着丝粒的染色体片段通常因不能在分裂后期向两极移动而丢失。着丝粒将染色体横向分为两个臂,短臂(p)和长臂(q);纵向分为两条染色单体,彼此互称姐妹染色单体(sister chromatid)。它们各包含一条 DNA 双螺旋,两条单体仅在着丝粒处相连接,

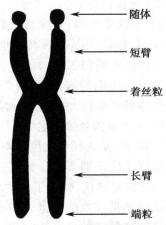

图 10-1 人类中期染色体模式图

随体
短臂
着丝粒
长臂
端粒

各染色体的着丝粒的位置各不相同,每条染色体的着丝粒位置是恒定的。人类染色体按其着丝粒的位置可分为三类(图 10-2)。如果着丝粒位于染色体纵轴的 1/2~5/8 处,将染色体分为长短相近的两个臂,称为中着丝粒(metacentric)染色体;如果着丝粒位于染色体纵轴的 5/8~7/8 处,将染色体分为长短明显不同的两个臂,就称为亚中着丝粒(submetacentric)染色体;如果着丝粒位于染色体纵轴的 7/8 至末端处,就称为近端着丝粒(acrocentric)染色体。人类没有真正的端着丝粒染色体。

(二) 次缢痕(secondary constriction)

次缢痕为染色体上狭窄和浅染的区域,与着丝粒一样,是染色体物质稀少或去螺旋化的结果。它比较常见于 1、3、9、16 号及 Y 染色体。

(三) 随体(satellite)

在近端着丝粒染色体的短臂顶端的小球状结构,称为随体。通常由于次缢痕(又称随体蒂或柄)的存在,致使末端的染色体物质与其余部分仅以一丝相联而呈小球状。染色体的随体间容易发生连接,称随体联合(satellite association),即近端着丝粒染色体的短臂及随体常紧靠或相联,参加联合的染色体多少不等。

(四) 端粒(telomere)

端粒是存在于染色体末端具有特殊功能的结构。端粒序列是细胞进化过程中一段高度保守的序列,去除了端粒的染色体易发生重排,形成染色体畸变,因此端粒起着稳定、保护染色体的作用。

三、人类染色体的核型

将一个细胞内的染色体按照一定的顺序排列起来所构成的图像称为该细胞的核型(karyotype),它代表该细胞的染色体组成,通常是通过显微摄影所得的染色体照片剪贴或染

色体分析仪在计算机屏幕上排列而成根据一些正常个体的许多细胞的核型,综合绘制的图形称模式核型图。依靠模式核型图,对比待测细胞的核型是否正常,以及对异常特点作出鉴别,称核型分析。

根据丹佛会议所规定的两条原则,人类分裂中期的染色体按长度递减和着丝粒位置特点将23对染色体分为7个组。其中,1~22对是男、女所共有,称常染色体;另一对男、女有所不同,称性染色体,女性的两条性染色体形态相同,为XX;男性有一条X染色体和一条较小的Y染色体,只是按照其大小将X和Y染色体分别归入C组和G组。常染色体则根据大小顺序由1编到22号。

在分裂中期细胞,人类的23对染色体间在大小和形态上是各不相同的,所以每一条中期染色体都可按其大小、形状和特殊带形加以鉴别。

(一) 人类染色体命名

1956年,从人胚胎细胞材料证明人类染色体数为46条以来,在细胞遗传学方面的研究工作得到了广泛的开展。为了避免记述上的混乱,有利于国际相互交流,相继召开了丹佛、伦敦和芝加哥会议,确定了人类非显带染色体分类法、染色体的组成及染色体异常的命名体制。随着显带技术的问世,1971年在巴黎召开的第四届国际人类细胞遗传学会议,制定了人类显带染色体的命名体制和模式图。1976年在墨西哥召开的第五届国际人类遗传学会议选出了人类染色体命名的国际常务委员会。该委员会于1977年在斯德哥尔摩开会,将历次会议的报告统一为"人类染色体命名的国际体制(1978)",简称为"ISCN(International System for Human Cytogenetic Nomenclature,1978)"。据此,不但可识别各号染色体,还可识别同一号染色体上的不同的区段,对于研究某一染色体的结构异常提供了可靠的依据。该国际体制在总结过去18年经验的基础上,还提出了一个命名符号和缩写术语体系,目前已被国内外学者广泛使用。

(二) 非显带染色体的核型

非显带染色体最重要的形态特征是其着丝粒的位置和相对长度,它们也是鉴别非显带染色体的主要依据。着丝粒的位置可以在显微镜下直接观察,但也可作精确的测量,可用2个参数来描述:染色体的臂率(arm ratio),即测得的短臂之长度除长臂之长(q/p);着丝粒指数(centromere index),表示着丝粒位置的指标,即短臂占整条染色体长度的百分比$(p/p+q) \times 100\%$。

染色体的长度随其凝缩程度而异。因而,在论及一个细胞的各染色体的长短时通常是指相对长度,即每一染色体的长度占整套单倍体总长度(22个常染色体加上一条X染色体)的百分率。

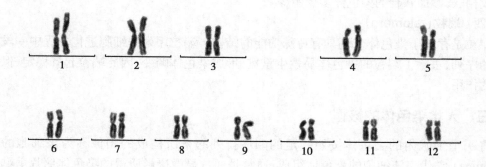

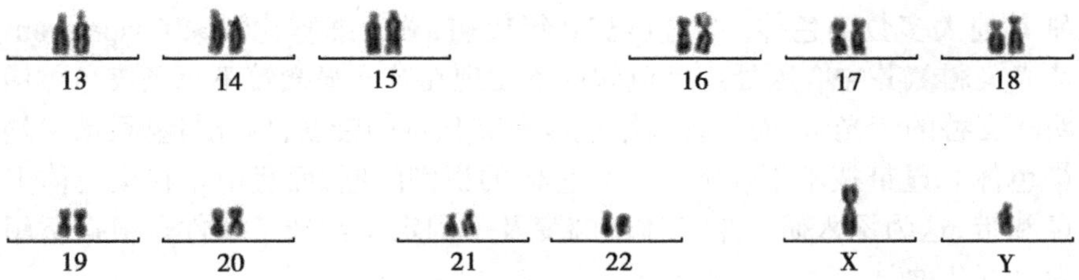

图 10-2 人类男性核型

A 组（1~3 号）

1 号：是 23 对染色体中最大的中着丝粒染色体。着丝粒几乎在正中部，有时可在长臂近着丝粒处见到副缢痕，它的出现往往导致 1 号染色体长臂的变异。

2 号：最大的亚中着丝粒染色体，其长度有时可超过 1 号。

3 号：大的中着丝粒染色体，约比 1 号短 20%，故易与之区别。

B 组（4~5 号）

着丝粒明显偏向一端大的亚中着丝粒染色体，它与 2 号和 C 组的亚中着丝粒染色体易于识别。4 号比 5 号略长，但在非显带标本上，两者难以鉴别。

C 组（6~12 号 +X）

本组均为中等大小的亚中着丝粒染色体，6、7 和 11 号的着丝粒比较近中一些，而其余的则更"亚中"一些。根据 G 显带技术鉴定，X 染色体大小介于 7、8 号染色体之间。9 号染色体长臂上常有一个大而明显的副缢痕。

D 组（13~15 号）

3 对中等大小近端着丝粒染色体，短臂上常有随体，随体大小存在个体差异，组内按大小顺序排列，但难以准确鉴别。

E 组（16~18 号）

16 号：近中着丝粒染色体，或者着丝粒略偏于一侧。大小仅为 1 号的 1/3，长臂近端时有副缢痕，它使 16 号染色体的大小具有较大的变异性。

17 号：小的亚中着丝粒染色体，短臂较清楚。

18 号：小的亚中着丝粒染色体，短臂更短，因而可与 17 号区别。

F 组（19~20 号）

小的近中着丝粒染色体，很容易与其他组区别，但组内不易相互区别。

G 组（21~22 号和 Y）

最小的近端着丝粒染色体。短臂都具有随体，但在同一细胞分裂象中并不同时显现。21、22 号染色体略有差别。作为丹佛原则的唯一例外，但为适应临床上已将唐氏综合征沿用为 21 三体综合征的习惯用语，根据巴黎会议（1971）的建议，最小的一对改称为 21 号，稍大的一对为 22 号，排在前者的后面。Y 染色体也是小的近端着丝粒染色体，通常大于 G 组，但长度变异很大。根据下述的一些特点，它易与 21、22 号区分开：无随体，染色体长度一般比 21、22 号大；两条染色单体不像 21、22 号那样叉开，而常呈平行状；长臂端部常呈毛茸状，形态不清晰；异固缩现象较严重，与其他染色体相比，着色往往较深；着丝粒不明显。

（三）显带染色体的核型

在非显带标本上虽然可以根据染色的形态识别 1、2、3、16、17、18 和 Y 染色体，但不能准确地鉴别其他大多数染色体。20世纪70年代初,瑞典细胞化学家Caspersson及其同事首先应用荧光染料氮芥喹吖因处理染色体标本发现在荧光显微镜下每条染色体沿其长轴出现宽窄和明暗交替的荧光带,而且各条染色体有其独特的带型,借此带型可清楚地鉴别人类的每一条染色体。显带技术不仅解决了染色体的识别问题,而且由于在染色体上可以区分染色体的区和带,这为深入研究染色体的畸变及基因定位创造了条件。根据所用显带方法不同可分为以下几种。

1. 荧光显带法(fluorescent banding) 用荧光染料喹吖因(quinacrine)处理后显示带纹故称Q带。Q带标本受制片及热处理影响较小,较稳定,带型清晰。缺点是荧光易褪色,必须立即拍照,还需要有关荧光显微镜。

2. 吉姆萨显带法 用热碱或胰蛋白酶处理后,再经吉姆萨染色而显示的带纹故称G带它的带纹与Q带相同。优点是方法简便,普通光学显微镜进行分析,标本可长期保存,缺点是条件不易控制,染色体末端部分染色浅不易看清。

3. C带(centromeric banding) 染色体标本经强碱的热处理后,在着丝粒周围区域及异染色质区可被Giemsa染成深色,而染色体的两臂部分则呈浅色无带区,故称C带。

4. 翻转带(revere banding) 染色体在高温(80~90℃)的处理下,或经BrdU(5-溴脱氧鸟嘧啶核苷)处理和紫外线激发,诱发染色体的蛋白质变性而显示的带纹,其带纹与G带相反,故称R带。Q带和G带深染区,在R带为浅染区。它可用来弥补Q、G带的不足,有助于显示染色体末端部位的结构变化。

显带染色体的每条染色体都以其显著的形态特征作为界标而区分为若干区,每个区中都含有一定数量、一定排列顺序、一定大小和染色深浅不同的带,这就构成了每条染色体的带型(banding pattern)。区和带的命名是从着丝粒开始,向臂的远端序贯编号。"1"是最靠近着丝粒的,其次是"2""3"等。界标处的带应看作此界以远区的"1"号带。一个带的名称用连续书写的符号表示,第1个符号为染色体号序,依次为臂、区、带的符号。

第二节 电离辐射与染色体畸变

细胞中的染色体可以发生数量或结构上的改变,这一类改变称为染色体畸变(chromosome aberration,CA)。

一、自发畸变

染色体畸变可以自发地产生,指人类由于受到宇宙射线等天然本底辐射的作用,在未受到附加照射的细胞看到的畸变,通常称为自发畸变(spontaneous aberration)。自发畸变率一般很低。

二、诱发畸变

通过物理的、化学的和生物等诱变剂作用人为地产生畸变,称为诱发畸变(induced aberration)。电离辐射引起靶细胞DNA的损伤,有些损伤可在细胞内经自我修复系统得以修复,未修复和错误修复的损伤将导致点突变(point mutation)和染色体畸变。

三、染色体数目畸变

正常人体细胞一般含有 23 对同源染色体,它由父方精子带来的一组染色体(单倍体 haploid,n)和母方卵子带来的一组染色体共同组成,因而是二倍体(diploid,2n),用符号 n 代表父方或母方一个染色体组的数目。正常二倍体染色体组或整条染色体数量上的增减,称为染色体数量畸变。其主要类型如下。

(一)多倍体

具有两个以上染色体组的细胞称多倍体(polyploid)。如三倍体(triploid,3n)和四倍体 (tetraploid,4n)等。

(二)非整倍体

在正常二倍体染色体中,某对同源染色体减少或增加一条或多条,其他染色体对仍保留二倍体不变,这样的细胞称非整倍体(uneuploid)细胞。比二倍体少一条或数条的细胞,称为亚二倍体;比二倍体多一条或数条的称为超二倍体。另外,如细胞染色体总数与二倍体相同,但各对同源染色体多少不一,这种细胞称为假二倍体。

(三)核内复制

核内复制(endoreduplication)是两次细胞分裂之间染色体不是复制 1 次而是 2 次,得到的不是 2 条染色体而是 4 条。

关于电离辐射诱发染色体数目畸变的确切机制尚不清楚,但染色体不分离或染色体丢失可能是主要机制。辐射诱发不分离可能是通过诱发单体互换,损伤或干扰纺锤体的功能及诱发早分离等途径的结果。早已证明辐射能诱发果蝇生殖细胞非整倍体,研究已证明辐射能诱发哺乳动物生殖细胞的非整倍体增加,但辐射能否诱发人类体细胞染色体数目畸变的资料较少。

四、染色体结构畸变

许多物理的、化学的和生物因子都可以引起染色体断裂,这些因子称为致断因子。染色体还可能自发地断裂。断裂的末端被认为具有"黏性",即易与其他断端重新黏合或重接,因此一次断裂产生的两个黏性末端常重接而修复如初。但有时会出现反常的重接,结果导致多种染色体结构异常。

畸变与细胞周期之间的关系:一般来说,体细胞大部分时间都处于间期,而有丝分裂时间很短,只有 1~2h。受照射的细胞中产生的染色体畸变虽然要到有丝分裂中期才能看到,但实际上,几乎所有的畸变都是在间期受损伤的结果。染色体畸变主要分两大类,即染色体型畸变(chromosome type aberration)和染色单体型畸变(chromatid type aberration)。前者涉及染色体的两个单体上相同位点;而后者仅涉及一个染色单体上的一定位点。这取决于辐射处理时细胞所处的期相,也取决于诱变剂的种类。如果细胞在 G1 期受照,由于 DNA 尚未合成,染色体是以单根线行使其功能,由此造成的损伤经 S 期复制成 2 份,所以染色体的两个染色单体是相同的,形成染色体型畸变。如果细胞在 G2 期受照,那时的染色体已经过 S 期复制成两个染色单体,所涉及的损伤一般只是两个染色单体中的 1 个,即使两个染色单体都受到损伤,但损伤的部位也未必相同,所以在中期观察时,两个染色单体的外形就不一致,形成染色单体型畸变。

五、染色体型畸变

(一) 无着丝粒断片

一条染色体的长臂或短臂的远端发生一次断裂后,断片离开原位,导致一个正常染色体丢失了末端区段,故称为末端缺失。但在常规染色体标本中如果丢失的区段较小,就无从查知这种异常染色体。所以,实际上人们观察的是断下来的片段部分,它们为一对彼此平行的染色单体,但没有着丝粒,故称为无着丝粒断片(acentric fragment,ace)。这是唯一的一次击中畸变(图 10-3)。

(二) 微小体

典型的微小体(minute,min)为 1 对圆形的染色质球。有时比无着丝粒断片小。染色体臂内发生两次断裂,形成 3 个片段,2 个断裂之间的片段离开原位,余留的 2 个断端在断面直接相接,形成一条中间缺失的染色体。

(三) 无着丝粒环

无着丝粒环(acentric ring,R0)为一对环行的染色单体,没有着丝粒。它与微小体实际上是一种畸变类型,二者之间的区别仅在于断裂点之间的距离不同。无着丝粒环断裂点之间的距离较大,故形成一对空心圆,或中央略凹陷。

(四) 着丝粒环

着丝粒环(centric ring,Rc)为一对环形染色单体,由于有着丝粒,两个环在着丝粒处仍相连。在染色体长、短臂各发生一次断裂,含有着丝粒的片段两端断面相互重新连接成环状结构;两个无着丝粒片段连接成一断片。计数染色体畸变时,着丝粒环加上断片计为一个染色体畸变。着丝粒环和无着丝粒环很易区别,前者有着丝粒,并伴有 1 个(偶尔 2 个)断片(图 10-4)。

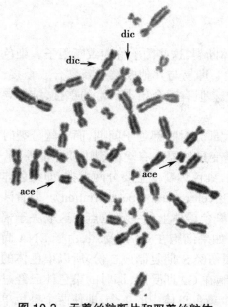

图 10-3 无着丝粒断片和双着丝粒体

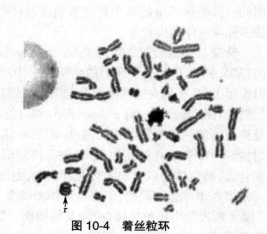

图 10-4 着丝粒环

(五) 倒位

一条染色体发生两次断裂,形成上、中、下 3 个片段,中段上下颠倒,然后和上下两段相接,形成倒位(inversion,inv)。根据两断裂点的发生部位可分臂内和臂间倒位两类,如果两处断裂发生在着丝粒两侧,称为臂间倒位(pericentric inversion);两个断裂如果发生在着丝粒一侧(长臂或短臂),形成的倒位称臂内倒位(paracentric inversion)。

(六) 相互易位

相互易位(reciprocal translocationt)是一种对称性互换。两条染色体各发生一处断裂,并相互交换其无着丝粒片段,形成两个重排染色体。因交换是对称性的,所以也称对称性互换。在相互易位中,如果互换的片段大小相差悬殊,则结构重排的两个染色体的形态会发生很大变化,其中一个明显变长而另一个变短,可在非显带标本中得以察觉;但是,如果互换的片段大小相近,那么由此衍生出的两个染色体,尽管结构起了变化,而外形几乎不变。在这种情况下,可借助显带技术或荧光原位杂交(FISH)技术加以鉴别。

(七) 双着丝粒体和多着丝粒体

具有两个(或两个以上)着丝粒的染色体称双着丝粒染色体(多着丝粒染色体)(dicentric,dic and polycentric),为不对称互换。两条或两条以上染色体各发生一处断裂后,两个或两个以上具有着丝粒部分连接,形成双着丝粒体或多着丝粒体,而无着丝粒片段相接形成断片。在计数畸变时,双着丝粒体也要伴有一个断片,合起来称作一个畸变;如果为多着丝粒体(有 n 个着丝粒),则应换算成(n-1)个双着丝粒体,同时伴有 n-1 个断片(图 10-3)。

上述的 7 种染色体畸变,除末端缺失外,其余的 6 种畸变均为二次击中畸变。放射损伤检测中,这 7 种畸变都是辐射损伤的指标。目前在非显带染色体标本中最常用的指标为双着丝粒体和着丝粒环。由于双着丝粒体的自发率低,形态特殊,并伴有断片,易于识别,在体内持续时间较长。

六、染色单体型畸变

在 G2 期或 S 期大部受照,由于染色体已复制为两条单体,故辐射诱发的畸变呈单体型畸变。它可分为两类:

(一) 染色单体断裂

染色单体断裂(chromatid break,ctb)指一个染色单体被打断,且远端部分离开了原来的位置,导致染色单体缺失和染色单体断片。

(二) 染色单体互换

染色单体互换(chromatid exchange,cte)是两个或两个以上染色单体断裂和断裂后染色单体重排的结果。互换可以发生在不同染色体的染色单体之间,称间互换;也可以发生在一条染色体的染色单体之间或染色体内,称内互换。

(三) 裂隙

裂隙(gap)是一个染色单体上的非染色区(非染色质裂隙),在那里的染色单体出现轻微的错排,光学显微镜下为很小的裂缝,其宽度不超过染色单体横径。

第三节　辐射诱导染色体畸变的剂量效应关系

1962 年 Bender 用离体照射人体外周血淋巴细胞的方法,首先肯定人体细胞染色体畸变量和受照剂量成正比关系。随后,又有大量的研究工作表明,离体照射哺乳动物外周血诱发的淋巴细胞染色体畸变量与活体照射所得的剂量效应曲线两者统计学上无显著性差异。由此提出外周血淋巴细胞染色体畸变分析可作为生物剂量计,估算辐射事故情况下受照人员所受的辐射剂量。染色体畸变分析已在事故照射的生物剂量测定中得到广泛应用,并已被国际上公认是一种可靠的灵敏的生物剂量计。

电离辐射可诱导染色体发生多种类型的畸变。畸变的类型取决于射线剂量、LET(线性能量转移)和细胞受照时所处的细胞周期等因素。在染色体畸变分析中,非稳定性染色体畸变中的双着丝粒和着丝粒环是目前最常用的生物剂量评估指标,它的优势在于这种指标在非照射对照组的自然发生频率较低,而照射却能诱导较高的发生频率,具有稳定灵敏的剂量效应关系,并且形态结构容易辨认。

采用适当的模式进行剂量 - 效应曲线关系分析,对于合理地描述生物效应的特点,揭示其发生机制有重要意义。关于急性照射条件下,辐射诱导染色体畸变剂量效应关系的研究,1973 年世界卫生组织(WHO)推荐了下列 4 种数学模式进行拟合:

(1)直线方程:$Y = a + bD$

(2)平方方程:$Y = a + cD^2$

(3)直线平方方程:$Y = a + bD + cD^2$

(4)指数方程:$Y = a + kD^n$

方程中 Y 为畸变 / 细胞或畸变率(%);D 为剂量(Gy);a 为畸变(一次或二次击中畸变)的自发畸变率;b、c 分别为拟合的回归系数;k 为常数;n 为剂量指数。可通过解方程或用计算机软件拟合系数,同时应检验拟合系数的显著性和曲线的拟合度。

一、低 LET 辐射的剂量效应关系

染色体畸变率和剂量之间的关系与射线的品质有关。根据经典假说,用 X、γ 射线急性照射引起的染色体畸变是由一次击中和二次击中造成。国内外大量研究表明,人体淋巴细胞经低 LET 辐射处理后,大多数研究者所得到的资料表明,用二次多项式比用指数模式拟合为好。低 LET 辐射诱导的双着丝粒体与受照剂量呈二次多项式关系,即 $Y = a + bD + cD^2$。该模式的含义,一个双着丝粒体畸变需二次断裂,二次断裂分别位于两个染色体上,bD 项表示这部分二次击中畸变由一个电离径迹通过,使两个染色体各产生一个断裂,随后重排形成一个双着丝粒体,它与剂量成直线关系;而 cD^2 项表示两个电离径迹使两个染色体各产生一个断裂,然后重排形成双着丝粒体。由此可见,形成一个双着丝粒体的两个断裂可由单个电离粒子径迹所致损伤形成,它与剂量率无关(即直线成分);也可由两个独立的径迹所致损伤相互作用而成,其值取决于两个径迹作用之间相隔的时间,因此 cD^2 项取决于剂量率(即平方成分)。

二、高 LET 辐射的剂量效应关系

α 粒子、裂变中子或低能质子等的特征是在组织中很快地释放能量。它们单个电离径迹的能量可沉积在两个染色体上，引起两个断裂，重组形成双着丝粒体。这样，高 LET 辐射诱导的染色体畸变，不但一次击中畸变与剂量之间呈直线关系，二次击中畸变的剂量效应也可以拟合直线方程式，即 Y=a+bD。对具有线性剂量效应关系的高 LET 辐射，不存在剂量率效应。Scott 等用 0.7MeV 快中子分别作急性和慢性照射，剂量率分别为 0.034Gy/h 和 0.5Gy/min（两者相差约 1 000 倍），结果两者在畸变量之间没有明显差异。迄今国内外大量研究表明，高 LET 辐射诱导的二次击中畸变剂量效应关系采用二次多项式比直线方程的拟合优度为好，即 $Y=a+bD+cD^2$。一般情况下，高 LET 辐射的 b 值要比低 LET 辐射的 b 值高几十倍。线性项（bD）只在低吸收剂量下起主导作用，而平方项（cD^2）则在高吸收剂量下起主要作用。

三、建立剂量效应曲线的原则

当用染色体畸变作为生物剂量计时，首先在离体条件下，用不同剂量照射健康人血，根据畸变率和照射剂量的关系，建立剂量效应曲线，即刻度曲线。

（一）剂量效应曲线的类型

应建立不同辐射类型、不同剂量、不同剂量率（低 LET）的剂量效应曲线。

（二）照射条件

选用 2~3 名，不吸烟的正常健康个体，年龄在 18~45 岁，男女均可，非放射性工作者，半年内无射线和化学毒物接触史，近 1 个月内无病毒感染。根据国际原子能机构（IAEA）技术报告 No.260 中的建议和多数实验室的工作情况，在 0.1~5Gy 剂量范围内，选择 8~10 个照射剂量点。取上述人员血样，(37 ± 0.5) ℃条件下进行均匀的离体照射。考虑到染色体断裂重接的时间为 90~120min，故血液照射后在 37℃条件下放置 2h 再进行培养。

（三）培养方法

为避免非稳定性畸变丢失所致的误差，采用荧光加吉姆萨（fluorescent plus Giemsa，FPG）技术或培养开始加秋水仙素的方法，可确保分析细胞均为受照射后的第一次分裂中期细胞。FPG 技术是一种姐妹染色单体色差（sister chromatid difference，SCD）染色技术，原理是：当在细胞培养液中加入溴脱氧尿苷（bromodeoxyuridine，BrdU）后，进行分裂的细胞在 DNA 半保留复制过程中，取代胸腺嘧啶核苷而掺入新复制的 DNA 核苷酸链中。在第一次分裂周期时，两条单体 DNA 双链中各有一条被取代，因而两条单链没有什么不同。但在处于第二次分裂周期的分裂中期细胞中，同一染色体的两条姐妹染色单体，一条是由双股都含有 BrdU 的 DNA 链组成，另一条的 DNA 双链中一股是原有的链，另一股是含 BrdU 的链组成。由于双股都含有 BrdU 的 DNA 链的螺旋化程度较低，因而这条姐妹染色单体对某些染色剂的亲和力降低，而另一条单体则不降低。故进行分化染色后，光学显微镜下可清楚看到双股都含有 BrdU 的链所组成单体着色浅，而只有单股含 BrdU 链组成的单体着色较深。含有着色深的染色单体所占比例符合 21-n 公式（n 为细胞周期）。因此，可利用姐妹染色单体分化着色的技术，鉴别出第一、第二、和第三次分裂细胞（图 10-5）。

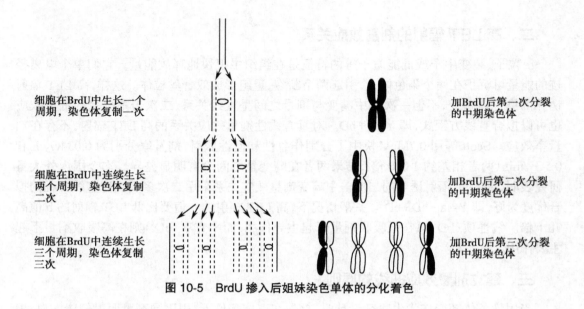

细胞在BrdU中生长一个
周期,染色体复制一次

加BrdU后第一次分裂
的中期染色体

细胞在BrdU中连续生长
两个周期,染色体复制
二次

加BrdU后第二次分裂
的中期染色体

细胞在BrdU中连续生长
三个周期,染色体复制
三次

加BrdU后第三次分裂
的中期染色体

图 10-5　BrdU 掺入后姐妹染色单体的分化着色

四、局部照射的剂量 - 效应关系

染色体畸变分布与畸变类型、射线品质以及照射的均匀程度等因素有关。当照射仅局限于身体某个部位时,由于受照部位的淋巴细胞在血液中迅速地与未受照射的淋巴细胞混合,畸变率就会改变。用一次急性均匀性照射建立的量效关系来描述局部照射染色体畸变的量效关系有较大的误差。为了解局部照射情况下染色体畸变与受照剂量的关系,Lloyd 等在离体条件下,将照射的血和未受照射的血等量混合,培养制片,发现双着丝粒体在混合培养时要比非混合培养时低,前者不及后者的 1/2。Sasaki 研究活体照射情况下的局部照射对畸变率的影响,发现肿瘤患者局部照射后取血培养观察到的畸变比相同剂量离体照射同一患者的血时为低。因此,无论是活体照射还是离体照射,在一般照射条件下所建立的剂量效应关系不能完全适用于局部照射。低 LET 辐射急性均匀照射条件下,双着丝粒在细胞间呈泊松(Poisson)分布,而在局部照射或不均匀照射条件下,畸变分布则偏离泊松统计,呈过度分散分布(over-dispersion),因而研究畸变分布的性质可以指出是否为均匀照射,偏离的程度反映了不均匀照射的程度。用泊松分布 u 检验,可以判断是否均匀照射。

从畸变分布的性质出发,国际原子能机构(IAEA)介绍了不纯泊松法和品质值(Qdr)法两种用于局部照射剂量估算。近年来针对这两种方法用于不均匀性或局部照射的剂量效应关系研究的可行性,一些文献从离体模拟实验的角度作了肯定。但不均匀性或局部照射的剂量估算还未解决,活体验证的报道则更少,尚需更多的研究才能做出结论。

五、迁延性照射或分次照射

迁延性(指低 LET 的低剂量率)照射或分次照射比急性照射产生的畸变率可能要低。Scott 等以 3Gy 的 ^{60}Co-γ 线在 24h 内均匀照射人淋巴细胞,发现双着丝粒体只有相同剂量急性照射时的一半。对于高 LET 辐射,由于一次击中和二次击中畸变的剂量效应曲线近于线性关系,延时照射或分次照射不会影响畸变率。但是,对于低 LET 辐射,一次击中畸变量不变,二次击中畸变的线性平方关系中的平方项则要减少。该项代表了来源于双径迹次级损伤相互作用而得到的畸变。一些研究表明,次级损伤随照射时间的增加而呈指数性下降。因而在分次照射或低剂量率照射条件下,由于各径迹造成的次级损伤有一定的时间修复,一些次级损伤不再能形成畸变。Catchieside 和 Lea 建议用 G 函数来修正平方项的系数。二次多项式变为下式 $Y=a+bD+cG(x)D^2$。Y、D、a、b 和 c 的数值同急性照射,G(x)为时间修正因子。延时照射,情况较为复杂,有些实验验证,在 3h 内观察值和预期相吻合,另一些实验,效果不理想。尚待深入研究。

第四节 生物剂量测定

在辐射防护工作中,如何准确及时地估算受照者的吸收剂量是至关重要的。在估算剂量时,一方面用物理仪器进行现场模拟,推算受照剂量;另一方面可通过生物学指标的检测估算受照剂量。

一、辐射生物剂量计

(一)辐射生物剂量计

用生物学方法对受照个体的吸收剂量进行测定,称为生物剂量测定(biological dosimetry)。生物剂量计是利用人体生物材料如组织、细胞、DNA、蛋白质等,在电离辐射后发生的与辐射剂量存在一定量效关系的某个方面的改变,刻度辐射剂量的一类生物标记物与分析方法。

近年来,人们发展了许多生物学检测方法。迄今,已经得到应用或正在深入研究中的生物剂量计已有多种。真正实用成熟的辐射生物剂量计应具备以下条件中的大多数:①对辐射有较高的特异性;②辐射剂量效应关系稳定、灵敏,剂量响应范围较宽;③人群本底值稳定,个体差异较小;④离体条件与活体条件下剂量估算结果一致;⑤实验方法稳定可靠,适合在基层开展;⑥较低廉的实验成本,可进行较大人群监测。

(二)辐射生物剂量测定研究现状

目前辐射生物剂量评估方法主要包括临床指标、传统的细胞遗传学方法、体细胞基因突变检测方法和分子遗传学方法。

1. 临床指标 临床指标主要包括临床症状和体征、生化指标,可用于辐射事故受照人员早期分类、诊断和治疗方案的初步筛选,但辐射敏感性及特异性均不高。

2. 细胞遗传学方法 主要包括外周血染色体畸变分析、微核分析、早熟凝集染色体和稳定性染色体畸变分析分析等,外周血染色体畸变分析、微核分析、早熟凝集染色体分析主要用于急性受照的剂量估算;而稳定性染色体畸变分析(包括 G 显带和荧光原位杂交)主要用于慢性小剂量照射和先前受照的剂量重建。

其中染色体畸变分析作为辐射生物剂量计的检测手段,已有 40 多年的历史,是迄今为止得到公认的一种比较成熟的技术,国内外大量研究证明,外周血淋巴细胞染色体畸变分析是目前估算受照剂量的最为可靠的方法,对多例辐射事故受照人员进行生物剂量估算,均取得满意结果。1973 年,WHO 在《人类染色体畸变分析方法》手册中,对外周血染色体畸变估算生物剂量方法进行了总结,推动了该方法的标准化进程。1986 年,IAEA 在技术报告丛书 260 号《生物剂量:用于剂量估算的染色体畸变分析》中对外周血染色体畸变分析的原理和方法进行了更为详尽的阐述。2001 年,IAEA 在技术报告丛书 405 号《辐射剂量估算的细胞遗传学方法》中,对 260 号技术报告对染色体畸变分析方法进行了修改与补充,并增加了胞质分裂阻滞微核法、荧光原位杂交、早熟凝集染色体等方法。

在事故照射情况下,采取受照人员的血样按建立剂量效应曲线的同样标准进行细胞培养、标本制备和畸变分析,检出受照人员血样的染色体畸变率。然后选择与事故条件相近的剂量效应曲线,估算相应的吸收剂量值。这个剂量称为"全身剂量当量"或"全身等效剂量"(equivalent whole body dose)。它不同于一般物理剂量的概念,它是由观察到的染色体畸变估算出的全身平均剂量。估算剂量时,除给出平均值外,同时应给出 95% 可信限剂量范围。在计算 95% 可信限时,可忽略标准曲线中由于不确定的畸变率的标准误,而只计算观察细胞畸变率的标准误。95% 可信限剂量范围可由下列公式计算:

$$95\% \text{ 可信限范围} = \text{畸变 / 细胞} \pm \text{细胞畸变率的标准误} \times 1.96$$

估算剂量时,剂量的可信程度取决于观察到的畸变量和分析细胞数。通过对不同剂量受照者畸变分析结果表明,在大剂量急性照射时,由于畸变率高,需要计数的细胞数少,分析 100~200 个细胞可满足统计学要求。一般情况下,计数 200~500 个中期分裂细胞,可满足有医学意义照射水平的剂量估算。而在较小剂量照射时,往往需要计数大量的细胞数才能达到统计学上的要求。

生物剂量测定采用分析非稳定性染色体畸变,其中尤以"双 + 环"的频率估算剂量较为准确。但 Cu 畸变会随照射后时间的推移而逐渐减少。因此,只有在畸变未明显下降前取样,才能给出较准确的估算剂量。研究发现,照射后 1~2 个月"双 + 环"的变化不大,3 个月后明显下降,只有原初频率的 60%~80%,3 年后只有原初水平的 15%~20%。"双 + 环"频率随时间的推移而下降速率也存在一定的个体差异。一般认为,取血时间最好在事故后 48h 内,原则上应尽早取血培养,最迟不超过 12 个月。外周血中 Cu 畸变在体内存在时间与许多因素有关,如淋巴细胞寿命、剂量水平、剂量分布、照射持续时间和个体差异等,都有待于进一步研究。

非稳定性染色体畸变估算剂量范围,一般认为是 0.1~5Gy。其最低值,对 X 射线约为 0.05Gy,γ 射线为 0.1Gy,而裂变中子可测到 0.01Gy。但在此种情况下,必须分析大量的细胞才能得到较为可靠的结果。

非稳定性染色体畸变分析进行生物剂量测定主要用于分布比较均匀的急性全身外照射,目前还不能用于混合照射、分次照射、长期小剂量照射和内照射的生物剂量估算。

3. 体细胞基因突变检测方法　电离辐射诱导的 DNA 损伤可导致体细胞一些编码标志蛋白的基因位点突变,从而产生异常的编码蛋白或蛋白缺失,这些异常或缺失的蛋白可作为剂量监测的标识。主要包括次黄嘌呤磷酸核糖转移酶(hypoxanthine guanine phosphoribosyl transferase,hprt)、血型糖蛋白 A(glycophorin A,GPA)、T 细胞受体(T cell receptor,TCR)等。这些方法各具优点,但也有缺点,一般作为生物剂量估算的辅助技术手段,而且尚未能得到推广。

4. 分子生物学和分子遗传学方法　现代分子生物学技术的飞速发展,使越来越多的新技术、新方法用于辐射生物剂量估算领域,包括 DNA 损伤位点的 γH2AX 免疫荧光测定、基因表达和突变分析、线粒体 DNA 片段缺失分析、多代谢组学等。这些研究目前均处于起步阶段,需进一步深入研究。

二、微核分析

1964 年,Rugh 发现在照射后小鼠的淋巴结和外周血淋巴细胞中存在核碎片(微核),Evans 等将蚕豆(V/c/a o)根端细胞暴露于电离辐射,观察到辐射诱导 MN 形成效应,并据此间接推断 MN 来源于辐射诱导的染色体异常。这篇文献便是以 MN 发生率反映染色体异常来评价遗传毒性的第一篇报道。作者认为约 60% 染色体断片与 MN 形成直接相关。1970年 Boiler 和 Sehmid 用中国金黄地鼠观察了抗肿瘤药三亚胺醌(triaziquone)给予后骨髓与外周血细胞学的变化。并且提出用本来无核的外周血嗜多染红细胞中 MN 发生率来作为微核试验的基本指标,全面奠定了微核的理论及应用基础。1973 年,Heddle 推荐使用这种简便而快速的方法来衡量染色体损伤,在辐射领域内得到了广泛的研究和应用。大量研究表明,在一定剂量范围内,整体和离体条件下微核率均呈明显的剂量 - 效应关系,并经放疗患者和动物实验证明,离体和整体照射微核效应一致,表明淋巴细胞微核率可以作为估算受照剂量的生物学指标。随着研究的深入和技术手段的进步,1985 年 Fenech 和 Morley 改进了微核的实验方法,提出了胞质分裂阻滞微核法(cytokinesis-block method,CB 微核法),使淋巴胞微核在辐射生物剂量估算领域的运用更为广泛。2001 年,国际原子能机构在技术报告丛书 405 号《辐射剂量估算的细胞遗传学方法》中增加了 CB 法微核内容。我国也在 1999 年发布了微核法的行业标准《WS/T 187—1999 淋巴细胞微核估算剂量的方法》。外周血淋巴细胞微核率测定作为对职业性放射性工作者所受辐射损伤的评价是一项非常有意义的指标,亦列为我国慢性放射病诊断的重要检测指标之一。

(一)微核

微核(micronucleus,MN),也叫卫星核,是真核类生物细胞中的一种异常结构,是染色体畸变在间期细胞中的一种表现形式。断裂残留的无着丝粒断片(染色体碎片)或在分裂后期落后的整条染色体,在分裂末期都不可能纳入主核。当进入下一次细胞周期的间期时,它们在细胞质内浓缩成小的核,称为微核。

微核的形态学特征是:①存在于完整的细胞质中,小于主核的 1/3;②形态为圆形或椭圆形,边缘光滑;③与主核有同样结构;④嗜色性与主核一致或略浅,Feulgen 染色阳性;⑤与非核物质颗粒相反,微核不折光;⑥与主核完全分离,如相切,应见到各自的核膜。

辐射诱发的外周血淋巴细胞染色体畸变主要是染色体型畸变,其中非稳定性染色体畸变包括无着丝粒断片、微小体、无着丝粒环、双着丝粒体和着丝粒环在有丝分裂过程中大部分不能纳入新的细胞核中,在间期形成微核,因此辐射诱发的外周血淋巴细胞微核与染色体畸变存在直接联系。

(二)外周血淋巴细胞微核方法

随着外周血淋巴细胞微核广泛应用,方法也得到不断改进,从最早得到广泛应用的甲基纤维素法(直接法),发展到常规培养法、胞质分裂阻滞微核法。

1. 甲基纤维素法　甲基纤维素法是在抗凝静脉血中加入 0.5% 甲基纤维素后 37℃温浴30min 后经离心、涂片、染色后进行微核显微观察计数的方法,特点是方法简单,制片迅速,缺点是因淋巴细胞未经培养,不能观察到分裂中期的非稳定性染色体畸变在下一分裂间期形成的微核。目前,甲基纤维素法已基本被常规培养法、胞质分裂阻滞微核法所替代。

2. 常规培养法　常规培养法将抗凝静脉血在 RPMI 1640 完全培养基中 37℃培养 72h 后,经离心、低渗、预固定、固定、滴片、染色等过程,进行微核显微观察计数微核的方法,该法大大提高了淋巴细胞微核的检出率,方法较简便、经济,适合基层开展,是目前使用更广的淋巴细胞微核方法。

3. 胞质分裂阻滞微核法　淋巴细胞微核仅出现在诱发后经过一次分裂的间期细胞中,早先采用的甲基纤维素法和常规培养法由于均不能分辨出未转化的、分裂一次的和分裂一次以上的淋巴细胞,影响了微核分析的正确性,使该技术的应用受到一定的限制。1985 年 Fenech 等提出细胞质分裂阻滞微核法,该法将抗凝静脉血在 RPMI 1640 完全培养基中 37℃培养 72h 后,离心、低渗、预固定、固定、滴片、染色等过程同常规培养法,不同之处在于在培养进行至 44h 加入松胞素 B (cytochalasin-B,Cyt-B),它在不干扰细胞核分裂的同时阻滞胞质的分裂。于是,分裂一次的所有淋巴细胞的细胞质中将出现两个细胞核,这种双核细胞称为 cytokinesis-block cell,简称 CB 细胞。CB 细胞很大,具有双核,极易鉴别(图 10-6)。如果第二次细胞质分裂被阻滞,则形成 3 核或 4 核细胞,故双核 CB 细胞是只经历一次分裂的细胞。计数 CB 细胞中的微核率,可显著提高微核检测的灵敏度和准确性。建立淋巴细胞微核的剂量效应曲线现在均需采用胞质分裂阻滞微核法。

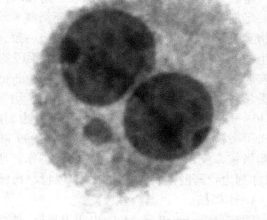

图 10-6　CB 微核法的双核细胞和微核

(三) 淋巴细胞微核观察

1. 淋巴细胞微核的判断标准:

(1) 微核直径为主核的 1/20~1/3 ;

(2) 微核染色性质与主核一致,染色可略淡;

(3) 微核与主核在同一细胞中(CB 微核法中微核应与两个主核在同一细胞中);

(4) 微核与主核不连接;

(5) 微核不折光,与染料颗粒、杂质相区别。

2. 淋巴细胞计数数目　样本计数细胞数直接影响微核率的准确性,计数细胞过少,虽观察速度快,但微核率结果误差太大,而计数细胞过多,则费时费力。

目前甲基纤维素法和常规培养法每个样本需计数 2 000 个淋巴细胞,胞质分裂阻滞微核法每个样本需计数 1 000 个双核 CB 细胞。

3. 淋巴细胞微核率　微核率的记录常同时使用细胞微核率(‰)和微核细胞率(‰),细胞微核率表示 1 000 个细胞中所观察到的微核数目,因为一个细胞中可能观察到多个微核,细胞微核率(‰)可超过 1 000‰;微核细胞率表示 1 000 细胞中观察到的含有微核的细胞数,微核细胞率(‰)不可能超过 1 000‰。

4. 淋巴细胞微核的自发率　甲基纤维素法的微核自发率约为 0.1‰~0.3‰,波动较大;常规培养法的微核自发率 ≤ 5‰;胞质分裂阻滞法的微核自发率约为 10‰~20‰,自发率高于前两种方法的原因在于双核 CB 细胞是只经历 1 次分裂的细胞。计数 CB 细胞中的微核率,可显著提高微核检测的灵敏度和准确性,同时松胞素 B 本身也具有一定毒性,而诱发一定数量微核。

（四）微核的剂量 - 效应关系

微核率的大小是和作用因子的剂量或辐射累积效应呈正相关,这一点与染色体畸变的情况一样。目前国内外不少机构已把微核测试用于辐射损伤、辐射防护、化学诱变剂、新药试验、食品添加剂的安全评价,以及染色体遗传疾病和癌症前期诊断等各个方面。

辐射诱发微核的剂量效应关系,辐射诱导的微核率和微核细胞率随剂量增高而增加,对于低 LET 辐射,其剂量效应关系与照射剂量范围有关,如果剂量在 0.5Gy 以内,主要为直线关系 $Y=a+bD$,剂量大于 0.5Gy,则出现平方项,适于拟合二次多项式,即 $Y=a+bD+cD^2$;对于高 LET 辐射微核的剂量效应关系研究较少,从理论上讲,主要适于直线方程。关于剂量 - 效应曲线的类型、照射条件。细胞计数等与建立染色体畸变剂量效应曲线原则类似。近年来,在事故受照人员的生物剂量测定中,已有多例实际应用的报道。例如忻州事故中,采用 CB 微核法对 34 例受照者进行生物剂量测定,并与染色体畸变分析估算的剂量进行比较,结果两种方法估算的剂量基本一致。还有略低于染色体畸变估算值的报道。目前认为 CB 法微核估算剂量范围在 0.25~5.0Gy 之间较为准确。估算剂量时,除给出平均值外,同时应给出 95% 可信限剂量范围,方法同染色体畸变。微核分析进行生物剂量测定主要用于急性均匀或比较均匀的全身照射,对不均匀和局部照射,只能给出等效全身均匀照射剂量。而对于分次照射、内照射和长期小剂量照射等,由于影响因素复杂,目前尚不能用微核来估算剂量。关于照射后淋巴细胞的消长规律,研究表明照射后微核立即升高,然后保持较恒定的水平,但持续多久尚待研究。蒋本荣通过狗全身照射实验后证明微核即刻升高,以后稳定于此水平,1 个半月后急剧下降,半年后还未恢复至照前水平,故一般认为照射后应尽早采样,最迟不超过 1 个月。

微核检测方法简单,分析快速,容易掌握,又有利于分析自动化,尤其在事故涉及的人员较多时更显示其优越性,如果已知人体受照前的微核水平,可检测到 0.05Gy 剂量。但是微核不像双着丝粒体对电离辐射那样敏感、特异,自发率较高,约为 10‰~20‰;个体差异较大,自发率与性别无关,但与年龄呈正相关关系,所以估算剂量的下限值的不确定度较高;微核的衰减速度比双着丝粒体快。

三、早熟凝集染色体分析

（一）早熟凝集染色体（premature condensation chromosome, PCC）研究概况

1970 年 Rao 和 Johson 在做细胞融合实验时,用 3H-TdR 标记的 S 期细胞和非标记的 G2 期细胞融合,意外地发现所融合的双核细胞中有一套未标记的染色体和一套呈粉碎状的标记染色体。这个现象导致他们完成了另一组实验,用秋水仙酰胺阻断的有丝分裂细胞分别与同步的 G1、S 和 G2 期细胞用灭活的仙台病毒进行融合,30min 后核膜发生融合,同时 M 期细胞中的促有丝分裂因子迅速导致间期细胞中染色质的凝集。这种现象被称为早熟凝集染色体。PCC 的形态与细胞融合时,间期细胞在细胞周期中所处的阶段有关。进一步发

现不同种类的动物之间,植物之间的细胞融合,均发现有丝分裂细胞可以诱导间期细胞产生早熟凝集染色体。1983年Pantelias等用化学融合剂聚乙二醇(polyethylene glycol,PEG)代替了灭活的仙台病毒,简化了细胞融合的操作步骤,使PCC技术得到广泛应用。

PCC现象的发现开辟了细胞生物学的一个新领域,使人们有可能在细胞生长周期的任何阶段中看到分离的染色体结构。各种物理因子或化学诱变剂对处于G1、S和G2期细胞导致损伤时,不需达到分裂中期就可在相应的各期细胞中直接见到染色体损伤,使过去用一般方法不能进行的一些研究工作得到了开展,从而为研究染色体损伤及修复提供一个有用的方法。

采用PCC技术可直接观察细胞间期染色体损伤,不需要刺激细胞增殖和细胞培养,减少了由于间期死亡及染色体修复等引起的误差,在获得标本2~3h之后即可分析染色体损伤情况,得出结果。它与常规染色体方法相比有快速、灵敏等优点。

Cornforth(1983年)用BrdU加入诱导细胞的培养中,FPG染色,使诱导细胞染色淡化而被检查的细胞呈深色,加大了分辨率。1991年Vyas用C带方法,在G1-PCC中也能检出双着丝粒体和着丝粒环,使得PCC技术用于放射生物剂量计的可靠性又提高了一步。

但该方法也有其不足之处,一是细胞融合技术要求较高,不适合基层推广;二是细胞融合后得到的PCC指数一般比有丝分裂指数更低。

1995年,Gotoh E等建立了药物诱导PCC的新方法,他们用花萼海绵诱癌素(Calyculin A),诱导染色体发生凝聚,Calyculin A是从花萼盘皮海绵中提取的一种蛋白磷酸酯合成酶抑制剂,它可诱导外周血淋巴细胞在G1、S、G2及M期发生染色体凝聚,而无需进行细胞融合。1996年,Gotoh和Asakawa又报道了用冈田酸(Okadaic acid)诱导PCC的方法,冈田酸又名软海绵酸,取自冈田软海绵,是另一种蛋白磷酸酯合成酶抑制剂。

(二) PCC在辐射生物剂量测定中的应用

1983年,Pantelias和Maillie将早熟凝集染色体分析应用于辐射生物剂量计领域。离体实验结果表明,在受照的间期(G0或G1)淋巴细胞和分裂中期细胞融合后的融合细胞中,辐射对染色体的损伤表现为G1-PCC断片(每个受损伤细胞中所含的多余的PCC数),随着照射剂量的增高,每个细胞的G1-PCC断片也相应增多,其剂量效应曲线可拟合直线方程,即$Y=a+bD$。Pautolias等用不同剂量(0~3Gy)X射线照射小鼠及其外周血淋巴细胞建立的离体和活体剂量效应曲线,统计学分析表明两者之间没有显著性差异。

细胞受电离辐射后,在PCC中可以检查到许多可见染色体损伤,并可和细胞第一次分裂后所见的中期染色体畸变相比较。Hittelman和Rao用X和γ射线照射G2期的CHO细胞,在PCC中见到的染色体损伤多于中期细胞中所发现的,断裂高2倍左右,而互换和裂隙高1.25倍。国内外研究表明用^{60}Coγ射线照射人外周血,观察淋巴细胞G1-PCC的断片率,并与常规染色体方法的总断裂率进行了比较,建立了剂量效应曲线,结果表明G1-PCC的断片率与剂量呈线性回归关系,同时G1-PCC的断片检出率是常规染色体方法检出率的20倍。

杨新海等用PCC技术研究了^{60}Coγ射线照射对CHL细胞染色体的损伤及修复,PCC法观察的染色体损伤主要以断片为主,对G1-PCC、G2-PCC的断片数分别拟合其量效关系均符合二次多项式。PCC的损伤检出率较常规染色体法提高10倍左右,表明其更加敏感,更能反映初始损伤情况。

药物诱导 PCC 技术使 PCC 技术更为简单,可靠,很快被运用于医学研究中,特别是辐射生物剂量计领域。Durante 等建立了 Calyculin A 诱导 PCC+ 预加秋水仙素阻滞分裂相的方法,用于辐射生物剂量估算。与常规秋水仙素阻滞法(只观察 M 期分裂相),及细胞融合法 PCC 相比,该法简便可靠,可观察到更多细胞周期不同阶段的染色体分裂相,得到更高的分裂指数。对部分个体如年老者、免疫力低下者及受到大剂量辐照者,此法尤为适用。Kanda 等将 okadaic acid 诱导 PCC 技术用于受到高剂量电离辐射样本的生物剂量估算,结果表明:在 0~20Gy 剂量范围内,PCC 环(PCC ring)有着良好的剂量效应关系,而常规染色体法在受照剂量高于 10Gy 时,难以观察到足够的中期分裂相。朱巍等(2001 年)用 Calyculin A 诱导的 PCC 断片的辐射剂量效应关系的研究,表明也符合直线方程。

四、稳定性染色体畸变分析

由于双着丝粒体和着丝粒环属非稳定性畸变,随受照射后时间的延长而丢失,不适用于回顾性剂量或累积剂量的评估。稳定性染色体畸变,如易位,受照射后可保持相当恒定,可弥补双着丝粒体和着丝粒环分析的不足。目前,通常用 G 显带和荧光原位杂交方法(fluorescence in situ hybridization,FISH)进行稳定性染色体畸变分析。以往对易位的检测,主要用 G 显带方法,染色体标本经显带处理后,每号染色体都显示特定的带纹,当有变化时,染色体上即出现异常带纹,可以据此判定染色体细微的结构变化,但该技术要求高,且显带法分析易位复杂而费时。显带染色体自动分析软件的运用可大大提高易位染色体畸变分析的工作效率和结果的正确性,但对操作人员的技术要求还是较高,难以推广。

(一)荧光原位杂交技术分析稳定性染色体畸变

随分子生物学技术的迅猛发展,FISH 技术被运用到染色体畸变分析及剂量的估算,它是一种快速分析人类染色体结构畸变,特别是相互易位的新方法。基本原理是利用生物素(biotin)标记的已知碱基序列的核酸作为探针,按照碱基互补的原则,与标本上细胞染色体的同源序列核酸进行特异性结合,然后用荧光标记的生物素亲和蛋白(avidin)和抗亲和蛋白的抗体进行免疫检测和放大,使探针杂交区发出荧光,形成可检测的杂交双链核酸,最后在荧光显微镜下检查探针存在与否。结合了探针的染色体呈现出特定的颜色,未结合探针的染色体就不着色,因而着色与未着色的染色体间发生了互换,这种异常的染色体在荧光显微镜下非常容易鉴别。目前,在辐射生物剂量学领域的 FISH 研究中,选用的探针主要是全染色体探针、泛着丝粒探针、特异性的端粒和着丝粒探针等。不同探针的组合,加上 FISH 技术正由单色、双色 FISH 向多色 FISH(M-FISH)发展,这样就可获得更加生动的彩色染色体图像,不但能快速正确检测双着丝粒体,而且能很容易地辨认出易位、缺失和插入等稳定性染色体畸变。

(二)FISH 在生物剂量测定中的应用

辐射诱发的双着丝粒体和易位与照射剂量间呈良好的量效关系。急性照射的剂量估算主要分析双着丝粒体。双着丝粒体的检测,在 FISH 技术可以用泛着丝粒探针进行杂交,杂交后使细胞中的染色体着丝粒区着色,在荧光显微镜下能快速计数双着丝粒体。易位在受照者体内不影响或不严重影响细胞的生存和繁殖,在体内能长期保持相当恒定,至少变化很少。虽然外周血 T 淋巴细胞具有不同的寿命,但由于骨髓造血干细胞不断补充,使得外周血淋巴细胞的易位率保持稳定。有研究表明,易位畸变至少在 10 年内保持稳定,尤其是单纯的完全相互易位细胞在分裂时不会被淘汰,基本上不受时间长短的影响,特别适用于慢性照射和早先受照者的剂量估算。FISH 技术通过特异性 DNA 探针,使特定的染色体着色,从而能迅速有效地检测与这些染色体相联系的染色体结构畸变,使易位染色体的分析大大简化。目前有两类探针成功地应用于易位的检测中。一类是采用染色体区域的重复序列,如染色体的着丝粒区和端粒区重复序列作探针。杂交后,染色体在上述两个区域内显示出两个杂交信号。如果该染色体发生相互易位,根据互换情况,这两个信号可分开,分别位于两个不同的染色体上。另一类探针是一条或数条全染色体探针,目前在辐射研究领域中用得较多的有 1、2 和 4 号全染色体探针。这类探针杂交后可以使同源的整条染色体着色,如果着色和未着色的染色体之间发生易位,则表现为染色体的一部分着色与另一部分着色不同,很易鉴别可以大大提高染色体易位的检出率。

目前,FISH 技术已在生物剂量测定中进行了广泛的研究。剂量效应曲线的研究结果一致表明,随着照射剂量的增加,涉及探针的双着丝粒体和易位明显增加。按 Lucas(1992)推荐的经验公式:FP=2.05fP(1-fP)FG,式中 FP 为全基因组易位率或双着丝粒体;fP 为探针覆盖的基因组部分 DNA 含量;FG 为 FISH 检测的易位率或双着丝粒率。由 FISH 方法观察到的双着丝粒率和易位率换算成全基因组的双着丝粒率和易位率均符合线性平方模式,即 $Y=a+bD+cD^2$。

早先受照者的研究包括原子弹爆炸幸存者、早先事故受照者和职业受照者 3 方面。Lucas 报道,用 1、2 和 4 号全染色体探针、着丝粒探针和 G 显带同时检测 20 例原子弹爆炸幸存者的易位率。结果表明,随着剂量增加,两种方法间的线性回归斜率为 0.75,相关系数为 0.98,同时作者还将离体的易位率剂量 - 效应曲线和原子弹爆炸幸存者照射后 4.5 年时检查的易位率剂量 - 效应资料做了比较。总的来说,两者在形状和大小很类似。在早先事故受照者的研究中,Straume 等报道,巴西 Goiamia 137Cs 源事故后,作者立即用双着丝粒体对受照者进行了检测;在照射后 1~1.4 年对其中 3 人分别用 1、2、4 和 1、3、4 号全染色体两组组合探针对其易位率进行检测,并估算剂量,结果与事故后立即用双着丝粒体所估算的剂量比较接近。刘青杰等(2000 年)报道两例早先事故受照者,均为放射从业人员。例1,X 射线探伤工人,从事该工作 8 年,前 7 年无任何防护措施,曾受照 1 次,误照射后 3 年,取外周血样本。例2,^{60}Co 管理人员,曾在 30 年前因换源和处理事故受到 3 次意外照射。作者用 8 对端粒和着丝粒特异性探针 M-FISH 方法,检测其完全相互易位率,参照标准剂量 - 效应曲线,估算他们的累积受照剂量。结果显示,早先事故受照者的双着丝粒体很少。易位估算的剂量,例 1 为 81.3cGy,例 2 为 155.7cGy。作者认为该法有望用于早先事故受照者的剂量重建。

关于职业受照者,李进等报道用 FISH(4、7 号全染色体探针)和 G 显带法对医用诊断 X 射线工作者的剂量进行重建。对照组 37 人,其中 24 人用 G 显带法,13 人用 FISH 法。职业受照组 124 人,其中 96 人进行 G 显带分析,28 人进行 FISH 分析。结果表明,G 显带和 FISH 法检测的易位率随工作年限的增加而增多,用易位率估算的生物剂量也随年限增加而增大,且两种方法估算的生物剂量基本一致,与物理方法测定的剂量也很接近。表明这两种方法均可推测原先受照者的累积剂量,也可用于职业性受照人员的剂量重建工作。

用 FISH 方法可以大大提高易位的检出率,与 G 显带技术相比,节省了人力物力。由于不需要分散良好的中期分裂相做分析用,增加可供分析的细胞数,提高了检测的精确度。可见它是一种快速、准确的很有前途的生物剂量测定方法,是当前辐射细胞遗传学发展中的一门前沿技术。其不足之处是对某些稳定性染色体畸变,如倒位和缺失不甚敏感;由于探针的特异性,只有某些与探针相对应的染色体畸变才能被察觉;该技术要求高,且需要高纯度试剂,价格昂贵。用于生物剂量测定还有不少问题需要深入研究,如用 FISH 方法观察到的染色体易位率换算成全基因组染色体易位率是否符合 Lucas 推荐的经验公式;以及用易位率进行回顾性剂量重建时,易位不随时间延长而降低的假设是否成立等都有待深入探讨。

五、体细胞基因突变分析

电离辐射诱导的造血细胞 DNA 损伤可导致体细胞一些编码标志蛋白的基因位点突变,从而产生异常的编码蛋白或蛋白缺失,这些异常或缺失的蛋白可作为剂量监测的标识。常见的有 HPRT(次黄嘌呤鸟嘌呤磷酸核糖转移酶)、GPA(血型糖蛋白 A)、TCR(T 细胞抗原受体)、HLA(人白细胞抗原)等。

(一)次黄嘌呤鸟嘌呤磷酸核糖基转移酶(hypoxanthine guanine phosphoribosyl transferase,HPRT)基因突变分析

hprt 基因是体细胞突变研究中常用的基因。人和啮齿类细胞的 hprt 基因位于 X 染色体上。在雄性,hprt 基因呈半合子状态,而在雌性,由于一条 X 染色体上失活而呈效应性半合子状态。X 染色体上的失活发生在雌性发育的早期。随后,两性细胞中只有一活性的 hprt 基因,它的失活使细胞的表型为 hprt⁻。人类 hprt 基因位于 X 染色体(Xq27)上,基因序列长 44kb,带有 9 个外显子。该基因产物为次黄嘌呤鸟嘌呤磷酸核糖转移酶,它是一种嘌呤合成酶,该酶由 2~4 个蛋白亚单位组成,该酶促进次黄嘌呤鸟嘌呤与磷酸核糖焦磷酸间的转磷酸核糖基作用而生成相应的核苷 -5- 单磷酸,这是细胞体内嘌呤核苷酸生物合成中的一条补救途径。该酶对于维持细胞内嘌呤核苷酸的含量,特别是合成新核苷酸能力低下的细胞具有重要意义。

HPRT 酶特异性不强,在细胞 DNA 合成时可将嘌呤类似物 6- 巯基鸟嘌呤(6-TG)和 8- 氮杂鸟嘌呤(8-AG)掺入到 DNA 中,阻断半保留复制,形成一种致死性的核苷 -5- 磷酸盐,造成细胞死亡。细胞 hprt 基因突变后,不能编码生成 HPRT 酶,使突变细胞对 6-TG 或 8-AG 产生抗性作用,嘌呤类似物就不能掺入到 DNA 中,不影响其复制。因此,在选择性培养基中,突变的细胞能存活,正常细胞却因 6-TG 或 8-AG 的毒性作用不能分裂甚至引起死亡,因此通过检测分裂细胞的数目便能确定 hprt 基因突变频率(mutation frequence,MF)。近年来发展了多种基因突变检测方法,可在细胞水平上测定基因突变,如放射自显影法、荧光显微镜法和多核细胞法等。也有在分子水平上以测定突变类型和比例的基因突变谱为主的细胞克隆法。

hprt 基因位点是一个对电离辐射和化学诱变剂都非常敏感的位点,在单基因突变研究中,该基因是一个经典的基因位点,其突变基因可在体内长期存在。有关电离辐射引起的 hprt 基因位点突变与照射剂量间关系的基础性研究,文献报道较多。离体照射的研究表明,hprt 基因位点突变频率与照射剂量呈线性关系。关于原子弹爆炸幸存者的研究,Hakoda 等用 T 淋巴细胞克隆法,分析了 30 名原子弹爆炸 40 年后幸存者和 17 名对照者的 hprt 基因突变频率,同时进行了染色体畸变分析。结果表明,两组间差异显著,$P<0.05$。作者认为,在照射后 40 年,hprt 基因突变频率仍能反映受照剂量。基因突变频率与染色体畸变率的对比分

析表明,两者间存在着线性关系,随染色体畸变率增加,hprt 基因突变频率也增加,其关系式为 $Y = (3.7 \pm 0.08)X$(Y 为 hprt 基因突变频率,X 为染色体畸变率,相关系数 $r = 0.34$)。在事故受照人员的生物剂量测定中,夏寿萱等对 5 例受 ^{60}Co γ 线意外照射的人员进行了 hprt 基因突变谱的分析,在受照 4 年半后外周血淋巴细胞 hprt 基因缺失总数与受照剂量有依赖关系。在职业性放射工作者的生物剂量测定中,史纪兰等用多核细胞法检测 30 例 X 射线工作者淋巴细胞 hprt 基因突变频率,根据剂量效应曲线估算了受照的累积剂量和年剂量当量,对工龄与突变率的关系进行了分析。由此可见,hprt 基因位点突变分析可用于急性和慢性小剂量照射。其不足之处是:hprt 基因突变的特异性不强,自发率较高,并随年龄增长,自发突变率也有所增高。

(二)血型糖蛋白 A(GPA)基因位点突变分析

GPA 是分布于人类红细胞(RBC)表面的一种重要的血型糖蛋白,由一条含 131 个氨基酸残基的肽链和一条含 16 个糖基的糖键构成。在每个 RBC 表面约有 5×105 个 GPA 分子,GPA 分子有 M、N 两种形式,并以此决定了人类的 MN 血型系统,人群中共有 3 种血型表现 MM、MN 和 NN。编码 GPA-M、N 分子的等位基因位于 4q28-31,为共显性表达,在人群中的频率基本相当,所以人群中约一半人为 MN 杂合子个体。

血型糖蛋白 A 突变分析技术仅适于测定人群中 MN 杂合个体的基因突变频率。理论上讲,MN 个体外周血 RBC 中存在 4 种 GPA 变异体细胞(variant cell,VC);单倍型 MΦ、NΦ 和纯合型 MM、NN。当用不同颜色荧光标记的 GPA-M 或 GPA-N 的单克隆抗体(McAb)与 RBC 结合时,由于正常 RBC(MN)与 VC 表面 GPA 分子抗原分布的种类或数量不同,而结合不同的 McAb,使其荧光颜色或强度不同,经流式细胞仪测定时,根据荧光信号的差异将 VC 记录下来。外周血 RBC 无核,缺乏自我增殖能力,GPA 分析系统所检测到的突变实际上是来自骨髓干细胞或 RBC 成熟过程中 GPA 表达前的 RBC 前体细胞。如 RBC 前体细胞的 GPA 基因发生突变,经分裂发育成熟后,在外周血 RBC 中表现出来,但这些 VC 会在一个 RBC 生活周期(120d)后消失;如突变发生在干细胞,骨髓干细胞就会累积这些突变,并在受照者的终身造血过程中,通过不断产生相应的 VC 而将 GPA MF 持久稳定地表现出来。

体细胞 GPA 基因对电离辐射和化学诱变剂都有非常敏感的位点,GPA 基因突变分析反映的是骨髓干细胞的基因 MF,该基因突变为中性突变,故其 VC 在体内长期存在。许多学者认为 GPA 突变分析有望作为个体终生生物剂量计,在原子弹爆炸幸存者及核事故受害者生物剂量测定中已得到成功应用。如 Akiyama 等对 703 例原子弹爆炸幸存者的 GPA 进行了研究,其中 246 例远距离受照者为对照组(估算剂量 < 0.005Gy),457 例为实验组(估算剂量 > 0.01Gy)。结果表明,即使在原子弹爆炸 40 多年后,幸存者的 GPA MF 仍明显高于对照组,并与估算的受照剂量间有显著的剂量 - 效应关系。Jensen 等对 13 名切尔诺贝利核电站事故受害者进行 GPA 突变分析。结果表明,事故后 3~4 年,其 GPA MF 仍显著高于对照组,并与用双着丝粒体估算的受照剂量之间有明显的量效关系。由此可见,GPA 基因位点突变分析了个体生存过程中所记录的累积生物效应,因此可作为终生的生物剂量计。GPA 基因突变分析用流式细胞仪检测 1×10^6 个细胞只需几分钟,分析速度快,且稳定性好,重复性高,但 FCM、荧光 McAb 价格昂贵,且 GPA MF 的个体差异较大,仅能用于 MN 型个体。

(三)T 细胞抗原受体(T cell receptor,TCR)

TCR 是外周血 CD4、CD8 T 淋巴细胞表面的一种蛋白受体,在对抗原的识别和由 T 细胞介导的免疫应答过程中起重要作用,在成熟 T 淋巴细胞的细胞膜表面,TCR 和 CD3 抗原形成复合体。若 TCR α 链或 β 链基因位点发生突变,这种复合体的形成就发生障碍,利用这一性质可用各种特异的荧光色素标记抗 CD3 抗体和抗 CD4 抗体,然后用流式细胞仪计数 CD3-CD4 的突变体,TCR 基因突变分析技术是新近建立起来的很有发展前途的生物剂量计。其剂量估算范围在 0.2~4Gy。该技术与其他几种体细胞基因突变分析系统相比,有其独到的特点:

1. 由于 TCR 分析技术测得的 TCR 突变频率较高(正常人平均为 2.5×10^{-4}),要得到统计学上允许的最低频率所需要的样本血量仅需 1ml;

2. TCR 分析技术检测的淋巴细胞无需固定,因此分析时间大为缩短,仅约需 5h;

3. 对于急性照射,TCR 基因突变频率与受照剂量有明显的剂量效应关系;

4. TCR 不适于作为终生生物剂量计以估算早先受照个体受照剂量。

六、DNA 损伤和突变分析

电离辐射可诱导 DNA 多种形式的损伤和突变。这种损伤和突变可以是来自细胞核,也可以是来自线粒体 DNA。随着分析技术的发展,正利用各种手段寻找具有良好剂量响应的 DNA 损伤指标作为生物剂量标志物。然而,这些新方法和指标在获得认可之前,尚有许多工作要做,需接受更多实际应用的检验。

(一) 细胞凝胶电泳或彗星电泳分析

这种技术可在单细胞水平定性定量测定 DNA 损伤,尤其是 DNA 链的断裂。方法:先将一定数量的照射细胞与 0.75% 的低熔点胶在 37℃ 均匀混合备用,取一载玻片均匀铺上 0.1% 的凝胶,将制备好的细胞 - 低熔点胶悬液铺在凝胶上,置载玻片于冰上约 5min,然后浸在新鲜配制的冷的细胞裂解液中去除核膜和蛋白,接着将载玻片浸于中性(pH 7~8,主要测双链断裂和交联)或碱性(pH 12~13,主要测单链断裂、切除修复位点、碱性易变位点和交联)缓冲液中使 DNA 解旋;置载玻片于电泳槽电泳。在电场的作用下,断裂的 DNA 链、碱性易变位点、不完全的 DNA 切除位点以较快速度迁移,而 DNA-DNA 交联或 DNA- 蛋白交联的迁移速度较慢,形成一个头尾分明的彗星样电泳图案(图 10-7):电泳分离后载玻片经染色可在荧光显微镜下观察或图像扫描,由特别设计的计算机软件对图像进行分析和计算。可通过计算损伤细胞的百分率、分类 DNA 损伤的形式、电泳图像彗星尾的长度和彗星图像长度 / 彗星头的宽度比来评价 DNA 的损伤,建立量效关系。通常,尾巴长度代表最小可测 DNA,迁移 DNA 的百分数代表迁移 DNA 的量,迁移 DNA 量×尾巴长度代表尾巴的力矩。此方法的优点是细胞用量少,灵敏度高(可测 5cGy 的 γ 射线),可分析任何真核细胞,经济、快速、简单:缺点是方法的敏感性太高,区分 DNA 损伤类型的特异性较差。需要设置专门的分析计算软件对结果进行分析。此外,在进行 DNA 链断裂分析时,由于在 DNA 损伤的同时伴随着重接修复,故此分析要求照

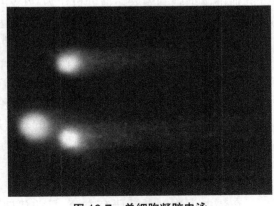

图 10-7　单细胞凝胶电泳

射后立即采样进行分析,否则分析离照射后时间越长,结果的误差越大。

(二) DNA 损伤的免疫荧光测定

这种技术利用荧光标记的抗单链 DNA 断裂和碱基损伤的抗体与 DNA 断裂部位或受损碱基的特异结合,通过测定荧光强度确定 DNA 链断裂或碱基损伤的量与照射剂量间的关系。Van der Schans GP 等用夹心酶联免疫吸附方法测定 DNA 单链断裂和碱基损伤的量来确定照射剂量。此方法对 DNA 单链断裂可测出的照射剂量范围为 0.2~10.0Gy,考虑到个体间的本底差异,最低可测限约为 0.5Gy,由于 DNA 单链断裂会迅速恢复,这种分析只适合在照射后 1h 内进行;碱基损伤可测出的剂量范围在 1~10Gy,适宜分析的时间在照射后 1~4h。Xing J Z 等用抗胸腺嘧啶乙二醇(thymine glycol)抗体的间接免疫荧光标记法,利用激光诱导的荧光分析毛细管电泳测定 DNA 碱基损伤来确定照射剂量和监测损伤碱基的消除过程,通过定量分析照射后细胞内抗胸腺嘧啶乙二醇的产生,可监测 2Gy 以内的照射剂量。

七、组学分析

(一) 基因组学

基因组学是研究生物基因组的组成,组内各基因的精确结构、相互关系及表达调控的科学。功能基因组学是在结构基因组学研究提供的丰富信息资源的基础上,应用先进的基因表达技术、生物功能检测技术和生物信息学技术,对基因的表达、调控和功能开展研究,是目前基因组学研究的热点之一。

利用基因组学分析技术,特别是以微阵列分析为代表的差异基因筛选技术,对电离辐射后基因的表达变化(gene expression change,GEC)进行分析可以满足快速分析的要求。这项技术能同时对成千上万基因的表达进行分析和比较,具有快速、高通量和计算机分析的特征,近年来研究较多。鉴于一系列生物过程参与了辐射诱导的细胞应激、凋亡、损伤和修复、炎症发生和遗传等效应,一些与 DNA 损伤修复相关的蛋白质,与各种反应和代谢相关的细胞信号传导分子和信号通路成分都受基因表达调控,辐射诱导的各种效应在很大程度与这些基因的表达量、表达时相和调节有关。通过这些研究,目前被大家认可有可能成为生物剂量标记的基因有:CDKN1A、Gadd45a、xpc、bbc3、mdm2 等一些与细胞周期调节、细胞凋亡和 DNA 损伤修复相关的基因。

鉴于淋巴细胞对早期辐射损伤敏感,最易发生辐射诱导的基因改变,有研究者建议以人外周血淋巴细胞基因表达谱分析作为新的生物剂量计。然而,辐射反应基因的表达不仅与各细胞系的辐射敏感性相关,特定基因的表达还与辐射剂量、剂量率和照射后观察的时间有关。有些基因表达需要一定的辐射剂量阈值,同种基因有的只在高剂量率照射时才出现变化,有些基因表达的出现,表达的上调或下调,以及表达持续的时间与照射后时间相关。

基因组学分析的优点是易实现快速和高通量分析,筛选具有良好时效和量效关系指标的范围也较广。但鉴于照射后基因表达变化的复杂性,仅用单个的基因表达变化的信息来表达受照剂量其可靠性较差。较可取的办法是选用一组基因,观察在不同剂量照射后、不同时间点相关基因表达水平的变化及与受照剂量间的关系,一系列基因表达的变化才能够更准确地评估受照剂量。

(二) 代谢物组学

在辐射生物剂量计研究方面,目前代谢物组学的应用主要体现在通过对受照生物尿液或组织液中代谢成分的分析,寻找与辐射剂量相关的各种指标方面。由于尿液可无创获得,且通过分析设定时间段内收集的尿液,便可较客观地反映一段时间内体内有关代谢组分上调与下调的情况,因此成为最常用的代谢物组学分析样本。早期利用代谢物组学研究辐射生物剂量计,研究多集中在神经递质及其代谢物上,如 5- 羟吲哚乙酸、硫酸吲哚酚、3- 甲基 -4 羟基苯羟乙酸,3- 甲氧基肾上腺素,去甲变肾上腺素,高香草酸等,但这些神经递质分子除反应辐射应激外,其他各种非辐射应激也会引起释放。近年来,代谢物组学的研究热点相继转移到搜寻血液和尿液中辐射反应相关生物分子标志物方面,如乙醛酸盐、苏糖酸、尿嘧啶、对甲苯酚、柠檬酸盐、2- 氧化戊二酸、己二酸酯、庚二酸、辛二酸盐、壬二酸盐、胸腺嘧啶乙二醇、胸腺嘧啶核苷乙二醇、8- 羟基鸟嘌呤等蛋白质和核酸代谢产物,以及尿液中其他具有潜在价值的生物标志物成分,包括血栓素和 8-iso- 前列腺素 F2α 等。

随着代谢组学技术的发展,利用动物模型和临床患者的血清和尿液寻找放射损伤特异性标志物的研究较多,获得多种受放射调节的差异代谢物,可作为潜在的放射损伤标志物。与基因和蛋白标志物相比,代谢物更容易受到饮食、个体差异、性别和环境因素的影响。

代谢物组学指标分析的优势在于:样本可无创收集,样本中各种代谢相关的信息含量丰富,有利于筛选出具有良好量效和时效关系的指标,在方法学上也能做到高通量快速分析。代谢物组学指标分析的不足是需要特定的实验室和特殊的设备,虽可实现移动式分析单元,但尚难做到便携式现场分析。

（三）蛋白质组学

辐射诱导细胞内蛋白质表达水平改变的研究主要集中在蛋白质组学筛选。生物体内蛋白质和量的变化与辐射效应息息相关,辐射作用于生物体后不同的时间、不同蛋白质的表达变化都可能与生物体所受辐射剂量相关。由于基因转录水平的改变并不能完全直接代表 mRNA 翻译水平的变化,所以在分子水平研究细胞的辐射反应时,同时检测基因转录水平和蛋白质翻译水平更有意义。蛋白质水平指标的检测不仅可提示辐射生物效应带来的近期相关风险和远期效应,对于生物受照剂量也具有更直接的指示作用。

研究报道,173 种人体蛋白质在电离辐射后会发生结构修饰或者表达量的变化。蛋白质谱发生改变的许多蛋白质与辐射诱导的 DNA 损伤修复系统的激活,细胞周期抑制和调节,以及细胞凋亡的发生和调节等过程相关。研究表明,电离辐射后存在着大量的辐射反应蛋白,这些蛋白随着辐射剂量和照射后时间的变化表达上调或下调,是能反应受照剂量的生物指标体系,但是在蛋白质组学分析中,仅凭单一蛋白质分子的改变来评价生物体受照射剂量的准确性和可靠性是不够的,选择一组蛋白质活化或量的改变来评价受照剂量会大大提高准确率和可靠性。随着蛋白质芯片技术和其他更灵敏、快速的分析技术的出现,蛋白质组学分析方法应该会有更大的应用前景。

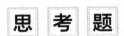

思　考　题

1. 非稳定性染色体畸变进行生物剂量估算的主要优点是什么?

2. 为什么 CB 法微核比常规培养法微核更准确?

3. 高 LET、低 LET 辐射分别最适合拟合哪种剂量效应方程?

4. 早熟凝集染色体进行生物剂量估算的主要优点是什么?

5. 为什么 FISH 技术最适合分析稳定性染色体畸变,特别是易位?

(曹建平　朱　巍)

第十一章　放射性核素内照射生物效应

研究放射性核素内照射生物效应相关内容的学科称为放射毒理学(radiotoxicology),它是研究人类在生活与生产活动中可接触到的放射性核素对生物体内照射损伤作用规律与特点以及防治措施的一门学科。随着放射性核素在工农业中的广泛应用,以及核能事业的发展,人类接触放射性核素的机会增多,可能诱发放射性核素内照射生物效应。这里对放射毒理学概述、放射性核素的生物动力学、内照射损伤特点、内照射确定性效应和随机性效应几方面做介绍,以期对放射毒理学有所认识。

一、放射毒理学概述

(一) 简史

放射毒理学是随着放射性核素的发现,继而对它的研究才逐步形成的。1896 年 Becquerel 发现铀的放射性。Curie 夫妇相继发现放射性镭、钍、钋。在这些天然和人工放射性核素被应用于工业医疗领域给人类带来利益的同时,也逐渐显露出它们对人体的危害作用。20 世纪初,镭被用作表盘发光涂料的激发能源,描绘表盘的工人常用舌头舔笔尖而摄入镭,十余年后,这些人的贫血和骨肉瘤的发病率明显增高。钍作为造影剂用于临床诊断数年后,逐渐观察到钍会使肝癌等恶性疾病发病增多。19 世纪 80 年代矿工中的肺癌增多,后经研究证实氡及其子体是铀矿工肺癌的病因。所以,早期的研究主要观察镭、钍、钋等放射性核素在体内的分布规律及所致的毒性效应。人工放射性元素的发现和应用,特殊历史时期美、英、苏等大国大力开展核武器的研制,使得放射毒理学的研究内容扩展到铀、钚及早期和晚期混合裂变产物,阐明了这些放射性核素吸收、分布、滞留、排泄及内照射损伤效应,形成了放射毒理学研究的鼎盛时期。

我国放射毒理学研究起始于 1958 年,先后对铀、钚、氡及其子体、钍、放射性落下灰、浓缩铀、氚及某些医用放射性核素进行了广泛研究,其体内代谢、近远期效应、医学处理和促排措施等得到阐明,取得了显著成绩。

进入 21 世纪,原子能的和平利用占主导地位,以核电站的发展,放射性核素在临床医学、生物学及其他研究领域中的应用日益广泛为主要特征。由此,相应产生对放射性核素(碘核素、^{3}H、钚及超钚元素、氡等核素)的极大关注,给放射毒理学研究提出新的要求。1986 年发生的切尔诺贝利核事故,被认为是历史上最严重的核电事故,也是首例被国际核事件分级表评为第七级事件的特大事故。事故发生后,切尔诺贝利地区成为各国科学家的研究焦点。鉴于此,小剂量低浓度放射性核素远期损伤效应的研究引人注目。2011 年 3 月发生的日本福岛第一核电站事故,是继切尔诺贝利核事故后第二例特大事故。福岛核事故的发生为人类和平利用核能提出了新的思考。一方面是核电事故的警思,另一方面是大力发展核电寻找新的能源方式。目前,和平利用核能仍是主题,因此有关环境放射性核素污染的生态风险和医用放射性核素的安全成为研究的活跃点,特别是小剂量低浓度放射性核素的远期损伤效应研究。现代放射毒理学的研究也已突破传统放射毒理学研究观念,向多学科相互渗透,已由应用基础性研究向更为实用的放射毒理学方向发展。

(二)研究对象

放射性核素内照射研究的对象是可能危害生物机体各种状态的放射性核素。职业性工作者所接触的放射性核素种类繁多,可因工种不同而异。探测或开采放射性金属矿和与其伴生的矿,主要接触铀系、钍系、锕系放射性核素。铀的冶炼、精制、浓缩、加工,主要接触天然铀 ^{235}U、^{238}U、^{234}U。核燃料后处理燃料产品,主要接触 ^{235}U、^{238}U、^{239}Pu,裂变产物(^{89}Sr、^{90}Sr、^{90}Y、^{91}Y、^{95}Zr-^{95}Nb、^{99}mTc、^{106}Ru-^{106}Rh、^{131}I、^{132}I、^{133}I、^{137}Cs、^{140}Ba-^{140}La、^{144}Ce-^{144}Pr、^{147}Pm、^{237}Np、^{241}Am 等)以及惰性气体 ^{85}Kr、^{87}Kr、^{88}Kr、^{133}Xe。冶金及其他燃料生产时,接触 ^{3}H、^{237}Np、^{238}Pu、^{239}Pu、^{235}U、^{238}U、^{241}Am。反应堆操作人员,会接触燃料 ^{235}U、^{238}U,裂变产物及惰性气体,以及活化产物:^{24}Na、^{51}Cr、^{54}Mn、^{56}Mn、^{55}Fe、^{59}Fe、^{58}Co、^{59}Co、^{60}Co、^{65}Zn、^{182}Ta、^{3}H。加速器操作主要是接触活化产物 ^{3}H、^{7}Be、^{63}Ni、^{181}W、^{183}W、^{185}W。同位素生产、制备及应用行业,主要涉及 ^{3}H、^{14}C、^{32}P、^{35}S、^{45}Ca、^{51}Cr、^{55}Fe、^{59}Fe、^{60}Co、^{65}Zn、^{85}Sr、^{85}Kr、^{90}Sr-^{90}Y、^{95}Zr-^{95}Nb、^{99}mTc、^{113}mIn、^{131}I、^{125}I、^{137}Cs、^{141}Ce、^{144}Ce、^{147}Pm、^{152}Eu、^{185}W、^{198}Au、^{203}Hg、^{226}Ra、^{232}Th 等核素。

公众所能接触到的放射性核素,亦因所处环境的受污染状况、天然水平、居住生活条件和饮食等情况不同而有差异。

(三)意义

1. 为放射性核素内照射危害评价提供依据 从辐射防护出发,放射毒理学的实验研究和人群辐射流行病学调查,应以剂量效应关系为基础,提供可被社会接受的危险水平以及与之相应的剂量限值。这些都是评价放射性核素危害程度和制订内照射防护标准的重要依据。

2. 为人体内剂量估算和医学处理提供依据 对职业性或意外事故情况下内污染人员的当务之急,是估算其内污染剂量,从而确定其医学处理及预后。在此情况下可利用放射性核素生物转运的动力学参数,结合所测受污染者排泄物里的活度或整体测量数值,估算其初始污染量或当时体内滞留量、吸收剂量,从而为选择适宜的医学处理措施、判断预后等提供依据。

3. 为临床合理使用放射性核素提供依据 临床的合理用药,必须以药物毒性及药代动力学为依据。同理,放射性核素作为诊断和治疗疾病的手段,也应以放射性核素的辐射毒性和动力学为依据。此外,放射性核素毒性及动力学参数,也是临床选择适宜核素的重要参考。例如,^{123}I 在体内的有效半减期比 ^{131}I 短得多,它只发射 159keV 低能 γ 射线,其相对生物效应也比 ^{131}I 小,因此可选择 ^{123}I 代替 ^{131}I 做甲状腺功能检查,以减少照射剂量。

4. 为探讨放射生物效应的机制提供依据 从整体、器官、细胞及分子水平上研究放射性核素所致剂量与生物效应的关系,结合微剂量学研究放射性核素在亚细胞器及生物大分子中能量损失和沉积规律,尤其是要从分子水平入手,应用先进的高新技术,从而有利于阐明放射生物作用的某些机制,如通过放射性核素内照射对 DNA 大分子的损伤效应及修复过程的研究,来进一步探究辐射致癌、致突变效应的机制。

二、放射性核素的生物动力学

放射性核素生物动力学是研究放射性核素在机体内吸收、分布、滞留和排泄等过程的动态变化，并对其过程应用速度论和数学方程加以定量描述的科学。其目的是对体内核素的剂量进行估算和评价，确定干预措施并预测其危害。这对于放射性核素的和平利用、内照射生物效应与机制的阐明以及内照射防护措施标准的修订具有重要的意义。

放射性核素在机体内的吸收、分布、滞留和排泄过程称为生物转运；放射性核素在机体内的代谢过程称为生物转化。有些放射性化合物，在体内可发生结构和性质的变化，但是它们无论发生何种变化，都不能改变放射性核素的辐射特征。

(一) 吸收

1. 呼吸道吸收 核工业生产和实验研究中不遵守放射操作规程或发生事故时，空气受到放射性核素污染的概率较大，多呈气溶胶和气态存在，防护较为复杂和困难。因为呼吸是不受意识支配的自律性生理运动，人无时无刻不与外环境进行气体交换，从此意义上看，呼吸道是放射性核素进入人体内最危险最主要的途径。

气态放射性核素如氡、氢、氚和碘等，极易以简单扩散的方式经呼吸道黏膜或肺泡进入血流。当血液核素浓度与肺泡内气态核素浓度达到平衡时，二者之比称为血/气分配系数，分配系数越大吸收率就越高。气态核素的吸收速度与其在血液内的溶解度成正比。此外，尚应考虑呼吸频率、深度、肺血流量、其他器官的分布和排除速率的影响。

气溶胶是分散在气体中的固体粒子或液滴所构成的悬浮体系。放射性气溶胶在呼吸道内沉积、转移与廓清是一个极为复杂的过程。它既取决于肺容量、肺活量、潮气量、呼吸频率等生理参数及解剖学特征，又依赖于气溶胶粒度、密度和溶解度等。气溶胶进入呼吸道并附着其表面，经受 3 种作用：惯性冲击或离心力作用、重力或沉降作用、布朗运动或扩散。概括说来，大于 5μm 的粒子几乎全部沉积于鼻和支气管树；小于 5μm 的粒子则到达支气管树的外周分支处；小于或等于 1μm 的粒子主要附着于肺泡内。

在呼吸道内表面附着的粒子有以下归宿：①被吸收入血液。水溶性粒子可在局部溶解后较快地吸收，特别是附着于肺泡壁上的可大部分被吸收。②随黏液咳出或被咽入胃肠道。附着在气管，支气管直至终末细支气管表面的难溶性固体微粒，可借该部位黏膜上皮细胞的纤毛摆动，将其随黏液向上移动(约 3mm/min)，被驱至咽喉部后被咳出或被咽下。附着于肺泡表面的难溶性微粒，不管是否被吞噬细吞噬，均可随肺泡表面液膜向上移动(该液体可能是渗出的淋巴液，或是肺泡Ⅱ型上皮细胞的分泌物)经肺泡导管和呼吸细支气管而达终末细支气管，再被气管、支气管清除系统清除。③肺泡表面的难溶性微粒，不论被吞噬细胞吞噬与否，可进入肺间质，有的被长期滞留，有的进入淋巴间隙和淋巴结，其中部分微粒还可随淋巴液到达血液内。有些微粒亦可长久地滞留在肺泡内，形成辐射灶。

呼吸道模型是用于估算通过呼吸方式摄入放射性核素的数学模式。为了满足辐射防护实践中肺剂量估算及吸入核素所致危害评价的需要，于 1994 年 ICRP 第 66 号出版物提出的新呼吸道模型(HRTM)代替了 1979 年 ICRP 第 30 号出版物的肺模型。新的呼吸道模型在形态学上将呼吸道模型分为 4 个解剖区：胸腔外区(extra thoracic region，ET)，包括前鼻通道区(anteriornose，ET_1)和后鼻通道(posterior nasal passage)、口腔、咽和喉区(ET_2)；支气管区(bronchial region，BB)，包括气管和支气管，沉积物靠纤毛运动由此被廓清出去；细支气管区（bronchiolar region，bb），包括细支气管和终末细支气管；肺泡－间质区（alveolar interstitial region，AI），包括呼吸细支气管、肺泡小管、带有小泡的小囊和间质结缔组织。剂量计算采用 ICRP 推荐的方法，对每个区的靶组织所吸收的能量按该组织质量加以平均。用相对辐射敏感性或相对辐射危害对上述各区的剂量进行加权。

2. 胃肠道吸收　放射性核素污染环境后，它可由大气、水和土壤进入食物链而自胃肠道吸收进入体内。由于胃肠道各段的 pH 不同，故放射性核素的酸性或碱性盐可分别在胃和小肠内并主要由小肠通过被动扩散方式吸收。

哺乳动物胃肠是可吸收营养物质和电解质的具有多种特殊功能的转运系统。有些放射性化合物可通过主动转运系统而吸收。肠道上皮细胞还可通过吞噬和胞饮作用吸收或固着某些固体微粒。难以吸收的放射性核素，可沉积于肠黏膜的皱褶内，短寿命核素可产生有害的首过效应。概括地讲，各种放射性核素在胃肠道内的吸收份额为：碱族元素如 Na、K、Rb、Cs 等和卤族元素吸收容易而完全，可达 100%；碱土族元素如 Ca、Sr、Ba、Ra 等，易于吸收，吸收率较高，为 10%~30%；大部分稀土族元素如 La、Ce、Pr、Pm、Ce 等及钚和超钚元素如 Pu、Am、Cm、Cf 等，难于吸收，吸收率甚低，为 10^{-3}~10^{-5}。各族元素的主族元素大部分吸收份额高或较高，而其副族元素则绝大部分是吸收较低或极低。同种元素可因其化合物不同而吸收率有很大差异。例如钚的氧化物和氢氧化物吸收率约为 10^{-6}~10^{-5}，而其他化合物则为 10^{-4}。

各种元素自胃肠道的吸收率如此悬殊，主要取决于其溶解度和水解度。碱族、碱土族及卤素族元素均易溶于水，不被水解，阳离子（Me^{n+}）和 OH^- 相遇时，形成易溶解且完全解离的盐：$Me^{n+}+nOH^- \rightarrow Me(OH)_n$，因此吸收率高或较高。而稀土族和钚及超钚元素溶解度低，在 pH>3.5 条件下即可发生水解，和 OH^- 基生成难溶且不解离的氢氧化物：$Me^{n+}+nOH^- \rightarrow Me(OH)_n \downarrow$，故吸收率极低。

放射性核素由胃肠道的吸收率，还受胃肠道的功能状态、肠内容物多寡及其性质等因素的影响。一般认为，减少小肠蠕动可延长放射性核素与肠黏膜接触的时间，因而增加吸收率，反之则不利于吸收。小肠近端 1/4 约占全小肠表面积的一半，故放射性核素在小肠近端停留时间长，则会增加核素的吸收。便秘或腹泻将影响核素的吸收。

ICRP 于 2005 年 100 号出版物提供了一个新的人消化道模型（HATM），替代 1979 年 ICRP 第 30 号出版物的四区段模型。这个报告里描述了这个新的生物动力学模型的特征，包括放射性核素的摄入、吸收、滞留、沉积和排除。对于放射性核素的血液吸收，HATM 指定作为进入消化道总量的分数，总吸收表示为 f_A。在多数情况下，没有区域性吸收的资料可以利用，因此默认假定所有的放射性同位素吸收来自小肠，即 $f_{SI}=f_A$。但当有资料可用时，模型会考虑到其他部位的吸收和消化道组织的滞留。新的 HATM 可用于所有照射情况下的儿童和成人。它提供了年龄依赖性的消化道各区域尺寸的参数值和内容物通过各区域运输时间，以及对于成人性别依赖性的消化道各区域尺寸的参数值和内容物通过各区域运输时间。婴儿和儿童腔内运输时间一般短于成人。对于成人，在胃和结肠的平均运输时间女性比男性多 1/3。它考虑了放射性核素在消化道吸收和滞留的任何可能的场所。HATM 允许使用放射性核素在不同消化道滞留和吸收的数据。

HATM 提供了在口腔、食管、胃、小肠、右结肠、左结肠和直肠乙状结肠的癌症诱导的靶（干细胞）的清晰的剂量计算，这是一项重要的发展，在计算时考虑了放射性核素在各区黏膜中滞留的影响。辐射诱导癌症的靶细胞采用上皮干细胞，它们定位于口腔和食管复层上皮的基底层以及胃、小肠和大肠的隐窝基底层细胞。这些用于剂量学的形态测定资料，包括不同区域靶细胞的定位，靶层的尺寸和深度，并且证明消化道各部位采用剂量平均的方法是正当的，说明了在这些区域采用剂量均值的方法，以及为剂量学模型所做的简化假定，讨论了剂量学的方法和在靶区辐射能量沉积的特定吸收分数（specific absorbed fraction，SAFs）的计算。

HATM 与人呼吸道模型相匹配，在有关食入和吸入放射性核素剂量评价的未来的 ICRP 出版物中，这两种模型将会一起使用，用于职业人员和公众摄入放射性核素的剂量计算。

3. 皮肤伤口吸收　完好皮肤对大部分放射性核素是有效的屏障，能阻挡核素的侵入。但是有些放射性核素不但能吸收而且吸收率较高，如气态或蒸气态的放射性碘核素和 HTO，溶于有机溶剂和酸性溶液的化合物，都能透过皮肤而吸收。在含 HTO 的环境中工作，HTO 经皮肤吸收入血的量与经肺吸收的量几乎相等。实验发现，硝酸钚溶液 10mol/L（10M）污染皮肤后，1h 内吸收 0.05%，5d 内吸收 1%~2%。

核素经皮肤吸收，主要依赖于简单扩散方式，先透过表皮脂质屏障进入真皮层，再逐渐移入毛细血管。也可经汗腺、皮脂腺和毛囊进入体内，但其量甚微，不占重要位置。

放射性核素经皮肤的吸收率除受核素理化性质影响外，还受皮肤被污染的面积、皮肤部位、持续污染的时间、温度及湿度等因素的影响。当皮肤涂有有机溶液或皮肤充血时，可使吸收率增高。

放射性核素经创伤的吸收率可数十倍于完好皮肤的吸收率。放射性核素经伤口的吸收率，与受伤部位，受伤面积，伤口深度，伤情以及核素化合物的性质有关。核素易溶性化合物从伤口吸收，转移迅速；而难溶性化合物（如超铀核素和氧化物）或在伤口易形成氢氧化物者，可较长期滞留于污染部位，仅有很少一部分被吸收。高浓度的污染，放射性核素化合物的刺激性反应，也可使吸收率增高。

（二）分布和滞留

放射性核素随血液循环（或前述的转移隔室）转运到各组织器官的动态过程称为分布。核素分布在组织器官内的数量，常以整个器官或组织内含量（放射性活度，Bq）占摄入量或全身滞留量（放射性活度，Bq）的百分数表示。所谓滞留是器官或组织内放射性核素活度的动态变化程度。摄入核素后的不同时间，滞留在器官、组织或全身内的放射性核素量称为滞留量。

1. 放射性核素分布滞留类型　各种放射性核素在体内的分布具有各自不同的特点，这里只能择其相同或类似之处大体归纳为 5 种分布类型。

（1）相对均匀型分布：指某些放射性核素比较均匀地分布于全身各器官组织。这种分布最为典型的核素多半是机体内大量存在且均匀分布的稳定元素和放射性核素，如 ^{14}C、^{24}Na、^{42}K、^{35}Cl 和 ^{3}H 等。此外，^{137}Cs、^{86}Rb 也与其类同。例如静脉注入 $^{137}CsCl$ 后死亡的 5 例患者（晚期肿瘤患者，肾功能良好，志愿受试）的尸检材料表明，尽管在早期 ^{137}Cs 在各器官组织中含量有差异，但在第 10d 后，分布则呈均匀状态。

（2）亲肝型分布或亲网状内皮系统分布：指某些放射性核素离开血液后，主要分布于肝脏或网状内皮系统中。此类型分布的核素主要是一些稀土族和锕系核素，如 ^{140}La、^{144}Ce、^{147}Pm、^{232}Th、^{227}Ac 和 ^{241}Am 等。这些放射性核素在体液 pH 条件下，极易水解成为难溶性氢氧化物胶体颗粒，通过巨噬细胞吞噬而在肝脏和其他网状内皮系统组织或器官滞留。

（3）亲骨型分布：是放射性核素集中沉积于骨骼。此类型分布的核素有 ^{45}Ca、^{90}Sr、^{140}Ba、^{226}Ra、^{90}Y、^{95}Zr、钚及某些超钚核素、重镧系核素等，通常称为亲骨性核素。

骨骼按结构特点可分为皮质骨（即致密骨）和小梁骨（即海绵状骨）两部分，分别占全骨量的 80% 和 20%，而小梁骨单位体积的表面积恰为皮质骨的 4 倍，故两者的表面积相等。骨表面和红骨髓是骨骼中的辐射危险组织，骨表面和骨内膜的上皮细胞及骨髓造血干细胞，则是辐射致癌危险的细胞。因此，研究放射性核素在骨组织内的微细分布具有重要的意义。

微观放射自显影的研究证明，放射性核素在骨组织内的定位可分为两型：体积分布型，即放射性核素置换骨骼无机盐晶格中的钙而较均匀地分布于骨的无机质中，^{226}Ra 即属此型分布；表面分布型，是放射性核素沉积于骨内膜表面、骨小梁表面和皮质骨血管表面，^{239}Pu 由铁转递蛋白转运到骨即呈此型分布。表面分布型放射性核素对骨表面 $0\sim10\mu m$ 处的辐射敏感性较高的成骨细胞及骨髓细胞可形成较大的剂量，因此比体积分布型核素的危害更大。

（4）亲肾型分布：某些放射性核素较多地滞留于肾脏。铀中毒时肾组织放射自显影可见肾近曲细管中段出现大量密集的 α 经迹。某些 $V\sim$ Ⅶ 价的放射性核素也有这种亲肾性，不过其分布特点不那么突出。

（5）亲其他组织器官型分布：某些放射性核素可选择性地滞留于其他组织或器官。如放射性碘高度选择性地集中于甲状腺，而分布到其他部位的量甚微。^{65}Zn 浓集于胰腺。^{90}Mo 集中于眼的虹膜。^{35}S 主要蓄积在关节、表皮和毛囊内。^{59}Fe 较多地分布于红细胞。另外，^{60}Co、^{131}Te 也具有亲血细胞性分布的特点。

有些难溶性放射性核素的化合物，可在肺内 pH 条件下形成难溶性氢氧化物胶体，并大部分滞留于肺内或肺淋巴结内。

2. 放射性核素分布滞留的规律　放射性核素在机体内的分布与滞留，与其化合价态有密切关系。一般认为，凡化合价态相同的放射性核素，其在体内分布与滞留基本类同。

（1）1 价阳离子放射性核素，如 ^{24}Na、^{40}K、^{87}Rb 和 ^{137}Cs 等均属相对均匀型分布和滞留。

（2）2 价化合态放射性核素如 ^{45}Ca、^{90}Sr、^{140}Ba 和 ^{226}Ra 等均属亲骨型分布和滞留。

（3）3 价或 4 价态放射性核素，在体内可发生水解而形成难溶性氢氧化物胶体，如 ^{140}La、^{144}Ce、^{143}Pr 和 ^{232}Th 等属亲网状内皮系统型分布与滞留。

（4）5 价、6 价和 7 价态的放射性核素，有的属亲肾型分布（如 ^{238}U 和 ^{106}Ru 等）。有的则属均匀型分布（如 F、Cl、Br、Te、Nb、Po 等）。

（5）放射性核素初始分布之后，随着时间的延长，有些放射性核素可出现再分布（redistribution）现象。如 ^{210}Pb 同稳定的无机铅一样，被吸收后迅速分布于红细胞、肝和肾，以后逐渐转移到骨骼，取代骨晶格中的钙，一个月后 90% 以上的 ^{210}Pb 沉积于骨骼内。又如 ^{144}Ce、^{144}Pr、^{91}Y 吸收后早期分布于肝脏内最多，骨骼次之，但以后肝内含量逐减，骨沉积增多。

上述分布类型和规律都具有相对性。核素由血液分布到全身，在早期各器官或组织中的含量或浓度，随血液内含量或浓度的逐渐降低反而逐渐增高，但程度（即快慢、多少）有所不同，与此同时，也有一部分核素由器官或组织内移出（廓清），同时衰变掉一部分。核素停止摄入后，或经过一段时间后，各器官或组织内核素的含量或浓度，则呈指数式降低，但程度也依核素的种类、动物种属不同而异。

（三）排除

放射性核素自体内排除（excretion）是其在体内转运过程的最后环节。如果吸收的放射性核素较少,它又能较快地排除。则产生的内照射作用很小;反之吸收量多,排除速率低,在体内长期滞留,则可引起严重的内照射作用。

体内放射性核素可经由肾、肠道、呼吸道、肝-胆系统、乳腺、汗腺、皮肤和黏膜等排出,其中以经肾排除最重要,其次为肠道,其余排除途径(excreted routes)对特定的放射性核素也很重要。例如气态或气溶胶态放射性核素,则主要经呼吸道排除。放射性核素的排除途径及速率与其物理状态、进入途径及转运特点等密切相关。

1. 经肾排除　肾脏排除放射性核素与排除一般毒物或正常代谢产物一样,包括肾小球滤过、主动转运和肾小球简单扩散 3 种方式。

凡是吸收入血液的可溶性放射性核素如 ^{24}Na、^{85}Sr 和 ^{131}I 等,主要经肾随尿排除,有的呈单项指数规律,有的呈多项指数之和。

吸收入血液后易水解的放射性核素,如 ^{140}La、^{232}Th 和 ^{239}Pu,其随尿排除率比上述低得多。这种排除曲线用幂函表示则更符合实际观察的结果。

尿中放射性核素与血液内浓度呈正相关,因此可以从尿中放射性核素的浓度测定,间接判定机体对放射性核素的吸收和体内滞留的状况。但是,如已停止接触一段时间或旷日已久,尿液浓度低于测量方法的可探测限值,则无参考意义。

2. 经肠道排除　凡进入胃肠而未被吸收的放射性核素经肠道排至体外,称为"无关性"排除。已吸收入血的放射性核素,可随胃肠分泌液(每日约 3L)进入胃肠道,随粪便排出,但其数量有限,不是主要途径。

有些放射性核素,尤其是进入血液后易水解成为氢氧化物胶体或与蛋白质结合,分子量大于 300 的大分子,滞留于肝脏者,可经肝的主动转运系统将其自肝细胞泌入胆汁,然后再随胆汁转运至肠道。有的放射性核素化合物几乎完全由肠道排出,成为重要的排除途径之一。

经胆道转运至肠内的放射性核素,还可由肠黏膜再吸收沿门脉系统转运至肝脏,如此不断往返,故肠-肝循环(entero-hepatic circulation)具有重要的生理学和毒理学意义。

放射性核素随粪便排出的量,是否可作为衡量机体吸收的状况,应视粪便中放射性核素的来源而定。当仅有胃肠外摄入,并且除外由呼吸道转入胃肠道的途径时,可由粪便排出量(称内源性排除)判断放射性核素的吸收情况。

3. 经呼吸道排除　吸收到体内气态或挥发性放射性核素,主要通过简单扩散的方式经呼吸道排出,速度快,排出率高。其速度取决于肺泡壁两侧的气体分压差。血/气分配系数较小的放射性核素排出较快,反之则排较慢。例如氡吸入后 30min 可排出 2/3,2h 后体内氡几乎全已排出。又如气态氚进入体内后,大部分在最初 1.5h 内随呼气排出,5~6h 后体内仅存留痕量氚。

4. 其他途径排除　有些放射性核素可经汗腺、乳腺、皮肤黏膜排出。特别值得指出的是,有些放射性核素除可经乳汁传递给婴幼儿外,还可透过胎盘屏障而转移给胎儿。婴幼儿的肝、肾排出功能尚未发育成熟,其对放射性核素的排出较成年人为差。

三、放射性核素内照射损伤的特点

(一)放射性核素的毒性及分级

在一般毒理学中,常以一定时间内引起实验动物 50% 死亡所需的剂量或浓度(即半数致死剂量 median lethal dose，LD_{50} 或半数致死浓度 median lethal concentration，LC_{50}）作为衡量化学物质急性毒性的尺度。因此，也以 LD_{50} 表达放射性核素的急性毒性，以可以全身或靶器官与靶组织的吸收剂量或单位体重的放射性比活度（specific radioactivity，Bq/g 或 Bq/kg）来表示。α 放射性核素的毒性大于 β 放射性核素；就 β 放射性核素而言，它们的毒性大小依 β 粒子的能量高低、衰变速率的快慢及核素滞留靶器官或组织的不同等因素而异。因为不同放射性核素的辐射类型、辐射能量、衰变速率、微观分布等都制约着它的生物学作用，所以仅用放射性活度的数值反映它的毒性是不妥的。因此，评价放射性核素的生物效应宜使用吸收剂量。

为了辐射防护管理工作的需要，一般以年摄入量限值（ALI）为基准，综合考虑引起一定危害所需的放射性核素的活度和相应的质量，既要考虑核素对人体的相对危险，又要考虑核素被吸收的难易程度，将放射性核素的毒性进行分组。放射性核素可分为极毒、高毒、中毒和低毒四组（参见 GB 18871—2002 附录 D）。这种分组可以作为辐射防护管理时的参考资料，如开放型放射性工作单位的级别、工作场所的分区、相应核素的操作量限制、监测结果的评估等，都要以核素毒性分组作为依据。

（二）损伤特点

放射性核素引起内照射损伤的机制与外照射相似，所不同的是内照射损伤受核素的辐射与化学特性、摄入途径与方式、体内生物转运、靶器官和组织种类、剂量在时间和空间的滞留等因素的影响，因此放射性核素引起的内照射损伤具有以下特点。

1. 病程分期不明显　内照射损伤的病程分期不明显，一般无初期反应或初期反应不明显，潜伏期长短不一，出现症状的时间依剂量大小而定，一般较晚，持续时间较长，极期后延，且症状不典型。从极期进入恢复期的患者，多迁延成慢性损伤或诱发肿瘤。

2. 损伤部位的选择性　在体内呈非均匀性分布的放射性核素，常选择性地分布、滞留或沉积于某器官或组织内。对有大量放射核素滞留或沉积的器官或组织，称为源器官或源组织。对受辐照剂量较大且对机体健康影响较重要器官或组织，则称为靶器官或靶组织。因此，放射性核素内照射损伤具有一定的部位特异性。

亲骨内分布与滞留的核素（如 Ca、Sr、Ba、Ra、Y 和 Pu 等）对骨髓造血功能和骨髓的损伤严重，常引起持续性的中性粒细胞减少，贫血和骨坏死症状很突出，还可引起关节病变和骨肿瘤等。亲网状内皮系统分布与滞留的核素（如 Ac、Th、Am、La 和 Ce 等），对肝、脾和淋巴结等损伤严重，故淋巴细胞减少明显，可发生急性弥漫性中毒性肝炎及肝坏死，晚期可引起肝肿瘤。亲肾性分布与滞留的核素（如 U、Ru），可引起严重的肾损伤，如中毒性肾炎、肾功能不全、肾硬化等。亲甲状腺的放射性碘核素，浓集于甲状腺内引起该腺体的严重损伤。

3. 进入和排出途径的局部损伤　有些内照射损伤的早期症状与进出途径有关。一些放射性核素尤其难溶性或颗粒状核素常在进入或排出途径滞留或沉积较长时间，故可引起明显的局部损伤，称为首过效应。例如，较大量放射性核素由呼吸道进出过程中，可引起咽喉炎、鼻炎、支气管炎和肺炎；经口摄入和肠道排出时，常引胃肠功能失调，黏膜出血，炎症，溃疡和坏死性病变；核素污染伤口可延缓伤口愈合，伤口易并发感染和出血，严重时可形成长期不愈的顽固性溃疡和皮下组织肿瘤。

4. 放射性复合伤　放射性核素内照射损伤的同时或先后，常常受到其他不同性质致伤因素的伤害,由此发生的复合性损伤称为放射性复合伤。放射性核素内照射复合伤常发生于核爆炸与核反应堆事故严重的核辐射和核泄漏情况下。多种不同性质致伤因素造成的放射性复合伤往往病情严重,而且不同创伤之间相互影响,比单一放射性核素内照射损伤的伤情更加复杂。

(三)分类

放射性核素内照射损伤效应按发生时间的早晚,可分为近期效应,在摄入后数周内发生;远期效应在摄入后数月、数年或数十年后出现。

按受照射后效应发生的个体,可分为躯体效应和遗传效应。躯体效应是显现在受照射者自身的辐射效应;遗传效应是发生在受照射者后裔的效应。怀孕期间来自母体的放射性核素而引起胚胎和胎儿的损伤,是躯体损伤的特殊情况。躯体效应又可分为急性,亚急性和慢性损伤。

从辐射防护角度出发,将内照射损伤效应分为随机性效应和确定性效应。ICRP-2005新建议案中提出了组织反应概念,以取代 ICRP-60 号出版物中确定性效应。本书沿用确定性效应,指有害的组织反应。随机性效应是指发生概率(而非严重程度)与剂量大小有关的效应,并假定不存在剂量阈值。确定性效应是指严重程度随剂量而变化的效应并且可能存在剂量阈值。遗传效应和某些躯体效应如恶性肿瘤为随机性效应,其生物学本质是与个别细胞损伤有关,小于剂量限值的照射也不能排除发生的可能性。

四、放射性核素内照射确定性效应

(一)内照射放射病

确定性效应的生物学本质,是较大剂量辐射对细胞群体的损伤作用,即以细胞生存和增殖能力的丧失程度表达辐射损伤效应的严重性。当细胞群体中被损伤的细胞达一定份额时,即表现为结构与功能的改变,出现具有临床意义的病理学损伤、可觉察的客观体征及化验指标的异常变化。各个器官与组织病变的共同特征为炎性变化、出血和坏死等破坏性改变以及代偿性修复如纤维化等,导致器官功能减退。由于各器官组织的功能不同,它们对特定放射性核素的敏感性有差异,其临床表现也各不相同。

内照射放射病是指内照射引起的全身性疾病,包括内照射所致的全身性损伤和该放射性核素沉积器官的局部损伤。从内照射剂量学上看,一次或短期内数次摄入放射性核素的量超过几十至几百个年摄入量限值(ALI),才有可能达到引起内照射急性放射病的内照射剂量。实际上,在生产、研究和应用放射性核素过程中,造成人体内污染的事例时有发生,但严重污染者较少,酿成内照射急性放射病者更少。

GBZ 96—2011 内照射放射病诊断标准中规定,诊断原则是放射性核素一次或较短时间(数日)内进入人体,或在相当长的时间内,放射性核素多次、大量进入人体,体外直接测量(全身计数器)器官、组织或间接测量(由测量尿、粪、空气和其他环境样品分析推算)证实,放射性核素摄入量达到或超过阈值摄入量。在确认放射性核素摄入后,同时具有相应的临床表现。内照射放射病的临床表现,以与外照射急性或亚急性放射病相似的全身性表现为主;因放射性核素动力学特征不同而往往伴有以该放射性核素靶器官和源器官的损害,并具有放射性核素初始人体部位和经过的代谢途径(如肺、肠道和肾脏)的损伤表现。内照射放射病初期反应症状不明显或延迟,恶心、呕吐和腹泻仍为其主要临床表现。但放射性核素以吸入途径进入人体时,一般无腹泻出现。呕吐出现时间和严重程度与放射性核素摄入量密切相关。均匀或比较均匀地分布于全身的放射性核素(如 ^3H、^{137}Cs)引起的内照射放射病,其临床表现和实验室检查所见与急性或亚急性外照射放射病相似,以造血障碍、骨髓功能减退为主要临床表现。极期发生较晚,病程迁延。选择性分布的放射性核素引起的内照射放射病呈现造血功能障碍等急性或亚急性外照射放射病相似的全身性表现,还伴有以靶器官及(或)源器官的损害为特征性临床表现。源器官和靶器官的损害因放射性核素种类、廓清速率和人体途径而异。

(二)主要靶器官损伤

1. **骨髓损伤** 放射性核素引起骨髓损伤的严重程度和特点与它的辐射特征和分布密切相关。亲骨性核素损伤的早期,骨髓充血,出现灶性出血和浆细胞浸润,分叶粒细胞减少,以中幼粒细胞、晚幼粒细胞和杆状核细胞为主,部分造血细胞坏死出现核浓缩与核溶解。以后,由于造血功能受抑制及部分细胞坏死,骨髓内有形成分进行性减少,脂肪组织增多。再严重时,发展为再生障碍性贫血,骨髓衰竭,这与造血干细胞增殖分化受到严重抑制或破坏有关。非亲骨性核素如放射性碘,铯和铷等对骨髓亦有破坏作用,不过症状稍轻。

2. **骨骼损伤** 初期骨质更新过程增强,出现含大量破骨细胞的成骨组织,骨髓腔内小静脉及毛细血管扩张。继而成骨组织减少,成骨细胞和破骨细胞几乎消失,骨髓及成骨组织被黏液样组织代替,小血管高度扩张,并有出血。后期,可出现骨质疏松,病理性骨折,特别是管状骨多见。

3. **肺损伤** 难溶性放射性气溶胶,可滞留于肺泡壁上和肺淋巴结内。累积剂量达 10Gy 以上时能引起放射性肺炎肺水肿,晚期出现肺纤维化。严重者可因呼吸功能不全,循环衰竭或窒息而死亡。由肺泡内转移到气管支气管淋巴结的核素,可引起淋巴结炎,淋巴结纤维化和萎缩。

4. **胃肠道损伤** 急性损伤常出现胃肠功能紊乱、溃疡性胃炎、放射性肠炎及溃疡、便血和黏液、里急后重等。严重时出现水电解质平衡紊乱和菌血症。有人称这些变化为胃肠道损伤综合征。

5. **肾脏损伤** 摄入可溶性铀的靶器官为肾脏。铀引起肾脏的主要病变是肾小管上皮细胞变性,坏死和脱落。剂量大时可引起肾小球坏死,动物死于急性肾衰竭。一般早期间质水肿,晚期肾曲管上皮萎缩,间质纤维增生。上述变化通常由皮质向髓质扩展,最终引起肾硬化。

6. **肝脏损伤** 亲网状内皮系统分布的放射性核素(如 Th 等)可引起肝损伤,其特点是灶性营养不良和坏死。一般先出现肝索解离,肝细胞退行性变,空泡形成和内皮细胞肿胀;随后发展为脂肪变性和急性坏死;晚期出现间质纤维增生和肝硬化。放射自显影证明,上述病变处的吞噬细胞内有活性胶体颗粒,形成的辐射灶为径迹聚集的"星"状体。

7. **甲状腺和其他内分泌腺损伤** 放射性碘核素损伤甲状腺,在组织学上可见到滤泡上皮细胞空泡形成,细胞肿胀和胞核崩解,继而出现滤泡上皮不规则生长,间质纤维增生,滤泡内胶质减少,甲状腺体萎缩。甲状腺功能表现为吸碘率降低,^{131}I 在甲状腺内的有效半减期缩短。

放射碘损伤甲状腺的同时,可波及甲状旁腺,使之肿大。亲骨性核素的慢性损伤,可因磷、钙代谢异常伴有甲状旁腺肿大。

放射性核素内照射时,也可因出现垂体 - 甲状腺系统的功能障碍,导致其他内分泌腺的变化,垂体可出现萎缩及营养不良性改变,腺体结构不规则,嗜酸性细胞增多等。

（三）物质代谢异常

内照射损伤,可导致机体的物质代谢异常。实验研究表明,^{32}P 和 ^{90}Sr 能迅速抑制骨髓和淋巴细胞的氧化磷酸化过程,细胞的 ATP 生物合成被抑制。

在内照射作用下,核酸与核蛋白分解代谢增强。

内照射损伤可使糖代谢发生障碍。在早期由于组织蛋白质大量分解,提供了大量的生糖氨基酸,此时肝脏仍保持合成糖原的作用,故出现肝糖原增高和高血糖症。随着病程发展,肝脏合成糖原的功能被破坏,糖原合成减少,糖分解和氧化过程发生障碍。

内照射损伤亦可使脂肪代谢失常,导致血液内酮体含量增高,严重时可引起碱储备减少和酸中毒,出现酮血症和酮尿症。

内照射损伤还可引起水、盐代谢障碍。水代谢的变化,表现为先尿量增多,后尿量减少。由于毛细血管通透性增强,部分白蛋白渗透至组织间,引起水肿。无机盐的变化,主要是血中 CI、K、Ca 和 Na 离子含量的变化及骨组织中 Ca 和 P 代谢失常。

（四）免疫功能障碍

实验研究表明,内照射损伤时免疫反应具有时相性,抑制相与刺激相或正常相交替出现。但通常最多见的是淋巴细胞减少,免疫功能受抑制。免疫功能障碍是产生并发症、影响损伤转归和远期病变发展的一个重要因素。内照射损伤达高峰时,对内源性和外源性感染的易感性增高,动物往往死于合并感染。

（五）致畸效应

放射性核素内照射致畸效应,是妊娠母体摄入放射核素使胚胎受到内照射作用,干扰了胚胎的正常发育所致。由于胎儿的组织器官处于高度分化阶段,故其辐射敏感性较成人为高。

辐射致畸效应的表达,可因辐射作用于胚胎发育的不同阶段而异。在受精卵（配子）植入前或植入后最初阶段受到放射性核素的内照射作用,可使胚胎死亡或不能植入。在器官形成期受照射,则可能使主要器官发育异常,易发生畸形。胎儿期受照射,易发生出生后生长发育障碍和畸形,严重者可使成长后随机性效应发生的概率增高。

人在妊娠后遭受镭内污染,子宫内的胚胎受镭的作用,胎儿出现脑部缩小,并伴有智力发育障碍。^{239}Pu 宫内照射对子代造血功能损伤的程度与相似方式的 ^{60}Coγ 射线连续照射的总剂量为 3.6Gy 的效应相同。由此计算的相对生物效应（RBE 值）为 130~180,可见胎儿造血系统对高 LET 辐射的照射非常敏感。

五、放射性核素内照射随机效应

（一）辐射致癌

电离辐射是一种公认的致癌因素,辐射致癌效应是人和动物受照射后远期效应中最严重的后果。

1. 放射性核素诱发癌症的特点

（1）辐射致癌的部位和类型：肿瘤发生的部位与放射性核素的滞留部位具有相符性,即肿瘤易发部位多是核素主要的滞留部位。骨骼和肺是一些核素的重要滞留部位,也是诱发肿瘤的常见部位。实验研究可见,放射性核素内照射诱发肿瘤与化学致瘤相比具有多发性和广谱性,即同一机体内可有几个器官或组织同时发生同类型或不同类型的肿瘤,个别实验动物可同时发生 4~6 种肿瘤。辐射流行病学调查进一步证实,氡及其子体所致剂量高的叶支气管和段支气管基底细胞处,正是矿工肺癌的多发部位。病理研究表明,放射性核素内照射诱发的肿瘤,多是上皮组织的各种癌、间叶组织的肉瘤和造血组织的白血病。

(2)辐射致癌的潜伏期:辐射诱发肿瘤,都要经过从受到照射至发生肿瘤的潜伏期,其长短受许多因素影响,例如辐射剂量、肿瘤类型、动物种属、性别、受照年龄和组织器官等。一般认为白血病的潜伏期平均约为 8 年,而实体瘤(如乳腺癌及肺癌)潜伏期要比此值长 2~3 倍,约相当于动物寿命的 1/3 时间。成年诱发肿瘤的潜伏期平均约 25 年。但也有短潜伏期的,如急性粒细胞性白血病以及由镭引起的骨肉瘤仅约 2 年,其他癌 5~10 年。

(3)辐射致癌的危险估计:目前获得的低剂量辐射诱发人体癌症的危险估计,均是由较高剂量和剂量率照射的资料外推而来,此值的大小与所采用的剂量-效应预测模型有关。目前多采用相乘模型,但其可靠程度仍有争议。此外,这种危险估计主要针对致死性癌症的发生概率,而不同癌症的死亡率相差很大。

2. 辐射致癌的诊断　根据国家标准《职业性放射性肿瘤判断规范》(GBZ 97—2017)里的规定,诊断放射性肿瘤需满足以下条件:受照射后,经一定潜伏期后发生,并且得到临床确诊的原发恶性肿瘤;根据患者性别、受照时年龄、发病潜伏期和受照剂量,计算所患恶性肿瘤起因于所受照射的病因概率;计算所得 95% 可信上限的 PC ≥ 50% 者,可判断为职业性放射性肿瘤。

放射性皮肤癌的诊断遵从国家标准《职业性放射性皮肤疾病诊断》(GBZ 106—2020)要求,包括有明确的从事相关放射性工作的经历,局部皮肤发生慢性放射性损伤并在此基础上发生癌变等。诊断的确认必须是病变皮肤组织病理学证实存在恶性肿瘤细胞(恶性黑色素瘤除外),必要时行免疫组织化学检测。放射性皮肤癌临床表现具有以下特点:肿瘤发生在受电离辐射损害部位皮肤并排除皮肤转移癌的可能性;有潜伏期,长短不一,一般为 10~20 年,最长可达 30 年;癌前表现为射线所致的慢性皮炎、角化增生或长期不愈的溃疡等。

(二) 遗传效应

在生殖细胞内与遗传有密切关系的重要物质是染色体和基因。辐射遗传效应是受照射者生殖细胞遗传物质的损害导致受照者后裔发生的遗传性异常,它是表现于受照者后代的随机性效应。遗传效应在后代可表现为:性别比例改变、流产或难产、畸胎、死胎或婴幼儿死亡率增加,以及某些特殊性遗传性疾病增加等。辐射致遗传物质的损伤按其性质可分为基因突变和染色体畸变,二者均可使后代发生畸形、遗传性疾病或使后代死亡。

基因突变是 DNA 碱基顺序中基因位点的改变,如基因脱失、增加或移位,从而使其携带的遗传信息发生改变,经过错误的转录和翻译,形成异常,造成遗传缺陷。故又称为点突变(point mutation)。各种因素引起的基因突变,都有可能改变遗传特性。除了放射性核素照射诱发的基因突变外,放射性核素的微观分布定位研究,发现某些放射性核素如 ^{14}C 和 ^{3}H 可嵌入到遗传物质中,通过转换突变而引起基因突变。

当哺乳动物生殖细胞发生突变后,往往不能与异性生殖细胞结合,即失去成为合子的能力,不能使卵受精,或使受精卵在着床前死亡,或使着床后的受精卵不能成活而导致胚胎早期死亡。例如,小鼠连续饮用110Bq/ml 的 HTO,可检出其胚胎生存率显著降低,即显性致死突变率明显增高。又如给雄性小鼠注入 ^{32}P1.85~18.5kBq/kg 后也观察到仔鼠的显性致突变明显增加。给雄性小鼠静脉注入 ^{147}Pm 0.37~185kBq/g。50d 内观察到精子畸形率随剂量增加,同时可见显性致死突变和骨骼畸形率增加。将 0.05~1.0μg 浓缩铀注入小鼠睾丸内 1~60d 后可见到精子畸形率增高并发生显性致死突变。

生殖细胞染色体是遗传信息的主要载体,它的畸变在遗传与变异中起着重要作用。射线对生殖细胞的作用取决于生殖细胞发育的阶段,雄性细胞受到辐射损伤主要是在精原细胞,雌性细胞主要是处于休止期的卵母细胞。生殖细胞染色体对电离辐射有高度的敏感性。放射性核素所致遗传危害研究中,观察到睾丸精原细胞染色体的损伤效应是一项很有意义的指标。实验研究表明,正常大鼠睾丸生殖细胞染色体畸变数平均每个细胞为 0.012;给大鼠注射 ^{239}Pu(柠檬酸盐)22Bq/g 后则上升为 0.017,注入量增至 74Bq/g 后就增加到 0.027。值得注意的是,内照射诱发的生殖细胞染色畸变,可在体内保持相当长的时间。

尽管在实验室可以观察到放射性核素暴露诱发的多种遗传效应的发生,但遗传风险的评估一直是个棘手和困难的问题。60 多年来,一直在进行对人类辐射暴露的遗传风险估计的研究。在果蝇研究中,早在 1920 年代末期就发现了生殖细胞的遗传物质可能受到辐射破坏而导致后代突变的事实。1945 年在广岛和长崎原子弹爆炸后,基于人们对暴露于辐射中的儿童的遗传风险的担忧,启动了一些研究计划,包括原子弹幸存者的癌症及其子女的遗传效应的流行病学研究,以及辐射诱导的突变研究。但是,尚无有关辐射诱发的生殖细胞突变的人类数据,更不用说辐射诱发的遗传疾病了。因此,现在都是采用间接方法,利用有关辐射诱发突变的小鼠数据来预测遗传风险。随着人类遗传疾病的分子生物学取得的大量进展,人们重新审视了辐射诱发性遗传病的概念。出现了两个主要概念:大多数辐射诱导的突变是 DNA 缺失,通常是多个基因的缺失,但是,其中只有一部分可能与存活兼容;与存活兼容的缺失主要表型更有可能是多系统发育异常,我们称为先天性异常,而非单基因疾病。关于遗传风险的最新估计数是联合国原子辐射效应科学委员会(UNSCEAR)在 2001 年发布的估计值。这些估计值与受照射人口的第一代后代有关,并以可诱导的不同类型的遗传疾病表示,总的遗传风险并不高。

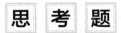

1. 什么是放射毒理学?
2. 放射性核素的吸收方式有哪些?
3. 放射性核素在体内的分布类型有哪些?
4. 简述放射性核素内照射损伤的特点。
5. 简述内照射放射病。

(崔凤梅)

防 护 篇

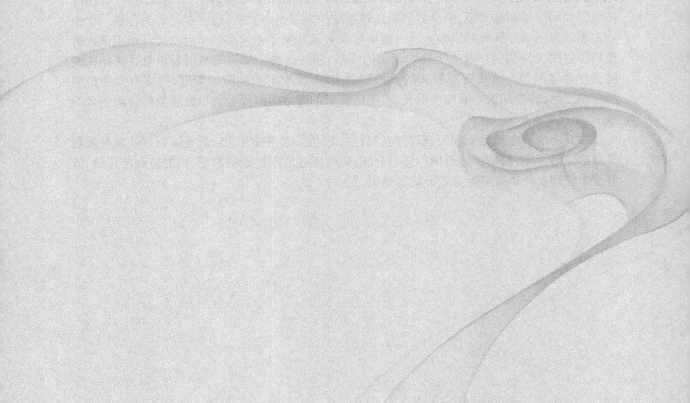

篇首语

地球一直暴露于电离辐射下,人类的历史始终伴随着天然照射,但是现在还无法准确判断这种照射对人体的利弊几何;1895 年伦琴将 X 射线引入人类社会,人工辐射照射日渐受到广泛应用,虽然人工辐射源的应用给社会发展和人类进步带来了许多利益,但是人们也意识到这些额外的照射会引起一定的健康效应。因此,人们推出并发展了辐射防护体系,来保护在电离辐射应用过程中人们免受不必要的或者过量的辐射照射。

在国际放射防护委员会(International Commission on Radiological Protection,ICRP)、联合国原子辐射效应科学委员会(United Nations Scientific Committee on the Effects of Atomic Radiation,UNSCEAR)、国际原子能机构(International Atomic Energy Agency,IAEA)等国际机构的共同倡导和推动下,全世界的电离辐射防护方案是一致的,这主要是因为存在一个十分完善并得到国际认可的框架。这一框架要求必须定期审查人类各项活动时环境中使人群受到照射的天然辐射以及人工辐射相关的实践,探讨这些来源引起的辐射照射及其相关的健康与环境风险。要求针对所有的人类辐射实践,采取有效的防护措施,防止有害的组织反应的发生,减少随机性效应的诱发,将电离辐射的健康风险降低到可以接受的合理的低的水平。

本篇将围绕电离辐射来源、辐射防护目的、基本原则、防护标准、剂量限制以及各类辐射实践的辐射源项、防护措施等内容进行介绍,同时阐述放射性废物治理、辐射监测与评价、放射卫生管理及核事故卫生应急等基本知识。

第十二章　放射防护体系

放射卫生与防护是研究保护人类(可指全人类、其中一部分或个体成员以及他们的后代)免受或尽量少受来自电离辐射所致健康危害的应用性学科,包括所采取的要求、措施、手段和方法等。电离辐射一经发现便引发了人类电离辐射应用革命性的发展,其运用领域涉及物理、数学、化学、工程、生物、医学、气象、地质、水文、政治、社会、经济、法学等多门科学。对电离辐射的研究,宏观可达整个宇宙,微观触及亚原子结构。电离辐射的探测、放射性核素的分析,辐射剂量估算以及生物效应观测等,都需要一定的技术和精密仪器,不掌握一定的电离辐射探测技术、检测技术和数学运算技术以及医学、卫生工程、卫生防护技术等。因此要练好地开展电离辐射的应用,必须要有良好的放射卫生与防护,以实施对源的安全与人员的健康保驾护航。本章就电离辐射来源、放射防护目的、放射防护原则与措施进行介绍。

第一节　电离辐射来源

一、宇宙辐射:宇宙射线、宇生放射性核素

空间辐射是载人航天以及宇航员长期太空旅行的主要限制因素,一直受到中国、美国、俄罗斯以及欧洲各国各载人航天国家的高度关注。研究表明,载人航天以及宇航员在飞行过程中主要受到的宇宙辐射包括:银河宇宙射线(galactic cosmic rays,GCR)、太阳粒子事件(solar energetic particles,SPEs)、范艾伦辐射带(Van Allen belts)以及南大西洋异常区(South Atlantic anomaly,SAA)。相对于近地轨道,深太空旅行由于缺少地磁场的保护,宇航员将直接暴露在银河宇宙射线和太阳粒子事件等辐射环境之下,这将导致宇航员所受到的非常高的辐射,因此需要对宇航员空间旅行中的辐射风险进行评估,尽可能地保护宇航员并降低风险。

(一)银河宇宙射线

银河宇宙射线指的是来自太阳系外的银河系的高能带电粒子。这些带电粒子的特点是所带的能量很高,由能量范围从几十电子伏(eV)到 10^{12} 兆电子伏特(MeV),但通量却很低的带电粒子组成,其中质子占88%,α粒子占9%,重离子约占3%,粒子能量为 $10^2 \sim 10^{14}$ MeV,通量为 $2 \sim 4/(cm^2 \cdot s)$ (图12-1)。由于GRC能谱的平均值接近1 000MeV/u,因此这些粒子具有极强的穿透力等特性,普通厚度的屏蔽体对其难以有效屏蔽,只能部分减少

机组人员吸收的剂量。

空间辐射研究中,通常把指质量数大于4,即质量大于α粒子,且失去部分或全部核外电子的带正电的原子核,称为重离子。将带电荷量大于2的高能粒子称为高能重离子[High-energy(E)and High-charge(Z)ions,HZE particles]。高能重离子具有很高的传能线密度,对γ射线具有较大的 RBE,并且可能造成独特的生物损伤,因此如何有效降低和评估银河宇宙射线对宇航员的危害是载人航天飞行任务的重要挑战。

通过观察和测量,银河宇宙射线在整个宇宙空间的分布是相对稳定和各向同性的。对于能量在 10MeV 的质子,其各异性小于 0.1%。对于能量大于 5GeV 的质子其各项异性大约为 0.4%。银河宇宙射线在宇宙空间中传播时,会受到行星等的引力和磁场的影响,其时间特性会受到太阳活动的影响,特别是低能粒子受太阳活动影响最为明显。

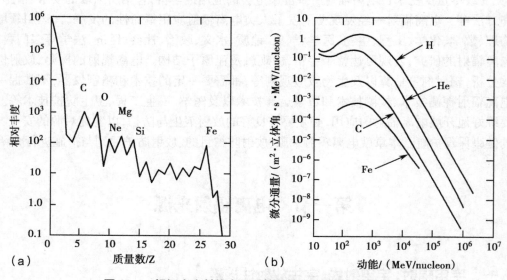

图 12-1　银河宇宙射线中不同粒子的丰度(a)和能谱(b)

(二)太阳粒子事件

在太阳表面会不时地出现许多耀斑,这些耀斑有时会抛射出大量的质子、电子及重离子流,我们把这些高能粒子称为太阳粒子事件。由于太阳粒子事件中绝大部分为质子,因此也被称为太阳质子事件。太阳粒子事件的持续时间通常为数小时到数天,是几种太阳活跃性短暂表现方式之一。在太阳活跃年,太阳粒子事件的发生率增加到每年发生五到十起,且太阳粒子事件的发生是随机的,很难对其进行准确的预测。根据美国宇航局公布的统计结果,太阳粒子事件主要发生在太阳活动的高峰期,例如在 1989 年就出现了多达23 次粒子事件。太阳粒子事件一旦发生,质子通量可在数小时内急剧增高,其通量甚至可以达到 $10^{10}/cm^2$,可持续达数小时。由于此类辐射的通量高且难以预测,使其成为空间飞行,特别是星际旅行中威胁最大的辐射因素之一。因此在这类飞行中,必须为飞行人员提供由剂量计等控制的报警系统,当测定辐射剂量在数小时内会达到一定水平时,航天员就应躲避到具有一定厚度屏蔽层的"安全避难所"内,以降低太阳粒子事件对航天员造成的危害。

与太阳粒子事件相似的是太阳风,太阳风和 SPE 由相同类型的粒子组成,主要是质子,其次重要成分是氦核和重离子,这两组粒子的区别在于其通量和能量。研究表明,当铝防护罩厚度为 5cm 或更大时足以保护宇航员避免受到致命的剂量。

(三)地球辐射俘获带

在近地轨道旅行,还需要考虑地球辐射捕获带。地球辐射捕获带是 GCR 和 SPE 与地球大气层和磁层相互作用产生并捕获的大量高强度、高能量带电粒子形成的粒子辐射区域,通常被称为范艾伦辐射带(Van Allen belts),这是 James Van Allen 在 1958 年发现的。根据捕获粒子的空间分布位置,可将地球辐射俘获带分为内辐射带和外辐射带。地球辐射带存在大量高能带电粒子,内辐射带的下边界高度受地磁场影响,通常为 600~1 000km。

内辐射带在赤道面高度范围约 1.1~3.3Re(Re 为地球半径,6 371km),主要由质子和电子组成,也有少量重离子。质子能量一般在几 MeV 到几百 MeV,能量通量为 $10J/(m^2 \cdot s)$,电子的能量一般为几百千兆电子伏,能量大于 0.5MeV 的电子能量通量约为 $10^5 J/(m^2 \cdot s)$。

外辐射带的范围相对较广,在赤道面高度范围约为 3~9Re,主要由高能电子和少量低能质子组成,其中外带的粒子通量是内带的 10~100 倍。外辐射带中的质子能量低,其强度随能量增加而迅速减少,因此外辐射带是一个电子带,电子的能量范围为 0.04~4MeV。

(四)南大西洋异常区

由于地球自转轴与地磁轴的偏角,使内辐射带在南大西洋区高度降低到 200km 左右,即南大西洋异常区,由于其处于巴西海岸附近,因此也称为巴西磁异常。南大西洋辐射异常区,是地球上面积最大的磁异常区区域,其涉及的空间经纬度范围,东经 20° 到西经 100°,北纬 10° 到南纬 60°。

南大西洋异常区是引起低轨道航天器和航天员严重辐射危害的区域,尤其是轨道倾角超过 40° 情况下,其在围绕地球轨道运动过程中将不断穿越南大西洋异常区,辐射会显著增强,对出舱活动的宇航员构成较大危害,总的贡献额约为 25%,且 SAA 中空间辐射随飞行倾角的减小而增大。这时需要对南大西洋异常区带电粒子的影响给予高度关注需要。

(五)太空舱中的次级粒子

航天器或太空舱的防护层能够有效地减少宇宙射线等对航天器内部或者航天员的辐射危害,但是由于银河宇宙射线、太阳粒子事件和地球捕获辐射带的带电粒子等在穿梭过程中与飞船及太空舱材料、仪器等发生核反应或韧致辐射,所以会产生各种核碎片、次级中子、高能电子及 γ 射线等。同样这些新产生的次级粒子对宇航员也会造成辐射,因此次级粒子也是空间辐射风险评估中不可忽视的辐射来源。

(六)宇生放射性核素

宇生放射性核素主要是由宇宙射线与大气层中的原子核相互作用,发生核反应而产生的,其次是宇宙射线与地表中核素相互作用产生的,大约有 20 多种,其中在这些核素中对公众健康有明显剂量贡献的是 4 种核素,分别为 ^3H、^7Be、^{14}C 和 ^{22}Na,其中 ^3H、^{14}C 和 ^{22}Na 是人体组织中所含核素的同位素。这三种核素,可以通过摄入途径进入人体,并参与生理代谢过程,最终对人体造成辐射效应。研究表明,这四种核素的半衰期和对人体造成的年有效剂量分别为:^3H 的半衰期为 12.33a,年有效剂量为 0.01μSv/a;^7Be 的半衰期为 53.29d,年有效剂量为 0.03μSv/a;^{14}C 的半衰期为 5 730a,年有效剂量为 12μSv/a;^{22}Na 的半衰期为 0.44a,年有效剂量为 0.15μSv/a。

二、陆地辐射

原生辐射也称为陆地辐射,是由原始存在于地球上的放射性核素产生的辐射。将这些放射性核素统称为原生放射性核素,包括陆地上各种物质和生物体内存在的天然放射性核素。原生放射性核素主要是以 ^{238}U、^{232}Th 和 ^{235}U 为起始核素的三个天然放射系的各级子代放射性核素以及 ^{40}K。其对应的半衰期分别为 ^{238}U 为 4.47×10^{10}a,^{232}Th 为 1.41×10^{10}a,^{40}K 为 1.28×10^{9}a。

(一)陆地辐射 γ 外照射

人类在活动过程中,除了会受到来自宇宙射线及宇生放射性核素的外照射以外,还会受到来自环境中,如土壤和岩石等存在的原生放射性核素核衰变释放的 γ 射线所造成的外照射。其中,由 ^{238}U 和 ^{232}Th 系中核素放出的 γ 辐射以及 ^{40}K 的照射是人类受到的外部源照射主要来源。这些核素也在体内存在并通过 α 和 β 粒子以及 γ 射线照射各种器官。放射系中放射性核素对公众产生的剂量约占原生放射性核素产生的总剂量的 80%,其次是 ^{40}K 和 ^{87}Rb,^{235}U 放射系产生的照射可以忽略不计。

陆地辐射的照射水平与环境的中存在的物质相关,如火成岩,如花岗岩伴随有较高的辐射水平,而沉积岩则伴有较低的水平。土壤中 ^{40}K 的活度浓度比 ^{238}U 或 ^{232}Th 的活度浓度要高一个数量级。还与所在的地区相关,从 UNSCEAR 2000 年报告书中列出的 53 个国家看,最小的是荷兰(22nGy/h),最高的是澳大利亚(93nGy/h),两者相差 4.2 倍。我国辐射水平最小的地区是北京,为 50.1nGy/h,最高的省是福建省,为 87.1nGy/h,相差 1.7 倍。

除了地方不同会有改变之外,在任何指定地点,空气 γ 剂量率环境本底随时间的变化也不是恒定的。它存在不可忽视的涨落,特别是由于降雨引起的空气中氡子体的沉降,土壤中的水分,以及雪覆盖等的影响。空气中氡子体受冲洗和雨水清洗作用,可使陆地 γ 射线空气吸收剂量率短时间增加 50%~100%。雪覆盖可使本底水平降低,大约每 1cm 厚的雪降低 1%。

(二)氡、钍射气及其子体

在自然界中,天然辐射源照射的最主要来源是氡及其衰变子体产生的辐射。氡有三种同位素:^{222}Rn、^{220}Rn 和 ^{219}Rn,分别来自铀系、钍系和锕系。由于锕系衰变中产生的 ^{219}Rn 半衰期极短,为 3.96s,其在产生后在短时间内衰变消失,因此通常所说的氡是指 ^{222}Rn 和 ^{220}Rn。其中最主要的是 ^{222}Rn,它是放射性同位素 ^{226}Ra 的衰变子体,故也称镭射气,其半衰期为 3.82d。^{220}Rn 是钍系中放射性核素 ^{224}Ra 的衰变子体,因此 ^{220}Rn 被称为钍射气,其半衰期为 55.6s。由于 ^{220}Rn 的半衰期短,很难从母体材料中逸散到环境中,因此环境中 ^{222}Rn 及其子体的浓度要比 ^{220}Rn 及其子体的浓度高。氡是惰性放射性气体核素,无色,无味,在摄氏零度的质量密度为 9.73g/L,比空气重。在通常情况下,室内氡的浓度很低,空气中每 10^{18} 个原子中大约有 1 个氡的原子。氡通过扩散和空气对流输运。氡极溶于水,溶解度随水温升高而降低。

在日常生活中,室外氡主要来自土壤、岩石中的铀系和钍系的放射性衰变。室内氡主要来自房基下的土壤和岩石中的氡,以及建筑材料中的氡。地基下的土壤和岩石中的氡通过泥土地面、混凝土地板上的裂缝、墙、地沟、集水坑,接合面以及空心砖墙的缝或孔析出到房间。某些建筑材料,如大理石也有可能产生氡。此外,氡会也会通过供水及用于取暖和厨房设备的天然气中释放出进入房间,以及从户外空气中进入室内。

联合国原子辐射效应科学委员会(UNSCEAR)估计,来自天然的辐射对公众的年有效剂量为 2.4mSv,其中氡及其子体对年有效剂量的贡献占 54%。氡对人类的健康影响表现为确定性效应(determination effect)和随机效应(stochastic effect)。确定性效应表现为:在高浓度氡的暴露下,机体出现血细胞的变化如外周血液中红细胞增加,中性白细胞减少,淋巴细胞增多,血管扩张,血压下降,并可见到血凝增加和高血糖。氡对人体脂肪有很高的亲和力,特别是神经系统与氡结合产生痛觉缺失。随机效应主要表现为肿瘤的发生,由于氡是放射性气体,当人们吸入后,氡衰变过程产生的 α 粒子可在人的呼吸系统造成辐射损伤,诱发肺癌。流行病学研究表明:氡及其衰变子体的吸入是矿工肺癌发病的重要原因。氡是 ICRP 推荐的慢性照射行动水平具体数据的放射性核素,被 WHO (世界卫生组织)公布为 19 种主要的环境致癌物质之一。1987 年氡被国际癌症研究机构列入室内重要致癌物质。不过目前对由居室内氡引起的照射的潜在健康的认识仍然有限。

UNSCEAR 2000 年报告给出室外 ^{222}Rn 和 ^{220}Rn 的典型浓度均为 10Bq/m^3,但 ^{222}Rn 的长期平均浓度存在很宽变化范围,从接近 1Bq/m^3 到超过 100Bq/m^3;室内 ^{222}Rn 浓度的平均值为 40Bq/m^3,^{220}Rn 浓度与室外大致相同,也为 10Bq/m^3。

三、人工辐射

根据联合国辐射效应科学委员会(UNSCEAR)2000 年报告,在人工辐射源所致的世界人口年平均剂量中,X 射线诊断为 0.4mSv;大气层核试验为 0.005mSv;切尔诺贝利核事故为 0.002mSv;核能生产为 0.000 2mSv,总计为 0.41mSv。比较天然辐射源照射量(2.4mSv)和人工辐射源照射量(0.4mSv)数字人们可以看出,天然辐射是人类受照射的最大辐射源,约占人类总受照剂量的 85%。氡及其子体的剂量约占天然辐射照射剂量的 50%。而医疗辐射照射是最大的人工辐射源,其剂量贡献约占人工辐射的 98%,约占人类总受照剂量的 14%。

(一)核武器试验产生的公众剂量

人类第一枚成功的核武器试验是 1945 年 7 月 16 日在美国新墨西哥州阿拉莫戈多市的沙漠里进行的,此后一直延续到 2006 年的 10 月。

核武器的爆炸方式分为:大气层核爆、地面核爆、地下核爆、水下核爆。

大气层核试验是人工辐射源之一,是环境中人工辐射源对全球公众照射剂量的主要贡献者。

从 1945 年持续到 1980 年的 35 年间,在大气层中核武器试验的总次数为 543 次,总当量为 440Mt。大气层核试验次数最多的年份依次是 1962 年、1961 年、1958 年和 1954 年,见图 12-2。在近地面大气中进行核试验,部分核裂变产物沉降在试验场(局部沉降)和在距试验场数千千米下风向区域(中程沉降);核裂变产物在局部的沉降量与中程沉降量的比例,因气象条件、爆炸高度、周围地面和材料类型不同而有差异。例如,随地面水体、土壤、塔和气球等条件不同而有变化。核裂变产物中的 ^{95}Zr 和 ^{144}Ce 等难熔性核素,大约有 50% 局部沉降,大约 25% 是中程沉降;大约 50% 的 ^{90}Sr、^{137}Cs 和 ^{131}I 等核裂变产物是局部和中程沉降;剩下的核裂变产物和所有的在空中爆炸试验产生的核裂变产物一起广泛地向大气层的对流层和平流层中弥漫。平流层的大气温度随海拔高度的升高而变化不大(称为同温层),上下的大气湍流较小,南北水平方向的气流不明显,总之平流层的大气状态相对稳定;但是,平流层有一股强劲的西风带,气流速度达 100~300km/h。因此,进入平流层的核裂变产物便随着这股高速气流向全球呈带状扩散,据估计大约 2~3 周可以绕地球一周,几个月后在核试验纬度上空的平流层中核裂变产物呈均匀分布,并靠自身重力和扩散作用不断地沉降到平流层的下部。在赤道附近海拔 16km 处和中纬度与极地附近海拔 11km 处的平流层与对流层界面处各有一个"缝隙",沉降到平流层下部的粒径小的核裂变产物可以通过这些缝隙进入对流层中,而粒径较大的核裂变产物能直接穿过平流层与对流层界面进入对流层。进入对流层的核裂变产物靠自身重力和扩散作用不断地沉降到地面,形成落下灰。从平流层沉降到地面的核裂变产物是些长寿命的 ^{137}Cs 和 ^{90}Sr 等核素;核试验期间进入对流层的核裂变产物是些短寿命的核素,如 ^{89}Sr、^{95}Zr、^{106}Ru、^{131}I、^{140}Ba 和 ^{144}Ce 等。一般认为,核裂变产物在平流层中滞留的时间约在 0.3~3a 之间。由于大多数核武器试验是在北半球进行的,所以落下灰在北半球的沉积量大于在南半球的沉积量。

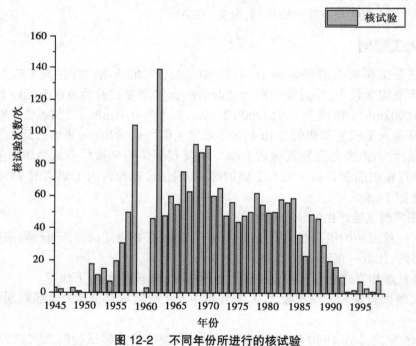

图 12-2　不同年份所进行的核试验

短寿命($T_{1/2}$ < 100d)的裂变产物及其子体如 ^{95}Nb 是对人体产生外照射剂量的主要贡献者,其次是 ^{106}Ru、^{54}Mn、和 ^{144}Ce 等,较长期外照射剂量的主要贡献者是 ^{137}Cs,因为它的半衰期长达 30 年。由摄入途径进入人体的短寿命核裂变产物是 ^{131}I、^{140}Ba 和 ^{89}Sr 等,它们对人体产生几周或几个月的内照射;^{90}Sr 和 ^{14}C 对人体产生长期的内照射,它们的半衰期分别为 28.8a 和 5 730a,见表 12-1。

表 12-1　大气层核试验所产生的放射性核素

放射性核素	半衰期	裂变份额 /%	归一化生产量[1] /(PBq·Mt⁻¹)	全球释放量[2] /PBq
³H	12.33a	—	740[3,4]	186 000[6]
¹⁴C	5 730a	—	0.85[3,5]	213[6]
⁵⁴Mn	312.3d	—	15.9[3]	3 980
⁵⁵Fe	2.73a	—	6.1[3]	1 530
⁸⁹Sr	50.53d	3.17	730	117 000
⁹⁰Sr	28.78a	3.50	3.88	622
⁹¹Y	58.51d	3.76	748	120 000
⁹⁵Zr	64.02d	5.07	921	148 000
¹⁰³Ru	39.26d	5.20	1 540	247 000
¹⁰⁶Ru	373.6d	2.44	76.0	12 200
¹²⁵Sb	2.76a	0.40	4.62	741
¹³¹I	8.02d	2.90	4 210	675 000
¹⁴⁰Ba	12.75d	5.18	4 730	759 000
¹⁴¹Ce	32.50d	4.58	1 640	263 000
¹⁴⁴Ce	284.9d	4.69	191	30 700
¹³⁷Cs	30.07a	5.57	5.90	948
²³⁹Pu	24 110a	—	—	6.52[7]
²⁴⁰Pu	6 563a	—	—	4.35[7]
²⁴¹Pu	14.35a	—	—	142[7]

注：1）对于裂变产物，该数值由 1.45×10^{26} 裂变/Mt 乘以裂变当量和衰变常数（$\ln 2/T_{1/2}$）除以 $3.15 \times 10^{7} \mathrm{Sa}^{-1}$ 得到。

2）相当于大气层核试验在全球释放的能量：裂变能量 160.5Mt，聚变能量 260.6Mt（不包括局部地区和区域沉积的当量）。

3）Miskel 的估计值。

4）大气层核试验单位聚变能的放射性产生量。

5）根据 1972 年以前和目前聚变当量数据的总放射性产生量估计值。

6）由于 ³H 和 ¹⁴C 的流动性和半衰期，释放量相对应的总的聚变当量是 251Mt。

7）根据 ⁹⁰Sr 在总的沉积量中的份额估算。

　　大气层核武器试验落下灰在南北半球的沉积量还随时间而变化。据估算 1963 年全球公众受落下灰照射的年平均有效剂量最高达 110μSv，到 2000 年这个剂量降到 5μSv，主要是残留在环境中的 ¹⁴C、⁹⁰Sr 和 ¹³⁷Cs 所致。北半球公众的年平均有效剂量比南半球的大 10%。尽管人们对大气层核试验的后果很担心，但就以向环境中释放人工辐射源最多年份的 1963 年而言，全球人口的年平均有效剂量最多为天然辐射源本底水平的 5%。当然，人们并不希望增加这个无任何利益的照射剂量。

（二）核能发电对公众所致的剂量

　　人类通过可控核裂变手段实现了对核能的使用。1954 年 6 月 27 日，第一座将核能作为能源并连接到外部电网的核电站在莫斯科郊外的奥布宁斯克开始运营。伴随着人类对能源需求的日益增大,核能发电量也一直稳定增长。1970—1985年,核能发电量快速增长,年增长率超过20%,之后发展速度放缓,1990—1996年的年平均增长率只有1%多一点。根据国际原子能机构(IAEA)公布2019年全球核电发展数据。截至2019年年底,30个国家有443台在运核电机组,总装机容量392.1GWe,虽然相对于2018年底减少了约4.5GWe,但总体上保持了自2012年以来的上升趋势。2019年,全球核能发电量总计2 586.2TWh,占全球总发电量的近10%,延续了自2012年以来的增长趋势。

核能发电涉及核燃料循环。核燃料循环是指铀矿开采、铀矿石水冶、铀的浓集与转化、核燃料元件制造、核反应堆运行、乏燃料后处理、退役和放射性废物管理以及有关的科研和开发活动。在这些活动中会对局部地区的公众产生某种程度的辐射剂量。

1. 采矿和水冶对公众所致的剂量 铀矿石水冶过程,铀系中的 ^{230}Th 和 ^{226}Ra 没有被硫酸溶液从矿砂中浸取出来,它们仍留在矿砂中,所以 ^{230}Th 和 ^{226}Ra 是铀矿开采和水冶过程向环境释放 ^{222}Rn 的源头。根据估算每年发电量(GWa)产生的公众年集体剂量在采矿和水冶运行期为0.2人·Sv/GWa。而由尾矿释放的氡产生的公众集体剂量为0.000 75人·Sv/GWa,若根据尾矿具有10 000年连续释放氡的假设,则归一化的弃置尾矿产生的集体剂量为7.5人·Sv/GWa。

一座典型铀矿和水冶厂,如果氡释放量为80 TBq/Gwa,铀的主要生产国家年平均铀产量为4 000t,每发出1GWa的电量需要250t铀,所有的集体剂量都被铀矿和水冶厂周围100km范围内居民接受,在100km范围内的人口密度为3人/km,总人口为90 000人。依上述条件估算出的周围居民个人的年有效剂量在天然辐射源正常本底水平的统计涨落范围内,是微不足道的剂量。

2. 浓缩铀和核燃料元件生产对公众所致的剂量 在天然铀转化、浓缩铀生产和核燃料元件制造过程,向环境中释放的放射性物质主要是天然铀的重铀酸化合物、氧化物和氟化物。典型生产设施释放的铀化物对局部地区公众产生的归一化年集体有效剂量的估计值为0.003人·Sv/GWa。吸入是主要的照射途径,而液体流出物产生的集体剂量不足总集体剂量的10%。

3. 发电核反应堆对公众所致的剂量 近年来,核能发电量占全球总发电量的17%。核电站在正常运行工况下向环境释放的放射性物质的量很少,只有利用放射性物质在环境介质中的弥散模式才能估算出对周围公众产生的微小照射剂量。目前全球核能发电量为250GWa,由此估算出的该实践对公众产生的年集体剂量为200人·Sv。假定全球核电站周围50km范围内的居民为2.5亿人口,那么,估算出的居民个人年有效剂量低于1μSv。如果核能发电以目前规模持续100a,则估算的全球人口个人的最大剂量将低于0.2μSv,与天然本底辐射水平相比,是个很低的剂量。当然,在重大事故工况下将会使局部地区公众受到明显高于天然本底水平的剂量照射。

4. 乏燃料后处理等对公众所致的剂量 在反应堆中"燃烧"过的并被卸出且不再回到该反应堆使用的核燃料,称为乏燃料。乏燃料后处理是用化学方法回收乏燃料中的铀和钚的实践活动。回收的铀和钚可以被制成反应堆运行所需的核燃料。目前国际上大约有5%~10%的乏燃料被送到后处理厂进行处理;大多数核电站的乏燃料被暂时存放在乏燃料水池内,待处理。

乏燃料后处理对公众所致的年集体剂量,是仅根据 3 个国家资料的估计值,在 20~30 人·Sv 范围。液体流出物中的 $^{137}C_s$ 贡献的剂量占总剂量的 87%。1990—1994 年,^{14}C 产生的剂量超过了 $^{137}C_s$ 的贡献剂量。如果这一集体剂量全部被在 50km 范围内的 310 万人口接受,乏燃料后处理对公众个人产生的待积有效剂量约为 10μSv。这个剂量仅仅分配在 3 个国家不同设施周围居民身上。

中、低放射性固体废物处置的归一化集体有效剂量都很低,大约为 0.5 人·Sv/GWa 的水平。在核燃料循环设施中,各种放射性物质运输对沿途公众产生的有效剂量的假定值为 0.1 人·Sv/GWa。

(三) 同位素生产和应用对公众所致的剂量

放射性同位素被广泛地应用于工业、医学和科学研究中,在放射性同位素生产过程中少量的放射性排放、同位素应用过程或含放射性核素产品的处置等过程都可能引起照射。对于寿命非常长的放射性核素,如:^{14}C,最终都会释放到环境中去。而对于短寿命的放射性核素,如大部分放射性药物,将其贮存起来、在排放前让其自行衰变是主要的处理方法。在医学检查和核医学程序中心应用最为广泛的核素是 ^{131}I 和 ^{99m}Tc。

由于商用放射性同位素生产以及在其生产和使用过程中的放射性释放量的数据有限,对放射性同位素的生产和应用所产生的剂量估算具有相当大的不确定性。在这方面关心的重要核素是 ^3H、^{14}C、^{125}I、^{131}I 和 ^{133}Xc,这类实践的年集体有效剂量的估计值大约在 100 人·Sv 的水平。

全球在核医学诊断疾病中,^{131}I 的用量约为 600TBq。在核医学诊断中,^{131}I 活度剂量转换系数为 0.3 人·Sv/TBq,^{131}I 生产过程的释放比例为 0.01%。于是,全球 ^{131}I 的生产和应用产生的年集体有效剂量为 0.02~2 人·Sv。包括医院废物贡献的剂量。

就 ^{131}I 全球医学应用而言,总用量为 600TBq。应用中 ^{131}I 的释放比例为 5×10^{-4},^{131}I 随液体流出物排放时活度剂量转换系数为 0.03 人·Sv/TBq。于是,^{131}I 在医学诊断应用阶段对公众产生的年集体剂量只有 0.009 人·Sv。由于其他放射性同位素有些是借助于贮存容器而被应用的,所以像 ^{99m}Tc 等同位素的释放量很少,因而对公众产生的剂量减少到可忽略的水平。

近年的研究结果表明,当患者接受核医学治疗时,患者的家属成为患者出院回家的陪伴人。当患者接受 200~800MBq ^{131}I 治疗时,用直接测量法测得的患者的陪伴人受到的 γ 射线外照射剂量在 0.04~7mSV 之间,成年陪伴人的平均受照剂量为 1mSv,孩子为 0.1mSv。对于使用 4~7GBq ^{131}I 治疗甲状腺癌的患者,其家庭成员受到的外照射剂量低于 0.5mSv。根据目前的实践,与患者同行的人员受到的 γ 射线外照射剂量率在 0.02~0.5mSv/h 之间。

现在,人们普遍认为放射性同位素在工农业、教育和临床医学等领域应用中,就公众的受照剂量而言,接受核药物治疗的患者家属受到的照射剂量可能是主要的,应当给予关注。

(四) 医疗照射中 X 线诊断对公众产生的剂量

所谓医疗照射,就是患者进行疾病诊断或治疗受到的辐射照射、扶持患者接受诊断和治疗的志愿者受到的照射,或接受医学诊断研究的志愿者受到的照射,或接受医学健康检查的人员受到的照射。人工辐射源对全球人口因疾病 X 线诊断产生的年人有效剂量在 0.04~1.0GBq ^{131}I 之间,平均值为 0.4mSv。

第二节　放射防护目的

伦琴在 1895 年发现了 X 射线后,科学界对射线的研究热情高涨,各种电离辐射照射尝试一再涌现,但是当时的人们并不知道电离辐射可以引发损伤效应,只是在以后不断的辐射实践中,连续出现人员的放射损伤,由此开始注意并立足于研究放射损伤及其预防措施。由此,放射防护的研究紧随电离辐射的应用而发展。

一、放射防护的历史进程

虽然早期人们在放射性研究和应用电离辐射源实践中认识到辐射对人体有危害,并采取了相应的防护,如屏蔽防护等,但是与辐射剂量测量和防护要求等方面相关的知识非常匮乏。

1902 年,W. Rollins 以软 X 射线照射照相底片 7min 而无曝光现象作为无健康损害的界限剂量,即"皮肤红斑量"。这是放射防护史上最早的对辐射危害定量的表示方法。"红斑量"相当于每天接受 10~20R(伦琴)的照射剂量。

1925 年,美国人 A. Mutscheller 以 X 射线工作者在 30 个工作日内受到不超过皮肤红斑量 1/1 000 的照射(相当于后来的 0.2R/d)时对人体无害。同年,他在伦敦举行的第一届国际放射学大会(International Congress of Radiology,ICR)上提出"耐受剂量"的概念。在这次 ICR 会议上设立了国际辐射单位和测量委员会(International Commission on Radiation Units and Measurements,ICRU),会议强调需要加强与辐射单位和测量相关的国际合作。

1928 年,在斯德哥尔摩举行的第二届 ICR 会议,把伦琴(R)定为电离辐射的国际单位,会议决定成立放射防护委员会。国际 X 射线和镭防护委员会(International X-ray and Radium Protection Committee,IXRPC)由此诞生。同一年,IXRPC 举行了第一次会议。

1950 年,IXRPC 在伦敦召开的会议上改名为 ICRP(International Commission on Radiological Protection),同时发表了 1950 年建议书。建议书的主要内容是:①以最大容许剂量(Maximum Permissible Dose,MPD)取代"耐受剂量"。建议职业照射人员个人全身照射的 MPD 为 0.3R/W。这比 0.2R/d 每周工作 5d 的"耐受剂量"标准,降低了约 2/3 ;②给出了 11 种放射性核素的最大容许体负荷的概念;③提出该标准适用于所有的辐射照射。

1954 年,ICRP 在其建议中指出,"容许剂量"是指按照现有的知识,在一生的任何时期不会被感知的躯体损伤的电离辐射剂量。建议,对造血器官、性腺和眼晶状体的 MPD 为 300mrem/W,对皮肤为 600mrem/W。此时尚未考虑遗传效应。建议还指出,对公众成员长期受照射的 MPD 取职业照射人员 MPD 的 1/10,并制定了上百种放射性核素在空气和水中的最大容许浓度(maximum permissible concentration,MPC),对计算方法做了一些阐述。

1958 年,ICRP 第 1 号出版物发表。该出版物考虑到核燃料工业的迅速发展和电离辐射源的广泛应用,对容许剂量有必要提出严格的建议。建议指出,"个人容许剂量"是指"在长时间的累积剂量或一次受照的剂量",这个剂量从现有的知识看,产生严重的躯体损伤或遗传损伤的概率是微不足道的;或者引起比较常见的只限于性质轻微的效应,而受照者本人或专门医生都认为是可以接受的。建议中指出,职业照射人员个人受全身均匀照射的最大容许剂量不能超过 5rem。按每年工作 50 周计,这个剂量相当于 0.1rem/W,相当于 1954 年建议值的 1/3。建议同时指出,个人在连续 13 周内受到的累积照射剂量不能超过 3rem。这些剂量不包括天然本底辐射照射和医疗照射的受照剂量。建议指出对非职业照射人员的受照剂量的 MPD 不能超过职业照射人员 MPD 的 1/10。1958 年以后,ICRP 重视了对遗传效应的研究。

1965 年,ICRP 在其报告中指出,"放射防护的目的是防止辐射的急性效应,并把晚发效应的危险性限制到可以接受的水平"。其目的在于限制个人的躯体效应和全体人群的遗传效应。建议中,除了对职业照射个人规定了最大容许剂量以外,还对群体和个人有计划地照射推荐使用"剂量限值"一词。

1990 年,ICRP 第 60 号出版物问世。出版物中建议将原来对职业照射人员个人的年有效剂量限值 50mSv 降到 20mSv;公众成员个人的年有效剂量限值为 1mSv;并根据这一新建议在 ICRP 第 61 号出版物中给出了"工作人员放射性核素摄入量限值"。出版物中同时给出了单位辐射剂量诱发随机性效应危险总概率和概率系数,以及宫内受照射的辐射危险。

2007 年,ICRP 的 103 号出版物,在过去的基础上,既有许多更新,又有基本保留,并力求清晰阐明如何将委员会的建议书应用于各种电离辐射照射源和接受照射的个人。"基本目的是为防止电离辐射照射对人和环境的有害效应而提出一个适当的防护水平,但又不过分限制可能与照射相关的有利的人类活动"。ICRP 的新放射防护体系,原则上适用于来自任何"源"的所有电离辐射照射。但必须是通过合理的手段对各种照射来源以及所导致个人受照射剂量的情况可控,才能全部贯彻实施。而有些照射是不可能合理控制或无法控制的,另一些照射属于控制是不合理的,因此遵照有关法规可以排除在外,或者准予豁免。ICRP 通过广泛调研评判有关电离辐射健康效应的大量文献,认为不需要对放射防护体系作根本性改变。新建议书保留放射防护三原则(实践的正当性、防护的最优化和个人剂量限值)作为放射防护体系的核心,继续采取按不同照射对象区分职业照射、公众照射和医疗照射等三种照射。进一步充实了放射防护体系,并重新安排这个完整体系具体应用于各种电离辐射源所产生的照射和个人所受到的照射。其中一个重要更新点是,新建议书把所有照射分为计划照射情况、应急照射情况、既存照射情况三类。这一体系聚焦为,根据放射防护三原则,针对新划分的三类不同照射情况中的三种不同照射对象具体进行防护安排。

在放射防护原则的基本框架下,不同的领域共同遵守着这一原则,诸多的电离辐射应用在有条不紊地开展着。ICRP 近期发布的第 140 号出版物《放射性药物治疗中的辐射防护》、ICRP 第 141 号出版物《放射性核素职业性摄入量》、ICRP 第 142 号出版物《工业过程中天然放射性药物质(NORM)的辐射防护》就很好地指导了该方面的辐射实践活动。

放射防护的学术性、技术性很强,为了很好地指导电离辐射的安全应用。国际上已经成立的很多组织机构中,与放射防护有着较大关联的重要国际机构主要有:国际放射防护委员会(ICRP)、国际辐射单位与测量委员会(ICRU)、国际原子能机构(IAEA)、联合国原子辐射效应科学委员会(UNSCEAR)、世界卫生组织(WHO)、联合国环境规划署(UNEP)、国际劳工组织(ILO)、国际电工学委员会(IEC)和核能机构(NEA)等。

二、辐射实践

辐射实践又称实践,其定义是:在原有电离辐射应用情形下,引入任何的新的照射源或照射途径,或扩大受照人员范围,或改变现有的照射途径,使人们受到照射或受到照射的可能性或受到照射的人数增加的人类活动。其形式可以是:①源的产生和辐射或放射性物质在医学、工业、农业或教学与科学研究中的应用;②核能的生产;③某些应加以控制的天然源照射等。辐射实践可以简单表述为:增加了受照剂量的人类活动。

(一)照射情况

ICRP在2007年建议书中,修订了防护体系,把照射更为条理化。由于照射情况与事件的发生,其过程涉及许多源,这些源可大致归纳为三种状态:其一是为开发、生产和应用的目的,经计划慎重选择引进的受控正常运行的源(如各种辐射实践);其二是在计划运行过程中,因操作失误、设备故障或自然灾害等或恶意事件而演变成的失控状态的源;其三是早已存在的源(如多年以前的事故、天然源等)。因而基于上述情况的特性就依次出现了计划照射情况、应急照射情况和现存照射情况。个体或多个个体可能受到单一源的照射,也可能受到多个源的照射,但总有一个起主导作用的源。

1. 计划照射情况   计划照射情况是指那些在照射发生之前可以对放射防护进行预先计划的,以及那些可以合理地对照射的大小和范围进行预估的辐射实践。在引入一项计划照射情况时,应当考虑与放射防护相关的所有方面。包括场所的设计、建造,设备的运行、退役,废物的管理、运输,以及对占用的土地和设施的恢复,还需要考虑潜在照射及正常照射。计划照射情况也包括对患者的医疗照射,以及患者的抚育者和照顾者。一旦紧急情况已得到控制,计划情况的防护原则也适用于与现存和应急照射有关的计划工作。所有类型的照射都可能在计划照射情况中发生,即:职业照射、公众照射和医疗照射。计划照射情况的设计与开发应当对偏离正常作业条件引起的潜在照射有适当的重视。应当对潜在照射评价和辐射源安全与防护的相关问题给予应有的关注。

由于引进了辐射实践活动,必然会产生辐射照射。这种照射,一个是可以预期会发生的某一确定水平的照射,称为正常照射;另一个是预期不一定发生的照射,然而由于偏离了计划的操作程序和事故也可存在不是计划的照射,称为潜在照射。

2. 应急照射情况   应急照射情况是指在一个计划照射情况的运行期间发生的或由恶意行为产生的或其他意外情况所致的照射情况。由于一些不可忽视的意外事件导致源的失控可能会造成较高的照射剂量,此时需要采取紧急防护行动以避免或降低有害后果。

与"正常照射"相比较,由辐射源失控而引起的照射称为异常照射,异常照射包括应急照射和事故照射。前者是在辐射事故中,为抢救生命、防止伤害或制止事故扩大而采取的紧急行动中,应急人员自愿接受的照射;后者则因事故使工作人员或公众受到非自愿的,意料之外的照射。

在应急照射情况下,当短时间内剂量可能会达到高水平时,应当对严重确定健康效应的预防给予特别关注。在重大应急情况下,基于健康效应的评价是不充分的,必须对社会、经济和其他后果给予应有的考虑。另外一个重要的目标是,在实际可行的范围内,准备恢复认为是"正常"的社会和经济活动。

在应急情况的计划中,最优化过程应当应用参考水平。应急情况下最高的计划剩余剂量的参考水平,典型值在 20~100mSv 范围内。总体防护策略中的预期剩余剂量与该策略适宜性初始评估中的参考水平进行比较。在计划阶段,应当拒绝不能把剩余剂量降到低于参考水平的防护策略。

3. 现存照射情况　现存照射情况(或称既存照射情况)是指由早已就位的源(如天然源或长寿命放射性物质污染)引起的照射情况。由天然源所造成的照射是典型的持续照射。从放射防护的角度,更为关注的是那些可控天然源照射情况(如氡的内照射)。当然以往事故或事件所造成环境中的长寿命放射性残留物的持续照射,也属于现存照射情况。现存照射情况引起公众的持续照射,其剂量率通常或多或少保持不变,是近乎恒定的,也可以是若干年期间内缓慢下降的。

那些不得不采取控制决策时就已经存在的照射情况,可能会产生足够高的照射,对此应当采取放射防护行动,或至少需要考虑这些行动。典型的例子是住宅和工作场所中的氡,以及天然存在的放射性物质。对涉及现存的人工照射情况做出放射防护决策可能也是必要的,例如,来自未按照辐射防护体系管理的操作引起的放射性释放所导致的环境中的放射性残留物,或来自一个事故或一个放射事件的放射性污染土地。也还有一些现存照射情况,减少照射的行动显然是没有理由的。至于现存照射的哪些成分是没有责任进行控制的决策需要监管机构做出一个判断,这将取决于源或照射的可控性,也将取决于主要的经济、社会和文化状况。当然,这种情况还包括了放射源的排除和豁免。

现存照射情况可能是很复杂的,它们可以涉及多个照射途径,并且它们通常产生从很低到(极个别情况下)几十 mSv 宽范围内的年个人剂量分布。这些情况常常包括住宅,例如氡照射情况,以及受照射个人习性决定照射水平的许多情况。另外一个例子是长期污染地区个人照射的分布,它直接反映了受影响居民饮食习惯的差异。照射途径的多样性和个人习性的重要性将导致照射情况难于控制。

4. 潜在照射　在计划照射情况下,可以合理控制源的照射,预知存在的某一确定水平的照射。然而,由于偏离计划的操作程序和事故,包括辐射源的失控和恶意事件,可能会引起较高的照射。尽管这种操作程序是计划的,但这种引发高剂量的照射却不是计划发生的。ICRP 将这些照射称作潜在照射。偏离计划的操作程序和事故常常是可以预见的,并且它们的发生概率也是可以估计的,但是不能对它们进行详细的预测。即辐射源的失控和恶意事件是不易预测的,因而需要有特殊的应对方法。

潜在照射与正常运行时计划操作引起的照射之间常常是相互联系的。例如,在正常运行期间降低照射的行动可能增加潜在照射的概率。又如,对长寿命废物进行贮存而不是进行扩散排放,可以降低排放引起的照射,但将会增加潜在照射。为了控制潜在照射,需要进行一些监督和设施维修活动。这些活动可能会增加正常照射。在引入一个计划照射情况的计划阶段,就应当考虑潜在照射。应当认识到照射可能导致行动的可能性,即,降低事件的发生概率和假如任何一个事件发生后限制和降低照射(缓解)的行动。在应用正当性和最优化原则时,应当对潜在照射给予充分的考虑。

(二) 照射类型

照射类型主要是针对人工辐射实践,在某些特定情形下也可以是天然源的照射,比如作用于飞行员的宇宙射线、矿工吸入的氡,依据某一种辐射实践中受到照射的对象不同,将照射类型分为职业照射、公众照射和医疗照射。所有的照射类型都属于计划照射情况,因为它们都是可控情况下的人工辐射。

1. 职业照射　GB 18871—2002 对职业照射的定义为：除了国家有关法规和标准所排除的照射以及根据国家有关法规和标准予以豁免的实践或源所产生的照射以外，工作人员在其工作过程中所受的所有照射。

职业照射过程中对工作人员的界定必须明确，ICRP 将工作人员定义为任何专职、兼职或临时性受雇于雇主的人员，而且这些人员清楚关于职业放射防护的权利和义务，自主经营者既是雇主又是工作人员，从事放射诊疗的工作人员所受照射属职业照射。我国基本标准 GB 18871—2002 将下列情况下天然源照射所引起的工作人员照射也列入职业照射：①工作人员因工作需要或因与工作直接有关而受到的氡的照射，不管这种照射是高于或低于工作场所中氡持续照射情况补救行动的行动水平（$500\sim1\,000\,Bq\,^{222}Rn/m^3$）；②工作人员在工作中受到的氡的照射虽不是经常的，但所受照射的大小高于工作场所中氡持续照射情况补救行动水平（$\geqslant1\,000\,Bq\,^{222}Rn/m^3$）；③喷气飞机飞行过程中机组人员所受的天然源照射。

2. 医疗照射　医疗照射是指为了诊疗疾病的患者、照顾或抚育患者的人员，健康体检的被检者，以及为生物医学研究目的的志愿者所接受到的医用电离辐射源的照射，包括内照射和外照射。在受到医疗照射的群体中以诊疗疾病的患者占绝大多数，对于这一受照群体国内外尤为关注。ICRP2007 年建议中把医疗照射特别加以限定称为患者的医疗照射。可见患者的医疗照射是指在放射诊断、介入放射学诊疗、放射治疗和核医学诊疗过程中患者所接受的医用辐射源的照射。但是对患者的抚育者和照顾者以及生物医学研究中的志愿者的防护也应给予专门的考虑。

医疗照射实践属于计划照射情况。但由于其有特殊的一面，又需要与其他计划照射情况不同的防护方案。患者的医疗照射的特殊性表现为：①患者和被检者从自身诊治疾病或保健体检的目的出发是自愿的、有意识接受的人工照射；②照射所带来的利益与潜在危险同在一个个体身上体现（在适当的情形下需要考虑对下一代的影响，即遗传效应）；③这一类照射是显著不均匀的，只限身体有限部分，其剂量大小因人、因照射方式、照射部位和照射频率变化较大。

3. 公众照射　公众照射是指在某一项辐射实践中除职业照射和医疗照射之外的其他公众所受到的辐射照射。尽管天然源的照射是公众照射组分中最大的来源，但不能就此轻视较小的又比较容易控制的人工源对公众产生的照射。必须指出，针对怀孕放射工作人员的胚胎和胎儿的照射应当作为公众照射管理。

三、辐射干预

辐射干预又称干预，是指任何旨在减少或避免不属于受控实践的或因事故而失控的源所致的照射或潜在照射的活动。即通过影响现存形式而降低总的照射的人类活动（如移开现存的放射源、改变途径或减少受照人数）。要实施辐射干预就得采取防护行动或补救行动。对于任何一项辐射干预行动，它本身也是一项辐射实践，因此在实施过程中必须要进行利益和代价的分析，阐明利弊，综合判断。

1. 干预的正当性　只有根据对健康保护和社会、经济等因素的综合考虑，预计干预的利大于弊时，干预才是正当的。在干预情况下，为减少或避免照射，只要采取防护行动或补救行动是正当的，则应采取这类行动。所谓防护行动是指为避免或减少公众成员在持续照射或应急照射情况下的受照剂量而进行的一种干预。而补救行动是指在涉及持续照射的干预情况下,当超过规定的行动水平时所采取的行动,以减少可能受到的照射剂量。

在应急照射情况下,如果任何个人所受的预期剂量(指若不采取防护行动或补救行动,预期会受到的剂量,而不是可防止的剂量。这里的可防止的剂量是指采取防护行动所减少的剂量,即不采取防护行动的情况下预期会受到的剂量与在采取防护行动的情况下预期会受到的剂量之差)或剂量率接近或预计会接近可能导致严重损伤的阈值,则采取防护行动总是正当的。

在持续照射情况下,如果剂量水平接近或预计会接近国家标准规定的值时,则无论在什么情况下采取防护行动或补救行动总是正当的。只有当放射性污染和剂量水平很低不值得花费代价去采取补救行动,或是放射性污染非常严重和广泛,采取补救行动花费的代价太大,在此两种情况时,采取补救行动不具有正当性。

2. 干预的最优化　为减少或避免照射而要采取防护行动或补救行动的形式、规模和持续时间均应是最优化的,即在通常的社会和经济情况下,从总体上考虑,能获得最大的净利益,也就是说,最优化过程是指决定干预行动的方法、规模及时间长短以谋取最大的利益。简单地讲,弊与利之间的差额用同样的量表示,例如代价,包括"忧虑"的社会代价在内,对每一项所采取的防护行动应为正值,而且在计划这项行动的细节中应使其达到最大值。干预的代价不仅是用金钱表示的代价,有些防护或补救措施可能带来非放射学危险或严重社会影响。例如,居民短期离家未必花费很多钱;但可能使家庭成员暂时分离而造成"焦虑",长期撤离或永久移居既要很费钱,而且有时也会带来精神创伤。在考虑进行干预的许多情况中有不少是长期存在的,不要求紧迫行动。其他由事故引起的情况,如果不采取即时措施就可能造成严重照射。做出在应急情况下的干预计划应作为正常运行手续中的不可少的一部分。

3. 干预的剂量准则　应急照射情况时,实施干预的剂量准则为:①急性照射的剂量行动水平,器官或组织受到急性照射,在任何情况下预期都应进行干预的剂量行动水平,例外全身(骨髓)受到急性照射,两天内预期吸收剂量 1Gy,对其他器官或组织的剂量行动水平都做了详细规定。②应急照射情况下的通用优化干预水平和行动水平,通用优化干预水平用可防止的剂量表示,即当可防止的剂量大于相应的干预水平时,则表明需要采取这种防护行动。在确定可防止的剂量时,应适当考虑采取防护行动时可能发生的延误和可能干扰行动的执行或降低行动效能的其他因素。应在应急计划中根据标准所规定的准则给出对应需采取的防护行动(包括隐蔽、撤离、碘防护、临时避迁和永久再定居)的不同的干预水平。

持续照射情况时,实施干预的剂量准则有:①器官或组织受持续照射时,任何情况下预期都应进行干预的剂量率行动水平,例如性腺受到持续照射吸收剂量率为 0.2Gy/a,对其他器官也做了相应规定。②在大多数情况下,住宅中氡持续照射的优化行动水平应在年平均活度浓度为 200~400Bq ^{222}Rn/m^3 范围内。其上限值用于已建住宅氡持续照射的干预,其下限值用于对待建住宅氡持续照射的控制。工作场所中氡持续照射情况下补救行动的行动水平是在年平均活度浓度为 500~1 000Bq^{222}Rn/m^3 范围内。达到 500Bq^{222}Rn/m^3 时宜考虑采取补救行动,达到 1 000Bq^{222}Rn/m^3 时应采取补救行动。

四、放射防护目的

在本书第二篇中详细介绍的确定性效应和组织反应(随机性效应)共同构成电离辐射的健康危害。这种危害不仅仅发生在受照者本人,也可能会发生在受照者的后代,人们可以通过一系列的防护手段,降低辐射危害,但不能完全消除辐射危害。基于这一的现象,放射防护界就必须回答这样的问题:既然不可以完全消除电离辐射的危害,那么放射防护有什么作用?辐射危害降低到什么程度才能够被认为是安全的?放射防护的目的是什么?

这些问题都不能以简单的方式予以回答,首先不能将辐射诱发的确定性效应和随机性效应相提并论。确定性效应存在阈剂量,对任何人,只要其器官、组织受到的辐射照射的剂量达到相应的剂量阈值时,必然出现确定性效应(有害的组织反应),而且确定性效应的严重程度也必然随着受照剂量的增加而加重。所以,在所有的辐射实践中,只要把人员受照剂量控制在器官或组织相应阈剂量以下,就完全可以避免有害的确定性效应发生,把确定性效应的发生概率降低到零。就这一点说明,通过有效的放射防护,可以完全避免确定性效应的发生。

与确定性效应不同,随机性效应不存在剂量阈值,它的出现是由于单个细胞受电离辐射后出现的变异,这种变异不仅不能够被机体识别,还会通过细胞分裂的方式传给下一代细胞,甚至通过性细胞传给下一代个体,因此随机性效应不能完全被避免。在小剂量和低剂率照射条件下,随机性效应和剂量之间呈线性关系,没有阈剂量,随机性效应一旦发生,其后果的严重性与辐射剂量无关。目前,在放射防护方面只能采取有效的措施或方法把随机性效应的发生概率(10^{-2}Sv)限制到可以接受的水平,这个水平大约相当于职业人员的正常死亡率,即在 $10^{-5}\sim10^{-4}$ 概率范围内。由此说明,通过有效的放射防护,不能完全消除随机性效应的发生,只能降低其发生概率,这个概率的可以被接受的范围就是职业人员的正常死亡率。

综上所述,放射防护的目的就是针对所有的辐射实践,采取有效的防护措施,避免有害的确定性效应的发生,减少随机性效应的发生概率,使之达到可以接受的水平。

电离辐射是枚双刃剑,人们在从事电离辐射相关的实践中获得利益,但也存在潜在照射的风险,放射防护的目的一旦确立,放射防护的任务也随之明朗。放射防护的任务就是既要促进人类进行的有益的辐射实践活动,推动核与辐射技术的利用和发展,又要最大限度地预防和减少由电离辐射造成的对人类健康的危害和对环境安全的影响。

第三节　放射防护原则

任何量的电离辐射都会带来一定程度的辐射危险,鉴于人们从事这些电离辐射活动为的是获取相应的利益,为此不得不接受一定的危险。因此,在放射防护的保驾护航下,人们的电离辐射实践活动必须围绕着放射防护目的进行,为了达到这一目的,ICRP制定了由辐射实践正当性、辐射防护最优化和个人剂量限值的放射防护原则。由这三项原则构成的放射防护体系已为各国际相关组织及绝大多数国家所采纳。

一、实践的正当性

在 ICRP 建议书中要求对于任何一项辐射实践,在开展之前均需要综合考虑实践带来的利益和为此冒的风险。正当性原则是源相关的,为实现对源的控制,减少辐射实践对职业人员和公众的照射,在引入伴有辐射照射的任何实践之前,都必须经过正当性判断。它要求在进行任何伴有辐射的实践活动时,必须权衡利弊,只有在考虑了社会、经济和其他相关因素之后,引入的实践对个人或社会带来的利益足以弥补其可能引起的辐射危害时,该实践才是正当的。若引进的某种实践活动不能带来超过代价的纯利益,则不能采用此种实践。当然所考虑的后果不限于辐射危害,还包括该活动的其他危险和代价及利益。辐射危害有时只是全部危害中的一小部分。因此,正当性远远超越了放射防护的范围。正是由于这些原因,正当性应当净利益为正值。在所有可行的各种方案中选出最佳方案,已超出了放射防护部门的职责范围。

(一) 正当性原则的应用

针对职业照射和公众照射,正当性原则的应用有两种不同的方法,它取决于是否可以直接控制源。

第一种方法用于引入新的活动,在这里对放射防护预先进行了计划且可以对源采取必要的行动。正当性原则应用于这些情况,要求只有当计划的照射对受照射个人或社会能够产生净利益以抵消它带来的辐射危害时才可以引入。必须注意,当有新信息、新技术出现时,该辐射实践的正当性需要重新审视判断。

第二种方法用于主要通过改变照射途径的行动而非直接对源施加作用能够控制照射的情况。在现存照射情况和应急照射情况下,正当性原则用于决定是否采取行动以避免进一步的照射。减小剂量的任何决定,都会带来某些不利因素,必须要由做出这种决定带来的利益大于危害来证明其是正当的。

在两种方法中,判断正当性的责任通常落到政府或国家管理部门身上,以确保最广泛意义上的国家和社会整体利益,因而不必对每个个人有益。然而,用做正当性判断的信息可能包括许多方面,也可能是由政府部门以外的用户或其他组织或人员告知的。同样,正当性判断将经常通过公众磋商过程告知,依据之一就是相关源的大小。正当性包含很多方面,不同的组织将会参与且负有责任。在这样的背景下,放射防护考虑将作为重要决策过程的一个依据。

(二) 非正当照射

除非情况特殊,以下与辐射相关的实践都被认为是不正当的:

1. 故意添加放射性物质或进行活化,使食品、饮料、化妆品、玩具、私人珠宝或装饰品等产品的放射性活度增加引起的照射。

2. 在未查询临床症状情况下,为了职业、健康保险或法律目的而开展的放射检查,除非此检查预期能够为被检查个人的健康提供有用的信息,或能够为重要的犯罪调查提供证据。这几乎总是意味着必须对获得的影像进行临床评估,否则照射就不是正当的。

3. 对无症状的人群组进行涉及辐射照射的医学筛选检查,除非对受检查个人或整个人群的预期利益足以弥补经济和社会成本(包括辐射危害)。应当考虑筛选程序检查疾病的可能性,对查出疾病给予有效治疗的可能性,以及对于某些疾病,控制这些疾病给整个社会带来的利益。如《放射诊断放射防护要求 GBZ 130—2020》中明确指出对儿童实施癫痫患儿、头痛患儿头颅 X 射线摄影；疑似鼻窦炎的婴儿或 6 岁以下儿童的鼻窦 X 射线摄影；非创伤型斜颈婴儿或儿童的颈椎 X 射线摄影；在比较肢体损伤时进行对侧部位 X 射线摄影；6 岁以下儿童腕关节舟骨 X 射线摄影；3 岁以下儿童鼻骨 X 射线摄影等均不具备正当性。

（三）医疗照射正当性判断的特殊性

医疗照射正当性判断的职权经常是归于专业人员，而非政府部门。医疗照射的主要目标是照射给患者带来纯利益，采用某一特定程序的正当性就成了从业医师的责任。医生经周密权衡认为使用某一放射诊疗程序会给患者带来净利益，那么这种专业上的判断就构成了使患者接受这种照射的正当理由。为此医疗机构开展放射诊疗工作人员的执业条件十分重要。他们必须经过放射卫生防护专业培训，熟知所采用的程序及该程序的危险与利益。我国《电离辐射防护与辐射源安全基本标准（GB 18871—2002）》指出：医疗照射实践及其用源的申请者，在申请书中应说明执业医师在辐射防护方面的资格；承诺只有具备有关法规、规定的或许可证中写明的辐射防护专业资格的职业医师，才允许开具使用其源的检查申请单或治疗处方。

二、防护的最优化

放射防护的最优化，计划用于已认为具有正当性的情况。对个人剂量或危险限制的防护最优化原则是防护体系的核心，适用于所有的三种照射情况，即计划照射情况、应急照射情况和现存照射情况。在过去的几十年中，最优化原则的应用已显著地降低了职业照射和公众照射的剂量水平。

放射防护最优化是一种源相关的过程原则，其定义是：在考虑了经济和社会因素后，遭受到照射的可能性（不一定受到的照射）、受照射人员数目以及个人剂量大小均应保持在可合理达到的尽可能低的水平（as low as reasonably achievable，ALARA）。

只要一项实践被判定为正当的并予采纳，就需要考虑如何有效地使用资源来降低对职业人员和公众的照射与危险。放射防护最优化的本质是在付出代价与所获得净利益之间进行权衡，求得以最小的代价获得最大的利益。

（一）可合理达到的尽可能低的水平

怎样理解可合理达到的尽可能低的水平呢？ICRP 已经作出结论指出可通过运用代价与利益分析的程序来解释，并在 ICRP 第 26 号出版物中指明了进行这种分析的一种简单的方法。

对一项含有辐射照射的实践，其正当性和最优化条件可用以下数学方程来帮助分析：

令 B 代表所产生的纯利益；

V 代表该项事业的价值（即毛利益）

P 代表该项事业所用的基本生产代价；

X 代表用于放射防护而付出的代价；

Y 代表该项事业带来的辐射危害代价；

S 为集体有效剂量（人·Sv）。

当利益与代价能用同一尺度表示时，则有：

$$B=V-(P+X+Y)=(V-P)-(X+Y)$$

其中 V、P 是与辐射照射无关的参数,而 X、Y 都是集体有效剂量(S)的函数(图 12-3)。
正当性条件就是纯利益 B>0,即:

$$(V–P)>(X+Y)$$

最优化条件(即使引进的实践获得净利益达到
最大):

$$\frac{dB}{ds} = \frac{d}{ds}(v-p) - \frac{d}{ds}(X+Y) = 0$$

$$\therefore \frac{d}{ds}(X+Y) = 0$$

$$\frac{dx}{ds} + \frac{dY}{ds} = 0$$

集体剂量 S 对应于(X+Y)的最低点的值 S*,
可写成:

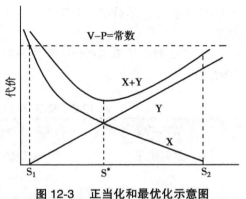

图 12-3　正当化和最优化示意图

$$\left(\frac{dX}{ds}\right)_{S*} = -\left(\frac{dY}{ds}\right)_{S*}$$

式中表示减少单位集体有效剂量(人·Sv)所耗去的防护费用,必须与降低 1 人·Sv 而减少的危害相抵消。满足要求就是把剂量保持在"可合理达到的尽可能低的水平"。

防护最优化并非剂量的最小化,而是经过仔细地对辐射危害和保护个人可利用资源进行权衡的评价结果,最优化就是通过持续、反复的过程,寻求达到防护的最佳水平(如:选择和实施主要情况下的最佳防护方案等)。

放射防护最优化应在计划的立项阶段就予以考虑,它贯穿于实践或设施的选址、设计、操作、运行和退役的全过程,并应定期审核,以确定是否需要调整。最优化是一个前瞻性的反复过程,旨在防止或降低未来的照射。

(二)剂量约束和参考水平

最优化方法有多种,如直观分析法、多因素分析法、代价 - 利益分析法和决策分析法等。大多数防护最优化方法倾向于强调对社会及全体受照人口的利益与危害。但利益与危害不大可能在社会中以相同的方式分配,因而最优化可能在某一名个人与另一名个人之间引起相当大的不公平。为缩小或限制这种不公平,可以在最优化过程中对特定源使个人受到的剂量或危险加以限制,ICRP 引入了源相关的约束概念。但由于照射情况不同,这种限制和约束的称谓也不同。对于计划照射情况,个人可能遭受到的剂量源相关的限制称剂量约束;而对于潜在照射这种源相关的概念为危险约束;对于应急照射和现存照射情况,源相关的限制是参考水平。不难看出,剂量约束、参考水平和危险约束的概念与放射防护最优化一同用于对个人剂量的限制,剂量约束、危险约束和参考水平是最优化不可分割的一部分,约束为最优化过程提供了一个期望的上限。剂量约束和参考水平与防护最优化一同用于对个人剂量的限制。其目标是保证剂量不超过或保持在这一水平,接下来的目标是在考虑到经济和社会因素后,将所有的剂量降低到可合理达到的尽量低的水平。

ICRP 对计划照射情况(除患者的医疗照射外)这一剂量水平的限制沿用了术语"剂量约束";对应急照射和现存照射情况,则采用术语"参考水平"进行描述。诊断参考水平已经在医学诊断(即计划照射情况)中应用,以表明在常规条件下患者的剂量水平或某个特定的影像程序所注射的活度,对于该程序是异常地高还是低。如果有问题,则需要启动一个地区性复查,以确定防护是否已经得到了充分优化,或是否需要采取纠正措施。

选定的剂量约束或参考水平数值依赖于所考虑照射的环境,无论是剂量和危险约束还是参考水平都不代表"危险"与"安全"的分界线,也不表示改变个人相关健康危害的梯级。

表 12-2 列出了 ICRP2007 年报告防护体系中不同类型的剂量限制与照射情况、照射类型的关系。

表 12-2 ICRP 防护体系中用到的剂量约束和参考水平

照射情况类型	职业照射	公众照射	医疗照射
计划照射情况	剂量限值	剂量限值	诊断参考水平 [3]
	剂量约束	剂量约束	(剂量约束)[4]
应急照射情况	参考水平 [1]	参考水平	不适用
现存照射情况	不适用 [2]	参考水平	不适用

注:1)长期的恢复作业应作为计划中的职业照射的一部分。

2)在受影响区域内长期从事补救工作或从事延续性工作所接受的照射应作为计划中的职业照射的一部分,即使辐射源是"现存"的。

3)患者。

4)仅指抚育者、照顾者及生物医学研究志愿者。

1. 剂量约束 剂量约束,是指除患者的医疗照射之外,计划引进的辐射实践活动中针对具体的源所引起个人剂量预先确定的一种限制,其限制性量值称为剂量约束值。其目的是为剔除任何导致个人剂量高于所选定剂量约束值的那些防护方案等情况,所以说它是对该源进行防护最优化时预期剂量的上限,用于放射源防护最优化时的约束条件。它是代表防护的基本水平,并非最佳。

在引入实践对工作人员和公众成员照射的个人剂量约束值等于个人剂量限值,即工作人员为 20mSv/a;公众成员为 1mSv/a。在防护设计过程中不能把剂量约束值视为目标值,防护最优化将确定一个在约束值以下的可接受的剂量水平,这个经优化的剂量水平才是设计防护行动的预期结果。又如 GB 18871—2002(11.4.3 段)"放射性残存物持续照射的剂量约束"指出"剂量约束值通常应在公众照射剂量限值的 10%~30%(即 0.1~0.3mSv/a)的范围之内"。

对于职业照射,剂量约束是一个用来限制选择范围的个人剂量数值,因此在最优化过程中仅仅考虑那些预期所引起的剂量低于约束值的选择。对于公众照射,剂量约束是公众成员从一个特定可控源的计划作业中接受到的年剂量上界。必须强调剂量约束值不能用作或理解为规定的监管限值。

2. 危险约束 在计划照射情况下,可能存在不是计划发生的照射,即潜在照射。当引入一个辐射实践在应用正当性和最优化原则时就应当对潜在照射危险予以充分考虑。

危险约束与剂量约束一样,是源相关的,且原则上使来自各项获准实践的所有潜在照射所致的个人危险应与正常照射剂量限值所相应的健康危害处于同一数量级水平。对职业照射来说,20mSv/a 是个上限值,显然不能用它来估计危险。考虑到估计一个不安全状况的概率及其所致剂量时可能存在很大的不确定性,因此 ICRP 建议采用危险约束的通用值通常是适当的。在 ICRP 剂量限值体系已得到实施,且防护得到最优化的情况下,根据既往正常职业照射的普遍情况来看,平均个人年职业照射有效剂量可达 5mSv。因此对工作人员的潜在照射,ICRP 推荐通用的危险约束值每年 2×10^{-4},它相当于平均职业年剂量 5mSv 的致死癌症概率。对于公众的潜在照射,ICRP 推荐为每年 1×10^{-5} 危险约束值。

3. 参考水平 在应急照射或可控的现存照射情况下,参考水平表示这样的剂量或危险水平,计划允许发生的照射在该水平以上时就判断为不合适,因而应当设计并优化防护行动。所选择的参考水平数值将依赖于所考虑的照射情况的主要情况。

当一个应急照射情况已经发生或已经明确一个现存照射情况,且已经采取了防护行动时,可以对工作人员和公众成员的剂量进行测量或评价。此时,参考水平可以作为一种具有不同功能的基准,通过它能够对防护选择进行回顾性地判断。实施某个计划的防护策略引起的剂量分布可能包含也可能不包含参考水平以上的照射,这取决于该策略的成效。然而,如果可能的话,都应该努力把参考水平以上的照射降低到参考水平之下。

在应急或现存可控的照射情况下,参考水平表示这样的剂量或危险水平:计划准许存在的照射高于这一水平时认为是不恰当的,在这一水平之下应进行防护最优化。所选择的参考水平数值取决于所考虑照射的主要情况。医疗照射的参考水平,即 GB 18871—2002 放射诊断和核医学诊断的医疗照射指导水平。

三、个人剂量限值

个人剂量限值是放射防护基本原则的重要组成部分。对在受控源实践中个人受到的有效剂量或当量剂量规定的不得超过的数值,称为个人剂量限值。个人受到所有有关实践合并产生的照射,应当遵守剂量限值。或者在潜在照射的情形下遵守对危险的某些控制。其目的是保证个人不会受到从这些实践来的正常情况下被断定为不可接受的辐射危险。不是所有的源都能在源的所在处采取行动施加控制,所以在选定剂量限值前应该先规定哪些源可以包括在内作为有关的源。

实践正当性和放射防护最优化与辐射源相关,因为它们涉及的是对放射源的引用和安全防护是否正当和适宜。而个人剂量限值涉及的是受控源职业照射个人和公众个人的受照剂量,所以个人剂量限值与人相关。正当性是最优化过程的前提,个人受照剂量限值是最优化剂量的约束条件。

由于个人剂量限值是不可接受剂量范围的下限,适用于避免发生确定性效应。所以,不能把个人剂量限值直接作为防护设计和人员工作安排的依据。任何将个人剂量限值作为防护设计和人员工作安排的出发点,并在实践中执行尽可能向个人剂量限值接近的做法,以及把个人剂量限值作为评价防护设施的主要标准的做法,都是对放射防护三原则的误解。评价防护设施的标准应该是是否做到了最优化,而不是是否超过了个人剂量限值。当然,个人剂量限值是不允许超过的值。

(一) 基本限值

以下是我国基本标准对于受控实践正常运行情况下职业照射和公众照射剂量限值表述。其中的各项条款都是国家强制性的,在任何的辐射实践中都必须遵守。

1. 职业照射剂量限值

A. 应对任何工作人员的职业照射水平进行控制,使之不超过下述限值:

1)由审管部门决定的连续 5 年的年平均有效剂量(但不可做任何追溯性平均),20mSv;

2)任何一年中的有效剂量,50mSv;

3)眼晶状体的年当量剂量,150mSv;

4)四肢(手和足)或皮肤的年当量剂量,500mSv。

B. 对于年龄为 16~18 岁接受涉及辐射照射就业培训的学徒工和年龄为 16~18 岁在学习过程中需要使用放射源的学生,应控制其职业照射使之不超过下述限值:

1)年有效剂量,6mSv;

2)眼晶状体的年当量剂量,50mSv;

3)四肢(手和足)或皮肤的年当量剂量,150mSv。

C. 在特殊情况下,剂量限值可进行如下临时变更:

1)依照审管部门的规定,可将剂量平均期破例延长到 10 个连续年;并且,在此期间内,任何工作人员所接受的年平均有效剂量不应超过 20mSv,任何单一年份不应超过 50mSv;此外,当任何一个工作人员自此延长平均期开始以来所接受的剂量累计达到 100mSv 时,应对这种情况进行审查;

2)剂量限制的临时变更应遵循审管部门的规定,但任何一年内不得超过 50mSv,临时变更的期限不得超过 5 年。

2. 公众照射剂量限值　实践使公众中有关关键人群组的成员所受到的平均剂量估计值不应超过下述限值:

1)年有效剂量,1mSv;

2)特殊情况下,如果 5 个连续年的年平均剂量不超过 1mSv,则某一单一年份的有效剂量可提高到 5mSv;

3)眼晶状体的年当量剂量,15mSv;

4)皮肤的年当量剂量,50mSv。

3. 慰问者及探视人员的剂量限制　剂量限值不适用于患者的慰问者(例如,并非他们的职责、明知会受到照射却自愿帮助护理、支持和探视、慰问正在接受医学诊断或治疗的患者的人员)。但是,应对患者的慰问者所受的照射加以约束,使他们在患者诊断或治疗期间所受的剂量不超过 5mSv。应将探视食入放射性物质的患者的儿童所受的剂量限制于 1mSv 以下。

2011 年国际原子能机构(IAEA)出版物第 GSR Part3 号《国际辐射防护和辐射源安全的基本安全标准》提出了修改建议,主要针对职业照射的个人眼晶状体的当量剂量,表述如下。

1. 对于年龄在 18 岁以上的工作人员的职业照射,剂量限值为:

1)连续 5 年以上年平均有效剂量 20mSv(5 年内 100mSv),并且任何单一年份内有效剂量 50mSv;

2)连续 5 年以上眼晶状体接受的年平均当量剂量 20mSv(5 年内 100mSv),并且任何单一年份内当量剂量 50mSv;

3)一年中四肢(手和脚)或皮肤接受的当量剂量 500mSv。

2. 对于年龄在 16~18 岁正在接受涉及辐射的就业培训的实习生的职业照射和年龄在 16~18 岁在学习过程中使用源的学生的照射,剂量限值为:

1)一年中有效剂量 6mSv;

2)一年中眼晶状体接受的当量剂量 20mSv;

3)一年中四肢(手和脚)或皮肤接受的当量剂量 150mSv。

剂量限值不适用于医疗照射,也不适用于无任何主要责任方负责的天然源的照射。剂量限值包括在规定期间内外照射引起的剂量和在同一期间内摄入放射性核素的内照射引起的待积剂量之和。

同样,剂量限值不适用于应急照射情况。但在应急照射情况结束承担恢复和重建作业的人员应视为职业受照人员,并应按正常的职业放射防护标准进行防护,他们所受到的照射不应超过职业剂量限值。正像 GB 18871—2002(10.5.4 段)所指出的"一旦应急干预阶段结束,从事恢复工作(如工厂与建筑物修理,废物处置,或厂区及周围地区去污等)的工作人员所受的照射则应满足本标准第 6 章(即职业照射)所规定的有关职业照射的全部具体要求"。表 12-3 给出了 ICRP 1990 年与 2007 年建议书中防护准则的比较。

表 12-3　ICRP1990 年与 2007 年建议书中防护准则的比较

照射的类别(出版物)	1990 年建议书及后续出版物	2007 年建议书
计划照射情况		
	个人剂量限值[1]	
职业照射(60,68,75)包括恢复作业(96)	规定 5 年期内年均 20mSv[3]	规定 5 年期内年均 20mSv[3]
一眼晶状体	150mSv/a[2]	150mSv/a[2]
一皮肤	500mSv/a[2]	500mSv/a[2]
一手和脚	500mSv/a[2]	500mSv/a[2]
一孕妇,其他妊娠者	腹部表面处 2mSv 或摄入核素 1mSv	胚胎或胎儿 1mSv
公众照射(60)	一年内 1mSv	一年内 1mSv
一眼晶状体	15mSv/a[2]	15mSv/a[2]
一皮肤	50mSv/a[2]	50mSv/a[2]
	剂量约束[1]	
职业照射(60)	≤ 20mSv/a	≤ 20mSv/a
公众照射(77,81,82)		在低于 1mSv/a 之下选择,视情况
——一般情况	—	—
一放射性废物处置	≤ 0.3mSv/a	≤ 0.3mSv/a
一长寿命放射性废物处置	≤ 0.3mSv/a	≤ 0.3mSv/a
一持续照射	<约 1 和约 0.3mSv/a[6]	<约 1 和约 0.3mSv/a[6]

续表

照射的类别（出版物）	1990 年建议书及后续出版物	2007 年建议书
—长寿命核素的持续照射成分	≤ 0.1mSv/a[8]	≤ 0.1mSv/a[8]
医疗照射（62,94,98）		
—生物医学研究志愿者，如果对社会的利益是：		
—较小的	<0.1mSv	<0.1mSv
—居中的	0.1~1mSv	0.1~1mSv
—适中的	1~10mSv	1~10mSv
—相当大的	>10mSv	>10mSv
—抚育者和照顾者	每次急性发作,5mSv	每次急性发作,5mSv
应急照射情况		
职业照射（60,96）	干预水平[1),4),7)]	参考水平[1),12)]
—抢救生命（知情的志愿者）	无剂量约束	如果对其他人的利益超过了抢救者的危险，无剂量约束[10]
—其他紧急抢救作业	约 500mSv；约 5Sv（皮肤）[9]	1 000mSv 或 500mSv[10]
—其他抢救作业	—	≤ 100mSv
公众照射（63,96）		
—食品	10mSv/a[11]	
—稳定碘的分发	50~500mSv（甲状腺）[2),11)]	
—隐蔽	2 天内 5~50mSv[11]	
—临时撤离	1 周内 50~500mSv[11]	
—永久迁居	第一年 100mSv 或 1 000mSv[11]	
—总体防护策略中的所有防范措施	…	视情况,在计划过程中典型值在 20~100mSv/a 之间[5]
现存照射情况		
氡（65）	行动水平[1]	参考水平[1),12)]
—住宅	3~10mSv/a （200~600Bq/m³）	<10mSv/a （<600Bq/m³）
—工作场所	3~10mSv/a （500~1 500Bq/m³）	<10mSv/a （<1 500Bq/m³）
天然存在的放射性物质,天然本底辐射,人类栖息地放射性残留物（82）	一般参考水平[5]	参考水平[3),12)]

续表

照射的类别（出版物）	1990 年建议书及后续出版物	2007 年建议书
干预		
—不可能是正当的	＜约 10mSv/a	视情况，在 1~20mSv/a
—可能是正当的	＞约 10mSv/a	之间（参见原文 5.9.2 节）
—几乎总是正当的	接近 100mSv/a	

注：括号内的数字表示 ICRP 出版物的编号；ICRP，1991b，c，1992，1993b，1994b，1997a，d，1998b，1999a，2004b，2005a，c。

1）有效剂量，除非另外指明。

2）当量剂量。

3）进一步的规定是在任意一年内有效剂量不应超过 50mSv。附加的限制适用于孕妇的职业照射。当采用于核素的摄入量时，剂量是待积有效剂量。

4）可防止的剂量。

5）见原文 5.9 节和 6.2 节。

6）剂量约束应小于 1mSv，不超过约 0.3mSv 的数值可能是适宜的。

7）干预水平是指特定应对措施的可防止的剂量。当设计一个防护策略时，对于个人应对措施的最优化，为了评估防护策略作为参考水平的一个补充，干预水平仍然是有价值的；这些数值指的是剩余剂量。

8）如果没有可以利用的确保适用于任何可以想象的剂量组合情况下的剂量评价方法时，考虑采用。

9）第 60 号出版物（ICRP，1991b）。

10）第 96 号出版物（ICRP，2005a）。有效剂量低于 1 000mSv 可防止严重的确定效应；低于 500mSv 应防止其他确定效应。

11）第 63 号出版物（ICRP，1992）。

12）参考水平是指剩余剂量并用于评估防护策略，与过去推荐的干预水平相反，干预水平是指个人防护行动的可防止的剂量。

　　剂量限值是随着人们对电离辐射损伤的认识和对自身健康要求不断提高而发生变化的（表 12-4），在一百多年的时间里，这一限值从推荐采纳到强制遵守，不断严格。

表 12-4　剂量限值的变化

年份	发表者	数值	换算成每天的剂量率，括号内为公众值	名称
1902	W Rolins	胶片照射 7min 未能曝光的剂量	1 100mSv/d	对人无害剂量
1925	A Mutscheler	皮肤红斑剂量的 1/100	2mSv/d	耐受剂量
1931	英国 X 射线与镭防护委员会	0.2R/d	2mSv/d	耐受剂量
1934	国际 X 射线与镭防护委员会	0.2R/d	2mSv/d	耐受剂量
1936	国际 X 射线与镭防护委员会	0.1R/d（高压 X 射线装置普及、重视对造血器官的影响）	1mSv/d	耐受剂量
1950	国际放射防护委员会	0.3R/周（重视对造血器官的影响）	0.5mSv/d	最大允许剂量
1954	国际放射防护委员会	0.3R/周（15rem/a，除造血器官外，还考虑眼晶体和性腺）	0.5mSv/d	最大允许剂量

续表

年份	发表者	数值	换算成每天的剂量率,括号内为公众值	名称
1958	国际放射防护委员会	5(N—18)rem,N:年龄	—	最大允许累积剂量
	国际放射防护委员会 1959 年修改	3rem/13 周	0.38mSv/d	最大允许剂量
	国际放射防护委员会 1962 年修改	0.5rem/a(公众)	(0.014mSv/d)	允许限值
1965	国际放射防护委员会	5rem/a(职业照射) 0.5rem/a(公众)	0.17mSv/d (0.014mSv/d)	最大允许剂量 剂量限值
1977	国际放射防护委员会	50mSv/a(职业照射)	0.17mSv/d	有效剂量当量限值
		5mSv/a(公众)	0.017mSv/d	有效剂量当量限值
1990	国际放射防护委员会	20mSv/a(职业照射) 1mSv/a(公众) 150mSv/a(职业照射:眼晶体) 500mSv/a(职业照射:皮肤、手和足)	0.05mSv/d (0.003mSv/d)	有效剂量限值 有效剂量限值
2011	国际原子能机构	20mSv/a(职业照射:眼晶体) 其余同 1990 年 ICRP	0.05mSv/d	当量剂量

（二）次级限值

次级限值分为用于外照射和用于内照射二类。

用于外照射的次级限值有浅表剂量当量限值和深部剂量当量限值。浅表剂量当量限值为每年 500mSv,用以防止皮肤的确定性效应的发生;深部剂量当量限值为每年 20mSv,以限制随机性效应的发生率超过可以接受的水平。

用于内照射的次级限值是年摄入量限值(ALI)。摄入与 ALI 相应活度的放射性核素后,工作人员受到的待积剂量将等于为职业性所规定的年待积剂量的相应限值。它可根据下面的式子确定:

$$ALI = \frac{20}{\sum_T W_T \cdot h_{50,T}} = \frac{20}{h_{50}}$$

式中,$h_{50,T}$ 是摄入活度为 1Bq 放射性核素后在靶器官 T 中产生的待积当量剂量;h_{50} 是摄入活度为 1Bq 放射性核素后产生的待积有效剂量;20 是年有效剂量限值。

国家对各种放射性核素年摄入量限值都已做了规定。因此,发生内照射时,人员只要监测体内的该核素的放射性活度就可算得该人员所受的剂量。为便于应用,实际上给出了一组表,分别对职业照射和公众照射给出了食入和吸入单位摄入量所致的待积有效剂量。

（三）导出限值

在防护监测中,有许多测量结果很难用当量剂量来直接表示。但是,可以根据基本限值,通过一定模式推导出一个供防护监测结果比较用的限值,这种限值称为导出限值。在实际工作中,可以针对辐射监测中测量的任一个量(如工作场所的当量剂量率、空气放射性浓度、表面污染和环境污染等)推导相应的导出限值。例如导出空气浓度 DAC 就是根据下面模式推导出来的:假定参考人工作时每分钟空气吸入量为 0.02m³/min,辐射工作人员 1 年工作 50 周,每周工作 40h,因此 1 年总计工作 2 000h,在此时间内工作人员吸入的空气量为 $2.4 \times 10^3 m^3$,于是,导出空气浓度 DAC 就等于放射性核素的年摄入量限值。

（ALI）$_{吸入}$除以参考人 1 年工作时间内吸入的空气量,即

$$DAC=(ALI)_{吸入}/2.4 \times 10^3$$

式中,DAC 的单位是 Bq/m³。

上述参考人是由 ICRP 提出的、用于辐射防护评价目的的一种假设的成年人模型,其解剖学和生理学特征并不是实际的某一人群组的平均值,而是经过选择,作为评价内照射剂量的统一的解剖学和生理学基础。

规定导出限值,目的在于确定一个数值,只要监测结果不超出这一数值,几乎可以肯定辐射防护的基本限值已经得到了遵守。但是,超过导出限值却不一定意味着违反了基本限值,它只是提示需要对情况进行仔细的调查。

（四）管理限值

审管机构用指令性限值作为管理的约束值的一种形式,要求运行管理部门根据最优化进一步降低。指令性限值不一定只用于剂量,也可用于其他可由运行管理部门直接控制的对象,管理限值只用于特定场合,例如,放射性流出物排放的管理限值。在设置指令性限值时就应明确其目的。不管怎样说,它们不能替代防护最优化的过程。

大部分操作中的防护标准是按照有约束的最优化过程而不是按照剂量限值来建立的。这时,适用于某些选定类型的操作的强制性剂量约束值,就会是一个有用的管理工具。

管理限值应低于基本限值或相应的导出限值,而且在导出限值和管理限值并存情况下,优先使用管理限值,即管理限值要求更严,以保证基本限值得以实施。

（五）参考水平

参考水平不是剂量限值,而是在职业照射中为使人员的受照剂量达到最优化指定的某一剂量限值的一个份数。在放射防护实践中任何可测的量不论其是否存在限值,都可以建立参考水平,超过此水平就应采取相应的行动或决策。这些行动可以是单纯的数据记录;或调查原因与后果;甚至采取必要的干预行动等。最常用的参考水平有记录水平、调查水平、干预水平等。采用这些水平可以避免不必要或徒劳的工作而有助于有效地利用资源。

记录水平:是这样一种水平,高于此水平的监测结果被认为有重要意义需记录在案,而低于此水平的监测结果可被忽略。对于外照射个人剂量监测的记录水平,应当根据监测周期确定,记录水平不能低于 1mSv。

调查水平:达到或超过年有效剂量限值、年摄入量限值、单位体积物质中活度浓度导出的限值和单位面积上核素污染活度控制水平的水平,称为调查水平。应当对出现这种情况的原因进行调查。可以根据预期的水平选定个人剂量和摄入量的调查水平,根据个人监测时间的

周期选择相应的相关限值的一个份额作为调查水平。调查水平的剂量下限通常为 5mSv。

干预水平:为减少非受控源或事故失控源对人员的照射剂量而采取的行动,称作干预。针对非受控源持续照射情况或针对应急照射情况合理确定的可防止的剂量水平,称为干预水平或称行动水平。当达到干预水平时,对于持续照射而言,应当采取补救行动;对于应急照射来说,应当采取防护行动。可防止的剂量(avertable dose)是采取补救行动或防护行动所能减少的剂量,是与预计剂量(projected dose)相对比较而言的。不采取补救行动或防护行动时预计会受到的剂量,称为预计剂量。干预(行动)水平包括:剂量率水平、剂量水平和活度浓度(比活度)水平。

我国基本标准 GB 18871—2002 规定的"任何情况下预期应进行干预的剂量水平和应急照射情况下干预水平与行动水平。"器官或组织受到急性照射时,任何情况下预期都应进行干预的剂量行动水平如表 12-5 所列。器官或组织受持续照射时,任何情况下预期都应进行干预的剂量率行动水平如表 12-6 所列。

表 12-5　急性照射的剂量行动水平

器官或组织	2d 内器官或组织的预期吸收剂量 /Gy
全身(骨髓)	1
肺	6
皮肤	3
甲状腺	5
眼晶状体	2
性腺	3

注:在考虑紧急防护的实际行动水平的正当性和最优化时,应考虑当胎儿在 2d 时间内受到大于约 0.1Gy 的剂量时产生确定性效应的可能性。

表 12-6　持续照射的剂量率行动水平

器官或组织	吸收剂量率 /(Gy·a⁻¹)
性腺	0.2
眼晶状体	0.1
骨髓	0.4

通用优化干预水平用可防止的剂量表示,即当可防止的剂量大于相应的干预水平时,则表明需要采取这种防护行动。在确定可防止的剂量时,应适当考虑采取防护行动时可能发生的延误和可能干扰行动的执行或降低行动效能的其他因素。

通用优化干预水平所规定的可防止的剂量值是指对适当选定的人群样本的平均值,而不是指对最大受照(关键居民组中)个人所受到的剂量。但无论如何,应使关键人群组的预计剂量保持在表 12-5、表 12-6 中所规定的剂量水平以下。

一般情况下,作为防护决策的出发点,可以采用下面所推荐的通用优化干预水平。

1. 紧急防护行动　隐蔽、撤离、碘防护的通用优化干预水平

隐蔽的通用优化干预水平是：在 2d 以内可防止的剂量为 10mSv。

临时撤离的通用优化干预水平是：在不长于 1 周的期间内可防止的剂量为 50mSv。

碘防护的通用优化干预水平是 100mGy（指甲状腺的可防止的待积吸收剂量）。

2. 食品通用行动水平　食品通用行动水平见表 12-7。实际应用时，应将对不同核素组分别给出的水平值单独应用于相应核素组中各种核素的活度的总和。

表 12-7　食品通用行动水平

放射性核素	一般消费食品 /(kBq·kg^{-1})	牛奶、婴儿食品和饮水 /(kBq·kg^{-1})
^{134}Cs, ^{137}Cs, ^{103}Ru, ^{106}Ru, ^{89}Sr	1	1
^{131}I	1	0.1
^{90}Sr	0.1	0.1
^{241}Am, ^{238}Pu, ^{239}Pu	0.01	0.001

3. 临时避迁和永久再定居　开始和终止临时避迁的通用优化干预水平分别是：一个月内可防止的剂量为 30mSv 和 10mSv。如果预计在 1 年或 2 年之内，月累积剂量不会降低到该水平以下，则应考虑实施不再返回原来家园的永久再定居。当预计终身剂量可能会超过 1Sv 时，也应考虑实施永久再定居。

四、辐射实践的豁免准则及豁免水平

经过国家审管部门确认：如果某项辐射实践经判断是正当的，能满足豁免准则的要求，并能满足审管部门根据豁免准则规定的豁免水平的要求时，则该实践和实践中的源可以被免除审管部门对其实施的管理控制，不作为辐射实践对待。

1. 豁免准则

1) 被豁免的实践或源对个人造成的辐射危险足够低，没有必要再对它们实施管理；

2) 被豁免的实践或源引起的群体辐射危险足够低，通常情况下不值得再对它们实施管理控制；

3) 被豁免实践和源具有其固有安全性，能满足前两项要求，并能始终得到保证。

如果经过审管部门确认，在任何实际可能的情况下，下列豁免准则都能得以满足的话，就可以不作更进一步考虑而将实践或实践中的源予以豁免：

1) 被豁免的实践或源使任何公众成员在一年内受到的有效剂量预计为 10μSv 量级或更小；

2) 实施该实践一年内引起的集体有效剂量不大于 1 人·Sv，或防护最优化评价结果表明豁免是最优选择。

2. 可豁免的源与豁免水平　依据豁免准则，下列各种实践中的源经过审管部门认可以后，可以被豁免。

1) 符合下列条件并具有审管部门认可型式的辐射发生器和符合下列条件的电子管件（如显像用阴极射线管）：

a. 正常运行操作条件下，在距设备的任何可达表面 0.1m 处引起的周围剂量当量率或定

向剂量当量率不超过 1μSv/h；

b. 产生辐射的最大能量不大于 5keV。

2) 符合以下要求的放射性物质，即任何时间段内在进行实践的场所存在的给定核素的总活度或在实践中使用的给定的活度浓度不应超过审管部门规定的豁免水平。GB 18871—2002 附录 A 中给出的放射性核素的豁免活度浓度和豁免活度，是根据某些可能不足以可无限制使用的照射情景、模式和参数推导得出的，只能作为申报豁免的基础。在考虑豁免时，审管部门会根据实际的情况逐例审查，在某些情况下也可能会采取更严格的豁免水平。

第四节　放射防护措施

放射防护其本质是通过各种方法和技术，使得人员受照剂量得以控制。由于内、外照射的来源、方式、损伤部位和程度等方面存在较大差异，因此本节从外照射防护措施和内照射防护措施等方面分别进行叙述。

一、外照射防护措施

在定义上，体外辐射源对人体的照射称为外照射。可能受到外照射危害的人员包括职业人员、受检者或患者和公众等。总体上，外照射防护是一个系统性工程，涉及相关的设备、人员和场所。这里介绍外照射防护的一般性方法和措施。

(一) 工作场所区域划分

对于一个已经经过正当化判断的实践中的源，在考虑了经济和社会因素的前提下，个人有效剂量的大小、受照的工作人员数目和可能发生但并未实际接受的照射都应当保持在可以合理做到的尽量低的程度。为此，在安全管理方面应当按 GB 18871—2002 中规定，将工作场所区划为控制区和监督区。

1. 控制区　为了下述目的把要求或可能要求采取专门防护措施或做出安全规定的区域指定为控制区：

(1) 在正常工作条件下，为控制正常照射或防止污染扩散；

(2) 为防止潜在照射或限制其程度。

在确定任何一个控制区的边界时，必须考虑预期的正常照射的大小和潜在照射的可能性及其大小，以及所需防护与安全程序的性质和范围。应当采用实体手段划定控制区边界；当实在难以做到之时，应采用某些其他适宜的手段。

当某项源投入使用，或仅仅间歇性运行，或从一处移到另一处时，可以采取适当的方法划定相应的控制区并规定照射时间。

在控制区进出口处和控制区内相应位置设立醒目的标准辐射危险警示标志。制订在控制区的职业防护与安全操作规则和程序。进入控制区工作应当持有许可证而且入口处的门有安全联锁，以限制受照人员数；限制程度应当与预期照射的大小和可能性相适应。控制区内应当设置实体屏蔽。

定期审查控制区的工作条件，以确定是否有必要修订防护措施或安全规定，或是否需要更改控制区边界。

2. 监督区　可以将下述区域指定为监督区，即未被指定控制区的区域。但是，监督区内虽然不需要采取专门的防护措施和做出安全规定，可是该区域的职业照射条件却需要处于经常监督下。在考虑到监督区辐射危害的性质和范围之后，必须：

(1)采用适当方法划定监督区边界；

(2)在监督区出入口处适当位置设立辐射危害警示标志；

(3)定期审查该区域的工作条件，以确定是否需要采取防护措施和做出安全规定，或更改监督区边界。

（二）减少医用照射源对人体外照射剂量的三项措施

减少人体外照射剂量的技术措施包括：时间防护、距离防护和屏蔽防护。这三项技术措施通常被称为：外照射防护原则。

1. 时间防护　缩短操作时间以减少外照射剂量的防护措施，称为时间防护。因为，在一个相对恒定的辐射场内，外照射剂量率（$\dot{D}$）也相对稳定，人员在该辐射场内受到外照射累积剂量（D）与操作时间（t）成正比，即

$$D = \dot{D}\,t \tag{12-1}$$

操作时间长，累积受照剂量就多。通过"冷试验"方法对某种操作动作或操作过程进行预试验可以熟练操作技术，节省操作时间，减少外照射剂量。所谓"冷试验"，即用非放射性物质替代放射性源进行的预试验。

2. 距离防护　人员受到的外照射剂量与其离开放射源的距离的平方成反比；依据这种规律减少外照射剂量率的防护措施，称为距离防护。设 $\dot{D}_1$ 和 $\dot{D}_2$ 分别是人员离开源的距离为 r_1m 和 r_2m 处的外照射剂量率，μSv/h，则

$$\dot{D}_1/\dot{D}_2 = r_2^2/r_1^2，或\ \dot{D}_1 r_1^2 = \dot{D}_2 r_2^2 \tag{12-2}$$

该式称为"平方反比定律"。例如，离开源 1m 处的剂量率为 400μSv/h 时，在 2m 处的剂量率则为 100μSv/h；在 10m 处为 4μSv/h；在 20m 处为 1μSv/h。由此可见，增大人体与源之间的距离对减少外照射剂量率非常明显。所以，常用灵活可靠的长柄夹具操作点状 γ 源，或用遥控技术操作外照射源。

3. 屏蔽防护　在人体与外照射源之间设置的能减弱剂量率的实体屏障，称为屏蔽体。利用屏蔽体减少人员受外照射剂量的防护措施，称为屏蔽防护。

时间防护、距离防护和屏蔽防护都可以减少人员受外照射的剂量。然而，屏蔽防护从设计和实体上为职业人员和公众提供了安全的工作条件和生活环境。应当根据具体情况综合应用这三项外照射防护技术。

屏蔽材料的选用因辐射类型、辐射能量和源的活度不同而异。对于 γ 光子和 X 射线常用原子序数高的材料作屏蔽体。例如，用贫化铀、铅、铸铁、混凝土或砖，以及用含合适铅当量的复合材料作屏蔽体；在某些情况下还用无离子水作为 γ 辐射源的屏蔽体。贫化铀（depleted uranium）是指同位素 ^{235}U 的丰度小于其天然丰度（0.714%）的铀。对于中子，常用含硼的聚乙烯板或石蜡层或水等原子序数低的材料作屏蔽体。对于高能 β 粒子采用铝或有机玻璃板等低原子序数的材料作屏蔽体，可以减少韧致辐射的产额。

（三）屏蔽的基本内涵

对于外照射的防护，虽然我们可以采取时间防护、距离防护和屏蔽防护三种措施，但从

实际看,考虑到时间不可能无限制地缩短,距离也不可能无限制地拉远,所以单单采用这两种措施是远远不够的,必须采用屏蔽防护。而且,更多情况下,我们更愿意选择屏蔽防护,因为在足够的屏蔽防护的情况下,可以让我们有更充裕的时间去完成一些工作,而且地域上距离的缩短也给工作带来了极大的便利。正如前面所说,屏蔽防护是从设计和实体上为职业人员和公众提供了安全的工作条件和生活环境,因此,我们有必要在这里详细地说明外照射的屏蔽防护。

对于外照射的屏蔽防护,我们在这里主要探讨针对光子、带电粒子和中子的情况。

1. 光子屏蔽防护的原理　电离辐射中讨论的光子能量比较高,与物质的相互作用机制主要有光电效应、康普顿散射和电子对产生三种,虽然还有其他机制,如瑞利散射、光核反应等,但由于反应截面相对很小,不予考虑。能量在 20keV~10MeV 的光子通过屏蔽体时发生的光电效应、康普顿散射和电子对产生效应是其与物质相互作用的基本过程,也是我们在辐射防护中主要考虑的过程。发生光电效应时,入射光子的能量将全部被屏蔽体吸收,并释放出带有一定能量的自由电子,这种效应主要发生在光子能量较小的情况下。发生电子对产生效应时,入射光子的全部能量转化为正负电子对的静止质量和运动的能量,这种效应主要发生在光子能量高的时候,能量大于 1.02MeV 才可能出现这种效应,能量越高出现这种效应的概率越大。在这个能量范围内,康普顿效应很明显。发生康普顿效应时,光子能量未被全部吸收,其一部分能量授予相互作用的核外电子,使其摆脱原子核的束缚成为具有一定运动能量的自由电子,光子本身能量减少,并发生一定角度的散射。光子能量超过 10MeV 时,光核反应逐渐变得显著,反应中产生的中子的防护问题,此时已不得不考虑,这个问题将在后续讨论。虽然光子与物质的相互作用是一个随机过程,但从总体上看,无论光子能量如何,其在通过屏蔽体后剂量率符合指数衰减规律。

(1)窄束光子通过屏蔽体时的衰减规律:若入射 X 射线、γ 射线在物质中的衰减忽略散射光子的影响,则称该 X 射线、γ 射线是"窄束"的。确定窄束光子通过屏蔽体后衰减规律的试验的几何布置,如图 12-4。"窄束"的光子束先通过准直器然后入射到屏蔽体,穿过屏蔽体的光子再通过准直器后达到探测器。在这种几何条件下,只有未散射(即未与屏蔽体相互作用)的那部分光子可以达到探测器;入射光子的减弱规律表达式为

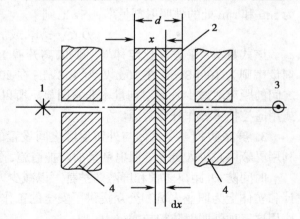

1. 源;2. 屏蔽体;3. 探测器;4. 准直器。

图 12-4　窄束光子通过屏蔽体减弱实验的几何布置图

$$\dot{D}=\dot{D}_0e^{-\mu d} \tag{12-3}$$

式中,$\dot{D}$ 和 $\dot{D}_0$ 分别是在有屏蔽体时和没屏蔽体时在探测器所在位置的剂量率;d 为密度为 ρ 的屏蔽体厚度,单位 cm;e 为自然对数的底,值为 2.718 3 ;μ 是光子通过该屏蔽体时的线性减弱系数,单位为 cm^{-1}。μ 与屏蔽体的材料及光子的能量有关。

特定能量光子通过屏蔽体的线衰减系数 μ 表示:X、γ 射线在物质中穿行单位长度路程时,其光子注量减少的份额,数值上等于垂直通过足够厚的屏蔽体并被准直的光子束,其剂

量率 $\dot{D}$ 的相对减弱 $\Delta\dot{D}/\dot{D}_0$ 值除以屏蔽体厚度 d 之商,即

$$\mu=(\Delta\dot{D}/\dot{D}_0)/d \tag{12-4}$$

把光子源辐射剂量率减弱到其原始剂量率的 1/2 所需要的屏蔽体厚度,称为该屏蔽体针对相应能量光子的半值厚度(half value thickness,HVT)。HVT=0.693/μ。把光子源的剂量率减弱到其原始剂量率的 1/10 所需要的屏蔽体厚度,称为该屏蔽体针对相应能量光子的 1/10 值厚度(tenth value thickness,TVT)。TVT=2.30/μ。TVT=3.32HVT。不同屏蔽材料的 μ 值各不相同;同一种屏蔽材料的 μ 值因入射光子的能量不同也不同。γ 射线在几种材料中的线性衰减系数 μ 见表 12-8。

表 12-8　γ 射线在几种材料中的线性衰减系数 μ

γ 射线能量 / (MeV)	材料 /(cm^{-1})				
	水 Al		混凝土	Pb	Fe
0.5	0.096 6	0.204	0.227	0.652	1.74
1.0	0.070 6	0.149	0.166	0.468	0.780
1.5	0.057 5	0.121	0.135	0.383	0.576
2.0	0.049 3	0.105	0.117	0.334	0.509
3.0	0.039 6	0.085 3	0.095 3	0.285	0.470
4.0	0.033 9	0.074 5	0.083 7	0.260	0.468
5.0	0.030 1	0.067 4	0.076 1	0.247	0.479
8.0	0.024 0	0.057 1	0.065 1	0.234	0.519
10.0	0.021 9	0.053 8	0.061 8	0.234	0.547

(2)宽束光子通过屏蔽体时的减弱规律:在通常的 X、γ 光子辐射场中进行测量时,探测器所在的位置上既测到了未散射的光子,同时又测到了散射的光子,有这种几何条件的光子,称为宽束光子。图 12-5 展示了宽束几何条件的 γ 光子的径迹。在这种几何条件下,探测器除了测到没与屏蔽体相互作用的光子以外,还测到了通过屏蔽体时经过一次和多次散射的光子。考虑到散射光子的剂量贡献,宽束光子通过屏蔽体时的衰减规律为:

$$D = D_0 B e^{-ud} \tag{12-5}$$

式中,B 称为剂量积累因子,数值上等于在探测点探测到的未散射的光子的剂量率 $\dot{D}_{nd}$ 与在该探测点上探测到的散射光子剂量率 $\dot{D}_d$ 之和除以未散射光子剂量率 $\dot{D}_{nd}$ 之商,即 $B=(\dot{D}_{nd}+\dot{D}_d)/\dot{D}_{nd}=1+\dot{D}_d/\dot{D}_{nd}$;其他符号的物理含义同式(1-3)。

B 在数值上总是大于 1。表 12-9 和表 12-10 分别给出了单向平面源(垂直入射)的外照射剂量积累因子和各向同性点源外照射剂量积累因子。在两表中,纵列是不同屏蔽材料和入射 γ 光子能量的 E_γ;横列是以平均自由程的个数为单位的屏蔽体厚度 μd 所对应的积累因子。

所谓光子的自由程是指单个光子从入射到屏蔽体开始到其初次与该屏蔽体相互作用所经历的"路程"。由于光子与屏蔽体的相互作用是随机的,因此其自由程在数值上可能是从零到无穷大的任何值。将自由程的平均值称为平均自由程。平均自由程等于将光子剂量率衰减 e(2.718 3)倍时所需屏蔽体厚度,记做 λ。λ 在数值上等于线性减弱系数的倒数,即 $\lambda=1/\mu$。屏蔽体厚度 d 与平均自由程 λ 之比 $d/\lambda=\mu d$,因此 μd 在数值上等于平均自由程个数。

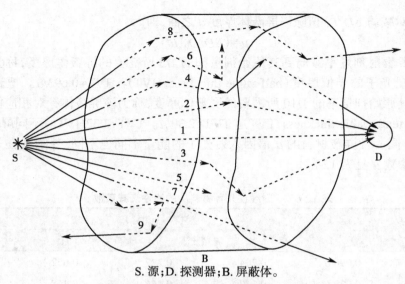

S. 源；D. 探测器；B. 屏蔽体。

图 12-5　宽束几何条件的典型 γ 光子径迹

表 12-9　单向平面源（垂直入射）的照射量积累因子

材料	E_γ/MeV	μd					
		1	2	4	7	10	15
水	0.5	1.93	2.97	5.70	11.52	11.99	33.88
	1.0	1.78	2.64	4.69	8.02	12.26	21.51
	2.0	1.65	2.27	3.58	5.75	8.45	12.89
	3.0	1.57	2.15	3.36	4.94	6.33	9.52
	4.0	1.49	1.97	2.85	4.25	5.53	7.71
	6.0	1.41	1.79	2.51	3.62	4.30	6.36
	8.0	1.36	1.73	2.40	3.21	3.75	4.93
	10.0	1.32	1.59	2.11	2.84	3.61	4.91
铅	0.5	1.22	1.36	1.56	1.78	1.89	2.05
	1.0	1.35	1.64	2.07	2.67	3.15	3.64
	2.0	1.38	1.73	2.35	3.41	4.32	6.01
	3.0	1.32	1.63	2.25	3.27	4.40	6.53
	4.0	1.34	1.58	2.20	3.41	4.80	6.60
	6.0	1.19	1.39	1.88	2.95	4.28	8.36
	8.0	1.15	1.31	1.71	2.53	3.79	8.56
	10.0	1.11	1.24	1.56	2.33	3.60	7.48

材料	E_γ/MeV	μd					
		1	2	4	7	10	15
混凝土	0.5	1.90	2.87	5.07	9.32	13.44	28.56
	1.0	1.77	2.58	4.46	7.55	11.20	18.57
	2.0	1.64	2.25	3.55	5.72	8.36	12.34
	3.0	1.56	2.13	3.30	4.87	6.40	9.53
	4.0	1.49	1.93	2.86	4.15	5.34	8.06
	6.0	1.38	1.77	2.47	3.71	4.71	6.04
	8.0	1.33	1.65	2.33	3.12	3.94	5.11
	10.0	1.28	1.56	2.01	2.84	3.62	4.36

表 12-10　各向同性点源的照射量积累因子

材料	E_γ/MeV	μd								
		1	2	4	7	10	13	15	17	20
水	0.25	2.98	6.73	21.1	65.6	147	278	399	554	858
	0.5	2.44	4.83	12.5	31.6	60.5	100	134	172	240
	0.662	2.27	4.25	10.1	23.3	42.0	66.2	85.3	107	143
	1.0	2.08	3.59	7.59	15.6	25.7	37.8	46.8	56.5	71.6
	1.25	1.99	3.29	6.55	12.7	20.1	28.7	34.9	41.5	52.1
	2.0	1.82	2.77	4.91	8.52	12.5	16.8	19.8	22.8	27.6
	3.0	1.68	2.40	3.90	6.25	8.69	11.2	12.9	14.5	17.0
	4.0	1.59	2.18	3.37	5.16	6.97	8.78	10.0	11.2	13.0
	6.0	1.46	1.90	2.75	3.98	5.19	6.38	7.17	7.96	9.13
	8.0	1.38	1.74	2.41	3.83	4.32	5.23	5.83	6.43	7.33
铅	0.25	1.08	1.14	1.21	1.30	1.37	1.42	1.45	1.49	1.57
	0.5	1.22	1.38	1.61	1.88	2.09	2.26	2.36	2.47	2.68
	0.662	1.29	1.50	1.84	2.25	2.60	2.88	3.06	3.25	3.57
	1.0	1.37	1.67	2.19	2.89	3.51	4.07	4.43	4.79	5.36
	1.25	1.39	1.74	2.36	3.25	4.10	4.92	5.47	6.02	6.88
	1.5	1.40	1.77	2.41	3.43	4.38	5.30	5.90	6.52	7.44
	1.75	1.40	1.78	2.50	3.59	4.68	5.78	6.51	7.27	8.43
	2.0	1.39	1.77	2.54	3.75	5.05	6.43	7.39	8.40	9.98
	2.5	1.36	1.73	2.51	3.84	5.36	7.06	8.31	9.64	11.8
	3.0	1.33	1.68	2.44	3.79	5.41	7.30	8.71	10.3	12.8
	4.0	1.27	1.57	2.27	3.61	5.38	7.63	9.45	11.5	15.2
	5.0	1.23	1.48	2.10	3.39	5.26	7.90	10.2	13.0	18.4
	6.0	1.19	1.40	1.95	3.15	4.99	7.76	10.3	13.6	20.3
	8.0	1.14	1.30	1.74	2.79	4.61	7.76	11.0	15.6	26.3
	10.0	1.11	1.24	1.59	2.51	4.29	7.70	11.6	17.6	33.9

续表

材料	$E_\gamma/$MeV	μd								
		1	2	4	7	10	13	15	17	20
混凝土	0.25	2.60	4.85	11.4	27.3	52.2	88.3	119.6	157.3	227.0
	0.5	2.28	4.04	9.00	20.2	36.4	58.0	75.5	95.5	129.8
	0.662	2.15	3.68	7.88	16.9	29.2	45.0	57.2	70.9	93.7
	1.0	1.99	3.24	6.43	12.7	20.7	30.1	37.1	44.5	56.5
	1.25	1.91	3.03	5.76	10.9	17.2	24.4	29.6	35.1	43.9
	1.5	1.85	2.86	5.25	9.55	14.5	20.1	24.0	28.1	34.4
	1.75	1.80	2.73	4.86	8.57	12.7	17.3	20.5	23.8	28.8
	2.0	1.76	2.62	4.56	7.88	11.6	15.6	18.3	21.2	25.6
	2.5	1.69	2.44	4.08	6.82	9.80	13.0	15.2	17.4	20.8
	3.0	1.63	2.30	3.73	6.03	8.45	11.0	12.7	14.4	17.0
	4.0	1.54	2.10	3.26	5.07	6.94	8.87	10.2	11.5	13.5
	5.0	1.47	1.95	2.92	4.42	5.95	7.52	8.57	9.65	11.2
	6.0	1.42	1.84	2.68	3.96	5.26	6.58	7.47	8.37	9.78
	8.0	1.34	1.68	2.35	3.37	4.40	5.45	6.16	6.89	7.97
	10.0	1.29	1.57	2.13	2.98	3.86	4.77	5.38	6.01	6.96

用于屏蔽光子的材料,可以选择低原子序数的物质,如水、水泥、聚乙烯等,也可以选择高原子序数的物质,常用的如铅、钢等。

2. 带电粒子屏蔽防护的原理　带电粒子射进靶物质时,主要与靶物质原子的原子核或核外电子发生库伦相互作用。在带电粒子能量足够高的情况下也可以仅克服原子核的库伦势垒而进入核力作用范围,进而引起核反应,但相对于库伦相互作用的截面,核反应要小得多,可以忽略。带电粒子与物质之间发生的库伦相互作用过程主要有以下三个:①与物质原子核、核外电子发生弹性碰撞;②与原子核和核外电子的非弹性碰撞;③与原子核相互作用发生轫致辐射。下面将带电粒子分为重带电粒子和电子分别进行讨论。

(1)重带电粒子:所谓重带电粒子指静止质量大于电子的带电粒子,即除电子以外的所有带电离子均为重带电粒子,如质子、α粒子等。之前用到的重带电粒子由于能量较低,很薄的空气层就足以提供很好的防护,因此不加讨论。但是,随着社会的进步,高能量的重带电粒子逐渐进入我们的生活,我们不得不直面重带电粒子的防护这个问题。

重带电粒子与物质相互作用相当复杂,同时存在多种相互作用,如与核外电子或原子核发生弹性碰撞、与原子核作用引起原子的电离或激发、与原子核发生非弹性碰撞引起核的库伦激发等。这里面最主要、发生概率最大的就是重带电粒子与原子核外电子相互作用引起的原子的电离和激发。

因为重带电粒子在阻止介质中会不断损失能量,当其能量全部损失以后,将停在介质中。重带电粒子在介质中的路径近似一直线,走过的路程的长度近似等于其穿过的阻止介质的厚度。相同能量的同种带电粒子在同种阻止介质中可以走过近似相等的路程,这个路程近似等于其射程R,对于重带电粒子,射程与阻止本领之间的关系如下:

$$R = \int_{E_0}^{0} dE / (-dE/dx) R \tag{12-6}$$

可见,如果知道相应粒子的阻止本领,就可由式(12-6)算出射程。另外,由准直束的投射实验,可以直接测得射程。

(2)电子:电子的静止质量与重带电粒子相比要小三个数量级以上,质量上的差异导致了与物质相互作用时电子与重带电粒子的不同。差异主要体现在:①重带电粒子在阻止介质中有确定的平均射程,走直线路径,电子路径则非常曲折、单能电子的射程也有很大变化;②电子与核外电子相互作用时每次损失的能量相对较多;③与原子核相互作用,电子运动方向容易发生大的偏转。电子与物质相互作用主要发生电离激发和轫致辐射。

与重带电粒子一样,电子在物质中也有一个相对的射程,但是因为电子的路径比较曲折,式(12-6)并不适于计算电子的射程。Katz L 和 Pendold A S 在总结了大量的研究结果后发现电子在吸收介质中射程 $R(mg/cm^2)$ 与其能量 E(MeV)间有如下经验关系:

$$R=412E^n \quad n=1.265-0.095\ 4\ln E \quad 0.01\text{MeV}<E<3\text{MeV} \tag{12-7}$$

$$R=530E-106 \quad\quad\quad 1\text{MeV}<E<20\text{MeV} \tag{12-8}$$

对于带电粒子,无论是重带电粒子还是电子,屏蔽介质既可以选择高原子序数材料,也可以选择低原子序数的材料,只要其厚度不小于相应粒子的最大射程,就能很好地实现防护目的。但是对于电子,尤其是能量较高时,正如上面所说,为了避免轫致辐射,一般会选择低原子序数的材料,如水、石蜡、聚乙烯、水泥等。

3. 中子屏蔽防护的原理 随着社会的进步,中子源逐渐步入我们的生活,在很多地方得到应用,并取得显著的效果,而且能量较高的加速器的应用越来越广,尤其是能量超过10MV 的加速器的应用,使得中子的防护问题越来越显著。因此在这里我们有必要提出对于中子的防护问题。

中子对外不显电性,相对于质量近似的质子甚至是电子来说,中子穿透能力很强。其与物质中原子的核外电子的相互作用很小,可以忽略其对于物质电离激发的影响。中子在物质中主要是通过与原子核的相互作用而损失能量的。中子与原子核的作用,可以产生多种相互作用,如弹性散射、非弹性散射、辐射俘获、裂变等。

虽然中子主要是跟原子核发生相互作用,光子主要是跟核外电子发生相互作用,但是它们同属于不带电粒子,它们在物质中的衰减规律是一致的,即都符合指数衰减规律。若以 I_0 表示初始的中子强度,I_x 表示中子在介质中穿行 x 距离后的强度,则对于窄束中子流,有:

$$I_x=I_0 \cdot e^{-\Sigma \cdot x} \tag{12-9}$$

对于宽束中子流,有:

$$I_x=B_n \cdot I_0 \cdot e^{-\Sigma \cdot x} \tag{12-10}$$

在式(12-9)和(12-10)中,Σ 是专门用于计算中子衰减的宏观分出截面,单位 cm^{-1},B_n 表示中子的相应的中子积累因子。

对于中子的屏蔽防护,建议用高原子序数的材料慢化中子,用低原子序数的材料,尤其是含氢丰富的材料,吸收中子。

二、内照射防护措施

内照射是由非密封源引起的,非密封源的特点是极易于扩散。因而,可能会污染工作场所表面,或污染环境介质。由于这些原因,非密封源可能导致内照射危险。内照射是指进入人体内的放射性核素作为辐射源对人体的照射。所以内照射防护包括对非密封源的包容，对工作场所表面去污染、对工作场所通风换气，和对职业人员体内、外放射性物质污染的防护等。

（一）操作非密封源场所的辐射危险

1. 非密封源的外照射　操作非密封源场所存在 β 粒子、γ 光子外照射，和由放射性污染物形成的表面污染及空气污染并直接或间接地引起内照射。医疗照射中用的非密封源污染多为 β、γ 辐射体污染。就核医学诊断或治疗而言，职业人员受到的外照射来自三种情况：在给患者用药前的药物准备、配制过程会受到 β 粒子和 γ 光子外照射；在给患者使用核药物过程会受到 β 和 γ 射线外照射；患者服用核药物后其本身就是外照射源。

在核医学诊断或治疗中，医务人员无论是其手指还是全身受到的外照射剂量，都没有超过国家现行放射防护标准中对职业人员个人规定的年当量剂量限值和年有效剂量限值。受照剂量的上限大约相当于天然本底辐射水平的 2 倍。所以人们不能"谈核色变"。但是，也不能粗心大意。当工作量增加或使用的核药物活度增大时，应当采取必要的外照射防护措施。

2. 表面放射性物质污染　由于非密封源易于扩散，和操作过程的蒸发、挥发、溢出或洒落，以及密封源泄漏等，都可以使工作场所的地面、墙面、设备、工作服、手套和人体皮肤等表面受到程度不同、面积不等的放射性物质污染，称为表面放射性物质污染。表面污染物在表面上的存在有两种状态：非固定性污染状态和固定性污染状态。非固定性污染状态是一种松散的物理附着状态；固定性污染状态是渗入或离子交换的结果。随着表面污染时间的延长，非固定性污染物中有一部分会转化为固定性污染物。

形成表面放射性物质污染的另一些原因包括工作人员把污染区使用的设备或物品拿到清洁区使用；或工作人员在污染区工作后进入清洁区之前，没有在卫生通过间更换个人防护衣具，也没能在卫生通过间进行必要的污染洗消程序，而是径直进入清洁区。由于这些原因，常常造成交叉污染，使清洁区办公桌、椅子或电话及公用钥匙等受到不同程度的放射性物质污染。

某些可溶性放射性物质，或某些可挥发性核素、气态核素、蒸气态核素（如 I_2、HTO）等，可以通过完好无损的皮肤渗透到人体内。皮肤表面污染活度与渗透到体内的活度份数的比值，称为核素的皮肤渗透系数（或皮肤吸收系数）。核素的皮肤吸收系数的大小受放射性物质的理化性质、溶液的 pH、皮肤的部位、皮肤生理状态、皮肤污染持续时间和去污方法不同等因素的影响。

3. 工作场所受污染的空气　工作场所空气受污染是由非密封源核衰变时反冲核作用导致的自然扩散或挥发、蒸发扩散，以及液体搅动扩散和压力液体雾化扩散等原因造成的。此外，非固定性表面污染物在气流扰动和在机械振动等外力作用下，飞扬成为气载污染物。气载污染物与空气中固有的凝聚核相结合后体积变大，因重力作用又回降到物体表面，污染表面。于是，形成表面松散污染物与空气污染物之间的动态效应。

值得重视的另一个原因是，如果对放射性气体废物、液体放射性废物、松散的固体放射性废物、受污染的医疗器械和器皿、含放射性核素的患者的粪便以及服用核药物患者呼出的气体等在管理上不科学，也会成为工作场所空气污染源。甚至会影响环境质量，影响公众成员的辐射安全。

（二）放射性核素进入体内的途径

对职业照射人员而言,放射性核素进入人体的途径是呼吸道、消化道和完整的皮肤及伤口。其中,经由呼吸道进入人体是主要途径。

放射性核素被摄入人体后,首先向细胞外液(称为转移隔室)扩散。在这一阶段于"周身性污染"。此后,将经历多种多样复杂的转移。这些转移将决定着放射性核素在体内的进一步分布和排出。有些核素最终在体内呈弥漫性分布,相对而言是一种均匀性分布,例如氚水等便是如此分布。有些核素最终相对集中在某些特定器官或组织中,例如放射性碘将相对集中在甲状腺内,而碱土族核素相对集中在骨中。一般而言,属于同族的化学元素就其分布规律来说,在一定程度上是相似的。再往后,体内的放射性核素将逐渐排出体外。通常经由尿和粪便排出体外,也可以经由汗液和乳汁排出一部分;吸入到体内的核素,可能通过呼气呼出一部分。放射性核素进入人体后作为辐射源将对人体产生持续性照射,直到在体内完全衰变掉或被完全排出为止。这是内照射的基本特点。核素在体内的衰变速率取决于其物理半衰期和生物半减期。有的核素其物理半衰期仅为几分之一秒,有的核素的物理半衰期长达若干年。短半衰期核素在体内很短时间就可以衰变消失,长半衰期核素在体内需要几天、几个月或若干年后才能衰变完。

（三）防护措施

1. 工作场所分级　操作非密封源的活度不同,对工作场所和对环境的污染程度也不同,操作活度越大,污染程度就越明显。根据非密封源的日等效最大操作活度不同将工作场所分为甲、乙、丙三级,见表 12-11。

表 12-11　非密封源工作场所的分级

场所级别	日等效最大操作活度 /Bq
甲级工作场所	$>4 \times 10^9$
乙级工作场所	$2 \times 10^7 \sim 4 \times 10^9$
丙级工作场所	豁免活度值 $\sim 2 \times 10^7$

非密封源的日等效最大操作活度(Bq)在数值上等于,实际计划的日最大操作活度与该核素的毒性组别修正因子的乘积之和除以与操作方式相关的修正因子所得的商,即日等效最大操作活度 = 日最大操作活度 × 核素毒性组别修正因子 / 操作方式修正因子。

放射性核素的毒性组别修正因子以及与操作方式有关的修正因子,分别见表 12-12 和表 12-13。

表 12-12　放射性核素毒性组别修正因子

核素毒性组别	毒性组别修正因子
极毒组核素	10
高毒组核素	1
中毒组核素	0.1
低毒组核素	0.01

表 12-13 操作方式与放射源状态修正因子

操作方式	放射源状态			
	表面污染水平低的固体	液体溶液，悬浮液	表面有污染的固体	气体,蒸气,粉末,压力高的液体,固体
源的贮存	1 000	100	10	1
很简单的操作	100	10	1	0.1
简单操作	10	1	0.1	0.01
特别危险的操作	1	0.1	0.01	0.001

非密封源日等效最大操作活度(Bq)的计算举例:

假设某工作场所计划使用非密封源的日最大活度分别为:^{226}Ra 3.7×10^4Bq,^{90}Sr 3.7×10^4Bq,^{131}I 3.7×10^4Bq,^{99m}Tc 3.7×10^4Bq。它们的毒性组别修正因子分别为 10、1、0.1、0.01。它们是溶液状态,而且是简单操作。那么该工作场所的日等效最大操作量(Bq)为:

3.7×10^4Bq(^{226}Ra)$\times 10 + 3.7 \times 10^4$Bq(^{90}Sr)$\times 1 + 3.7 \times 10^4$Bq(^{131}I)$\times 0.1 + 3.7 \times 10^4$Bq(^{99}mTc)$\times 0.01/1 = 4.11 \times 10^5$Bq。该工作场所为丙级工作场所。

2. 工作场所区域划分 操作非密封源活度较大的工作场所,为了控制污染扩散,清洁区与污染区的总体平面划分应该是:清洁区⇔卫生通过间⇔污染区。工作人员进出污染区时必须经过卫生通过间,例如,甲级工作场所的工作人员进入污染区工作时,工作人员在卫生通过间必须执行下述程序:①凭工作许可证件领取更衣柜钥匙,脱去身上的衣、帽、鞋、袜,和内衣、内裤、手表等小物品,锁在更衣柜内;②在更衣区从工作服贮柜内取出个人防护衣具,包括内衣、内裤、袜子、口罩、手套、工作帽,并穿戴好;③领取个人剂量计;④通过单向门以后在鞋架处穿好工作鞋;⑤进入污染区。离开污染区进入清洁区之前,进入卫生通过间必须执行下述程序:①脱掉手套和口罩,放入废物筐内。②检测工作鞋污染情况,若污染水平在控制水平以下,则按鞋的尺码将鞋放到鞋架上;如果工作鞋污染水平超过控制水平,则将鞋放到暂存箱内,等待去污染。③脱掉工作服,包括内衣、袜子等,放到回收筐内,记住工作服、袜的号码。④交还个人剂量计。⑤进淋浴室洗消全身皮肤和头发。⑥进入污染检测区,如果全身污染或局部污染检测合格,则进入清洁衣柜区穿好衣服、鞋、袜、帽后离开卫生通过间由单向门进入清洁区。假如全身皮肤或局部皮肤污染检测不合格,则应当到专门去污染区域进行洗消去污,直至检测合格后才能穿好清洁衣服、鞋、袜、帽由单向门离开卫生通过间进入清洁区。

按照污染区内的污染程度不同,将其划分为控制区和监督区:

(1)控制区:把要求或可能采取专门防护措施和做出安全规定的区域指定为控制区,以便在正常工作条件下控制正常照射和防止污染的扩散,以及预防潜在照射和限制潜在污染范围。

确定任何一个控制区边界时,需考虑预期污染程度和潜在污染的可能性,以及所需防护与安全程序的性质和范围。应当采用实体手段划定控制区边界,难以做到之处可以采取其他适宜手段。

非密封源投入使用,或间歇性使用时,或将源从一处移到另一处使用时,应当采取适当方法划定出相应的控制区。

非密封源工作场所进出口处,或在控制区内其他相应位置处应当设立醒目的辐射危险警示标记,展示职业照射人员必须遵守的安全操作规程和进入控制区工作的许可证制度,以及防护与安全措施等。这些规程和防护与安全措施应当与预期照射的程度和可能性相适应。

在控制区出入口处设立卫生闸。在这里设置附加个人防护衣具贮存柜和药箱;设置监测从控制区带出的各种物品的专用设备;设置监测局部皮肤污染和工作服污染的专用设备,以及皮肤伤口污染的临时应急洗消的专用设备和试剂。

(2)监督区:把下述区域指定为监督区,即尚未指定为控制区的区域。在该区域内工作通常不需要采取专门的防护措施和做出防护与安全规定。但是,在职业照射条件下需要经常地进行剂量监督。因此,须采取适当方法确定监督区边界;在监督区入口处适当位置处设立辐射危险警示标记;定期审查监督区的工作条件,确认是否需要采取防护措施和做出防护与安全规定,或是否需要更改监督区的边界。

3. 围封包容、工作场所通风换气　包容是防止非密封源转移或扩散的方法或实体结构。即使在事故情况下,这些方法或实体结构也能阻止非密封源的外泄。可以根据所操作非密封源的活度、放射毒性、理化状态、操作方式和操作频度的不同选用全包容或半包容设施。典型的全包容设施是手套箱,半包容设施是通风柜。手套箱是一种装有橡胶手套的密闭箱式设施,操作者借助手套箱上的手套对某些非密封源进行直观操作。

工作场所通风换气能净化空气,改善空气质量。按空气流动的动力来源不同可将通风分为:机械通风和自然通风;按驱动空气的方式不同可将通风分为:抽出式通风和送入式通风;按通风范围不同可分为:全面通风和局部通风。按上述通风分类可以组合成多种通风方式。例如,全面送入式机械通风、局部抽出式机械通风、全面自然通风和局部自然通风等。非密封源工作场所级别不同,要求的通风方式各异,通风换气次数也不同。

机械通风的空气运动方向由清洁区→卫生通过间→监督区→控制区→净化处理设施→大气稀释排放。

4. 保洁去污,去除表面放射性污染物　采用适当的方法从表面上消除放射性污染物,称为去除表面放射性污染物,简称表面去污染。表面可能是设备、构件、墙壁和地表等表面,也可以是个人防护衣具或人体皮肤。污染物可能是松散的放射性固体,也可能是含放射性物质的液体、蒸气或挥发物。

(1)表面污染的理化过程:表面污染的形成是下述理化过程的结果。

1)最初,污染物在表面上呈物理附着状态,污染物与表面之间存在有界面,这种污染称为非固定性污染,对这种情况的去污染效果明显。

2)稍后,部分污染物与表面发生化学吸附和离子交换作用,这种污染称为弱固定性污染,因为化学吸附和离子交换作用仅限于表层的表面,对这种情况的去污染效果较差。

3)随着污染物在表面上滞留时间的延长,部分污染物将逐渐渗入表面并在表面内部扩散,若存在腐蚀物质的作用或表面有氧化膜形成则会加速向深部扩散,这种污染称为牢固性污染,对这种情况的去污染效果很不理想,除非铲除部分表面。

综上所述可以认为,去污染效果的优劣取决于污染物与表面的结合状态,能及时地去除污染物则去污染的效果很明显。

(2)表面去污染机制

1)固体颗粒污染物附于表面的去污机制:使固体颗粒污染物与表面分离,需要施以克服表面与颗粒之间的附着力,即施以分离力 $F_{分离}$。这个分离力应当等于或大于附着力 $F_{附着}$。附着力小的记作 $F_{附小}$。附着力大的记作 $F_{附大}$。对固体颗粒污染物去除的基本条件是:$F_{分离} \geqslant F_{附大}$。

对固体颗粒污染物去污的第一阶段是将其与表面分离开,第二阶段是固体颗粒污染从表面上的转输。就转输而言,现有的方法很多,可分为两类:液体去污法和非液体去污法。以密实水流冲洗或以微滴水流擦拭属于液体去污法。吸尘去污法或干擦拭去污法属于非液体去污法。

2)胶体颗粒吸附于表面的去污机制:表面被含放射性核素胶体颗粒污染时,去污染机制可以表示为:(表面 + 放射性核素)+ 去污液→表面 +(去污液 + 放射性核素)。依据这个机制,去污溶液应当满足下列条件:①能使受污染表面润湿;②能破坏放射性核素与表面的结合,使放射性核素转移到溶液中;③能避免二次污染(转移到去污溶液中的放射性核素在表面上沉淀产生的)。

常用的去污溶液是水。然而水有一定的表面张力,不可能使表面全部润湿。为了降低水的表面张力,去污时需要在水中投加表面活性剂。典型的表面活性剂是洗衣粉。当表面活性剂在水中的浓度为 0.01%~0.1% 时也能起到降低水的表面张力的作用。在表面活性剂的分子中含有两种基团:憎水非极性基团和亲水极性基团。憎水基团通常是羟基,含有多于 10 个碳的原子。亲水基团通常是碳酸或硫酸的钠盐基团。

表面被含表面活性剂的水溶液润湿后形成吸附层,放射性核素则被吸附层中的表面活性剂吸附。于是,放射性核素与表面之间产生了劈分力。劈分力是由吸附层中的亲水基团与表面相互作用产生的,因为亲水基团具有相同的电荷,同性电荷相斥削弱了放射性核素与表面的相互附着作用,所以放射性核素便随着表面活性剂并在外力作用下从表面上转移到去污溶液中。由于吸附层的存在阻碍了已经与表面分离开的核素与表面的相互附着,从而减少了二次污染的可能性。但是,减少二次污染只有当放射性核素水溶液具有胶体化学性质时才有可能。必须指出,这种分离污染的机制仅对具有小于 $1\mu m$ 的胶体颗粒才是正确的。因为,避免几十微米,甚至几百微米的放射性颗粒沉淀造成的二次污染是不可能的,这样大的颗粒只有在外力作用下才能从表面上被除掉。

5. 注意个人防护　无论是从技术方面考虑还是从经济方面考虑,在操作非密封源过程中期望完全彻底地包容放射源是不实际的。因此,还需要采取辅助性防护措施加以补充,这就是拟订安全操作规则和穿戴个人防护衣具包容工作人员。

【拟订安全操作规则】

安全操作规则应当包括下述基本内容:

(1)严禁在非密封源工作场所进食、饮水、吸烟和在冰箱内存放食物。

(2)养成离开工作场所之前洗手或淋浴去污染和接受污染检测的习惯。

(3)不可以把个人防护衣具带到清洁区使用,擅自将污染区内的物品拿到清洁区使用也不妥。

(4)进入污染区的视察或参观人员必须穿戴个人防护用具和外照射直读式个人剂量计。

(5)每天湿式清洁污染区或实验室,清洁工具应专用,不应当带到清洁区使用。

(6)应当在通风柜内移取放射性物质的溶液,并采用移液器移取。

(7)操作能发射贯穿辐射的核素时,应当在配有可移动防护屏蔽的通风柜内进行。

（8）放射性物质开瓶分装，含放射性物质的液体物料或样品的蒸发、烘干，或能产生放射性气体、气溶胶的物料或样品，都应当在负压气体流速不小于 1m/s 的通风柜内操作。

（9）为了使操作熟练、精确稳妥，在操作放射性物质之前应当进行几次"冷"试验。

（10）未经部门负责人批准，非职业照射人员不可以随意进入污染区逗留，或做与放射性工作不相关的事。

【穿戴个人防护衣具】

个人防护用具分为两类：基本的个人防护衣具和附加的个人防护衣具。可以根据实际需要，合理组合使用这两类个人防护衣具。

（1）基本个人防护衣具：基本个人防护衣具是通常情况下穿戴的工作帽、防护口罩、工作服、工作鞋和防护手套等。

1）工作帽：常以棉织品或纸质薄膜制作。留长发的工作人员应当把头发全部罩在工作帽内。

2）防护口罩：常用的是纱布或纸质口罩，或超细纤维滤膜口罩。这些口罩对放射性气体核素没有过滤效果，仅对放射性气溶胶粒子有过滤效果。对气溶胶粒子的过滤效率比较好的口罩是超细纤维滤膜口罩，过滤效率达 99% 以上。为了减少口罩侧漏率，可以在口罩与鼻翼两侧贴一条医用胶布条，能使口罩的侧漏率减少到原来的 1/2。对防护口罩的卫生学要求是：对气溶胶粒子的过滤效率不小于 99%；呼吸阻力小于 29Pa；有害空间小于 300cm³；对视野缩小不超过 10%~20%；无侧漏；质量轻；无毒、无特殊气味，对皮肤无刺激效应；佩戴方便。

3）工作手套：常用的是乳胶手套。戴手套之前应当仔细检查手套质量，漏气或破损的手套不能使用。戴脱手套的概念正好与外科医生戴脱手套的概念相反，即手套表面是受污染面，手套内表面是清洁面，不能使手套的内面受污染。切勿戴着受污染的手套到清洁区打电话，或取拿、传递开门钥匙。

4）工作服：常以白色棉织品或以特定染色的棉织品制作。丙级工作场所的工作服以白色为常见。甲、乙级工作场所的工作服则以上、下身分离的工作服为常见。切勿穿着受污染的工作服和工作鞋进入清洁区办事。

（2）附加个人防护衣具：附加个人防护衣具是在某些特殊情况下需要补充采用的某些个人防护衣具。例如，气衣、个人呼吸器、塑料套袖、塑料围裙、橡胶铅围裙、橡胶手套、纸质鞋套和防护眼镜等。

6. 妥善处理放射性废物

（1）收集、贮存放射性废物的原则：减少产生、控制排放、净化浓缩、减容固化、严密包装、就地暂贮、集中处置。

（2）废物收集的要求：及时收集，防止流失；避免交叉污染，非放射性废物与放射性废物分别收集；短寿命核素的废物与长寿命核素的废物分别收集；液体废物与固体废物分别收集；可燃性废物与不可燃性废物分别收集。

（3）废物贮存的要求：在规定暂贮期限内废物能够回取，不能流失，确保废物容器的完好性；贮存库址应防火、防水、防盗，有通风和屏蔽防护设施；设置备用废液贮槽，备用贮槽至少应当与最大使用的贮槽等容积；贮存的废物应当有详细记录，废物贮存量不应当超过设计容量；贮存期满应当适时进行处理。

思 考 题

1. 人类放射防护发展经历了哪些历程?
2. 辐射类型与辐射照射情况之间有什么内在联系与区别?
3. 放射防护目的与原则之间有什么关系?
4. 参考水平分几个层次? 如何在实践中应用?
5. 与放射防护相关的国际组织有哪些?

（涂 彧　孙 亮　闫聪冲）

第十三章　医用电离辐射防护

医用电离辐射是电离辐射应用的最大领域,几乎任何一位社会成员,在其一生中至少因体检或疾病诊断都需要主动去接受多次医疗照射。随着经济发展和科技进步,近十几年来的放射诊疗技术突飞猛进并迅速广泛普及,加上全民医疗保健需求日益高涨,因而医疗照射已经成为公众最大且不断增加的人工电离辐射照射来源。不断增加受检者与患者个体以及公众群体的医疗照射,当然不可避免地面临严峻的挑战——必须严防潜在的放射风险以追求实现趋利避害。这就使得医疗照射防护成为近代放射防护领域的突出重点,能够合理控制和有效防止潜在的放射风险。

第一节　放射诊疗应遵循的防护原则

为了实现电离辐射防护的目的,即防止确定性效应的发生,减少随机性效应的诱发,ICRP 制定了由辐射实践正当性、辐射防护最优化和个人剂量限值构成的放射防护原则。由这三项原则构成的放射防护体系已为各国际相关组织及绝大多数国家所采纳。医疗照射作为最大的辐射实践,因此,放射诊疗过程中对职业人员、患者、陪检人员以及公众人员的防护都应严格遵守放射防护三原则的要求。

一、放射诊疗的正当性原则

实践正当性原则是任何改变照射情况的决定都应当是利大于弊。这意味着通过引入新的辐射源、减小现存照射、或减低潜在照射的危险,人们能够取得足够的个人或社会利益以弥补其引起的损害。医疗照射的正当性判断的职权经常是归于专业人员,而非政府部门。医疗照射的主要目标是照射给患者带来纯利益,采用某一特定程序的正当性就成了从业医师的责任。医生经周密权衡认为使用某一放射诊疗程序会给患者带来净利益,那么这种专业上的判断就构成了使患者接受这种照射的正当理由。为此医疗机构开展放射诊疗工作人员的执业条件十分重要。他们必须经过放射卫生防护专业培训,熟知所采用的程序及该程序的危险与利益。我国《电离辐射防护与辐射源安全基本标准》(GB 18871—2002)指出:医疗照射实践及其用源的申请者,在申请书中应说明执业医师在辐射防护方面的资格;承诺只有具备有关法规、规定的或许可证中写明的辐射防护专业资格的职业医师,才允许开具使用其源的检查申请单或治疗处方。

医疗照射在本质上是患者在不同程度知情同意情况下自愿接受的，患者个人是直接健康的受益者，同时也是辐射危害的承受者。确保对患者利大于弊，净效益为正，是医疗照射的首要目标，同时应恰当地考虑对放射工作人员和其他人员的辐射照射危害。由于医用辐射实践的独特性质，对患者的医疗照射，需要采取与其他计划照射情况不同的、更加细致的正当性判断方法。

为使一项医用辐射实践正当化所需的分析，通常是以经验、专业判断和常识为依据，现在已经存在量化的决策技术，在具备所需信息和数据时，也应予以考虑。国际放射防护委员会（ICRP）第73号出版物提出，正当性原则有三个层次。ICRP 2007年第105号出版物中沿用了原有的层次划分，并补充了新的资料：

第一个层次上，也是最基本的层次，医疗活动中恰当地应用电离辐射被普遍认为益处大于危害，认为正当性是理所当然的。

在第二个层次上，针对特定对象的医疗程序已被认为是正当的。旨在判断某种放射诊疗程序是否有助于改善诊断和治疗效果，是否可以提供受照者的必要医学信息。放射诊疗程序的正当性确认，是国家专业机构的职责，需与国家卫生和辐射防护审管部门、相关国际组织配合进行。医疗程序的总利益，不仅包括对患者带来的直接健康利益及后果，而且还包含患者家庭和社会的受益。对现有医疗程序和新技术的暴露风险和效能，可利用的信息在不断增多，因而应对所做决定进行适时的审议。比如一种新型介入操作技术应当经过适当的、客观的试验且证明确实有效之后方可用于常规临床工作。

在第三个层次上，证明应用于患者个体的特定放射诊疗程序是正当的（利大于弊）。因此，应当由执业医师在考虑照射的具体医疗目标和受照者个人特征的基础上，事先对所有个人的医疗照射的正当性做出明确判断。依次考虑如下：拟议程序应有足够的净利益；在能取得相同净利益的情况下，应尽可能采用非电离辐射的替代方法（例超声、磁共振或内镜）；在无替代方法时，应权衡利弊，仅当拟议程序给受诊疗个人带来的利益大于可能引起的辐射危害时，才是正当的。

国际原子能机构（IAEA）和世界卫生组织（WHO）发起的《波恩行动倡议书》中，对于加强全球范围内医疗照射正当性原则的实施提出以下倡议：①引入和推广3A行动-认知（awareness）、适当性（appropriateness）和核查（audit），3A行动可作为促进和强化实践正当性的一个工具；②在所有利益相关方的参与下，制定协调一致的循证标准，以增进临床影像技术（包括放射学、核医学诊断和非电离辐射程序）的合理应用；③在充分考量当地具体情况和地区差异的基础上，在全球实施临床影像转诊导则，并确保这些导则的定期更新、可持续性和可利用性；④加强与正当性相关的临床核查的应用，确保正当性成为放射学日常实践的一个有效的透明的和可问责的组成部分；⑤引入信息技术解决方案，例如临床影像决策支持工具，并确保在医疗实践中能方便地获取和免费使用这些方案；⑥进一步制定无症状人群健康筛查计划的正当性标准，制定并非作为已核准健康筛查计划参与者的无症状个人接受医学影像检查的正当性标准。

（一）放射诊断的正当性

放射诊断实践的正当性判断，还要特别强调注意根据医疗技术与水平的发展，对过去认为是正当的医疗照射应当每隔一段时间，就重新进行正当性评估，即所谓的正当性判断的时效性。随着计算机技术、相关学科与生物医学的不断发展和相互渗透，放射学的新设备、新技术、新方法不断涌现。这种设备和技术的进步、经验和知识的积累以及判断方法的不断完善，有些原先既存的实践用发展的眼光复审则不再是正当的了。例如，过去手术前的常规胸部 X 射线摄影，除了心肺外科手术外，对于非紧急的外科手术前实施该项检查已不是正当的，因此这样的放射学检查就应当淘汰。

通常个体放射学诊断检查的正当性判断主要在于：①掌握好适应证，正确合理使用诊断性医疗照射；②注意避免不必要的重复检查；③慎重进行妇女与儿童施行放射诊断检查的正当性判断。为避免不必要的照射，执业医师必须摒弃盲目以各种 X 射线诊断检查为常规手段的不良倾向，首先应该依据患者的病史、临床查体和一般化验等进行正确的临床判断，考虑使用非电离辐射方法获得诊断信息，对拟进行 X 射线诊断检查的指征、预期从检查可获得的诊断信息，以及检查结果对患者诊断和随后医学处理的影响等方面进行正确估计，认真权衡利弊以判断是否让患者真正受益而值得施行该检查。

鉴于生长发育中的胚胎、胎儿和儿童对电离辐射比较敏感，对妇女及儿童拟施行 X 射线诊断检查的正当性判断有其特殊性，应注意考虑育龄妇女怀孕的可能性，加强保护妇女及儿童这些特殊受检者与患者。

群体检查的正当性判断必须顾及以下因素：①应考虑到通过群检普查可能查出的疾病情况；②对被查出疾病进行有效治疗的可能性；③由于查出某种疾病得到控制而使公众获得利益。只有这些受益足以补偿在经济和社会方面所付出的代价（包括放射危害）时，这种群体检查才是正当的。

（二）放射治疗的正当性

目前放射治疗已经成为治疗恶性肿瘤的常规手段之一。一般情况下如果患者的病情需要，且自身状况允许，就具备进行放射治疗的基础。对于患者个人而言，正当性判断的规范做法是：医院应该组织一个由外科手术医师、化疗医师和放疗医师组成的医疗小组，结合患者具体情况和医院的能力，判断是否给该患者实施放射治疗。如果放射治疗专家根据专业知识及临床经验，判断放射治疗将会给患者带来净利益，即能使患者的健康状况得到明显改善。那么这就满足了辐射实践正当性原则"利＞弊"的要求，可以允许对患者进行放射治疗。肿瘤患者由于本身疾病恶性程度高，若拒绝这种治疗方法，患者将面临生命丧失的危险，因此一旦做出放射治疗的抉择，就应当认为接受这种治疗是最合理的治疗手段。当然，在进行放射治疗正当性判断时，我们还需考虑患者的经济情况，做出正确的选择。

电离辐射的生物学效应使得其对很多疾病都具有一定的治疗作用，但考虑到放射治疗射线照射剂量高，在对放射治疗的正当性进行判断的过程中需注意以下几个问题：

1. 根据患者所患肿瘤的病理类型、分期、身体条件，确定其是否属于放射治疗的适应证。

2. 放射治疗方法与其他治疗方法相比是否确有优越之处。

3. 针对具体患病器官和相邻器官对电离辐射的敏感程度、照射方式（全身或局部）和治疗剂量大小所引起的有害效应及危险程度进行利益代价权衡，是否利大于弊。

4. 严格控制对放射治疗敏感的良性疾病的体外放疗，良性疾病尽量不采用放射治疗。

（三）核医学的正当性

在确定核医学诊疗前应首先做出正当性判断，核医学实践中的正当性应符合 GB 18871—2002 的要求，要确保拟使用的核医学诊疗预期利益将超过该诊疗可能带来的潜在危险。需要强调的是这里的潜在危险是指由于该实践带来的所有消极作用的总和,它包括付出的经济代价,对核医学职业人员、诊疗接受者与陪护者和公众的健康危害,生产、销售和使用放射性核素及药物对环境的暂时与长远危害,以及对社会成员心理上产生的消极影响等。利益则是此次实践带来的社会总利益,不仅是诊疗接受者本人或个别团体的利益。此外,所有新型的临床核医学诊疗技术和方法,使用前都应通过正当性判断;已判断为正当的技术和方法,当取得新的或重要的证据并需要重新判断时,或在用于新的适应证前,均应对其重新进行正当性判断。

临床核医学科医师应掌握相应医学影像诊断技术的特点及其适应证,使用时应严格控制其适应证范围,同时应该考虑替代技术的效果、利益和风险,例如是否可以用超声或磁共振成像或内镜检查替代核医学检查。在比较可供选择的各种检查技术之后,根据实际情况选用危险较小的方法。

用放射性药物诊断时,应参考有关医疗照射指导水平,采用能达到预期诊断目的所需要的最低放射性核素用量。并注意查阅以往患者检查资料,以避免不必要的重复检查。

对哺乳和怀孕妇女施用诊断性放射性药物,应特别注意进行正当性判断。因特别需要对怀孕妇女进行影像学检查时,应对其胎儿所受吸收剂量进行评估。除非是挽救生命的情况,孕妇不应接收放射性药物的治疗,特别是含 ^{131}I 和 ^{32}P 的放射性药物。放射性药物的治疗,通常应在结束怀孕和哺乳期后进行。为了避免对胎儿和胚胎造成意外照射,应对患者是否怀孕进行询问、检查和评估,并将有关咨询说明张贴在临床核医学部门有关的场所,特别是入口处和候诊区。

对儿童施行核医学检查的正当性更应慎重判断;仅当有明显的临床指时,才可对儿童施行放射性核素显像,并应根据受检儿童的体重、身体表面积或其他适用的准则尽可能减少放射性药物使用量,还应尽可能避免使用长半衰期的放射性核素。

二、放射诊疗的最优化原则

防护最优化原则是在考虑了经济和社会因素后,遭受照射的可能性、受照射人员数目以及个人所受剂量的大小均应保持在可合理达到的尽可能低的水平。这意味着在主要情况下防护水平应当是最佳的,取利弊之差的最大值。为了避免这种优化过程的严重不公平的结果,应当对个人受到特定源的剂量或危险需要加以限制(剂量约束或危险约束以及参考水平)。

放射防护最优化是放射防护体系的重要组成部分,ICRP 第 103 号出版物提出的放射防护新基本建议书,强化了在各种照射情况中进一步具体应用放射防护最优化原则。放射防护与安全的最优化目标是,在考虑了可利用的防护与安全选择方案以及照射的性质、大小和可能性之后,确定通常情况下的最优化的防护与安全措施;同时根据最优化的结果制定准则以通过采取预防事故和减轻其后果的措施来限制照射大小及受照射概率。我国放射防护基本标准 GB 18871—2002 第 7 章 "医疗照射的控制" 中,按我国实际需要从设备要求、操作要求和医疗照射的质量保证三方面具体提出医疗照射防护最优化的有关规定。

(一)放射诊断的最优化

设备要求上,要求 X 射线发生器及其附属部件的设计和制造能做到便于将医疗照射保持在能获得足够诊断信息的可合理达到的尽量低水平。为此 X 射线发生器应能清晰、准确地指示各种操作参数(如管电压、过滤特性、焦点位置、源与像接受器距离、照射野大小、管电流与时间或二者乘积等);各种 X 射线摄影设备应配备达到预置参数后自动停止照射的装置;透视设备应配备只有持续按下时才能使 X 射线管工作的控制开关,以及配备曝光时间指示器或人射体表剂量监测器。

操作方面要求,首先规定医疗照射许可证持有者应做到:①在分析供方所提供资料的基础上,辨明各种可能引起非计划医疗照射的设备故障和人为失误;②采取一切合理措施防止设备故障和人为失误;③采取一切合理措施,将可能出现的故障和失误的后果减至最小;④制订应付各种可能事件的应急计划或程序,必要时进行应急训练。

X 射线诊断的质量保证与医疗照射的放射防护最优化目标完全一致,实际上搞好医疗照射质量保证,在提高各种医疗照射质量的同时,从根本上改善了 X 射线诊断受检者与患者所受医疗照射的放射防护与安全。医疗照射的质量保证是促进和确保 X 射线诊断医疗照射实施放射防护最优化的重要因素。

(二)放射治疗的最优化

为实现放射治疗的防护最优化,放射治疗单位应确保有适当的设备、技术、辅助设备,以及全面的质量保证体系。

1. 设备要求　应符合国家的有关要求;应能及时发现系统内单个部件的故障;减少患者的非计划照射;尽可能避免或减少人为失误。医院等许可证持有者应保证:所使用的设备符合国家有关标准及规定;备有防护与安全说明书;将操作术语(或缩写)和操作值显示于操作盘上;设置辐射束控制装置,以安全方式指示辐射束处于"开"或"关"的状态;设备带有准直装置;诊治部位的辐射场尽可能均匀;漏射或散射在非诊治部位所产生的剂量率保持在可合理达到的尽量低水平。对于放射治疗设备:照射装置配备有用于可靠地选择、指示和(必要并可行时)证实诸如辐射类型、能量指标、射束调整因子、治疗距离、照射野大小、射束方向、治疗时间或预置剂量等运行参数的装置;辐照装置一旦电源中断,放射源将自动被屏蔽;高能放疗设备具有两个独立的终止照射系统;安全联锁装置;治疗用的放射源应符合国家对密封源的要求;必要时,配备能对放射治疗设备使用过程中出现的异常情况报警的监测设备。

2. 操作要求　从事放射治疗单位应在分析供方所提供资料的基础上,辨明各种可能引起非计划医疗照射的设备故障和人为失误;采取一切合理措施防止故障和失误,包括选择人员、制订质量保证与操作程序,对有关人员进行充分培训与定期再培训;采取一切合理措施,将可能出现的故障和失误的后果减至最小;制订应急计划或程序,必要时进行应急演练。相关单位还应保证在实施计划照射的同时使正常组织受到的照射控制在可合理达到的尽量低水平,并在可行和适当时采用器官屏蔽措施;除有明显临床指征,避免对怀孕或可能怀孕的妇女施行腹部或骨盆的放射治疗;周密计划对孕妇施行的放射治疗,以使胚胎或胎儿所受到的照射剂量减至最小;将放射治疗可能产生的危险通知患者。

3. 医疗照射的质量保证　应制定一个全面的医疗照射质量保证大纲;制定这种大纲时应邀请诸如放射物理、放射影像等有关领域的合格专家参加。

医疗照射质量保证大纲应包括:

(1)对辐射发生器、显像设备和辐照装置等的物理参数的测量(包括调试时的测量和调试后的定期测量);

（2）对患者诊断和治疗中所使用的有关物理及临床因素的验证；

（3）有关程序和结果的书面记录；

（4）剂量测定和监测仪器的校准及工作条件的验证；

（5）放射治疗质量保证大纲的定期和独立的质量审核与评审。

从事单位应保证进行下列临床剂量测定并形成文件：对于利用外照射束放射治疗设备进行治疗的患者，计划靶体积的最大与最小吸收剂量，以及有关部位（例如靶体积中心或开具处方的执业医师选定的其他部位）的吸收剂量；在使用密封源的近距离治疗中，每位患者的选定部位处的吸收剂量；在各种放射治疗中，有关器官的吸收剂量。

在设备、管理与质量保证体系符合国家要求时，医技人员、公众正常情况下职业照射的防护基本上处于最优化状态。从事肿瘤放射治疗的工作人员应当具有对患者防护的主动性，并建立健全对患者的防护计划，增强对患者实施防护的意识，促进电离辐射在肿瘤治疗中发展。

（三）核医学的最优化

在核医学诊疗中所使用的放射源、个人受照剂量，均要保持在可合理做到的尽可能低的水平。要确保对患者的照射剂量是达到预期诊断目标的最小剂量，即给予的放射性活度要最优化，要遵照核医学诊断中国家规定的使用放射性药物活度的指导水平。在给予相同放射性药物活度的情况下，要充分考虑技术因素和患者情况对放射性核素显像图像质量的影响，确保图像质量的最优化。技术因素包括应用的设备、采集协议、图像处理和评估、噪声影响、空间分辨、散射等；患者情况包括年龄、疾病的情况和检查显像时体位是否在移动等。

采取措施以阻断非研究器官对放射性药物的摄取；加速体内已有的放射性药物的排泄，例如使用甲状腺的阻止剂可以抑制放射性碘在甲状腺中的富集、泻药能促进胃肠的排泄、插入导管以排空膀胱尿液、脂肪餐用于排空胆囊等。这些措施可以获得更好的图像，减少干扰与毒副作用。

核医学诊断的最优化还可以通过所用设备的质量控制程序和周期性设备维护来实现。

除了对患者的防护，还需做好对家属和公众的防护。要获得必需的患者信息，包括生活条件和家中的人口数量，有无小孩子，是否有独立房间，工作中与他人相间距离、工作的时间、工作场所中是否有怀孕的同事、工作场所中是否有小孩子。为了限制已接受密封的或非密封的放射性核素治疗的患者家庭中的任何成员和公众成员的受照射剂量，按规定这类患者当其体内放射性物质活度降至低于特定的水平之前不得出院，如用 ^{131}I 进行体内核素治疗后，患者在出院时其体内最大放射性活度的指导水平为 400MBq（IAEA 标准是 1 100MBq）。

三、个人剂量限值

个人剂量限值是放射防护基本原则的重要组成部分。对在受控源实践中个人受到的有效剂量或当量剂量规定的不得超过的数值，称为个人剂量限值。个人受到所有有关实践合并产生的照射，应当遵守剂量限值。或者在潜在照射的情形下遵守对危险的某些控制。其目的是保证个人不会受到从这些实践来的正常情况下被断定为不可接受的辐射危险。不是所有的源都能在源的所在处采取行动施加控制，所以在选定剂量限值前应该先规定哪些源可以包括在内作为有关的源。

实践正当性和放射防护最优化与辐射源相关，因为它们涉及的是对放射源的引用和安全防护是否正当和适宜。而个人剂量限值涉及的是受控源职业照射个人和公众个人的受照剂量,所以个人剂量限值与人相关。正当性是最优化过程的前提,个人受照剂量限值是最优化剂量的约束条件。

《电离辐射防护与辐射源安全基本标准》(GB 18871—2002)关于职业照射的个人剂量限值给出了明确的要求,这也是放射诊疗过程医务人员必须遵守的剂量标准。对职业照射人员个人规定的剂量限值如下。

1. 成年人

(1)连续5年间的年平均有效剂量20mSv,不可作任何追溯性年平均;

(2)连续5年中的任何一个单一年份的年有效剂量50mSv,但连续5年的年平均有效剂量不得超过20mSv;

(3)眼晶状体的年当量剂量,150mSv;

(4)四肢(手、足)或皮肤的年当量剂量,500mSv。

2. 16~18岁徒工和学生　年龄在16~18岁的实习生,他们的受照剂量应当遵守下述年剂量限值:

(1)年有效剂量,6mSv;

(2)眼晶状体的年当量剂量,50mSv;

(3)四肢(手、足)或皮肤的年当量剂量,150mSv。

3. 孕妇　GB 18871—2002规定:女性工作人员和用人单位(或雇主)都有责任保护胚胎或胎儿。女性工作人员在意识到自己已经怀孕时应立即通知其用人单位或雇主,以便必要时改善其工作条件。不得将怀孕视为解雇女工作人员的理由。用人单位或雇主有责任改善职业照射的工作条件。以确保向胚胎或胎儿提供与公众成员相同的防护水平,使胎儿在余下的妊娠期受到的附加的当量剂量不可能超过1mSv。

由于个人剂量限值是不可接受剂量范围的下限,适用于避免发生确定性效应。所以,不能把个人剂量限值直接作为防护设计和人员工作安排的依据。任何将个人剂量限值作为防护设计和人员工作安排的出发点,并在实践中执行尽可能向个人剂量限值接近的做法,以及把个人剂量限值作为评价防护设施的主要标准的做法,都是对放射防护三原则的误解。

(一)医疗照射指导水平

放射防护标准中规定的个人剂量限值,可以用于指导放射诊断中工作人员的个人受照剂量,但绝不可以用在医疗照射中对患者受照剂量的控制上。控制患者受照剂量采用的是约束剂量,即医疗照射指导水平。医疗照射指导水平是由医疗业务部门选定并取得放射防护审管部门认可的剂量、剂量率或活度值。高于该水平时,由执业医生进行评价,在考虑到特定情况并运用了可靠的临床判断后,才能决定是否有必要超过该水平。通常情况下,当高于医疗照射指导水平时应当考虑采取适当的行动。

恰当的医疗照射指导水平,用于约束放射诊断检查所致受检者剂量,旨在便于发现那些过分偏离防护最优化的情况,借以有效指导采取优化措施改变落后状态。放射诊断的医疗照射指导水平就是相当于参考水平中的调查水平,概念上完全不是某种个人剂量限值。诊断性医疗照射指导水平,应通过广泛调查资料推导,由相应专业机构与审管部门确定,供有关执业医师和医技人员作为指南使用。当受检者的剂量超过相应指导水平时,就应采取行动,斟酌复查改善优化程度,以确保获取必需的诊断信息的同时尽量降低对受检者的照射;

反之,如剂量显著低于相应指导水平,而该医疗照射又不能提供有用诊断信息和给受检者带来预期的医疗利益,则也应按需要采取纠正行动。可见放射诊断检查的医疗照射指导水平绝对不能当成剂量限值,而必须灵活运用。

表 13-1~ 表 13-4 列出典型成年受检者在常见 8 类 14 种不同部位和不同投照方位的 X 射线摄影中的入射体表剂量指导水平(引自 GB 18871—2002 附录 G 表 G1.1)。特别要提醒注意该表的表注所指明的应用条件。

表 13-1 典型成年受检者 X 射线摄影的剂量指导水平

检查部位	投照方位	每次摄影入射体表剂量 /mGy
腰椎	AP	10
	LAT	30
	LSJ	40
腹部,胆囊造影,静脉尿路造影	AP	10
骨盆	AP	10
髋关节	AP	10
胸	PA	0.4
	LAT	1.5
胸椎	PA	7
	LAT	20
牙齿	牙根尖周	7
	AP	5
头颅	PA	5
	LAT	3

注:1)AP:前后位投照,LAT:侧位投照,LSJ:腰骶关节投照,PA:后前位投照。

2)入射受检者体表剂量系空气中吸收剂量(包括反散射)。这些值是对通常片屏组合情况(相对速度 200),如对高速片屏组合(相对速度 400~600),则表中数值应减少到 1/2 至 1/3。

表 13-2 给出了典型成年受检者在 3 种常见 X 射线 CT 检查的多层扫描平均剂量(multiple scan average dose,MSAD)指导水平(引自新基本标准附录 G 表 G1.2)。我国基本标准 GB 18871—2002 采用国际基本安全标准 IBSS 使用的多层扫描平均剂量(MSAD)。多层扫描平均剂量(MSAD)可由 CT 剂量指数(CTDI)导出。

表 13-2 典型成年受检者 X 射线 CT 检查的剂量指导水平

检查部位	多层扫描平均剂量 /mGy
头	50
腰椎	35
腹部	25

注:1)表中所列数值是水当量体模中旋转轴上的测量值推导的;

2)测量用体模长 15cm,直径 16cm(对头)和 30cm(对腰椎和腹部)。

表 13-3 给出了典型成年女性受检者乳腺 X 射线摄影的指导水平（引自 GB 18871—2002 附录 G 的表 G1.3）。这些指导水平是通过我国自己的现场实际调查研究确定的。乳腺平均剂量（average mammary glandular dose, AMGD）是专指乳房 X 射线摄影中所致受检者的乳腺平均吸收剂量 Dg。

表 13-3　典型成年女性受检者乳腺 X 射线摄影的剂量指导水平

防散射滤线栅的应用	每次头尾投照的腺平均剂量 /mGy
无滤线栅	1
有滤线栅	3

注：表中所列值是在一个 50% 腺组织和 50% 脂肪组织构成的 4.5cm 压缩乳腺上测试；并且针对胶片增感屏装置及用钼靶和钼过滤片的乳腺 X 射线摄影设备确定的。

表 13-4 给出典型成年受检者接受 X 射线透视检查的指导水平（引自 GB 18871—2002 附录 G 表 G1.4）。由于历史原因和经济条件局限，我国 X 射线透视检查比例曾经偏高。1998 年我国平均胸部透视相对频率已从 20 世纪 80 年代中期的 63.3% 下降到占 22.1%。针对我国实际情况，尤其基层医院普通医用诊断 X 射线透视检查依然占一定比例，必须建立相应指导水平以促进合理地减少受检者所受照射。因此表 13-4 按我国实际情况改为以 X 射线机类型分三类控制，便于操作执行。严格讲，没有影像增强器的 X 射线机不能进行 X 射线透视。但从我国实际出发，表 13-4 第一行是为基层保留的特殊情况。必须指出，应用以上各种 X 射线诊断的医疗照射指导水平时还要注意考察包括表注在内的应用条件。我国首次建立的 X 射线诊断检查的医疗照射指导（参考）水平，及时适应了我国加强推进医疗照射防护最优化的迫切需要。

表 13-4　典型成年受检者 X 射线透视的剂量率指导水平

X 射线机类型	入射体表剂量率 */ （mGy·min⁻¹）
普通医用诊断 X 射线机	50
有影像增强器的 X 射线机	25
有影像增强器并有自动亮度控制系统的 X 射线机（介入放射学中使用）	100

注：表列值为空气中的吸收剂量（包括反散射）。

（二）处方剂量

对接受放射治疗的患者而言，个人剂量限值是不适用的。通常患者接受放射治疗剂量的多少，是由放射治疗医师和物理师根据患者的病情结合临床经验而确定，以治疗处方的形式下达给放射治疗技术人员，由技术人员实施对患者的放射治疗。表 13-5 和表 13-6 分别给出了在不同级别医疗保健水平国家，对不同位置肿瘤远距离、近距离放射治疗的处方剂量。治疗计划要求肿瘤体积接受的射线吸收剂量偏差不超过处方剂量的 ±5%，同时使靶区周围正常组织或器官的受照剂量最小。

表 13-5　远距离放射治疗处方剂量（1991—1996）* 　　　　　　　　　单位：Gy

国家	白血病	淋巴瘤	乳房肿瘤	肺胸部肿瘤	妇科肿瘤	头颈部肿瘤	脑肿瘤	皮肤癌	良性疾病
阿根廷[a]	14	36	60	66	50	70	65	75	15~75
加拿大[a]	25	40	50	40	45	60	50	35	6~20
爱尔兰[a]	30	30~60	45	40~50	40	60	40	35	–
新西兰[a]	15	40	50	50	45	60	50	40	8~15
阿联酋[a]	12	40	50	60	45	66	54	50	30~45
丹麦[a]	12	40	48	30~50	46	64	54	48	–
瑞典[a]	–	37	49	51	55	59	52	46	
澳大利亚[a]	15	34	53	44	49	56	50	45	6~26
罗马尼亚[a]	10~40	6~45	–	2~74	18~70	2~87	16~60	–	
科威特[a]	18	36	50	60	46	60	60	40	
利比亚[b]	18	45	50	30	50	66	55	45	–
约旦[b]	20	35	50	30	44	60	50	50	10~40
秘鲁[b]	18	44	60	50	50	60	60	50	–
土耳其[b]	22	34	54	50	51	63	55	58	9~25
墨西哥[b]	24	40	50	55	80	75	65	65	24~32
摩洛哥[c]	24	36	50	30~70	46	70	60	70	–
苏丹[c]	30	50	45	45	55	55	–	55	20~30
坦桑尼亚[d]	30	30	50	30	64	60	45	60	6

注：a 为 Ⅰ 级保健国家；b 为 Ⅱ 级保健国家；c 为 Ⅲ 级保健国家；d 为 Ⅳ 级保健国家；
* 引自 UNSCEAR2000 年报告。

表 13-6　近距离放射治疗处方剂量（1991—1996）* 　　　　　　　　　单位：Gy

国家	头颈部肿瘤	胸部肿瘤	妇科肿瘤	前列腺癌
阿根廷	75	–	60	70
加拿大	60	40	70	–
爱尔兰	30	30	15	–
新西兰	45	15	70	–
阿联酋	10		20	–
俄罗斯	30~50	20~40	20~40	–
捷克	65	12	60	60
澳大利亚	30	10	32	–
突尼斯	55~75	–	20~60	–

续表

国家	头颈部肿瘤	胸部肿瘤	妇科肿瘤	前列腺癌
土耳其	21	20	24	–
墨西哥	30	15	30	–
摩洛哥	24	–	24	–
苏丹	–	–	35	–

注:* 引自 UNSCEAR2000 年报告。

(三) 处方剂量

对核医学影像诊断,我国和国际机构均推荐和有关剂量约束值相应的施用量值。对于应用 $^{99}Tc^m$ 及其标记物的显像患者,施用量不超过 28 000MBq,对其探视者及家属等周围人群的辐射剂量不会大于 5mSv 剂量约束;同理,对于施用量不超过 5 600MBq 时,对其周围人群的剂量不会大于 1mSv 剂量约束;对于应用 ^{18}F-FDG 显像患者不会产生对其探视者及家属等周围人群的辐射剂量约束(无施用量的限制)。

施用放射性核素治疗时,核医学单位应向探视者和家庭成员提供有关的辐射防护措施(如限定接触或接近患者的时间等)及相应的书面指导,并对其所受剂量加以约束,通常的公众剂量限值不适于核素治疗患者的探视者和家庭成员,相应的剂量约束要求见表 13-7。

表 13-7　对接触接受 ^{131}I 治疗后患者人员的剂量约束要求

人员类型	剂量约束 /(mSv/ 次)
到访人员(非看护人员)	0.3
家庭成员及亲友	
孕妇	1.0
≤2 岁	1.0
>2, ≤3 岁	数据暂无
>3, ≤10 岁	1.0
>10, ≤60 岁	3.0
>60 岁	15.0

特别要指出的是那些明知受照而志愿帮助(并非他们的职业)护理、支持或慰问正在接受医疗治疗患者的个人,和探视已接受放射性核素治疗患者的个人,对他(她)们同样必须进行剂量限制和剂量约束。安慰者和拜访者在一个患者的治疗期间,所受到的辐射剂量,不能超过 5mSv;对访问已给予放射性物质治疗的患者的儿童受到的辐射剂量,应该限制到小于 1mSv。

必须大力加强医疗照射的放射防护最优化。医疗照射应用频率的急剧增加凸显了加强医疗照射防护最优化的迫切性和重要性。伴随着医疗照射应用频率的持续增加,更亟须强化医疗照射的正当性判断,积极引导正确合理应用各类医疗照射;注重认真贯彻执行依据现行放射防护体系所制定的新放射防护标准;尤其必须落实放射防护最优化措施以有效严控事故照射与不必要照射;并通过建立放射诊断的受检者剂量参考(指导)水平,以强化推动合理减少每次放射诊断检查的医疗照射剂量;同时努力追求实现精准放射治疗。医疗照射放射防护最优化的精髓就是尽量避免一切不必要照射(ALARA 原则),这是一个覆盖放射诊疗的设备、操作、技术、观念、管理等诸多方面因素,并且迫切需要诸多部门、诸多学科与专业人员大力协同的综合性系统工程。

第二节　放射诊疗场所的防护要求

一、医用外照射防护要求

一般来说,放射诊疗场所是其工作实际开展的地方,同时也是放射诊疗设备的安置处、相关人员受照和各种放射防护措施落实的场所,为此,在安全管理方面应当按 GB 18871—2002 中规定,将工作场所区划为控制区和监督区。

1. 控制区　该区域内要求或可能要求采取专门的防护手段和安全措施,以便在正常工作条件下控制正常照射或防止污染扩展,防止潜在照射或限制其程度。放射诊疗场所的控制区主要为射线直接操作场所,如机房、操作室、模拟定位室等。医疗机构应采用实体边界划定控制区;在控制区进出口及其他适当位置处设立醒目的、符合安全标准的警告标志,并给出相应的辐射水平和污染水平的指示;制定职业防护与安全措施,包括应用于控制区的规则与程序;运行进出控制区,限制的严格程序应与预计的照射水平和可能性相适应;定期审查控制区的实际状况,以确定是否有必要改变该区的防护手段或安全措施或该区的边界。

2. 监督区　即未被确定为控制区,通常不需要采取专门防护手段和安全措施但要不断检查其职业照射条件进行监督和评价的区域。医疗结构应采用适当的手段划出监督区的边界;在监督区入口处的适当地点设立表明监督区的标牌;定期审查该区的条件,以确定是否需要采取防护措施和做出安全规定,或是需要更改监督区的边界。

二、医用内照射防护要求

1. 放射性核素毒性分组与工作场所分级　为了判定非密封放射性物质工作场所级别,便于对工作场所提出防护要求和确定防护下限,需要熟识常用核素的放射毒性大小。从放射防护角度出发,按照非密封放射性物质对工作场所可能导致的空气污染程度不同,依据核素的导出空气浓度将放射性核素划分为四组:极毒组核素、高毒组核素、中毒组核素和低毒组核素。

临床核医学在疾病的诊断与治疗中需要使用放射性核素及其标记的化合物(即放射性药物),放射性药物是一类非密封型放射源,其在使用过程中会可能会对人员产生内照射。按照 GBZ120—2020《核医学放射防护要求》,针对临床核医学诊疗的具体情况,依据计划操作最大量放射性核素的加权活度,将核医学工作场所分为Ⅰ、Ⅱ、Ⅲ类,对不同类别核医学工作场所,建筑设计的防护要求也不相同,见表 13-8。

表 13-8 对不同类别核医学工作场所建筑设计的防护要求

场所分类	地面	表面	通风橱	室内通风	管道	清洗及去污设备
Ⅰ	地板与墙壁接缝无缝隙	易清洗	需要	设抽风机	特殊的下水管道、有标记	需要
Ⅱ	易清洗且不易渗漏	易清洗	需要	有较好通风	一般要求	需要
Ⅲ	易清洗	易清洗	不必要	一般自然通风	一般要求	只需清洗设备

2. 非密封放射性物质操作的个人防护 无论是从技术方面考虑还是从经济方面考虑，在操作非密封放射性物质过程中期望完全彻底地包容放射源是不实际的。因此，还需要采取辅助性防护措施加以补充，如拟订安全操作规则和穿戴个人防护衣具。

3. 个人防护要求

(1)进行开放型放射工作时，应穿好工作服和工作鞋，佩戴口罩和手套。必要时应戴塑料套袖和围裙。在强活度下工作，应佩戴个人剂量计，进行个人剂量监测。个人防护用品要保持清洁和完整。被放射性污染的防护用具，不得带入放射性工作场所；不能继续使用的个人防护用具，应集中妥善处理。

(2)严禁在放射工作场所进食、饮水、吸烟和存放食物。

(3)避免使用容易导致皮肤破损的容器和玻璃器具。手若有小伤，要清洗干净，妥善包扎，戴上乳胶手套才能进行水平较低的放射性操作，如伤口较大或患有严重伤风感冒，需停止工作。不准用有机溶剂(乙醚、氯仿、乙酸乙酯、甲苯等)洗手和涂抹皮肤，否则会增加皮肤对放射性物质的通透性。如果皮肤被污染，切忌用有机溶剂洗涤。

(4)在甲级放射工作场所或粉尘操作完毕后，必须严格执行卫生通过制度。工作完毕，要更衣、洗手、淋浴、并进行放射性污染检测，合格后才能离开。

4. 安全操作要求

(1)工作人员在操作放射性物质前，应作充分准备，拟订出周密的工作计划和步骤，检查仪器是否正常，通风是否良好，个人防护用品是否齐全以及万一发生事故时的应急方案。凡采用新技术、新方法时，在正式操作前必须熟悉操作的内容及放射性物质的性质(电离辐射种类、能量、物理化学状态等)。

(2)对于难度较大的操作，要预先使用非放射性物质作空白实验(也叫冷实验)，经反复练习成熟后，再开始工作。必要时还需有关负责人审批。对于危险性操作，必须有两人以上在场，不得一个人单独操作。

(3)凡开瓶、分装及煮沸、蒸发等产生放射性气体、气溶胶的操作及粉尘操作，必须在通风橱或操作箱内进行。应采取预防污染的措施，如操作放射性液体时，须在铺有吸水纸的瓷盘内进行，并根据射线的性质和辐射强度，使用相应的防护屏和远距离操作器械。操作 4×10^7 Bq 以上的 β、γ 核素，应佩戴防护眼镜。

(4)凡装有放射性核素的容器，均应贴上明显标志的标签，注明放射性核素的名称、活度等信息，以免与其他非放射性试剂混淆。

(5)放射性工作场所要保持清洁。清扫时，要避免灰尘飞扬，应用吸尘器吸去灰尘或用湿拖把。场所内的设备和操作工具，使用后应进行清洗，不得随意携带出去。

(6)经常检查人体和工作环境的污染情况,发现超限值水平的污染,应及时妥善处理。

(7)严格管理制度,防止放射性溶液泼洒、弄错或丢失。

5. 个人防护用品　内照射个人防护用品分为两类:基本的个人防护衣具和附加的个人防护衣具。可以根据实际需要,合理组合使用这两类个人防护衣具。

(1)基本个人防护衣具:基本个人防护衣具是通常情况下穿戴的工作帽、防护口罩、工作服、工作鞋和防护手套等。

1)工作帽:常以棉织品或纸质薄膜制作。留长发的工作人员应当把头发全部罩在工作帽内。

2)防护口罩:常用的是纱布或纸质口罩,或超细纤维滤膜口罩。这些口罩对放射性气体核素没有过滤效果,仅对放射性气溶胶粒子有过滤效果。对气溶胶粒子的过滤效率比较好的口罩是超细纤维滤膜口罩,过滤效率达99%以上。

3)工作手套:常用的是乳胶手套。戴手套之前应当仔细检查手套质量,漏气或破损的手套不能使用。戴脱手套的概念正好与外科手术医生戴脱手套的概念相反,即手套表面是受污染面,手套内表面是清洁面,不能使手套的内面受污染。切勿戴着受污染的手套到清洁区打电话,或取拿、传递开门钥匙。

4)工作服:常以白色棉织品或以特定染色的棉织品制作。丙级工作场所的工作服以白色为常见。甲、乙级工作场所的工作服则以上、下身分离的工作服为常见。切勿穿着受污染的工作服和工作鞋进入清洁区办事。

(2)附加个人防护衣具:附加个人防护衣具是在某些特殊情况下需要补充采用的某些个人防护衣具。例如,气衣、个人呼吸器、塑料套袖、塑料围裙、橡胶铅围裙、橡胶手套、纸质鞋套和防护眼镜等。

第三节　减少人员受照剂量的措施

放射诊疗过程中,受照人员可以分为职业人员(医务人员)、受检者或患者、公众三个人群。这三类人员受照特点和方式虽然各有不同,但从放射防护的角度出发,采取合理措施尽可能地降低相应人员的受照剂量是明确要求和必然趋势。因此,以下分别针对这三类人员描述降低受照剂量的各类措施。

一、减少放射工作人员的受照剂量

随着科技技术的发展,现代放射诊疗基本都采用隔室操作的模式,即放射工作人员在治疗时是不用出现在机房内。这样的治疗模式使得放射工作人员的受照剂量被大大地降低了。正常和不可避免的职业照射是不会对工作人员产生明显的辐射损伤。真正的辐射危险来自潜在的事故或意外事件所造成的高剂量照射情况。因此,放射治疗单位必须有确保安全的工作条件、规范的操作步骤和预防辐射事故的应急措施。

由于对设备、机房进行严格的屏蔽,散射线和漏射线的绝对量大大降低,正常情况下,医技人员的受照剂量均十分安全。但这并不意味着放射诊疗的工作人员就不需要采取辐射安全防护措施。因此,放射诊疗工作人员的辐射安全与防护措施要从以下几个方面进行:个人剂量监测、职业健康监护和辐射安全培训。对工作人员的职业受照剂量进行严格的控制和管理;定期组织放射工作人员接受健康体检;同时加强人员安全文化的培养、进行防护与安全知识的培训。

(一) 个人剂量监测

个人剂量监测是指利用工作人员个人佩戴剂量计所进行的测量以及对这些测量结果的解释。应当根据工作场所的辐射水平高低和变化情况,以及根据潜在照射的可能性与大小,确定个人监测的类型、周期和不确定度要求。放射诊疗的工作人员在正常工作情况下受照方式多为外照射,故采用外照射个人剂量监测方法进行日常的测量工作。

外照射个人剂量监测方法有:①只接受外照射的人员,在左胸前暴露部位佩戴一组个人剂量计;②事故应急人员应佩戴直读式或报警式个人剂量计;③外照射个人剂量计的测读周期一般为 30d,也可视情况缩短或延长,但最长不得超过 90d。

个人剂量监测管理:①从事放射防护工作的机构和各放射工作单位应设专(兼)职人员做好个人剂量监测工作。②接受监测的放射工作人员必须正确佩戴个人剂量计:在左胸前外上方佩戴一枚个人剂量计,号码固定,不能擅自拆开,不能损坏,不能转借他人使用,不工作时不能将佩戴有个人剂量计的工作服挂在有射线的地方,按时更换剂量计。③各医疗机构应对所有接受监测的人员建立个人剂量档案,各地放射防护机构和放射单位应根据监测机构的监测结果报告建立个人剂量档案,并终身妥善保存。放射工作人员调动时,其在本单位的个人剂量档案应随其人事调动而转往调入单位。④当放射工作人员的年有效剂量小于5mSv 时,只需记录个人监测的剂量结果。当放射工作人员的年有效剂量达到或超过 5mSv 时,除应记录个人监测结果外,还应进一步进行调查。当放射工作人员的年有效剂量大于年限值 20mSv 时,除应记录个人监测结果外,还应估算人员主要受照器官或组织的当量剂量;必要时,需全面估算人员的有效剂量,以进行安全评价,并查明原因,改进防护措施。

外照射个人监测的主要目的是:①得到有效剂量的评价,需要时获得受到有意义照射的组织中当量剂量的评价,以说明符合管理要求和法规的要求;②为控制操作和设施的设计提供信息;③在事故过量照射的情况下为启动和支持适当的健康监护和治疗提供有价值的信息。

监测职业人员在一个给定周期内或在一次操作过程中受到的外照射累积剂量的目的是评价个人受照剂量上限,或借以评价工作场所现有防护措施的有效性。通过职业照射人员佩戴的个人剂量计可获得事故受照剂量,作为医学处理的剂量依据。

介入工作人员的有效剂量估算通常由两组个人剂量计导出,第一组个人剂量计应该戴在铅围裙下,第二组应该戴在外面并且在围裙上面颈部水平,其有效剂量的估算是第一组剂量计数值乘以 0.5 与第二组剂量计数值乘以 0.025 的值相加(NCRP,1995)。介入过程中应该测量皮肤,手和脚以及眼的晶状体的剂量,同时使用特殊剂量计(指环剂量计)。

核医学放射工作人员应按 GBZ 128 的要求进行外照射个人监测,同时对于近距离操作放射性药物的工作人员,宜进行手部剂量和眼晶状体剂量监测;操作大量气态和挥发性物质的工作人员,例如近距离操作 ^{131}I 的工作人员,宜按照 GBZ 129 的要求进行内照射个人监测。

（二）职业健康监护

根据《中华人民共和国职业病防治法》的要求，必须对放射工作人员进行职业健康监护，其主要目的是：①评估工作人员的健康状况；②确定工作人员在特殊工作条件下从事预定任务的适任性；③提供用于事故情况下暴露于特定危险物或职业病的基础资料。

职业健康检查机构应具备持有《医疗机构执业许可证》，由省级以上人民政府卫生行政部门批准，并在《医疗机构执业许可证》上注明获准开展的医疗性职业卫生服务项目（职业健康检查），具有一定数量的具有执业医师资格的职业卫生医师。

负责职业健康监护医生必须具有执业医师资格的合格医生；熟悉放射卫生防护与放射性疾病诊断标准以及相关法规的要求；具有辐射生物学知识；熟悉用于保护工作人员的预防措施和程序；丰富的放射防护实践经验。

放射工作人员的职业健康检查包括上岗前、在岗期间、离岗时和应急（或事故）照射的健康检查。

1. 上岗前健康检查 一是判定拟参加职业照射的人员是否具备所承担的职业照射工作的健康条件；二是为其在就业以后的定期健康监护或在事故照射后的医学检查做对照。未经就业前健康检查的人员不可以从事职业照射的工作。根据《放射工作人员健康要求》（GBZ 98—2017）中的规定，职业照射人员就业前体检内容包括：医学史的询问，特别是先前的辐射照射史和各种毒物接触史的调查；内科、眼科及皮肤科体格检查；血液常规化验检查（表 13-9 是允许从事放射工作的人员血细胞指标的参考区间）；外周血淋巴细胞染色体畸变分析和/或外周血淋巴细胞微核分析；胸部 X 射线摄影、心电图、腹部 B 超等检查；以及根据工作和健康情况，由负责医师提出的其他有关检查。

表 13-9　放射工作人员血细胞分析参考区间

性别	血红蛋白/(g·L^{-1})	红细胞数/(10^{12}·L^{-1})	白细胞数/(10^9·L^{-1})	血小板数/(10^9·L^{-1})
男	120~175	4.0~5.8	4.0~9.5	100~350
女	110~150	3.5~5.1	4.0~9.5	100~350

注：高原地区应参照当地参考标准。

健康检查发现有以下疾病或症状者则不应从事放射性工作：

（1）严重的视觉和/或听力障碍，例如：伴有明显视力障碍的眼晶状体混浊或高度近视、色盲、立体感消失、耳聋等。

（2）严重和反复发作的疾病，使之丧失部分工作能力，例如：严重造血器官疾病、失代偿功能的慢性肺部疾病、未能控制的糖尿病、未能控制的癫痫和暴露部位的严重皮肤疾病等。

2. 在岗期间健康检查：在岗期间健康检查的对象是指对已从事放射工作的人员进行的定期例行医学检查。体检机构按照放射工作人员体格检查表的内容全面进行，并逐项做好记录。

检查内容分为一般检查内容和特殊检查内容。一般检查内容包括：

（1）一般情况：年龄、性别、婚姻、生育情况、个人生活史。

（2）以往患病情况：包括药物过敏史。

（3）从事有毒有害作业的职业史。

（4）临床内科、外科、眼科、皮肤科、神经精神科等。

（5）血、尿、便常规、肝功能等。

对于放射工作人员还应根据其接触射线种类及暴露情况选择特殊检查项目：

（1）对接触 X 射线、γ 射线及中子外照射的放射工作人员要做眼晶状体的检查。

（2）对从事非密封放射性物质操作的工作人员，根据接触的放射性核素在人体内代谢的特点，做重要器官功能检查，并可进行生物样品的监测，必要时，用体外计数法测定全身或部分器官的放射性。

（3）血液学检查包括白细胞总数及分类、血红蛋白含量、红细胞及血小板计数，必要时进行微循环、内分泌功能、免疫功能、淋巴细胞微核及染色体畸变、细胞遗传学检查。

（4）对在事故中受到照射的男性应增加精液的常规检查。

（5）根据需要可进行皮肤、毛发、指甲、血和尿生化、痰涂片的细胞学检查等。

就业后体检的频度为 2 年一次，必要时可适当增加检查次数。就业后体检要求同就业前，检查结果应与就业前进行对照、比较，以便判定是否适应继续从事放射工作，或需调整做其他工作。事故或应急照射的医学记录应尽可能完整，应详细记录应急照射的经过、防护情况、机体反应、详尽的体格检查，并在在岗期间定期检查项目的基础上，可结合个人剂量监测或生物、物理剂量估算和临床表现等具体情况，适当增加必要的有针对性的检查项目。

3. 离岗时健康检查　其主要目的是了解工作人员离开工作岗位时的健康状况，以分清健康损害的责任，特别是依据有关法律所要承担的民事赔偿责任。检查项目基本与在岗期间检查项目相同，进行系统全面的健康检查，同时根据工作人员的医学史、症状及体征、职业照射记录、接触射线或放射性同位素的类型、方式及靶器官的不同，检查时要侧重于不同的项目，以评价工作人员在离开工作岗位时的健康变化是否与职业危害因素有关。必须对受过量照射工作人员的辐射随机性效应（包括致癌效应和遗传效应）与确定性效应进行长期医学随访。

（三）辐射安全培训

医学放射工作人员上岗前、医学院校学生进入与放射工作有关的专业实习前、各类医学放射工作人员在岗期间都应当接受放射防护和有关法律知识的培训，考核合格方可参加相应的工作。首次培训时间不少于 4d。

医疗单位应当定期组织本单位的放射工作人员接受放射防护和有关法律知识培训。放射工作人员两次培训的时间间隔不超过 2 年，每次培训时间不少于 2d。同时应当建立并按照规定的期限妥善保存培训档案。培训档案应当包括每次培训的课程名称、培训时间、考试或考核成绩等资料。

培训应当由符合省级部门规定条件的单位承担，培训单位可会同放射工作单位共同制订培训计划，并按照培训计划和有关规范、标准实施和考核。放射工作单位应当将每次培训的情况及时记录在《放射工作人员证》中。

同时需注意核医学医护人员由于接触的是开放型放射性核素，其操作要求需注意：

1. 个人防护用品　开展核医学工作的单位应根据工作内容，为工作人员配备合适的防护用品和去污用品，其数量应满足开展工作需要。当使用的 ^{99m}Tc 活度大于 800MBq 时，防护用品的铅当量应不小于 0.5mmPb；对操作 ^{68}Ga、^{18}F 等正电子放射性药物和 ^{131}I 的场所，此时应考虑其他的防护措施，如：穿戴放射性污染防护服、熟练操作技能、缩短工作时间、使用注射器防护套和先留置注射器留置针等措施。

根据工作内容及实际需要，合理选择使用移动铅屏风、注射器屏蔽套、带有屏蔽的容器、托盘、长柄镊子、分装柜或生物安全柜、屏蔽运输容器/放射性废物桶等辅助用品。

2. 操作放射性药物的防护　操作放射性药物应在专门场所，如给药不在专门场所进行时则需采取适当防护措施。操作放射性药物应在衬有吸水纸的托盘内进行，工作人员应穿戴个人防护用品。操作 ^{131}I 等挥发性和放射性气体应在通风橱进行，通风柜保持良好通风，并根据操作情况必要时进行气体或气溶胶放射性浓度的监测；操作放射性碘化物等挥发性或放射性气体的工作人员宜使用过滤式口罩。在放射性工作场所不得进食、饮水、吸烟，也不得进行无关工作及存放无关药物。

3. 粒子源植入操作人员的防护　粒子源植入的操作人员应在铅当量不低于 0.5mmPb 的屏风后分装粒籽源，屏风上应有铅玻璃观察窗，铅玻璃铅当量不低于 0.5mmPb。工作人员应配备适当的防护用品，操作前要穿戴好防护用品。防护衣厚度不应小于 0.25mmPb 铅当量。对性腺敏感器官，可考虑穿含 0.5mmPb 铅当量防护的三角裤或三角巾。粒籽源分装操作室台面和地面应无渗漏易于清洗，分装应采取防污染措施。分装过程中使用长柄镊子，轻拿轻放，避免损伤或刺破粒籽源，不应直接用手拿取粒籽源。在实施粒籽源手术治疗前，应制订详细可行的实施计划，并准备好所需治疗设备，如定位模板、植入枪等，尽可能缩短操作时间。拿取掉落的粒籽源应使用长柄器具（如镊子），尽可能增加粒籽源与操作人员之间的距离。在整个工作期间，应快速完成必要的操作程序，所有无关人员尽可能远离放射源。如粒籽源破损引起泄漏而发生污染，应封闭工作场所，将源密封在屏蔽容器中，控制人员走动，以避免放射性污染扩散，并进行场所去污和人员应急处理。

二、减少患者的受照剂量

（一）放射诊断与介入放射学过程中减少患者的受照剂量

要减少患者的受照剂量，可以从下面几个方面展开。

1. 增加透射比，降低皮肤剂量　介入放射学操作对患者的损伤主要是辐射诱导的皮肤损伤，因此防护措施应该主要针对这种皮肤剂量的减少。透射比是指平均出射空气吸收剂量与平均入射空气吸收剂量的比值。通常情况下，这个比值约为 0.01 或更小。增加透视比的方法很多，其中之一就是提高管电压，相对而言降低了管电流，可增加 X 射线的硬度，使其贯穿能力增强，达到降低射野内皮肤剂量的目的。但是，增加透视比会增加患者体内深部组织的吸收剂量，也会增加 X 射线在患者体内的散射，影像质量可能会难以保证。在不影响图像质量的前提下，应采用高千伏和低毫安秒进行 X 射线摄影，以减少患者的受照剂量。

2. 控制照射野，准直投照角度　控制照射野应该最小化仅包括感兴趣的解剖区域，适当的 X 射线束准直能够明显减少患者的受照剂量。透视和摄影时尽量使用小照射野，根据需要视野从小到大。控制可行的最小照射野并准直定位，一方面能减少患者的受照剂量，另一方面可以提高影像质量。在介入心脏病学程序中，复杂的程序、C 型臂过度斜位投影或连续几个相似的斜位投影时剂量很大，尽量避免过度斜位投影。

3. 器官屏蔽 介入医生既要正确使用影像引导设备已有的防护装置,也要充分利用患者配备的个人防护用品,不要因各种原因让防护设施或防护用品束之高阁。尤其要做好受检者邻近照射野的敏感器官和组织的屏蔽防护,特别是儿童患者,必须保护他们的眼、甲状腺和性腺,在不影响临床操作过程和影像质量的前提下,对某些重要器官进行屏蔽,可以减少它们的受照剂量。

(1)对性腺的屏蔽:当其性腺处在 X 射线有用线束内或离开有用线束边缘不足 5cm 时,在不妨碍诊断检查或损失重要影像信息的条件下,对性腺屏蔽会收到明显减少受照剂量的效果。当性腺处于有用线束内时,对睾丸屏蔽可使其吸收剂量减少 95%,对卵巢屏蔽能使其吸收剂量减少 50%。

(2)对眼晶状体的屏蔽:在某些 X 射线诊断检查中,眼晶状体受到的吸收剂量可以达到 0.2~0.3Gy,这个剂量远低于电离辐射引起白内障的剂量。但是,包括脑血管造影、颞骨体层摄影在内的 X 射线诊断检查中,对眼晶状体的屏蔽防护是有价值的。在脑血管造影检查时,给患者佩戴专门设计合适铅当量的眼镜,可以使眼晶状体的受照剂量减少到未带铅玻璃眼镜时受照剂量的 1/10 左右。

4. 控制焦皮距和焦点到影像探测器的距离 当焦皮距或焦点到影像探测器的距离(影像增强器和平板)变小时,入射到患者体表处有用线束致皮肤的剂量将会急剧地增高。但是影像探测器和 X 射线管球的距离过远会影响成像质量。因此,在透视引导介入程序中,影像探测器的位置应该与患者身体尽可能近,而且应该调节床的高度使患者与 X 射线管球尽可能远。

5. 减少散射辐射剂量 控制散射辐射既能减少患者受照剂量,又可以保证影像质量。例如,采用碳纤维材料代替传统铝材料(其反射率为 30%)制作诊断床、滤线栅,不仅可以增加透射比,而且可以使得在有用线束内的患者皮肤吸收剂量大量减少,与此同时,深部组织的吸收剂量也会得到相应的减少。

6. 控制并记录照射时间和频率 所有的 X 射线诊断检查设备的运行启动开关,应当配有在任何情况下都能以手动方式终止照射的开关(需要多次照射的特殊检查除外);不用手动开关就不能实施照射。X 射线透视设备应当配置积分计时器,超过预定照射时间,积分计时器能自动终止照射。也就是说,积分计时器应当与 X 射线透视机的运行开关联锁。在 X 射线透视检查时间达到预定照射时间时,积分计时器能给出声响警示信号以提醒放射科医生保持最短的透视检查时间。

7. 其他措施 如制定统一的剂量测量方法和评价指标;定期对剂量减少措施进行评估,确保这些措施的有效实施;如果患者接受了一种临床上重要的辐射剂量类型,应该在病历上记录其剂量数据;开发利用新的介入性引导工具,如开放式 MRI 设备与其相应配套器具的开发以及超声的配合使用,使介入放射学向低或无放射线方向发展;加快针对不同介入操作类型患者的防护设施研究。

(二)放射治疗过程中减少患者的受照剂量

射线能量沉积在细胞上可导致其 DNA 发生损伤,进而引起细胞的凋亡与坏死,肿瘤放射治疗就是利用电离辐射的这一生物学效应治疗恶性肿瘤的。放射治疗采用特殊设备产生的高能量射线照射癌变的肿瘤,杀死或破坏癌细胞,抑制它们的生长、繁殖和扩散。但同时我们必须认识到:射线是不会区分正常细胞与肿瘤细胞的,即使采用最先进的放射治疗技术进行精确治疗,患者病灶周围的正常组织仍不可避免地会受到射线的照射。因此,放射治疗中对患者的防护不是要求避免对患者的照射,而是要求设法使肿瘤靶体积邻近的正常组织或器官受到的漏射辐射和散射辐射的剂量减少到可以合理做到的尽量低的水平,目的是降低放射治疗并发症的发生率。

放射治疗的方式主要有两种:远距离治疗和近距离治疗。远距离治疗是指设备位于人体外,直接把高能量射线照在肿瘤部位即射线从患者体外对病变组织进行照射治疗;近距离治疗是指将放射源密封植入肿瘤内或靠近肿瘤的位置。大多数肿瘤患者接受其中一种治疗方式,个别患者可能会出现两种治疗方式联合使用的情况。不同的治疗方式,射线作用于患者的方式不同,其对患者机体照射的特性也不同。如何做好患者的防护措施,在确保治疗效果的同时尽量降低周围正常组织的受照剂量,在远距离治疗和近距离治疗中,根据各自治疗方式的特点其要求也有所区别。

1. 远距离治疗的患者防护要求　针对远距离放射治疗而言,患者的安全与防护需遵循以下要求:

(1)放射治疗前应根据临床检查结果制订详细的放射治疗计划,包括放射治疗的类型、靶组织剂量分布、分割方式、治疗周期等。

(2)对放射治疗计划单要进行核对、签名确认与存档。治疗计划应由中级专业技术任职资格以上的放射肿瘤医师和医学物理人员共同签名。

(3)制订患者放射治疗计划时,应对靶区外重要组织器官的吸收剂量进行测算,按病变情况,采用包括器官屏蔽在内的适当的技术和措施以保护正常组织与器官,在保证治疗要求的前提下,使其处于可合理达到的尽量低的水平。

放射治疗过程中只要可行,就要酌情对辐射灵敏的器官,如性腺、眼晶状体、乳腺和甲状腺进行屏蔽。患者的防护用品应设计成使用方便,患者自己就能将其正确地放置在需要防护的部位上。目前,临床放射治疗中常见的患者个人防护用品有:

1)性腺防护裙:在放射治疗全过程中,能够把性腺防护裙系在患者身上恰当位置来提供性腺防护。性腺防护裙的使用材料应该是柔软的,在整个性腺防护裙区域上,其铅当量应不小于 0.5mmPb。性腺防护裙应根据表 13-10 中的尺寸分类,并应符合表中所示的尺寸。

表 13-10　性腺防护裙的型号大小

标准尺寸	字母符号	最小尺寸 /cm	
		长	宽
儿童 1	C1	20	25
儿童 2	C2	30	30
成人 1	A1	37	40
成人 2	A2	40	45

2)阴囊屏蔽器具:阴囊屏蔽器具应无间隙,内外表面所覆盖的防护材料都应防水、易于清洗和消毒。在放射治疗全过程中,应采用把阴囊屏蔽器具保持在合适位置的方法来提供阴囊防护。阴囊屏蔽器具分为两类:轻型阴囊屏蔽器具和重型阴囊屏蔽器具。轻型阴囊屏蔽器具在整个区域上的铅当量应不小于 0.5mmPb,重型阴囊屏蔽器具在整个区域上的铅当

量不小于 1.0mmPb。

3)卵巢屏蔽器具:卵巢屏蔽器具应设计成易于应用,在放射治疗的全过程中,能使之能保持在合适的位置来提供性腺保护。卵巢屏蔽器具或设计成可方便地调节成不同尺寸,或应成套提供适宜尺寸的卵巢屏蔽器具。在整个卵巢屏蔽器具区域上,其铅当量不小于1.0mmPb。

4)阴影屏蔽器具:阴影屏蔽器具应设计成能保证将阴影屏蔽器具放置在辐射源与患者之间合适的位置上,阴影屏蔽器具应适合于同光野指示器一起使用。在阴影屏蔽器具的整个区域上,轻型阴影屏蔽器具的铅当量应不小于0.5mmPb,重型阴影屏蔽器具的铅当量应不小于 1.0mmPb。

5)防护眼镜:在头颈部放射治疗过程中,给患者佩戴专门设计的合适铅当量防护眼镜,可以使眼晶状体的受照剂量减少到未戴铅玻璃眼镜时受照剂量的1/10左右。

(4)对怀孕或可能怀孕的妇女及儿童应慎重采用放射治疗。因病情需要必须要给孕妇实施放射治疗时应进行更为缜密的放疗计划,以使胚胎或胎儿所受到的照射剂量减至最小。

(5)在治疗过程中,应定期对患者进行检查与分析根据病情变化的需要调整治疗计划,密切注意体外放疗中出现的辐射损伤效应与可能出现的放射损伤,采取必要的医疗保护措施。

(6)放射治疗技师应把接受放射治疗时的注意事项告知患者,包括接受放疗时的体位保持、呼吸调节、在身体出现不适时如何示意工作人员等。

(7)首次放疗时,主管放射肿瘤医师应指导放射治疗技师正确摆位,落实治疗计划。

(8)照射过程中特别是 X 刀、γ 刀等精确放疗过程中应采取措施保持患者体位不变,对于儿童患者可适当使用镇静剂或麻醉剂。

(9)照射过程中密切观察设备运行情况,发现异常时,应立即停止照射,详细记录并查明原因。

(10)放射治疗完成后,若发现远距离治疗 γ 射线装置的放射源未退回贮存位置,应迅速将患者从治疗室内转移出去,并详细记录滞留时间和所处位置。

(11)放射治疗装置自身防护性能和安全性能要达标,并在使用过程中定期进行验证。

2. 近距离治疗的患者防护要求　针对近距离放射治疗而言,患者的安全与防护需遵循以下要求:

(1)后装治疗应配备相应的治疗计划系统,应制订并实施质量保证计划,确保剂量准确。既能使治疗区域获得合理的剂量及其分布,又能控制正常组织的受照范围,最大限度缩小正常组织的受照剂量与范围。

(2)在治疗开始前对设备及相关防护措施进行检查,确保治疗设备和防护设备处于正常工作状态。

(3)每个治疗疗程实施前,应由放射治疗医师和医学物理师分别核对治疗计划。

(4)首次治疗时,放射治疗医师应指导放射治疗技术人员正确摆位,落实治疗计划。

(5)治疗中,技术人员应密切注视控制系统的各项显示与患者状况,以便及时发现和排除异常情况。不得在去掉保护与联锁控制装置的条件下运行。

(6)实施治疗时,应详细记录治疗日期、治疗方式、放射源类型、活度、数目、通道、照射时间、单次照射剂量及总剂量和放射源在施源器内的驻留位置及照射长度,并绘示意图存档。

(7)实施治疗时,除患者外,治疗室内不得停留任何人员。

(8)施源器、治疗床等表面因放射性物质所造成的β污染水平应低于 $4Bq/cm^2$,若高于此污染水平应采取相应去污和放射源处理措施。

放射治疗过程中有两类人群不可避免地会受到电离辐射的照射,一是接受放射治疗的肿瘤患者,二是从事放射治疗的医护人员。这是两种受照性质截然不同的人群,因此对这两种人群的防护原则与防护对策有相同的方面,也有不同的方面。相同的方面是,无论是患者还是职业人员,在防护上共同的原则都是要针对具体情况,运用正当化和最优化的原则进行控制。两种人群接受或受到电离辐射照射都是正当的,但都应避免一切不必要的照射。

不同的方面是,患者接受电离辐射照射的目的是治病,因而保证治疗效果和治疗安全是患者防护的两个最重要指标。尤其是由于放射治疗是人体局部接受大剂量直射线照射,患者病灶部位不同、病程不同,接受的辐射剂量不可能有适当的限值,即患者防护不可能以剂量限值制度衡量或管理;而从事放射治疗的职业人员,尤其是放射治疗机的操作人员与维修人员,不可避免地受到辐射照射,但这种照射在非事故情况下,一般属于全身性长期小剂量慢性照射,因此,防护原则是执行剂量限值制度。

(三)核医学诊疗过程中减少患者的受照剂量

大多数核药物及其代谢产物是通过尿排出体外的,所以在核医学诊断检查 24~48h 后鼓励患者多饮水并适当地使用利尿剂,可以减少膀胱及其周围器官(性腺)的辐射吸收剂量。当使用放射性碘或高锝酸盐进行检查时(甲状腺显像除外),可以在检查前用 KI 或 $KClO_4$ 对甲状腺组织进行封闭,有效地减少甲状腺组织的吸收剂量。轻泻剂可增加已进入胃肠道的放射性药物及其代谢物的排泄。还可根据器官及药物的性质决定采取何种措施,如肾脏中的药物可以通过利尿剂,胆囊中的药物可以通过胆囊收缩素或高脂餐等促排。具体的措施见表 13-11。

表 13-11　核医学检查中减少器官吸收剂量的方法

方法	放射性药物	程序	器官
饮水及排尿	^{99m}Tc-ECD	脑血流灌注显像	膀胱
	^{99m}Tc-DTPA	脑池显像	
	^{201}Tl- 氯化物	心肌血流灌注显像	
	^{99m}Tc-MAA	肺灌注显像 下肢深静脉显像	
	^{99m}Tc-MDP	骨显像	
	^{99m}Tc-DTPA	肾动态显像	
	^{99m}TcO$_4^-$	阴囊显像、唾液腺显像 Meckel 憩室显像	
	^{18}F-FDG	代谢显像	
$KClO_4$,在检查结束之后用	^{99m}TcO$_4^-$	阴囊显像、唾液腺显像 Meckel 憩室显像	甲状腺

续表

方法	放射性药物	程序	器官
KClO$_4$，在检查结束之后用	^{99m}TcO$_4^-$	泪囊显像	甲状腺
泻剂	^{99m}Tc-MIBI	心肌血流灌注闪烁显像 甲状旁腺显像 亲肿瘤阳性显像	肠道
	^{67}Ga	肿瘤阳性显像	
	^{99m}Tc-SC 或 ^{99m}Tc-DTPA	胃排空功能测定	
复方碘或 KI	^{131}I-MIBG	肾上腺髓质显像	甲状腺
利尿剂	^{99m}Tc-DTPA	肾动态显像	肾脏
胆囊收缩素（或高脂餐）	^{99m}Tc-IDA 化合物	肝胆显像	胆囊

三、减少公众人员的受照剂量

在放射治疗过程中，公众指的是除医务人员和患者及其陪护人员之外的所有与电离辐射无关的人员，包括：非接受电离辐射诊疗的患者及其陪护人员、到放射诊疗场所参观的人员、探视人员等，他们不是电离辐射的直接受益者。由于各种原因，他们滞留或者出现在放射诊疗场所及其附近，他们是有机会受到医用电离辐射的照射。公众在放射诊疗过程中受照的来源主要是机房的漏射线。虽然现在机房屏蔽体的辐射防护效果比较好，机房漏射线的剂量水平均能够满足国家标准的要求。但公众人员的受照情况是必须要严格控制，因此对他们的防护与安全也是必须加以考虑的。现在对于公众人员的辐射安全与防护的措施主要是从三个方面开展：个人剂量限值、人员行动管理和科普宣传。

（一）公众个人剂量限值

1. 实践使公众中有关关键人群组的成员所受到的平均剂量估计值不应超过下述限值　①年有效剂量，1mSv；②特殊情况下，如果 5 个连续年的年平均剂量不超过 1mSv，则某一单一年份的有效剂量可提高到 5mSv；③眼晶状体的年当量剂量，15mSv；④皮肤的年当量剂量，50mSv。

2. 慰问者及探视人员的剂量限制　公众成员个人受照射剂量限值不适用于患者的慰问者（例如，并非他们的职责、明知会受到照射却自愿帮助护理、支持和探视、慰问正在接受医学诊断或治疗的患者的人员）。但是，应对患者的慰问者所受的照射加以约束，使他们在患者诊断或治疗期间所受的剂量不超过 5mSv。应将探视食入放射性物质患者的儿童所受剂量限制在 1mSv 以下。

（二）人员行动管理

根据《电离辐射防护与辐射源安全基本标准》（GB 18871—2002）中有关放射性工作场所划分的要求，应把放射诊疗场所划分为控制区和监督区，以便于辐射防护管理和职业照射控制，这样的划分也有利于公众成员的防护与安全。

　　一般来说,放射诊疗场所的控制区只有放射工作人员和患者才有机会在该区域内出现并逗留;公众人员只能在监督区或其边界出现。在明确监督区区域划分时,医院必须做到:采用适当的手段划出监督区的边界;在监督区入口处的适当地点设立表明监督区的标牌;定期审查该区的条件,以确定是否需要采取防护措施和做出安全规定,或是否需要更改监督区的边界。对于放射诊疗场所,应当把照射室列为控制区,工作期间禁止患者以外的任何人员随意进出与滞留;把操作间列为监督区,必须限制公众成员在监督区域的逗留,由于是放射工作人员长期滞留区域,必须加强对该区域的剂量监测,确保工作人员剂量安全。确保公众不受到额外辐射照射。

(三) 科普宣传

　　放射性知识科普宣传是卫生科普宣传的一部分,是把深奥的放射学理论、放射性利弊,转成通俗易懂,易为大众接受的各种医学知识、健康卫生常识的过程。科普宣传可增强人们的健康意识,潜移默化地帮助人们建立科学、文明、健康的生活方式,积极主动地参与防病治病、自我保健活动,消除危险因素,全面提高人们的健康素质、心理素质。

　　医院应当将普及放射性科普知识,提高公众的放射性知识水平为己任,做到院领导重视,职能管理部门协调,放射性科室操作,多方面做好放射性科普知识的宣教和组织工作,形成医院内人人关注,放射性科室人人参与的良好氛围。

　　医院进行放射性知识宣传方式主要有:电子显示屏、宣传手册、宣传橱窗、宣传标语等。电子显示屏通过滚动方式,在介绍医疗收费标准、医院特色专科、各科专家、开展的新技术新业务、服务新举措的间隙介绍放射防护和安全小常识等,既向患者提供了放射性知识又缓解了患者在候诊时的无聊。宣传手册可以系统介绍医院放射诊断、放射治疗基本情况,同时比较全面地、图文并茂地介绍电离辐射的医学应用以及防护与安全的基本知识等,供患者免费索取,方便患者就医。宣传手册体现了医院对患者的切身关怀,取得了很好的宣传效果。当然,医院给每个病区制作精美的科普橱窗,内容由放射性科室灵活安排,定期更换宣传资料,以图文并茂的方式形象地介绍科室最新开展的新技术和医疗动态。在放射治疗科室的墙壁、走廊设置放射性知识的宣传栏、宣传标语也有良好的效果。

　　同时也可向公众讲述一些放射性基本知识,如什么是放射性、电离辐射源的种类、电离辐射对人体的作用、电离辐射产生的效应、电离辐射的医学应用、日常生活中所能接触到的电离辐射,以及如何远离辐射源,从而保护自己。

第四节　放射诊疗设备的防护要求

　　医疗照射所使用的辐射源应符合相关标准对辐射源的安全所规定的有关要求;尤其应将医疗照射所使用的系统设计成可及时发现系统内单个部件的故障,以使对患者的任何非计划医疗照射减至最小,并有利于尽可能避免或减少人为失误。

一、放射诊断与介入放射设备的防护要求

　　放射诊断设备的放射防护与安全性能是确保临床应用 X 射线诊断时能取得满意医疗

质量,并保障医学放射工作人员、广大受检者与患者以及有关公众的身体健康与放射安全的基础。然而,X射线诊断设备品种类型名目繁多且不断更新发展。本节只选取其中重点,概要介绍设备的通用放射防护要求和数字化X射线摄影设备、数字化X射线透视设备、牙科X射线机、CT机和乳腺X射线机等常见设备防护性能的专用要求。

这里通用的意思是除非特指,否则放射诊断各种设备都需要满足的一般性防护要求。

1. X射线设备出线口上应安装限束系统(如限束器、光阑等)。

2. X射线管组件上应有清晰的焦点位置标示。

3. X射线管组件上应标明固有滤过,所有附加滤过片均应标明其材料和厚度。

(1)除乳腺X射线摄影设备外,在正常使用中不可拆卸的滤过部件,应不小于0.5mmAl;

(2)除乳腺X射线摄影设备外,应用工具才能拆卸的滤片和固有滤过(不可拆卸的)的总滤过,应不小于1.5mmAl;

(3)除牙科摄影和乳腺摄影用X射线设备外,X射线有用线束中的所有物质形成的等效总滤过,应不小于2.5mmAl;

(4)标称X射线管电压不超过70kV的牙科X射线设备,其总滤过应不小于1.5mmAl;

(5)标称X射线管电压不超过50kV的乳腺摄影专用X射线设备,其总滤过应不小于0.03mmMo。

二、放射治疗设备的防护要求

1. 辐射发生器和照射装置配备有用于可靠地选择、指示和(必要并可行时)证实诸如辐射类型、能量指标、射束调整因子、治疗距离、照射野大小、射束方向、治疗时间或预置剂量等运行参数的装置。

2. 使用放射源的辐射装置是故障安全的,即一旦电源中断放射源将自动被屏蔽,并一直保持到由控制台重新启动射束控制机构时为止。

3. 对于高能放射治疗设备,至少具有两个独立的用于终止照射的故障安全保护系统,并配备安全联锁装置或其他手段,用以防止在工作条件不同于控制台上所选定的情况下将设备用于临床。

4. 执行维修程序时,如果联锁被旁路,安全联锁装置的设计能确保只有在维修人员使用适当的器件、编码或钥匙进行直接控制的条件下照射装置才能运行。

5. 不论是远距离治疗用的放射源或是近距离治疗用的放射源均应满足国家标准GB 18871—2002中的要求。

6. 必要时,安装或提供能对放射治疗设备使用过程中出现的异常情况给出报警信号的监测设备。

三、核医学诊疗设备的防护要求

医疗机构的放射诊疗设备和检测仪表,应当符合下列要求:新安装、维修或更换重要部件后的设备,应当经省级以上卫生行政部门资质认证的检测机构对其进行检测,合格后方可启用。定期进行稳定性检测、校正和维护保养,由省级以上卫生行政部门资质认证的检测机构每年至少进行一次状态检测。按照国家有关规定检验或者校准用于放射防护和质量控制的检测仪表。放射诊疗设备及其相关设备的技术指标和安全、防护性能,应当符合有关标准与要求。

核医学诊疗设备中,正电子发射型磁共振成像系统(PET/MR)属于甲类医用设备,PET/CT(含 PET)属于乙类医用设备,均需符合相应的医用设备配置准入标准。大型设备还应注意选址和小心安装,应同时考虑电力需求、本底辐射水平、屏蔽要求,以及温度和湿度的环境限制等因素。对每一种类型的设备维护及其使用应建立相应的、规范的作用指导书,其中应说明仪器维护和说明方法,检测的方法和频度。

设备安装和大型维修后,应进行验收检测,以验证设备是否符合国家相关技术规范或制造商认证的技术规格。除验收检测外,对使用中的核医学设备还应进行状态检测和稳定性检测。验收检测和稳定性检测应由核医学单位委托具有相应资质的服务机构进行。

第五节 医用放射源与核医学药物的安全与管理

医用电离辐射是最大的人工辐射运用领域,射线装置和放射性物质在疾病诊疗时发挥了巨大的作用。放射性物质根据使用时的状态,分为密封放射源(简称密封源)和非密封放射性物质(非密封源),密封源主要用于放射治疗,非密封放射性物质主要用于核医学诊疗。

一、医用密封源的安全与管理

医用密封源基本上用于放射治疗,如远距离钴-60治疗机和伽马刀的钴-60源,近距离放疗的铱-192源,以及碘-125粒籽源和锶-90敷贴器等,在临床上有着广泛的应用。以下就放射治疗常用的密封源的安全与管理进行介绍。

(一)主要的医用密封源

1. 钴-60源 钴-60,核素符号 ^{60}Co,是用天然钴金属 $^{59}_{27}Co$ 放入原子反应堆中,受中子轰击而产生的人工放射性核素。钴-60的半衰期为5.26a,平均每月衰变1%。钴-60治疗机使用的钴源通常由 1mm×1mm 的柱状源集合在一个不锈钢的圆筒形源套内,源套直径一般在 2.0~2.6cm 范围内,其高度决定整个源的总活度。^{60}Co 发生 β 衰变时伴生 γ 射线,β 射线能被钴源外壳吸收,两种 γ 射线能量分别为 1.17MeV 和 1.33MeV,平均能量 1.25MeV,γ 射线穿透力强。在皮肤、骨和软组织具有同等的吸收剂量、旁向散射小,经济可靠。

2. 铱-192源 铱-192,核素符号 ^{192}Ir,铱-192 的半衰期为 73.827d,γ 射线能量 0.136~1.062MeV,平均 0.355MeV,适用于工业无损探伤和临床后装治疗,医用 ^{192}Ir 源最高强度在 370GBq(10Ci)左右,封装好的 ^{192}Ir 源约 5mm 长,直径约为 1.5mm。

3. 碘-125粒籽源 碘-125 是轨道电子俘获衰变核素,核素符号 ^{125}I,发射的 γ 射线能量为 35.48keV,半衰期为 60.14d。碘-125 粒籽源,外包钛管外径 0.8mm、长度 4.5mm、壁厚 0.05mm,内核银丝 φ0.5×3mm,银丝表层镀有碘-125。适应证为对于浅表、胸腹腔内的肿瘤(如头颈部肿瘤、肺癌、胰腺癌、早期前列腺癌),不能切除的、局部的、生长缓慢的、对放射线低度或中度敏感的肿瘤也可以进行治疗,还可用于经放射线外照射治疗残留的肿瘤以及复发的肿瘤。

4. 锶-90敷贴源 锶-90,核素符号 ^{90}Sr,半衰期为 28.79a,是 β 辐射体,医学上的主要

用途是制作 ^{90}Sr-^{90}Y 表面敷贴器,用于治疗神经性皮炎、瘢痕、血管瘤、慢性肥厚性鼻炎,以及咽鼓管阻塞患等良性疾病局部照射治疗。

(二)医用密封源的安全使用

1. 含源设备的辐射安全防护要求

(1)钴-60 治疗机:距离治疗机头的表面 5cm 处任何一点的空气比释动能率不应当大于 200μGy/h;距离机头表面 1m 处的任何一点的空气吸收剂量率的平均值不应当大于 10μGy/h,最大剂量率不应当大于 50μGy/h;因钴机贮源器泄漏而致治疗机头受 β 污染时,污染水平应当小于 3.7Bq/cm^2;源在治疗机内的气动传输和回源系统应当保证给其以足够的气体压力,以确保贮源器在一个工作日内在 100 次传输源过程不会发生卡源或中途驻源事件;确保治疗机头和准直器在任何需要的位置上都能锁紧,还应当配置避免治疗机头压迫患者躯体的防护设施;当停电或因其他意外事件而中断治疗时,应当通过手动设施迫使钴源回到贮源器中;需配置测量有用射束剂量的辐射剂量探测系统,这个系统应当与源位控制系统联锁。

(2)铱-192 后装机:后装机源容器在不治疗时存放放射源,现代后装治疗机源强可达 370GBq(10Ci)以上,停机时必须屏蔽。按照近距离放射治疗机的防护要求,贮源器内装载最大容许活度时,距离贮源器表面 5cm 处的任何位置,泄漏辐射的空气比释动能率不得大于 100μSv/h,距离贮源器表面 100cm 处的球面上,任何一点的泄漏辐射的空气比释动能率不得大于 10μSv/h。此外还有放射性污染防护要求,表面污染与泄漏量不大于 0.005Ci(0.185GBq)。后装治疗机应有安全锁等多重保护和联锁装置,应能防止由于计时器控制、放射源传输系统失效,源通道或控制程序错误以及放射源连接脱落等电气、机械发生故障或发生误操作的条件下造成对患者的误照射。实施治疗期间,当发生停电、卡源或意外中断照射时,放射源应能自动返回工作贮源器,并显示和记录已照射的时间和剂量,直到下一次照射开始,同时应发出声光报警信号。当自动回源装置功能失效时应有手动回源措施进行应急处理。在控制台上,应能通过 γ 射线监测显示放射源由工作贮源器内输出和返回贮存位置的状态。控制台上应有紧急停机开关。

(3)粒籽源:待用的粒籽源应装入屏蔽容器内(当容器密闭达到最大装载量时,容器表面的辐射水平应低于 20μSv/h),并存放在专用房间。建立粒籽源出入库登记制度,详细记录从容器中取出粒籽源编号、日期时间、源名称、入库活度/数量、送货人、接收人、出库活度/数量、去往场所、出库经手人、接收人等。定期检查粒籽源实际库存数量及贮存场所,对库存中的粒籽源应标明其用途。建立显示每个贮存器的标签,在标签上标明取出的粒籽源数量。废弃或泄漏的粒籽源应放置在铅罐内,退回厂家。

2. 含放射源放射治疗工作场所防护检测　钴-60 治机疗、γ 射线立体定向放射治疗系统、γ 放射源后装治疗机、中子放射源后装治疗机等开展放射治疗的工作场所,应当开展防护检测。远距离放射治疗工作场所的检测条件,对所有检测,治疗装置应设定在照射状态、等中心处 600cGy/min 或最接近的剂量率、等中心处的最大照射野。当使用模体时,模体几何中心处于有用束中心轴线上,模体的端面与有用束中心轴垂直。在检测 γ 放射源后装机和中子放射源后装机工作场所时,放射源应该处于裸源照射状态。

放射治疗设备机房的防护检测应在巡测的基础上,对关注点的局部屏蔽和缝隙进行重点检测。关注点应包括:四面墙体、地板、顶棚、机房门、操作室门、管线洞口、工作人员操作位等,点位选取应具有代表性。需要考虑天空反射和侧散射时,对天空反射可能的剂量相对高的区域进行巡测选取关注点,对侧散射可能的导致机房近旁建筑物较高层室的剂量相对高的区域进行巡测选取关注点。

(三)医用密封源的管理要求

使用密封源实施放射治疗的医疗机构应对放射工作人员、患者和公众的防护与安全负责,主要包括:必须取得《辐射安全许可证》《放射诊疗许可证》之后方可开展许可对应的放射诊疗工作;在使用的放射源到达质量保证期限后,应当实施源的更换与退役,退役源由设备出卖方或有资质的专业单位收回;放射治疗工作场所的布局、机房的设计和建造符合源的安全防护需要;配备与涉源工作相适应的、结构合理、人数适中的放疗医师、医学物理师、放疗技师和维修工程师;针对涉源人员,应当开展个人剂量监测、建立个人剂量监测档案,开展职业健康检查、建立职业健康监护档案,制订人员培训计划对人员的专业技能、放射防护知识和有关法律知识进行培训;配置与放射治疗工作相适应的治疗设备、质控仪器、监测仪器及防护设施,采取有效的现场剂量监测;制定并落实放射防护管理制度、实施放射治疗质量保证大纲,采取合理和有效的措施,将可能出现的故障或失误的影响减至最小;制订相应的放射事故应急预案,应对可能发生的事件,宣传贯彻该计划并定期进行演练。

二、核医学药物的安全与管理

核医学实践过程中电离辐射的主要来源是放射性核素及其标记化合物即放射性药物。广义的放射性药物包括:含有一种或多种放射性核素的医药制剂、医学使用的放射性核素发生器、与核素发生器配套使用的药盒、制备放射性药物的前体。医用放射性核素一般由反应堆和加速器生产,还有部分是乏燃料中提取的或由放射性核素发生器获得的。临床上使用的放射性药物必须获得国家药品监督管理部门批准,具有批准文号并上市销售。为了满足临床应用的需要和放射防护的要求,对放射性药物及其由此产生的放射性废物必须进行质量控制和严格的规范管理。

(一)核医学实践中常用的放射性核素

目前已发现2 600多种放射性核素,经常使用的只有200余种,以核医学领域应用的放射性核素最多,由它们制成了各式各样的放射性药物。核医学实践中的放射性核素,按半衰期的长短可分为长半衰期核素如 ^{57}Co、^{125}I;中等半衰期核素如 ^{32}P、^{131}I;短半衰期核素如 ^{99}Tc^m 和超短半衰期核素如 ^{18}F、碳 ^{11}C 等;按临床使用的目的划分,可以分为显像与功能测定类放射性核素(如 ^{18}F、^{99}Tc^m)、治疗类放射性核素(如 ^{131}I、^{32}P、^{212}Bi)、体外分析类放射性核素(^{125}I、^{3}H)等。

医用放射性核素一般由反应堆、加速器生产,乏燃料中提取、放射性核素发生器获得等几种方法制备。

利用反应堆提供的高通量中子流照射特定的靶材料引起核反应可产生一些有用的子核素,通过一定的分离和纯化,可以得到多种医用放射性核素。通过反应堆生产的放射性核素品种多、成本低、产量大,又能同时辐照多个靶材料来生产不同的核素,因此是医用放射核素的主要来源。反应堆生产的放射性核素一般由生产商供应,通过运输送达医学用户手中。临床核医学使用最多的治疗用的核素就是反应堆生产的 ^{131}I、^{32}P、^{153}Sm。反应堆中的核燃料在受中子照射,发生核裂变,生成几百种放射性裂变产物,其中有些放射性核素可用于核医学,如 ^{99}Mo、^{90}Sr、^{131}I、^{89}Sr 等。分离获得的 ^{99}Mo 可制成 ^{90}Mo-^{99}Tc^m 发生器,用于核医学临床。

加速器生产放射性核素是利用加速器将带电粒子加速到一定的能量,轰击特定的靶材料,引起核反应而实现的。生产出来的放射性核素一般为缺中子核素,以发射 β^+ 或电子俘获形式进行衰变,能量适度、半衰期短、辐射危害小,非常适合 PET 显像。目前加速器生产的放射性核素主要是一些生命核素如 $^{11}C, ^{13}N, ^{15}O$ 以及 ^{18}F 等。这些核素容易标记到生物分子上,化学修饰作用小,对功能显像非常有意义。这一类核素可以由专门的机构或单位供应,也可以在核医学 PET 中心回旋加速器自己生产。

放射性核素发生器是一种能从较长半衰期的母体放射性核素中分离出由它衰变而产生的较短半衰期放射性子体核素的装置。发生器的重要性在于它们容易运输,能为难以开展核药学生产与服务的偏远地区提供短寿命核素源,因而在医院及实验室已被普遍采用。目前使用较多的是 ^{99}Mo-$^{99}Tc^m$ 发生器、^{188}W-^{188}Re 发生器和 ^{90}Sr-^{90}Y 发生器。特别是 ^{99}Mo-$^{99}Tc^m$ 发生器,从该发生器中容易得到无菌、无热原、无载体的游离态核素 $^{99}Tc^m$。$^{99}Tc^m$ 有相当好的物理和辐射特性:物理半衰期为 6h,无 β 辐射,GBq 级活度的摄入用于诊断对患者不会产生显著吸收剂量,发射的 140keV 光子,易准直,可获得高的空间分辨率显像;$^{99}Tc^m$ 标记的放射性药物容易标记生产,只要简单地将 $^{99}Tc^m O_4$ 加入多种(无放射性)冷试剂盒即得,它是目前应用最广泛的放射性药物,几乎占临床所用放射性药物总量的 85% 以上。

(二)放射性药物质量控制

放射性药物的质量控制是指为使用的药品质量达到国家标准,生产厂家或医院的放射性药房按《药品生产质量管理规范》要求而采取的一系列措施,包括质量保证和质量检验。为进行放射性药物的质量控制,必须对生产和使用的放射性药物按药品标准进行质量检验,检测内容分为物理、化学和生物学三个方面。

1. 物理检验 包括:①药物性状(色泽、澄清度、粒子等)的观察。放射性药物一般应为无色澄清液体。在有防护的条件下,肉眼观察供试品的色泽和澄清度有无变化;如是悬浮剂,例如锝[$^{99}Tc^m$]聚合白蛋白注射液,除肉眼观察性状应为白色颗粒悬浮液外,还应在光学显微镜下检查粒子大小不应该 $\geqslant 150\mu m$。②放射性核素的鉴别。测定放射性核素的半衰期或该核素的 γ 能谱,以确定核素性质。③放射性核纯度。通过选用锗(锂)或高纯锗探测器和多道 γ 谱仪测定其 γ 能谱或衰变曲线来鉴定发现放射性药物中是否混有放射性核杂质。如高锝[$^{99}Tc^m$]酸钠注射液中放射性核杂质钼[^{99}Mo]不得超过 0.1%。④放射性活度。为获得最佳的诊断与治疗效果,放射性药物活度测定值均不超过标示值的 ±10%,治疗用放射性药物应控制在标示值的 ±5%。

2. 化学检验 包括:① pH。液态的放射性药物理想酸度应接近人体的生理 pH,即 pH=7.4。由于血液的缓冲能力很强,可允许药物的 pH 在 3~9 的范围内。②放射化学纯度。可采用纸色谱法、聚酰胺薄膜色谱法、快速硅胶薄层色谱法、高效液相色谱法以及电泳法等测定放射化学纯度。③化学纯度。是指放射性药物中指定某些非放射性的化学成分的纯度,与放射性无关。一般是生产过程带入的化学杂质。为减少操作人员承受的辐射剂量和对设备的放射性污染,可等到放射性核素衰变一段时间后再进行分析。测定方法一般是用滴定法、分光光度法、原子吸收法等。

3. 生物学检验 包括:①无菌检查。放射性药物大多数是注射液,必须通过无菌检查。对于热稳定性好的制品,可选用干热灭菌、湿热灭菌、环氧乙烷灭菌和 γ 射线辐射灭菌等灭菌方法,否则采用膜过滤法除菌。经典的无菌检查法是菌落培养,约 5~7d。现也可采用

PCR 等方法快速鉴定。②热原检查。药品注射液必须通过热原检查,以保证药品的安全。兔肛温测定和细菌内毒素试验是常规方法。③生物分布。生物分布试验在放射性新药研究中,作为阐明药代动力学的一部分是必须报送的资料,在放射性药品的常规检验中也占有一定位置。可用小动物解剖实验,或用大动物(兔、犬或灵长类)全身显像实验,来计算各器官摄取放射性的百分数。④生物活性。有些放射性药物特别是生物靶向药物,须具有特定的生物活性,配体被标记了放射性核素后,其生物活性不应改变。

(三)放射性药物使用的防护原则

操作放射性药物的核医学诊疗场所,应该有符合核医学防护标准的工作场所,及其在选址、实验室分级、场所内分区、布局、辐射屏蔽、放射性监测以及放射性"三废"处理等方面满足防护要求。准确把握与计算所需操作的放射性核素种类、操作量,严格控制操作方式以及防护设施和设备的要求超出原设计规范。应遵守实践正当性、防护最优化和个人剂量限值的三项原则,良好地执行职业人员和公众的剂量限值,结合患者的实际情况和放射性药物的特性,选择恰当的放射性药物及其用量。

在核医学场所采取有效的防护措施,减少放射性污染,这些措施包括:①尽量减少放射性核素的使用量;②尽量选用放射性毒性较低的核素代替毒性较高的核素;③设法用密闭型操作代替开放型操作;④定期进行放射性污染水平检测,包括气溶胶检测、表面污染监测、流出物检测等;⑤正确收集和处理放射性"三废";⑥加强安全管理,防止事故发生;⑦制订事故应急预案等。

(四)放射性废物管理

核医学实践产生的放射性废物,通常是短寿命,但有可能携带致病微生物,因此核医学废物应当考虑放射性和生物源性。在经过贮存衰变等简单的放射性处理达到放射性排放要求后,还必须考虑其生物源性的致病风险。

减容压缩:对于核医学诊断过程中所产生的少量和小体积的废物,通过浓缩减容(液体废物)或压缩(固体废物)以便长时间储存是一种可取的方法。待放射性活度衰变到低于豁免水平时,可以视同为非放射性废物。

贮存衰变:是处理放射性废物的常用方法。在核医学实践中使用过的注射器、小瓶、污染的一次性手套、实验台覆盖的吸水纸和污染的床布。在储存 8~10 个放射性核素半衰期,就足以使得其污染的放射性衰减到微乎其微的程度,达到清洁解控水平后,视同非放射性废物。为了有效地管理贮存的放射性废物,应该有一个记录本记录放置在废物库,详细记录放射性废物的出入库情况。

稀释排放:对于极低水平的气载放射性废物和放射性废液,通常以空气过滤通风及排到下水道进行处理,国家对此设定了排放标准。有些核医学废物是"混合危险"废物,需要另外的安全防护措施。例如,用过的注射器和被体液污染的物件就是生物危害的废物,将这些废物进行存储衰减一段时间后,通常还需要将这些废物进行焚烧处理。来自核医学的很少的放射性液体废物(不是患者的排泄物)被排到下水道的量,一定要低于相关控制部门制定的排放限值。放射性废液达标排放时,要用大量的水进行稀释。

在核医学科的设计上,排放到下水道中的放射核素几乎都是来自核医学患者的尿液排泄物,其中的放射性活度被大量地用水进行了稀释。碘 -131 治疗甲状腺癌患者的尿液的放射活度是排到下水道中活度最大的核素。将来自碘 -131 厕所的废物排到下水道,比起收集患者的尿液装在容器中储存衰变要安全得多。控制部门应该说明排到下水道中的碘 -131 的数量，以便监测对环境和公众的可能影响。

思 考 题

1. 简述医疗照射应遵循的原则。
2. 减少工作人员受照剂量的措施有哪些？
3. 如何减少患者的受照剂量？
4. 叙述医疗照射过程中特殊患者的类型及防护要求。
5. 医用废弃源的管理和防护要求有哪些？

（涂 彧　陈 娜）

第十四章 非医用电离辐射防护

本章介绍了放射防护在非医用领域中的具体应用,其领域包括非动力核技术、核燃料循环以及核武器、贫铀弹、核动力装置。非动力核技术主要涉及工业中的辐照加工、工业探伤和核仪器仪表,本章介绍了相关放射源、仪器构造原理和安全与防护等问题。核燃料循环包括燃料加工、核能利用和燃料后处理在内的一系列顺序过程。本章介绍了工艺基本原理、工艺过程以及特有的放射卫生防护安全准则与管理要求,以及核武器、贫铀弹、核动力装置的原理构造、杀伤破坏因素和相应的防护措施。

第一节 非动力核技术应用的放射卫生防护

电离辐射的应用十分的广泛,包括辐照加工、工业探伤、中子测井以及核子仪等,在国民经济各个领域都有应用。本节讨论的内容是用以商品消毒或食品保鲜的 γ 射线和粒子加速器工业辐照装置以及工业 γ 射线照相装置、核子计装置的辐射防护与安全问题。

一、工业辐照装置的安全与防护

工业辐照装置采用两种类型的辐射源 - 放射性同位素和加速器。使用的放射性同位素有钴 -60(^{60}Co)、铯 -137(^{137}Cs)以及反应堆乏燃料等其他放射源,目前主要是使用钴 -60 放射源,使用的射线为 γ 射线;加速器类主要是电子束加速器。γ 射线辐照装置或粒子加速器等工业辐照装置在医疗用品消毒、食品保鲜、消灭昆虫、辐射育种或在聚合物合成与改性等诸方面得到广泛应用。但是,其存在发生严重辐照事故的潜在危险。因为,辐照商品过程将产生很高的剂量率,如果此时有人意外地出现在高强度辐射区,在几分钟或几秒钟内将受到致死剂量照射。杜绝这类事故发生的办法是正确设计、安装联锁装置,制订有效的安全防护计划和有效的管理制度,训练合格的操作人员,执行国家现行放射防护标准。

(一)装置的源项及其用途

目前使用的 ^{60}Co 源活度大约在 10~200PBq。电子束来自电子加速器,其能量低于或等于 10MeV;这种能量的电子束在设备的任何部位都不会产生感生放射性核素。不同类型电子加速器的主要区别在于加速电子的方法和所需高电压的产生方式。

辐照装置的辐射照射可以对构成物质的原子或分子产生电离作用,破坏分子键,产生的离子可能自由地进行新的结合并形成另外的分子。所以,辐照照射本身可以成为化学反应中的"催化剂",被用于工业生产溴化表 14-1 中展示了不同产品欲得到预期效应所需的辐射照射剂量参考值。

表 14-1　可供参考的不同产品获得预期效应的剂量

产品	典型剂量 /kGy	预期效应
塑料	1~250	交联
	0.2~30	聚合物接枝、聚合
肉类、家禽、鱼、贝类、某些蔬菜、烧烤食品	20~70	消毒。产品可在室温下贮存
外科敷料、缝线、导管、注射器、某些药品、移植物	15~25	消毒。产品预先按单元包装,供一次性使用
调料和其他调味品	1~30	杀灭各种微生物和昆虫
肉类、家禽和鱼	1~7	延缓腐烂。杀灭某些使食品变质的细菌(如沙门氏菌)
草莓和其他水果	1~4	延缓霉菌生长和草莓变质,延缓货架期
谷物、水果、蔬菜	0.01~1	消灭昆虫,或防止再出现昆虫。可部分取代杀虫剂
香蕉、芒果、木瓜、石榴和某些非柑橘类水果	0.25~0.35	延缓成熟
猪肉	0.08~0.15	消灭肉中包囊寄生虫
土豆、洋葱、大蒜	0.05~0.15	抑制发芽
昆虫不育	0.01~0.1	对雄性昆虫照射后释放,用作群体控制
血液成分	0.015~0.05	用于免疫协调患者的安全输血

(二)辐照装置的类型

辐照装置的类型有 γ 辐照装置和电子加速器。γ 辐照装置有固定源室湿法贮存 γ 辐照装置、固定源室干法贮源 γ 辐照装置、自屏蔽式辐照装置和水下辐照装置。电子加速器有配有连锁装置的整体屏蔽装置和安装在屏蔽室(辐照室)内的电子加速器。

1. 固定源室湿法贮存 γ 辐照装置　此类辐照装置是一种可以控制人员进入的辐照装置,在不使用时,其放射源被放在水井水内,源是被充分屏蔽的;使用时,源被提升到辐照空间,此时,借助于辐照室入口控制系统,使人员不能进入该辐照空间。我们将讨论的 γ 辐照装置的防护与安全,是针对这类辐照装置展开的。对于使用较低活度的 γ 辐照装置的防护与安全问题在此基础上适当修改后同样适用。

2. 固定源室干法贮源 γ 辐照装置　此类辐照装置是一种可以控制人员进入的辐照装置。其放射源装在由坚密材料(例如铅金属)构成的干容器(或干井)内。在不使用时,源是被充分屏蔽的;使用时,源被提升到辐照空间,此时,借助于辐照室入口控制系统,使人员不能进入该辐照空间。

3. 自屏蔽式辐照装置　此类辐照装置的放射源完全封闭在一个用固体材料制作的干容器内,并且处于屏蔽状态。辐照室的结构和体积设计成使人员不可能接近放射源,也不可能进入正在进行辐照的空间。

4. 水下辐照装置 此类辐照装置的放射源贮存在充满水的水井内不移动,因而始终处于屏蔽状态,被辐照的物品移动到水下接受照射。这实际上是限制了人员接近放射源,也不可能进入正在进行的辐照空间。

5. 配有连锁装置的整体屏蔽装置 IAEA 称这类电子加速器为第 I 类电子束辐照装置。这类电子束辐照装置是一种自屏蔽辐照装置。其屏蔽的布置方式取决于对物质辐照的运行时间。这类辐照装置运行期间,人员实际上不可能接近这种装置的辐射源部件。

6. 安装在屏蔽室(辐照室)内的电子加速器 IAEA 称此类电子束辐照装置为第 II 类电子束辐照装置。这类装置安装在正确设计建造的屏蔽室内。运行期间借助于入口处的控制系统防止人员进入辐照室。

(三)γ辐照装置的组成和原理

辐照装置由密封放射源、放射源操作系统、剂量测量系统和辐照室组成。

1. 密封放射源 密封放射源包括钴 -60 放射源、铯 -137 放射源以及其他放射源。①钴 -60 放射源:钴 -60 放射源的半衰期为 5.27a,其衰变过程中产生的 γ 光子能量分别为 1.17MeV 和 1.33MeV。辐照加工用钴 -60 放射源采用双层不锈钢包壳密封。使用寿命一般为 15~20a。钴 -60 放射源的安全性能和质量,应符合 GB 7465—2009 的要求,且必须具有相应的证明文件。②铯 -137 放射源:铯 -137 也是辐照加工中可以使用的一种放射性同位素,它的半衰期为 30.17a,其衰变过程中产生的 γ 光子能量为 0.662MeV。③其他放射源:反应堆乏燃料也可以作为工业辐照加工用放射源,但这种源不能用于食品辐照处理。

2. 放射源操作系统 放射源操作系统包括源架和源升降机。①源架:源架是为盛载和排布放射源棒以形成特定辐射场的专用设备。一般采用不锈钢材料制造。②源升降机:源升降机是牵引源架使之在井下贮存位置和井上工作位置之间做升降运动或在贮存位置及工作位置保持停留的机械设备。源升降机按驱动方式可分为电动、液压和气动三种类型。源升降机的功能主要有:源架的升降运动和在贮存位置、工作位置的定位;源架位置指示;驱动系统的过力矩保护;断电自动降源;源架迫降;建立以升降源为中心的安全联锁系统。

3. 剂量测量系统 剂量测量系统通常设有两种,即固定式监测系统和便携式辐射剂量率仪,应用时需根据具体要求和场所来确定。①辐射安全监测:γ辐照装置应设有固定式 γ 辐射剂量监测设备,操作人员可借此判断放射源处于贮存或工作状态;应设贮源井水位和井水放射性污染监测设备,用以监测水层屏蔽厚度和井水的剂量水平。②个人剂量监测:操作人员应配备个人剂量计和个人剂量报警仪器,用于记录运行过程中个人累积剂量值及避免工作人员受到超过约束值的剂量。运行人员可以进入辐照室的时候,必须始终随身携带着便携式剂量率仪。为确保做到这一点,要把主控钥匙与便携式剂量率仪拴在一起。③环境剂量监测:辐照装置运营单位应配备便携式辐射剂量监测仪,用于对工作场所和外部环境进行辐射剂量监测。进入辐照室的操作人员必须携带与多用途钥匙(串)连接在一起的便携式辐射剂量监测仪,在辐照室人员入口处应设置效验源(如 0.37MBq 的铯 -137 源),操作人员进入辐照室之前应用效验源检查辐射剂量监测仪是否工作正常。④吸收剂量监测:配备工艺剂量测量设备,用于进行辐照场与产品吸收剂量的监测。

4. 辐照室 辐照产品的场所,称为辐照室。①屏蔽体:为了将放射源辐射减少到公众可以接受的水平,采用混凝土、铁、铅、贫铀等重材质构成阻挡辐射的屏蔽即屏蔽体。在设计最大装源量(活度)的前提下,屏蔽体外 γ 辐射剂量率不应超过按职业照射人员个人年有效剂量约束值推导出的剂量率值(2.5μSv/h)。②迷道:在辐照室设计中采用迷宫式路径,可以有效地减少出入口年的辐射水平,从出入口到辐照室所经过的曲折通道就构成迷道。在设计最大装源量(活度)的前提下,迷道口处的 γ 辐射剂量率不应超过按职业照射人员个人年有效剂量约束值推导出的剂量率值(2.5μSv/h)。③贮源室、贮源水池:对于干法贮源辐照装置在辐照室内设置干式贮源井或贮源容器,放射源在非照射状态时贮存在井下或容器内。对于湿法贮源辐照装置在辐照室内设一深水井,源架在非工作状态时位于井下贮存位置,以达到屏蔽目的并可在该位置完成设备维修、装换放射源等操作。④检修用副井或容器:如果在特殊情况下需要检修贮源井或贮源容器,必须首先移走放射源,为此可以在贮源井下设计副井,或将源转移到专门的容器内。为实现运输容器与源架之间源的倒装,还可以设计倒源井。

(四)工业辐照装置安全防护基本原则

辐照装置放射防护设施的设计、施工及检查验收都必须由取得相应资质的单位和人员担任。运行期间的管理应按国家相关法规要求进行。

1. 辐射实践的正当性　γ 辐照装置的建设立项,必须进行正当性分析,以确定其项目的正当性。

2. 辐射防护的最优化　在正常运行、维修和退役期间,以及在事故应急情况下,在考虑到社会和经济因素的前提下,个人受照剂量的大小、受照射的人数以及受照射的可能性均保持在可合理达到的尽量低的水平。

3. 个人剂量限值　在正常运行和维修过程中,辐射工作人员职业照射和公众照射剂量限值应按照 GB 18871—2002 的要求。在辐照装置工程设计、运行和退役时,辐射工作人员个人和公众成员个人年有效剂量值不应超过《γ 辐照装置的辐射防护与安全规范中规定》(GB 10252—2009)的剂量约束值。

(五)γ 辐照装置的应急响应计划与事故处理

1. 应急响应计划　通过对辐照装置及其设备和程序做出的安全分析,可以预见可能发生的事件或辐射事故,制定出辐射事故应急方案。一旦发生事故,应立即启动辐射事故应急方案,按照规定向监管部门报告,以便对事故进行调查和评价,避免事故进一步扩大。

2. 事故处理原则　事故发生后,必须采取以下处理原则:①尽量限制个人和集体的受照剂量;②控制事态发展,尽量采取措施以使厂区恢复正常工况;③对伤员及超剂量受照人员分别进行处理和救治。

二、工业 γ 射线探伤装置的安全与防护

工业 γ 射线探伤(以下简称"γ 探伤"),是利用放射性核素发射的 γ 射线进行金属构件内部结构的无损检测的实践活动。一定强度的 γ 射线穿透金属构件后辐射强度明显减弱,会在事先布设的感光胶片中成像。如果穿过的是裂缝或空腔,由于透过的辐射没有明显的减弱必然会在感光胶片显影以后显示出裂隙或空隙处出现较黑的图像,这样就能够发现金属构件内部结构的缺陷。γ 射线探伤人员摄取的射线照相底片是一种可以永久保存的照相记录,它是工业产品质量保证(QA)的一部分。

（一）所用放射源

γ 射线探伤应根据被探物件的特点选用相应能量和活度的 γ 放射源及其设备。γ 射线的能量必须能贯穿被检查的物体,同时放射源的放射性活度决定着辐射强度大小。如果使用的辐射强度太高,会使感光胶片显影模糊不清,全片过黑,降低了裂隙或空腔影像的清晰度;另外,辐射强度过高,要求采取的安全防护措施和划定的限制区域也分别要严格和扩大。如果辐射强度过低,则需较长的照相时间,会增加照操作人员的受照剂量,采取的安全防护时间也就随之而延长。目前,γ 探伤所使用的放射源通常为铱 -192、硒 -75、钴 -60 等,根据被照相物体的材料特性,也可以采用其他 γ 放射源,常用 γ 放射源的特性见表 14-2。

表 14-2 常用 γ 射线探伤源的特性

放射源	半衰期	γ 射线能量 /MeV	适于的钢材厚度 /mm
^{60}Co	5.27a	高(1.17, 1.33)	50~150
^{137}Cs	30.17a	高(0.662)	50~100
^{192}Ir	73.83d	中(0.206~1.4/1.06)	10~70
^{75}Se	119.79d	中(0.066~0.401)	4~40
^{169}Yb	32.03d	低(0.063~0.308)	2~15
^{170}Tm	128.6d	低(0.052~0.084)	1.5~12

（二）探伤装置

γ 射线探伤机是指包含一个源容器及其附件,能使密封放射源发射的 γ 射线用于工业射线照相的设备。为了使这种照相设备既适合于在野外作业,又适合在某些艰难的照相条件下使用,在设计上应当考虑使具有体积小、重量轻、操作灵活、便于携带,安全性高的特点。工业 γ 照相源是密封放射源,通常放在照相容器内处于屏蔽状态。照射容器是由铅或贫化铀制作的。

（三）投射式照相设备的基本结构和安全防护

1. 投射式照相设备的基本结构　投射式照相设备通常由机体(源容器)、控制部件、输源管、源辫和源辫位置指示系统等部分组成。本节主要以国内某 γ 射线探伤装置生产单位生产的铱 -192γ 射线探伤机为例,说明探伤装置的基本构造及有关附件。①探伤机机体:探伤机机体也是贮源容器,机体内装贫铀作为屏蔽材料,当放射源被锁闭在探伤机机体的安全位置时,该屏蔽体能将放射源的照射率屏蔽在标准的规定值之内。按内部贮源构造不同分为 S 型通道和直道式 2 种。图 14-1 为 S 型通道探伤机机体组成部分示意图。②控制部件:控制部件由手摇曲柄或电动控制器、控制导管(长 10~15m)、驱动缆(软轴)和驱动齿轮等组成。源驱动装置与驱动齿轮组件的外伸轴相连,驱动控制缆上的阳接头用来与源辫的阴接头相连,控制部件传输软管快装接头用来与机体输入端连接,当启动源驱动装置即可送出或收回铱 -192 放射源。③输源管:用于源容器与曝光头之间对源组件导向的软管,由直径相同的接长管(加长管)、快换管、曝光管(在工作同时使用曝光管和快换管)等组成。快换管一端压接快接头,用于与探伤机机体的一端连接,另一端压接螺纹接头,用于与曝光管或接长管连接;曝光管一端压接照射头,用于防止铱 -192 放射源伸出输源管外,另一端压接螺纹接头,用于与接长管或快换管连接;接长管两端都压有螺纹接头,用于连接曝光管和快换管。④源辫:源辫用于放置固定放射源,随放射源一起提供,是探伤机的关键部件。源辫的损坏将导致放射源报废,甚至整机全部报废,因此必须按正确的步骤操作。探伤机内部构造不同源辫部件也有一定差异。图 14-2 某系列探伤机源辫部件。

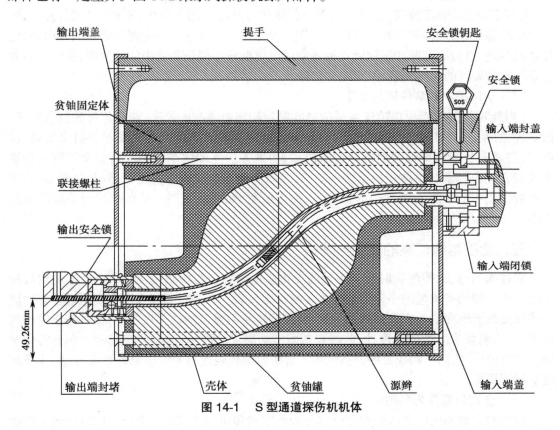

图 14-1　S 型通道探伤机机体

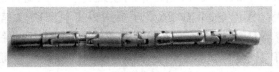

图 14-2　源辫

2. 探伤装置的安全防护要求　探伤装置的安全防护要求包括对生产 γ 射线探伤装置用放射源单位的要求、生产探伤装置单位的要求、使用探伤装置单位的要求、对探伤装置安全运输的防护要求和探伤装置贮存的安全防护。

(1)对生产 γ 射线探伤装置用放射源单位的要求:γ 射线探伤装置(以下简称探伤装置)放射源的安全性能等级应满足《密封放射源一般要求和分级》(GB 4075—2003)的要求。放射源活度不得超过该探伤装置设计的最大额定装源活度。

(2)生产探伤装置单位的要求:γ 射线探伤所用放射源通常为Ⅱ、Ⅲ放射源,属于二类放射性物品,作为贮源容器的 γ 射线探伤机属于二类放射性物品运输容器。探伤装置必须设置安全锁,并配置专用钥匙。

（3）使用探伤装置单位的要求：使用国内单位生产的探伤装置应满足前述要求。

（4）对探伤装置安全运输的防护要求：探伤装置所用放射源通常为Ⅱ类和Ⅲ类放射源。探伤装置使用单位运输本单位的探伤装置应同时承担托运人和承运人的义务。

（5）探伤装置贮存的安全防护：含源γ射线机应放在专用源库内，不得与易燃、易爆、腐蚀性物品等一起存放，并明确2名以上工作人员专职负责保管。制定探伤装置的领取、归还和登记制度，放射源台账和定期清点检查制度。定期核实探伤装置中的放射源，明确每枚放射源与探伤装置的对应关系，做到账物相符。

（四）γ照相中的事件应急处理

γ射线探伤装置使用单位应当根据可能发生的辐射事故的风险，制订相应的应急方案，做好应急准备。一旦发生事故，立即启动事故应急方案。如果发生或发现放射源丢失、被盗、失控或人员受超剂量照射的辐射事故后，当事人应立即向单位的辐射安全负责人和法定代表人报告。事故单位应根据法规要求，及时向使用地环境保护主管部门、公安部门、卫生主管部门报告。在有关部门的指导下，进行放射源查找、受照人员医疗救治等事故应急工作。

三、含密封源仪表的安全与防护

通过探测有、无待测物时粒子注量的变化或探测粒子与物质相互作用所产生的次级粒子的注量来检测有关量的一种仪表称为含密封源仪表。含密封源仪表不需要与被检查物质直接相接触就能完成对它的监测。例如，监测输送物料重量的核子皮带秤，监测物质密度的密度计，监测物质厚度的厚度计，监测容器内液面高度的液位计，监测高温物质和有害化学物质的料位计，监测矿物成分的分析仪等。含密封源仪表使用的放射源是β源、γ源、中子源或χ射线源等。

（一）含密封源仪表类型

按使用方式不同可将含密封源仪表分为固定式和便携式两类。安装在固定位置上的含密封源仪表称为固定式含密封源仪表，它通常自动运行。可以随身携带的含密封源仪表称为便携式含密封源仪表。无论是固定式还是便携式含密封源仪表，都是由源容器和至少一个探测器组成的。源容器是放置密封源使其处于正确的几何位置，并提供足够的屏蔽防护，以使周围辐射水平低于规定值的容器。探测器用以测量辐射与物质相互作用以后的剂量率，或用于确定到达该探测器的辐射类型及其能量。按照入射到探测器前辐射与物质相互作用的类型不同，可将含密封源仪表分为三种：透射式、反散射式和核反应式仪表。

（二）含密封源仪表的辐射防护

1. 对源容器的放射防护要求　含密封源仪表所用放射源多为Ⅳ类、Ⅴ类放射源，属于三类放射性物品；也有部分含密封源仪表使用Ⅱ类、Ⅲ类放射源，则属于二类放射性物品。

2. 使用要求　①使用含密封源仪表的单位必须取得审管部门颁发的辐射安全许可证，并在许可的种类和范围内使用检测仪表和其密封源，建立台账，按国家法规建立相应的管理制度。②新购入的检测仪表应按标准要求进行放射防护与安全验收检验。③检测仪表的固定使用场所，源容器应安装牢固、可靠，应采取安保措施防止丢失密封源，阻止人员进入源容器与受检物之间的有用线束区域。④涉及密封源的安装、检查、维修的操作人员必须熟悉源容器的结构，掌握放射防护技能，通过辐射安全和防护培训，并得到操作授权。⑤在监督区内的放射工作人员、各类检测仪表放射源换装和检测仪表涉源维修时的放射工作人员,应按规定进行个人剂量监测。⑥退役的密封源应及时交回生产单位、返回原出口方或者送交有相应资质的放射性废物集中贮存单位贮存,在该活动完成后按国家规定办理放射源备案手续。⑦在检测仪表的源容器场所的醒目位置设置醒目的电离辐射警告标志。

(三)含密封源仪表的事件应急处理

根据生产、使用、贮存密封源和检测仪表的情况及可能发生的辐射事故的风险,按国家规定的辐射事故分类要求,制订相应的辐射事故应急方案,做好应急准备。对下列事件应立即启动本单位的应急方案,采取应急措施,保护好事故现场,防止事故进一步扩大,并立即向当地辐射安全监管部门报告:

1. 放射源、检测仪表丢失、被盗或失控;

2. 源室因受挤压、火灾或爆炸导致实体损坏;

3. 密封源泄漏;

4. 射线束闸门失灵,或因警示信号失灵导致人员受到高剂量率照射;

5. 因核子计故障,或操作程序错误导致人员受照射。

配合监管部门处置辐射事故,直至消除事故的危险状况,并做好事故结案。如果是放射源丢失,即使在源容器内也要尽可能快地把它找到。高灵敏度辐射剂量率仪能测到低的辐射剂量率或低活度的放射物质污染,有助于探测来自丢失的放射源的辐射。如果怀疑某核子计的放射源泄漏,必须尽快地将其隔离,避免人员直接与该源以及该源室的接触。如果衣服或皮肤局部表面受污染要采取去污染措施,进行洗消。对导致人员受到内外照射的事件都要进行调查。重要的是,必须确认人员是否受到了所怀疑的照射剂量或所报告的剂量,以及人员受到的高剂量率照射是否能导致局部组织的损伤。

第二节 核燃料循环中的放射卫生防护

核燃料循环是指核燃料所经历的包括燃料加工、核能利用和燃料后处理在内的一系列顺序过程。核燃料循环可分为"前段""核反应堆"和"后段"三大部分。"核燃料循环前段"指:制成燃料元件供反应堆使用之前的一系列工业活动,包括铀矿勘探、矿石开采与冶炼、铀同位素富集(又称"铀浓缩")、燃料元件制造;"核燃料循环后段"指:燃料元件从反应堆卸出后的一系列工业活动,包括乏燃料暂时贮存、乏燃料后处理、铀转化并再富集、铀/钚再制成燃料、放射性废物处理与处置以及主要物料在上述各环节之间的运输。"核反应堆"则指核燃料进入核设施(如核电厂)反应堆后的应用过程。本节叙述上述过程的基本原理、工艺过程和特有的放射卫生防护,以及放射性物质运输的安全准则与管理要求。

一、铀/钍矿开采和选冶加工的放射卫生防护

从天然铀/钍矿藏开挖矿石的过程称为铀矿开采,然后进行的选矿、冶炼和加工的过程称为选冶加工。通常把铀/钍矿开采和选冶加工称为铀/钍采冶生产。在生产过程中,放射性物质或核素会以各种形式进入相关工作人员体内以及进入周边环境介质的循环,从而对

人体健康和环境造成一定程度的损害和影响。

　　铀采冶生产工艺过程是十分复杂的全开放性操作,在整个生产操作都是开放性作业,所以各个环节到处存在放射性核素及其辐射危害,它们直接危害工作人员的安全和健康。由铀矿石到铀浓缩物到金属铀的过程是一个不断浓集和纯化的过程。在此过程中,铀金属含量大体是由 0.1%~1.0% 提高到 70%,最后可达到 90%,其铀纯度越来越高。表 14-3 是铀矿冶生产"三废"的产生率。

表 14-3　铀矿冶生产过程的三废产生率

类别		废气氡析出量 Bq/t 矿	废水 t 废水 /t 矿	废渣,10^3t 废渣 /t 铀	
				废石	尾矿
铀矿山	地下矿	7.1×10^5	0.3~8.0	0.7~1.5	—
	露天矿	—	0.1~0.6	5~8	—
铀选冶厂	选矿厂	2.0×10^1	0.5~1.0	—	0.2~0.3
	水冶厂	5.1×10^2	8.0~10.0	—	~1.2

　　铀矿冶生产各环节产生的"三废"可通过多渠道向环境大气、水体、土壤富集和转移,造成环境污染。因此,必须加强对铀矿冶生产和"三废"的管理,严格控制放射性核素对环境的污染,保护人类环境。

　　由前述可知,铀 / 钍采冶生产过程中会有很多有害的放射性核素生成、浓集和扩散。因此,开展相关的监测和评价是放射卫生防护措施中重要的组成部分和工作内容。主要的监测内容和相关技术有:天然铀的监测,镭 -226 和镭 -228 的监测,钍的监测,钋 -210 的监测,γ射线、α 射线的监测,氡 -222 的监测,铀矿工个人剂量的监测和评价方法。

　　铀转化和铀富集的放射卫生防护:铀转换和富集意味着诸多化学反应和提纯浓集的过程,主要涉及四氟化铀、六氟化铀的生产加工以及铀的浓缩富集。由于这些过程中核素的迁移比较繁复,因此其放射卫生防护也较复杂。

　　(一)铀转化和铀富集的主要工艺过程

　　1. 铀转化的主要工艺过程　铀化合物的转化(简称"铀转化")过程其原料与产物多种多样,工艺过程也繁多。它既可是核原料生产工艺的一部分,又可包容于核燃料循环的各个环节之中,成为联系各个环节的纽带。本节所述的"铀转化"仅涵盖:先由天然铀精炼制得的铀氧化物制备成四氟化铀(UF$_4$),再转化成六氟化铀(UF$_6$)及其还原的主要工艺过程。铀转化过程大多属于气 - 固相反应。

　　2. 铀富集的主要生产工艺过程　铀富集也称为"铀浓缩",主要工艺过程为:原料 UF$_6$容器放入压热罐中加热,UF$_6$ 以气态形式供入级联进行分离,当 ^{235}U 被浓缩到所需丰度时,装入冷冻状态下的产品容器,再经液化均质,取样合格后存入成品库房。贫料 UF$_6$ 装入冷冻状态下的贫料容器,完全固化后送往贫料场暂存。

　　(二)放射职业危害因素

　　在铀转化和富集环节,放射职业危害因素涉及正常工艺过程的放射性污染物、核临界和UF$_6$ 的泄漏。铀浓缩厂主要工作物质是 UF$_6$,主要污染物是铀及其氟化物。正常情况下每天定时对地面和设备管道进行清扫。在设备检修后,剂量防护人员要对检修现场进行监测。当发现有污染超标时,须进行去污清洗。铀浓缩过程的工作物质含有各种丰度的易裂变物质 ^{235}U。在其丰度大于 1% 的情况下,工厂中必须考虑核临界问题,尤其应注意产品的收集、封装、贮存、运输等环节。若六氟化铀气体外溢被人体吸入会造成严重的内照射危害。

（三）职业照射监测与评价

1. 主要的监测内容　①空气监测:主要监测空气中的铀气溶胶浓度和 α 放射性活度。②外照射监测:对 γ 外照射的监测重点主要放在工艺回路和设备中易产生工作物料大量积累的部位。③个人剂量监测:主要是吸入体内造成的内照射监测。通过测量工作现场空气中的铀浓度来估算,另外是通过工作人员留尿样,分析尿样中的铀和氟含量。对较大的检修工作或污染较重的设备进行检修时,使用热释光个人剂量计对检修人员进行监督监测。

2. 环境安全与公众剂量监测　①流出物监测:主要包括气载流出物、液态流出物中的铀和氟含量监测和固体废物监测。②环境监测:环境监测点按照气象条件、厂房和居民区的分布、"三废"的排放情况及河流的上下游条件等设置。主要监测项目为铀、氟。③公众集体剂量估计:包括正常生产情况下公众集体剂量估计和事故情况下公众个人最大有效剂量。正常生产时气载流出物对居民产生的剂量是主要的。关键照射途径是食入内照射;关键核素是 ^{234}U;关键居民组为幼儿。铀浓缩工厂出现 UF_6 大量泄漏事故的概率很小,对公众的辐射影响也较小。

二、核燃料元件厂的放射卫生防护

核燃料元件厂的基本功能是生产核电厂需要的核燃料元件的各个部分以及进行装配。核燃料元件是核电厂的发热源。根据反应堆类型和结构的不同,核燃料元件有多种类型。目前常用的压水堆核电站核燃料元件是由封装了可裂变材料的核燃料元件棒按一定的规律排列组成的。它主要由上下管座、格架、控制棒导向管和燃料元件棒组成(图 14-3)。为防止冷却水内碎片对元件棒磨蚀破坏,目前防碎片装置已成为核燃料元件的一个重要的组成部分。

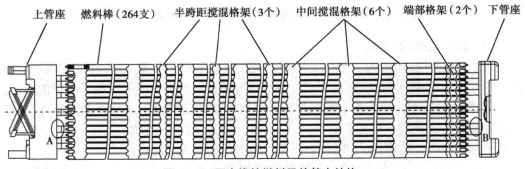

图 14-3　压水堆核燃料元件基本结构

核燃料的特点是能量高度集中。一座 1 000MW 级的压水堆核电机组每年需要补充新燃料约 24t 低浓铀。一般燃料元件大约在反应堆内使用 3~5a 的时间。燃料元件在堆内处于强中子场中,经受高温、高压、高流速冷却剂的冲刷,同时承受裂变产物化学作用和复杂的机械载荷,工作条件十分苛刻,要求燃料元件有高度的可靠性和安全性。

在燃料元件生产过程中,需要考虑的职业危害因素主要包括 UF_6 泄漏和核临界。燃料元件加工厂主要的 UF_6 泄漏发生在 UF_6 的气化岗位。常见泄漏的原因是:阀门或法兰的密封圈磨损,管道腐蚀,操作人员误操作等。燃料元件加工生产低浓铀元件,一般 ^{235}U 丰度小于 5%,铀元件加工厂必须在生产的各工艺过程防止核临界发生。由于核燃料元件厂的职业有害因素与前述铀转化、富集的环境很类似,因此职业照射监测和评价方法原则上非常相似,只是需要针对具体工作状况做些微调。

三、核电厂的放射卫生防护

核电厂是利用核能进行发电的装置。它类似于燃煤的火力发电站,但火电站的燃煤锅炉被核反应堆所代替,核反应堆是核电厂内通过核裂变使易裂变燃料释放核能的关键装置。依据反应堆类型的不同,核电厂也分为压水堆核电厂、沸水堆核电厂和重水堆核电厂。最为常见的压水堆核电厂主要结构示意图见图 14-4。

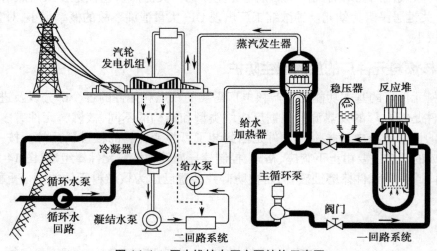

图 14-4 压水堆核电厂主要结构示意图

(一)核电厂的辐射源项

核电厂运行时反应堆内产生的 α 粒子、β 粒子、中子和 γ 射线,是各种潜在辐射危险的来源。对于 α 和 β 粒子,可以直接利用反应堆压力容器本身和一次屏蔽给予足够的屏蔽,一般不会造成辐射危害。中子和 γ 射线是穿透能力较强和最可能引起危险的辐射,它们是辐射防护主要关心的问题。核电厂运行时,中子和 γ 射线的主要来源如下:

1. 由反应堆堆芯中裂变产生的中子、瞬发 γ 射线和缓发 γ 射线;

2. 堆芯材料、主回路冷却剂、金属结构和混凝土俘获中子后活化产物发射的二次 γ 射线;

3. 主回路冷却剂中 ^{16}N、裂变产物和腐蚀产物发射的二次 γ 射线。

除此之外,乏燃料组件的放射性源项是堆芯部件源项中占主导地位的源项(堆芯部件源项还包括控制棒组件源项和中子源组件源项),它是决定反应堆换料水池、贮存水池和组件运输容器屏蔽厚度的辐射源。

　　一般说来,安全壳是防止放射性物质向外环境泄漏的最后一道实体屏障,但在事故期间和事故后,安全壳外的专设安全设施和有关辅助系统的流体中也含有放射性物质。这些系统包括处在燃料厂房和连接厂房内的安全壳喷淋系统、安全注入系统和安全壳大气控制系统、在核辅助厂房内的化学容积控制系统和核取样系统等。核电厂针对设计基准事故设置了一系列的专用安全设施,设置的专设安全设施能够将核电厂引导到可控制状态,然后引导到安全停堆状态,并且至少维持一道包容放射性物质的屏障,例如安全壳的完整密闭性。从而使核电厂运行中可能导致高辐射剂量或大量放射性释放的状态的发生概率极低,具有大的发生概率的事故只有较小或者没有潜在放射性后果的事故。

　　（二）核电厂的职业照射与公众照射

　　核电厂工作人员的受照剂量在任何情况下不允许超过 GB 18871—2002《电离辐射防护与辐射源安全基本标准》中给出的职业照射剂量限值,且应保持在可合理达到的尽量低水平。根据目前我国核电厂的运行经验,核电厂工作人员的受照剂量,连续 5 年的年平均有效剂量可以控制在不超过 10mSv/a,年集体剂量水平将小于 3 人·Sv/a,平均值低于 2 人·Sv/a(表 14-4)。

表 14-4　2003 年度大亚湾核电站和岭澳一期核电站集体剂量分布

类别	剂量范围 /mSv							
	0~0.5	0.5~1	1~2	2~5	5~11	10~20	20~50	合计
人数	2 187	409	412	343	130	26	0	3 507
人数百分比 /%	62.36	11.66	11.75	9.78	3.71	0.74	0	100
集体剂量 /(人·mSv)	213.687	298.871	586.562	1 058.91	894.94	317.24	0	3 370.21

　　注:表中的数据摘自历年大亚湾核电站运行年鉴。

　　（三）辐射监测与评价

　　为确保核电厂设备的正常运行与工作人员的辐射安全,应将辐射照射对核电厂工作人员可能造成的危害,保持在国家规定的限值以内,并符合合理可行尽量低的原则。为此,核电厂专门设置了厂房辐射监测系统、辐射控制区卫生出入口辐射监测系统和环境监测系统,对核电厂的工艺设备、厂房、流出物、厂区周围环境以及电厂工作人员的辐射状况进行全面监测。

四、后处理厂的放射卫生防护

　　对反应堆中用过的乏燃料进行处理,以除去裂变产物和次锕系产物并回收易裂变材料和可转换材料的过程称为"后处理"。后处理对于充分利用核燃料资源特别重要。以发展压水堆核电站为例,如果不对其乏燃料后处理(即只让燃料"一次通过"),铀资源的利用率仅为 0.37%。如果对其乏燃料实施后处理,让回收的铀与钚再制成燃料在压水堆中再循环使用一次,就可节省约 25% 的天然铀;若循环多次,则铀资源的利用率可提高到 1% 左右;

尤其是,如果将由后处理得到的钚与铀富集后得到的贫铀制成快增殖堆燃料并实现快堆燃料循环,则铀资源的利用率可高达 60%~70%,如此做法可使铀资源的利用期限由 50 年延长至约 1 000 年。

后处理对核废物的长期安全管理也显现出特殊意义。乏燃料中含有的某些裂变产物(如 ^{99}Tc,$T_{1/2}$ $2.14 \times 10^5 a$)和次锕系产物(大多是长寿命 α 核素,如 ^{237}Np,$T_{1/2}$ $2.14 \times 10^6 a$)既有很长的半衰期,又对环境保护特别重要。因此,只有通过后处理将其作为副产品与铀、钚一并分离出来(所谓的"全分离流程"),随后经嬗变使之转化为便于近地表处置的中短寿命放射性核素,或转化成可加以利用的核燃料,从而彻底消除人们对发展核电的疑虑。

后处理使用的物料具有化学毒性、腐蚀性和易燃、易爆性,因此后处理工厂也有一般化工厂的密闭、通风、防腐、防火、防爆等要求。此外,工厂更有特殊的核安全要求。后处理的目的和任务是:①回收和净化乏燃料中残剩的和新产生的易裂变材料(主要是 ^{235}U 和 ^{239}Pu);②回收和净化未发生核反应的可转换材料 ^{238}U;③有可能从回收了铀和钚的残液中提取有用的放射性同位素(^{90}Sr、^{137}Cs、^{147}Pm、^{237}Np 等)和某些贵金属材料(如钌、铑、钯等);④便于更安全地处理和处置放射性废物,因为回收了铀、钚以后,大大地降低了废液中长寿命 α 放射性核素的含量。后处理厂绝大多数生产过程均在密闭空间内进行(如热室、反应池等),因此职业监测和评价的主要对象是强贯穿辐射的外照射和 α 发生体的内照射。

第三节　核武器、贫铀弹、核动力装置的放射卫生防护

核能(nuclear energy),也称为原子能,是由于原子核内部结构发生变化而释放出的能量,即核裂变和核聚变反应所释放的能量。核武器和核动力装置是人类使用核能的一个重要突破。两者所不同的是,核武器是将核能在瞬间释放出来从而达到大规模杀伤破坏作用,核动力装置则是按需将能量释放出来。贫铀弹则是指以贫铀为主要原料制成的各种导弹、炸弹、炮弹、子弹,是利用生产核武器产生的核废料贫铀为原料制成的。

一、核武器及其袭击的放射卫生防护

核武器是利用自发进行的原子核裂变反应或者聚变反应,瞬间释放出巨大能量,产生猛烈的爆炸,造成大规模杀伤和破坏作用的一类武器。核武器一般是指核战斗部和承载壳体,有时还包括姿态控制及突防系统,俗称核弹。核战斗部的主体是核爆炸装置,简称核装置,核装置由核部件、炸药部件、核点火部件和其他结构组成。核装置与引爆装置组成核战斗部。为了便于人们直观地了解核武器的威力,在描述核武器威力时,采用了用常规武器的威力和核武器的威力进行比较的方式,引进了 TNT 当量(TNT equivalent)的概念,所谓 TNT 当量是指核武器爆炸时所释放出的能量相当于多少吨(t)TNT 炸药爆炸所释放的能量。

(一)核武器的研制历史

核武器是 20 世纪早期科学技术重大发展的结果。1789 年,克拉普罗特(Klaproth MH)就发现了铀;1919 年,卢瑟福(Rutherford)用 α 粒子轰击氮核并打出质子,人类首次实现了人工核反应;1934 年,澳大利亚物理学家奥利芬特(Oliphant)用氘轰击氚发现了核聚变反

应;1938年,德国化学家哈恩(Otto Hahn)和物理化学家斯特拉斯曼(Fritz Strassmann)等发现了铀核的裂变现象。铀发生核裂变时,裂变前母核和中子的质量之和大于裂变后子核质量之和,根据爱因斯坦质能相对论的推论,丧失的质量会以能量的形式释放出来,释出的能量为丧失的质量和光速的平方的乘积。

1945年,美国成为世界上第1个拥有原子弹的国家。1949年,苏联试爆原子弹并成功;1952,英国试爆原子弹并成功;1960年法国原子弹试爆成功。1964年和1967年我国的第一颗原子弹和氢弹分别试爆成功。

（二）核武器的爆炸原理

原子弹爆炸原理:重原子核裂变的链式反应(chain reaction of heavy nuclear fission)。因此原子弹又称为裂变核武器。所谓核裂变是指一些重元素的原子核,例如,^{235}U、^{239}Po 等的原子核,在一个中子的轰击下,通常能分裂成两个质量相近中等质量的原子核,并释放出 2~3 个新生的高能量的中子、γ 射线,并释放 200MeV 能量的过程,如下方程式所示。

$$^{235}U+n \rightarrow X+Y+(2\sim3)n+E \tag{14-1}$$

核裂变链式反应:单次核裂变,平均每个铀核能够释放出 2~3 个高能中子,新生成的中子又能轰击其他未分裂的铀核,再一次引起核裂变反应,再形成更多的新的高能中子,如此下去,就能使核裂变反应自动持续,并放大地进行下去,此即核裂变链式反应。

原子弹的主要组成部分包括:核装料(^{235}U, ^{239}Pu 等)、中子源、中子反射层、引爆装置、和核装料弹壳等(图 14-5)。

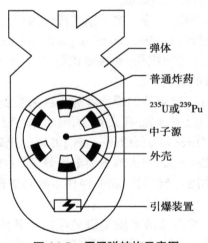

	弹体
	普通炸药
	^{235}U或^{239}Pu
	中子源
	外壳
	引爆装置

图 14-5 原子弹结构示意图

氢弹爆炸原理:轻原子核聚变反应(light nuclear fusion reaction):两个较轻的原子核(例如:^{2}H、^{3}H 等)在一定条件下(通常是高温、高压)可以发生聚变,结合成较重原子核,并释放出中子和巨大能量的反应称为轻核聚变反应,反应方程式如下:

$$^{6}_{3}Li+^{1}_{0}n \xrightarrow{\text{高温}} {^{3}_{1}H}+{^{4}_{2}He} \tag{14-2}$$

$$^{2}_{1}H+^{3}_{1}H \xrightarrow{\text{高温}} {^{4}_{2}He}+{^{1}_{0}n}+17.6MeV \tag{14-3}$$

因为核聚变反应是在高温高压的条件下进行,这种高温通常需要几千万度的高温,所以核聚变反应又称为热核反应（thermonuclear reaction）。氢弹又称为热核武器。热核反应释放出的能量比重核裂变反应释放出的能量要大得多。同等质量的氘氚聚变反应释放出的能量是 ^{235}U 完全裂变时释放出的能量的 3~4 倍。

中子弹：由于中子不带电，一旦中子从原子核内发出，就不受外界电场的作用，穿透性强。中子在穿过生物体时，使生物体内分子和原子发生结构改变或变成带电的粒子，引起组织的碳、氢、氮原子发生一些反应，从而引起组织的破坏，严重的甚至引起人员的死亡。中子弹是第三代核武器的典型代表。它主要是利用高能中子辐射杀伤人员的一种核武器。可以认为中子弹是相对减弱了冲击波和光辐射效应的小型氢弹。

（三）核武器的爆炸方式和外观景象

核武器爆炸时可根据爆心和地面（水面）之间的相对高度和深度不同，区分为地面（水面）爆炸、空中爆炸和地下（水下）爆炸。即使当量相同，但两个核武器如果其爆炸方式不同的话，其外观景象和爆炸威力也不一样。

不同当量、不同的爆炸方式，其爆炸景象不一致。低空和中空爆炸时：先是核爆炸瞬间产生耀眼的闪光（flash），紧接着形成明亮的火球（fireball），火球会迅速膨胀、上升，并逐渐变暗。低空爆炸时，火球形成的初期会受到地面反射冲击波的作用，使接近地面的部分被挤扁，从而成半球形。高空爆炸时初期不会变形，后期才变为扁球形。火球在冷却后，烟云持续上升，同时由于真空抽吸作用，会从地面吸起一股尘柱。烟云和尘柱一开始不相接，后来尘柱会迅速追及烟云，并形成核武器爆炸时特殊的外观景象：蘑菇状烟云。

（四）核武器爆炸产生的四种物理效应

核武器爆炸时，产生巨大的能量，形成多种杀伤破坏因素，分别是：光辐射、冲击波、早期核辐射、放射性沾染、核电磁脉冲（nuclear electromagnetic pulse）、次声波（infrasonic wave）等。其中前四种杀伤因素能对人员造成损伤，而核电磁脉冲、次声波等未见到对人员的明显损伤，主要是对电子和电气设备的影响。

1. 光辐射（light radiation） 核爆炸的瞬间释放出巨大的能量，形成几千万度的高温，进而发出耀眼的强光；在这种高温下，爆炸残余物、周围物体、空气等被迅速加热并燃烧，形成一个非常炙热而明亮的火球（fireball），火球进一步向外辐射光和热，此即光辐射。因此光辐射也称为热辐射（thermal radiation）。当火球表面温度降到 2 000℃时，火球变成烟团而停止发光，光辐射消失。其杀伤作用：光辐射引起的损伤主要是烧伤，包括皮肤黏膜的烧伤和眼底的烧伤。

2. 冲击波（blast wave） 冲击波的本质是机械纵波。其传播速度由超压决定，超压越大，传播速度越快。一般来说，一开始冲击波是以超音速传播的，但在传播中，由于能量的逐渐消耗，超压也逐渐降低，所以传播速度也降低，当超压降为 0，即压强为一个大气压时，就成为普通的声波消失在空气中，并形成巨大的声响。其杀伤作用：冲击波引起的损伤称为冲击伤（blast injury），包括了直接冲击伤和间接冲击伤。

3. 早期核辐射（initial nuclear radiation） ①形成：核武器特有的一种杀伤因素，又称贯穿辐射（penetrating radiation），是由核爆炸后最初十几秒放出的 γ 射线和中子流所组成。γ 辐射可来源于裂变物质的原子核、空气中氮原子发生中子俘获后产生、核装料裂变过程中释放出来几个方面。②性质：在早期核辐射的作用范围内，感觉到光辐射的存在就已经受到了早期核辐射，因此可以根据是否看到光辐射作为判断是否受到早期核辐射的依据。γ 射线和中子流作用时间短,通常为几秒到几十秒。γ射线和中子流能穿透较深的物品,对掩体内的人形成照射。核爆炸释放出的中子还能导致感生放射性的产生。③杀伤破坏作用:诱发急性放射病和小剂量外照射生物效应。④放射性沾染(radioactive contaminated):放射性沾染是核爆炸产生的放射性物质对人员、地面、水源、空气等造成的污染,也是核爆炸特有的杀伤破坏因素。核爆炸时产生的大量放射性核素,在高温的火球内燃烧气化,并均匀的分散于火球内,火球燃烧到一定程度后,温度又会逐渐下降并形成烟云,同样,燃烧气化的放射性物质此时又会转变为固体颗粒均匀地分散在烟云内,最后,受重力作用,向地面沉降,称放射性落下灰(radioactive fallout),简称落下灰。这些核素的半衰期长短不一,有的几秒,有的甚至上万年,主要发射β射线、γ射线。

如上所述,核武器有四种杀伤因素。在核袭击时,人员可能会受到某一单一因素的作用,引起单一伤。但是如果是暴露无防护的人员的话,通常是相继或同时受到两种或两种以上杀伤因素的作用,从而导致复合伤,因此核爆炸损伤的伤类、伤情比较复杂。

(五)对核武器袭击的防护

核武器不同于常规武器,其杀伤破坏作用大,而且光辐射、冲击波、早期核辐射作用时间是爆后几秒到几十秒的时间,在突然袭击时,人们还没有意识到防护的情况下,就已经瞬间受到三种杀伤因素的作用;再者,核爆炸形成的放射性污染穿透力强、冲击波的威力大,即使躲在普通工事中,也无法完全避免受到核爆炸杀伤因素的破坏;最后,城市遭到核袭击时,由于房屋倒塌、通信中断等原因,也会给防护和救治工作造成巨大困难。上述这些原因,使得核武器损伤的防护比较困难。但是,核武器是不是就无法防护了呢?其实核武器的损伤也有一定的局限性,了解其杀伤特点,合理地运用各种防护手段,还是可以对核武器进行有效的防护。

1. 广义的防护 为防止或减轻敌方核袭击及其造成的后果,必须采取综合防护措施。在核武器损伤防护的综合措施中,采用医学手段或者卫生手段,称为"医学防护"或"卫生防护",这是卫生部门应该重点研究的问题,但是它只是核武器防护中的起辅助作用的一部分。

2. 对四种杀伤因素的防护 瞬时杀伤因素在核爆后早期就会作用人体,因此,当听到核袭击警报后,人员应迅速果断和正确地采取相应的应急措施才能做到有效防护,否则防护则无效。①个人应急防护动作:常见的措施有进入就近工事、合理利用地形地物、背向爆心就地卧倒等。②利用简单的物料防护:这些简便的器材主要是针对光辐射和放射性沾染,对防护冲击波引起听力损伤、保护身体局部,减少早期核辐射的损伤效应也有一定的作用。例如:服装、雨衣、口罩、防护眼镜、面罩、耳塞等。③利用大型兵器防护:大型兵器对早期核辐射的防护效果取决于外壳的材料和厚度。一般来说坦克的厚度较大,其次为舰艇,飞机的外壳最薄,所以坦克的防护效果最好,能起到较好的防护作用,但是在照射剂量很大时,兵器内的人员仍然会发生不同程度的放射性损伤。

放射性沾染对人体的危害,外照射比内照射严重,其中经过口摄入放射性核素又是引起内照射的主要途径。因此,对放射性沾染的防护应着重于外照射防护和食入放射性物质的内照射防护,兼顾其他方面的防护。①外照射防护措施:利用屏蔽进行防护:人员在沾染区内工作时,例如抢救伤员等,利用工事、民房、车辆、兵器等进行屏蔽,可以减少人员的受照剂量。当没有合适的工事、民房等,可以选择合适的地形条件行进屏蔽防护。②内照射防护措施:穿戴防护装备:防止放射性物质由呼吸道进入,则应佩戴防护面罩并在出沾染区后对鼻腔等进行清洗。防止由消化道进入放射性沾染,则应该遵守沾染区行动规则,不能在沾染区内进食、饮水等。防止皮肤和伤口进入放射性沾染,则应穿戴好防护服,及时处理伤口。

服用阻止放射性物质吸收的药物及加速放射性物质排泄的药物：核爆炸的早期,放射性碘在放射性沾染中占有比较大的比例,为防止其对甲状腺的损伤,可以口服稳定性碘阻止放射性碘在甲状腺的吸收,服用方法通常是提前 24h 或出沾染区后 4h 服用碘化钾 100mg,另外褐藻酸钠和普鲁士蓝分别也能对 ^{90}Sr 和 ^{137}Cs 有阻吸收作用。此外,还有加速放射性物质排泄的药物,例如新促排灵、依地酸钙等。

二、贫铀弹及其袭击的放射卫生防护

而经提取 ^{235}U 浓缩之后剩余的天然铀就是贫化铀或称贫铀(depleted uranium),它除少量用于氢弹的外层和快反应堆的增殖层外就作为核废料对待处理。美国原子能标准委员会(NRC)将 ^{235}U 低于 0.711% 的铀定为贫铀,美国国防部定的国防部标准为 ^{235}U 含量在 0.3%以下,而实际使用的标准是 0.20%。

贫铀实际是从天然铀中提取供核武器装料或核反应堆核燃料用 ^{235}U 后的废料,是 100%的铀,其中 99% 以上是 ^{238}U,^{235}U 含量一般为 0.2%~0.3%,放射性约为天然铀的 50%,为浓缩铀的 1/115。因其主要成分是具有低水平放射性的 ^{238}U,其密度为 19.3g/cm^3,是钢的 2.5 倍,是铅的 1.7 倍,与常规穿甲材料钨相当。但纯贫铀的硬度和强度都不高,必须添加其他的成分,例如加入 0.75% 的钛,制成贫铀钛合金,再经过热处理,强度可比纯铀高 3 倍,硬度可达到钢的 2.5 倍。贫铀还具有高韧性,易燃易爆性(如在室温下,空气、氧和水中的铀粉末能够自燃,而 200~400℃时在 CO_2 和 N_2 中也能够自燃);撞击或摩擦可发生爆炸,形成气溶胶;贫铀的熔点较高,为 1 132℃,但是比钨的熔点(3 410℃)低。

对于外照射来说,^{238}U 的危害并不大。一般情况下,用普通的橡皮手套就可以完全防止 ^{238}U 的外照射辐射危害。特殊情况下,短时间接触 ^{238}U 也不会造成严重后果。当然,如果长时间直接接触 ^{238}U,也会损伤皮肤。

贫铀在民用方面有广泛的用途：可制作辐射屏蔽材料、船舶或飞行器衡重物(如一架波音 747 上有 1 500kg 贫铀)、石油钻井、高性能陀螺转子、惯性飞轮等。在军事上,贫铀主要用于制作弹道导弹平衡物、各种穿甲弹、车辆装甲等。

(一) 贫铀弹

贫铀弹是指以贫铀为主要原料制成的各种导弹、炸弹、炮弹、子弹(图 14-6)。贫铀弹不是核武器,因为它不是利用可裂变核素的链式核裂变反应释放的巨大能量来达到战争目的。因此,目前国际上尚无禁止其使用的明文规定。

贫铀在过去相当长的时间内被作为核废料(每生产 1t 的 ^{235}U 就可以产生 300t 的 ^{238}U),而用于核废料的管理费用是相当巨大的,因此各生产核燃料的国家一直都在为贫铀的利用积极寻找出路。

目前已有不少国家将贫铀用于新弹药的研制和作为装甲材料的研制。以贫铀作为装甲材料具有两方面的优点。一是贫铀的来源丰富,价格低廉,它可取代常规穿甲弹和装甲材料中使用的价格昂贵的钨;二是它可以废物利用,大大缓解核废料保存的压力。用贫铀生产贫铀弹由于作为重金属的贫化铀的最大特点是密度大,因此,贫铀弹头在与合金钢质弹头体积相同时,贯穿杀伤力要比后者强得多。

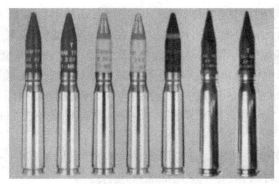

图 14-6　美军常用的几种类型的贫铀弹

（二）贫铀弹的杀伤破坏作用

贫铀弹对人体和环境究竟有多大危害，至今仍在探讨之中。但铀是一种毒性很强的放射性物质，它既有辐射毒性，又有化学毒性（低于砷、汞及铅），一般来说，可溶性的铀，其化学毒性的危害是主要的，而难溶性铀在体内的危害主要与铀的放射性有关。

1. 贫铀弹对生物体的作用　含铀的放射性微粒和气溶胶，可以通过多种方式进入人体。贫铀弹的放射性作用于生物体后，会出现核辐射生物效应。贫铀的 α 粒子的能量高（4兆电子伏特），体内射程很短，直接作用于细胞，细胞吸收核辐射的能量后，通过直接效应和间接效应使细胞内物质的分子和原子发生电离和激发，形成自由基，进而导致体内蛋白质和核酸等高分子物质分子键断裂而破坏；同时它还会使生物机体内水分子电离成自由基，其与细胞内其他物质相互作用，会破坏更多的生物分子，导致细胞变性甚至死亡，直至引起物质代谢和能量代谢障碍，引起整个机体发生一系列病变。

2. 贫铀弹战场污染问题　除了贫铀弹对生物体伤害作用之外，贫铀对战场污染问题也是一个大众普遍关心的问题。当贫铀穿、破甲弹击中目标时，产生大量弹片和碎屑散布在目标附近，铀的燃烧特性还产生大量铀氧化物以烟和粉尘状态附着在靶上和沉降在地面上，这类具有放射性的产物可被人工探测到，以洗消的办法清除。

（三）对贫铀武器伤害的医学防护

对贫铀武器的医学防护，主要是针对铀的内污染问题。内污染医学处理的目的是：尽量减少放射性核素内污染的量，以防止或减轻放射性铀对机体的内照射损伤；预防可能导致的远期效应。放射性铀形成内污染的过程，可以概括为三个阶段：①在进入部位沉积或吸收。战争情况下，肺和伤口是最易受到污染的部位；②经血液及淋巴系统吸收或转移；③在器官和组织内滞留。因此医学处理要针对这些情况进行，主要原则是抓住有利时机、采取合适的措施。具体防护措施有以下几个方面：

1. 阻止或减少放射性铀对体表、体内的沾染　为了阻止或减少放射性铀对体表、体内的沾染，必须在有可能接触放射性铀如进入沾染区之前采取一切可行的措施进行保护如佩戴防毒面具和穿戴防护服等。体表受到沾染后应该立即采取洗消措施进行体表除沾染。

2. 减少放射性铀的吸收　减少放射性铀在胃肠道的吸收，主要是催吐、洗胃、服沉淀剂、导泻剂等。催吐、洗胃主要是针对摄入放射性铀 4h 内的情况，最简单的方法就是用手指或棉棒刺激咽部；服用催吐剂，如吐根、硫酸铜、硫酸锌或皮下注射阿扑吗啡。早期使用这些方法,可以大大减少放射性铀的胃内摄入。导泻剂,是放射性铀摄入体内超过 4h,可首先服用导泻剂。减少放射性铀呼吸道的吸收,人员在进入有可能有贫铀弹污染的环境中时,工作人员以及平民都应该佩戴防毒面具或防护口罩,非必要情况不应逗留在污染环境内。离开现场后用棉签拭去鼻内污染物,剪去鼻毛等。减少伤口和皮肤黏膜的吸收,对于沾染的伤口,首先应该用生理盐水或 3%~5% 的肥皂水由内向外擦洗伤口周围的皮肤(为防止放射性铀再次由伤口进入体内,可事先用敷料覆盖伤口)。单纯冲洗不足以彻底清除沾染时,可以对伤口进行清创。

3. 加速放射性核素铀的排出　在应用各种减少放射性铀吸收的措施时应该争取时间、适时用药。如已经错过时机,应尽早应用加速排出的药物。

三、核动力装置及其放射卫生防护

核动力是利用可控的核反应来获取能量,从而提供动力、热量和电能。核动力获取能量的基本原理是如前所述的核裂变链式反应,它和原子弹的区别在于原子弹是不可控的核裂变链式反应,而核动力是可控的核裂变链式反应,通过可控的核裂变链式反应,将核能按需以热、机械能等的形式被释放出来,并利用热量或机械能来驱动,从而产生电能。人类目前还不能实现可控的核聚变反应。因此核动力装置就是以核裂变能来产生动力的装置。

目前,世界上大小反应堆有上千座,根据燃料形式、冷却剂的种类、功能等,可以分成不同的类型。而核反应堆又是核动力装置的核心组件,对于不同的反应堆,其装置系统和设备组成也会有较大的差别。目前,在核电厂中,世界上比较普遍运用且具有良好发展前景的反应堆主要包括以下五类:压水堆、沸水堆、重水堆、高温气冷堆和快中子堆。其中,压水反应堆的装机容量约占核电总装机容量的 64%。

压水堆采用 3% 的低浓度的铀为核燃料,包括两个主要的系统:利用核能产生蒸气的核岛(又称为蒸气应系统,包括核反应堆装置、稳压器、蒸气发生器、一回路系统、主泵以及压力容器等组成)和利用蒸气发电的常规岛(即为汽轮发电机系统,又称为"透平"。它包括汽轮发电机组、二回路系统及其给水泵和凝汽器)。一回路系统和二回路系统完全隔开。

核动力装置在正常运行情况下,对环境产生的辐射污染很小,一般为燃煤发电厂的1/10,但是一旦发生事故,其对环境和人的危害相当大,会产生深远的影响,因此核动力反应堆在设计、施工、验收等环节都进行了严格的纵深防护。我国核事故应急实行三级管理,即国家级、地方(省、自治区、直辖市)政府及核设施营运单位三级,分层次对相应核事故进行应急管理工作。

思 考 题

1. γ 辐照装置有哪些类型?
2. 大型辐照装置安全联锁的作用是什么?
3. 工业辐照装置的剂量测量包括哪些内容?
4. 简述氡的测量方法。

5. 简述铀转化过程的工艺特点和防护要点。

6. 简述核电厂运行状态下的主要辐射源项。

7. 简述后处理的概念及其意义。

8. 核武器的爆炸原理和基本构造是什么？

9. 核武器的杀伤破坏因素有哪些？该如何进行防护？

（陈丹丹）

第十五章　放射性废物治理

任何有计划地使用放射性物质,在其生产制造、销售运输、实际使用的每一个环节中都可能会产生预计不会再被使用的物品,这些物品包括没有使用价值的放射性物质本身,以及被放射性物质污染的丢弃物。如果不对其进行严格的管理和限制,将会对环境造成影响,这种影响可能是破坏性的和长久性的,也可能会造成影响巨大的环境放射性污染。因此,对放射性废物的治理,是每一个国家及其各级政府十分关注的环境保护事件,也是国际原子能机构(IAEA)等众多国际组织尤为关注的事件。

第一节　放射性废物概述

放射性废物(radioactive waste)是指含有放射性核素或被放射性核素污染的,其浓度或活度大于国家审管部门规定的清洁解控水平,并且预计不再被有效利用的物品。清洁解控水平(clearance level)是指由国家审管部门规定的,以放射性浓度、放射性比活度和/或总活度表示的一组值,当放射性物质等于或低于这些值,可解除审管控制。对放射性废物进行治理包括放射性废物产生、预处理、处理、整备、运输、贮存和处置等多个环节。进行放射性废物治理时,应充分考虑废物的产生与治理各步骤之间的相互关系,并应根据所产生废物中放射性核素的种类、含量、半衰期、浓度以及废物的体积和其他物化性质的差别,对不同类型的放射性废物进行分类收集和分别处理,以利于废物治理的优化。

一、放射性废物分类

放射性废物有多种分类方式,根据环境保护部、工业和信息化部、国家国防科技工业局公告 2017 年第 65 号的附件《放射性废物分类》(自 2018 年 1 月 1 日起施行)。放射性废物分为豁免废物、极短寿命放射性废物、极低水平放射性废物、低水平放射性废物、中水平放射性废物和高水平放射性废物等五类,其中极短寿命放射性废物和极低水平放射性废物属于低水平放射性废物范畴。按废物的物理性状分为气载废物、液体废物和固体废物三类。

(一) 豁免废物

豁免废物或解控废物:废物中放射性核素的活度浓度极低,满足豁免水平或解控水平,不需要采取或者不需要进一步采取辐射防护控制措施。豁免或者解控的剂量准则:在合理预见的一切情况下,被豁免的实践或源(或者被解控的物质)使任何个人一年内所受到的有效剂量在 10μSv 量级或更小,而且即使在发生低概率的意外不利情况下,所受到的年有效剂量不超过 1mSv。对于主要含天然放射性核素的大量物质,应当采用年附加有效剂量不超过 1mSv 作为豁免剂量准则。

(二)极短寿命放射性废物

废物中所含主要放射性核素的半衰期很短,长寿命放射性核素的活度浓度在解控水平以下,极短寿命放射性核素半衰期一般小于 100d,通过最多几年时间的贮存衰变,放射性核素活度浓度即可达到解控水平,实施解控。常见的极短寿命放射性废物如医疗使用碘 -131 及其他极短寿命放射性核素时产生的废物。

(三)极低水平放射性废物

废物中放射性核素活度浓度接近或者略高于豁免水平或解控水平,长寿命放射性核素的活度浓度应当非常有限,仅需采取有限的包容和隔离措施,可以在地表填埋设施处置,或者按照国家固体废物管理规定,在工业固体废物填埋场中处置。极低水平放射性废物的活度浓度下限值为解控水平,上限值一般为解控水平的 10~100 倍。常见极低水平放射性废物如核设施退役过程中产生的污染土壤和建筑垃圾。

(四)低水平放射性废物

废物中短寿命放射性核素活度浓度可以较高,长寿命放射性核素含量有限,需要长达几百年时间的有效包容和隔离,可以在具有工程屏障的近地表处置设施中处置。近地表处置设施深度一般为地表到地下 30m。低水平放射性废物的活度浓度下限值为极低水平放射性废物活度浓度上限值,低水平放射性废物活度浓度上限值见表 15-1。

表 15-1　低水平放射性废物活度浓度上限值

放射性核素	半衰期	活度浓度 /($Bq \cdot kg^{-1}$)
C-14	$5.73 \times 10^3 a$	1E+08
活化金属中的 C-14	$5.73 \times 10^3 a$	5E+08
活化金属中的 Ni-59	$7.50 \times 10^4 a$	1E+09
Ni-63	96.0a	1E+10
活化金属中的 Ni-63	96.0a	5E+10
Sr-90	29.1a	1E+09
活化金属中的 Nb-94	$2.03 \times 10^4 a$	1E+06
Tc-99	$2.13 \times 10^5 a$	1E+07
I-129	$1.57 \times 10^7 a$	1E+06
Cs-137	30.0a	1E+09
半衰期大于 5 年发射 α 粒子的超铀核素	—	4E+05(平均) 4E+06(单个废物包)

注:表中未列出的放射性核素,活度浓度上限值为 4E+11Bq/kg。

低水平放射性废物来源广泛,如核电厂正常运行产生的离子交换树脂和放射性浓缩液的固化物。

（五）中水平放射性废物

废物中含有相当数量的长寿命核素,特别是发射 α 粒子的放射性核素,不能依靠监护措施确保废物的处置安全,需要采取比近地表处置更高程度的包容和隔离措施,处置深度通常为地下几十米到几百米。一般情况下,中水平放射性废物在贮存和处置期间不需要提供散热措施。中水平放射性废物的活度浓度下限值为低水平放射性废物活度浓度上限值,中水平放射性废物的活度浓度上限值为 4×10^{11}Bq/kg,且释热率 ≤ 2kW/m³。中水平放射性废物一般来源于含放射性核素钚 -239 的物料操作过程、乏燃料后处理设施运行和退役过程等。

（六）高水平放射性废物

废物所含放射性核素活度浓度很高,使得衰变过程中产生大量的热,或者含有大量长寿命放射性核素,需要更高程度的包容和隔离,需要采取散热措施,应采取深地质处置方式处置。高水平放射性废物的活度浓度下限值为 4×10^{11}Bq/kg,或释热率大于 2kW/m³。常见的高水平放射性废物如乏燃料后处理设施运行产生的高放玻璃固化体和不进行后处理的乏燃料。

二、放射性废物来源

核能开发利用、核技术利用和伴生放射性矿物资源开发利用过程中,只要涉及放射性物质的利用,就有可能会产生放射性废物。这不单单是操作非密封放射性物质存在放射性污染而产生的废物,在密封源使用过程中,如果缺乏良好的源的管理和安保措施,也会因为源的磨损而发生放射性污染。林林总总的放射性物质的各种利用,自然就构成了放射性废物的来源。

（一）核能开发利用

包括核燃料生产、反应堆运行、核燃料后处理、核设施(设备)退役、核武器生产和试验等核能开发利用过程均会产生放射性废物。

核燃料生产过程主要包括铀矿开采、冶炼和燃料元件加工等。铀矿开采和冶炼过程产生的废物主要有废矿石、废矿渣、尾矿等固体废物,矿坑水、湿法作业中产生的工艺废水等液体废物,以及氡和钍的放射性气溶胶、粉尘等组成的气体废物。这类废物主含有铀、钍、氡、镭、钚等天然放射性物质,比活度较低,产生的数量大。铀回收和燃料元件加工过程产生的废物主要是含铀废液。

反应堆运行过程中生成的大量裂变产物,一般情况下保留在燃料元件包壳内,当发生元件包壳破损事故时,会有少量裂变产物泄漏到冷却循环水中。反应堆冷却循环水中的杂质(循环系统腐蚀产物)受中子照射后也会形成放射性的活化产物,冷却循环水也就具有放射性。

核燃料后处理过程的主要废物是大量裂变产物。在燃料元件切割和溶解时有部分气体裂变产物(氪 -85、碘 -129 等)从燃料元件中释放出来,进入废气系统。99% 以上的裂变产物都留在燃料溶解液里。当进行化学分离时,则集中在第一萃取循环过程的酸性废液中。这部分废液的比活度很高,释热量大,是放射性废物治理的重点。此外还有第二、三萃取循环过程产生的废液、工艺冷却水、洗涤水等。这部分废液体积大,但比活度较低。

核设施的退役,核武器生产和试验等也会产生各种放射性废物。

（二）核技术利用

放射性同位素在工业、农业、医学和科研等领域应用中产生的放射性废物,相对于核能开发利用,产生的量很小,仅占总量的几个百分点。然而要特别注意其中的废放射源,它体积虽小,但活度高,一旦发生丢失被盗事故,会对公众产生危害,甚至造成人员伤亡。放射性废物(源)主要含有 ^3H、^{14}C、^{32}P、^{35}S、^{60}Co、^{90}Sr、^{125}I、^{192}Ir、^{241}Am 等核素。

（三）伴生放射性矿物资源开发利用

伴生放射性矿生产过程中主要产生含天然放射性核素如 ^{238}U、^{232}Th、^{226}Ra、^{40}K 等的放射性废物,其放射性水平不高,但是数量较大,如伴生放射性矿冶炼后产生的酸溶渣和尾矿渣等数量很大。

三、放射性废物的特点

放射性废物的活度、来源、形式各种各样,但却具有一些共同特点:①含有放射性物质。这些放射性不能用一般的物理、化学和生物方法消除,只能靠放射性核素自身的物理衰变而减少。②射线危害。射线的释放是放射性核素的基本物理特性,释放出的射线穿过物体时会发生电离和激发作用,进而对生物体会引起辐射损伤。③热能释放。放射性核素通过衰变放出能量,当放射性废物中放射性核素含量较高时,这种能量的释放会导致废物的温度不断上升,甚至于使放射性废液出现沸腾现象。④混合其他废物。在放射性物质使用环节,往往会与生物、化学等的危险成分混合在一起,诸如医用放射性废物可能含有致病微生物,核工厂的放射性废物可能掺杂化学毒物等。

第二节　放射性废物治理的目标和原则

放射性废物产生与管理部门均应该依照国家相关法律、法规和标准,安全、经济、科学、合理地管理废物,把豁免废物和可排除监管控制的废物分类出来。放射性废气和废液只有经过适当处理,达到规定的排放标准后才允许排放到环境中去。经过处理达到清洁解控水平的物料,可以实现有限制或无限制地再循环或利用。因此,放射性废物治理的总目标是:采取一切合理可行的措施治理放射性废物,确保人类健康及环境不论现在或将来都得到足够的保护,并不给后代带来不适当的负担。

放射性废物治理的基本原则如下。

1. 保护人类健康　放射性废物治理应确保对工作人员和公众健康的影响达到可接受的水平。在确定放射防护的可接受水平时应符合国家有关规定,并在考虑了经济和社会因素后,使发生照射的可能性、个人剂量的大小和受照的人数都保持在可合理达到的尽量低水平。在确定其他有毒物质危害的可接受水平时应符合国家相应标准的规定。

2. 保护环境　放射性废物治理应使对环境的保护达到可接受的水平。在确定环境保护的可接受水平时应符合国家有关法规和标准(特别是向环境排放限制)的规定要求,并使废物治理各阶段放射性和非放射性有害物质向环境的释放保持在实际可达到的最低水平。向环境排放放射性废气、废液必须符合国家放射性污染防治标准。

3. 保护后代　放射性废物治理,特别是废物处置、核设施退役和环境整治活动应保证对后代预期的健康影响不大于当今可接受的水平,同时不给后代留下不适当的负担。

在放射性废物治理过程中,除了遵循上述基本原则外,还必须在以下几个方面下功夫,确实把放射性废物治理好,将放射性废物的影响尽可能地降低。

1. 遵守国家法律和法规　放射性废物的治理应在国家有关法律和法规体系的框架内进行(包括明确职责和具有独立审管职能),并遵守国家法律和法规。

2. 放射性废物产生的最少化　在一切核能和核技术利用活动中,应控制废物的产生量,使其在放射性活度和体积两方面都保持在实际可达到的最少量。

3. 放射性废物治理　应遵循"减少产生、分类收集、净化浓缩、减容固化、严格包装、安全运输、就地暂存、集中处置、控制排放、加强监测"的 40 字方针,实行系统治理。废物治理应以安全为目的,以处置为核心,充分发挥废物处置(包括排放)对整个废物治理系统的制约作用。废物治理应实施对所有废气、废液和固体废物流的整体控制方案的优化和对废物从产生到处置的全过程的优化,力求获得最佳的技术、经济、环境和社会效益,并有利于可持续发展。

4. 废物治理设施的安全　在废物治理设施的选址、设计、建造、运行及退役或处置场关闭的各个阶段应优先考虑安全的需求,以保证设施在其寿期内的安全,并保证公众不会遭受不可接受的危害。应加强对废放射源和非在用源的安全治理,保证其在任何时候都处于受控状态。

第三节　放射性废物预处理、处理和整备

放射性废物处理前对废物的收集、分拣、化学调制和去污等操作,称为预处理。为了安全或经济目的而改变废物特性的操作,如衰变、净化、浓缩、减容、从废物中去除放射性核素和改变废物的组成等称为废物处理。废物处理的目标是降低废物的放射性水平或危害、减少废物处置的体积。废物整备的目的是把废物转变成符合后续过程废物接收准则要求的废物体或废物包,保证搬运、运输、贮存和处置过程中的安全。这一系列过程往往是由放射性废物产生单位负责,在监管部门的监督下实施。

一、放射性废物预处理

预处理的目的是将放射性废物分类收集,防止混杂和调整废物性质,为后续的处理、整备或处置提供良好的条件。对预处理的基本方法包括以下几个方面。

1. 收集　根据放射性废物的类型分类收集,如放射性废物与非放射性废物、长寿命废物(包括高放废物和 α 废物)与短寿命废物、可燃废物与不可燃废物、可压实废物与不可压实废物,以避免混杂和交叉污染,简化废物的进一步处理或处置。收集放射性废物应使用合适的容器,并作恰当的标记。医疗机构和涉及使用放射性核素的实验室,应采取专门措施收集和保存被放射性核素污染的实验动物尸体或器官组织,以及其他生物和医疗废物,以防止腐烂和病菌传染。

2. 分拣 即把非放射性物质或成分从放射性废物中拣出来、根据废物的类型(如物理形态、放射性水平等)进行恰当的分类、对有用物质进行回收再利用或再循环等活动。

收集和分拣操作应在专用的设施或设备中进行,并配有必要的通风、防护、检测和监督手段,以减少对工作人员的照射,防止污染扩散。

3. 化学调制 对液体废物进行化学调制时,应当按废物控制的要求控制废物的成分和产生量,并满足后续步骤(处理、整备、运输、贮存和处置)的要求。

4. 去污 去污是把放射性核素从不希望其存在的部位全部或部分除去。其目的是:降低放射性水平,减少操作人员辐射;降低屏蔽和远距离操作的要求,方便设备检修;方便事故处理;便于退役工作;使废弃物和污染场地可以再利用;减少放射性废物的质量和体积;降低废物贮存、运输、处置的费用和负担。

去污的方法很多,可分为机械-物理法、化学法、电化学法、熔炼法等。

机械-物理法就是用物理方法去除物件表面结合疏松的污染物,包括吸尘法、机械擦拭法、高压水蒸气喷射法、低温磨料喷射、氟利昂超声波清洗等。

化学法就是用化学清洗剂溶解带有放射性核素的污腻物、油漆涂层或氧化膜层,达到去污目的。

电化学法就是电解或电抛光,将去污部件作为阳极,电解槽作为阴极,使污染表面均匀地溶解,污染核素进行电解液中。

熔炼法是一种冶金法,依靠熔融金属进行去污。低水平污染的金属经熔炼处理后,大部分污染核素进入小体积炉渣中,少部分核素均匀地分布在基体金属中,去污后的金属有的可以重复使用。

二、放射性废物的处理

(一)放射性气载废物的处理

放射性废气主要来自工艺系统或厂房和实验室的排风系统。放射性废气中可能含有放射性气体、气溶胶、颗粒物和非放有害气体。废气中所含的放射性核素随设施而异。例如:铀矿冶厂矿废气中主要核素是铀(钍)、镭、氡及其子体;核电站工艺废气中主要核素为^{133}Xe、^{131}I、^{85}Kr、^{14}C、^{3}H 等。

常用的放射性废气净化方法有:过滤、吸附、洗涤、滞留衰变等。通常工艺废气需要采用多级净化综合处理流程的废气净化系统来处理,对于厂房和实验室的排风,经过过滤之后一般就可向环境排放。

过滤器在废气处理中用得最多,品种也很多,例如:进风预过滤器,为进风气流除尘,过滤效率至少为 85%;排风预过滤器,设在高效空气粒子过滤器之前,为除去气流中粗粒粉尘,以提高高效微粒空气过滤器使用寿命,过滤效率至少为 85%;高效过滤器,用来捕集气流中细小颗粒灰尘,其过滤效率至少为 95%;高效微粒空气过滤器(EPA),又称绝对过滤器,用来捕集废气中超细颗粒灰尘,对于粒径 <0.3 阳的颗粒,除去效率>94.97%;碘过滤器,又称碘吸附器,通常以 1% 阻浸渍活性炭为介质,对元素碘除去率可达 94.9%,对有机碘除去率可达 99%。

衰变贮存是核电站废气处理常用的一种方法。压水堆核电站的含氙废气多用压缩衰变贮存进行处理。设计有多个衰变贮存罐,一个罐贮满之后,启用另一个罐接收废气。废气经过一段时间自然衰变,分析监测放射性水平。如果符合排放要求,经过过滤系统处理之后排放。如果尚不合格,需要延长滞留衰变时间或做其他处理。核电站含氚废气的滞留衰变,除用压缩衰变罐滞留之外,也有用活性炭吸附床进行滞留衰变。

惰性放射性气体(^{85}Kr 和 ^{133}Xe)可以采用低温蒸馏法或吸收法,如低温活性炭吸收法、分子筛吸收法,实现对其净化。对于放射性碘(^{131}I),可以采用碱洗涤法、浸渍化学吸收法或水泥固定法等多种方法,进行净化处理。对于氚(^{3}H),可以选用氧化挥发法、HT/H$_2$O 催化交换法、激光法、低温蒸馏法和催化法等技术浓集它。对于放射性气溶胶粒子,通常采用高效微粒空气过滤器,对它进行净化。

(二)放射性液体废物的处理

放射性液体废物包括废水和有机废液。废水产生的来源有工艺废水、地面冲洗水、去污废水、树脂再生液、淋浴水、洗衣水等。有机废液来自萃取剂(如 TBP/煤油)及其降解产物、机油、润滑油、有机溶剂(如四氯乙烯、三氯乙烷等)、测量用的有机闪烁液等。

放射性废水净化处理的方法很多,最常用的是过滤法、蒸发法和离子交换法,此外还有电渗析、反渗透等。

过滤法是放射性废水处理简单易行的办法,废水中加入适当的沉淀剂或絮凝剂,调节到适当 pH,废水中的放射性核素,就能通过共沉淀或吸附、载带进入沉淀物中。沉淀物要进行过滤,若过滤后的废水仍不符合要求,需蒸发处理。离子交换法处理废水也要用到过滤。过滤的去污因子 DF=2~10。过滤的办法很多,如常压过滤、减压过滤、真空过滤、离心过滤、冷冻过滤、超滤等。

蒸发法是废液处理的重要手段,有较高的去污效率和较大的处理能力,去污因子 DF=10^3~10^5。蒸发能处理含盐量较多(可达 300g/L)的废液,很多工艺废水用蒸发法来处理。

离子交换处理法,又称除盐处理,离子交换床(柱)也称除盐床,离子交换是处理低含盐量废液的一种好办法,操作简单,易实现遥控连续运行,去污因子 DF=10~100。核电站的放射性废液处理系统常用离子交换树脂来处理工艺疏、排水。为了提高离子交换剂的使用寿命和净化效率,常在离子交换床之前和之后分别设预过滤器和后过滤器。预过滤器用以去除悬浮物和固体颗粒物,后过滤器用以阻挡树脂颗粒的流散。离子交换剂有的可再生使用,有的不再生(如核电站)。

当采用热解焚烧或湿法氧化处理有机废液时,应考虑设置防火、防爆装置。

常用放射性废液处理方法比较,见表 15-2。

表 15-2 放射性废液处理方法比较

分类	方法	优缺点	适用范围	净化系数
化学沉淀法	氢氧化铁沉淀	设备运行费低,生产能力大	低放废液,含悬浮物、胶体物、溶解物的废液	4~20
	磷酸钙沉淀			10~100
	磷酸盐和亚铁氰酸盐共沉淀	产生的泥浆要处理		50~100
离子交换法	化学沉淀后,蛭石处理	去除可溶性离子	中、低放射性废液,含溶解物的废液	100~500
	两级离子交换树脂床	杂质的影响大,废物要预处理,会产生二次废物		800~1 200

续表

分类	方法	优缺点	适用范围	净化系数
隔离膜分离法	电渗析	投资低,节能,易自动化运行,膜易碎,维修麻烦	中、低放废液,含溶解物的废液	50~100
	反渗透			10~100
	超滤			10~100
蒸发法	—	减容效果好,适应性强,净化系数高,费用低	中、低放废液,含胶体物、悬浮物、溶解物的废液	10^3~10^6
生物学法	—	节省费用,能除去废液中的有机污染物,净化系数低	低放废液,含有机物、悬浮物、溶解物的废液	2~50

注:表中的净化系数等于处理前液体中的放射性活度浓度(Bq·/L 或 Bq/m³)除以处理后该液体中的放射性活度浓度之商。

(三) 放射性固体废物的处理

减少固体废物体积的过程,称为减容。减容的目的是最大限度地缩小固体废物的体积,降低贮存、运输和处置废物的经费。把减容的凝聚态气体和把液体废物转变成固体废物的方法,称为固化。固化的目的是使废物稳定不易于弥散,便于贮存、运输和处置。固化后的废物体,称为固化废物体。已经开发的废物固化工艺很多,对于低、中放废物来说,主要是水泥固化、沥青固化和聚合物固化等;对于高放废物,主要采用玻璃固化、陶瓷固化。

1. 固体废物减容的方法

1)焚烧减容:对可燃性固体废物在专用的焚烧炉内焚烧。焚烧使废物的有机成分转化成无机产物,但是不能破坏放射性核素。应根据废物特性(如化学成分、热焓、含水率、密度、不可燃物含量等)选择合理的炉型和操作条件,保证燃烧完全,防止炉内架桥、炉篦堵塞和产生有毒物或易爆物。焚烧系统应设置防火、防爆装置,并设有完善的排气净化系统,并保证排入大气的放射性及其他有害物质低于审管部门规定的限值。应根据焚烧灰渣的特性对其做进一步处理。应考虑回收其中有用的物质,或直接进行固定、熔融,或暂存在可靠的密封容器内,待整备后送废物处置场处置。实验动物尸体不易直接焚烧减容,要经过防腐处理,焚烧后的灰渣收集在密闭容器内,待固化处理。

2)压实减容:对于不可燃性固体废物用压实法减容。压实减容是基于提高废物密度,消除废物中的空隙而减少体积,是一项比较成熟的技术,应用广泛。压实减容后的固体废物收集在经过审管部门审核批准的标准容器内封好,待处理。应采取措施收集压实时产生的废液,并防止发生气载污染。必要时,压实前可将废物切割成小块或在桶内预压实,以提高压实的减容比。

3)切割减容:对于受放射性核素污染不准备再利用的设备,采取切割减容。按表面污染的程度不同,可以在热室内切割,或在其他专用操作间切割。将切割后的固体废物再压缩进一步减容。最后,将减容后的废物装入标准容器中封好,待处理。所谓"热室"是指通过窥视窗借助机械手对强放射性物质操作的具有厚屏蔽层的封闭室。对含有易裂变材料或废弃不用的核燃料的锆合金包壳的切割,应当在热室内进行。要考虑核临界安全问题和金属铀屑的自燃问题。核临界安全是指含易裂变材料的肯定不能维持自持链式核反应的状态或保证这种状态的措施。金属铀屑在常温常压条件下氧化时会自燃,先冒白烟,后出现黄色火焰。

放射性固体废物处理方法还有:熔融盐氧化法、微波处理、催化湿法氧化、超临界水氧化、生物处理等,主要用于分解、破坏废物的有机成分。

2. 废物减容后的固化　废物固化时应采用固化产品安全性能好、废物包容量大、减容效果好、操作与维修简单和安全的固化配方、固化工艺与设备。固化体的性能应满足以下基本要求:①放射性核素的浸出率低;②具有足够的化学、生物、热和辐射稳定性;③具有一定的机械强度和抗冲击性能;④质地均匀、密实,比表面积小,整体性好;⑤与基质材料和包装容器有良好的相容性。通用的固化基质有水泥、沥青、聚合物、玻璃、陶瓷等。固化方式有桶外固化、桶内固化和就地固化等。桶内固化是将废物和固化基质放到桶内搅拌混合均匀的固化过程。将废物与固化基质在桶外搅拌混合均匀后注入到桶内的固化过程称桶外固化。就地固化是在废物产生地点或贮存地点进行的废物固化处理。

1)水泥固化:是将放射性废物与水泥均匀搅拌成糊状,凝结后失去流动性,逐渐硬化成为固化体,进行贮存或处置。一般水泥固化不适合高放废物,因为水泥固化需要有水参加水化反应,而高放废物有很强辐射剂量率,并且水泥热导率比较低,因此会使水汽化和辐解产生大量的氢气和氧气,很不安全。

2)沥青固化:是将加热的沥青与放射性废物一起混合,然后在处置桶里冷却,形成硬的固化体,将放射性废物转化成稳定的状态,以便于废物治理和适合最终处置。沥青在高温下会发生化学变化($\geqslant 300℃$),导致沥青硬化,沥青也容易受酸溶液(尤其是硝酸)的侵袭。沥青在射线作用下容易发生辐射分解,研究表明辐射剂量在 10^6Gy 可能会引起产品软化点和硬度等特性增加。

3)聚合物固化:聚合物固化的湿固体废物有泥浆、废离子交换树脂、蒸发浓缩物、过滤介质等,干固体废物有过滤器芯、焚烧炉灰以及燃料元件碎片等。

4)玻璃固化:是废物进料与玻璃基料在高温下一起熔融,澄清后倒进容器里面,冷却形成一种整体块状物。玻璃固化的高温可以破坏在废物中的任何有机物,也引起挥发物和气载核素的排出。因此,废气在排放前要进行净化处理。玻璃固化技术综合优点是产生的废物体稳定,适合长期贮存或者处置,有机材料整个被破坏,适合处理大范围的液体和固体废物。但是,玻璃固化技术是一项复杂和昂贵的技术,通常仅应用于高放废物和用其他技术难以处理的特殊废物。

三、放射性废物的整备

所谓的整备,即对收集好的物品进行整理准备、整顿配备。放射性废物整备是放射性废物管理中的一个重要环节。整备的目的是生产适用于处理、贮存、运输或处置的包装物,通过整备工艺生的包装物应尽可能满足运输规则、长期存要求和 / 或处置的废物接收准则。经过预处理和处理以后的放射性废物,通过减容固化等方法,无论其产生的时候是气载放射性废物、液体放射性废物还是固体放射性废物,都转变成固态废物体。此时应根据放射性废物的特性(化学组成、放射性核素和活度浓度等),确定后续放射性废物的贮存、运输与处置方案。

　　各类废物应选用合适的包装(必要时包括外包装)才能进行贮存、运输和处置。废物容器应符合《GB 11806—2019 放射性物品安全运输规程》和其他有关包装容器标准的规定。废物包装的材料和结构应满足贮存、运输和处置的废物接受准则的要求。尽可能采用标准包装容器(如废物容器、屏蔽容器、运输容器或外包装),以便于装卸、运输、贮存和处置。

　　废物整备设施的营运者应定期对其废物体和废物包的长期安全性进行评估,以保证在搬运、贮存和处置的正常工作条件下和设定的事故工况下能包容放射性物质。废物体和废物包装的技术特性应根据评估的结果加以改进。废物包装容器应由具有制造许可证的单位生产,并按相应标准规定的要求进行检验和验收。

第四节　放射性废物的贮存和处置

　　贮存是指将放射性固体废物临时放置于专门建造的设施内进行保管的活动。处置是指将放射性固体废物最终放置于专门建造的设施内的活动。放射性废物经过预处理、处理之后,将运至废物库贮存。废物贮存的目标是在规定的贮存期间内确保废物不丢失、可回取和废物容器的完好,以便进一步处理、整备、运输及处置。把废物放置在一个经审管部门批准的、专门的设施(例如近地表或地质处置库)里,预期不再回取。处置也包括经批准后将气态和液态流出物直接排放到环境中进行弥散。

一、放射性废物的贮存

(一) 固体废物的贮存

　　废物应按其放射性活度和所含核素半衰期的不同分类贮存。中、低放固体废物的贮存期一般不宜超过 5 年。应适时对废物进行相应的处理、整备或处置。贮存库的设计和运行应便于废物包的监视、识别、回取和治理。

　　应根据库址的自然条件(如温度、湿度、空气中腐蚀性成分的含量)和废物特性(如侵蚀性、释热、放射性活度等)采取必要的措施(如通风、防湿、防火、防水、防震、防雷击、防撞击、屏蔽、冷却、实物保护、辐射剂量监测等),保证在规定的贮存期限内废物的安全和容器的完好。必要时,应对废物包进行探测,以便及早发现容器损坏、放射性泄漏或容器内有气体产生。

　　贮存库的设计应考虑适当的冗余度,以满足检修和事故工况下废物量可能增加的需要。贮存库中废物的贮量(体积和放射性总活度)和贮存时间不得超过贮存库设计规定或审管部门的要求。对贮存含易裂变材料的废物库,应采取防核临界措施。

　　经过贮存衰变,如果废物的放射性活度浓度达到或低于现行放射防护标准中规定的豁免水平时,经审管部门批准可按豁免废物进行处理或处置。

　　应为检修或退役中产生的大件废物设置贮存场所。贮存场所的设计应考虑废物安全和废物对场地的可能影响,以及废物回取和转运的可能性。拟送贮存场所的废物的表面剂量应达到运输规定要求。

　　贮存库应建立废物贮存档案和出入库登记制度,保证废物始终处于有效监控之下。

（二）液体废物贮存

废液贮槽的材料应选用经过检验证明能耐所存放废液侵蚀的金属或其他材料。废液贮存设施应至少有一个与最大贮槽的容量相等的备用贮槽。

废液贮存设施应设置多重安全屏障，如采用双层贮槽、加托盘和多种检漏装置；设置必要的检测仪表（温度、压力、液位、酸碱度等）以及通风、搅拌、转运和取样装置；采取监控废物特性和防止形成燃爆条件等措施。高放废液贮槽还应设置冷却、防核临界和控制气相中氢气浓度的系统。应采取措施保证设施的运行参数保持在可接受的限值内，防止放射性气溶胶和液态流出物超过规定的限值。

二、放射性废物处置

（一）固体废物的处置

固体废物的处置目标是将废物与人类及环境长期、安全地隔离，使废物对人类环境的辐射影响减小到可合理达到的尽量低水平。

产生放射性固体废物的单位，应当按照国务院生态环境行政主管部门的规定，对其产生的放射性固体废物进行处理后，送交放射性固体废物处置单位处置。设立专门从事放射性固体废物贮存、处置的单位，必须经国务院生态环境行政主管部门审查批准，取得许可证。禁止未经许可或者不按照许可的有关规定从事贮存和处置放射性固体废物的活动。禁止将放射性固体废物提供或者委托给无许可证的单位贮存和处置。

被处置的固体废物应当是适宜处置的废物体，近地表处置的废物应当符合《低、中水平放射性固体废物近地表处置安全规定》（GB 9132—2018）接收准则的规定。固体废物处置设施系统应能提供足够长的安全隔离期。通常，中、低放废物的隔离期不应少于 300 年；α 废物和高放废物（包括不被后处理的乏燃料）的隔离期不应少于 10 000 年。每个处置设施的隔离期应经过评价，由审管部门在许可证条件中给以规定。

固体废物处置设施应当根据需要设置不同的多重屏蔽，包括工程屏障（如废物体、废物容器、处置结构和回填材料）和天然（地质）屏障，以实现废物与环境的有效隔离。应把多重屏障视作一个整体系统，每个屏障都应对系统的安全做出有效的贡献。整体系统中某一屏障的不足应由其他屏障加以弥补。由于废物隔离的长期性和不确定性，废物处置系统的设计应留有较大的安全裕度。应尽量增加系统的固有安全性，减少对长期监护治理的依赖。

中、低放固体废物应按"区域处置"的方针实施处置。在考虑废物来源和数量、经济和社会因素的条件下，应建设若干个国家级区域处理场。中、低放固体废物应采用近地表（包括岩洞）处置方式，也可采用其他具有等效功能的处置方式。中、低放固体废物处置应按 GB 9132—2018 的规定进行选址、设计、建造、运行、关闭和监护。高放固体废物和 α 废物应实行集中的深地质处置。应在合适的深地质层中建设一座国家地质处置库，以处置全国的高放固体废物和 α 废物。

（二）气态和液态废物的排放

气态和液态废物排放的目标是将符合排放限值的流出物分别在规定的受控条件下排放到弥散条件良好的大气或水体中，使其对人类环境的影响减小到可合理达到的尽量低水平。

应设置适当的流量和浓度测量设备，在排放前对流出物进行监测和控制；排放口应考虑设置在居民区、水源或生态保护区的下风向或下游，并具有良好的弥散条件；排放口位置的选择应经过论证和审批,必要时应进行模拟试验。

产生放射性废气、废液的单位向环境排放符合国家放射性污染防治标准的放射性废气、废液,应当向审批环境影响评价文件的生态环境行政主管部门申请放射性核素排放量,并定期报告排放计量结果。

产生放射性废液的单位,必须按照国家放射性污染防治标准的要求,对不得向环境排放的放射性废液进行处理或者贮存。向环境排放符合国家放射性污染防治标准的放射性废液,必须采用符合国务院生态环境行政主管部门规定的排放方式。液态废物应采用槽式排放方式进行排放。禁止利用渗井、渗坑、天然裂隙、溶洞或者国家禁止的其他方式排放放射性废液。

第五节 退役和环境整治

退役和环境整治的目标是通过去污、拆除、解体、拆毁、清除和被救行动等作业,使设备和材料中、场址和留用建筑物中和环境中残留的放射性物质与其他有害物质的量和危险减少到可以接受的水平,并对退役和环境整治产生的废物给予有效的治理,实现设备和材料的再利用以及建筑物和场址的无限制或有限制的开放和使用。

核设施在设计和运行阶段就应考虑如何有利于设施的退役。核设施关闭后应着手退役准备工作,主要包括:移走设施中剩余的核燃料或工艺物料,清理运行期间积存的废物,以减少设施的放射性存量和退役中的风险;进行放射性和非放有害物质的初步源项调查,并估计退役废物产生量;制订退役计划和退役方案,编制退安全分析和环境影响初步评价报告。应根据退役核设施的类型、规模、复杂程序,现有的技术条件和人、财、物资源条件,退役后设施或场所的用途和终态要求,以及审管要求,制定退役计划和退役方案。

核设施完成退役后,退役责任单位应收集、整理和保存好与设施退役有关的文件和记录,并向审管部门提交最终退役报告。最终退役报告经审管部门审查验收后,营运单位的责任方可终止,并对场地实施无限制或有限制的开放和使用。

核技术利用单位使用Ⅰ类、Ⅱ类、Ⅲ类放射源的场所,生产放射性同位素的场所,按照《电离辐射防护与辐射源安全基本标准》确定的甲级、乙级非密封放射性物质使用场所,以及终结运行后产生放射性污染的射线装置,应当依法实施退役。依法实施退役的生产、使用放射性同位素与射线装置的单位,应当在实施退役前编制环境影响评价文件,报原辐射安全许可证发证机关审查批准;未经批准的,不得实施退役。退役工作完成后应按规定当向原辐射安全许可证发证机关申请退役核技术利用项目终态验收。

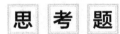

思 考 题

1. 放射性废物治理应遵循哪些原则?

2. 放射性废物预处理的基本要求包括几个方面?

3. 放射性废液常用处理方法有哪些?

4. 放射性废物减容后有几种固化方式?

5. 为什么要实施核设施退役?

（涂 彧）

第十六章　医用辐射监测与职业病危害放射防护评价

目前,对核技术医学应用的安全与防护评价主要是依据辐射监测和防护措施检查的结果。辐射监测是为评价或控制辐射或放射性物质的照射,对剂量或污染所进行的测量及对测量结果的解释。辐射监测,一般是指辐射防护监测,即为支持放射防护最优化,保持可接受的尽可能低的辐射照射水平,实现满意的工作条件和良好的环境质量而进行的辐射测量并对测量结果做出评价的活动。医用辐射监测包括医疗核技术应用的辐射防护监测和放射诊疗设备质量控制检测。放射诊疗项目职业病危害放射防护评价包括:预评价和控制效果评价,前者是在建设项目可行性认证阶段,对辐射源利用可能对工作人员健康造成影响进行的评价,后者是在建设项目竣工验收前,为验证放射防护设施或措施是否符合法律、法规、标准和预评价报告要求而进行的评价。本章将分别介绍放射诊疗的辐射防护监测和职业病危害放射防护评价。

第一节　辐射防护监测

一、概述

辐射防护监测与辐射测量不同,辐射监测包括辐射测量和对所测结果做出解释。只有当辐射监测有助于实现足够的辐射安全并得到证实时才能认为这种监测是合理的。辐射测量只是放射防护的一种技术手段,而不是放射防护的最终目的。

辐射防护监测应当包括监测的设计(计划的制订)、测量(分析)技术的应用(测量过程),以及测量结果的解释三个环节。尤其是其中的监测计划制订,必须以辐射防护原则为指导,充分考虑到防护评价的要求。监测计划的规模和要求,应随所监测的实践和设施的性质和规模而异。不同类型的监测可以侧重于各种不同的目的。

按照管理性质和目的的不同,辐射监测可以分为三类:常规监测、任务相关监测和特殊监测。

1. 常规监测　它与连续操作有关,是按事先制订的时间表定期进行的监测。其目的是要论证当时的工作条件(包括个人所受的剂量水平)是令人满意的,并符合监管要求。因此,常规监测在本质上大都是证实性的。

2. 任务相关监测　它可以为某种非常规性的特殊操作提供有关操作管理方面的决策依据,为辐射防护最优化提供支持。

3. 特殊监测　实质上是调研性的,通常是在缺乏足够的信息证明防护控制是充分的时候(已经或有迹象表明出现异常时)实施的。其目的是弄清楚某些问题,以及为确定今后的操作程序提供详细的信息。通常应在新设施运行阶段、在设施或程序做了重大变更后,或在异常(如事故)情况下进行特殊监测。

按监测对象的不同,监测又可以分为以下几类。

1. 个人监测　即利用个人所佩戴的器件或者其他的测量设备,对人员受到外照射剂量、内照射和皮肤污染所进行的监测。

2. 工作场所监测　即利用固定的或可移动测量设备,对工作场所中的外照射水平、空气污染和地面、设备表面污染所进行的监测。

3. 环境监测　即利用直接测量、取样后实验室测量等各种方法,对设施周围环境中的辐射和放射性污染水平所进行的测量。

4. 流出物监测　即利用直接测量、取样后实验室测量等各种方法,对设施向环境的(气、液态)释放情况所进行的测量。

放射诊疗的辐射监测对象主要是个人和工作场所,因本文篇幅限制,下面只介绍这两方面。涉及环境监测和流出物监测的内容,读者可参考其他教材。

二、个人监测

个人监测(individual monitoring)是利用工作人员佩戴剂量计进行的测量,或对其体内或排泄物中放射性核素的种类和活度进行的测量,以及对测量结果的解释。对职业照射人员个人受到的外照射累积剂量监测、对放射性核素体内污染监测和对皮肤污染的监测,称为个人剂量监测。

根据国家 GB 18871—2002 的相关要求,对于任何在控制区工作的任何职业照射人员,或有时进入控制区工作并可能受到显著职业照射的工作人员,或其职业照射剂量可能大于 $5mSv \cdot a^{-1}$ 的工作人员,均应接受个人监测。对于在监督区或偶然进入控制区工作的工作人员,如果预计其职业照射剂量是在 1~5mSv·a^{-1} 范围内,则应当尽可能地对其进行个人监测。对受照剂量始终不大于 1mSv·a^{-1} 的工作人员,可以不进行个人监测。

在进行个人监测不现实或不可行的情况下,经过审管部门认可以后,可以根据工作场所的监测结果和根据受照地点、受照时间的资料,对工作人员的受照剂量做出评价。

用人单位应当对可能受到放射性物质体内污染的工作人员(包括使用个人呼吸器的工作人员)安排相应的体内污染监测,以证明所实施的防护措施的有效性,并在必要时为内照射评价提供所需的核素摄入量或待积当量剂量数据。

(一)外照射个人剂量监测

1. 监测目的　监测职业人员在一个给定周期内或在一次操作过程中受到的外照射累积剂量,以评价个人受照剂量上限,或借以评价工作场所现有防护措施的有效性。通过职业照射人员佩戴的个人剂量计可获得事故受照剂量,作为医学处理的剂量依据。

2. 监测的量　职业外照射个人监测所要测量的量是个人剂量当量 $H_p(d)$,d 指人体表面指定点下面的深度。根据 d 取值的不同,$H_p(d)$ 可分成:

H_p(0.07)：适用于体表下 0.07mm 深处的器官或组织的监测，用于皮肤剂量评价，单位为 mSv。

H_p(3)：适用于体表下 3mm 深处的器官或组织的监测，用于晶状体剂量评价，单位为 mSv。

H_p(10)：适用于体表下 10mm 深处的器官或组织的监测，在特定条件下也适用于有效剂量评价，单位为 mSv。

3. 监测类型　外照射个人剂量监类型包括常规监测、任务相关监测和特殊监测。常规监测是要指明包括个人剂量水平和场所逗留满意度在内的工作条件，同时也是为了满足审管要求。确定常规监测的周期应综合考虑放射工作人员的工作性质、所受剂量的大小、剂量变化程度及剂量计的性能等诸多因素。常规监测周期一般为 1 个月，也可视具体情况延长或缩短，但最长不得超过 3 个月。任务相关监测和特殊监测应根据辐射监测实践的需要进行。

4. 监测程序

(1)制订监测计划，特别要规定监测的类型、范围和周期；

(2)选定监测方法；

(3)准备监测仪器，包括仪器选择、调试、校准和维修；

(4)实施监测，包括监测数据判读和初步处理；

(5)剂量结果计算和评价；

(6)监测记录及其保存；

(7)对上述程序实施全面质量保证。

5. 监测方法

(1)在仅有光子辐射，而且光子能量 ≥ 15keV 时，宜使用常规光子个人剂量计监测 H_p(10)。

(2)对于强贯穿辐射和弱贯穿辐射的混合辐射场，弱贯穿辐射的剂量贡献 ≤ 10% 时，一般可只监测 H_p(10)；弱贯穿辐射的剂量贡献>10% 时，宜使用能识别两者的鉴别式个人剂量计，或用躯体剂量计和局部剂量计分别测量 H_p(10)、H_p(0.07)。

(3)对于中子和 γ 射线混合辐射场，当中子剂量与 γ 剂量的比值不超过 10%，可只用光子剂量计测定光子剂量，然后根据光子剂量监测结果和两者粗略比值计算总剂量。

(4)对于中子和 γ 射线混合辐射场，当中子剂量与 γ 剂量的比值超过 10%，原则上应使用能分别测量中子剂量和光子剂量的鉴别式个人剂量计(中子剂量测量可使用：固体核径迹探测器，TLD 反照率剂量计等)，分别测定中子和光子的个人剂量当量，然后计算总剂量。

(5)从事可能引起非均匀照射的操作时，工作人员除应佩戴常规个人剂量计外，还应在身体可能受到较大照射的部位佩戴局部剂量计(如头箍剂量计、腕部剂量计、指环剂量计或足踝剂量计等)，例如在工作人员近距离进行密封源操作时，需要在手指上另外佩戴指环剂量计。

(6)在预期外照射剂量有可能超过剂量限值的情况下(例如从事有可能发生临界事故的操作或应急操作时)，工作人员除应佩戴常规监测个人剂量计外，还应佩戴报警式个人剂量计或事故剂量计。

(7)当工作人员受到事故照射或应急照射时，除了根据其佩戴的剂量计所提供的结果外，估算事故剂量还应参考其他方法测得的剂量资料，例如受到中子照射后工作人员体内感生的 ^{24}Na 和 ^{38}Cl，头发和羊毛衫中的 ^{32}P，或其他感生放射性核素的测量资料。此外，基于外周血淋巴细胞染色体畸变分析的生物剂量计也是有价值的。事故剂量估算的原则参见国家职业卫生标准 GBZ/T 151。

6. 个人剂量计

(1) 基本性能要求：测量系统的响应应基本不受如温度、湿度、灰尘、风、光、磁场、电源电压波动和频率涨落等因素的影响。测量系统应具有适当的量程，要有足够高的灵敏度，或足够的最低探测水平；对于监测周期为 3 个月的常规监测，其最低探测水平应不高于 0.1mSv，量程上限应达 1Sv；对于特殊及事故监测，量程上限应达 10Gy。因能量和角响应引入的不确定度应不大于 30%（95% 置信度）。在一个监测周期内累积剂量的损失应不大于 10%（95% 置信度）。应具有容易识别的标识和编码。剂量计应具有足够好的机械强度，且其大小、形状、结构和重量合适，便于佩戴且不影响工作。

(2) 佩戴要求：对于比较均匀的辐射场，当辐射主要来自前方时，剂量计应佩戴在人体躯干前方中部位置，一般在左胸前；当辐射主要来自人体背面时，剂量计应佩戴在背部中间。对于工作中穿戴铅围裙的场合（如医院放射科），通常应根据佩戴在围裙里面躯干上的剂量计估算工作人员的实际有效剂量。当受照剂量可能相当大时（如介入放射学操作），则还需在围裙外面衣领上另外佩戴一个剂量计，以估算人体未被屏蔽部分的剂量。对于短期工作和临时进入放射工作场所的人员（包括参观人员和检修人员等），应佩戴直读式个人剂量计，并按规定记录和保存他们的剂量资料。当开展质量保证活动发放质量控制个人剂量计时，放射工作人员应按要求将其与常规监测的个人剂量计同时佩戴在同一位置。

(3) 校准：应定期对个人剂量监测系统进行校准。应使用合适的人体模型进行核准，具体要求见 GBZ207—2016。校准的量值应能溯源到国家标准。

7. 剂量评价

(1) 剂量评价一般原则：对职业照射用年有效剂量评价，应符合 GB 18871—2002 的 B1.1 的规定。对于内、外照射并存的情况下，按 GB 18871—2002 的 B1.3 的规定来确定是否符合有效剂量的剂量限值要求，其中内照射待积有效量按 GBZ129—2016 的要求进行评价。当职业照射受照剂量大于调查水平时，除记录个人监测的剂量结果外，还应做进一步调查。本标准建议的年调查水平为有效剂量 5mSv/a。当放射工作人员的年个人剂量当量小于 20mSv 时，一般只需用将个人剂量当量视为有效剂量进行评价；否则，应估算人员的有效剂量；当人员的晶状体、皮肤和四肢的剂量有可能超过相应的年当量剂量限值时，不仅应给出年有效剂量，还应估算其年当量剂量。

(2) 剂量评价方法：职业性外照射个人监测，一般应依据测得的个人剂量当量 $H_p(d)$ 进行个人剂量评价。当放射工作人员的年受照剂量低于相应限值时，职业性外照射个人监测得到的个人剂量当量 $H_p(d)$ 可直接视为有效剂量。当接近相关限值时，如果需要可按如式 (16-1) 估算有效剂量 E：

$$E = C_{PE}H_P(d) \tag{16-1}$$

式中，$H(d)$ —职业性外照射个人监测得到的个人剂量当量；

C_{PE} —个人剂量当量到有效剂量的转换系数，对中子其值可参考 GBZ/T 202—2007 的附录 E；对光子，可用式 (16-2) 计算：

$$C_{PE} = C_{kE}/C_{kP} \tag{16-2}$$

式中，C_{kE}——空气比释动能到有效剂量的转换系数，其值可参考 GBZ/T 144—2008 附录 D；

C_{kP}——空气比释动能到个人剂量当量的转换系数，其值可参考 GBZ/T 144—2008 附录 C。

当人员接受的剂量很大时，如果需要，也可用模体模拟测量的方法，估算出主要受照器官或组织的当量剂量 H_T，再按式(16-3)估算有效剂量 $E_{外}$：

$$E_{外} = \sum W_T \cdot H_T \tag{16-3}$$

式中，$E_{外}$——有效剂量 E 中的外照射分量，单位为 mSv；

H_T——主要受照器官或组织 T 的当量剂量，单位为 mSv；

W_T——受照器官或组织 T 的组织权重因子。

对于工作人员穿戴铅围裙(例如介入放射工作人员)的情况，可采用式(16-4)估算有效剂量 $E_{外}$：

$$E_{外} = 0.5H_W + 0.025H_N \tag{16-4}$$

式中，$E_{外}$——有效剂量 E 中的外照射分量，单位为 mSv；

H_W——铅围裙内腰部附近佩戴的个人剂量计测得的 $H_p(10)$，单位为 mSv；

H_N——铅围裙外颈部附近佩戴的个人剂量计测得的 $H_p(10)$，单位为 mSv。

8. 质量保证　质量保证是职业外照射个人监测的重要组成部分，应将质量保证始终贯穿于从监测计划制订到结果评价的全过程。在制订职业外照射个人监测计划时，必须同时制订质量保证计划。制订质量保证计划至少应达到以下要求：

(1)选用符合要求、工作正常的剂量计、设备和仪器；

(2)定期检定/校准和维护使用的设备和仪器；

(3)定期比对选用的测量方法；

(4)按 GBZ 207—2016 的要求进行外照射个剂量系统性能质量控制；

(5)按 GBZ 128—2016 的规定进行剂量评价；

(6)按 GBZ 128—2016 的要求记录和保存监测数据；

(7)对相关人员进行技术培训，由合格的人员进行监测工作；

(8)应积极参与实验室间的相互比对，一般 1~2 年一次。

个人剂量计除应满足前面提到的基本性能要求外，还应符合 GB/T 10264—2014 规定的其他相应要求。应使用能提供本底信息的对照剂量。应使用质量控制剂量计，以确保监测结果的准确可靠。为控制使用的个人剂量探测器的分散性，在每次监测实施前应进行筛选，合格后方可使用。

实验室和剂量测量系统的质量控制按 GBZ 207—2016 要求进行。

实施监测过程的质量保证应制定和严格遵守剂量计发放、佩戴、运输、回收和保存等环节的操作规程。个人剂量计在非工作期间应避免受到任何人工辐射的照射。对从事非密封放射性物质的操作的工作人员进行监测时，剂量计应加密封套，以防止放射性污染。剂量计回收后应作放射性表面污染检查，若发现污染应及时去污，并在剂量读数记录上加注说明其对示值的影响。

在个人监测中，应按下述要求进行数据处理：

(1)应使用适宜的统计学方法，以尽量减少数据处理过程中可能产生和积累的相对偏差。

（2）应注意测量数据有效数字的正确表示，数据有效数字的位数应恰当反映该测量值的准确度。

（3）对异常数据的剔除，应在现场用复查的方法，或使用适宜的统计学方法剔除异常数据。在剔除异常数据的同时，还应检查和分析其产生原因，并记录在案。

在实验室条件下，剂量测量的相对不确定度应优于 10%（95% 置信度）。对于现场测量：当监测的剂量水平接近或超过剂量限值时，对光子辐射其相对不确定度应不超过 50%（95% 置信度），对电子和能量未知的中子其不确定度的要求可允许更宽些；当监测的剂量水平低于剂量限值时，对任何辐射，可进一步放宽对不确定度的要求，直到相对不确定度不超过 100%（95% 置信度）。不确定度的评定的具体方法见 GBZ 207—2016。

9. 记录、档案和报告

（1）记录：记录应包括监测计划、预处理、测量、校准、个人监测结果、质量保证和剂量评价等内容，必要时应包括工作场所监测的结果。记录应清楚、扼要、准确地记录完整监测过程，采用多种方式备份监测记录，妥善保存原始记录数据。便于在剂量估算方法变化时，对剂量数据的复核。应准许放射工作人员查询本人职业照射记录，职业健康管理人员查询相关职业照射记录及有关资料。

外照射个人监测结果应记录在统一的表格上。职业照射的分类见 GBZ 128—2016 附录 A 的表 A.1，常规监测结果的记录和评价报告格式见表 A.2、表 A.3 和表 A.4，工作人员因事故或应急受到的过量照射调查结果格式见表 A.5。

当工作人员职业外照射个人监测结果异常时，应对其受照情况进行复查并将复查结果附在其相应的个人监测记录中。复查项目至少应包括：监测日期、异常情况概述、辐射场复查结果、复查结论、复查人员签名，当监测结果超过调查水平时，应按 GBZ 128—2016 附录 A 的表 A.5 所示格式进行调查。

当剂量计丢失、损坏、因故得不读数或所得读数不能正确反映工作人员所接受的剂量时，应尽量确定其名义剂量，并将名义剂量及其确定方法记入监测记录。应根据具体情况合理选择以下方法之一确定名义剂量：

1）用同时间佩戴的即时剂量计记录的即时剂量估算剂量；

2）用同时间场所监测的结果推算剂量；

3）用同一监测周期内从事相同工作的工作人员接受的平均剂量；

4）用工作人员前年度受到的平均剂量，名义剂量 = 前年度剂量 × 监测周（d）/365。

监测结果小于最低探测水平的记录：当工作人员的外照射个人监测结果小于 MDL 时，应记录为 1/2MDL。

（2）档案：个人监测档案除了包括放射工作人员平时正常工作期间的个人剂量记录外，还应包括其在异常情况（事故或应急）下受到的过量照射记录，核查登记见 GBZ 128—2016 附录 A 的表 A.5 职业性外照射个人监测异常情况下过量照射核查登记表。职业照射个人监测档案应终生保存。

（3）报告：个人剂量监测技术服务机构在完成一个监测周期的监测任务后，应在 1 个月内出具检测 / 检验报告，格式见 GBZ 128—2016 附录 A 的表 A.2 和表 A.3。个人剂量监测技术服务机构应及时整理、汇总、计算和分析本区域内每年度放射工作人员职业性外照射个人监测数据,以便掌握个人剂量和集体剂量的变化趋势及其分布情况。职业性外照射个人监测检测结果按 GBZ 128—2016 附录 A 表 A.6~ 表 A.9 格式填好后按规定逐级报告审管部门或其授权机构。监测中发现异常情况应及时报告。个人剂量监测技术服务机构负责检测结果的复核和解释,放射工作单位应在接到复核调查表后 2 周内反馈处理意见。检测结果确属超剂量照射或未能按时反馈处理意见的,个人剂量监测技术服务机构应按照相关法规要求上报至审管部门。

(二)内照射个人监测

内照射个人监测是对体内或排泄物中放射性核素的种类和活度进行的监测,以及利用工作人员所佩戴的个人空气采样器或呼吸保护器对吸入放射性核素的种类和活度进行的监测。

1. 与内照射有关的几个概念

(1)摄入量:通过吸入或食入、或经由完好皮肤或伤口进入体内的放射性核素的量。

(2)F 类物质:能被呼吸道以快速吸收速率吸收进入体液的沉积物质,它 100% 以生物半吸收期为 10min 被吸收。

(3)M 类物质:能被呼吸道以中等吸收速率吸收进入体液的沉积物质,它 90% 以生物半吸收期为 140d 被吸收,10% 以生物半吸收期为 10min 被吸收。

(4)S 类物质:能被呼吸道以慢吸收速率吸收进入体液的沉积物质,它 99.9% 以生物半吸收期为 7 000d 被吸收,0.01% 以生物半吸收期为 10min 被吸收。

(5)个人空气采样器 PAS:一种专门设计用来测量职业人员呼吸带空气中的放射性气溶胶或气体时间积分活度浓度以估算该职业人员摄入量的便携装置。

(6)固定空气采样器 SAS:用来监测工作场所条件的装置,并能就放射性核素的构成及粒子大小提供有用的资料。

(7)胃肠道吸收系数:元素直接从消化道吸收到体液的分数值。

(8)导出空气浓度:年摄入量限值除以参考人在一年工作或生活时间中吸入的空气体积所得的商。

2. 监测目的、原则、方法和种类

(1)内照射个人监测的主要目的:估算待积有效剂量,需要时估算严重受照组织的待积当量剂量,以验证是否符合审管要求;有助于设施的设计和运行控制;在事故照射情况下,为启动和支持任何适宜的健康监督和治疗提供有价值的资料。

(2)监测原则:对于在控制区内工作并可能有放射性核素摄入的职业人员,应进行常规个人监测;如有可能,对所有受到职业照射的人员均应进行个人监测,如果放射性核素年摄入量产生的待积有效剂量不可能超过 1mSv 时,可适当减少个人监测频度,但要进行工作场所监测。

(3)监测方法:为估算放射性核素摄入量而采用的个人监测方法有:全身或器官中放射性核素的体外直接测量;排泄物或其他生物样品中放射性核素的分析;空气样品中放射性核素分析。每一种测量方法应能对放射性核素定性、定量表述,依据测量结果可用摄入量或待积有效剂量评价。

(4)监测种类:根据监测目的,个人监测可分为常规监测、特殊监测和任务相关监测。伤口监测和医学干预后监测均属特殊监测。

3. 常规监测　一般对下述情况进行常规内照射监测：

(1) 操作大量气态和挥发性物质,如在大规模生产过程中产生的氚及其化合物;

(2) 钚和其他超铀元素的处理;

(3) 钍矿开采、选冶和处理以及钍及其化合物的应用;

(4) 高品位铀矿石的采矿、选冶和处理;

(5) 天然铀和低浓缩铀的处理及反应堆燃料生产;

(6) 放射性同位素生产和集中分装;

(7) 在氡水平超过行动水平的铀矿和其他工作场所工作;

(8) 使用 ^{131}I 进行甲状腺肿瘤治疗;

(9) 可引起裂变和活化产物照射的反应堆维修。

内照射个人监测中通常用监测频率来表示监测周期,对接受内照射个人监测的人员,应根据具体情况确定常规监测的周期。空气中存在 ^{131}I 的工作场所,至少每个月用体外测量方法监测甲状腺一次;其他有职业内照射的情况可 3~6 个月监测一次。

确定内照射常规监测周期应主要考虑探测方法的灵敏度、限定的年剂量(2mSv/a 为年剂量限值 20mSv/a 的 1/10)、摄入量的不确定度等因素。用确定的监测周期进行监测时,不应漏掉大于 5% 年剂量限值相应的摄入量的监测。

常规监测通常假定摄入发生在每个监测周期中间,由此假定所造成的摄入量低估不应大于 3 倍。对接受内照射个人监测的人员,至少用一种适合的监测方法,原则上应尽量采用灵敏的测量方法,测量方法的最低可探测活度不应低于 GBZ 129—2016 附录 A 中的建议值。新上岗工作人员,在参加工作前应进行相关个人监测,并在档案中记录,作为基线值。

4. 特殊监测和任务相关监测　特殊监测和任务相关监测与实际发生或怀疑发生的特殊事件有关,监测时应有明确摄入时刻和污染物物理化学状态的资料。在已知或怀疑有摄入时、发生事故或异常事件后,应进行特殊监测。当常规排泄物监测测量结果超过导出调查水平,以及临时采集的鼻腔分泌物、鼻拭等样品和其他监测结果发现异常时也应进行特殊监测。

对因工作需要短时期进入放射性污染地区或空气中放射性活度浓度水平高的场所的人员,以及参加事故干预行动可能受到内污染的人员应进行任务相关监测。

进行伤口特殊监测时,应确定伤口部位放射性物质的活度。如已作切除手术,则应测量切除组织和留在伤口部位的放射性物质。然后根据需要再作直接测量、尿和粪监测。

如果已采用阻吸收或促排药物,则不能直接采用一般方法推算摄入量。此时应制订特殊监测计划,对该污染物在事故摄入者体内的分布、滞留和排泄进行追踪监测,并依个例情况估计该摄入者的待积有效剂量。

当放射性核素摄入量产生的待积有效剂量接近或超过年剂量限值时,一般需要受照个体和污染物的有关数据,包括放射性核素的理化状态、粒子大小、核素在受照个体内的滞留特性、鼻腔分泌物及皮肤污染水平、空气活度浓度和表面污染水平等。然后综合分析利用这些数据,给出合理的摄入量估计值。

5. 监测方法

(1) 全身或器官中放射性核素的体外直接测量:全身或器官中放射性核素含量的体外直接测量技术,可用于发射特征 X 射线、γ 射线、正电子和高能 β 粒子的放射性核素,也可用于某些发射特征 X 射线的 α 辐射体。用于直接测量全身或器官放射性核素含量的体外直接测量设备由一个或多个安装在低本底环境下的高效率探测器组成。探测器的几何位置应符合测量目的。对于发射 γ 射线的裂变产物和活化产物，如 ^{131}I、^{137}Cs 和 ^{60}Co，可用在工作场所使用的较简单的探测器进行监测。对少数放射性核素如钚的同位素，则需要高灵敏度探测技术。

如果放射性核素污染的伤口中能发射高能量 γ 射线的放射性物质，通常可用 β-γ 探测器探测。当污染物为某些能发射特征 X 射线的 α 辐射体的情况下，可用 X 射线探测器探测。当伤口受到多种放射性核素污染时，应采用具有能量甄别本领的探测器。伤口探测器应配有良好的准直器，以便对放射性污染物进行定位。在进行直接测量前应进行人体表面去污。

(2) 排泄物及其他生物样品中放射性核素分析：对于不发射 γ 射线或只发射低能光子的放射性核素，应采用排泄物监测技术。对于发射高能 β 射线、γ 射线的辐射体，也可采用排泄物监测技术。一般采用尿样分析进行排泄物监测，对主要通过粪排泄或要评价吸入 S 类物质自肺部的廓清时要求分析粪样。

在一些特殊调查中也可分析其他生物样品，例如，可分析鼻腔分泌物或鼻拭样；怀疑有高水平污染时，视情况可分析血样；在 ^{14}C、^{226}Ra 和 ^{228}Th 的内污染情况下，可用采用呼出气活度监测技术；在极毒放射性核素（如超铀元素）污染伤口的情况下，应对已切除的组织样进行制样和 / 或原样测量。

尿样收集、储存、处理和分析应注意：

1）尿样的收集、储存、处理及分析应避免外来污染、交叉污染和待测核素的损失；

2）对于大多数常规分析，应收集 24h 尿。在常规监测情况下，如收集不到 24h 尿，应把尿量用肌酐量或其他量修正到 24h 尿；氚是一个例外，一般只取少量尿即能由所测尿氚浓度推算体液浓度 e 及摄入量；

3）要求分析的体积应根据分析技术的灵敏度确定。对于某些放射性核素，需要分析累积几天的尿样才能达到所要求的灵敏度；

4）应规范样品处理和分析方法；

5）在某些情况下（如特殊监测），为减少核素经尿排出的日排量涨落对监测结果的影响，应分别分析连续 3d 的尿样，或分析连续 3d 的混合样，其平均值作为中间一天的日排量。

粪样监测常用于特殊调查，尤其是已知吸入或怀疑吸入 M 或 S 类物质后的调查。由于核素日粪排量涨落较大，因此，应连续收集几天的粪样。

生物样品中 γ 辐射体可用闪烁探测器或半导体探测器直接测定。对 α 和 β 辐射体则要求先化学分离，然后采用合适的测量技术进行测量。可将样品中总 α 或总 β 活度的测量，作为一项简单的筛选技术，但它不能用来定量估算摄入量或待积有效剂量，除非已知放射性核素的组成。

(3) 空气采样分析：根据空气样品的测量结果估算摄入量带有很大不确定度。PAS 的采样头应处于呼吸带内，采样速率最好能代表职业人员的典型吸气速率（约 1.2m^3/h）。可在取样周期终了时用非破坏性技术测量滤膜上放射性，以及时发现不正常的高水平照射。然后将滤膜保留并合并较长时间积累的滤膜，用放射化学分离提取方法和高灵敏度的测量技术进行测量。

对 PAS 的要求：应收集足够多的放射性物质，收集量的多少主要取决于要求 PAS 能监测到的最低待积有效剂量的大小。对于常规监测，一般要求能监测到年摄入量限值的 1/10；采样器应抽取足够体积的空气，以便对职业人员呼吸带空气活度浓度给出能满足统计学要求的数值；采样器的粒子采集特性应是已知的。

要用 PAS 监测数据进行内照射剂量估算时，应测定吸入粒子大小的分布，在没有关于粒子大小的专门资料的情况下，可假定活度中值空气动力学直径（AMAD）为 5μm。

对于在空气中易于扩散的化合物，如放射性气体和蒸气（如二氧化碳和氚水），可用 SAS 数据对这些化合物的吸入量给出较合理的估计；但对于其他物质，如再悬浮颗粒，一般不要用 SAS 测量结果进行个人剂量估算。

在缺乏个人监测资料时，可利用 PAS 和 SAS 测量结果的比值来解释 SAS 的测量结果。当利用 SAS 的测量结果估算个人剂量时，应仔细评价照射条件及工作实践。

（4）监测方法的选择原则：选择监测方法时，应考虑以下几个因素；

1）放射性核素的辐射特性；

2）污染物的生物动力学行为，特别是生物学廓清及放射性衰变后污染物在体内的滞留特性；

3）监测周期；

4）测量设备的灵敏度、适用性以及是否现有这种设备。

对于常规监测，如果灵敏度可以满足，一般只用一种测量技术。例如，对于氚，只需要尿氚分析。对一些核素，如钚的同位素，由于测量和数据解释都有一定困难，应结合使用不同的测量方法。特殊监测常采用两种或两种以上监测方法。从数据解释的准确度考虑，一般来说三种监测方法的选择顺序是：体外直接测量、排泄物分析、空气采样分析。GBZ 129—2016 附录 A 列出了不同放射性核素常用的监测方法和应用的最低可探测的活度。

6. 评价方法

（1）摄入量估算：体外直接测量和排泄物个人监测时，应采用 $m(t)$ 值估算摄入量。$m(t)$ 是摄入单位活度后 t 天时体内或器官内放射性核素的活度，或日排泄量（Bq/d）的预期值。这个值主要用于内照射摄入量估算，也可以用于次级限值（ALI）和导出水平的估算。

对于特殊监测和任务相关监测而言，只要知道摄入时间就可通过个人监测的测量值（M）和 GBZ 129—2016 附录 C 特殊监测时的 $m(t)$ 值估算出摄入量 I；如果只有一次测量时，则摄入量 I 可由式（16-5）计算：

$$I=M/m(t) \tag{16-5}$$

式中：I—放射性核素摄入量，单位是 Bq；

M—摄入后 t 天所测得的体内或器官内核素的含量（Bq），或日排泄量（Bq/d）；

$m(t)$—摄入单位活度后 t 天时体内或器官内放射性核素的活度（Bq），或日排泄量（Bq/d）的预期值。当不知道摄入时间时，应先确定摄入时间再进行评估。当有多次测量结果时，可用最小乘法估算摄入量。

对于内照射常规个人监测，这时假定摄入发生在监测周期 T 的中间时刻（$T/2$），这时可用式（16-6）计算 I：

$$I=M/m(T/2) \tag{16-6}$$

式中，I—放射性核素摄入量，单位是（Bq）；

M—监测周期（T）末所测得的体内或器官内放射性核素的活度（Bq），或日排泄量（Bq/d）；

$m(T/2)$ —摄入单位活度后 $T/2$ 天时体内或器官内放射性核素的活度（Bq），或日排泄量（Bq/d）的预期值。常用放射性核素 $m(T/2)$ 值见 GBZ 129—2016 附录 D。

当摄入发生在周期内任何一天的摄入量计算结果超过 $T/2$ 计算结果的 10%，则应进行适当的修正。

对于空气样品个人监测，当空气样品个人监测的测量结果是监测周期内的累积放射性活度时，则可直接视为此时的摄入量。若监测结果是核素空气浓度 $c_{j空}$（Bq/m³），核素 j 的摄入量 I_j 可用式（16-7）计算：

$$I_j = c_{j空}BT \tag{16-7}$$

式中，$c_{j空}$—PAS 监测的 j 类放射性核素的活度浓度，单位是（Bq/m³）；

    B—人的呼吸率，单位为（m³/h），没有实际值时，可取 0.83m³/h；

    T—一个监测周期内在工作场所停留的总有效时间，单位为（h）。

如果当前测量值的约 10% 以上来自以前监测周期中的摄入，并已估算了其摄入量时则应校正当前监测周期的测量结果。对常规监测计划中的一系列测量，可遵从下列步骤：

1）确定第一个监测周期摄入量；

2）预计该摄入量对以后各监测周期测量结果的贡献；

3）从以后各监测周期的数据中扣除这次的贡献；

4）对于下一个监测周期，重复做 1)~4)。

在常规监测计划中，如果监测结果超过了事先确定的调查水平，则应进行进一步调查。调查的性质将取决于具体情况和监测结果超过调查水平的程度。在调查中，应考虑以下几点：

1）重复测量以证实或改进初始评价；

2）采用另外的监测技术；

3）评价工作条件和照射情况；

4）在初始评价中若采用了缺省参数值，如果需要，则应对实际污染物的粒子大小及其化学形态进行调查，并选择更合适的数值；

5）在大量摄入的情况下，将受污染者调离放射性工作场所，并对污染物在摄入者体内滞留和排泄特点进行监测，以改进剂量评价；

若用 PAS 进行个人监测的时期与实际摄入期间不同，则由 PAS 获得的单位体积的时间积分空气活度浓度与职业人员摄入期间吸入的空气体积相乘，可求得放射性核素的摄入量。

（2）导出空气浓度及其估算方法：当职业人员呼吸率为 1.2m³/h 时，导出空气浓度（DAC）可用式（16-8）计算。

$$DAC = I_{j,inhl}/2\,000/1.2 = 0.02/e_{j,inh}/2\,000/1.2 \approx 8.33 \times 10^{-6}/e_{j,inh} \tag{16-8}$$

式中，DAC—导出空气浓度，单位为（Bq/m³）；

    0.02—职业人员年剂量限值，单位为（Sv/a）；

    2 000—年的工作时间，单位为（h/a）；

    $I_{j,inhl}$—吸入 j 类核素的年摄入量限值，单位为（Bq）；

    $e_{j,inh}$—吸入 j 类核素的有效剂量系数，单位为（Sv/Bq）。

常用放射性核素持续照射的 DAC 值见 GBZ 129—2016 附录表 B.1。

（3）剂量估算及防护评价：在辐射防护评价中，照射剂量用式（16-9）计算。

$$E(\tau)=I_{jp}e_{jp}(\tau) \qquad (16-9)$$

式中，$E(\tau)$——待积有效剂量，单位为（Sv）；

I_{jp}——j 类核素通过 p 类途径摄入的摄入量，单位为（Bq）；

$e_{jp}(\tau)$——j 类核素通过 p 类途径的剂量系数（单位摄入量的待积有效剂量），单位为（Sv/Bq），其值参见 GBZ 129—2016 附录 E，应注意，在吸入途径中不同的吸收类型或形态以及在食入和注射途中的不同 f_1 都会引起剂量系数的变化。

在有吸入途径，没有个人监测数据的情况，可用固定空气采样器测量的空气浓度，用式（16-10）计算待积有效剂量 $E(\tau)$：

$$E(\tau)\approx 0.02C_s/DAC \qquad (16-10)$$

式中，0.02——职业人员年剂量限值，单位为（Sv/a）；

C_s——固定气采样器测量的空气浓度，单位为（Bq/m³）；

DAC——导出空气浓度，单位为（Bq/m³）。

待积有效剂量可以直接与 GB 18871—2002 的年剂量限值、GBZ/T 154—2006 年摄入量限值（ALI）和调查水平（IL）进行比较，评价防护情况。

在摄入多种放射性核素混合物的情下，一般只有少数核素对待积有效剂量有显著贡献，这时原则上应先确认哪些核素是有重要放射生物学意义的核素，然后针对这些核素制订监测计划和进行评价。

（4）调查水平和记录水平：调查水平（IL）和记录水平（RL）决定于内照射监测周期，在确定内照射监测周期时还应当考虑摄入量不确定度可以接受的水平。当测量结果超过 DIL 时，要求进一步调查。下面举例说明内照射监测周期的确定方法。

例：当工作人员工作环境存在 ¹³¹I 气体，如何确定他们的内照射个人监测的周期。为方便，确定监测周期通常表述为确定监测频率（每年监测的次数）。内照射监测频率主要决定于探测方法的灵敏度、限定的年剂量（2mSv/a，为年剂量限值 20mSv/a 的 1/10），摄入量的不确定度等。对工作环境存在 ¹³¹I 气体时，设甲状腺体外测量 15min 的 ¹³¹I 最低可探测活度（MDA）为 100Bq，¹³¹I 尿样测量的 MDA 为 5Bq/L。

由 GBZ 129—2016 附表 E.1，¹³¹I 气体，吸入剂量系数为 $e_{inh}(\tau)=2\times10^{-8}$Sv/Bq，与 1/10 年剂量限值相应的年摄入量为：

$$I_{2mSv}=\left[2\times10^{-3}/(2\times10^{-8})\right]=1\times10^{-5}Bq$$

对尿样检测：24h 尿（假设日平均排尿量为 1.4L/d），MDA=5×1.4=7Bq，因为，$I=M/m(t)$，所以，$m(t)=M/I_{2mSv}=7/(1\times10^5)\approx7\times10^{-5}$。

从 GBZ 129—2016 附表 C.17 中可以查出，摄入后 50d 相应的 $m(t)$ 已达 7.0×10^{-5}，超过这个时间 $m(t)$ 将更小，尿样活度将小于 MDA。

对甲状腺体外测量：MDA=100Bq，$m(t)=100/(1\times10^5)=1\times10^{-3}$。

从 GBZ 129—2016 附表 C.17 中可以查出，甲状腺体外测量的最大时间间隔约为 70d，超过这个时间就无法监测。

从 GBZ 129—2016 附表 C.17 可以查出，吸入 ¹³¹I 气体时，尿样检测的第一天的 $m(t)=5.3\times10^{-1}$；第二天的 $m(t)=3\times10^{-2}$，由此可以看出摄入后第一天和第二天估算的差异达一个数量级，因此尿样检测不适合 ¹³¹I 气体对于甲状腺测量，虽然最大时间约为 70d，但从

GBZ 129—2016 附录表 C17 中 $m(t)$ 值分析表明,10d 之内 $m(t)$ 变化较小,因此 ^{131}I 气体检测时间间隔没有必要小于 10d。

在常规监测中,一般是基于年剂量限值的十分之一(0.002Sv/a)为基础推导每一监测周期的调查水平,称为导出调查水平(DIL),DIL 通常用式(16-11)计算:

$$DIL=0.002/Ne(\tau)_j \qquad (16\text{-}11)$$

式中,DIL—导出(每个监测周期的)调查水平,单位为(Bq);

       N— 1 年的监测次数;

      $e(\tau)_j$—j 类核素的有效剂量系数,单位为(Sv/Bq)。

测量结果等于和超过导出记录水平(DRL)的都应记入个人剂量档案中。DRL 的计算方法与公式(16-11)计算方法类似,只需将公式中的 0.002 改为 0.000 4~0.001 之间的一个值,计算的结果就是 DRL。

在内照射个人监测中 DRL 取为有意义的最小活度(MSA),在 95% 置信限水平,在本底计数时间与样品计数时间相等时,MSA 用式(16-12)计算:

$$MSA=t_{1-\alpha,\nu}S_b \qquad (16\text{-}12)$$

式中,S_b—本底测量值的标准偏差;

      ν—测量系列的自由度;

      $t_{1-\alpha,\nu}$—检测量的 t 分布的单边临界值,当 $\nu=4$ 时,其值为 2.132,即 $MSA=2.132S_b$。

本底样品的标准差(S_b)数值用式(16-13)计算:

$$S_b=\frac{1}{F}\sqrt{\frac{n_b}{t_b}} \qquad (16\text{-}13)$$

式中,F—校准因子,单位为 [1/(Bq·s)];

      n_b—本底计数率,单位为(1/s);

      n_b—本底计数时间,单位为(s)。

内照射监测方法应有足够的最低可探测活度(MDA),在检测量不服从正态正态分布的情况下,MDA 用式(16-14)计算:

$$MDA \approx 2\, t_{1-\alpha,\nu}S_b \qquad (16\text{-}14)$$

式中,S_b—本底测量值的标准偏差;

      ν—测量系列的自由度;

      $t_{1-\alpha,\nu}$—检测量的 t 分布的单边临界值。

从式(16-14)可以看出,只要本底计数时间足够长,可以认为 MDA 是 MSA 的 2 倍,因此记录水平也可直接取为 MDA 的 1/2。

此外,内、外照射同时兼有时的评价按 GB 18871—2002 中关于有效剂量限值的有关要求进行。当职业人员同时受到内、外照射,或混合放射性核素的照射时,在事先制定调查水平和记录水平时,应对此予以考虑。

(5)内照射监测和评价方法的示例

1)生物样品检测示例:一个工作人员在日常工作中暴露于 UF 和 UO_2F_2,它们属 F 类吸收物质,在完成一项特殊任务后第 1d,他提供的 24h 的尿样和粪样,分别测得 ^{238}U 的值为:360Bq/24h,尿样和粪样的体积和质量与 24h 的排泄量一致。在第一次采样后,第 2d 和第 4d(在假定摄入后的第 3d 和第 5d)也采集尿样和粪样,其测量结果见表 16-1。

表 16-1　摄入后 1~5d 尿样和粪样的活度

摄入后天数 /d	尿样 /(Bq·24h^{-1})	粪样 /(Bq·24h^{-1})
1	360	140
3	12	90
5	10	12

估算这次体内污染的剂量的首要问题是确定摄入的途径。为此,基于尿样和粪样测量的活度和 $m(t)$ 值(见 GBZ 129—2016 附录表 C.32),用式(16-5)估算摄入量,其估算值见表 16-2。

表 16-2　摄入量估算及其估算结果

摄入后天数 /d	样品	活度 /(Bq·24h^{-1})	$M(t)$ (Bq/Bq)	摄入量估算值 /Bq
1	尿样	360	1.8×10^{-1}	2 000
1	粪样	140	5.6×10^{-2}	2 500
3	尿样	12	5.1×10^{-3}	2 353
3	粪样	90	3.9×10^{-2}	2 308
5	尿样	10	4.2×10^{-3}	2 381
5	粪样	12	6.2×10^{-2}	1 935
平均	–	–	–	2 246(尿样)

在摄入后第 1d,尿样的活度比粪样高,在食入途径不应有此情况;在摄入后的第 5d,尿样的活度与粪样差别不大,在食入途径也不应有此情况。因此,可以认为,这个工作人员接受的是 U 的 F 类吸入途径的内照射。

由于尿样的结果更为可靠,利用表中三次尿样测量结果估算的摄入量的均值 2 246Bq 作为摄入量得估算值。假定 AMAD=5μm,从 GBZ 129—2016 附录表 E.1 中可得到 ^{238}U 的 F 类吸入时的 e(τ)=5.8 × 10^{-7}Sv/Bq,用公式(16-9)可以计算 ^{238}U 引起的有效剂量:

$$E(50)=2\ 246 \times 5.8 \times 10^{-7} \approx 1.3\text{mSv}$$

天然铀的组成是:0.489^{234}U、0.022^{235}U 和 0.489^{238}U。从 GBZ 129—2016 附录表 E.1 中可查出 ^{234}U 和 ^{235}UF 类吸入时的 e(τ)分别为 6.4 × 10^{-7} 和 6.0 × 10^{-7}Sv/Bq。

天然铀的 $E(50)$=2 246/0.489 × 0.489 × 6.4 × 10–7+2 246/0.489 × 0.022 × 6.0 × 10–7+1.3 ≈ 1.4+0.1+1.3 ≈ 2.8mSv。

2)体外全身测量示例:一个工作人员在核电站负责存储罐的清洁保养,他往往不按规定操作,有一次在他离开控制区时,发现面部有污染,为验证他体内的 ^{60}Co 污染水平,用全身计数器对他进行反复的测量。表 16-3 列出了全身计数器对 ^{60}Co 的测量结果。吸入 S 类 5μm 气溶胶的单位摄入后的全身沉积值 $m(t)$(依据 GBZ 129—2016 附录表 C.7)列在表 16-3 的第 4 列中,第 5 列为用式(16-5)计算的摄入量。

表 16-3 ^{60}Co 全身计数器测量结果

测量日期	摄入后天数 /d	测量值 /Bq	$m(t)$	摄入量估算值 /Bq
1998 年 9 月 4 日	1	136 910	0.490	2.8×10^5
1998 年 9 月 7 日	4	3 588	0.098	3.7×10^4
1998 年 9 月 8 日	5	3 793	0.080	4.7×10^4
1998 年 9 月 8 日	5	3 580	0.080	4.5×10^4
1998 年 9 月 9 日	6	3 040	0.073	4.2×10^4
1998 年 9 月 10 日	7	2 978	0.069	4.3×10^4
1998 年 9 月 11 日	8	3 206	0.068	4.7×10^4
1998 年 9 月 14 日	11	2 741	0.064	4.3×10^4
1998 年 9 月 15 日	12	2 808	0.064	4.4×10^4
1998 年 9 月 16 日	13	2 440	0.063	3.9×10^4
1998 年 9 月 18 日	15	2 434	0.061	4.0×10^4
1998 年 9 月 22 日	19	2 745	0.059	4.7×10^4
1998 年 9 月 23 日	20	2 778	0.058	4.8×10^4
1998 年 9 月 30 日	27	2 415	0.055	4.4×10^4
1998 年 10 月 2 日	29	2 753	0.054	5.1×10^4
1998 年 10 月 7 日	34	2 505	0.052	4.8×10^4
1998 年 10 月 9 日	36	2 569	0.052	4.9×10^4
1998 年 10 月 14 日	41	2 564	0.050	5.1×10^4
1998 年 10 月 16 日	43	2 861	0.049	5.8×10^4
1998 年 10 月 30 日	57	2 084	0.046	4.5×10^4
1998 年 11 月 4 日	62	2 346	0.045	5.2×10^4
1998 年 11 月 6 日	64	2 083	0.044	4.7×10^4
1998 年 11 月 11 日	69	2 292	0.043	5.3×10^4
1998 年 11 月 13 日	71	2 021	0.043	4.7×10^4
1998 年 11 月 20 日	78	1 912	0.041	4.7×10^4
1998 年 11 月 27 日	85	1 993	0.040	5.0×10^4
1998 年 12 月 4 日	92	1 888	0.040	4.7×10^4
1998 年 12 月 11 日	99	1 916	0.039	4.9×10^4
1998 年 12 月 18 日	106	1 760	0.039	4.5×10^4
1999 年 1 月 8 日	127	1 767	0.037	4.8×10^4
1999 年 1 月 29 日	148	1 599	0.035	4.6×10^4
1999 年 2 月 26 日	176	1 603	0.033	4.9×10^4
1999 年 3 月 26 日	204	1 393	0.031	4.5×10^4
1999 年 4 月 27 日	236	1 084	0.030	3.6×10^4
1999 年 5 月 21 日	260	1 141	0.029	3.9×10^4
1999 年 6 月 23 日	293	935	0.027	3.5×10^4

从表 16-3 的测量结果可以看出，吸入 S 类 5μm（AMAD）气溶胶后，除摄入 1d 后的测量结果外，其他按式（16-5）估算的结果的一致性较好，其算术平均值为 46kBq，用公式（16-9）可以计算其待积有效剂量，$E(50)$：

$$E(50)=46\,000 \times 1.7 \times 10^{-8} \approx 0.78\text{mSv}$$

在估算中，忽略摄入 1d 后的测量值是应当的；因为这表明高摄入时，排除也快这个事实。这个事实可以通过粪样的测量来证实。因此，式（16-5）的计算模式对摄入后的第 1d 不太适用，这在具体监测中应特别注意。

3）内污染路径分析示例：一个工作人员受到 ^{232}Th 的气载氧化物的内污染，属 S 类吸收，AMAD=1μm，常规监测是采集粪样，而且绝大多数结果在探测限（10mBq）以下。然而，就在他刚要休假前，提供了一个 24h 粪的样品，测量活度是 12Bq，据他本人回忆，取样前一天加了班。在以后的 20d 假期中，在家里又收集了一次 24h 粪样，测量结果在探测限以下。

路径分析：

这个工作人员在工作环境中，有将手（污染）放在口里的习惯，由此可能通过食入路径摄入，为此可以通过以下分析来确认：

——吸入假设：如果主要路径是吸入，这时 S 类 ^{232}Th 粪样的 $m(t=1)=0.11$Bq/Bq，I（摄入量）$=12/0.11=10^9$Bq。依此，20d 假期后 $m(t=20)=5.8 \times 10^{-4}$Bq/Bq，粪样活度应是 $M=5.8 \times 10^{-4} \times 10^9=0.06$Bq/24h，它应在探测限以上；

——食入假设：如果是食入方式 $m(t=1)=0.28$Bq/Bq，与之相应的摄入量，$I=12/0.28=43$Bq。这样，在 20d 假期后，$m(t=20)=3.3 \times 10^{-5}$Bq/Bq，粪样活度应是 M$=43 \times 3.3 \times 10^{-5}=1.4$mBq/24h，它在探测限以下。

从以上分析可以看出，这个工作人员经食入方式进入体内受到了污染。

剂量估算：

基于上述的推断可以计算其有效剂量。已计算得摄入量 $I=43$Bq。从 GBZ 129—2016 附录表 E.1 可以查出，S 类 ^{232}Th，食入路径的剂量系数 $e(\tau)$ 为 9.2×10^{-8}，待积有效剂量 $E(50)=43 \times 9.2 \times 10^{-8}=396 \times 10^{-8} \approx 4\mu$Sv；

若将摄入途径错判为吸入，这时若 AMAD=1μm，则 $e(\tau)$ 为 2.3×10^{-5}Sv/Bq，待积有效剂量 $E(50)=109 \times 2.3 \times 10^{-5} \approx 2.5$mSv。

因此，错判给出的剂量可能高出三个数量级。

通过以上的举例，可以看出，在内照射剂量估算中，污染途径的判断是极其重要的；为此，应对生物样品进行动态的监测。

7. 记录、报告和档案要求

（1）记录：记录应包括监测计划、样品收集和处理、测量、校准、个人监测结果、质量保证和评价方法等内容，有时可能还要包括工作场所监测的结果；应清楚、扼要、准确地记录开始监测起至监测结果评价止的整个监测全过程中的每一操作情况；应特别注意记录重要的原始测量数据，以便将来剂量估算方法有变动时，可根据它们重新估算剂量；应准许工作人员本人和医学监护主管人员查询职业照射记录及有关资料。

内照射个人监测结果应按如下的方法记录在规范的表格上：

1）常规监测结果应按 GBZ 129—2016 附录 G 中表 G.1 的格式记录；

2）特殊和任务相关监测结果应按 GBZ 129—2016 附录 G 中表 G.2 的格式进行记录。

当工作人员个人监测结果超过调查水平时,应对其受照情况进行调查,并将调查结果附在其相应的个人监测档案中。复查项目至少应包括:

1)监测日期;

2)异常情况概述;

3)辐射场复查结果;

4)复查结论;

5)复查人员签名。

当工作人员的个人监测结果小于 MDA 时,可用 1/2MDA 作为其名义剂量记录进档案。

(2)报告:负责个人监测的单位在完成一个监测周期的监测任务后,应将监测结果通知单及时送交被监测单位。凡待积有效剂量超过 5mSv 的,还应将此结果递送给被监测人员本人。应按外照射个人监测的类似要求按规定逐级报告审管部门。

(3)档案:所有从事或涉及职业内照射工作的单位应按外照射个人监测的要求建立和管理个人监测档案。

8. 质量保证和不确定度要求

(1)质量保证:制订内照射个人监测计划时,应同时制订质量保证计划。质量保证至少应达到以下要求:

1)选用符合要求、工作正常的设备和仪器;

2)定期检定/校准和维护使用的设备和仪器;

3)定期比对选用的测量方法;

4)按前面提到的要求收集尿样和粪样;

5)按程序和要求分析样品的活度,并按式(16-5)估算摄入量;

6)按 GBZ 128—2016 的要求记录和保存监测数据;

7)对相关人员进行技术培训,由合格的人员进行监测工作。

(2)不确定度要求:应按 GBZ 129—2016 附录 H 的要求进行不确定度分析。

(三)皮肤污染个人监测

皮肤污染个人监测的目的是:证明是否遵守了适当的剂量限值;探测可能转移到控制区以外的污染;在事故过量照射情况下为启动和支持适当的健康监护和治疗提供信息。

皮肤污染往往是不均匀的,而且容易发生在身体的暴露部位,手是最容易受污染的部位。常规监测是测量 $100cm^2$ 面积上单位面积的平均值;手部污染测量 $300cm^2$ 面积上单位面积的平均值。都用 Bq/cm^2 表示测量结果。在大多数情况下的皮肤污染测量结果与 BG 18871—2002 中规定的表面污染控制水平相比较。当污染超过规定的控制水平时,首先的行动是去除皮肤污染物,并调查污染原因。如果污染水平没有超过规定的污染控制水平,不需要估计当量剂量。

当持续污染或初始污染水平较高时,当量剂量的估算可能是需要的。在这种情况下要求选用的探测器能估计出 $1cm^2$ 面积上的平均剂量,以便与当量剂量限值相比较。但是,这种剂量的估计值往往是极不精确的,在污染物嵌入皮肤或被皮肤吸收的情况下更是如此。在估计 α 辐射体的局部剂量时,出现两个数量级的不确定度并不罕见。

在严重皮肤污染事件的情况下,最直接的行动是尽力去除污染。有三种情况需要考虑:①氚和某些形态的碘可能通过皮肤被吸收从而导致体内污染;② β 辐射体污染物在皮肤上长时间滞留,如果污染水平足够高,可能导致确定性效应,皮肤烧伤;③伤口被 α 辐射体污染时,可能导致污染物经伤口被吸收,或引起局部伤口纤维变性。在第一种情况下,需要注意估算体内、外污染量。在第二种情况下,需要采取大面积皮肤烧伤的特殊治疗措施。在第三种情况下,需要采取对伤口的外科扩创手术,去掉放射性污染物,并检查其尿样,通过尿样分析测量结果估算体内污染量。

(四)个人剂量监测评价

内、外照射个人剂量监测有较大的不同,所以对个人受照剂量评价时采用内、外照射分组评价方法更具有实际意义。

在用于描述剂量标准的物理量中,没有一个量是能由直接测量方法可以获得的,所以需要借助某种模式把测量的物理量与防护标准用的物理量联系起来。对于外照射个人剂量评价最简单和最常用的模式是,把个人剂量测量结果与光子致深部组织或器官的有效剂量和 β 粒子致皮肤的当量剂量联系起来。在常规监测中,该模式假定以 10mm 和 0.07mm 皮下深度刻度的个人剂量计佩戴在工作人员身体适当部位处,能恰当地给出深部组织或器官有效剂量和皮肤的当量剂量。满足上述条件的个人剂量计所记录的结果可以作为相关的防护量被直接记录在案。如果条件差别很大,需要规定并采用复杂的模式。

对体内污染所致内照射个人剂量评价,采用的模式相当复杂。ICRP 在其第 68 号出版物中已经把很多模式结合了起来,以摄入量与有效剂量之间的转换系数描述了测量的摄入量与防护量的有效剂量两者之间的关系,见 GB 18871—2002。

内、外照射个人剂量的总和剂量评价可以这样进行,把估算出的内、外照射个人有效剂量相加,最后给出总的与个人年有效剂量限值相比较的有效剂量。

三、工作场所监测

工作场所监测一般包括中子、γ 射线、X 射线、β 射线外照射监测、表面(特别是地面和桌面)污染监测、空气污染监测。工作场所监测的性质和频度应满足以下要求:

1. 足以评价所有工作场所内的放射防护条件,足以进行控制区和监督区内的照射水平评价,足以检查控制区和监督区的划分是否适当。

2. 要和周围剂量当量和空气中放射性浓度的水平、它们的预期波动范围、潜在照射的可能性及其预期大小相适应。

(一)工作场所外照射剂量率监测

1. 监测目的 旨在说明工作条件保持满意,并符合法规要求;为立刻做出运行管理决定提供剂量率数据支持;为放射防护最优化提供数据支持。

2. 测量方法 工作场所常规监测包括采用便携式剂量率仪定期重复性巡测,和利用固定的剂量率仪对异常或突发事件的报警测量。后者的例子是,对放射源不能回到其屏蔽容器的报警监测或对一次临界事故的报警监测。

常规监测的频度应根据辐射场的稳定程度决定。如果工作场所辐射场不易变化,则出于巡测目的只需偶尔对工作场所进行监测。例如,对固定式 X 射线诊断设备的巡测。如果工作场所辐射场易于发生变化,但变化不快或变化不严重时,那么仅在预先选定的监测点处进行周期性检测即可及时充分地给出工作条件恶化的警报。这种测量的频度和空间分布须考虑辐射场预期变化的性质,特别要注意对人员停留区域的测量。如果工作场所辐射水平易于迅速变化,甚至达到不可知的水平,那就要在工作场所设置一套固定式的连续工作的剂量率自动警报系统,或由工作人员佩戴一种小型的剂量率报警仪器。

用于工作场所外照射剂量率监测仪器大多数是测量剂量率的仪器而不是测量累积剂量的仪器。但是在有些情况下,在工作场所设置如同 TLD 那样的简单的累积剂量计,将是有用的。新型测量仪器应当用 SI 单位表示测量数据,按 ICRU 推荐的实用量刻度仪器。通用的实用量是周围剂量当量和定向剂量当量。其他辐射量的转换系数,见 ICRU 第 74 号出版物。老式测量仪器用 SI 单位刻度,刻度的空气吸收剂量适于对光子的测量。

与任务相关的特殊监测采用便携式剂量率仪,并且应该给出在任务期间可能积累的剂量预测。监测计划在很大程度上取决于操作性质和辐射场特性。如果辐射场基本保持不变,则对工作人员停留区域的剂量率初步巡测就足够了;在每次系列操作前需要重复这样的巡测。如果操作本身将会影响剂量率或因操作易导致辐射场发生变化时,那就应当在整个操作期间跟踪测量。当工作场所辐射场存在 β 辐射或其他弱贯穿辐射时,测量时要特别小心,很小的操作(如移动部件或方向改变)将会导致剂量率的明显变化,因为在很多的监测中,特别是在向工作人员提供的报警监测中都是以探测较高能量的 γ 辐射为基础,所以对上述的弱贯穿辐射可能探测不到。最可取的办法是应当接近表面测量。

操作录像是监测计划的一部分。如果录像与操作同步,则能详尽地调查那些对剂量有特殊贡献的操作,能为操作者提供有价值的剂量数据,使他们对正在执行的一些操作方案得以改善。

3. 测量结果评价　根据工作场所外照射剂量测量结果评价屏蔽防护的效能或工作条件是否满意,并不困难。但是,利用工作场所外照射剂量率测量结果评价工作人员受到的有效剂量和剂量当量时,不确定度较大。因为剂量率将随着工作人员的移动而在空间和时间上有变化。若假定工作人员在整个操作期间始终处于最高剂量率区域,在不考虑人员移动的情况下,这样的估算结果可能远低于管理限值。如果在防护上不能把场所的外照射剂量率保持在管理限值以下,则必须限制人员在高剂量率区域的工作时间。

(二)工作场所空气污染监测

1. 监测目的　气载污染物的运行控制监测目的是:有助于控制工作人员由于吸入而导致的内照射。

提供工作条件恶化或异常的早期探测结果,以便随后采取补救或防护行动,如采取个人呼吸防护措施;为工作人员体内污染监测计划的制订提供信息。

仅在设备内处理大量非密封源(比相关的年摄入量限值大千倍以上)时才需要空气污染监测。在下述的一些工作场所内总是需要常规监测:

(1)处理大量的气态或易挥发的放射性物质的工作场所,例如,大规模生产氚及其化合物的工作场所,和重水生产的工作场所;

(2)铀、钍采矿、水冶和精炼加工的工作场所;

(3)反应堆核燃料制造和乏燃料后处理工作场所;

(4)钚和其他超铀核素处理的工作场所;

(5)氡视为职业照射一部分的工作场所。

2. 测量方法　有两种特别重要的气载污染源:局部释放的污染源和表面污染再悬浮的污染源。这两种污染源都可以由工作人员的活动直接产生。气载污染通常是局部的和瞬间的。因此,工作人员呼吸带的浓度与在某些固定位置附近测量的浓度之间可能有明显差别,呼吸带的浓度通常比较高。了解这些因素对于为控制工作场所气载污染而进行的监测非常重要。

工作场所空气污染监测方式分为:报警监测、区域采样监测和代表性采样监测。

(1)报警监测:探测大量气载污染并报警的监测,称为报警监测。因此,应该在有可能因操作失误或因设备故障引起大量放射性物质意外释放的场所设置连续工作的空气污染探测报警装置。这种装置应设置在能可靠地探测到放射性物质释放的位置处,而不是设置在呼吸带位置处。例如,设置在工作场所空气排放地点,而不是设置在通风柜之类的密封排气系统中。经验表明,在核反应堆的工作区域、热室附近、操作钚和其他超铀核素的区域或在操作其他大量非密封源的区域安装这种连续工作的空气污染探测报警装置是特别有用的。设置的报警水平应该考虑气载污染活度的正常水平和其预期的变化,要避免误报警,而且需要鉴别混淆因素对报警阈值的贡献,例如由于氡子体天然本底变化而引起的误报警。

(2)区域采样监测:对整个工作场所气载污染变化趋势的采样监测,称为区域采样监测。这种采样监测是通过设置在工作场所固定式区域采样器获得空气样品。这种监测方式不管其有无报警监测设备,都可以给出工作场所气载污染变化趋势的测量数据。固定式区域采样器的数量及其设置的位置应当由气载污染总的意义和气载污染变化程度决定。

(3)代表性采样监测:定量的估算工作人员摄入气载污染物量的可能范围的监测,称为代表性采样监测。方法是采取工作人员呼吸带的空气活度样品,估算工作人员的摄入量。最一般的采样方式是在选定的一些能合理地代表工作人员呼吸带的若干位置上通过固定式采样器获取空气活度样品。采样点的选择要与工作人员停留时间长的某些固定的场所相适应,采取的工作活度样品的位置应接近于呼吸带位置。

3. 测量结果评价　无论是区别采样测量结果还是代表性采样测量结果,都可以用来估算工作人员摄入量。但是,用区域采样测量结果估算摄入量时,还需要个人空气呼吸采样器采集具有代表性的空气样品,并建立区域采样测量结果与个人空气呼吸采样器采集样品的测量结果之间的转换系数,而且要不断地对转换系数进行修正;在空气污染有重大变化的情况下,更需要这种修正。尽管如此,还是不能总是对每个工作人员都能给出有充分代表性的摄入量数据,在局部空气受污染或在由于人员活动引起的表面污染物再悬浮的空气污染随时有变化的情况下,更是如此。

虽然通过工作人员佩戴的个人空气呼吸采样器采集样品的测量结果能给出工作人员个人摄入量的估计值,可是应谨慎地对待这种测量结果。因为,个人空气呼吸采样器的采样速率比工作人员的呼吸速率低得多,而且一个工作班或一周的气溶胶粒子采样的测量结果与由单次非代表性气溶胶粒子采样的测量结果相比,偏差非常明显。长期采样测量结果的平均值与单次非代表性采样的测量结果之间,偏差不大。因此,可以根据长期采样测量结果的平均值评价工作人员摄入量。但是,应当对长期采样测量结果的平均值进行严格的审核,并判断其变化趋势。

在某些情况下,当个人空气呼吸采样器采集样品的测量结果中出现少数孤立的、高的测量结果时,需要采用气溶胶粒子级联撞击器采集气溶胶粒子样品,研究其粒径分布特征。

(三)工作场所表面污染监测

1. 监测目的　工作场所表面污染的程度和范围直接反映非密封源的包容程度、操作程序控制的有效性和管理实践的投入情况。因此,工作场所表面污染监测的目的在于:支持防护污染扩散的防护措施;探测非密封源包容的失效或偏离安全操作的程序;为制订体内污染监测计划和制定安全操作程序提供依据。

2. 原则和方法

(1)表面污染监测原则:经验表明,工作场所表面污染与工作人员受其外照射剂量之间并非有直接联系,所以表面污染测量结果不能直接给出人员受照剂量的定量结果。但是,表面污染测量结果能为工作场所的区域划分提供依据,确定需要空气污染监测或体内污染个人监测的场所。如果表面污染水平在控制水平标准以下,提示非密封源的包容和管理控制良好,不需要空气污染常规监测或体内个人污染监测。

表面污染监测的着眼点是产生污染的操作和地点,目的是确定受污染的区域。应根据经验对污染区域内有代表性的表面进行常规监测。监测频度较高的指示点是高污染区。监测频度较低的指示点是控制区内有代表性的地方和控制区以外区域的确定性监测。

对离开控制区的工作人员体表污染应进行监测。在核工业的某些企业中易于发生污染或在一次事件中受污染的个人很容易把污染物带到控制区以外的清洁区,所以通常在控制区出入口处设置固定式表面污染监测仪。例如,手、脚污染监测仪和门式监测仪等,作为常规监测的补充。但是,放射源在医学应用中和在工业应用中很少要求设置固定的门式监测仪。不能忽视对由控制区带出的物项的适当监测。要想监测从控制区带出的所有物项,往往不现实。应当做出规定,哪些从控制区带出的物项需要表面污染监测及其监测性质和程序。总的要求是,应该确认移出控制区的物项污染清洁区的可能性和污染的程度是可以接受的。

在正常情况下应在用密封源的工作场所不需要表面污染监测。但考虑到密封源包壳破损发生泄漏,所以应定期检验,泄漏检验周期为一年或两年。对于易破碎的源或经常在有腐蚀物存在的环境中应用的密封源,对其频繁的泄漏检验是适当的。

通常辅之以与任务相关的工作场所表面污染特殊监测。这种监测结果在很大程度上有助于避免或限制操作期间的污染扩散,对局部包容的设备(如通风柜)和非常规的工作以及对设备维修工作期间或其后的监测非常有用。

(2)表面污染测量方法:表面污染测量方法通常有三种。即直接测量法、间接测量法和表面污染辅助测量法。

1)直接测量法:对 α 辐射体表面污染物的直接测量法,是将探测器的探头与表面保持一定距离进行扫描式测量。由于 α 粒子在空气中的辐射只有几个厘米,一层薄的液体或薄层固体将会影响测量结果,所有探头与表面的距离不应大于 0.5cm。扫描测量时,探测器对 α 辐射的响应时间和计数显示时间都比把探头放在表面上测量时的响应时间和计数的显示时间要长,所以探头在表面上方移动速度不能超过 15cm/s。

对 β 辐射体的表面污染直接测量时,也采用扫描式测量。鉴于 β 粒子在空气中的射程远比 α 粒子大,所以探头与表面保持在 2.5~5.0cm 的距离处,扫描速度为 15cm/s 时,可以获得满意的测量结果。在探头上附加一个屏蔽 β 粒子的屏蔽罩,可以鉴别是 β 辐射体污染物还是 β、γ 混合辐射体污染物。

2)间接测量法:由于表面特性或几何形状的限制而无法用直接测量法测量其表面污染物时,可以采用间接测量方法,包括干擦拭法测量、湿擦拭法测量或胶带纸粘贴法测量。

干擦拭法测量是用一块面积约 $100cm^2$ 的清洁布料,在表面上多次反复擦拭,然后测量拭料上的放射性活度。这种方法仅适用于偶尔与污染表面相接触的或怀疑有污染的表面污染的测量。

湿擦拭法测量类似于干擦拭法测量,不同之处是将拭料蘸上合适的去污液后反复多次地擦拭污染表面,然后测量拭料上的放射性活度。^3H 的表面污染湿擦拭法测量比较特殊,需要将拭料蘸上甘油液后多次反复擦拭,然后测量拭料上的放射性活度。但要注意,拭料上的 ^3H 经过 20min,由于蒸发可能损失 50%。

胶带纸粘贴法测量是将 1~2cm 宽的胶带纸贴到污染表面上,然后仔细地揭下胶带纸,测量其粘贴下的放射性活度。

3)表面污染辅助测量法:对低能 β 辐射体表面污染物的测量,可以将袋装热释光粉沫贴在表面上,能测出表面污染物的照射剂量。由于装热释光粉沫的袋子对低能 β 的吸收,测量结果可能偏低,需要通过实验进行修正。对 ^{90}Sr 表面污染物的测量,采用片状热释光剂量计测量可以减少测量结果的不确定度。

采用射线能谱甄别法测量称为表面污染辅助测量法。例如,用 Ge(Li)半导体探测器或 NaI(TI)晶状体探测器测量擦拭的拭料,可以鉴别发射 γ 射线的核素种类。由于 α 粒子的射程短,所以可测量的样品种类受到限制。

第二节　放射诊疗设备质量控制检测

随着科技进步和经济发展,放射诊疗技术广泛应用于医疗领域,已成为医疗机构不可或缺的疾病诊断和治疗手段。在促进诊疗技术进步、提高诊疗水平、造福广大患者和受检者的同时,如果防护不当,将有可能对医护人员、患者和受检者造成不必要的危害。放射诊疗设备质量控制是医用辐射防护的关键环节,科学、实用的放射诊疗设备质量控制检测规范是做好医用辐射防护及放射诊疗质量控制的前提和基础,是卫生行政部门开展医用辐射防护监管等工作的重要依据。放射诊疗质量控制检测包括:验收检测、状态检测和稳定性检测。

1. 验收检测　放射诊疗设备安装完毕或重大维修后,为鉴定其性能指标是否符合约定值而进行质量控制检测。

2. 状态检测　对运行中的放射诊疗设备,为评价其性能指标是否符合要求而定期进行的质量控制检测。

3. 稳定性检测　为确定放射诊疗设备在给定条件下形成的数值相对于一个初始状态的变化是否仍符合控制标准而进行的质量控制检测。

由于篇幅的限制,本节仅介绍医用 X 射线诊断设备质量控制的定义和检测要求。

一、医用 X 射线诊断设备质量控制的定义

医用 X 射线诊断设备包括 X 射线摄影设备(屏片/DR/CR)、X 射线透视设备(直接荧光屏/影像增强器/平板)、牙科 X 射线设备(口内机/口外机)、数字减影血管造影(DSA)X 射线设备、乳腺 X 射线摄影设备(乳腺屏片/乳腺 DR/乳腺 CR)、移动式 X 射线设备、便携

式 X 射线设备、车载式 X 射线设备、碎石机、X 射线模拟定位设备、X 射线计算机体层摄影（CT）装置和锥形束 CT 设备。

X 射线诊断设备质量控制是通过对 X 射线诊断设备的性能检测、维护和对 X 射线影像形成过程的监测和校正行动，以保证影像质量的过程。其相关设备和指标定义如下：

1. 数字 X 射线摄影（DR）设备　采用数字化 X 射线影像探测器技术实现 X 射线摄影的一种医学成像装置。它的影像直接从影像探测器读出，通常由 X 射线发生装置、数字化 X 射线影像装置和机械辅助装置组成。

2. 计算机 X 射线摄影（CR）设备　采用可重复使用的成像板代替增感屏 - 胶片作为载体经 X 射线曝光，用激光扫描成像板曝光后所得潜像信息，通过光学系统收集和放大，计算机采集，得到数字化影像显示的一种 X 射线摄影设备。

3. 数字减影血管造影 DSA　利用计算机处理数字化的连续摄影影像信息，以消除（减去）骨骼和软组织影像的血管造影成像技术。

4. 影像接收器　用于将入射 X 射线直接转换成可见图像的设备，或转换成需要通过进一步变换才能成为可见图像的中间形式。如：影像接收器如荧光屏、放射胶片、成像板、影像增强器或平板探测器等。

5. 牙科 X 射线设备　专用于牙科成像的 X 射线设备。其中具有口内 X 射线影像接收器的牙科 X 射线设备称为口内机；具有口外 X 射线影像接收器的 X 射线设备称为口外机。

6. 点片装置　在 X 射线透视中，对受检部位选择后瞬间拍摄一张或多张 X 射线影像的装置。

7. 成像板 IP　采用一种 X 射线储存发光材料（如氟卤化钡）制成的 X 射线面探测器。

8. 预处理影像　经过像素缺陷校正、暗场校正、增益校正和几何畸变校正等后且尚未进行后处理的影像。

9. 探测器剂量指示 DDI　用于反映影像采集过程中影像接收器上入射剂量的特定指示。

10. 信号传递特性 STP　影像接收器入射面影像中心区域测量的平均像素值和影像探测器接受的入射空气比释动能之间的一种相互关系的描述。对于不同生产厂的影像探测器两者之间有不同的相互关系，如线性、对数或指数关系。

11. 焦点 - 影像接收器距离 SID　有效焦点中心至影像接收器表面的距离。

12. 加载因素　影响 X 射线管负载的各个因素。如 X 射线管电流、曝光时间、阴极等效输入功率、X 射线管电压及纹波率等。

13. 自动曝光控制 AEC　在 X 射线系统中，通过一个或几个加载因素自动控制，以便在预选位置上获得理想剂量（剂量率）的操作方法。AEC 通常有自动剂量控制（ADC）、自动剂量率控制（ADRC）和自动亮度控制（ABC）等多种形式。

14. 聚焦滤线栅　吸收条的各平面在规定的聚焦处聚成一条线的直线滤线栅。

15. 聚焦距离　聚焦滤线栅的各栅条延长平面会聚于一条线，该线与滤线栅入射面之间的垂直距离。

16. 辐射输出量　离焦点某一给定距离的 X 射线有用束单位时间电流积产生的空气比释动能，单位为 mGy/mAs。

17. 特定辐射输出量　距焦点 1m 处的辐射输出量。

18. 感兴趣区 ROI　在影像中划定的像素区域(圆形或矩形)。

19. 伪影　影像上明显可见的图形,但它既不体现物体的内部结构,也不能用噪声或系统调制传递函数来解释。

20. 残影　由于影像探测器的前次影像信号清除不彻底而导致在随后一次读出影像中出现的前次影像的部分或全部。

21. 影像残留因子　检测 IP 擦除完全性时,根据三个不同区域像素值计算的指标,用以标示 IP 系统擦除性能。

22. 响应均匀性　影像接收器平面上不同区域对入射空气比释动能响应的差异。

23. 尼奎斯特频率 $f_{Nyquist}$　极限空间分辨力:由采样间距 a 确定的空间频率,关系式为:

$$f_{Nyquist}=1/(2a)$$

注:采样间距 a 的单位为 mm,极限空间分辨力的单位为 1p/mm。

24. 高对比度分辨力(空间分辨力)　在特定条件下,特定线对组测试卡影像中用目力可分辨的最小空间频率线对组,其单位为 lp/mm。

25. 低对比度分辨力　在规定测量条件下,从一均匀背景中能分辨出来的规定形状和面积的最低对比度分辨力。

26. DSA 对比灵敏度　数字减影血管造影(DSA)系统显示低对比度血管相对于图像背景的能力,是一种对低对比血管影像可视性的衡量。

27. DSA 动态范围　用于减影的衰减范围,在此范围内均能在减影图像中观察到血管系统。

28. 乳腺数字体层合成摄影 DBT　由一系列从不同角度拍摄所获得的低剂量 X 射线图像经重建后合成体层图像的数字乳腺摄影方法。

29. 乳腺平均剂量　乳腺 X 射线摄影中所致受检者受均匀压迫乳房的腺体组织中的平均吸收剂量。

30. 质量控制　通过对 X 射线诊断设备的性能检测、维护和对 X 射线影像形成过程的监测和校正行动,以保证影像质量的过程。

31. 基线值　设备性能参数的参考值。基线值通常在验收检测合格后,由最初的性能检测得到,或者由相应的标准给定。

二、医用 X 射线诊断设备质量控制检测要求

1. 一般要求　质量控制检测分为验收检测、状态检测和稳定性检测。质量控制检测应有检测记录,验收检测和状态检测还应出具检测报告。对于以基线值评价的检测项目,应在报告中给出测量条件,以便用于后续状态检测和稳定性检测结果的评价。

2. 验收检测要求　X 射线诊断设备新安装、重大维修或更换重要部件后(更换球管或影像接收器),应进行验收检测。X 射线诊断设备验收检测前,医疗机构应有完整的技术资料,包括订货合同或双方协议、供应商提供的设备清单、设备性能指标、设备操作手册或使用说明书。

新安装 X 射线诊断设备的验收检测结果应符合随机文件中所列产品性能指标、双方合同或协议中技术条款,但不得低于 WS 76—2020 标准的要求。供应商未规定的项目应符合 WS 76—2020 标准的要求。

3. 状态检测要求 使用中的 X 射线诊断设备应每年进行一次状态检测。设备状态检测中发现某项指标不符合要求,但无法判断原因时,应采取复测等进一步的检测方法进行验证。

4. 稳定性检测要求 使用中的 X 射线诊断设备,应按标准要求定期进行稳定性检测。每次稳定性检测应尽可能使用相同的检测设备并做记录;各次稳定性检测中,所选择的曝光参数及检测的几何位置应严格保持一致。稳定性检测结果与基线值的偏差大于控制标准,又无法判断原因时应进行一次状态检测。

5. 对检测单位的要求 验收检测应委托有资质的技术服务机构进行,由医疗机构、医疗器械制造商和技术服务机构共同配合完成。状态检测应委托有资质的技术服务机构进行。稳定性检测应由医疗机构自身实施检测或者委托有能力的机构进行。

6. 对检测报告及检测结果评价的要求 检测报告的基本内容应包括:被检单位基本信息、设备信息、检测项目、必要的检测条件、检测结果、相应标准要求及对检测指标的合格判定。检测项目应覆盖 WS 76—2020 标准所规定的项目,对功能不具备或不能满足检测条件的被检设备的相应检测项目应在检测报告中加以说明。应对检测指标的合格与否给予判定,质量控制检测结果达到或优于规定值的指标判定为合格,否则为不合格。

7. 记录和资料 对 X 射线诊断设备的质量控制检测应有相应的检测原始记录。X 射线诊断设备的质量控制检测原始记录、检测结果、发现的问题、采取的措施等资料,应在设备使用期间长期保存。设备淘汰时,应根据记录的利用价值决定处理措施。X 射线诊断设备使用部门保存有关 X 射线诊断设备的资料。当设备的整套资料存放在负责设备管理或维修部门时,设备使用部门至少应有设备使用说明书。X 射线诊断设备使用部门的医技人员应能及时了解到所用设备的质量控制最新检测结果。

8. 对检测设备的要求 检测用设备应根据有关规定进行检定或校准,取得有效的检定或校准证书,检测结果应有溯源性。检测管电压应使用非介入方法进行检测,如数字式高压测量仪。检测时应根据所检测设备的高压发生器类型、靶/滤过、检测参数等对测量仪进行相应设置。乳腺 X 射线摄影设备检测时,应选择乳腺摄影专用的检测设备,其能量响应应<5%。对于空气电离室探测器,部分检测项目应将探测器在设备支撑台上支起 10cm 高度后测量;对于底部有铅衬的半导体探测器,可以直接将探测器放置在设备支撑台上测量。

9. 对检测模体的要求 使用的检测模体由衰减层和结构元件组成,它们应可以独立或组合方式使用。用于检测中的衰减模体尺寸应至少达到在所适用检测条件下足以使全部有用线束得到衰减。检测半值层所用的标准铝吸收片,铝的纯度应不低于 99.9%,铝片尺寸应至少全部覆盖剂量仪探头灵敏区域面积(推荐铝片尺寸宜至少 8cm×8cm)。测量 X 射线诊断(除乳腺 X 射线摄影设备外)设备半值层的铝片厚度尺寸误差应在 ±0.1mm 范围内,测量乳腺 X 射线摄影设备半值层的铝片厚度尺寸误差应在 5% 范围内。

采用高对比度分辨力测试卡或内嵌有线对测试卡的模体进行高对比度分辨力检测。线对范围至少要满足:透视设备 0.6~5.0lp/mm,DR、CR 设备 0.6~10.0lp/mm,数字成像的牙科 X 射线设备 1.6~3.0lp/mm,乳腺 DR、乳腺 CR 设备 0.6~10.0lp/mm,乳腺屏片 X 射线摄影设备最高线对 ≥10.0lp/mm。牙科低对比度分辨力检测模体中应包含其上有直径为 1.0mm、1.5mm、2.0mm 和 2.5mm 圆孔,厚度为 0.5mm 的铝板。用于乳腺 X 射线摄影设备测量的聚甲基丙烯酸甲酯(PMMA)模体,厚度误差应在 ±1mm 以内,半圆形模体的半径应不小于

10cm,矩形模体尺寸应不小于 10cm×12cm,总厚度应覆盖 2cm、4cm 和 6cm。

10. 质量控制检测项目与技术要求　医用 X 射线诊断设备质量控制检测项目应符合 WS 76—2020 标准附录 A 表 A.1 的要求。X 射线透视设备的检测项目及技术要求应符合 WS 76—2020 标准附录 B 中表 B.1~表 B.6 的要求。直接荧光屏透视设备的质量控制检测项目分为通用检测项目和专用检测项目两部分。通用检测项目与技术要求应符合 WS 76—2020 标准附录 B 中表 B.1 的要求,专用检测项目与技术要求应符合 WS 76—2020 标准附录 B 中表 B.5 的要求。

DSA 设备的质量控制检测项目可分为用于常规 X 射线透视设备的通用检测和仅用于 DSA 功能的专用检测两部分,通用检测项目与技术要求应符合 WS 76—2020 标准附录 B 中表 B.1 的要求,专用检测项目与技术要求应符合 WS 76—2020 标准附录 B 中表 B.6 的要求。

X 射线摄影设备的检测项目及技术要求应符合 WS 76—2020 标准附录 C 中表 C.1~表 C.4 的要求。屏片 X 射线摄影设备的通用检测项目与技术要求应符合 WS 76—2020 标准附录 C 中表 C.1 的要求,专用检测项目与技术要求应符合 WS 76—2020 标准附录 C 中表 C.2 的要求。

DR 设备的质量控制检测项目分为通用检测项目和专用检测项目两部分。通用检测项目与技术要求应符合 WS 76—2020 标准附录 C 中表 C.1 的要求,专用检测项目与技术要求应符合 WS 76—2020 标准附录 C 中表 C.3 要求。

对 CR 设备的质量控制检测项目分为通用检测项目和专用检测项目两部分。通用检测项目与技术要求应符合 WS 76—2020 标准附录 C 中表 C.1 要求,专用检测项目与技术要求应符合 WS 76—2020 标准附录 C 中表 C.4 要求。不同生产厂家 CR 系统的检测设置条件及技术要求参见 WS 76—2020 标准附录 D。

对牙科 X 射线设备的质量控制检测项目与技术要求应符合 WS 76—2020 标准附录 E 中表 E.1 和表 E.2 要求。

乳腺 X 射线摄影设备的检测项目及技术要求应符合 WS 76—2020 标准附录 F 中表 F.1~表 F.5 的要求。乳腺屏片 X 射线摄影设备的通用检测项目与技术要求应符合 WS 76—2020 标准附录 F 中表 F.1 的要求,专用检测项目与技术要求应符合 WS 76—2020 标准附录 F 中表 F.3 的要求。乳腺 DR 设备的质量控制检测项目分为通用检测项目和专用检测项目两部分。通用检测项目与技术要求应符合 WS 76—2020 标准附录 F 中表 F.1 的要求,专用检测项目与技术要求应符合 WS 76—2020 标准附录 F 中表 F.4 的要求。乳腺 CR 设备的质量控制检测项目分为通用检测项目和专用检测项目两部分。通用检测项目与技术要求应符合 WS 76—2020 标准附录 F 中表 F.1 要求,专用检测项目与技术要求应符合 WS 76—2020 标准附录 F 中表 F.5 的要求。不同生产厂家乳腺 CR 系统的检测设置条件及技术要求参见附录 G。乳腺平均剂量的计算方法参见 WS 76—2020 标准附录 H。

X 射线设备及防护区检测平面防护性能检测方法见 WS 76—2020 标准附录 I。牙科 X 射线设备质量控制检测示意图参见 WS 76—2020 标准附录 J。X 射线摄影中若干检测配件和检测方法示意图参见 WS 76—2020 标准附录 K。DSA 设备质量控制检测模体示例参见 WS 76—2020 标准附录 L。几种低对比度分辨力检测模体示例参见 WS 76—2020 标准附录 M。牙科 X 射线设备质量控制检测模体参见 WS 76—2020 标准附录 N。乳腺 X 射线摄影设备低对比度分辨力检测模体示例参见 WS 76—2020 标准附录 O。不同医用 X 射线诊断设备质量控制检测所需要设备与用具参见 WS 76—2020 标准附录 P 中的表 P.1~ 表 P.4。

11. 其他技术要求　DR 系统检测中,对于采用一个以上平板探测器的 DR 设备,应对每一个平板探测器分别进行专项的质量控制检测。如果采用电离室测量 DR 和 CR 的影像接收器入射空气比释动能时,电离室应至少远离影像接收器表面 30cm,以降低反散射贡献,然后按反平方定律再计算影像接收器表面上的空气比释动能;而使用半导体探测器测量时可以直接放在影像接收器表面上。

半值层检测时也可使用直读式剂量仪直接读取半值层的测量值,当对结果有异议时应采用经典的铝片法方法重新测量验证。

要求的部分检测条件,如管电压 80kV、影像接收器入射空气比释动能 10μGy、管电流时间积 10mAs、SID180cm、帧率 15fps(frames per second,fps)等,如果系统无法设置到该数值,可选择最接近的值,并在报告中注明。

对于部分通用指标的检测,如果仅检测 X 射线球管性能而无需成像(如管电压指示的偏离、辐射输出量重复性、有用线束半值层以及曝光时间指示的偏离等指标),宜在影像接收器前放置一块铅板并调节光野小于铅板,以保护影像接收器。

三、医用 X 射线诊断设备质量控制检测项目和方法

详见《医用 X 射线诊断设备质量控制检测规范》(WS 76—2020)。

第三节　职业病危害放射防护评价

所谓的职业病危害放射防护评价亦称为建设项目职业病危害放射防护评价,它是对拟使用的辐射源或拟进行的实践特性和规模进行描述,对放射性职业病危害因素和拟采取的防护措施进行分析、评价,估计正常、异常和事故工况下电离辐射对工作人员健康可能造成的影响。

依据《放射诊疗建设项目卫生审查管理规定》,放射诊疗建设项目按照可能产生的放射性危害程度与诊疗风险分为:危害严重和危害一般两类。

前者包括:

- 医用加速器;
- 钴 -60 治疗机;
- 立体定向放射治疗装置(γ 刀、X 刀等);
- 中子治疗装置与后装治疗机等放射治疗设施;
- 质子治疗装置;
- 重离子治疗装置;
- 正电子发射计算机断层显像装置(PET);
- 单光子发射计算机断层显像装置(SPECT);
- 使用放射性药物进行治疗的核医学设施。

后者包括:

- PET、SPECT 和治疗以外的核医学设施；
- CT、CR、DR、DSA；
- 乳腺 X 射线摄影；
- C 型臂 X 射线摄影；
- 普通诊断 X 射线机。

放射诊疗建设项目职业病危害放射防护评价报告分为：评价报告书和评价报告表。对放射性危害严重类的建设项目，应编制评价报告书。对放射性危害一般类的建设项目，应编制评价报告表。同时具有不同放射性危害类别的建设项目，应当按照危害较为严重的类别编制评价报告书。

职业病危害放射防护评价包括：建设项目职业病危害放射防护预评价和建设项目职业病危害控制效果放射防护评价，以下简称预评价和控制效果评价，本节将分别介绍。

一、预评价

预评价是在建设项目可行性认证阶段，对辐射源利用可能对工作人员健康造成影响进行的评价。预评价的目的是：贯彻落实国家有关职业卫生法规和标准，从源头控制或消除职业病危害，防治职业病，保护放射工作人员和公众健康；明确建设项目产生的职业病危害因素，分析其危害程度及对放射工作人员和相关公众健康的影响；评价放射防护安全设施、措施的设计是否符合国家标准，正常运行时工作人员及公众受照剂量是否超过规定限值和建设单位管理目标值；从职业病防治角度论证建设项目辐射防护措施的可行性；为卫生行政部门的防护设施设计审查和行政审批提供技术依据；为建设单位改进防护设施设计和完善放射卫生管理提供指导性意见。下面详细介绍预评价技术规程。

（一）概述

1. 评价目的

（1）实施《中华人民共和国职业病防治法》等国家有关法律、法规的需要；

（2）对拟建建设项目的放射防护设施和防护措施进行评价，预防、控制辐射危害，确定建设项目在放射性职业病防治方面的可行性，保障放射工作人员和公众的健康与安全；

（3）为卫生行政部门和相关部门的行政审批提供技术依据。

2. 评价范围　描述评价的区域范围、防护设施和人员范围。

3. 评价内容与方法　简要介绍评价的主要内容，包括辐射源项，防护设施、防护措施、辐射监测、工作人员受照剂量、放射防护管理、健康监护和事故应急措施等。

基本方法：评价机构通过资料调研和现场调查分析，将获取资料与法律、法规的规定和标准要求的数值相比较并对符合程度做出评估。

类比法：通过对与拟评价项目相同或相似工程（项目）的职业卫生调查、工作场所职业病危害因素浓度（强度）检测以及对拟评价项目有关的文件、技术资料的分析，类推拟评价项目的职业病危害因素的种类和危害程度。

4. 评价依据　列出评价依据的相关法律、法规、规章，技术规范和标准，评价参考的其他资料。

5. 评价目标　包括放射工作应遵循的放射防护原则，建设项目拟采用的管理目标值，工作场所辐射水平、表面放射性污染控制目标和其他技术条件或技术指标。

（二）建设项目概况与工程分析

1. 概况　包括建设项目名称,建设单位,建设地址,建设项目性质(新建、扩建、改建、技术改造),建设规模(工程主要设施名称、建筑面积、投资总额),人员结构(建设项目总工作人数,不同人员的比例),发展规划(重点为辐射源增加计划),周围环境与居民情况,环境辐射水平(环境 γ 辐射水平和环境介质辐射水平)。

新建是指从无到有,"平地起家",新开始建设的项目。

改建是普通房间改建成放射机房,或一类放射机房改建成另一类放射机房。

扩建是在原有机房基础上扩大规模,新建主要机房。

技术引进和技术改造是采用先进的、适用的新技术、新工艺、新设备、新材料等对现有设施、生产工艺条件所进行的改造。

2. 工程分析　叙述生产工艺原理、过程与设施布置概况,给出设施布置规划图和工艺流程图。按照卫生学要求对设施布置规划及工艺流程进行分析并做出评价。

（三）辐射源项分析

1. 辐射源项概况　介绍辐射源项概况包括:辐射源装置的结构,与辐射有关的主要参数。辐射源的位置分布,对放射性同位素或放射性物质,给出核素名称、状态、活度、能量等指标;对射线装置,给出装置名称、型号、射线种类、能量与辐射强度。

2. 正常运行状态　正常运行状态下的主要辐射源,辐射种类,产生方式,辐射水平。

3. 异常和事故状态　异常或事故状态下的主要辐射源,辐射种类,产生方式,辐射水平;如放出放射性核素,给出核素名称、状态、活度。

（四）防护措施评价

1. 工作场所布局、分区和分组级　对工作场所布局合理性进行评价。如对非密封源辐射工作场,要求按放射性污染水平高、中低顺序合理安排工作场所;对医用辐射设施,尽可能设置在建筑物底层的一端或单独设置。

介绍建设项目工作场所分区计划。根据 GB 18871—2002 第 6.4 条,放射性工作场所一般应分为控制区和监督区。核设施等大型建设项目可在每个区内分成若干子区。

建设项目应按 GBZ/T 181—2006 的附录 B 和附录 C 的规定对非密封源辐射工作场所进行分级。

给出工作场所的布局图,标明各工作场所的名称、区别和级别。

2. 屏蔽设计　对放射防护屏蔽设计进行描述,包括设计依据(辐射水平,依据的法律、法规、标准或规范)、计算模式或公式及其出处、使用的参数、计算结果(屏蔽材料及厚度)。

对计算结果进核对,按照防护要求和最优化原则对屏蔽设计进行评价。

3. 防护安全装置　核设施辐照与放射治疗设施等职业病危害风险较大的建设项目,应详细叙述以下防护安全装置拟设置情况,并做出评价:

(1)安全连锁装置:门机连锁,控制台与装置连锁,其他连锁;

(2)装置故障系统:故障自动停机系统,故障显示系统和报警装置;

(3)装置运行保护系统;

(4)观察和对讲装置。

4. 其他防护措施　从下列各项中选择适合于被评价项目的内容叙述拟采取的放射防护措施并做出评价:

(1)中子、质子等辐射的防护;

(2)感生放射性的防护;

(3)警示标志设置情况;

(4)工作场所排风、控制空气放射性污染和其他有害物质的措施;

(5)非密封源辐射工作场所的设备表面、墙壁、工作台等处的表面放射性污染控制措施;

(6)出入口人员污染监测措施;

(7)个人防护用具的配备计划;

(8)三废处理过程中的防护措施。

(五)辐射监测计划

1. 辐射源监测　简要介绍拟监测项目、采用的监测设备、监测方法、监测周期,监测单位。

2. 工作场所监测　简要介绍被监测工作场所位置,拟采用的监测设备、监测方法、监测周期,监测单位。

3. 个人剂量监测　简要介绍拟采用的个人剂量监测的人数、种类、个人剂量监测设备和元件,监测周期,监测单位。

4. 质量保证措施　分别阐述个人剂量监测、辐射装置的监测和工作场所监测等不同监测的质量保证措施。

5. 监测计划的评价　对辐射监测计划的合理性进行评价。

(六)辐射危害评价

1. 正常运行条件的辐射危害评价　工作人员可能受到的内、外照射,估算关键人群组的平均年有效剂量、最高年有效剂量、与管理目标值和标准规定的剂量限值的比较。

2. 异常和事故情况下的辐射危害评价　评价潜在照射的健康影响,包括估计异常和事故情况发生的可能性,可能受到照射的人数,人均受照剂量,最大受照剂量。

(七)应急准备与响应

1. 应急组织与职责　介绍拟设立的应急组织及其职责。

2. 应急计划　介绍应急计划并做出评价。

(八)放射防护管理

1. 管理组织和制度　介绍放射卫生防护管理组织、拟配备的人员及其职责;已制定或拟制定的管理规章制度。评价其制度是否齐全,结合国家法律法规对制度内容进行评价,评价其与国家相关规定的符合性,与本单位实际情况的符合性,是否具有可操作性。

2. 职业人员健康管理　叙述职业人员健康管理的以下内容并做出评价:

(1)工作人员的培训;

(2)个人剂量管理;

(3)职业健康检查;

(4)个人剂量与健康监护档案。

(九)结论和建议

1. 结论

(1)拟采用的设施平面布置是否能够满足建筑设计卫生学要求;

(2)放射防护和安全设施在正常运行时能否有效控制职业病危害,与相关法律、法规、标

准和规范的符合情况;

(3)防护措施和监测设施,是否符合多重性和纵深防御原则,在事故情况下能否有效预防和控制潜在照射;

(4)建设项目的放射性危害防护设施建设是否可行。

2. 建议　对建设项目的防护设施、防护措施不完善之处提出改进建议。

二、控制效果评价

控制效果评价是在建设项目竣工验收前,为验证放射防护设施或措施是否符合法律、法规、标准和预评价报告要求而进行的评价。控制效果评价的目的是:对使用的辐射源或进行的实践特性和规模进行描述,根据辐射监测结果和其他调查数据资料评价放射防护设施的有效性和适宜性,评价正常、异常和事故工况下电离辐射对工作人员健康造成或可能造成的影响。下面详细介绍控制效果评价技术规程。

(一)概述

1. 评价目的

(1)实施《中华人民共和国职业病防治法》等国家有关法律、法规的需要;

(2)对建设项目的放射防护设施和防护措施进行评价,预防、控制辐射危害,确定建设项目的放射防护设施和防护措施在控制职业照射和防止潜在照射方面的有效性、适宜性,保障放射工作人员和公众的健康与安全;

(3)为卫生行政部门和相关部门对建设项目的竣工验收提供技术依据。

2. 评价范围　描述评价的区域范围、防护设施和人员范围。

3. 内容与方法　简要介绍评价的主要内容,包括辐射源项,防护设施、防护措施、辐射监测、工作人员受照剂量、健康监护和事故应急措施等。

在预评价方法的基础上,增加检测与检验的方法。

4. 评价依据　列出评价依据的相关法律、法规、规章,技术规范和标准,评价参考的其他资料。

5. 评价目标　放射工作应遵循的放射防护原则,建设项目拟采用的管理目标值,工作场所辐射水平、表面放射性污染控制目标和其他技术条件或技术指标。

(二)建设项目概况与工程分析

1. 概况　包括建设项目名称,建设单位,建设地址,建设项目性质(新建、扩建、改建、技术改造),建设规模(工程主要设施名称、建筑面积、投资总额),人员结构,发展规划。

2. 周围环境条件及人口分布。

3. 环境 γ 辐射水平和环境介质辐射水平。

4. 平面规划及工艺流程包括设施布置平面图。

(三)辐射源项分析

介绍辐射源项概况,包括:辐射源装置的结构,与辐射有关的主要参数。辐射源的位置分布,对放射性同位素或放射性物质,给出核素名称、状态、活度、能量等指标;对射线装置,给出装置名称、型号、射线种类、能量与辐射强度。

(四)防护措施评价

1. 核实预评价所列工作场所布局、分区与分级的落实情况,对其合理性进行评价。

2. 核实屏蔽设施的施工建造符合预评价所列屏蔽设计要求。

3. 对核设施等职业病危害风险较大的建设项目,应核实预评价所列防护安全装置的设置,检查其运行情况,对安全装置和措施的有效性进行评价。

4. 核实预评价所列放射防护措施落实情况,对其防护的有效性进行评价。其中对个人防护用具配备和使用情况评价,应包括以下内容:

(1)介绍放射工作人员个人防护用具的配备情况,列出个人防护用具清单。根据建设项目放射性危害种类不同,建设单位应分别按照有关标准的规定,配备放射工作个人剂量报警仪或手持报警仪,防护服防护面罩及呼吸防护器具等。

(2)介绍放射工作人员个人防护用具使用情况。

(3)对个人防护用具的配备和使用情况做出评价。

(五)辐射监测与评价

1. 建设项目单位的自主监测

(1)介绍辐射监测大纲实施概况,内容包括:

1)确认建设单位的辐射监测大纲的制定、实施和定期复审情况;

2)介绍监测内容,包括监测项目、种类、地点、周期;

3)介绍监测实施单位:本单位监测或委托职业卫生服务机构监测,监测机构的人员、设备和资质条件。

(2)叙述并分析个人剂量监测情况,内容包括:

1)个人剂量监测种类,个人剂量监测设备和剂量计,监测周期;

2)监测结果及对结果的分析。

(3)叙述并分析辐射源或含源设备的监测概况,内容包括:

1)辐射源种类、名称,监测项目、采用的监测设备、监测方法、监测周期

2)监测结果及对结果的分析。

(4)叙述并分析工作场所的监测情况,内容包括:

1)介绍监测点分布,绘制监测点平面图;

2)监测项目,监测方式:连续监测或巡测或定期采样分析;

3)采用的监测设备、监测方法、监测周期;

4)监测结果及对结果的分析。

(5)分别叙述个人剂量监测、放射性同位素或放射性物质监测和工作场所监测等不同监测的质量保证措施,查验监测仪器的检定、校准、比对、认证记录。

(6)对建设项目单位自主监测状况做出评价,包括辐射监测大纲的制定、实施和定期复审情况;自主监测的项目、种类、方法及其监测结果是否符合相关法规标准与规范的要求。

2. 评价报告编制单位的验证监测

(1)叙述验证监测的范围与内容,包括监测的区域和位置,人员范围;介绍验证监测的内容,如工作场所辐射水平、辐射设备的防护性能监测,人员个人剂量监测,表面污染监测,放射性核素分析,大气气溶胶监测,固体放射性废物和人员排泄物监测等。

(2)叙述监测使用的仪器与方法,给出监测仪器的名称型号及主要性能参数并列表表示;介绍主要监测项目的监测方法,如属于标准方法,给出标准名称;如属于经过认证的非标准方法,给出监测方法的出处。

（3）叙述监测过程中的质量控制措施。

（4）以列表的方式给出监测结果，将监测结果与相应标准进行比较分析。对辐射危害因素控制效果做出评价。

（六）辐射危害综合评价

1. 正常运行条件下的辐射危害　根据监测结果和其他资料，确认工作人员受到的内、外照射，与管理目标值和标准规定的剂量限值的比较。

2. 异常和事故情况下的辐射危害　根据试运行期间的资料和其他资料，估计潜在照射发生的概率或可能性，可能受到照射的人数及危害情况。

（七）应急准备与响应

1. 应急组织与职责　介绍应急组织的组成结构情况及其职责。

2. 应急准备　详细描述应急准备的实施情况，包括物资、通信、技术、人员经费等准备的落实情况。

3. 应急计划　介绍应急计划落实情况。

4. 应急能力的保持　介绍应急人员培训和应急演习等情况。

（八）放射防护管理

1. 管理组织　介绍放射卫生防护管理组织机构的设置及其人员编制和职责。

2. 管理制度及其实施　介绍建设单位制定的放射卫生防护管理制度，查验其实施情况。

3. 职业人员健康管理　核实和检查以下管理内容并做出评价：

（1）工作人员的教育培训；

（2）个人剂量管理；

（3）职业健康检查；

（4）个人剂量、健康监护和教育培训的档案管理。

（九）结论和建议

1. 结论　结论应包括以下内容：

（1）放射防护设施布置是否能够满足放射卫生学要求；

（2）放射防护和安全设施在正常运行时能否有效控制职业病危害，与相关法律、法规、标准和规范的符合情况；

（3）防护措施和监测设施，是否符合多重性和纵深防御原则，在事故情况下能否有对预防和控制潜在照射，预防和控制放射性污染；

（4）对职业卫生管理、应急准备与响应管理与相应规章制度的评价；

（5）建设项目的放射性危害防护设施等条件是否达到竣工验收的要求。

2. 建议　对建设项目的防护设施和管理措施提出改进和进一步完善的建议。

思　考　题

1. 叙述辐射监测的定义，并指出其与辐射测量的区别。

2. 按监测对象划分,辐射监测分成哪几类? 并分别阐述其定义。

3. 个人监测包括哪些监测内容?

4. 工作场所监测注意的要点是什么?

5. 什么是医用放射诊断设备质量控制?

6. 医用放射诊断设备质量控制检测分成哪几类? 各自适用的范围是什么?

7. 职业病危害放射防护评价的目的是什么?

(万 骏)

第十七章　放射卫生管理与核事故卫生应急

我国自 20 世纪 60 年代初开始逐步建立了适合我国国情的放射卫生防护法规和标准体系。这一体系的建立与健全,为放射卫生监督管理和技术服务提供了法律依据,对保障公众健康、保护环境和促进核与辐射技术的广泛合理应用起到了重要的作用。

第一节　放射卫生管理依据

放射卫生的法律、法规、部门规章和文件等是卫生行政执法的法律依据,广义上可以统称为放射卫生法规。放射卫生法规是放射卫生管理与监督的法律依据,是放射工作人员、监督执法人员、相关专业技术人员必须遵守的行为规范。

一、放射卫生法律法规体系

我国的放射卫生防护工作起始于 20 世纪 50 年代中期。1956 年国家将放射性同位素的应用研究列入十二年科技发展规划。1960 年,国务院发布了《放射性工作卫生防护暂行规定》,这是我国第一部放射卫生防护法规。暂行规定发布后,国务院有关部委参考国际上放射卫生防护管理的措施和经验,相继制定并发布了《电离辐射的最大容许量标准》《放射性同位素工作的卫生防护细则》《放射性工作人员的健康检查须知》相关技术法规。这构成了我国最早的电离放射防护法规标准。

1987 年国务院发出《关于加强放射性同位素和射线装置放射防护管理工作的通知》后,进一步加快了放射卫生法规的研制进度。为提高法规的针对性和可行性,基本做到一种类型放射工作制定一项规定,并有相应的标准配套实施。

1989 年国务院发布了《放射性同位素与射线装置放射防护条例》,标志着我国的放射卫生防护管理步入了法治化、规范化的轨道,使该项工作得到了进一步加强。1989—1999 年期间国务院卫生行政部门根据《放射性同位素与射线装置放射防护条例》陆续制定和修订了多项部门规章和规范,形成了较为完善的法律体系。

1999 年以来,遵照《国务院关于全面推进依法行政的决定》等文件精神,卫生立法与卫生监督体制改革相结合,卫生部开始对现行放射卫生管理规章进行清理和修订。2001 年发布的《放射工作卫生防护管理办法》《放射事故管理规定》和《放射防护器材与含放射性产品卫生管理办法》就是清理修订后发布的放射卫生管理规章。

2005 年 9 月，国务院令第 449 号公布了《放射性同位素与射线装置安全和防护条例》。卫生部于 2006 年 1 月 24 日发布了《放射诊疗管理规定》（卫生部令第 46 号），2007 年 6 月 3 日发布了《放射工作人员职业健康管理办法》（卫生部令第 55 号）。

2010 年 10 月，中央机构编制委员会办公室下发了《关于职业卫生监管部门职责分工的通知》（中央编办发［2010］104 号），重新规定了卫生、安全监管、人力资源社会保障和工会等部门或机构对职业卫生的监督管理职责。国家安全监管总局依据此通知的规定，于 2011 年 5 月 20 日发出《国家安全监管总局关于做好职业卫生检测评价技术服务机构资质认定和监督管理工作的通知》（安监总安健（2011）79 号）。适应新形势下相关部门职责调整和职业卫生监管工作的需要，《中华人民共和国职业病防治法》开始了一系列的修订。

2019 年，随着国家安全监督管理总局的撤销，与职业病相关的放射工作岗位的人员防护监管回归到了国家卫生健康委员会。

我国现行放射卫生法律体系如图 17-1 所示。《中华人民共和国职业病防治法》《中华人民共和国放射性污染防治法》《中华人民共和国核安全法》是放射卫生管理所依据的最高层次的法律，《放射性同位素与射线装置安全和防护条例》是针对放射性同位素与射线装置的安全和防护。

《中华人民共和国突发事件应对法》的规定是包括核与辐射事件在内的所有突发事件的预防、应急准备和处置中应当遵循的原则。突发公共卫生事件与核与辐射事故属《中华人民共和国突发事件应对法》调整的性质不同而相互关联的两类事件，各自形成了法规系列。前者除《突发公共卫生事件应急条例》外，后又发布了《国家突发公共事件医疗卫生救援应急预案》《国家突发公共卫生事件应急预案》等卫生应急有关文件，用于指导公共卫生事件的应急准备与处置工作。

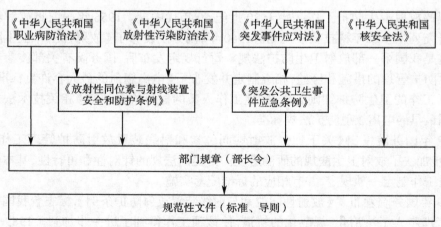

图 17-1　我国现行放射卫生法律体系

二、放射卫生标准

我国的放射卫生标准建设起始于 20 世纪 60 年代。当时的技术标准是和行政法规融为一体并以法规或技术文件的形式发布实施。1960 年国务院发布了《放射性工作卫生防护暂行规定》，卫生部与国家科委组织根据该规定同时制定并发布了《电离辐射的最大容许量标准》《放射性同位素工作的卫生防护细则》和《放射性工作人员的健康检查须知》等三个技术文件。2003年4月1日开始实施的新的基本标准《电离放射防护与辐射源安全基本标准》(GB 18871—2002)等效采用了国际原子能机构安全丛书第115号出版物《国际电离放射防护与辐射源安全的基本安全标准》的主要的技术要求。

近10年来,放射防护标准加快了研制和修订的步伐。特别是在医用放射防护领域,为适应我国放射诊疗技术快速发展的需要,一大批涉及X射线影像诊断、放射治疗与核医学诊疗的放射卫生防护标准相继发布实施。

截至2022年6月,我国有效的放射卫生防护标准共有133项。放射卫生防护标准体系由三种标准组成,即国家标准(分为强制性标准 - 编号为GB和推荐性标准 - 编号为GBT);国家职业卫生标准(分为强制性标准 - 编号为GBZ和推荐性标准 - 编号为GBZT);卫生行业标准(分为强制性标准 - 编号为WS和推荐性标准 - 编号为WST)。强制性标准是指保障人体健康和人身、财产安全的标准和法律、行政法规规定强制执行的标准。放射卫生防护标准多是为强制性标准,涉及工业产品的安全、卫生标准,是强制性标准,必须执行。而不涉及人体卫生、健康和人身、财产安全的非强制性标准,鼓励采用推荐性标准。

三、放射卫生监督

放射卫生监督的目的是监督涉源单位改善作业环境,保护环境,预防放射性危害,保护工作人员及公众的健康与安全,促进经济发展,为社会主义现代化建设服务。以医疗机构为例的放射卫生监督内容与要求可分为以下几方面。

(一)预防性卫生监督

建设项目开始施工前,审核的主要内容是:①职业病危害放射防护预评价报告;②放射防护设施设计文件(职业卫生专篇,限A类建设项目);③立体定向放射治疗、质子治疗、重离子治疗、带回旋加速器的正电子发射断层扫描诊断等放射诊疗建设项目,还应当审核国家卫生健康委指定的放射卫生技术机构出具的预评价报告技术审查意见。

建设项目竣工验收的主要审核内容是:①职业病危害控制效果放射防护评价报告;②放射诊疗设备的性能验收检测报告;③立体定向放射治疗、质子治疗、重离子治疗、带回旋加速器的正电子发射断层扫描诊断等放射诊疗建设项目,还应当审核国家卫生健康委指定的放射卫生技术机构出具的职业病危害控制效果评价报告技术评审意见和设备性能检测报告。

(二)日常监督工作内容与要求

放射诊疗许可的日常监督重点查验下列内容:①医疗机构是否经取得卫生行政部门颁发的《放射诊疗许可证》;②《放射诊疗许可证》与所开展的放射诊疗业务的符合情况;③取得《放射诊疗许可证》后,是否办理相应诊疗科目登记手续、定期进行校验情况;④有无放射诊疗项目变更,放射诊疗项目变更是否经过卫生行政部门批准。

日常监督的对象包括:放射诊疗工作人员、放射诊疗设备与设施、放射防护与质量控制、电离辐射标志、放射事件应急等。

(三)卫生行政处罚

卫生行政处罚主要包括:①医疗机构违反放射诊疗的设置与批准规定;②医疗机构使用不具备相应资质的人员从事放射诊疗工作;③医疗机构违反放射诊疗安全防护已质量保证;④医疗机构违反建设项目卫生审查、竣工验收有关规定;⑤违反放射工作人员职业健康管理规定。

第二节 放射工作人员管理

根据 2018 年新修订的《中华人民共和国职业病防治法》，作为放射工作人员应当享有的三项权利：个人剂量监测，以了解受辐射危害水平；职业健康监护，以保证自身健康状态；放射卫生培训，以增加自我防护知识与技能。这也是《放射工作人员职业健康管理办法（卫生部令第 55 号）》的主要内容。

一、个人剂量监测与评价

所谓剂量监测，即为保证放射防护最优化，保持尽可能低的辐射照射水平而对放射工作人员个人剂量和工作场所剂量进行测量，并对测量结果进行分析和评价。

原则上对所有辐射工作人员都应进行个人剂量监测，但是如果清楚知道所受剂量值始终小于 1mSv，可不进行监测；对于在监督区或只偶尔进入控制区的工作人员，如果预计其职业照射剂量在 1~5mSv/a 的范围内，则应尽可能进行个人剂量监测；对控制区工作人员，或有时进入控制区并可能受到显著职业照射的工作人员，或其职业照射剂量可能大于 5mSv/a 的工作人员，均应进行个人剂量监测。不过在实际操作过程中，往往对所有放射工作人员均进行个人剂量监测。

个人剂量监测目的：评估辐射工作人员的有效剂量和主要受照器官的当量剂量——提供工作人员和工作场所辐射剂量变化趋势以及有关防护条件充分性资料，为实现放射防护最优化服务；提供数据以评估异常照射和事故照射剂量情况；也为辐射流行病学研究提供有用资料。

测量方法：根据场所的辐射类型，选用相应的个人剂量计佩戴在职业照射人员身上有代表性的部位处，以记录相应部位受到的外照射累积剂量，将个人剂量计佩戴在前胸、背部、腹部或手指等部位。如，在放射学介入程序过程中，通常测量 Hp(10) 和 Hp(0.07) 用于全身监测和手指端监测，眼晶状体监测为 Hp(3)，因其介于 Hp(10) 和 Hp(0.07) 之间，一般很少进行监测，这里需要说明的是，很多介入医生因其佩戴不方便等原因不习惯带指环剂量计，这对于介入医生来说是一个很不好的习惯，介入操作者手部接触到射线的可能性很大。

外照射个人剂量监测周期一般为 30 天，最长不应超过 90 天；内照射个人剂量监测周期按照有关标准执行；特殊监测或事故处理过程的个人剂量是针对某一次操作过程或事故处理进行个人剂量测量。

当剂量计丢失、损坏和其他各种原因而无法获得读数时，应根据这段时间的工作情况给出名义剂量——不是由佩戴的个人剂量计读出的，而是由其他条件评估的个人剂量，通常是用该工作人员前十二个月中受剂量的平均值，或用在同一个监测周期内相同工种同事的剂量或平均值，或用工作场所监测结果进行弥补。但是，这种方法也会使个人所受的剂量明显失真。

对于个人剂量，用人单位应当做到：

1）建立并终生保存个人剂量监测档案，个人剂量监测档案应当包括：①常规监测的方法和结果等相关资料；②应急或者事故中受到照射的剂量和调查报告等相关资料；

2）允许放射工作人员查阅、复印本人的个人剂量监测档案；

3）工作单位应当将个人剂量监测结果及时记录存档；

4）凡接受个人剂量监测的放射工作人员工作期间必须佩戴符合要求的个人剂量计；

5）辐射工作单位的个人剂量监测由其放射防护部门负责，放射防护部门必须定期向上级有关部门报告监测结果，发现异常情况应随时报告。并且放射防护部门负责发放和定期（或工作完毕后）回收个人剂量计，并及时送个人剂量监测服务单位进行测读，按规定记录和保存监测结果并将监测结果通知本人，同时，对临时工作人员和访问人员也应该进行个人剂量监测。

二、职业健康监护

在核与辐射技术的实践应用中，有效保障放射工作人员、患者和公众的健康与安全因其重要性成为放射防护的首要任务，而放射工作人员职业健康监护作为放射防护体系的一个重要组成部分，历来受到人们的关心与重视。《职业病防治法》及其法律释义将职业健康监护定义为：根据劳动者的职业接触史，对劳动者进行有针对性的定期或不定期的健康检查和连续的、动态的医学观察，记录职业接触史及健康变化，及时发现劳动者的职业性健康损害，评价劳动者健康变化与职业危害因素的关系。通过职业健康监护及时发现与诊断职业病，及时治疗或安置职业患者，保护劳动者健康及其相关权益，预防、控制和消除职业病危害，促进社会生产力及经济的发展。关于放射工作人员的健康监护，《电离放射防护与辐射源安全基本标准》（GB 18871—2002）对健康监护的定义为：为保证工作人员参加工作时及参加工作后都能适应他们拟承担或所承担的工作而进行的医学检查及其评价。

放射工作人员的职业健康监护主要包括职业健康检查和职业健康监护档案管理等内容。职业健康检查包括上岗前、在岗期间、离岗时、应急照射或者事故照射后的健康检查，以及职业性放射性疾病患者和受到过量照射放射工作人员的医学随访观察。放射工作单位应当按照国家有关法规的要求，建立健全本单位放射工作人员的职业健康监护制度，保证职业健康监护工作的实施。

GBZ 98—2020 中规定了放射工作人员健康要求：人神志清晰，精神状态良好，无认知功能障碍，语言表达和书写能力未见异常。内科、外科和皮肤科检查未见明显异常，不影响正常工作。裸眼视力或矫正视力不应低于 4.9，无红绿色盲；耳语或秒表测试无听力障碍。造血功能未见明显异常，参考血细胞分析（静脉血仪器检测）结果，白细胞和血小板不低于参考区间下限值（表 17-1）。甲状腺功能未见明显异常。外周血淋巴细胞染色体畸变率和微核率在正常参考值范围内。

表 17-1　放射工作人员血细胞分析参考区间

性别	血红蛋白 g/L	红细胞数 10^{12}/L	白细胞数 10^9/L	血小板数 10^9/L
男	120~175	4.0~5.8	4.0~9.5	100~350
女	110~150	3.5~5.1	4.0~9.5	100~350

注：高原地区应参照当地参考区间。

GBZ 98—2020 还规定了不应从事放射工作的指征：严重的视、听障碍。严重和反复发作的疾病，使之丧失部分工作能力，如：严重造血系统疾病、恶性肿瘤、慢性心肺疾患导致心肺功能明显下降、未能控制的癫痫和暴露部位的严重皮肤疾病等。未完全康复的放射性疾病。

1. 上岗前的职业健康检查　上岗前的健康检查有两个目的：一是判定拟参加职业照射的人员是否具备所承担的职业照射工作的健康条件；二是为其在就业以后的定期健康监护或事故照射后的医学检查做对照。《放射工作人员职业健康管理办法》（卫生部令第 55 号）和《放射工作人员健康要求及监护规范》（GBZ 98—2020）都指出"放射工作人员上岗前，应当进行上岗前的职业健康检查，符合放射工作人员健康标准的，方可参加相应的放射工作。放射工作单位不得安排未经职业健康检查或者不符合放射工作人员职业健康标准的人员从事放射工作"。同时，GBZ 98—2020 中还指出：上岗前职业健康检查应评价工作人员的健康状况和对预期从事工作的适任性，还应确定哪些工作人员需要在工作过程中采取特别防护措施。应系统、仔细、准确地询问职业史和进行医学检查并详细记录，以便为上岗后定期健康检查或者事故健康检查提供基础信息。

2. 在岗期间的职业健康监护　在岗期间的职业健康监护目的是保证职业照射工作人员能适应他们所承担的工作任务。《放射工作人员职业健康管理办法》规定："放射工作单位应当组织上岗后的放射工作人员定期进行职业健康检查，两次检查的时间间隔不应超过 2 年，必要时可增加临时性检查。"GBZ 235—2011 也规定：放射工作人员在岗期间职业健康检查周期按照卫生行政部门的有关规定执行，一般为 1~2 年，不得超过 2 年，必要时，可适当增加检查次数；在岗期间因需要而暂时到外单位从事放射工作，应按在岗期间接受职业健康检查。

依据在岗期间职业健康检查，由主检医师对受检者提出下列之一的适任性意见：可继续原放射工作；在一定限制条件下可从事放射工作（例如，不可从事需采取呼吸防护措施的放射工作，不可从事涉及非密封源操作的放射工作）；暂时脱离放射工作；不宜继续原放射工作。

对于暂时脱离放射工作的人员，经复查符合放射工作人员健康要求，主检医师应提出可返回原放射工作岗位的建议。

3. 离岗时的职业健康检查　放射工作人员无论何种原因脱离放射工作时，放射工作单位应及时安排其进行离岗时的职业健康检查，以评价其离岗时的健康状况；如果最后一次在岗期间职业健康检查在离岗前三个月内，可视为离岗时检查，但应按离岗时检查项目补充未检查项目；离岗三个月内换单位从事放射工作的，离岗检查可视为上岗前检查，在同一单位更换岗位，仍从事放射工作者按在岗期间职业健康检查处理，并记录在放射工作人员职业健康监护档案中；放射工作人员脱离放射工作 2 年以上（含 2 年）重新从事放射工作，按上岗前职业健康检查处理。

4. 应急照射或事故照射的健康检查　对受到应急照射或事故照射的放射工作人员，放射工作单位应当及时组织健康检查和必要的医学处理。

5. 放射工作人员职业健康检查项目　综合上述 4 类检查，放射工作人员职业健康检查项目见表 17-2。

表 17-2　放射工作人员职业健康检查项目

上岗前检查项目	在岗期间检查项目	离岗前检查项目	应急／事故照射 检查项目
1. 必检项目 医学史、职业史调查；内科、皮肤科常规检查；眼科检查(色觉、视力、晶状体裂隙灯检查、玻璃体、眼底)；血常规和白细胞分类；尿常规；肝功能；肾功能检查；外周血淋巴细胞染色体畸变分析；胸部 X 线检查；心电图；腹部 B 超 2. 选检项目 ª 耳鼻咽喉科、视野(核电厂放射工作人员)；心理测试(如核电厂操纵员和高级操纵员)；甲状腺功能；肺功能(放射性矿山工作人员，接受内照射、需要穿戴呼吸防护装置的人员)	1. 必检项目 医学史、职业史调查；内科、外科、皮肤科常规检查；眼科检查(色觉、视力、晶状体裂隙灯检查、玻璃体、眼底)；血常规和白细胞分类；尿常规；肝功能；肾功能检查；外周血淋巴细胞微核试验；胸部 X 线检查。 2. 选检项目 ª 心电图；腹部 B 超；甲状腺功能；血清睾丸酮；外周血淋巴细胞染色体畸变分析；痰细胞学检查和／或肺功能检查(放射性矿山工作人员，接受内照射、需要穿戴呼吸防护装置的人员)；使用全身计数器进行体内放射性核素滞留量的检测(从事非密封源操作的人员)。	1. 必检项目 医学史、职业史调查；内科、皮肤科常规检查；眼科检查(色觉、视力、晶状体裂隙灯检查、玻璃体、眼底)；血常规和白细胞分类；尿常规；肝功能；肾功能检查；外周血淋巴细胞染色体畸变分析；胸部 X 线检查；心电图；腹部 B 超。 2. 选检项目 ª 耳鼻咽喉科、视野(核电厂放射工作人员)；心理测试(核电厂操纵员和高级操纵员)；甲状腺功能；肺功能(放射性矿山工作人员，接受内照射、需要穿戴呼吸防护装置的人员)；使用全身计数器进行体内放射性核素滞留量的检测(从事非密封源操作的人员)。	1. 必检项目 应急／事故照射史、医学史、职业史调查；详细的内科、外科、眼科、皮肤科、神经科检查；血常规和白细胞分类(连续取样)；尿常规；外周血淋巴细胞染色体畸变分析；外周血淋巴细胞微核试验；胸部 X 线摄影(在留取细胞遗传学检查所需血样后)；心电图。 2. 选检项目 ª 根据受照和损伤的具体情况，参照 GB/T 18199、GBZ 215、GBZ 112、GBZ 104、GBZ 96、GBZ 113、GBZ 106 有关标准进行必要的检查和医学处理。

注：a 根据职业受照的性质、类型和工作人员健康损害状况选检。

三、职业健康监护档案管理

放射工作人员职业健康监护档案应包括以下内容：职业史(放射和非放射)、既往病史、个人史、应急照射和事故照射史(如有)；历次职业健康检查结果评价及处理意见；职业性放射性疾病诊治资料(病历、诊断证明书和鉴定结果等)、医学随访资料；需要存入职业健康监护档案的其他有关资料，如工伤鉴定意见或结论；怀孕声明等。

放射工作单位应为放射工作人员建立并终生保存职业健康监护档案。放射工作人员职业健康监护档案应有专人负责管理，妥善保存；应采取有效措施维护放射工作人员的职业健康隐私权和保密权。

放射工作人员有权查阅、复印本人的职业健康监护档案。放射工作单位应如实、无偿提供，并在所提供复印件上盖章。

四、放射防护培训

我国《放射工作人员职业健康管理办法》（卫生部令第 55 号）明确指出：放射工作人员上岗前应当接受放射防护和有关法律知识培训，考核合格方可参加相应的工作。培训时间不少于 4 天。放射工作单位应当定期组织本单位的放射工作人员接受放射防护和有关法律知识培训。放射工作人员两次培训的时间间隔不超过 2 年，每次培训时间不少于 2 天。放射工作单位应当建立并按照规定的期限妥善保存培训档案。培训档案应当包括每次培训的课程名称、培训时间、考试或考核成绩等资料。放射防护及有关法律知识培训应当由符合省级卫生行政部门规定条件的单位承担，培训单位可会同放射工作单位共同制定培训计划，并按照培训计划和有关规范、标准实施和考核。

培训对象：凡从事电离辐射应用工作的一切人员均为放射防护培训对象。

培训要求：对电离辐射应用的利与害有正确的认识，防止麻痹思想和恐惧心理；了解有关放射防护法规和标准的主要内容，掌握放射防护基本原则；了解、掌握减少工作人员和受检者所受照射剂量的原理和方法，以及有关防护设施与防护用品的正确使用方法；了解可能发生的异常照射及其应急措施。

培训方式：①防护培训应根据培训对象的具体情况及其工作性质采取相应方式，例如课堂教学、现场实习和个人学习等。并注意充分利用各种声像教材。培训时间长短视实际情况酌定。②课堂教学可以基础知识为主，较系统讲授共同性内容；也可以某方面专题为内容举办培训班。③现场实习以实际操作为主，侧重培养学员掌握防护技能。④个人学习应由所在单位负责组织并选择合适教材，提出统一要求，各人自行安排。

为了细化医疗机构放射卫生培训工作，《医学放射工作人员的卫生防护培训规范》（GBZ/T 149—2015）对放射诊疗人员培训要求进行了详细阐述。

第三节　核与辐射事故及其应急与管理

核事故是指大型核设施（例如核燃料生产厂、核反应堆、核电厂、核动力舰船及后处理厂等）发生的意外事件，可能造成厂内人员受到放射损伤和放射性污染，严重时，放射性物质泄漏到厂外，污染周围环境和对公众健康造成危害。辐射事故是指放射源丢失、被盗、失控，或者放射性同位素和射线装置失控，导致人员受到意外的异常照射，或者有环境污染后果。人类所有的辐射实践在进行与实施过程中，都不可避免地存在偏离正常工作状态而导致意外发生的概率，因此核与辐射事故的存在是一种必然。但是经过精心的设计、严格的防范和科学的管理，可以将这种概率最大限度地降下来。

一、核与辐射事故

（一）核事故

根据上述核事故的定义，它是与核裂变相关的一系列活动出现异常后而导致的。在经典的核燃料循环过程中，几乎每一个环节出现异常，都会引来一系列麻烦。尤其是在反应堆核裂变发生及其以后的乏燃料的后处理及其处置过程中。核事故发生后一般影响范围广、造成危害大，更容易引起公众的恐惧和社会的不安。按核设施与核活动的不同，可以表现为核反应堆事故、核燃料循环设施事故、放射性废物管理设施事故、核燃料或放射性废物运输和贮存事故等。

为便于核工业界、媒体及公众相互之间对核事件的信息沟通，国际原子能机构（IAEA）和经济合作与发展组织核能机构（OECD/NEA）联合制定了国际核事件分级管理办法，将核事件分为 7 级，其中，不具有安全意义的事件（0 级）为"偏离"，通常是一些违反了操作要求，但没有造成有显著性影响的结果；较低的级别（1~3 级）为"事件"，这一级别没有放射性物质向厂外释放；较高的级别（4~7 级）为"事故"，"事故"即有明显的放射性物质向厂外扩散，随着级别的提升，扩散越来越厉害，甚至于全球性的放射性污染，这是核电厂或其他核设施运行中发生严重偏离运行工况状态所导致的放射性物质向外释放已经失去应有的控制，以至于达到核安全设计时不可接受的水平。该分类表于 1991 年 4 月使用，分级表的基本结构如表 17-3 所示。

表 17-3 核事故分级表

级别		说明	准则
偏差	0 级	偏差	安全尚无重要意义
事件	1 级	异常	超出规定运行范围的异常情况，可能由于设备故障，人为差错或规程有问题引起
	2 级	事件	安全措施明显失效，但仍具有足够纵深防御，仍能处理进一步发生的问题。 导致工作人员所受剂量超过规定年剂量限值的事件和 / 或导致在核设施设计未预计的区域内存在明显放射性，并要求纠正行动的事件
	3 级	重大事件	放射性向外释放超过规定限值，使用照射最多的厂外人员受到十分之几毫西弗量级剂量的照射。无需厂外保护性措施。 导致工作人员受到足以产生急性健康影响剂量的厂内事件和 / 或导致污染扩散的事件。 安全系统再发生一点问题就会变成事故状态的事件，或者如果出现某些始发事件，安全系统已不能阻止事故发生的状况
事故	4 级	没有明显厂外风险的事故	放射性向外释放，使受照射最多的厂外个人受到几毫西弗量级剂量的照射。由于这种释放，除当地可能需要采取食品管制行动外，一般不需要厂外保护性行动。 核装置明显损坏。这类事故可能包括造成重大厂内修复困难的核装置损坏。例如动力堆的局部堆芯熔化和非反应堆设施的可比拟的事件。 一个或多个工作人员受到很可能发生早期死亡的过量照射
	5 级	具有厂外风险的事故	放射性物质向外释放（数量上，等效放射性超过 10^{14}~10^{15}Bq 碘 -131）。这种释放可能导致需要部分执行应急计划的防护措施，以降低健康影响的可能性。 核装置严重损坏，这可能涉及动力堆的堆芯大部分严重损坏，重大临界事故或者引起在核设施内大量放射性释放的重大火灾或爆炸事件

级别		说明	准则
事故	6 级	重大事故	放射性物质向外释放（数量上，等效放射性超过 $10^{15} \sim 10^{16}$ Bq 碘 -131）。这种释放可能导致需要全面执行地方应急计划的防护措施，以限制严重的健康影响
	7 级	特大事故	大型核装置（如动力堆堆芯）的大部分放射性物质向外释放，典型的应包括长寿命和短寿命的放射性裂变产物的混合物（数量上，等效放射性超过 10^{16} Bq 碘 -131）。这种释放可能有急性健康影响；在大范围地区（可能涉及一个以上国家）有慢性健康影响；有长期的环境后果

据 2019 年 6 月我国国务院新闻办公室《中国的核安全》白皮书，截至 2019 年 6 月，中国运行核电机组 47 台，居世界第三；在建核电机组 11 台，居世界第一。核电机组性能指标总体处于良好水平，至 2019 年 6 月已安全稳定运行累计 300 余堆年，未发生过国际核与放射事件分级表（INES）2 级及以上的事件或事故，且 0 级偏差和 1 级异常事件发生率呈下降趋势。

（二）辐射事故

辐射事故源自人们在除却上述核裂变的核与辐射技术利用过程中，所发生的偏离正常运行而导致的。通常是用于农业、工业、医学和有关科研目的的放射性同位素在生产、使用、贮存、处理和运输过程中发生的事故，或是用放射性同位素作空间物体动力源的事故。它的源项可以是放射性物质（密封状态或非密封状态），也可以是 X 射线机、加速器等一类射线装置。它可以表现为单纯的超剂量外照射，也可以是放射性物质扩散而导致的体内污染内照射，或是二者兼而有之的混合照射。

我国是核技术利用大国，截至 2019 年 6 月，我国在用放射源达 142 607 枚，各类射线装置有 181 293 台（套），从事生产、销售、使用放射性同位素和射线装置的单位共 73 070 家。放射源和射线装置 100% 纳入政府许可管理，废旧放射源 100% 安全收贮。放射源辐射事故年发生率持续降低，由 20 世纪 90 年代的每万枚 6.2 起降至 2019 年的每万枚 1.0 起以下，达到历史最低水平。近年来，我国核技术利用安全水平大幅提升。对放射源实行从"摇篮"到"坟墓"的全过程动态管理，将所有涉源单位纳入政府监管范围，建立国家核技术利用管理数据库，实施放射源安全提升行动，实现高风险移动源在线实时监控，提高核技术利用安全水平。

2005 年发布的国务院 449 号令《放射性同位素与射线装置安全和防护条例》指出：根据辐射事故的性质、严重程度、可控性和影响范围等因素，从重到轻将辐射事故分为特别重大辐射事故、重大辐射事故、较大辐射事故和一般辐射事故四个等级。

特别重大辐射事故，是指 I 类、II 类放射源丢失、被盗、失控造成大范围严重辐射污染后果，或者放射性同位素和射线装置失控导致 3 人以上（含 3 人）急性死亡。

重大辐射事故，是指 I 类、II 类放射源丢失、被盗、失控，或者放射性同位素和射线装置失控导致 2 人以下（含 2 人）急性死亡或者 10 人以上（含 10 人）急性重度放射病、局部器官残疾。

较大辐射事故,是指Ⅲ类放射源丢失、被盗、失控,或者放射性同位素和射线装置失控导致 9 人以下(含 9 人)急性重度放射病、局部器官残疾。

一般辐射事故,是指Ⅳ类、Ⅴ类放射源丢失、被盗、失控,或者放射性同位素和射线装置失控导致人员受到超过年剂量限值的照射。

二、事故的卫生应急

核与辐射事故应急是一项系统工程,尤其是核应急,它涉及各级政府与政府部门(生态环境、卫生、公安消防等)、单位、社区及个人,特别情况下甚至涉及部队。事故中抢救生命、保护生命是核与辐射事故应急的重要一环。因此卫生应急不可或缺。

我国的核应急和辐射应急有关法规包括公共应急法规如《中华人民共和国突发事件应对法》,以及一些单行法律如《中华人民共和国核安全法》和《中华人民共和国放射性污染防治法》,行政法规如《核电厂核事故应急管理条例》和《放射性同位素与射线装置安全和防护条例》,应急预案如《国家突发公共事件医疗卫生救援应急预案》《国家核应急预案》和《卫生部核事故和辐射事故卫生应急预案》等。我国作为国际原子能机构(IAEA)和世界卫生组织(WHO)的成员国,还应当遵守相应的国际公约如《及早通报核事故公约》《核事故或辐射紧急情况援助公约》和《国际卫生条例》等。

另外,国家还颁发了一些技术标准和规范,如《核或辐射应急准备与响应通用准则》《核和辐射事故医学响应程序》和《辐射损伤医学处理规范》等。

2009 年 10 月发布的《卫生部核事故和辐射事故卫生应急预案》(对卫法监发〔2003〕53 号的修订)作为原卫生部核事故和辐射事故应急工作的部门专项预案,确立了原卫生部核事故和辐射事故应急组织体系,规定了卫生部门有关单位在核事故和辐射事故应急工作中的职责任务。国家核事故和辐射事故医学应急组织的职责主要是组织、指挥国家核事故和辐射事故医学应急工作,指导地方医学应急组织做好核事故和辐射事故医学应急工作。地方核事故和辐射事故医学应急组织的职责主要是组织、指挥辖区内的核事故和辐射事故医学应急工作。突发核事故和辐射事故医学应急坚持分级负责、属地为主的原则。国家和地方核事故与辐射事故医学应急组织按照国家和地方核事故与辐射事故应急组织的指令实施医疗卫生救援,提出应急医疗救治和保护公众健康的措施和建议,做好核事故和辐射事故应急医疗卫生救援工作。

(一) 卫生应急组织体系

我国核与辐射事故卫生应急组织体系如图 17-2 所示。

国家卫生健康委核事故医学应急中心设在中国疾病预防控制中心辐射防护与核安全医学所。应急中心设临床部、监测评价部和技术后援部。第一临床部设在中国医学科学院放射医学研究所和血液病医院,第二临床部设在北京大学第三医院和人民医院,第三临床部设在解放军总医院第五医学中心,监测评价部设在中国疾病预防控制中心辐射防护与核安全医学所,技术后援部设在军事医学科学院。同时国家卫生健康委核应急中心也是国家核应急医学救援技术支持中心和国家核应急医学救援分队。

(二) 卫生应急具体任务

根据现行有效的法规、预案,核辐射卫生应急相关职责任务进行梳理后,卫生健康部门需开展以下相关工作。

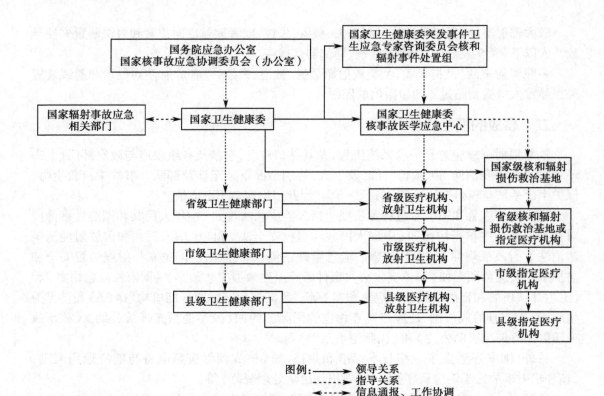

图例: ——→ 领导关系
---→ 指导关系
◄---→ 信息通报、工作协调

图 17-2 国家核事故与辐射事故卫生应急组织体系

1. **核事故卫生应急职责** 卫生健康部门负责的职责包括,①场外伤员救治;②场外伤员去污洗消;③过量受照人员的剂量估算;④心理援助;⑤食品和饮水应急辐射监测(和评估);⑥健康效应评价;⑦过量受照人员的医学跟踪;⑧卫生应急人员剂量监测;⑨指导地方政府和核设施营运单位制定核事故医学应急工作方案(医学救援组职责,国家卫生健康委和总后卫生部牵头,国防科工局等参加)。卫生健康部门参与的职责包括,①场内伤员救治(核设施营运单位负责,卫生健康部门支援);②污染人员去污洗消(总参作战部与环保部门牵头,卫生健康和总后卫生部参与)。

2. **辐射事故卫生应急职责** ①伤员医疗救治;②伤员去污洗消;③过量受照人员的剂量估算;④过量受照人员的医学跟踪;⑤污染人员去污洗消;⑥心理援助;⑦提出保护公众健康的措施建议;⑧食品和饮用水监测(和评估);⑨卫生应急人员剂量监测;⑩事故报告。

(三)卫生应急准备

1. **信息沟通与协调联动** 各级卫生健康行政部门与同级核应急管理机构、环保、公安、气象等相关部门,以及军队和武警部队卫生部门保持密切信息沟通和协调联动。

2. **队伍建设** 国家卫生健康委负责国家卫生健康委核事故与辐射事故卫生应急队伍的建设和管理。省级卫生健康系统建立健全辖区内的核事故与辐射事故卫生应急队伍。核设施所在地的市(地)级卫生健康系统建立核事故与辐射事故卫生应急队伍。

3. **物资和装备准备** 各级卫生健康系统负责建立健全核事故与辐射事故卫生应急仪器、设备装备和物资准备机制,指定医疗机构和放射卫生机构做好应急物资和装备准备,并及时更新或维护。核事故与辐射事故卫生应急物资和装备包括核与辐射应急药品、医疗器械、辐射防护装备、辐射测量仪器设备等。

4. 技术储备　国家和省级卫生健康系统组织有关专业技术机构开展核事故与辐射事故卫生应急技术研究,建立和完善辐射受照人员的剂量估算方法、分类和诊断方法、医疗救治技术、饮用水和食品放射性污染快速检测方法、健康效应预警监测和后果评价方法等,并做好相关数据储备。

5. 通信与交通准备　各级卫生健康部门要在充分利用现有资源的基础上建设核事故与辐射事故卫生应急通信网络,确保医疗卫生机构与卫生健康部门之间,以及卫生健康部门与相关部门之间的通信畅通,及时掌握核事故与辐射事故卫生应急信息。核事故与辐射事故卫生应急队伍根据实际工作需要配备通信设备和交通工具。

6. 资金保障　核事故与辐射事故卫生应急所需资金,按照《财政应急保障预案》执行。核电站省份的核事故卫生应急准备经费纳入核应急储备资金列支。

7. 培训和演练　各级卫生健康系统要组织加强应急培训和演练,不断提高应急救援能力,并注重应急人员自身防护,确保在突发核事故与辐射事故时能够及时、有效地开展卫生应急工作。

8. 公众宣传教育　各级卫生健康系统通过广播、影视、报刊、互联网、手册等多种形式,做好公众的风险沟通工作,广泛开展核事故与辐射事故卫生应急宣传教育,指导公众用科学的行为和方式应对突发核事故与辐射事故,提高自救、互救能力。

9. 国际合作　按照国家相关规定,开展核事故与辐射事故卫生应急工作的国际交流与合作,加强信息和技术交流,合作开展培训和演练,不断提高核事故与辐射事故卫生应急的整体水平。

（四）卫生应急的三级救治

核与辐射事故卫生应急医学救治体系分为三级,各级救治的具体任务如下。

1. 现场救护　现场救护(一级医疗救治)是核事故卫生应急救治的第一个层次。由核电厂(或其他核设施)的医学急救组织实施。现场救护应在自救互救的基础上,由经过专门训练的卫生人员、辐射防护人员或一般医护人员进行。必要时请上级医疗卫生组织或后援医疗机构派出救护力量支援。实施现场救护时,应遵循快速有效、边发现边抢救、先重后轻、对危重伤员先抢救后除污染以及保护抢救者的原则。

2. 二级医疗救治　也称地区救治或地方救治,是核事故卫生应急救治的第二个层次,其基本任务是:①收治中度以下急性放射病、放射复合伤、伤口或体内有放射性核素污染或体表有严重放射性核素污染的人员,以及各种较严重的非放射损伤人员。②对伤员进行进一步的污染检查,对有体表残留放射性核素污染的人员进行进一步去污处理,对污染伤口采取相应的处理措施。③对确定有放射性核素体内污染的人员,应根据核素的种类、污染水平以及全身和/或主要受照器官的受照剂量及时采取治疗措施,污染严重或难以处理的伤员可及时转送到三级医疗救治(专科救治)单位。④详细记录病史、全面系统检查,进一步确定受照剂量和损伤程度,进行二次分类诊断和处理。将重度和重度以上急性放射病和放射复合伤患者送到三级医疗救治(专科救治)机构治疗;对暂时难以后送的伤员可就地进行医学观察和必要的治疗;伤情难以判定的,可请有关专家会诊或及时后送。⑤必要时,对现场救护给予支援和指导。

3. 三级医疗救治　又称专科救治,是医学救治的第三个层次,也是国家最高一级的医学救治,三级医疗救治机构为国家指定的设有放射损伤治疗专科的综合性医院。其基本任务是:①收治重度和重度以上急性放射病、放射复合伤和严重放射性核素内污染的人员;②对不同类型、不同程度的放射损伤和放射复合伤做出确定性诊断,并使其得到良好的专科医学治疗;③对有严重体内、伤口或体表放射性核素污染的人员进行全面检查,确定污染核素的组分和污染水平,估算出人员的受照剂量,并进行全面、有效的医学处理;④对上述受照人员的预后做出评价,并提出处理意见;⑤必要时对一、二级医疗救治给予支援和指导。

第四节　核安全文化

核安全文化是指各有关组织和个人达成共识并付诸实践的价值观、行为准则和特性的总和;它以"安全第一"为根本方针,以维护公众健康和环境安全为最终目标。核安全文化源于对核电事故及安全运行的反思,对核能界产生了重大影响,特别是对于核能企业的安全性。由于实施核安全文化以来产生的核电行业良好的运营业绩,如何将核安全文化用于日常的核技术应用领域,以减少辐射事故的发生,同样引起了政府安全部门和放射防护界的高度关注。

一、核安全文化起源于含义

核工业起步之初,核安全的重点在技术方面,早期曾发生过多次核设施临界事故。在既往相关性的研究中发现,80% 的核电站事故中是由于操作人员失误直接或间接导致的,特别是 1979 年美国三里岛核电站事故和 1986 年苏联切尔诺贝利核电站事故,对世界范围内核电的发展产生了巨大的不利影响,与此同时也促使人们思考:核安全应立足于何处? 在哪些层次上? 通过何种途径,怎样贯彻"安全第一"的方针。在此背景下,国际原子能机构(IAEA)国际核安全顾问团(INSAG)结合"企业文化"的管理思想,提出了安全文化这一新的安全管理思想和原则,于 1986 年国际原子能机构出版的安全丛书 No.75-INSAG-1《切尔诺贝利事故后审评会议总结报告》中首次提出了"安全文化"(safety culture)一词。1991 年 IAEA 出版了 No.75-INSAG-4《安全文化报告》。《安全文化报告》中将安全文化定义为:存在于单位和个人中的种种特性和态度的总和,它建立一种超出一切之上的观念,即核电厂的安全问题由于它的重要性要得到应有的重视。从安全文化的定义中可以看出,安全文化由两个大部分组成:第一是组织管理体制;第二是各级人员响应上述体制所持的态度。这一定义同时也强调安全文化既是体制问题,又是态度问题,既和单位有关,又和个人有关,同时还牵涉到在处理所有核安全问题时应该具有的正确理解能力和应该采取的正确行动。近年来,IAEA 在"发展核活动中的安全文化"中,对安全文化的实质做了更加明确的解释:安全文化是价值观、标准、道德和可接受行为的规范的统一体。提出这些方面的目的是在立法要求和监管要求之外保持一个增强安全的自我约束的方法。

二、核安全文化的特性

1. 安全第一的思想　安全文化指的是从事核安全相关活动的全体工作人员的献身精

神和责任心,即安全第一的思想。这种思想意味着内在的探索态度、谦逊谨慎、精益求精,以及鼓励核安全事务方面的个人责任心和整体自我完善。

2. 主动精神 除严格执行良好的工作方法以外,还要求工作人员具有高度的警惕性、实时的见解、丰富的知识、准确无误的判断能力和强烈的责任感来正确地履行所有安全重要职责。

3. 有形导出 安全文化的特性都是无形的,对其进行评价虽然十分困难,但非常重要。为此,人们认识到无形的特性会自然地导出有形的表现,这些有形导出就成为衡量安全文化作用的指标。

三、核安全文化建设的必要性

1. 培育核安全文化是核安全的本质要求。根据 INSAG-4 的介绍,安全文化指的是"从事任何与核电厂核安全相关活动的全体工作人员的献身精神和责任心"。其进一步的解释就是概括出一句关键的话,即一个完全充满"安全第一"的思想。这种思想意味着"内在的探索态度、谦虚谨慎、精益求精,以及鼓励核安全事务方面的个人责任心和整体自我完善"。核安全具有五个特性,即技术的复杂性、事故的突发性、影响的难以感知性、污染后果的难以消除性和社会公众的极度敏感性。这样的特性决定了核安全在核能与核技术利用行业发展乃至整个国家安全中发挥着至关重要的作用。可以说,核安全关乎事业发展、公众利益、社会稳定及国家未来。因此,必须始终坚持"安全第一"的思想理念。而核安全文化是敬畏和维护核与辐射安全的思想、态度和作风,是所有核能与核技术利用事业从业者的良好共识与行动指南。通过培育核安全文化建立"安全第一"的核心思想,正是核安全的本质要求。

2. 培育核安全文化是核行业发展的重要保障。当前,核能与核技术利用行业发展迅速,对核安全文化建设的需求也日益迫切。在核电领域,随着核电快速发展,对核专业人员需求量也越来越大。大量非核专业人员的加入以及运行人员流向在建核电企业,在一定程度上造成了核安全骨干人员的稀释和流失,存在核安全文化弱化的风险。在核技术利用领域,核安全文化缺失现象严重,辐射防护意识薄弱。尤其是小型核技术利用单位,安全和责任意识差,放射源丢失等辐射事故频发。在核电设备制造、核燃料循环等领域也存在核安全文化培育不足的问题,屡屡发生违规补焊、不遵照规程办事等现象。

"核安全是核能与核技术利用事业发展的生命线"。在核能与核技术利用事业发展过程中,核安全文化的缺失和弱化,为核与辐射安全问题埋下了隐患。因此,2012 年 10 月,国务院公布《核安全与放射性污染防治"十二五"规划及 2020 年远景目标》明确要求"建立核安全文化评价体系,开展核安全文化评价活动;强化核能与核技术利用相关企事业单位的安全主体责任;大力培育核安全文化,提高全员责任意识,使各部门和单位的决策层、管理层、执行层都能将确保核安全作为自觉的行动"。所以,培育核安全文化,是当前形势下核能与核技术利用事业发展的重要保障。

3. 培育核安全文化是减少人因失误的有力措施。IAEA 在 INSAG-4 中指出:"核电厂发生的任何问题某种程度上都源于人为的错误。然而人的才智在查出和消除潜在的问题方面是十分有效的,这一点对安全有着积极影响。正因为如此,个人承担着很重要的责任。" 因此,人为因素在核与辐射安全工作中起着至关重要的作用。一方面,人与机械系统最大的区别在于"人更容易出现疲劳"。为了应对可能出现的人为错误,人们首先发展并使用了核安全质量保证体系。但实践证明,核安全质量保证有一定的局限性,没有考虑人的非理性"失误"与"违章",也没有解决如何使人按正确的行动去做的问题。培育核安全文化就是要弥补核安全质量保证的缺陷,在核安全重要活动中形成一种带有普遍性的、重复出现的、相对稳定的有利于核安全的行为心理状态,从而减少人为错误带来的核安全问题。另一方面,"存在决定意识,意识反过来对存在起到积极的促进作用"。人的才智也可以在查找和消除潜在问题方面发挥积极的作用。先进的核安全文化是人类在长期的核与辐射安全实践中总结创造的宝贵财富,是体现核与辐射安全实践本质特征的文化形态,是提高核与辐射监管者素质、滋养从业人员心灵的精神沃土。通过培育核安全文化,有利于更好地发挥人在核能与核技术利用中的积极作用,减少人因问题带来的影响。

思 考 题

1. 我国现行的与放射卫生防护相关的法律法规有哪些?
2. 放射卫生标准如何分类?
3. 放射卫生监督的主要内容有哪些?
4. 放射工作人员应当享有哪些权利?
5. 职业健康监护通常包括哪些内容?
6. 外照射个人剂量计佩戴的要求是什么?
7. 放射工作人员防护培训的基本要求是什么?

(涂 彧 陈 娜)

临床篇

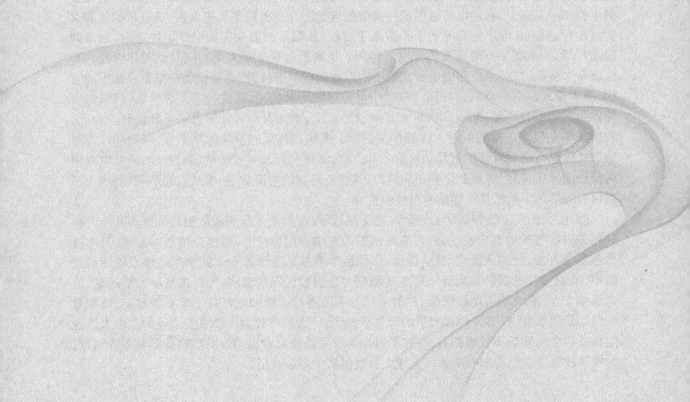

篇|首|语

　　随着科学技术的飞速发展、研究领域的相互渗透、社会需求的不断扩大,电离辐射与人类环境和人类健康的关系越来越密切。核能的和平利用、放射性核素和辐射装置在工农业和医药卫生领域中的广泛应用为人类带来了极大的益处。自从伦琴发现 X 射线以来,先贤们首先就想到利用它进行疾病的显像诊断,进而发展了临床放射学。放射性分析与示踪技术不断进步,放射性核素及其标记药物的不断发现和发展,新型成像设备如单光子断层成像仪(SPECT-CT)、正电子断层成像仪(PET-CT、PET-MR)的推广运用,使得核医学成为临床诊断和治疗的综合交叉学科,成为临床医学重要的有机组成,为临床疾病特别是肿瘤、心脑血管疾病和脑退行性疾病等危害人类重大疾病的诊断和治疗发挥了重要的作用。在研究放射生物学的基础上,利用电离辐射进行肿瘤的放射治疗也得到了飞速发展,从最早的低能 X 射线治疗、钴 -60 治疗到高能质子和重离子治疗,从简单照射到图像引导下的适形、剂量调强治疗等,为人类治疗肿瘤发挥了重要作用。电离辐射在造福人类的同时也对环境和人类健康带来威胁,核技术应用中也常发生不同性质的辐射事故,特别是核能在军事领域中的应用,随着冷战以后世界局部冲突和战争中贫铀弹的不断使用,核竞争的不断升级,核恐怖事件发生的可能性不断增大,几次重大核事故的发生,也让人们对核的恐惧不断提升。为此,放射医学在研究电离辐射对人体的作用、机制、损伤与修复的规律的基础上,研究和开发对受照机体进行准确可靠的剂量估算技术和方法,筛选并开发有效的抗辐射药物,研究电离辐射损伤的临床特点、病理变化和疾病转归,其核心是为辐射事故、核事故、核战争时受照人员提供有效的医学救治技术和措施以挽救生命。

　　因此,我们将基础核医学、核药学、临床核医学、放射治疗学和放射损伤临床等几个学科的相关内容有机地整合在一起,以电离辐射的医学应用为核心,通过介绍基本原理、基本技术和基本方法,让临床医学、预防医学、影像医学和基础医学等专业的学生能够在较短的篇幅中,就能对放射医学临床有一个准确和相对全面的认识和理解,为将来从事预防医学、临床医学工作,有效地应用核医学、放射治疗等手段进行诊断和治疗打下坚实的基础,特别是在遇到辐射事故、核事故和核战争的紧急状态下,广大的非放射医学专业毕业的医学人才也能具备相应的知识和技术储备,在和平时期为放射损伤患者提供及时准确诊断和专业治疗,为核事故医学应急和战时准备一支强大的放射医学专业队伍。

第十八章　核素示踪技术及其应用

核医学(nuclear medicine)是利用核素和核技术来进行生命科学和基础医学研究并诊断和治疗疾病的一门新兴综合性交叉学科,是现代医学的重要组成部分和最活跃的领域,也是原子能科学技术的一个重要支柱。它由两个主要分支组成,即临床核医学(clinical nuclear medicine)和实验核医学(experimental nuclear medicine)。实验核医学主要利用核素和核射线的特性进行生命科学和基础医学的基础和理论研究,来探索生命本质中的关键问题,加深对生命现象的认识和病理过程的理解;是核技术与生命科学、基础医学密切结合的产物,它的发展始终和核技术、生命科学与临床核医学的发展交织在一起。开展实验核医学工作必须具备一些基本示踪技术和能力,本章将概要性介绍基础核医学的主要技术,其在物质代谢、新药创制、临床诊断中的应用。

第一节　基础核医学研究的基本技术

一、液体闪烁测量技术

(一)液体闪烁测量原理

液体闪烁(液闪)测量(liquid scintillating counting)是借助闪烁液作为射线能量传递的媒介来进行的一种放射性测量技术。其工作原理是对分散在闪烁液中的放射性样品进行直接计数,样品所发射的 β^- 粒子的能量绝大部分先被溶剂吸收,引起溶剂分子电离和激发。大部分受激发分子(约90%)不参与闪烁过程,以热能的形式失去能量;其中部分激发的溶剂分子处于高能态,当其迅速地退激时,便将能量传递给周围的闪烁剂分子(第一闪烁剂, primary scintillator),使之受激发。受激发的高能态闪烁剂分子退激复原时,能量发生转移,在瞬间发射出光子。当光子的光谱与液体闪烁计数器的光电倍增管阴极的响应光谱相匹配时,便通过光收集系统到达光电倍增管的阴极,转换成光电子,在光电倍增管内部电场作用下,形成次级电子,并被逐级倍增放大,阳极收集这些次级电子后,便产生脉冲。再利用放大器、脉冲幅度分析器和定标器组成的电子线路,得到脉冲幅度谱,即 β^- 能谱,最后被记录下来。如图18-1所示。整个闪烁过程发生在闪烁杯内,是通过射线、溶剂与闪烁剂作用完成的。闪烁液中溶剂分子占99%以上,闪烁剂分子的浓度一般在1%以下。由于各种第一闪烁剂分子固有的发光光谱各不相同,为了与光电倍增管的光电阴极响应光谱相匹配,通常需加入第二闪烁剂（secondary scintillator），以达到光谱匹配的目的。进行液闪测量时，需要借助闪烁液这个媒介，闪烁液是产生闪烁过程的基础和能量转换的场所，是由一种或多种溶剂、闪烁剂和添加剂等成分组合而成的混合液体。目前，市场中有商品供应的不同配方的闪烁液，可以用于不同样品的测量。

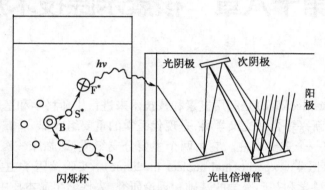

S* 激发的溶剂分子；F* 激发的闪烁剂分子；A 外分子；
e- 光电子；Q 热能；hv 荧光分子；→能量转换。

图 18-1　液体闪烁测量原理示意图

液闪测量的技术特点是将待测样品完全溶解或均匀分散在液态闪烁体之中、或悬浮于闪烁液内、或将样品吸附在固体支持物上并浸没于闪烁液中，与闪烁液接触密切；因此射线在样品中的自吸收很少，也不存在探测器壁、窗和空气的吸收等问题，几何条件接近 4π。所以，液闪测量对低能量、射程短的具有较高的探测效率，尤其是对样品中的 ^3H 和 ^{14}C 探测效率显著提高。目前商品供应的液体闪烁计数仪对 ^3H 的计数效率可达 50%~60%，对 ^{14}C 及其他能量较高的 β^- 射线可高达 90% 以上。由于 β^- 射线的电离密度大、在闪烁液中的射程短，绝大部分 β^- 粒子的能量在闪烁液中被吸收，又因为闪烁过程中产生的光子数与 β^- 射线的能量成正比，因而液体闪烁法也可用于 β^- 谱测定。液闪测量技术在示踪研究领域中，特别在医学生物学领域已成为最常用的技术之一。

（二）液体闪烁测量分类

液闪测量可根据样品在闪烁液中存在的形式，分为均相测量与非均相测量两种。均相测量（homogeneous counting）即全部测量体系只包含一个相，是测量 β^- 辐射体的理想体系。测量结果稳定、重复性较好，不发生自吸收和局部支持物的吸收，能用各种淬灭校正方法进行校正，校正结果可靠。非均相测量（heterogeneous counting）是一个两相测量体系。绝大部分闪烁剂溶解在一相中，而含 β^- 粒子的样品几乎全部分散在另一相中。依据样品在闪烁液中存在的形式，非均相测量又分为固相测量、悬浮测量和乳状液测量。

（1）固相测量（solid phase counting）：主要用于测量不溶于闪烁液的样品。样品分散吸收在某种支持物上，干燥后直接放入闪烁液中进行测量。此方法的优点是：制样简单，常常与样品的分离纯化结合起来。样品便于保存和重复使用。但由于局部支持物的吸收和样品的自吸收作用，难以作淬灭校正。根据使用支持物的不同固相测量分为：滤纸片法，玻璃纤维片法，离子交换纸片（DEAE- 纤维素）法，纤维素酯膜法（微孔滤膜，cellulose ester membrane，millipore），硝酸纤维素法等。

（2）悬浮测量（suspension counting）：是对不溶样品进行超声波处理，加入触变剂 Thixcin 等，将样品制备成悬浮液进行测量。

（3）乳状液测量（emulsion counting）：是针对含水量大的水溶性样品的均相测量而设计的。乳状液测量方法借助于乳化剂的作用，使样品的水溶液分散成细小的液滴，稳定而均匀地悬浮在闪烁液中，并达到接近于 4π 的测量条件。这种测量系统在生物化学研究中很受重视。

临床上在诊断幽门螺杆菌感染、判断抗菌疗效时，经常进行 ^{14}C- 尿素呼气试验，给予患者定量的 ^{14}C- 尿素口服半小时后，收集服药后患者呼出气体，应用液闪测量技术进行测量，比较服药前后的 $^{14}CO_2$ 变化，就可以进行诊断。

二、放射自显影技术

放射自显影（autoradiography）是一种利用放射性核素发射的射线，使乳胶中的卤化银感光而形成影像，从而记录、检查和测量标本中放射性示踪剂的分布部位和数量的核技术。利用卤化银乳胶记录、检查和测量放射性的方法，称为放射自显影术。所得到的图像，称为放射自显影像（auto radiogram/auto radiograph）。放射自显影术和放射自显影像都简称为放射自显影（ARG）。

（一）放射自显影工作原理

放射自显影工作原理与光学摄影原理基本相似。乳胶中的每颗溴化银晶体都是由 Ag^+ 和 Br^- 的点阵构成的。在乳胶制作过程中，使其点阵发生缺陷，这些缺陷便是潜影形成过程中的敏化中心。当乳胶和含有放射性物质的组织切片或标本紧密接触时，放射性核素放出的射线引起电离作用，带电粒子与乳胶撞击、使带负电荷的 Br^- 离子发射电子，并移向感光中心，形成阴电荷的静电层；带阳电荷的 Ag^+ 也聚集于此，便还原为原子。聚集的银原子虽然极少（1/10 亿），但在显影过程中起催化作用，促使溴化银晶体还原为银原子。因此，被称为显影中心。显影中心的生成过程，则称潜影形成。由于已形成潜影和未形成潜影的溴化银晶体显影的速度不同，经显影、定影处理，底片上便出现和组织结构中放射性物质分布相应的密度深浅不同的影像，从而显示出放射性核素及其标记物在组织细胞内外的分布和聚集。

（二）放射自显影类型

放射自显影可以根据观察对象的不同分成三种类型。

（1）宏观自显影又称大体自显影（macroscopic autoradiography）：观察范围较大，分辨力低，只能供肉眼或放大镜观察，或根据黑度判断示踪剂的分布及相对数量。此种自显影适用于小动物的整体标本，大动物的整个脏器或肢体以及层析板、免疫沉淀板、骨骼、牙齿的磨片或剖面等的研究。以往进行 DNA 杂交印迹分析（southern blot）和蛋白电泳免疫印迹分析（western blot）时，常使用 X 光感光胶片进行宏观自显影。

（2）显微镜自显影（microscopic autoradiosraphy）：又称光学显微镜自显影（LMARG），是借助显微镜进行组织学或细胞学观察，分辨能力要求较高。根据银颗粒来判断示踪元素的分布部位和数量的多少。常用来对示踪分子在细胞内的分布进行定位。

（3）电子显微镜自显影（electron microscopic autoradiography，EMARG）：用于示踪剂在亚细胞结构中分布情况的研究，能显示出普通显微镜观察不到的细微结构与放射性核素分布的关系。此类技术要求标本制成 100nm 以下的超薄切片，乳胶厚度仅相当于银颗粒的直径

（约 140nm）。常用来对示踪分子或材料在细胞亚器官的分布进行定位分析。

近年发展了一种新的成像技术，称为磷屏成像技术，有以下几个特点：

（1）根据不同样品厚度、射线能量，有多种型号磷屏可供选择，磷屏可以多次重复使用。特别对于 ^3H 这种发射极低能量的 β^- 射线的核素，还有特殊的磷屏可供选择。

（2）灵敏度较 X 光片高数十倍，可以检测最弱的信号。曝光时间可以缩短 20 倍以上。

（3）快速成像，从对磷屏进行扫描到获得完整的数字化图像，总共需要不到 10min 的时间，实时图像显示，同时立即报告分析结果。

（4）可对放射性核素在样品中的位置和强度进行相关的定位、定量分析，有高达 100 倍的线性范围，定量准确。

（5）不需胶片、暗室设备、冲洗底片，一步到位完成分析过程。

由于磷屏成像技术使用方便、快捷、自动化程度、分辨率、图像清晰度均很高，既可定位亦可定量，目前已广泛应用于核医药学、细胞与分子生物学、生物化学、药理学、基因工程学、药物代谢动力学、放射免疫及受体免疫等多方面实验研究，成为十分方便的有力工具。

三、体外放射分析技术

体外放射分析是指在实验室工作条件下，以放射性核素标记的配体为示踪剂，以免疫结合反应为基础，以放射性测量为定量手段，对体内微量物质进行定量分析的一类分析方法的总称。按其方法学设计可分为两种类型：竞争性放射分析（如放射免疫分析）和非竞争性放射分析（如免疫放射分析）。按标记的配体不同又可分为：放射免疫分析、免疫放射分析、放射受体分析、受体放射分析、蛋白质竞争结合分析和放射酶联免疫分析等。近年来，化学发光免疫分析与时间分辨荧光分析发展非常快，由于其自动化水平高，分析时间短，易于进行质量控制，其应用在很大程度上已经取代了传统的体外放射分析技术。与放射免疫分析技术相比，化学发光免疫分析与时间分辨荧光分析的优势在于：①标准曲线稳定，定标一次后可稳定 1 周至数月。这不仅减少了试剂消耗，还实现了临床快速检验。②试剂货架期长，可长达数月至 1 年。③没有放射性污染问题。④加样、反应、分离、测定等操作实现了全自动化，减少了实验误差。目前，研制的化学发光免疫分析与时间分辨荧光分析试剂药盒种类逐步增多，成为核医学科临床体外分析方法的发展方向。

（一）放射免疫分析

放射免疫分析（radioimmune assay，RIA）是利用放射性核素标记抗原与待测非标记抗原同时和有限量特异性抗体竞争反应，通过测定放射性核素标记抗原与抗体复合物的放射性活度，经相应的数学函数关系推算待测抗原的含量。其基本原理是竞争抑制反应，由于放射性核素标记抗原和待测非标记抗原对特异性抗体具有相同的结合能力，所以当特异性抗体的量有限时，这种结合就出现相互竞争、彼此抑制的关系。具体反应式如下：

$$P^* \quad + \quad Q \quad \leftrightarrow \quad P^*\text{-}Q$$

（一定量的标记物）（有限量的特异性结合剂）（标记物 - 结合剂）

$$+$$

P（可变量的非标记待测物）

$$\updownarrow$$

P-Q（非标记待测物 - 结合剂）

在特异性抗体 Q 的量一定时,标记抗原 P* 和非标记抗原 P 与 Q 结合的量取决于二者浓度比。P*-Q 结合量将随着 P 的增加而减少,表明 P 抑制了 P* 与 Q 的结合。测定反应系统中 P*-Q 或游离的 P* 放射性活度,通过数据处理即可求出待测非标记抗原 P 的量。

从图 18-2 中可看到简单的量的概念:当反应系统中没有非标记抗原存在时,B/F 为 2.0,B/(B+F) 为 0.67,随着非标记抗原的增加,B/F 或 B/(B+F) 相应减少。加入的非标记待测物与相应的 B/F 或 B/(B+F) 值的函数关系可用曲线表示出来,即为剂量反应曲线,见图 18-3,通过剂量反应曲线可推算出待测物的剂量,目前都是通过计算机软件直接计算结果。

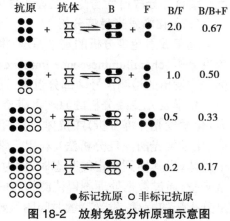

图 18-2　放射免疫分析原理示意图

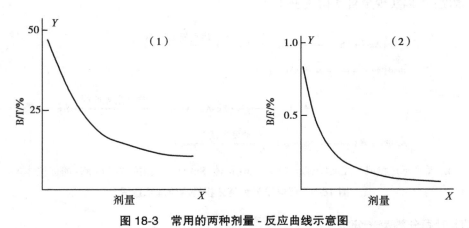

图 18-3　常用的两种剂量 - 反应曲线示意图

（二）免疫放射分析

免 疫 放 射 分 析（immunoradiometric assay,IRMA）由 Miles 和 Hales 于 1968 年首先提出,20 世纪 70 年代单克隆抗体技术的问世,促进了该项技术的迅速推广。免疫放射分析的基本原理是以过量的标记抗体直接与待测抗原结合,然后分离、测定其复合物的放射性活度。若待测抗原含量多,复合物计数率就高;反之,待测抗原含量少,复合物计数率就低。这样就能从标准曲线上查出待测抗原的浓度,见图 18-4。

免疫放射分析与放射免疫分析的相同点:均为以抗原抗体的免疫反应为基础,测定对象为物质的抗原。两者的不同点:RIA 为竞争性,标记物为抗原,结合部分放射性与待测抗原浓度呈负相关,在直角坐标系呈曲线;为了产生竞争,抗体仅使用结合 50% 抗原的量,因

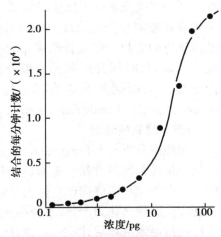

图 18-4　癌胚抗原免疫放射分析的标准曲线

此灵敏度较免疫放射分析法低。IRMA：为非竞争性，标记的是单克隆抗体，且为过量（高滴度）；结合部分放射性与待测抗原浓度成正相关。

（三）化学发光免疫分析

基于放射免疫分析的基本原理，将酶的化学发光与免疫反应结合起来，建立了化学发光免疫分析（chemiluminescence immunoassay，CLIA）方法，该方法也包括免疫结合反应和测定标记物发出的检测信号两部分组成，只是所用的标记物或检测信号不同。

化学发光免疫分析的原理可概括为：首先将发光物质或触发产生发光的物质标记到抗原（化学发光免疫分析）或抗体（免疫化学发光分析）上，或经过酶促放大发光底物的发光反应（化学发光酶免疫分析法），利用化学发光物质在化学反应中释放大量自由能产生激发态中间体，当其回到稳定的基态时，发射出光子，利用发光信号测量仪对所发出的光子进行定量测量，通过数据处理测得待测物质的量。基本原理可以归纳为图 18-5 所示。化学发光免疫分析法的特点：发光持续时间明显延长；增强了信号，减少了干扰，提高了信噪比；明显提高了灵敏度；可以实现全自动化快速分析。

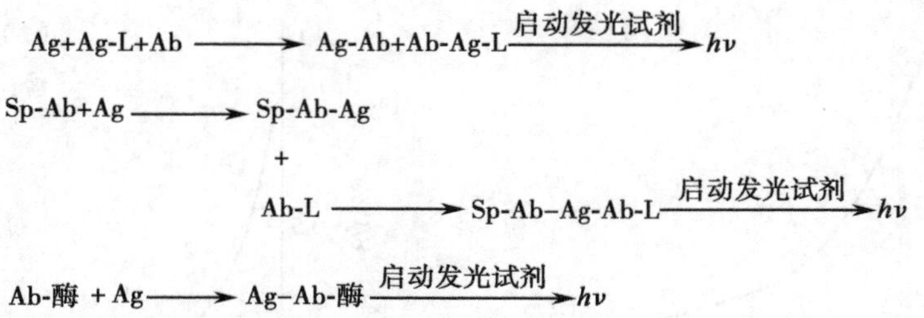

$$Ag+Ag\text{-}L+Ab \longrightarrow Ag\text{-}Ab+Ab\text{-}Ag\text{-}L \xrightarrow{\text{启动发光试剂}} h\nu$$

$$Sp\text{-}Ab+Ag \longrightarrow Sp\text{-}Ab\text{-}Ag$$
$$+$$
$$Ab\text{-}L \longrightarrow Sp\text{-}Ab\text{–}Ag\text{-}Ab\text{-}L \xrightarrow{\text{启动发光试剂}} h\nu$$

$$Ab\text{-}酶 + Ag \longrightarrow Ag\text{–}Ab\text{-}酶 \xrightarrow{\text{启动发光试剂}} h\nu$$

L：发光标记物或发光底物；Ag：抗原；Ab：抗体；Sp-Ab：固相抗体；Ab- 酶：酶标抗体。

图 18-5　化学发光免疫分析基本原理示意图

（四）时间分辨荧光分析

将免疫学反应的特异性与荧光检测技术的敏感性结合起来建立了荧光免疫技术，其基本原理是以荧光素标记抗体或抗原，使其与相应抗原或抗体结合后，借助于荧光检测仪察看荧光现象或测量荧光强度，从而判断抗原或抗体的存在、定位和分布情况或检测标本中抗原或抗体的含量。但是普通荧光的本底较高，影像了分析的灵敏度。为克服普通荧光免疫技术的缺点，时间分辨荧光免疫分析法（time-resolving fluorescence immunoassay，TRFIA），由于该方法以镧系元素为标记物，又称为解离 - 增强镧系荧光免疫分析（dissociation-enhancement lanthanide fluoroimmunoassay，DELFIA）。

（五）酶免疫分析

酶免疫分析技术（enzyme immunoassay，EIA）是将酶催化化学反应的放大作用和抗原抗体免疫反应的特异性结合起来的一种微量分析技术。在 EIA 系统中，标记在抗原或抗体上的酶可以催化相应底物产生呈色反应、荧光反应、化学发光反应等，转化为可检测的信号，由于酶仅使底物转化为产物，本身在反应过程中并不消耗，可反复发挥催化作用，将信号放大。酶标记抗原或抗体后，既不会影响抗原和抗体的免疫反应特异性，也不会改变酶本身的催化活性，在 EIA 反应结束后，将分析酶标记的免疫复合物与游离的酶标结合物分离，加入特异性底物与酶反应产生可检测信号的产物，通过对信号产物的定量测定，可测出待测物质的含量。EIA 又分均相和非均相两种方法,均相 EIA 无须分离游离的酶标记物和已经与相应抗原或抗体结合的酶标记物,仅需要将各种有关试剂加在一起,反应后就可直接测定结果,整个操作简单快速,便于自动化,主要用于小分子半抗原药物和激素的测定。缺点是由于没有分离结合和游离标记抗原的步骤,测定系统中非特异干扰对测定结果干扰较大,均相 EIA 一般采用竞争性结合的原理,但灵敏度不如非均相 EIA。

四、放射受体分析技术

用放射性核素标记的配体(radioligand)与相应的受体进行特异结合反应,从而以受体进行定性和定量,此即称为受体的放射配体结合分析法(radioligand binding assay of receptors,RBA)。定量的 RBA 是在已知配体与受体反应的基础上,通过结合反应得知一定量的组织或细胞能与该放射性配体结合的受体数,称结合位点数(number of binding sites)。亲和力则以平衡解离常数表示。定性 RBA 则通过反应量效关系,某些参数的变化等判断受体的类型、单位点或多位点系统、受体与配体相互作用的特点等。

受体(receptor)是细胞膜上或细胞内的一些能与生物活性物质相互作用并引起特异性生物效应的蛋白质。根据在细胞内的定位可将受体分为膜受体、核受体。近年来研究发现,原来认为位于细胞质内的受体,在完整细胞内实际上是位于细胞核上的,当没有与激素结合时,核受体与染色体的亲和力较低,易从上面脱落下来。用不破坏细胞的方法进行观察(如免疫荧光法),可发现这些受体几乎都在核上。受体与配体相互作用有以下几个基本特点:①可饱和性(saturabilty),即每种受体在一定量的组织或细胞上的量有一定的限度,若逐步加大配体的浓度,当达到一定的程度后,虽再加大配体,但所形成的受体配体复合物再也不增加,即受体已被配体饱和,饱和性也称有限结合能力。②特异性(specificity),即受体对配体应具有特异性和立体特异性。配体可分为激动剂与拮抗剂,激动剂与受体结合后引起正性生理效应,天然存在于体内的配体大多为激动剂。有些配体属药物或毒物,它们可以是激动剂,也可以是拮抗剂。拮抗剂与受体结合后可阻碍激动剂发挥作用,引起负性生物效应。同类的激动剂和拮抗剂对受体的竞争能力是与它们的生物学效应相平等。激动剂激发生物效应的强度,应该反映在激动剂对受体结合部分竞争的强度上,两者应该大致相等,专一拮抗剂应该阻断其他配体的结合。③具有适度的亲和力(affinity),即受体对它的配体的亲和力,或配体占据受体的浓度范围,应该相当于体内配体的生理浓度,通常是 10^{-9}mol/L。例如,以低浓度存在的信号分子应该有高亲和力,以高浓度存在的信号分子的受体则亲和力相对低一些。④具有结合的可逆性(reversibility),即受体与配体的结合反应是可逆的。如果在放射配体与受体结合后将受体周围多余的放射性配体移去,则放射性配体与受体的复合物会渐渐解离,即这种结合是可逆反应。可逆性还表现在已经结合的配体可被另一种与受体亲和力更高的配体取代。⑤具有识别能力(recognition)和生物效应一致性,受体与配体的特异性结合保证了受体对机体内成千上万生物活性物质的高度识别能力。这种能力与配体引起的生理(药理)效应相一致。表现在组织分布上的一致性和浓度上的一致。⑥受体应当需具有内源性配体,如果通过外源性配体发现某种蛋白分子具有类似受体的结合特性,但未能找到内源性配体,则称为孤儿受体(orphan receptor),还不能看作肯定是真正的受体。

受体与配体结合后,通过受体后特定的信号传递系统,引起细胞的特定反应,是高等动物适应环境、协调机体各种细胞功能的关键性分子。

（一）单位点系统 RBA 的基本原理

当受体与配体结合的系统只存在一种结合位点，即简单单位点系统，它们之间的结合反应符合质量作用的基本规律。受体和配体结合反应最基本的性质是服从可逆的质量作用定律，对简单单位点系统可分析如下：

$$[R]+[L]\xrightarrow[k_2v_2]{k_1v_1}[RL] \tag{18-1}$$

$[R]$ 为游离受体，$[L]$ 为游离配体，$[RL]$ 为复合物的浓度；M_1 为复合物的形成速率、M_2 为游离速率；v_1 和 v_2 是相应的速率常数。根据质量作用定律

$$M_1=v_1[R][L],M_2=v_2[RL]$$

当反应最后达到平衡，$M_1=M_2$，亦即 $v_1[R][L]=v_2[RL]$，则平衡解离常数

$$KD=\frac{k_2}{k_1}=\frac{[R]\cdot[L]}{[RL]} \tag{18-2}$$

KD 是平衡解离常数，为平衡亲和常数 KA 的倒数，单位为 mol/L，KD 越大表示亲和力越低。

设受体和配体的初始浓度为 $[RT]$ 和 $[LT]$，$[R]=[RT-RL]$，$[L]=[LT-RL]$，则：

$$KD=\frac{[RT-RL]\cdot[L]}{[RL]}=\frac{[RT-RL]\cdot[LT-RL]}{[RL]} \tag{18-3}$$

经整理后得：

$$[RL]^2-[RL][RT+LT+KD]+[RT][LT]=0 \tag{18-4}$$

对特定配体和某一固定量的特定受体，$[RT]$ 和 KD 均是定值，于是 $[RL]$ 仅随 $[LT]$ 而变，二者呈双曲线函数关系。观察生物效应过去普遍采用 Clark 模型，该模型来源于：

$$KD=\frac{k_2}{k_1}=\frac{[R]\cdot[L]}{[RL]}$$

假定 $[LT]$ 远大于 $[RL]$，于是：

$$KD=\frac{k_2}{k_1}=\frac{[RT-RL]\cdot[L]}{[RL]} \tag{18-5}$$

定量 RBA 主要是通过测得的样品的数据及所用标记配体的量和比活度，通过数学模型进行运算，得出受体的有关参数 $[RT]$、KD 等。

（二）RBA 实验的数据处理

简单的数据处理方法有多种，但实际工作中，通常采用简单的方法。单点法实验是指不需要进行多个浓度点的实验，不需要获得饱和曲线，也能进行 RT 即结合位点数量的计算，该方法只适用于简单单位点系统，计算原则如下：①从实验所得到的总结合 TB 减去非特异性结合 NSB 的平均放射性计数（cpm）得到特异性结合 RL 的放射性计数（cpm）。②根据仪器测量效率将 RL 的放射性计数（cpm）换算成放射性衰变数（dpm），用配体的比活度再换算成浓度（fmol）。③受体与配体的结合按 1∶1 形成复合物，则 RL 的浓度（fmol）即为受体结合位点的浓度（fmol）数。④另取一定量的样品测蛋白含量或细胞数，即可算成一定量蛋白或一定细胞数中 RT 的浓度（fmol）数。⑤还可进一步将浓度（fmol）换算成分子数（1fmol=6.02×10^8 个分子），从而得到单位细胞或单位蛋白的受体结合位点数。通常是计算饱和区 $[RT]$，即最大结合容量 Rmax（maximum binding capacity）。单位换算公式为：

$$[RT]=测量效率(\%)\times 配基比活度 \times 标本蛋白量(fmol) \tag{18-6}$$

此式中受体与配体为 1:1 关系,如受体与配体以 1:2 关系形成复合物,则上式应被 2 除。对于完整细胞,则按细胞数进行计算,以 fmol/10^6 细胞或受体位点数 /(10^6 细胞、细胞)表示。

第二个 RBA 的方法是通过多个浓度的结合实验,得到饱和曲线,然后计算解离常数和结合位点数量。以[RL]为纵坐标,[LT]为横坐标,得到[RL]随[LT]变化的曲线。配体的浓度从零开始上升时,复合物浓度先是上升很快,以后逐渐变慢,最后绝大部分受体都与配体结合,即受体饱和了。此就是饱和曲线(saturation curve),典型的饱和曲线见图 18-6。饱和曲线的形状和 KD 有关,KD 越小,即亲和力越高,曲线起始上升得越快,后续部分越早趋向水平,如图 18-6a;如 KD 相同而[RT]不同,则各曲线的形状相似但高度不同,如图 18-6b。

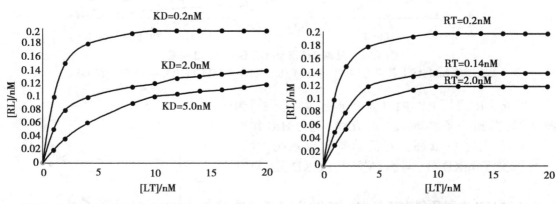

图 18-6a　KD 对饱和曲线的影响,KD=0.5nM　　　图 18-6b　[RT]对饱和曲线影响,[RT]=0.2nM

通过 RBA 实验,可以得到饱和曲线,然后通过数据转换,计算解离常数 KD 和实验系统结合位点数,即受体的数量。一般常用 Scatchard 作图和 Hill 作图法,也可以使用计算机软件,直接计算。

Scatchard 作图法是将公式(18-5)$KD=\dfrac{[RT-RL]\cdot[L]}{[RL]}$ 进行移项并稍加整理可得公式(18-7),

$$\frac{[RL]}{[L]}=\frac{[RT]}{KD}-\frac{1}{KD}\times[RL] \tag{18-7}$$

以[RL]/[L]为纵坐标,[RL]为横坐标作图,即为 Scatchard 作图,得到一条直线,斜率是 –1/KD,而直线与横轴的交点则等于[RT]值(图 18-7)。当 KD 相同而[RT]不同时,应得到相互平行但与横轴交于不同位置的直线(图 18-8a)。当[RT]不同时,各直线斜率不同但与横轴交于同一点(图 18-8b)。

第三种方法,也可以通过简单单位点系统的 Hill 作图方法,计算出相应的 KD 值和结合位点数量。将公式 $\dfrac{[RL]}{[L]}=\dfrac{[RT]}{KD}-\dfrac{1}{KD}\times$ [RL]进行重排,可得到公式 $\dfrac{[L]}{KD}=\dfrac{[RL]}{[RT-RL]}$,

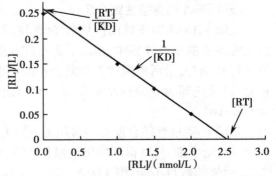

图 18-7　简单单位点系统受体结合分析的 Scatchard 作图

取对数得到公式(18-8)。

$$\lg \frac{[RL]}{[RT-RL]} = -\lg KD + \lg [L] \qquad (18-8)$$

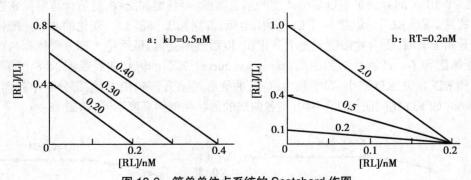

图 18-8　简单单位点系统的 Scatchard 作图

a. KD=0.5nM，线上数字为[RT]值(nM)；b.[RT]=0.2nM，线上数字为 KD 值(nM)。

以 lg[RL]/[RT-RL]为纵坐标，以 lg[L]为横坐标，得到一条斜率为 1 的直线，即为 Hill 作图(图 18-9)，也称 logit 图。对简单单位点系统，直线与横轴交于 lgKD 处，与纵轴交于 -lgKD 处，斜率为 1。

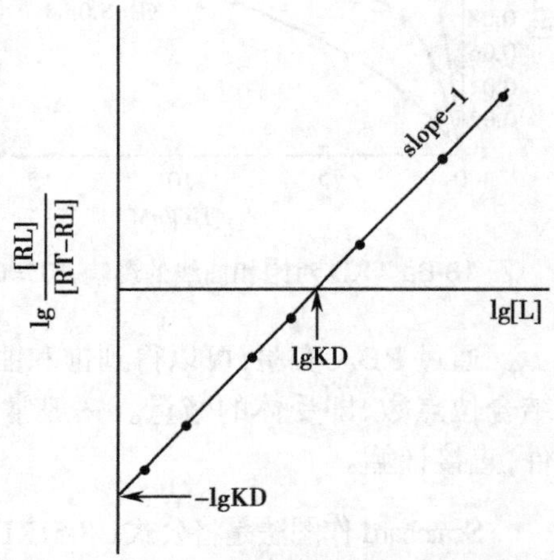

通过 Hill 作图和斜率还可进一步分析，设每一受体能和两个或更多(n 个)分子的配体结合(KD 相同)，根据质量作用定律可以得到公式(18-9)，公式中的斜率为 n，称为 Hill 系数。

$$KD = \frac{[RT-RL]\cdot[L]^n}{[RL]}$$

则公式 $\lg \dfrac{[RL]}{[RT-RL]} = -\lg KD + \lg [L]$ 可写成

图 18-9　简单单位点系统的 Hill 作图

$$\lg \frac{[RL]}{[RT-RL]} = -\lg KD + n\lg [L] \qquad (18-9)$$

（三）RBA 的竞争性结合反应

实际 RBA 实验还是比较复杂，经常使用非标记配体进行竞争结合反应，即在受体 R 和标记配体 L 的反应体系中，加入一种也能与受体起特异性结合的非标记配体 I，则 I 与 L 竞争地与 R 结合，最后形成放射性复合物的多少将决定于两种配体的量和各自与该受体的亲和力，该反应即为竞争性结合反应。非标记配体可以是激动剂(agonist)，也可以是拮抗剂(antagonist)。

RBA 的竞争性结合反应的常用的实验方法有两种。一种是逐步增加标记配体的量，加入相同的竞争剂，最终得到的仍是饱和曲线，但表现为标记配体与受体形成复合物的亲和力降低，受体的数目不变(图 18-10)。该反应与加入不可逆阻断剂相反，后者与受体结合后使受体的性质发生改变，未与不可逆阻断剂结合的受体则完全正常，故表现为受体的数量减少

而亲和力不变(图 18-11)

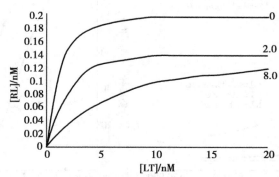

图 18-10　竞争结合反应的饱和曲线,[RT]=0.3nmol/L,
KD=KI=0.5nmol/L,各线右端为[IT](nmol/L)

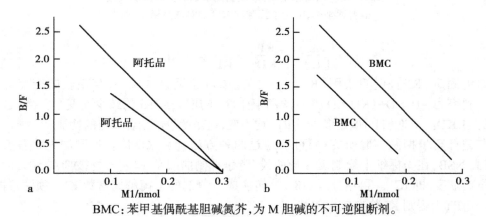

BMC:苯甲基偶酰基胆碱氮芥,为 M 胆碱的不可逆阻断剂。

图 18-11　固定非标记配体,改变标记配体的竞争结合实验
a. 竞争性非标记配体;b. 为不可逆阻断剂所得 Scatchard 作图比较。

　　另一方法为固定标记配体的量,逐步增加竞争剂的量,得到随竞争剂的量增加而复合物放射性逐步减少的竞争抑制曲线。单位点系统中,竞争抑制曲线为对称的反 S 形。在坐标图上,曲线位置越靠左,说明竞争剂的亲和力越高(图 18-12)。此方法为研究某一受体与不同配体的亲和力非常有用。

　　通过实验可以获得竞争结合反应饱和曲线并推导出公式(18-9)。设标记配体 L 和非标记配体 I 与受体 R 结合的平衡解离常数分别是 KD 及 KI,三者的总浓度分别是[LT]、[IT]及[RT],反应达到平衡时复合物浓度分别是[RL]及[RI],游离配体、非标记配体及受体的浓度分别是[L]、[I]和[R],则:

$$KD=\frac{[\,R\,]\cdot[\,L\,]}{[\,RL\,]};KI=\frac{[\,R\,]\cdot[\,I\,]}{[\,RI\,]}$$

$$[\,RT\,]=[\,R\,]+[\,RL\,]+[\,RI\,]$$

$$[\,LT\,]=[\,L\,]+[\,RL\,];$$

$$[\,IT\,]=[\,I\,]+[\,RI\,]$$

　　一般情况下,[IT]≫[RT],[I]近似等于[IT],故三者关系还可导出:

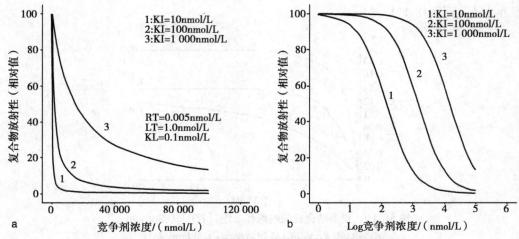

图18-12 固定标记配体,改变竞争剂的竞争抑制曲线

a. 普通坐标;b. 竞争抑制剂浓度的对数是横坐标。

$$\frac{[RL]}{[L]} = \frac{[RT]}{KD} = \frac{1}{KD} \times [RL] \qquad (18\text{-}10)$$

如仍固定[RT]和[IT],则[RL]/[L]与[RL]应呈直线关系,与横轴的交点即等于[RT]。斜率为 $-1/\{KD+(KD/KI)[I]\}$,斜率随[IT]的增大或 KI 的减少而变小。当[IT]=0,斜率是 $-1/KD$。不论[IT]值是多少,[RI]均不变,这是竞争性结合反应的特征。

在进行竞争抑制实验研究中,可以通过两种方法计算 KD 值。目测法先将各实验点 TB 减去 NSB,在坐标纸上绘制反 S 形曲线(竞争抑制曲线)。取复合物被抑制 50% 时对应的竞争剂浓度,即 IC_{50}。再用公式(18-10)转换成竞争剂的平衡解离常数 KI。须注意的是,[LT]≫[RT],否则 KI 将有较大偏差。

$$KI = \frac{IC_{50}}{1 + \dfrac{[LT]}{KD}} \qquad (18\text{-}11)$$

IC_{50} 随[LT]而变化,KI 是某一化合物的特征常数,只随受体种类而变化,要计算 KI 必须先求出 KD。由于竞争抑制实验各管所用的[LT]相同,且[LT]≫[RT],故 NSB 也基本相同。

第二种计算方法是通过计算机进行的曲线拟合法。由于系统中加入了非标记配体,形成两个反应。由此可导出式(18-12):

$$[RL]^2 - [RL] \times ([RT]+[LT]+KD+KD \times [I]/KI) + [LT] \times [RT] = 0 \qquad (18\text{-}12)$$

式中 KD、[LT]均为固定值,用已确定的数值代入,[I]是自变量,[RL]是因变量。[RT]和 KI 是待测参数,用最小二乘法或稳健回归法拟合后求出。亦可先求出 IC_{50}。

受体的变化与多种疾病的发生、发展和治疗药物的设计与疗效有关,RBA 在现代疾病机制研究、新型靶向药物研究、药物耐受机制研究方面发挥重要作用。受体的调节是指某种细胞上的某种受体由于一些因素改变而发生变化,包括受体数量(密度)的增加或减少,也可以是受体与配体亲和力的升高或降低。如果调节作用是受体本身和特异性配体发生结合反应的结果,则称为同系调节(homologous regulation)。若调节作用是其他受体甚至与受体无关的因素引起的,则称为异系调节(heterologous regulation)。受体的结构也可能因为遗传基因的突变而使受体异常,导致疾病产生,主要表现为细胞产生的受体与内源性配体的亲和力发生变化,大多数是亲和力下降。可采用放射性配体结合实验检测受体与配体的亲和力,用分子生物学的手段分析突变情况。机体也可能多种原因产生了针对某一受体蛋白的特异性抗体,并发生抗原抗体结合反应,从而导致受体功能异常,引起疾病。肿瘤的发生、发展和预后也与受体的数量和亲和力的变化有关,如乳腺癌 ER 和 PR 阳性患者激素治疗有效,而阴性则治疗效果差。在 RBA 的基础上,发展了受体-配体介导的放射性核素导向诊断与治疗技术。受体-配体反应实现肿瘤组织和细胞的放射性核素定向输送,需要某一受体在肿瘤靶组织或细胞有高度的表达,而在正常组织没有表达或很少表达,这样,才能实现靶向诊断与治疗作用。目前,常用的受体有转铁蛋白受体、LDL 受体、无唾液酸糖蛋白受体、乳糖受体、胰岛素样生长因子受体、生长抑素受体、VIP 受体、叶酸受体等等。不同肿瘤有不同类型的过量受体的表达,如果要选择某种受体作为放射性核素导向诊断与治疗的介导物,一定要考虑相应的配体的来源、标记的难易、标记后的稳定性、在体内的廓清时间。放射性的配体结合到靶细胞表面的受体后,所连接的放射性核素在细胞外就会发挥电离辐射效应;同时,由于胞吞作用,放射性核素还可以进入细胞质甚至细胞核内,产生较强的辐射效应;因此,一些能发射射程较短的 α 粒子和俄歇电子的核素非常适合这种方法,对肿瘤的杀伤作用强,同时对相邻的正常组织与细胞的副作用非常小。

五、活化分析技术

活化分析(Activation Analysis,AA)是用具有一定能量的粒子照射样品,使其中的稳定核素发生核反应而转变成放射性核素,测量其衰变过程中放出射线的能量和活度,经计算分析后确定样品中元素的种类和水平。进行活化分析需要有辐射源装置、高分辨率的辐射探测仪器和数据分析系统等。根据辐射粒子的种类不同,活化分析可分为中子活化分析、带电粒子活化分析和 γ 射线活化分析,其中反应堆中子活化分析应用最广泛。如果活化分析单纯用仪器进行,样品不被破坏,称作非破坏性活化分析或仪器活化分析;用化学方法配合仪器进行的活化分析,样品的结构受到化学作用而改变,称作破坏性活化分析或放射化学活化分析。非破坏性多元素活化分析是活化分析的发展趋势。根据所用射线的种类可以将活化分析分为中子活化分析(neutron activation analysis,NAA)和带电粒子活化分析(charged particle activation analysis,CPAA)两大类。

活化分析在进行定量和定性分析时具有自身优点,包括:①灵敏度高,对大部分元素的探测极限在 10^{-9}g 左右,可以实现样品种微量元素和超微量元素的分析;②可以实现无损分析,许多样品(如珍贵文物)非常稀奇,分析过程中不许有损伤,活化分析可以实现这一目标;③在活化过程中,往往有多种元素被激发,可同时测定一个样品中的几种至几十种元素;④可分析的元素很多,除部分轻元素和重元素外,元素周期表中几乎所有的元素都可用活化分析法测定;⑤利用计算机数据采集和分析系统,易于实现自动分析,快速检测分析。活化分析也存在一些不足和缺陷,包括:①不能测定化合物的量和分子结构;②操作时放射性水平比通常放射性示踪法应用高;③设备昂贵;④某些分析耗时较长等。

(一)活化分析的基本原理

活化分析是用具有一定能量和流强的中子、带电粒子(质子,氚核,α 粒子等)或高能 γ

光子轰击样品,使待测元素发生核反应,测定核反应生成的放射性核素衰变时发生的缓发辐射或核反应时瞬发辐射的分析方法。通过测定射线能量和半衰期进行定性鉴定;测定射线活度进行定量分析。

当含有待测元素的样品受到粒子束(例如热中子束)照射时,部分待测核素转变成放射性核素,并且立刻发生衰变,整个反应过程可用下式举例说明:

$$(A_1) \xrightarrow[(n,\gamma)]{\text{截面 } \sigma_1} (A_2) \xrightarrow[\beta^-]{\text{衰变常数 } \lambda_2} (A_3) \tag{18-13}$$

这样稳定性核(A_1)俘获中子(截面为 σ_1)而被活化,转变成放射性核(A_2),并立即衰变(衰变常数 λ_2)为稳定核(A_3)。A_1 形成 A_2 的速率取决于三个因素:中子通量密度 ϕ($n \cdot cm^{-2} \cdot s^{-1}$),俘获中子(活化反应)的截面 σ_1,单位面积上靶原子核 A_1 的数量 N_1。A_2 的核数量 N_2 在单位时间内的净变化是由 A_1 生成 A_2 的核数减去 A_2 衰变掉的核数。

$$\frac{dN_2}{dt} = \Phi \sigma_1 N_1 - \lambda_2 N_2 \tag{18-14}$$

在活化分析中,照射后一般并不立即测量放射性,而是让放射性样品"冷却(Cool)",即衰变一段时间后再测量。通过上式运算,并设定 t=0 时 N_2=0,经过照射时间 L 和冷却时间以后 A_2 放射性活度的计算公式为由于单位时间发生核反应的 A_1 核数与 A_1 核总数相比很少,在实验期间可视作不变量,故有公式(18-15a)和(18-15b)。若已知 ϕ、σ_1、λ_2,实验测得 t 和 A_2 即可算出 N_1。上述绝对测量法的描述主要是说明活化分析的基本原理。实际工作中,ϕ 和 σ_1 不易测得很精确,A_2 的绝对值也因几何因子、反散射等因素的影响而不易测准,生物医学实验中用得较少。

$$A_2(t \leqslant L) = \Phi \sigma_1 N_1 (1 - e^{-\lambda_2 t}) \tag{18-15a}$$

$$A_2(t \geqslant L) = \Phi \sigma_1 N_1 (e^{\lambda_2 L} - 1) e^{-\lambda_2 t} \tag{18-15b}$$

活化分析对所测核素有以下基本要求:①必须具有足够大的反应截面,这样活化分析中产生的放射性核素的产额比较大;②所生成的放射性核素必须具有足够长的半衰期;③放射性核素释放出的射线或粒子必须易于测量。

(二)活化分析的分类

由于不同照射粒子引起的核反应不同,根据照射粒子的种类,活化分析可分为以下几类:

(1)中子活化分析(neutron activation analysis,NAA):即以中子为照射粒子的活化分析。中子和原子核碰撞可发生下列核碰撞过程;弹性散射(n,n),非弹性散射(n,n′),俘获反应(n,γ),核反应(n,p),(n,α);核裂变(n,f)。其中后三种核反应在活化分析应用中应用很广泛。

(2)带电粒子活化分析(charged particle activation analysis,CPAA):带电粒子与物质的作用是一个复杂过程,与中子或γ光子相比带电粒子可以引起更多的核反应。常用的带电粒子是:p,d,α,^{3}He 等,以氘核应用最多,发生的核反应主要是(d,α),(d,p)等。

(3)γ射线活化分析:γ射线活化分析(γ-ray activation analysis)是用高能γ光子轰击靶核使之发生核反应,测定放射性核素衰变参数的分析方法。高能光子与原子核发生作用时,可产生三种不同类型的核反应:光致激发(γ,γ′),光核反应(γ,n),(γ,p)和光致裂变反应(γ,f)。γ射线的活化截面大,灵敏度比较高。

(4)质子激发 X 荧光分析：是利用加速器提供的质子束流轰击待测样品，测量样品中受激发原子退激过程中发射的特征 X 射线(proton induced X-ray emission, PIXE)能量和强度的一种元素分析方法。X 射线发射分析也称为 X 射线荧光分析(X ray fluorescence analysis)。带电离子入射到介质中时会导致在介质中的原子激发和电离，原子被电离或激发后，原子的内壳层电子被打掉成为自由电子或跃迁到高激发态，这样一来在原子的内壳层产生空穴，当外壳层的电子向内壳层跃迁填充内壳层的空穴时，就会有能量释放出来，一种是发射特征 X 射线，一种是发射俄歇电子(auger electron)。PIXE 方法是以加速器产生的带电粒子来激发待测物质的特征 X 射线，并以高分辨率的半导体 Si(Li)探测器进行 X 射线能谱测量，通过对 X 射线能谱(从 X 射线能量就可知样品种类，从谱线强度就可以求得元素的含量)的数据处理即能进行元素的定性、定量分析。应用 PIXE 分析生物样品具有一定的优势，现公认的 14 种必需微量元素，有九种处于 PIXE 的最高灵敏度区中；11 种主要元素中，可用 PIXE 法测 K、Ca、P、S 和 Cl 五种。在 PIXE 的 X 射线谱中还可见到 Ti、Rb、Sr 和 Br 等元素。所以 PIXE 法可同时分析生物体中 20 多种主要元素和微量元素。PIXE 法具有最低的元素探测极限，相对灵敏度一般为 $0.01 \sim 1 \times 10^{-6}$g 以上，绝对灵敏度达 10^{-12}g 以上。但 PIXE 分析不能进行结构分析。

(5)扫描质子微探针(scanning proton microprobe, SPM)：是建立在 PIXE(质子激发 X 射线荧光分析)基础上的一种新的微区、微量、无损分析技术。扫描质子微探针又称质子显微镜(proton microscope)，其原理是在 PIXE 的基础上，它利用粒子加速器将质子能量加速到 $2 \sim 3$MeV，经过电磁聚焦得到微米级的高能质子束，用这种高能质子束激发微区内的待分析检测的物质，可使样品中部分原子的内壳电子被击出产生空穴，于是外层电子向空穴跃迁，同时发出该原子的特征 X 射线。通过测定 X 射线能量和强度，结合各种原子参数(如电离截面、荧光产额等)，可以通过样品中元素的种类及百分含量，同时通过移动样品或用微束对样品表面进行步进式或随机式扫描，还可得到选区的次级电子图像和各元素的空间分布图。将入射质子束收缩成细束，这样不仅可以用质子束流来分析样品中所含元素的成分而且可以实现样品中所含元素的空间分布，空间分辨率达到微米数量级。

(三)可活化示踪技术

可活化示踪技术(activated tracer technique, ATT)是把稳定核素示踪技术和活化分析法两者结合起来的一种新技术。基本步骤是在待研究体系中(血、尿和组织样品等)引入具有一定丰度的稳定核素示踪剂，进行活化分析，对该示踪剂作定性和定量分析。如 ^{18}O 的测定可利用 $^{18}O(p,n)^{18}F$ 反应，通过测量 ^{18}F 的 0.511MeV 湮没辐射(annihilation radiation)，就可得到样品中 ^{18}O 的含量。可活化示踪剂还能与它的放射性同位素一起使用，用于双标记技术。例如可活化示踪剂 ^{50}Cr 和放射性同位素 ^{51}Cr 共同标记红细胞，以观察红细胞的生存情况。

可活化示踪技术综合了稳定核素示踪和活化分析技术两者的优点，它有较高的灵敏度。如应用高分辨探测器，可在活化后不经分离，使实验步骤大大简化，应用本技术能够进行重复性实验，提高精确度，还可克服放射性示踪剂引起的辐射损伤及环境污染。

六、稳定核素示踪与分析技术

稳定核素示踪与分析技术是对应用稳定核素或稳定同位素示踪和分析的一项技术，在进行生命科学研究和临床应用中非常重要。随着稳定核素定量检测技术的飞速发展,特别是气相色谱 - 质谱联用仪、液相色谱 - 质谱联用仪和在磁共振谱仪中采用了傅里叶变换技术,大大提高了测量的灵敏度和精确度,并可分析分子结构;加之稳定核素的产量增加和成本下降,以及人们对放射性危害的关切,使得稳定核素的应用迅速发展。

与放射性核素分析相比,应用稳定核素进行示踪实验有特殊的优点:①没有辐射危害,因而适宜于体内示踪,尤其是孕妇及儿童;使用时不需采用特殊的防护措施。②稳定核素标记的化合物不会发生辐射自分解,核素也不会衰变,因而不受时间限制,并且适用于长过程的示踪。③稳定核素一般没有化学毒性,如常用的 ^{13}C、^{15}N、^{18}O,安全可靠。④有些核素如氮和氧没有半衰期足够长的放射性核素,稳定核素是唯一可用的示踪物。⑤用有机质谱仪和磁共振谱仪分析时,可以观察到示踪物的分子结构及示踪原子标记位置,而使用放射性核素,则需通过复杂的化学降解及降解产物的分离才能确定。⑥可与放射性核素双重标记示踪来弥补放射性核素单标记的不足。

(一)几个基本概念

同位素(isotope)是指原子含有相同的质子数,不同的中子数,而致质量数不同但原子序数相同,在元素周期表上占相同位置 t 化学性质基本相同的那些核素。由于同位素具有相同的壳层电子结构,同位素之间的化学性质相同,称为同位素的相似性。而同位素的相异性表现于原子核结构的不同,即核内中子数不同,因而质量数不同。利用同位素的质量差异,发展了稳定核素的分析法——质谱法(mass spectrometry)。

同位素丰度(isotope abandance)是指某一同位素在该元素中所占原子百分含量。

原子百分超(atom percentage excess)是指在某一元素的标本或某一标记物中,某同位素丰度与该同位素天然丰度之差。

分子丰度(molecular abundance)是指每 100 个分子中带标记核素的分子有多少,其中包括了天然稳定核素形成的标记分子;分子百分超不包括后者。

(二)稳定核素质谱法

稳定核素质谱分析(mass spectrometric analysis)是直接测量各种物质的原子或原子团的质荷比(m/z),确定被测原子或原子团的性质和数量。它是稳定核素最基本、最通用和最有效的分析方法,它不受待测元素种类和物质形态的限制,灵敏度较高、精确度好。质谱仪种类较多,按照对待测样品形式来分类,可分为两类:一是同位素比值质谱仪(isotope ratio spectrometer)(无机质谱仪);另外一类是对一些有机物进行定性甚至定量分析,此类仪器称为有机质谱仪,它常与气相层析仪或高效液相层析仪相连接,并与计算机联机,进行数据记录与分析处理,称为气 - 质联用仪(GC-MS)或液质联用仪(LC-MS)。尽管此两大类仪器在设计上有许多差别,但其工作原理是相同的。它包括五个主要环节,即样品的准备、样品的电离、离子束流的出射和分离、离子束流的接收和数据处理。相应的仪器就包括五个主要系统,即进样装置,离子源、质量分析器、检测器和数据处理系统。当样品通过进样装置进入离子源之后,经过离子源中物理和 / 或化学的作用,成为带电荷的离子,带正电荷的离子随后引人质量分析器中,根据这些离子的质量与电荷的比值(质荷比 m/z)的不同,分离成为许多单一质荷比的离子束。这些离子束再逐步被检测器所检测,然后再通过数据分析系统分析和储存。

质谱法是核素分析最常用和最有效的方法,它具有以下特点:①它几乎可以分析所有元素的同位素,可以使用气、液、固三种形态的样品。②质谱分析法的精度高,其他方法无法与之相比。③它可与其他类型仪器如气相层析仪、液相层析仪相连，并用计算机控制。④它可以提供原子量、分子量、同位素丰度、标记化合物同位素含量等多种数据。质谱分析法仍然有一定的局限性，首先表现在进行高灵敏度同位素质谱分析时，受样品制作和操作过程中污染的影响；其次是质谱仪价格昂贵，操作技术复杂，使广泛应用受到限制。

除此之外，稳定核素分析也可以使用磁共振法、发射光谱法、核素活化法进行分析。

（三）呼气试验

稳定核素技术在生物医学中已经得到了一定范围应用，并具有许多独特的优越性。在临床上，有些稳定核素示踪技术已经用于常规诊断，最著名的是呼气试验和稀释定量分析。

呼气试验（breath test）是应用稳定核素的各种诊断方法中，最简单、方便、准确且无创伤性，因而在临床应用中最受欢迎。其基本原理是，将 ^{13}C 标记在某化合物的易氧化部位，当标记物进入体内，^{13}C 氧化成为 $^{13}CO_2$，收集呼出的气体即可测定其丰度。根据 $^{13}CO_2$ 排出的速度，就可以判断该化合物在体内的氧化速度快慢；或据此化合物口服吸收消化的速度，以此来反映体内酶所催化的氧化反应的速度及程度。因为呼出气中 $^{13}CO_2$ 被大量的 $^{12}CO_2$ 所稀释，所以需要高灵敏度的测试手段。目前，呼气试验常用双进样系统气体同位素质谱仪。而测定的结果通常用 $\delta^{13}CO_2$ 表示，见公式 18-16。

$$\delta^{13}CO_2 = \left[\frac{\dfrac{^{13}CO_2}{^{12}CO_2}（样品）}{\dfrac{^{13}CO_2}{^{12}CO_2}（参考气体）} - 1 \right] \times 100\% \tag{18-16}$$

测量时选择质量峰分别是 m/z44 和 m/z45，算出 $^{13}CO_2/^{12}CO_2$ 丰度比，以公式（18-17）表示，一般测量时所需样品量为 20μl，最低可测 $^{13}CO_2$ 的 δ 值为 0.1% 或更低。临床上有几个常用的呼气试验，其中 ^{13}C- 尿素呼气实验应用最广泛。

$$\frac{^{13}CO_2}{^{12}CO_2}（丰度比）= \frac{I_{(m/z45)} - 0.000\,76 \times I_{(m/z44)}}{I_{(m/z44)}} \tag{18-17}$$

（1）^{13}C- 尿素呼气实验：主要用来定性诊断胃和十二指肠是否存在幽门螺杆菌（Hp）感染，以及对幽门螺杆菌感染的治疗效果进行追踪。正常情况下，胃和十二指肠中不存在幽门螺杆菌，当感染幽门螺杆菌后，导致慢性胃炎、胃溃疡、十二指肠溃疡，甚至胃癌。幽门螺杆菌含有一种特异性尿素裂解酶，可以将 ^{13}C- 尿素分解生成 $^{13}CO_2$ 并呼出，$\delta^{13}CO_2$ 增加。此方法已经成为幽门螺杆菌（Hp）感染诊断的金标准。

（2）^{13}C- 葡萄糖呼气试验：是进行糖代谢研究与糖代谢障碍疾病诊断的一种有效方法。口服 ^{13}C- 葡萄糖后，经过消化道吸收，进入血液循环，再经过细胞的氧化，最后形成 $^{13}CO_2$。整个过程中出现任何环节的障碍，都使 $^{13}CO_2$ 排出迟缓。试验的基本步骤是先选用 ^{13}C 均匀标记的葡萄糖，让受试者口服，在 6~10h 内，分次测定 $^{13}CO_2$ 的 δ 值，再绘制出 $^{13}CO_2$ 的 δ 值 - 时间曲线。^{13}C- 葡萄糖呼气试验是一种非常好的方法，往往可以替代糖耐量试验而用来诊断糖尿病，而不会造成任何伤害。它可以灵敏地反映糖代谢状况，因而可以对糖尿病的治疗效果进行有效的监测。

（3）^{13}C- 脂肪酸呼气试验：是用来诊断胃肠功能障碍所致的脂肪吸收不良。脂肪食入后，经过胆汁、胰酶作用及正常的小肠黏膜上皮的转运过程进入血液循环。如果在某一环节上出现病变，就会表现为脂肪吸收不良。应用羧基上标记 ^{13}C 的脂肪酸甘油三酯、口服后经过机体吸收,最后被组织细胞氧化成 $^{13}CO_2$ 呼出。用气体质谱仪,即可检测呼出气体中排出的 $^{13}CO_2$。量和排出速度,用于判断是否存在脂肪吸收不良。与其平行的 72h 粪便中脂肪测定的试验证实,^{13}C- 三油酸甘油酯的呼气试验可以完全区分正常人与脂肪吸收不良患者,灵敏度达 100%,而 ^{13}C- 三辛酸甘油酯呼气试验效果稍差,会出现假阳性或假阴性结果。为了鉴别是否胰源性脂肪吸收不良,可以在 ^{13}C- 三油酸甘油酯呼气试验基础上,再进一步做 ^{13}C- 游离脂肪酸呼气试验。其原理是游离脂肪酸在肠道内不需要经过胰酶的酯解,即可吸收,而三油酸甘油酯必须在肠道内经过胰酶的酯解,形成脂肪酸后方可吸收。因此,如果两试验均表现 $^{13}CO_2$ 排出迟缓,即可判断为肠源性脂肪吸收不良;如果只表现有 ^{13}C- 三油酸甘油酯呼气试验时的 $^{13}CO_2$ 排出迟缓,则可认定为胰源性脂肪吸收不良。

(4)^{13}C- 半乳糖呼气试验:是一种无创伤的肝硬化诊断技术,半乳糖主要在肝脏中代谢,当肝脏功能下降时,这种氧化功能下降。因此,使用 ^{13}C- 半乳糖作为示踪剂,经过口眼后 1h,检测呼出的 $^{13}CO_2$ 量,可以较灵敏地判断是否肝硬化。一般来说,肝硬化的患者,口服半乳糖后,$^{13}CO_2$ 呼气高峰出现比正常人晚近 1h,而且排出速度下降。

(5)^{13}C- 美沙西汀呼气试验:这也是一种判断肝功能损害程度的呼气试验。正常情况下,肝细胞微粒体中混合功能氧化酶可以催化 N- 甲基,N- 乙基,O- 甲基和 O- 乙基氧化。美沙西河分子中含有 O- 甲基,在甲基上标记 ^{13}C,口服吸收后,经过肝脏的氧化,最后形成 $^{13}CO_2$,呼出 $^{13}CO_2$ 气体的速度将反映体内肝功能的状况,速度越慢,肝功能损害就越严重。所以,此项试验已经成为判断慢性肝功能障碍严重程度的一个有效手段。

(6)^{13}C- 甘氨胆酸呼气试验:主要用来诊断慢性腹泻患者是否存在肠道细菌的过度生长,起到鉴别诊断的作用。正常生理情况下,胆汁酸代谢存在肠肝循环。胆汁酸以与甘氨酸或牛磷酸结合状态在肝内形成并排入十二指肠,在此很少被各种消化酶水解,而大部分在空、回肠被再吸收到肝脏并以复合物形式再次排入十二指肠。如果小肠内存在过度的细菌生长,这些细菌的酶就会将酰胺键打开,形成游离甘氨酸并被小肠很快吸收,然后在体内被氧化,若给患者服用 ^{13}C- 甘氨酰胆酸,则 $^{13}CO_2$ 呼出增加。

(四)稳定核素稀释分析

稳定核素稀释法(stable isotope dilution analysis)的基本原理与放射性核素稀释法是一样的,标本中标记分子的摩尔数在稀释前后相同,即标本中标记分子的摩尔数在稀释前后保持不变,并等于该种物质的总量乘以所测定得到的分子丰度(扣除其天然丰度),而天然丰度是定值,可由非标记物所测得。以公式(18-18)表示:

$$A_1 \cdot M_1 = A_2 \cdot (M_1 + M_2) \tag{18-18}$$

A_1 为标记物稀释前的丰度(扣除其天然丰度,即标记物分子百分超);

M_1 为稀释前标记物的摩尔数;

A_2 为标记物稀释后的丰度(扣除其天然丰度,即分子百分超);

M_2 为非标记物的摩尔数。

这样,A_1,A_2 可以测出,已知 M_1,即可以算出 M_2。

稳定核素稀释法最常用的质谱分析法,经常用于复杂样品如人血液、尿液、环境样品中痕量成分分定量和定性分析,在法医学检测、兴奋剂检测、临床药物分析中发挥重要作用。以人体内哌替啶浓度的测定为例,哌替啶作为强止痛剂常用于临床。药物动力学研究中常用稀释法,以检测少量(<1ml)血样中的哌替啶含量,而气相色谱法尚达不到如此灵敏度。

实验中其内标准物是哌替啶的哌啶环上用四个氘原子标记($^2H_4$-哌替啶),选择监测离子峰在 m/z247 和 m/z251 处。标准曲线制备是以 m/z247 与 m/z251 峰高比作纵坐标,以哌替啶浓度为横坐标;而以在哌替啶浓度 100~600ng/ml 范围内将已知量哌替啶加至含一定量 $^2H_4$-哌替啶的血浆中。同样,按上法处理检测而得到线性标准曲线。根据仪器所测出的样品 m/z247∶m/z251 比值,即可查出血中哌替啶含量。

第二节　核素示踪原理及其实验设计

一、核素示踪原理

　　所谓示踪法就是给被研究对象加上一个记号,以便在实验体系中或机体内追踪其行径与动向,了解被研究对象运转与变化规律。示踪剂(tracer)就是一些有特殊标记、从而很容易被测定并与其他核素和化合物容易区分的核素及其标记化合物,放射性核素和稳定核素都可作示踪剂。前者由于核素发射出的射线,能比较容易地被放射性探测器定量地测定出来,而稳定核素由于质量不同于相应的元素,可借助质量分析仪,如质谱仪、气相层析仪、气质联用仪、液质联用仪和磁共振仪等定量地测定出来。核素示踪法就是利用核素作示踪剂而建立起来的一种微量研究方法。目前绝大多数示踪实验都采用核素或其标记物作示踪剂。所以,通常所说的示踪实验往往是指核素示踪实验,以下便简称示踪实验。

　　示踪实验(tracer experiment)示踪实验的基础包括以下两点,其一是放射性核素和稳定核素及其标记化合物,虽与自然界中存在的相对应的同位素和化合物的物理性质不同,却具有相同的化学性质和生物特性。进入机体内后,在体内所发生的化学变化或生物学过程与被示踪的物质完全相同,这一性质在医学研究中非常重要。其二是放射性核素能自发地发生核衰变,同时发射出射线,利用高灵敏度的仪器,可对标记物进行精确的定性、定量或定位研究,而稳定核素由于质量不同于相应的同位素,可借助质量分析仪进行定量测量。上述两点结合起来,便成为建立示踪技术(tracer technique)的理论基础。

　　核素示踪包括放射性核素示踪和稳定核素示踪,它们有各自的优点和不足。放射性示踪方法有以下优点:①灵敏度高,目前最精确的化学分析水平为 10^{-12}g,而放射性示踪法的分析水平可达 10^{-14}~10^{-18}g,这对于研究体内或体外实验系统中微量的生物活性物质具有特殊价值。②测量方法简便,放射性核素衰变不受其他理化因素(温度和 pH)的影响,也不受样品中其他非放射性杂质的干扰,因此可省去分离提纯待测物的手续。尤其是用 γ 射线辐射体作示踪剂时,可直接从体表测量。这样,不仅可简化实验过程,又可减少实验误差。同时也是无创伤性的。③合于生理条件,指使用的示踪剂的浓度与该物质在机体内的正常浓度范围一致,示踪方法是在示踪物质用量接近生理剂量的条件下,研究其在整体内的变化。这样少的物质不会干扰或破坏体内生理过程的平衡状态。这类的实验是合乎客观实际的。④能定位,示踪法不仅能准确地定量测量和进行动态研究,还可利用自显影方法确定标记物在机体器官组织内的分市和积聚。结合显微镜或电镜,可进行细胞水平或亚细胞水平分析,使结构与功能研究结合起来。稳定核素示踪方法的优点:①无辐射危害,适用于体内示踪,特别是孕妇和儿童使用时不需要防护设施；②稳定核素标记物不会发生辐射自分解，核素也不会生衰变，因而使用时间的限制，适用于实验周期长的示踪实验；③稳定核素一般无化学毒；④稳定核素示踪方法不仅灵敏、准确度高，尚能对标记原子的位置及标记化合物的分子结构进行分析。尽管示踪实验具有上述优点，在进行示踪研究中还应注意下列几点：操作人员的特殊训练；电子仪器和安全防护条件的配备以及由同位素效应导致的错误结果。

二、示踪实验设计

由于示踪实验的特殊性，除了遵循一般实验要求外，要根据实验的目的，示踪实验的类型，考虑和解决示踪剂的选择、观察方法及数据处理等问题。所以，有别于一般实验研究，示踪实验必须按照一定的基本程序进行。

（一）示踪实验的基本程序

（1）实验准备阶段是示踪实验过程中的重要阶段。主要对使用的示踪剂、研究对象、探测仪器、实验用具和试剂等实验条件进行准备。并通过预实验检查和完善这些条件。不仅如此，通过模拟实验（冷试验）可掌握操作技术和熟悉实验过程。此阶段可在小范围内进行活性实验，了解探测仪器的性能及确定示踪剂选择是否合适，防护条件和废物处理措施能否合乎要求等。总之，该阶段的最终目的是根据预实验得到的数据，调整与修改实验设计，完善实验方法，以保证正式实验的顺利完成，并强调实验过程的最优化和最简略化。

（2）正式实验阶段是实验研究计划和设计实施与完成的阶段。应在已确定的条件下，按具体的实验计划进行工作。尤其是示踪剂的使用、样品的收集与制备以及放射性测量都要求按计划进行。若必须修改实验方案时，应注意实验的连续性和可比性。在此阶段中，与预实验一样，必须认真做好详细的实验记录，包括实验步骤、测量结果。意外现象也应详细记录。

（3）实验总结阶段是按照研究设计的要求，认真检查与归纳原始资料，使之系统化、条理化。尽量地减少或消除整理引入的误差。并根据指标进行数据计算，找出事物的内在联系，得出最后的结论。对于大量放射性测量数据的计算、整理与比较，可利用计算机的专用程序来完成。但应指出，示踪实验中，有时需要进行放射性计数校正和特殊数据计算，或因实验数据不足，需作补充试验和进一步的数据分析，以获得正确的实验结论。

（4）实验的善后处理阶段，示踪实验不同于一般实验，尤其是放射性示踪实验，实验中产生各种放射性废物必须妥善处理，要根据使用核素的核性质、半衰期和化学性质等，并根据国家的相关法规和政策选择适当的方式方法。所以，实验结束后的处理工作，仍是整个实验的一部分。并且，放射性废物的处理及放射性污染与防护，应当在整个实验过程都应予以高度重视。

（二）示踪实验设计的基本要求

核素示踪实验在核素选择、标记位置、示踪剂量、样品处理和测量方法等方面均有其特殊性，需要在进行实验设计时提前计划，以能够获得有效的实验数据和可靠的实验结果和研究结论。

（1）放射性示踪实验设计的基本要求

1）放射性核素的选择：放射性核素的选择在示踪实验中是非常重要的。这种选择不仅在取决于实验的要求，还取决于核素的放射化学性质。所以，实际上应综合两面的要求，去确定放射性核素选择的基本原则。需要选择合适辐射类型的核素，在示踪实验中，由于发射 α 粒子的核素，半衰期极长，测量困难，生物示踪实验中很少应用。多选用发射 β^- 粒子和 γ

射线的核素,β⁻射线因能量不同,分为低能的β⁻射线(^{3}H、^{14}C、^{35}S、^{45}Ca)和高能量的硬β⁻射线(^{32}P),离体实验和各种代谢研究多选用发射β⁻粒子的核素。体内诊断性示踪实验体外测量,主要选用发射γ射线的核素作示踪核素。半衰期也是放射性核素选择的标准之一,要挑选具有最适宜的半衰期的核素,它应足够长,以满足实验周期的要求;同时又要足够短,便于放射性废物的处理。整体实验时除考虑放射性核素的物理半衰期(T_p)外,还需考虑它的生物半衰期(T_b)。根据公式18-19,

$$\frac{1}{T_e} = \frac{1}{T_b} + \frac{1}{T_p} \tag{18-19}$$

若T_p与T_b相差20倍以上时,其有效半衰期(T_e)基本等于其中那个短的半衰期。例如^{14}C标记物(T_p=5 592a,T_b=10d)所以能够作为示踪剂被安全地使用于体内和临床就是这个缘故。

2)放射性核素标记的位置:当研究物质转运规律时,追踪观察的是原示踪物的去向,而不是追踪其代谢产物。只要求标记原子牢固便可。又如研究氨基酸脱羧基反应,应将示踪原子牢固地定位标记在羧基上,否则在实验过程中会脱离化合物,失去实验意义。有些实验不要求特殊定位标记的化合物,可采用均匀标记。可是在使用均匀标记物时,要尽量除去化合物中不稳定位置上的标记原子,以免造成实验误差。

3)示踪剂要有足够的放射性核素纯度、放射化学纯度(放化纯度)和比活度:为避免不同放射性核素的干扰,和减少对实验对象的不必要的照射,要求放射性示踪剂的放射性核素纯度应达到规定的标准,即98%以上。在使用其标记化合物时,也应满足规定的纯度,即放化纯度为95%以上。

4)示踪剂剂量的选择:示踪剂剂量的选择,主要依据标记化合物的放射性比活度、放射性核素的半衰期;标记化合物在研究系统中或机体内被稀释的程度、利用率及在机体内的分布和排泄特点;实验周期、测量仪器的探测效率和示踪剂安全使用范围等因素。一般要求在整个实验中示踪剂被稀释后,样品脉冲计数率应5倍于本底计数即可满足要求,在实际工作中常用下式估算示踪剂的剂量:

$$\frac{ACE}{D} > B \tag{18-20}$$

A为示踪剂的比活度,B为本底计数,C为原示踪剂的用量,D为稀释倍数,E为探测效率。一般来说,小动物实验的用量在7.4~18.5kBq(0.2~0.5μCi)范围内,更多的是在370kBq(10μCi)以下。离体实验如细胞培养、切片保温、酶反应等示踪实验,用量可小于37kBq(1μCi)。

5)示踪剂的给予途径:整体动物实验的给药途径,和其他非放射性实验一样,不外乎经口、静脉、腹腔、皮下或肌内注射。一般给药量小,要求体积准确。应防止损伤或漏出造成的污染。离体实验要根据研究目的,严格控制引入示踪剂的时间。

6)样品的采集与制备:样品的采集要有代表性;脏器采样应固定解剖部位,同时要避免与其他脏器和血液接触造成污染。进行代谢研究时,动物要饲养在代谢笼内,尤其是注射挥发性的放射性核素时,应有专门的气体收集装置。此外,还要注意的是样品的采集与制备须在相同的条件下进行,以免带来人为的误差。

7)放射性测量方法的选择:不同能量的射线应采用不同的测量方法,如γ射线的测量,主要选用碘化钠晶体闪烁计数器。^{32}P的测量可用G-M计数管,而目前多用液体闪烁计数器。而低能核素^{3}H、^{14}C则用液体闪烁计数器或薄窗G-M计数管进行测量。α射线可用带有硫化锌晶体的闪烁计数器,电离室和核乳胶测量,也可用液体闪烁计数器测量。

(2)稳定核素示踪实验设计的基本要求

1)核素的选择:可供示踪实验用的稳定核素有:^2H、^{13}C、^{15}N、^{18}O。但由于合成方便和费用低,氘成为最常选用的核素。

2)示踪剂量:与放射性实验相比,稳定核素标记物的使用剂量较大。有时采用化学剂量,这在一些示踪动力学实验中应慎重考虑。

3)丰度:示踪实验中不仅要求使用高纯度的标记物,同时也要求使用高丰度的稳定核素。丰度愈高,用量就愈小,可以避免过大剂量示踪剂对机体生理状态的影响。另外,丰度高也能经得起最大限度的稀释,并能提高实验的准确性。

此外,稳定核素示踪实验和放射性核素示踪实验一样。要求尽量缩短从取样到分析的时间,可避免同位素的"污染"。再者,还应注意实验中标记原子的丢失,特别在物质转化研究中更应给予充分的重视。

(三)示踪实验的基本方法

示踪实验按照不同的实验目的和实验方式可分为两大类:离体示踪实验和整体示踪实验。

(1)离体示踪实验(in vitro):是指用由整体中分离出来的简单系统进行的实验,如长期培养的细胞株,无细胞酶系统,短期孵育的细胞悬液或组织切片以及灌流器官。此类实验主要用于揭示物质(包括大分子)的转化,精细的结构与神经递质的释放与摄取的关系。所以在研究物质代谢、受体与配基相互作用时,应首先考虑选用此类示踪实验。

由于离体示踪实验的分析系统简单、示踪物和转化物的浓度不会遇到运转排泄等因素的影响,所以,实验结果准确性高,分析方法也比较简单;同时离体实验条件能够人为地加以控制,因此,它更适合于各种精细的分析研究。然而,离体实验的条件明显地不同于整体实验,其实验结论不一定能够外推到整体情况。可见,对离体示踪实验的结果进行整体示踪实验验证是必要的。

离体示踪实验根据示踪剂的使用方法又分为两种类型:①恒量标记实验:多数离体示踪实验都是向实验系统中加入过量的示踪剂,实际消耗量极少,在整个过程中示踪剂的浓度基本一致。分析结果时毋须考虑示踪剂的浓度变化。此类方法常用于研究离子转移规律和DNA合成速度等。②脉冲标记实验:这种示踪实验方法只允许被研究系统与示踪剂接触一个短暂时间,随即将示踪剂除去,再继续观察。如细胞的增殖动力学研究和活性肽的代谢研究等。

(2)整体示踪实验(in vivo):是将标记物引入完整的机体内、从体表或定期取样研究标记物的运转与分布。这类实验方法主要用于研究物质的吸收、分布、转运和排泄等运动规律,或对某些生理器官功能的研究。此类实验方法虽不如离体示踪实验精细,但却能反映机体的实际生理情况。因此,常用来对离体实验结果进行验证。整体示踪实验中,通常采用静脉注射引入示踪剂(小动物实验常采用腹腔注射)。吸收途径研究例外。静脉注射方式又分一次性快速注射和恒速滴注两种。示踪剂的浓度在血液和组织或代谢物中都呈现出时相变化(图18-13,图18-14),这是机体内复杂代谢过程综合影响的结果;血液中示踪物的浓度不仅取决于它的吸收,也取决于它在体内的代谢转化和排泄。甚至有的物质可能有体内反馈(如标记氨基酸进入蛋白质又分解出来)。所以,在设计这类实验时,必须同时考虑对比研究血液和组织中原示踪剂与标记代谢产物的放射性活度的变化。在处理分析实验数据时,还应做必要的、复杂的数学运算,否则难以得到正确的结果。

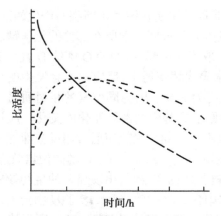

图 18-13　静脉一次性快速注射放射性示踪剂在血液、组织、代谢物中的时相变化

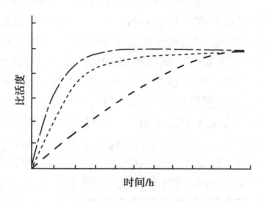

图 18-14　静脉恒速滴注放射性示踪剂在血液、组织、代谢物中的时相变化

（四）示踪实验资料的整理与分析

示踪实验资料的整理和数据分析是整个实验计划的不可缺少的组成部分。应指出由于示踪实验的特点，必须在确保标记物起到真正的示踪作用、量具与探测仪精度高、严格控制各种变异因素和测量数据可靠的前提下，才能对示踪实验资料进行统计学分析处理，统计数据时需要注意的问题。

（1）两个计数率的显著性检验：在放射性测量工作中，经常比较两个计数率的差别，如比较两个样品的净计数率，或同一样品两次测量的计数率等。若两个计数率有差别时，首先应确定两个计数率的差别不是由放射性衰变所致，才能做出两个计数率有差异的结论。工作中常用 u 检验方法进行判断（见统计学）。

（2）可疑值的舍弃：在分析测量结果时，可能发现有的数据与均数的相差甚大，怀疑是否能从泊松分布中获得如此结果，可用 χ^2 检验法或 Chauvenet 判断标准等方法验证。

（3）误差传递：在放射性计数处理过程中，有的结果不是直接测量得到的，而且间接地由一些计数结果经加、减、乘、除等运算得到的。其中，每个计数结果都存在统计误差，各原始测量数据的误差又会传递到最终结果上。所以，在进行数据运算时应严格控制计算误差。否则，会影响最后的实验结论。

三、示踪实验中的同位素效应及其应用

在示踪实验中，由于使用的同位素质量的不同而引起物质转化反应速度的变化，称为同位素效应（isotope effect）。如在研究物质转化时，由于被研究的物质分子中某一原子由它的同位素所取代，便可引起反应速度的变化，所以在示踪动力学的更新速率研究中，同位素效应不可忽略。否则会影响最终结果。

氢的同位素效应的研究是比较多的，部分原因是氕（H）、氘（D）和氚（T）的质量差别大，比较容易地观察到较大的效应；另一方面是因为质子转移反应在化学和生物学中存普遍而且具有十分重要的意义；此外，氢又是机体内广泛存在的元素，所以，其同位素效应影响颇广。由于同位素效应的大小与同位素的质量有关，在稳定同位素示踪实验中氘（^{2}H）的同位素效应最显著；放射性同位素示踪实验中氚（^{3}H）的同位素效应最大。就氢而言，同位素效

应分三类,初级同位素效应(primary isotope effect)是同位素所在键发生断裂而产生的效应。次级同位素效应(secondary isotope effect)指效应发生在邻近同位素所在部位的化学键。溶剂同位素效应是由于溶剂中的某种原子被其同位素取代而引起的,如 D_2O 中的 D 置换 H_2O 中的 H,又如在一些酸或碱催化的反应中,若用氘水等代替普通水,反应速度会发生明显变化。上述三种同位素效应中,以氢的初级同位素效应为最高。因为同位素的相对质量差别越大,同位素效应越大,所以同位素效应的大小,随原子或基团的性质变化而变化。应注意在不同的反应中即使是同一种核素的同位素效应也不同。同位素效应通常用反应速度常数的比值表示,如 K_H/K_D(或 K_D/K_H)表示氘的同位素效应。K_{12C}/K_{13C} 表示 ^{13}C 的同位素效应。

因为同位素效应,导致在应用氢同位素标记物进行体内实验时,出现显著的生物效应的变化,研究发现用氘水和混合氘水饲养大鼠,当饮水中含 20%~30% 氘水,实验动物会出现一系列病理状态,包括神经系统和生殖系统的异常变化。如含氘水达 30%~35% 则很快导致动物痉挛、昏迷而死亡。实验还证明氘掺入动物肝糖原及脂肪酸的速度比氕快 8% 和 18%,氘的毒性显然与其同位素效应有关。研究证明:35% 的氘水约比水重 3%~4%,黏度约增高6%,能降低一系列酶的活力,如大鼠肝脏的过氧化氨酶,DPN- 细胞色素 C 还原酶,脂酶等,表明同位素效应对酶的反应速度的影响非常深刻,同位素效应的存在对整个实验过程能造成影响。因此,从生物实验到测量的每一环节都应予以注意。

同位素效应的存在又不完全是坏事,例如人们利用同位素效应来限速,观察某些代谢活动过程。又如用次级同位素效应研究邻近基因变化对反应动力学的影响。此类研究在药物疗效研究中具有很大的潜力。如国际上主要的制药公司利用氘同位素效应,修饰特定药物分子基团或 C—H 化学键,从而改变药物分子在体内代谢动力学过程,降低体内的毒性,提高药效。

第三节　核素示踪在物质代谢研究中的应用

由于同位素标记物的代表性,放射性或稳定性核素示踪剂可以在机体内运行、分布及参与机体的各种转化、代谢过程,反映被示踪分子在机体内经历的复杂过程,所以,核素示踪实验是研究物质吸收、分布、转运、代谢转化、排出过程的最好手段。

一、物质吸收的示踪研究

研究物质吸收的主要目的是了解物质吸收量(或吸收率)、吸收时的化学形态及吸收的解剖部位等,核素示踪技术是研究了解食品、药物和毒物分子吸收的主要手段。

(一)吸收率的示踪研究

不同的物质吸收率不同,并易受生理或病理及环境等因素变化的影响。实验中常研究影响吸收的物质方面(物质的性质、溶解度等)和机体方面的因素,以阐明吸收率的变化。为更确切地反映机体吸收率的变化,通常都采用整体示踪技术。在一次给予示踪剂后测量其相对吸收率或吸收百分率,一般实验中常以消化道吸收率的研究为代表,但研究方法常因研究对象和研究的目的不同而异。

(1)整体计数法测定吸收量:此类方法适用于某种在机体内更新速率缓慢的物质,用发射

γ射线的核素标记物作为示踪剂,经口服或灌胃引入体内,待粪便中基本上无放射性时,方可用γ计数器从体表测量机体内残存的放射性含量,除以投入的放射性总量,即得吸收率。

(2)测量未被吸收残留量:一次经口服或给实验动物灌胃一定量(摄入量)的、能被肠道吸收的示踪剂,在一定的时间内收集动物的粪便,测定其在粪便中的残留量。根据未被吸收的残留量,按公式18-21再计算示踪剂的吸收百分率。

$$吸收百分率 = \frac{摄入量 - 残留量}{摄入量} \times 100\% \tag{18-21}$$

此公式适用于那些经吸收后再被消化道排出的量可以忽略不计的示踪剂。如甘油三酯,正常人口服 ^{125}I- 甘油三酯,72h粪便中残余放射性的百分率为2%~5%;吸收率则为95%~98%。本法是由未被吸收的残留量计算吸收率的,而未被吸收的放射性残留量又受胃肠道的功能状态和全身性疾病的影响。此外;常因粪便收集不全,样品分离提纯不彻底,实验也会出现误差,实验中应予以注意。

(3)尿排出量的测定:这是一种根据吸收后由尿排出的数量推算吸收率的方法。如已知某物质经肾排出,一次口服示踪剂后,在一定时间内测定由尿排出示踪剂的总量,可以反映吸收率。这种方法常受示踪测物在体内的代谢、积聚及肾功能的影响,应用范围受限制。

(4)测定血浆中示踪剂含量:胃肠道给予的示踪剂,经消化作用后可被吸收进入血液。所以,测量血液中示踪剂的含量,可以直接了解示踪剂的吸收情况。口服示踪剂后血浆中的浓度是边吸收边清除的结果,与一次静脉注射后的情况不同,静脉注射后则100%地进入血液,其浓度随时间而下降,下降的速度主要取决于清除(进入组织、代谢、排泄等)速率。而口服示踪剂时,血液中浓度下降,同时取决于吸收率和清除率。为反映吸收率便提出了测定血浆中示踪物浓度时相曲线下的面积(area under curve,AUC),即是指血浆示踪剂浓度对时间作图,所得的曲线下的面积,见图18-15。

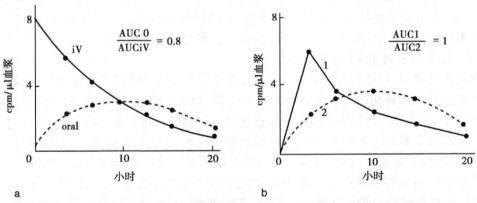

图18-15 血浆示踪剂放射性浓度 - 时相曲线和曲线下面积(AUC)
由 AUC 来计算吸收率:a. 口服与静脉注射相比较(绝对生物利用度);
b. 两种口服方案或剂型相比较(相对生物利用度)。

为准确地反映示踪物在血浆中的浓度,实验中常对比研究静脉注射和口服剂量相同的同种示踪剂的吸收率。当血浆清除速率常数和分布容积相同时,口服后的 AUC 或等于或小于静脉注射后的 AUC。口服的 AUC 除以静脉注射的 AUC,所得到的百分率,即绝对生物利用度（absolute bioavailability），是吸收率的估计值。口服两种不同剂型的示踪剂后，所得到的两个 AUC 的比值，则称为相对生物利用度（relative bioavailability），它能反映两种剂型示踪剂吸收率的相对大小。

（二）物质吸收部位的研究

物质在消化道内的吸收，是指各种分子及其消化产物、水分和盐类等物质通过肠黏膜上皮细胞进入血液和淋巴液的过程。不同物质在消化道的吸收部位是否相同，只能借助核素示踪技术来解答，因为它能有效地区别开内源性和外源性物质，根据消化道不同部位外源性示踪剂的放射性活度的变化来确定该类物质的吸收部位。

（1）离体肠段实验：取出部分肠段，将其翻转过来，结扎两端成肠袋，所以又称为翻转肠袋法。因去除淋巴管和血管，属非生理性的实验。将肠袋放在含示踪剂的缓冲液内孵育，观察袋中放射性示踪剂出现的情况，以反映黏膜吸收的速度。此法多用于有无道浓度梯度吸收，吸收方向及影响吸收的代谢阻断剂及其类似物的研究。

（2）观察不同肠段腔内示踪剂含量的变化：口服示踪物后，在一定时间内分段测定肠内容物的放射性，可以了解示踪物的吸收部位。如口服 ^{45}Ca 的可溶性盐，在不同时间杀死动物并测量不同肠段的放射性残余，结果发现，在最初的几小时内，肠道内容物的放射性活度已降至原活度的 50%，其中小肠上 2/3 的放射性最强，可见 Ca 的吸收主要在小肠的上 2/3 处。

（3）口服示踪剂后观察消化道壁内示踪剂含量的变化：本方法适用于吸收后在肠壁内停留时间较长的物质。如脂肪，曾有人在给大鼠口服 ^{125}I- 橄榄油后 2~6h 内，分批杀死大鼠，取出小肠，洗去内容物后并将其分成 4 段，然后分别测定各段肠壁的放射性。结果发现在自上而下的第三个 1/4 段壁内的放射性最高。若预先切除该段，并将第二个 1/4 与第四个 1/4 段吻合，再口服 ^{125}I- 橄榄油进行上述实验，则不会出现类似的峰值。这就表明，脂肪在小肠的第三个 1/4 段吸收率最高。

（4）测量消化道不同部位血液中示踪剂的含量：此法原理与测定血液中示踪剂的浓度或AUC 相似，所不同的是该方法将被研究物质引入特定的观察部位，可用对比的方法研究其与口眼或静脉注射示踪剂吸收率的差异，这种方法多用于药物学研究。

（三）物质吸收时化学形式的研究

物质在吸收时，可能以原型物直接吸收，也可能通过适当降解或衍生化后再吸收，吸收后在肠壁内发生的变化也是一个连续的动态变化过程，示踪实验可以帮助我们了解吸收时的化学形式，尤其是药物和毒物吸收的过程演变。常见的是单标记示踪实验，将待研究物质的不同组成部分加上标记核素，制备成不同的标记物 A 与 B，口服后测定血液或淋巴液中的放射性，追踪标记原子的去向，以确定待研究物的吸收形式。如脂肪吸收的研究，为了解吸收入血浆的游离的脂肪酸和甘油是否是甘油三酯的直接组成成分，分别用羧基上带 ^{14}C 标记原子的游离脂肪酸和 ^{14}C- 甘油进行实验。结果证明：肠黏膜可以吸收游离脂肪酸，并发现10~12 个碳原子以下的脂肪酸，如癸酸能直接扩散入门静脉，但不参加甘油三酯的合成，而70%~90% 长链脂肪酸被小肠黏膜吸收后，参与合成甘油三酯并进入淋巴液中。而 ^{14}C 甘油很少出现在甘油三酯中，因为甘油被吸收后，直接进入肝脏，或被 ATP 活化为 3 磷酸甘油，供合成甘油三酯时应用。

利用在示踪分子的不同部位或基团带有不同标记原子的示踪剂进行的双标记实验，可以直接追踪两者的去向，反映物质吸收的形式。对具有病理作用的物质——胆固醇酯的吸收方式的研究是这类实验的代表,利用 ^{3}H 标记苯环上 7α 位和 ^{14}C 标记脂肪酸羧基的胆固醇酯进行其吸收方式研究,结果发现,胆固醇酯中的胆固醇与脂肪酸吸收率不同,被吸收的脂肪酸主要出现在甘油三酯中;出现在胆固醇酯中的量很少。而淋巴液中胆固醇酯的脂肪酸主要是非标记的内源性脂肪酸。表明胆固醇酯在消化道内先水解成游离的胆固醇和脂肪酸,然后分别被吸收,脂肪酸主要参与甘油三酯的合成,而游离胆固醇主要与内源性脂肪酸形成胆固醇酯。

二、物质分布与转运的研究

生物体内的物质处于不断更新与动态平衡之中,各种物质在机体内都有各自的分布与转运规律。打破了这种分布规律,就会出现病理改变。因此,讨论物质的体内分布与转运规律,不仅有利于了解生理活动,同时对探讨某些疾病的发病机制也有重要的意义。药物在体内发挥作用,也必须通过一定机制转运并在作用的器官、细胞或细胞器中有高度的富集,以达到最大的药效比。

放射性核素示踪技术则是研究物质分布与转运的较为理想方法。物质分布与转运的研究方法相似,而物质转运的实验设计更强调动态观察,基本研究方法均包括三个步骤:示踪剂的引入,实验观察与实验结果的处理。根据研究目的不同,物质分布与转运研究划分为 4 个水平:宏观水平(器官水平),细胞水平,亚细胞水平和分子水平。

(一)物质分布实验

研究物质分布是研究物质结构与功能间互相关系的前提,新药研发和新化合物在体内组织、细胞、亚细胞的分布,对于我们了解毒物和药物的特性、毒理或药理机制,具有非常重要的意义,核素示踪实验是进行物质分布实验研究的关键技术。为精确地确定标记物的分布,要理解以下几个关键步骤。

(1)示踪剂的引入:根据研究水平的不同,示踪剂的引入的方法也不同。器官水平的物质分布研究,需由静脉或腹腔(小动物多用)引入示踪剂,有时须经特殊途径(如侧脑室注射)给整体动物引入示踪物。对结构精细的、量极少的物质或生物大分子,进行亚细胞水平或分子水平的研究时,应采用离体实验,试管内给予示踪物的方法。

(2)示踪剂:对示踪剂的选择除遵守一般的原则外,在物质分布的研究中,必须注意下列几点:①使用的标记化合物不一定要求严格的定位标记,因为此项研究目的在于观察物质的分布而不是物质的转化,但要求示踪核素原子应标记牢固,不脱落或交换;②标记物的放射化学纯度要高,否则会产生错误的研究结果,尤其在中药研究用同位素交换法制备标记物时,更应注意;③示踪剂比活度依据研究水平而定,器官水平研究需要放射性比活度较低的示踪剂;亚细胞水平和分子水平的研究需用高比活度的示踪剂。

(3)标本的处理:实验中要根据研究目的和测量方法进行样品的处理和标本制备。但应指出的是:用层析或电泳等方法分离示踪剂与代谢产物时,往往会导致示踪剂或代谢产物的丢失。因此,实验中需作丢失校正,常称为回收率校正。

(4)观察与测量:根据研究目的和观察水平的不同,选择不同的观察与测量方式。对于小动物整体和器官水平,可以通过 PET-CT、SPECT-CT 动态测定示踪物引入后不同时间点各个脏器、组织的分布,通过对各组织、器官 ROI 的测定,量化分布规律;也可以通过对示踪物引入后不同时间点各个脏器、组织进行宏观或器官放射自显影,进行定量和定位测量;也可以解剖动物,分别测量各组织、器官的示踪物分布量。而对于细胞和亚细胞水平的分布,可以通过微观放射自显影、超微观放射自显影来定量、定位测量。对于分子水平的分布,可以通过核酸、蛋白电泳等方式分离后进行多种方式的测量。

(5)数据处理:分布实验中数据处理的关键在于合理地选择参数。以取标本测量示踪剂含量为例来讨论数据处理中的问题。示踪剂的量以 Bq 为单位,若样品的测量效率相同时,也可以用计数率(cpm)为单位。无论是哪一级水平的分布研究,都将测得的衰变数(dpm)换算成放射性含量,如 Bq/g 组织,或 Bq/ml 液体;Bq/10^6 个细胞,Bq/mg 蛋白质或 DNA;Bq/mg 核酸,以反映示踪剂在组织或组织某一组分中的浓集程度,并可保证不同的组织标本间的可比性。小动物成像,可以通过 ROI 单位像素活度来进行比较。放射自显影结果,可以通过显影的强度(灰度)和显影的颗粒数进行比较。

物质分布示踪研究广泛地应用于药理学和毒理学研究中。如用自显影法观察到 ^{14}C-氟烷主要分布在大脑和小脑白质,奠定了氟烷起全身麻醉作用的理论基础。又如我国学者用 ^{14}C-鱼腥草素作分布实验,研究鱼腥草素对支气管炎的疗效时,发现 ^{14}C-鱼腥草素在气管组织内有一定的浓集。

近年来,又设计出一些特定的标记物作为探针(probe)。根据它们在体内的分布,研究对它们有特异亲和力的配基在不同水平上的分布情况,能够对其结构与功能间的关系进行更深入的了解。在这方面较突出的应用有标记抗体,标记的互补 RNA(DNA)及标记的受体配基。随之发展起来的放射免疫显像与治疗、DNA 原位分子杂交、反义核酸显像及放射性反义核酸双重治疗,受体配基分析、放射受体显像与受体介导靶向治疗等技术,已成为肿瘤、遗传性疾病和内分泌系统疾病的病因研究和诊断、治疗中的不可缺少的研究手段。

由于物质的分布研究非常重要,除了核素标记物示踪并进行测量外,示踪剂的选择和研究的手段多样化,包括光学成像、磁共振成像在内的多模态观察系统也成为常见的手段,大大丰富和延伸了放射性核素分布示踪实验的内涵和用途。

(二)物质在血浆与组织间的转运

物质转运的研究包括血液和组织间的转运、细胞内外的转运以及亚细胞结构与细胞质间的转运。物质的转运与细胞的生理活动、疾病的发病机制关系密切。放射性核素示踪技术能够在转运双方原有物质浓度不变的情况下进行研究,所以已成为物质转运研究的不可缺少的手段。

血液和组织间的物质转运示踪研究应用广泛。通常是在示踪剂引入血液后的不同时间内,取组织或者同时取血液和组织进行示踪剂含量的测定。这类实验主要应用于以下三个方面。

(1)动态平衡的证实:这类实验是依据下面的事实设计的。组织中某种物质的含量稳定不变,却经常能与血液进行交换,当向血液内引入放射性标记的该种物质后,放射性会出现在组织中,停止向血液中引入标记物后,组织中放射性便逐渐降低。利用此类实验已证明:像表面静止的骨骼中的 Ca 却与血浆 Ca 间进行不断地交换,这是因为血浆 Ca 的浓度是稳定的,不允许其中的 Ca 不断地增加或减少,否则,只能由 Ca 库,即骨中 Ca 来进行调节和交换,这种交换是处于动态平衡中,^{45}Ca 示踪实验结果反映出骨骼中的 Ca 是处于不断的交换中,不是静止不变的。

(2)组织中特定分子来源的判断:胆固醇是影响人类动脉粥样硬化的重要因素之一。为了判断动脉粥样硬化斑中胆固醇的来源,将 ^{14}C-胆固醇加入饲料中喂养家兔,其血浆中胆固醇的放射性会逐渐升高,并维持在一定的水平,定期杀死动物,测定动脉壁中胆固醇的放射性、实验发现:动脉壁胆固醇的放射性逐渐增高,最后其比活度与血浆相同,即达到平衡。因此,便把这类实验称为同位素平衡实验(isotope balance experiment)。利用这种实验证明了动脉壁中胆固醇来源于血液中的胆固醇。两者并处于不断地交换之中。

(3)血浆运载蛋白的研究:许多物质在血浆中不是以游离态存在的,如某些激素、无机物和药物等,是以与某些特定的血浆蛋白相结合的形式而被转运的,如甲状腺素结合球蛋白(TBG)、皮质醇结合球蛋白(CBG)、性激素结合球蛋白(SHBQ)、运铁蛋白(TF)、脂蛋白(Lipoprotein)等。用放射性核素示踪方法不仅能证实这种结合,主要是通过自显影或放射性扫描等方法在电泳谱或层析谱上找出这种运转蛋白,可进一步对其质与量进行研究。如用 ^{3}H-胆固醇研究低密度(LDL)和高密度(HDL)脂蛋白在动脉粥样变中的作用时,发现缺乏高密度脂蛋白的人,即使血浆总胆固醇含量不高,也易发生动脉粥样硬化。

(三)生物膜两侧的物质转运

生物膜包括细胞膜和亚细胞颗粒成分与细胞质间的界面结构。生物膜两侧物质的转移不同于一般的半透明膜,除单纯扩散外,还有主动转移(即在"泵"的作用下,物质能逆梯度转移)和易化转运(即在膜结构中某些蛋白质的帮助下,扩散速度超过一般的物理扩散)。虽然很久以前就开始了对生物膜两侧物质转运的研究,但只有在运用放射性核素示踪技术之后,这类研究才得到迅速发展。常用的研究方法如下。

(1)单纯扩散研究:将标记物加在生物膜的一侧,观察另一侧的放射性以判断物质扩散的速度,如有人曾用 ^{24}Na 观察多种动物和人不同妊娠期的胎盘向胎儿转移的情况,发现 ^{24}Na 在母体血液和胎儿体内达到平衡的速度缓慢。

(2)主动转运和易化扩散的研究:在这类研究中不一定需要放射性核素示踪技术,当被研究的物质在生物膜两侧都存在时,浓度虽不相同,却是相对稳定的,或两侧浓度都很低,常采用核素示踪技术进行研究。如通过示踪实验发现有的维生素能逆梯度地进入肠黏膜细胞,再进入浆膜外液,这种转移有立体结构的特异性和可饱和性,往往需要 Na$^+$ 的存在和供给能量。所以,称之为钠泵依赖性主动扩散,维生素 C,维生素 B$_1$ 和生物素等的吸收都属于这一类。

(四)亚细胞水平的物质转运

亚细胞结构间的物质转运与细胞功能调控有密切关系,近年来这方面的研究发展很快。常用的实验方法如下。

(1)电镜自显影动态观察:在研究 Ca 对肌细胞生理功能的调控作用时,便是利用 ^{45}Ca 体外参入肌细胞,连续定期取样作电镜自显影观察,发现 ^{45}Ca 在肌细胞不同的活动状态时分布不同,肌肉松弛时,^{45}Ca 主要分布在肌质网的终末池,收缩结束时则聚集在粗肌丝;结束后不久又回到终末池。

(2)分离亚细胞组分作放射性动态观察:这类实验是利用密度梯度离心分离法和放射性核素示踪法,对待研究的组织作动态观察,如利用 ^{3}H 标记的神经递质或化学前身作脑室注射后,取出脑组织制成匀浆,并进行梯度离心,分离不同的亚细胞成分并进行液闪测量。从测量结果发现 ^{3}H 标记物主要集中在神经元的突触结构中,这一测量结果与电镜自显影的观察结果相一致。

(3)制备亚细胞结构间物质转运的模型:这一方法是用一定的化学程序处理破坏细胞膜的特殊转运机制,但细胞不被破碎,使之成为研究亚细胞组分间物质转运的模型。如用皂苷处理肝细胞,使其细胞质中的成分能自由地通过胞膜,为研究磷脂肌醇(InsP$_3$)和细胞内钙(^{45}Ca)的关系提供了模型。根据放射性测量结果发现:细胞器(可能是胞质网)中 ^{45}Ca 的释放随 InsP3 增多而增加,这一事实还间接地证明了这两个细胞调控因子间的相互关系。

三、物质转化的示踪研究

研究物质转化的目的主要是揭示机体内重要生命物质的前身物、中间物和代谢产物的关系,以及完成这种物质转化的必要条件等。由放射性核素示踪技术本身的特点所决定,它已是完成这类实验研究的关键手段。

(一)参入实验

参入实验(Incorporation Experiment)可研究生物体系中化合物 A 和 B 的前身物与产物的关系。用放射性核素(或稳定核素)标记在化合物 A 的适当部位上,引入生物体系内,经过一定的时间,分离出化合物 B,如果在化合物 B 中出现较多的标记核素,这表明化合物 A 的标记原子或标记基团或整个标记分子已参入化合物 B 中,即化合物 A 是化合物 B 的前身物。参入实验分为整体(in vivo)和离体(in vitro)参入实验两类。整体参入实验多采用动物实验,选用合适的标记物也可以进行人体实验。整体实验有利于观察某一物质在体内转化的全部情况。但由于体内代谢过程复杂;一般用实验不容易了解代谢转变过程的细节,如甘氨酸的甲基卟啉碳的主要前身物,但用标记的甘氨酸作整体参入实验,却因代谢旁路多及内源性甘氨酸的影响,参入率不高。难以做出判断。离体参入实验在研究物质转化过程时,实验条件易控制,有利放在分子水平上阐明转化过程的具体步骤、转化条件及影响因素。特别是有些物质向中间物转化缓慢、产量极少,但中间物却能迅速地向产物转化,对这种情况只有进行离体参入实验才可以得到预期的研究结果。

一般参入实验通过对参入率的测定,便能对两种或两种以上的代谢物间的关系做出定性分析,追踪物质转化的途径。当某一标记物作待测物的前身物,进行参入实验时,便可从待测物获得较高的参入率。如果标记物是待测物的有效前身中间产物,参入率会更高。例如,^{15}N-甘氨酸是血红蛋白的有效前身物,便是利用 ^{15}N 标记的甘氨酸进行参入实验证明的。实验不仅发现甘氨酸内的 ^{15}N 被直接用来合成卟啉,并证明其他氨基酸内的 ^{15}N 只能间接地利用,利用率也低。由于血红蛋白形成后固定在红细胞内,一旦红细胞破坏后也不会再被利用。所以,^{15}N- 甘氨酸参入血红蛋白的实验,在医学研究中被用来测定红细胞的寿命,以阐明正常红细胞和各种疾病时红细胞寿命的变化规律与机制,对疾病的诊断有着十分重要的意义。

(二)双标记参入实验

双标记参入实验是示踪研究常用的技术之一,可当作追踪研究的手段用于阐明前身物的一个或两个以上的基因,或同一基团的不同原子是否能直接转移到产物上,还是需要经过中间变化(部分脱落、分解后再合成)最后形成产物。这类实验常采用两种核素分别标记前身物分子的不同部位,实验前要测定示踪剂中两种核素的放射性比活度(稳定核素,以原子百分超为单位;放射性核素以 cpm 为单位),计算两者之间比值,分析实验结果时将其与产物中两者之比值相比较,若产物中两核素比值保持不变,即上述两个标记部位的原子直接转化到产物中。

这类参入实验的一个典型例子是常见的体内转甲基过程。已知蛋氨酸是甲基的直接供给体,核酸、肾上腺素和胆碱合成时需要的甲基都是由蛋氨酸供给的。因此,有人用不同的核素如 ^{14}C 和 ^{2}H,分别标记蛋氨酸的甲基,并按一定比例混合于饲料中,喂养大鼠。然后分离大鼠肌肉组织中的肌酸和胆碱,分别测定甲基上的 ^{14}C 和 ^{2}H,计算 $2H/^{14}C$ 的比值。发现甲基上的 $^{2}H/^{14}C$ 的比值几乎没有变化,表明体内的甲基作为一个整体基团参加代谢过程。

又如在嘌呤合成代谢中,甘氨酸分子作为一个整体直接加入到嘌呤的骨架中,也是由 ^{14}C 和 ^{15}N 双标记的甘氨酸进行的参入实验证实的。

四、新型生物治疗的报告基因显像策略

近二十年来,新型生物治疗技术开始从基础研究向临床应用转化,其中基因治疗、干细胞治疗等具有较好的应用前景。

基因治疗是指通过人为手段修复细胞内已经损伤或突变的基因,或将外来的一段正常基因导入病变细胞以替补非正常基因、或通过一些手段改变细胞内基因,以达到治疗疾病目的。肿瘤的基因治疗研究目前发展最快,已经设计和研究了几种方案,包括:细胞因子 / 免疫基因治疗方案,药物抗性基因 / 敏感基因治疗方案,自杀基因(敏感基因)治疗方案,癌基因 / 反义核酸治疗方案等。

干细胞治疗是利用干细胞(stem cell, SC)的自我更新、多向分化的生物学特性来治疗损伤、退变性疾病的新技术,是未来生物医学治疗的发展方向。SC 可来源于早期胚胎和成体组织,也可以通过体细胞核移植、基因导入、生物活性因子诱导和其他干细胞诱导技术获得不同功能的干细胞。不同来源的干细胞具有共同的生物特性,但是分化潜能和应用对象有些差异。胚胎干细胞(embryonic stem cell, ESC)具有强大的可塑性,但临床应用还存在技术安全和伦理问题,目前无法在临床推广,而人工诱导获得的多能干细胞(induced pluripotent stem cell, iPSC)具有 ESC 的基本特性,应用前景较好,也是目前技术研究和转化研究的重点、热点。其中,来源于成体组织的干细胞(adult stem cell, ASC)分化潜能相对有限,可以实现个体化治疗。来源于骨髓、脐带等组织的间充质干细胞(mesenchymal stem cell, MSC)具有跨胚层分化潜能,体外生长速度快,易于大规模和标准化生产,同时其免疫原性低排斥反应少等优点,更容易在临床转化,SC 治疗具有多重生物效应,对电离辐射损伤、炎症病变、创伤、退行衰老病变、细胞变性坏死及自身免疫疾病等均具有良好的前景。

(一) 报告基因显像目的

无论何种方案,我们均必须了解外来基因或干细胞进入体内后的分布、迁移、归巢、转归,有必要在治疗过程中对导入的基因或干细胞进行监控,特别是在活体状况下进行成像监控,避免采集标本进行离体检测的缺点。因此科学家建立了一套通用的体内基因显像方法,将较容易对基因治疗和干细胞治疗进行无创伤性的体内动态监测。报告基因显像监测的目的是:①了解基因是否成功导入;②靶细胞在基因导入后的表达是否达到治疗的水平;③基因表达的持续时间,以确定再次进行基因导入的时间;④干细胞的分布、归巢。

为了建立一套可靠的报告基因显像监控体系,需要寻找相互匹配的标志基因(marker gene)和标志底物(marker substrate)。理想的匹配应包括:①标志基因在宿主细胞中无内源性,是一外源性基因,基因表达产物是酶,本身无害,但可以催化标志底物;②标志底物可以快速通过宿主细胞膜进入细胞内,本身无毒,不被正常宿主细胞代谢;③标志底物进入标志基因转染的细胞后,立刻被标志基因表达的酶催化,产生对宿主细胞有毒的物质,并不再到细胞外,因此产物的量可以反映标志基因的表达水平;④标志底物容易进行放射性核素标记,并进行核素显像。

(二) 常见的报告基因显像

目前已经研究并发展了几种基因表达、基因显像的监控体系,见表 18-1。用 PET 进行的单

纯疱疹病毒胸苷激酶(herpes simplex virus-l thymidine kinase,HSV₁-tK)的分子影像技术已应用于临床试验中。这种酶可以将结构与胸苷类似的核苷磷酸化。胸苷类似物经放射性核素标记后,可以通过主动转运自由通过细胞膜。而当细胞内表达出的 HSV₁-tK,胸苷类似物将被其磷酸化,不能再自由穿过细胞膜而滞留于细胞内,用来指示 HSV₁-tK 的存在,证明外源基因的转染和表达。如 HSV₁-tK/ACV 系统,ACV(阿昔洛韦,即无环鸟苷,acyclovir)是一种鸟嘌呤类似物,为单纯疱疹病毒的抑制剂,对细胞的毒性低,当宿主细胞的标志基因表达胸苷激酶后,ACV 被胸苷激酶催化生成单磷酸化阿昔洛韦(acyclo-GMP),后者在细胞激酶作用下,转化成二磷酸化阿昔洛韦(acyclo-GDP)和三磷酸化阿昔洛韦(acyclo-GTP)。acyclo-GTP 在 DNA 聚合酶的作用下,代替dGTP 参入 DNA,导致细胞 DNA 的合成被终止,因此在 HSV₁-tK⁺ 的转染细胞内 ACV 的量可达非转染细胞的 400~1 000 倍,如果将 ACV 标记上 ¹⁸F,就可以进行分子显像。

表 18-1　几种报告基因显像监测体系

报告基因	机制	标志底物	显像手段
胞嘧啶脱氨基酶 (cytosine deaminase)	脱氨基 (deamination)	5- 氟胞嘧啶 6-［³H]-5-fluorocytosine	放射自显影 (AUG)
HSV₁-tk	磷酸化(phosphorylation)	［¹³¹I］FIAU	SPECT
		［¹²⁴I］FIAU	PET
		［¹³¹I］IVFRU	SPECT
		［¹⁸F］FACV	PET
		［¹⁸F］FGCV	PET
		［¹⁸F］FPCV	PET
		［¹⁸F］FHPG	PET
		［¹⁸F］FHBG	PET
多巴胺 2 受体 (dopamine 2 receptor)	配体(receptor-ligand)	［¹⁸F］FESP	PET

注:FIAU =5- 碘 -2' 氟 -2- 脱氧 -1-b-D- 阿糖呋喃 -5- 碘代尿嘧啶,5-iodo-2'-fluoro-2'-deoxy-l-b-D-arabinofuranosyl-5-iodouracil;

［¹²⁵I］IVFRU =5-(2-［¹²⁵I]- 乙烯基)-2'- 氟 -2'- 脱氧尿苷,5-(2-［¹²⁵I]iodo vinyl)-2'-fluoro-2'-deoxyuridine;

［¹⁸F］FACV= 8-［¹⁸F]- 阿昔洛韦(无环鸟苷),8-［¹⁸F]fluoroacyclovir;

［¹⁸F］FGCV = 8-［¹⁸F]- 更昔洛韦,8-［¹⁸F]fluoroganciclovir;

［¹⁸F］FPCV= 8-［¹⁸F]-9-［4- 羟基 -3-(羟甲基)-1- 丁基]鸟嘌呤,8-［¹⁸F]fluoro-9-［4-hydroxy-3-(hydroxymethy)-l-butyl]guanine;

［¹⁸F］FHPG =9-［(3-［¹⁸F]-1- 羟基 -2- 丙氧基)甲基]鸟嘌呤,9-［(3-［¹⁸F]fluoro-1-hydroxy-2-propoxy)methyl]guanine;

［¹⁸F］FHBG = 9-(4-［¹⁸F]-3- 羟甲丁基)鸟嘌呤,9-(4-［¹⁸F]fluoro-3-hydroxymethylbutyl)-guanine;

［¹⁸F］FESP =3-(2'-［¹⁸F]乙烷基)螺环哌啶酮,3-(2'-［¹⁸F]fluoro ethyl)spiperone。

此外,用 HSV1-tk 基因作为标志基因和丙氧鸟苷(gancyclovir,GCV)作为标志底物的 HSV1-tk/GCV 体系是目前报告基因研究得最多的一种方法,也较适合 PET 显像。HSV1-tk 基因可通过重组病毒得到,且仅在感染后的肿瘤细胞中表达。当 GCV(一种无环核酸,是哺乳类动物胸苷激酶的底物)作为治疗药物通过静脉给药时,HSV1-tk 使其活化变成单磷酸盐,而单磷酸盐进一步变成二磷酸盐或三磷酸盐,后者代替 dGTP 参入 DNA,阻止了 DNA 的继续合成,使这些细胞被 HSV1-tk 的磷酸化产物选择性地杀死(图 18-16)。因此用 ¹⁸F 标记 GCV 的类似物 8-¹⁸F- 氟丙氧鸟苷(8-^{18}F-fluoroganciclovir,[18]F-FGCV)和 9-［(3-[18]F- 氟 -1- 羟基 -2- 丙氧基) 甲基］鸟嘌呤 {9-［(3-^{18}F-fluoro-1-hydroxy-2-propoxy)methyl］guanine,[18]F-FHPG} 等放射性示踪剂有可能跟踪基因治疗药物的体内行为。实验者通过一系列 GCV 在各种肿瘤细胞中转移和代谢的体外实验发现,GCV 在 HSV1-tk 转导细胞中的摄取明显增加,这种摄取与磷酸化的速度以及 HSV1-tk 表达细胞的多少有关,而野生型细胞(HSV1-tk 阴性)的 GCV 摄取低,在这些细胞中只有不代谢的 GCV。这样,放射性标记的 GCV 或其类似物被摄取将反映示踪剂在 HSV1-tk 阳性细胞中的滞留。Hustinx 等人还用 ^{18}F-FHPG 对病毒转导 HSV1-tk 的胶质瘤和间皮瘤细胞作了实验,发现在用 ^{18}F-FHPG 温育后 3h,tk 阳性 /tk 阴性细胞的放射性之比为 5~28。

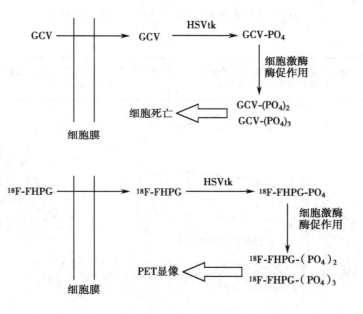

图 18-16　[18]F-FHPG 监测基因治疗的原理

在进一步的动物实验中,把携带 HSV1-tk 基因的重组腺病毒注入小鼠后 48h,静脉注入 ^{18}F-FGCV 或 ^{18}F-FHPG,PET 显像仅观察到肝和膀胱有放射性摄取。因为肝是静脉注射后腺病毒被摄取的主要部位,肝摄取说明重组腺病毒的滞留。PET 显像还显示,注射未重组腺病毒的对照组小鼠肝部没有放射性浓聚。也有报道其他的核酸如 5- 氟 -1-(2′- 脱氧 -2-β-D- 核糖呋喃糖基) 尿嘧啶［5-fluoro-1-(2′-deoxy-2-β-D-ribpfuranosyl)uracil］用 [18]F 标记作为放射性示踪剂在 HSV1-tk 转导的肝癌中摄取比 ^{18}F-FGCV 更高。同样,［[131]I］FIAU、［[124]I］FIAU、［[131]I］IVFRU、［[18]F］FACV、［[18]F］FGCV、［[18]F］FPCV、［[18]F］FHPG、［[18]F］FHBG 等都是一些脱氧尿嘧啶核苷衍生物或脱氧鸟嘌呤核苷衍生物,都是非常有前景的分子显像剂(图 18-17)。

HSV$_1$-tK 系统除了用于 HSV$_1$-tK 基因本身的基因治疗的分子显像外,也可以用于其他基因治疗或干细胞治疗的体内分子显像。理论上可以将 HSV$_1$-tK 基因和任一基因组合或重组,一起导入到宿主细胞中,从而对各种基因治疗和干细胞治疗进行体内分子显像监测。

图 18-18 是一种双报告基因显像示意图,HSV$_1$-sr39tk 基因通过心肌炎病毒(EMCV)

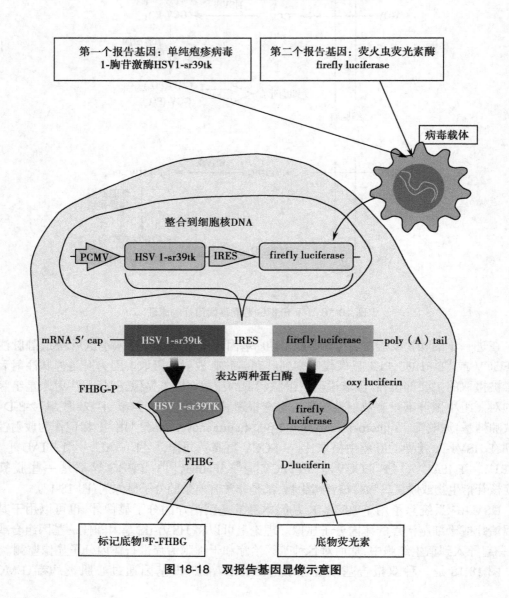

图 18-17　HSV1-tK 系统的两大类标志底物
左：尿嘧啶核苷衍生物；右：鸟嘌呤核苷衍生物。

图 18-18　双报告基因显像示意图

IRES 序列与第二个基因 *Fluc* 连在一起,形成两个报告基因,HSV$_1$-sr39tk 基因表达生成磷酸激酶,使[^{18}F]FHBG 磷酸化并蓄积在细胞内,可以进行 PET 显像;同时第二个基因 *Fluc* 的表达产物酶作用于底物荧光素(D-luciferin),产生光子,可以进行光子显像。

胞嘧啶脱氨基酶的基因也是一种标志基因,此方案研究较早,有实验室结果的报道,但未见分子显像的结果。大肠杆菌胞嘧啶脱氨基酶能将 5- 氟胞嘧啶转变为有毒的 5- 氟尿嘧啶,并在胞内蓄积。如果用[^{18}F]标记 5- 氟胞嘧啶,可能用于报告基因显像。

第四节　示踪动力学及其在新药创制研究中的应用

示踪动力学(tracer kinetics)是一项利用示踪技术、结合数理方法研究物质和药物在机体内的吸收、分布、代谢和排泄规律的学科,示踪剂可以是放射性标记物,也可以是其他标记物。它以"国际通用语言"——数学式及其解来表达这种规律的过程,示踪动力学的基础是示踪实验,但反过来它又指导示踪实验设计和数据分析。

示踪动力学的研究包括两个方面:一是用已知体系的动力学函数式和参数来估计物质和药物在机体的行为规律;二是用实验室及临床获取的数据资料来建立、推算有关体系的数学表达式及参数。总体看,示踪动力学是一门包含了生物、医学、数学、物理、统计诸学科中重要概念和方法的综合学科。正因如此,这门学科似乎很深奥。其实,只要能正确认识其特点和价值,就能掌握并熟练应用。

利用示踪动力学的原理及方法研究药物在体内的过程也叫药代动力学,但是,许多情况下,得到的结果只能说是一种近似值。大多数示踪动力学研究仍停留在宏观水平上,对物质的微观动力学行为知道得还很少;对示踪动力学研究结果的评价和错误判定也还不完善。当然,现在也开始利用示踪动力学的原理及方法研究物质在细胞及其他微观个体的代谢变化,并显示出较好的发展空间。随着现代生物技术的发展,生物工程产品主要是蛋白、多肽等,这些物质或药物的体内过程主要通过示踪动力学来解决,国家药品监督管理局在审批这些新药物时建议研发机构采用放射性核素或稳定核素示踪法来进行药物分布和示踪动力学研究。

一、示踪动力学的基本概念

(一)常见的基本概念定义

示踪物(tracer)是指在一个各种物质组成的混合体中,能起标识作用,并能被研究者观测到的物质都可算作有示踪意义的物质。在示踪动力学中,示踪物是指那些能够直接反映某一新陈代谢过程的或能反映另一物质(被示踪物)行为的标识物。放射性核素标记物和稳定核素标记物均可作示踪动力学研究的示踪物。研究工作中应用的放射性示踪物(radiotracer)或稳定核素标记物应该具备以下几个特点:引入体内后不影响机体原有的新陈代谢过程,也不影响被示踪物质的行为;引入体内在足够长时间里保持稳定;能制成高比活度和高放射化学纯度的标记物或高丰度的标记物;标记技术简便、实用、价廉、安全,获取方便;引入体内后,现有探测技术能够测量或从生物样品中定量分析。但是,严格地讲,很少有哪一种示踪物能完全满足上述条件,动力学研究时只能根据具体情况,有所侧重地选取特定优点的示踪物。

模型(model)一般是指体系的结构,是一个既有室又有其间物质交换关系的模型,属于物理概念,是一个物理模型。示踪动力学研究中一个极为重要的内容就是模型设计。模型设计过程就是对所研究的体系成分进行定义,划分房室,确定体系与外界和室之间物质交换途径,建立数学表达式并求其解。物理模型只能直观地给出总概念,但不能定量地动态地描述各室物质变化的规律。因此要在物理模型的基础上建立数学模型。用数学方程才可定量地描述模型中物质转移规律。简言之,示踪动力学研究时首先是建立模型,按照模型再写出数学表达式(数学模型),最后求解。

对房室模型(compartment model)的分析目前可采用两种方法:房室分析(compartment analysis)和随机分析(stochastic analysis)。房室分析的关键是:先建立物理模型,在此基础上建立数学模型,列出微分方程并求解。人们对不能用已知的生物学知识确定其内部结构的体系,便采用随机分析方法,求出体系统的一些动力学参数,如排除速率等。虽然随机分析也是通过微分方程组求解的,但它是从物质(粒子)在体系各室中所处概率大小考虑。有人也把随机分析不归入房室模型,而独立称为随机模型(stochastic model)。这种更多地考虑室划分在生物体内实际是不存在的,而用物质粒子在体系中处于某一状态的概率描述可能更真实。不过,从现有的一些动力学资料看,两种方法所求得的结果差异不太大。

体系(system)是指构成示踪动力学研究对象内部成分及其相互关系的一个总体。确切地说,它是由感兴趣的各种物质组成的,其间按物质交换关系进行不断的交换。各种物质在机体内都有一定的运动规律,且随着生理、病理状况改变而相应改变,对此,可把每一与此相关的重要环节都归入所研究情况的体系内。体系是一个客观存在的实体,但是,为了示踪动力学研究的方便,常常舍弃一些不重要环节,或对一些环节予以合并,使得体系成为能达到研究目的的最简单结构。例如,在研究碘在人体的动力学行为时,用放射性碘作示踪物,观察放射性碘的分布、转运等过程。由于技术条件的限制,尚不能分别考虑放射碘在每一组织、器官中的情况,只能把一些重要环节纳入研究的体系,如甲状腺、血、T_3、T_4 等。在一种生理或病理条件下的体系内部成分及相互关系在另一条件下可以不完全相同。通常,示踪动力学能够研究的体系越具体、条件因素考虑得越多,则结果的真实性愈大。

房室(compartment)是示踪动力学中常用的一个概念。它用空间范围和状态描述示踪物在机体内的分布和转运。从生物医学角度看,机体从解剖学意义上划分许多组织、器官,各自承担一种或多种生理功能,而房室是与此意义相关但又完全不同的概念。其一,它不具有直观的解剖学结构,仅是一个假想空间;其二,它是构成体系中最基本成分的独立空间,其中指定物质的分布是均匀的,指定物质粒子经历着相同的运动规律,物质在房室之间可有交换;其三,在房室里指定物质的吸收和分布完成迅速,或可做一级动力学过程处理。

通道(pathway)是指物质在房室之间或房室内外转移交换的途径。一个房室内的物质总是处在不断运动之中,即有物质不断进入房室,又有物质不断地离开房室。如机体内存在的钙的可逆交换过程,是在下列一些房室之间进行的:血浆、细胞外流、软组织以及骨骼中的钙的可交换部分。这些不同的来来往往的交换途径,称为通道。通过这些通道能将同一物质在机体内的不同房室联系起来,构成一个体系。实际上,通道应分为体系内通道,如钙的可逆交换;体系外通道,如钙通过粪、尿单向不可逆的转移。

稳态(steady state)指生命活动的整个过程都是在不断调节,以达到不同层次上的相对恒定和平衡。不论是正常或病态状况下,调节至稳定状态是绝对的,如不能完成,则势必进入另一范围的平衡。示踪动力学中所指的稳态(steady state)有两个含义:一是体系、房室中物质量及其分布空间是相对不变的;二是各自的输入和输出速率基本相等。对于不具备这种特征的非稳态,一定条件下在其相对稳定时可分段作稳态近似处理。

速率(rate):用符号 r 表示,指单位时间里示踪物发生转移的绝对量,单位用 mg/min 或派生单位。它的数值的大小表明物质交换的速度的大小,其右下角的脚注说明物质转移的方向。在平衡状态的稳态体系里,有示踪物交换的 2 个房室之间双向的 r 相等,此时 r 也称为更新速率(turnover rate)。

速率常数(rate constant):用符号 K 表示,指单位时间里示踪物转运量相当于其所在房室里示踪物总量的相对分数值,单位 min^{-1} 或派生单位。K 的大小与示踪物运转方向有关。

生物半廓清期(biological half-clean time):用 $T_{1/2}$ 表示,指某一房室示踪物量减少到原有量的一半时所需时间,单位 min 或派生单位。在线性稳态体系里,具体物质在特定房室的 $T_{1/2}$ 是恒定的,也就是说,任意两时间点推算的 $T_{1/2}$ 总是相等的。廓清过程包括物质的转变和代谢。也有专家认为 $T_{1/2}$ 应称为半更新时间(half turnover time),以示房室大小是不变的特征。

房室分布分数和房室组织分布分数,分别用 $f_i(t)$ 和 $f_{hi}(t)$ 表示,无量纲。$f_i(t)$ 和 $f_h(t)$ 可用公式表示为 $f_i(t) = q_i(t)/A_o$ 和 $f_{hi}(t) = q_{hi}(t)/q_i(t)$,$q_{hi}(t)$ 为 t 时刻房室 i 中 h 组织或器官中示踪物量。

$T_{1/2}$ 与 K 的关系:

对房室 1 : $T_{1/2} = \dfrac{0.693}{K_{10}+K_{12}} = \dfrac{0.693q_1(t)}{r_{10}+r_{12}}$

对房室 2 : $T_{1/2} = \dfrac{0.693}{K_{20}+K_{21}} = \dfrac{0.693q_2(t)}{r_{20}+r_{21}}$

图 18-19 是一个典型的两房室模型示意图,以此为例,表 18-2 列出在描述在示踪动力学时的主要符号和意义。

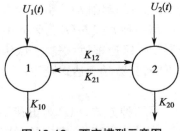

图 18-19　两室模型示意图

表 18-2　示踪动力学时的主要符号和意义

符号	意义
t	时间点,指在 t 时刻这一时间点。
dt	瞬间时间变量
$q(t)$	示踪物在体系中总量的时间变化函数
$q_i(t)$	示踪物在房室 i 中的时相变化函数
$U_i(t)$	示踪物在房室 i 的输入函数
$f_i(t)$	示踪物进入房室 i 的份额
$f_{hi}(t)$	在房室 i 中,属于 h 组织或器官分布的份额
r_{ij}	示踪物从房室 i 向房室 j 的转移速率

续表

符号	意义
r_{ii}	i 房室示踪物的转移速率总和
r_{ij}	j 房室示踪物的转移速率总和
K_{ij}	示踪物从房室 i 向房室 j 的转移速率常数
K_{ii}	i 房室示踪物转移速率常数的总和
K_{jj}	j 房室示踪物转移速率常数的总和
$T_{1/2}$	生物半廓清期
A_0	示踪物初始引入体系的量

(二)常用模型及参数推算

房室模型能反映几个房室的相互关系,即它们能构成一个体系。所以它也是房室系统模型(或房室系统)。按室系统内房室数目的多少,可分为一室模型、二室模型、三室和复杂房室模型,此外还有随机模型,其中二室模型应用较多。

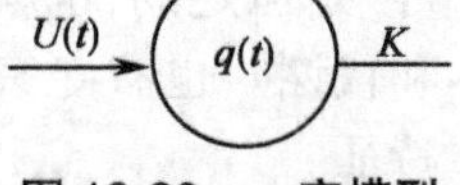

(1)一室模型:此时认为体系的全部构成就是一个同质室,如图 18-20 所示。

图 18-20　一室模型

由此可写出:

$$\frac{\mathrm{d}q(t)}{\mathrm{d}t}=u(t)-Kq(t) \tag{18-22}$$

式(18-22)的解因 $u(t)$ 引入的方式不同而有所不同:

第一种方式,$u(t)$ 为瞬间引入,相当于快速静脉注射。因为大多数物质在代谢室内的消失属于一级速率,示踪物一次快速引入代谢室后,室内的放射性比活度(物质)将按照指数规律下降,其数学表达式则为:

$$q(t)=u(t)\cdot e^{-ut} \tag{18-23}$$

第二种方式,$u(t)$ 为恒速引入,相当于静脉滴注。如果向一个处于稳态单室系统恒速滴注放射性示踪物,室内的示踪物由零逐渐增高,放射性比活度相应地升高,示踪物从室被排除的速率也逐渐升高,直至最后排除速率与滴注速率相等时,室内示踪物的量保持不变,物质的放射性也相应地出现一个"坪"。在达坪值之后,即室内的放射性处于"稳定"状态。设某时刻室内示踪物总量为 q,室大小为 p,更新速率常数为 k,此时室内 $q(t)$ 的变化的数学表达为:

$$q(t)=\frac{u(t)}{k}(1-e^{-kt}) \tag{18-24}$$

第三种方式,$u(t)$ 不是直接引入体系,需要一个吸收过程。此种情况相当于口服示踪剂。如果一次口服示踪剂 D 后,血液中示踪剂的量为 q,室大小为 p,放射性比活度为 A_t。单位时间内 q 的变化为该时间内的吸收量减去清除量,当吸收部位示踪物的量为 x,吸收速率常数为 Ka,清除速率常数为 k 时,此种情况的血浆中示踪物的时相曲线的基本函数式为:

$$q(t)=\frac{u(t)\cdot Ka\cdot F}{Ka\cdot k}(e^{-kt}-e^{-Kat}) \tag{18-25}$$

式中,F 为吸收入体系的分数($0\leqslant F\leqslant 1$)。

在第一种和第三种情况中，$u(t)$可以用A_o代替，第三种情况中的$u(t)$不等于A_0，只能视为一个速率。

上述三种情况，都可对等式两侧取自然对数，再将实验得到的生物样品中示踪物含量随时间变化的相应数据代入，即可求K值和$q(t)$。

反映生物体内参与代谢的各种物质之间的关系，用数学的方法描述时，因其遵从的反应规律不同，而有不同的反应形式。就其中某一物质的量随时间变化的速率而言，有一级和零级速率。

一级速率（或一级反应）：大多数示踪物通过生物膜时，以其脂溶性质穿过生物膜的脂质层而发生转移，属于"顺差"转移，不需要载体参与，也不耗能量，其转移速率与该物质量A_0的一次方成正比，称一级速率。

数学式：

$$\frac{dq(t)}{dt} = -KA_0$$

经积分及转换后：

$$q(t) = A_0 e^{-kt} \tag{18-26}$$

上述关系式的性质表明，在半对数坐标系上，示踪物浓度随时间递减，其速率常数是时间的函数。浓度的对数值与时间呈线性关系，单位时间内示踪物按相同的比例清除，即"恒比清除"，其$T_{1/2}$恒定的。

零级速率（或零级反应）：少数物质通过生物膜系统时，需要具有高度特异性的载体参与，并消耗一定的能量，才能使物质由生物膜的低浓度侧转移到高浓度侧，为"逆差"转移。其转移速度与该示踪物量的零次方成正比，称零级速率。

数学式

$$\frac{dq(t)}{dt} = a\left[q(t)\right]^n$$

积分方程式

$$q(t) = A_0 - kt \tag{18-27}$$

a为系数，n为方次。从公式18-27看出，零级速率过程，一个物质的转移速率（r）在任何时间都是恒定的，与物质浓度无关，在直角坐标系上，表现示踪物的量随时间而递减，呈线性关系。单位时间内示踪物减少的量为常数，即"恒量清除"，其速率常数与时间无关。当示踪物量增大时，其$T_{1/2}$相应地延长。从上述的情况来看，所谓"级"，实际上是指物质浓度（A_0）的方次，即A_0的减少速率与自己的几次方成正比，就是几级速率（或几级反应）。一级和零级速率过程的参数比较见表18-3。

表18-3　零级和一级速率过程参数比较

速率级数	数学表达式	r	k	$T_{1/2}$	线性叠加原理
一级	$q(t) = A_0 * e^{-kt}$	变量	常数	常数	适应
零级	$q(t) = A_0 - kt$	常数	变量	变量	不适应

在示踪动力学研究中，一般都遵从一级速率，或近似于一级速率。它的数学处理比较容易，也比实验数据的图解清晰，所以应用极广。

（2）二室模型：二室模型不同于一室模型。若二室的通道是单向的，可以当作两个单室体系处理。可是由于二室之间的双向通道的布局不同，二室模型有多种不同的类型，二室体系最多有六个输入输出速率，对这样的无限制体系（unrestricted system）数学求解也是比较复杂的（图 18-21）。

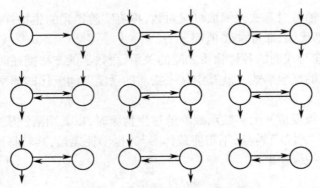

图 18-21　二室模型不同类型示意图

以图 18-19 为例，如果在 $t = 0$ 时刻向室 1 注入放射性为 q_{10} 的标记物，室 1 即成为放射性初始室。除 q_{10} 之外，体系再不接受任何放射性，体系内的放射性随着时间变化而变化，并服从于一级动力学反应速率。数学表达式为：

$$\begin{cases} \dfrac{dq_1(t)}{dt} = K_{21}q_2(t) + K_{01}q_1(t) - K_{11}q_1(t) \\ \dfrac{dq_2(t)}{dt} = k_{02}q_2(t) + K_{12}q_1(t) - K_{22}q_2(t) \end{cases} \tag{18-28}$$

对式（18-28）取积分，进行 Laplace 变换，得表达通式为：

$$q(t) = Ae^{-\alpha t} + Be^{-\beta t} \tag{18-29}$$

式中，$q(t)$ 可分别用 $q_1(t)$，$q_2(t)$ 替代，得到公式（18-30）、公式（18-31）。表示二室模型的室 1 和室 2 比放射性曲线是两个指数项，其快、慢成分分别有相同的指数常数，这点对任何由两个可以双向交换的两室模型都是成立的。三室模型乃至多室的模型，只要各室彼此有物质的可逆交换，它们的比放射性的表达式的相应指数常数也是相同的。

$$q_1(t) = A_{01}e^{-\alpha t} + A_{02}e^{-\beta t} \tag{18-30}$$

$$q_2(t) = B_{01}e^{-\alpha t} + B_{02}e^{-\beta t} \tag{18-31}$$

（3）随机模型：随机模型方法中不设具体房室，整个体系视为一个黑盒（Black Box），物质（示踪物）从一个空间移动至另一空间的过程是用概率来描述。随机模型的根据是：在体系和物质已经确定，其动力学行为就确定了，并可采用均值和随机变异系数来表达。

在随机模型中，体系中物质被视为粒子，每一粒子都处于一定状态，并可以从一状态转变成另一状态。相同状态粒子的转移采用可能性的概率大小来表示。物质粒子的转移是不连续性的，每一瞬间只有一次。在这定义下，可写出某一状态粒子转移至另一状态时数量的概率、随机变异的概率以及概率分布表达式。然后按照数字、统计原则，求出表示粒子在体系中各状态时的期望值的式（18-32）：

$$\begin{cases} E[x_n(t)] = x_{n_0}e^{-\mu_n t} + \sum \alpha_{mn} \cdot \mu_m E[x_{mn}(t)] \otimes e^{-\mu_n t} \\ \delta^2[x_n(t)] = x_{n_0}e^{-\mu_n t}(1 - e^{-\mu_n t}) + \sum \alpha_{mn} \cdot \mu_m E[x_m(t)] \otimes e^{-\mu_m t} \end{cases} \tag{18-32}$$

式中，$E[X_n(t)]$ 和 $\delta_2[x_n(t)]$ 为 t 时刻处于 n 状态的粒子量 $X_n(t)$ 的期望均值和随机

变异系数;$\mu_n(t)$ 为 t 时刻处于 n 状态的一个粒子在 $t+\Delta t$ 间距里离开 n 状态的概率;α_{mn} 为在 m 状态进入 n 状态的粒子份额。n_o 表示 $t=0$ 时刻的 n 状态;$\otimes$ 为卷积符号。

　　现在,通常使用计算机和通用分析软件来作相关分析和数据处理,原始数据输入计算机后由计算机运算并判断属于何种代谢模式,最后输出相应的一系列的参数,并且市场有商品供应的软件。但为了设计代谢动力学实验和理解参数的意义,我们仍然需要分解并掌握几种代谢动力学的模式运算。无论采用什么分析方法,对符合一级速率过程的线性系统,最后求得的系统,区间和组织器官中示踪物量的时相变化函数都可用以下通式表示,见公式(18-33):

$$\begin{cases} q(t) = \sum_{i=l}^{i} q_i(t) = \sum_{i=l}^{i} x_i \exp(-\lambda_i t) \\ q_i(t) = \sum_{n=l}^{n} f_{hi}(t) \exp(-\lambda_i t) \\ q_h(t) = \sum_{n=l}^{n} f_{hi}(t) q_i(t) \end{cases} \quad (18\text{-}33)$$

二、示踪动力学的基本方法

　　示踪动力学的研究包括两个方面,应用已建立的模型和参数来预计物质在体内的行为;指导生物医学基础研究和临床应用是最有实际意义的一个方面。此时需要注意的是个体差别和条件限制。而最为复杂的是建立、修改模型和求参数。图 18-22 为示踪动力学研究的实验方法程序框图。可以看出,整个动力学研究是一个重复循环过程,其中各部分相互独立又互为关联,构成一个彼此照应和协同整体。

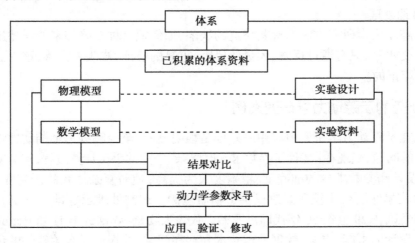

图 18-22　示踪动力学研究的实验方法程序框图

（一）建立物理模型

　　建立物理模型时,应首先参考前人的研究结果,从简单逐步向复杂过渡。要保证模型的真实性和简捷性,并考虑到后续工作的可行性。根据研究目的,明确模型中哪些是必须包括,哪些是可以舍弃,以及相互关系。用于不同目的的动力学研究时,同一实验设计和同样一批实验数据的模型设计可以不一样。

（二）建立数学模型

应该说，物理模型仅直观地给出了体系的构成成分及物质在其中的去向，只有数学模型才真正表达了物理模型内物质动力学行为定量的表达式和参数的求导公式。数学模型过程也需要注意几个方面。一是同一物理模型可能有多种数学处理方法，应该选用最有效的方法。用有些数学方法描述的物理模型在一定条件下不一定能求得解。二是要考虑到数学处理中带入的误差估算方法。三是不需要对每一研究的物理模型都要建立相应的数学模型和参数求得解式，要充分利用已积累的资料，因为物理模型中相同部分的数学处理方式总是相同的。

（三）实验设计

在模型设计时就应照应到实验设计。如果一个设计的模型无法在实验室完成相应的示踪实验（如示踪物引入、样品采集和测定等），整个研究也就失去了原有意义。同理，模型已经确定。示踪实验就必须设法满足模型中的条件。

（四）实验资料

实验资料都是来自个体的实验结果。从这一点出发，样品数量和数据的有效性，以及统计学检验是必不可少的。通常，实验资料都要经过一定的加工和预处理才能用于动力学参数推导。

（五）结果比对

结果比对是评判模型设计好坏和示踪实验成败的依据。示踪动力学研究所能得到的最好结果是模型推算的结果和实验观测到的结果相符合。特别重要的是如何理解符合的含义。符合只能认为是模型对体系一种好的解释和进一步研究的基础，不可以看成体系和模型之间一对一吻合（one to one correspondence）。

（六）其他处理

各种示踪动力学研究方法都有其特定的缺陷，如何把这种缺陷带来的误差压缩到最小程度或可接受水平，只有通过反复、大量的研究，重复的验证、修改来完善，这一点是动力学研究时必须牢记的。

三、新药的示踪动力学研究案例

计算机在示踪动力学研究中应用的好处是很明显的，至少解决了早期动力学研究时几个十分棘手的问题，表现在：替代了参数求导时复杂、繁重的手工计算过程，运算效率大为加快，使模型设计和参数求导的准确度、精确度大为提高；使对复杂体系的研究变为可能；对研究结果的收集、贮存、比较和修改提供了物质基础。编制处理示踪动力学研究计算机软件的设想和尝试在 20 世纪 50 年代即已开始。代表人物是 Worsley B H 和 Berman M，他们探讨了软件设计的可能、方法、数理处理技术和存在问题，并报道了有关软件的设计和应用情况。与此同时，其他实验室也开始了这方面的有关研究，到 70 年代，一系列软件得到了确认。我国也有许多实验室建立了自己的软件处理系统，也有软件已经商品供应。

新药特别是生物工程获得的蛋白或多肽类新药，上市前必须经过动物和人体的代谢动力学研究，获得必要的代谢动力学参数，以指导临床用药。以放射性核素 ^{125}I 标记研究了一种基因工程产物人重组抗肿瘤细胞核单克隆抗体白介素 -2 融合蛋白（rhTNT-IL-2）在猕猴体内的药代动力学的一组结果，该项研究通过高中低三个剂量给药，在猕猴的上肢静脉注射后在不同时间采集对侧上肢静脉血,分离血浆后测定其中的 ^{125}I-rhTNT-IL-2 的含量,应用分析软件(DAS 1.0,drug and Statistics 1.0,由安徽省药物临床评价中心 DAS 开发组研制)进行处理得到的一系列参数,结论是符合三区间代谢动力学模型。通过计算机的处理,可以较为快捷和准确地获得相关的实验结果,如表 18-4 是高剂量组的实验结果,三只猴单次静脉给药 1.25mg/kg 时测得的不同时间血浆药物浓度,得到图 18-23 的血药浓度 - 时间曲线,DAS 1.0 软件分析得到的主要代谢动力学参数见表 18-5。表 18-6 是中剂量组的实验结果,三只猴单次静脉给药 0.125mg/kg 时测得的不同时间血浆药物浓度,得到图 18-24 的血药浓度 - 时间曲线,DAS 1.0 软件分析得到的主要代谢动力学参数见表 18-7。表 18-8 是低剂量组的实验结果,三只猴单次静脉给药 0.063mg/kg 时测得的不同时间血浆药物浓度,得到图 18-25 的血药浓度 - 时间曲线,DAS 1.0 软件分析得到的主要代谢动力学参数见表 18-9。

表 18-4　猕猴单次静脉给药 1.25mg/kg 时测得的血浆药物浓度　　　　单位:μg/ml

时间 /h	编号(性别)			平均值	标准差
	1(f)	2(f)	3(m)		
0.033	46.63	51.12	43.49	47.08	3.83
0.167	43.38	46.75	31.13	40.42	8.22
0.5	37.16	41.94	30.90	36.67	5.54
1	34.17	40.24	27.51	33.97	6.37
2	27.15	32.96	23.74	27.95	4.66
4	15.56	19.27	17.34	17.39	1.85
8	6.16	11.61	9.77	9.18	2.77
24	0.77	1.58	1.55	1.30	0.46
48	0.44	0.42	0.45	0.44	0.016
72	0.13	0.21	0.18	0.17	0.040
96	0.06	0.19	0.16	0.14	0.067

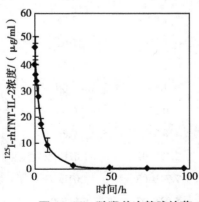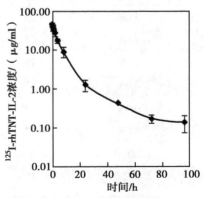

图 18-23　猕猴单次静脉给药 1.25mg/kg 时的血药浓度 - 时间曲线

表 18-5　猕猴单次静脉给药 1.25mg/kg 时主要药代动力学参数

参数	编号（性别）			平均值	标准差
	1（f）	2（f）	3（m）		
k10（h^{-1}）	0.22	0.14	0.13	0.16	0.05
k12（h^{-1}）	0.05	0.010	0.03	0.03	0.03
k21（h^{-1}）	0.05	0.07	0.10	0.07	0.03
k13（h^{-1}）	9.35E-06	2.00E-02	2.30E-02	1.43E-02	1.25E-02
k31（h^{-1}）	3.57E-02	1.89E-02	5.79E-03	2.01E-02	1.50E-02
V1（L）	2.78E-05	2.79E-05	3.61E-05	3.06E-05	4.78E-06
V（L）	1.72E-04	2.43E-04	9.38E-04	4.51E-04	4.23E-04
T1/2α（h）	2.48	4.17	3.34	3.33	0.84
T1/2β（h）	19.43	9.84	9.86	13.04	5.53
T1/2γ（h）	19.71	42.51	142.91	68.38	65.54
CL（L·h^{-1}）	6.05E-06	3.96E-06	4.55E-06	4.85E-06	1.08E-06
AUC（0-tn）（μg·ml^{-1}·h^{-1}）	204.73	313.51	272.65	263.63	54.95
AUC（0-∞）（μg·ml^{-1}·h^{-1}）	206.47	315.86	274.77	265.70	55.25
MRT（0-tn）（h）	8.40	9.28	10.24	9.31	0.92
Tmax（h）	0.00	0.00	0.00	0.00	0.00
Cmax（μg·ml^{-1}）	46.63	51.12	43.49	47.08	3.83

表 18-6　猕猴单次静脉给药 0.125mg/kg 时测得的血浆药物浓度　　　　　单位：μg/ml

时间 /h	编号（性别）			平均值	标准差
	4（m）	5（f）	6（m）		
0.033	4.21	4.57	4.22	4.33	0.20
0.167	3.59	3.65	3.83	3.69	0.12
0.5	3.04	3.22	2.97	3.08	0.13
1	2.04	2.71	2.79	2.52	0.41
2	1.69	1.70	1.83	1.74	0.08
4	0.95	1.07	1.16	1.06	0.11
8	0.43	0.43	0.29	0.38	0.08
24	0.05	0.07	0.05	0.06	0.01
48	1.27E-02	1.17E-02	2.42E-02	1.62E-02	6.93E-03
72	1.46E-02	7.93E-03	7.74E-03	1.01E-02	3.93E-03
96	8.37E-03	5.54E-03	5.93E-03	6.61E-03	1.53E-03

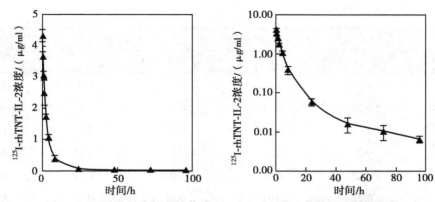

图 18-24　猕猴单次静脉给药 0.125mg/kg 时的血药浓度 - 时间曲线

表 18-7　猕猴单次静脉给药 0.125mg/kg 时主要药代动力学参数

参数	编号（性别）			平均值	标准差
	4（m）	5（f）	6（m）		
k10（h⁻¹）	0.21	0.28	0.28	0.26	0.04
k12（h⁻¹）	0.01	0.23	0.03	0.09	0.12
k21（h⁻¹）	0.07	0.32	0.05	0.15	0.15
k13（h⁻¹）	0.03	0.03	0.03	0.03	0.00
k31（h⁻¹）	0.02	0.02	0.03	0.02	0.01
V1（L）	2.06E-05	1.47E-05	1.61E-05	1.71E-05	3.07E-06
V（L）	3.36E-04	2.98E-04	1.75E-04	2.69E-04	8.44E-05
T1/2α（h）	2.69	0.96	1.95	1.87	0.87
T1/2β（h）	9.84	5.08	14.52	9.82	4.72
T1/2γ（h）	52.89	50.13	26.47	43.17	14.53
CL（L·h⁻¹）	4.41E-06	4.12E-06	4.57E-06	4.36E-06	2.31E-07
AUC（0-tn）（μg·ml⁻¹h⁻¹）	14.18	15.27	13.68	14.38	0.81
AUC（0-∞）（μg·ml⁻¹h⁻¹）	14.30	15.31	13.78	14.46	0.78
MRT（0-tn）（h）	8.30	7.39	7.52	7.73	0.49
Tmax（h）	0.03	0.03	0.03	0.03	0.00
Cmax（μg·ml⁻¹）	4.21	4.57	4.22	4.33	0.20

表 18-8　猕猴单次静脉给药 0.063mg/kg 时测得的血浆药物浓度　　　　　　单位：μg/ml

时间 /h	编号（性别）			平均值	标准差
	7（m）	8（f）	9（f）		
0.033	2.04	2.10	1.75	1.96	0.19
0.167	1.81	2.06	1.45	1.77	0.31
0.5	1.69	1.94	1.28	1.64	0.34
1	1.50	1.56	1.10	1.38	0.25

续表

时间/h	编号（性别）			平均值	标准差
	7（m）	8（f）	9（f）		
2	1.20	1.08	0.86	1.05	0.17
4	0.79	0.91	0.50	0.73	0.21
8	0.49	0.47	0.20	0.39	0.16
24	0.03	0.07	0.06	0.05	0.02
48	0.02	0.02	0.02	0.02	0.00
72	0.02	0.01	0.01	0.02	0.00
96	0.01	0.01	0.01	0.01	0.00

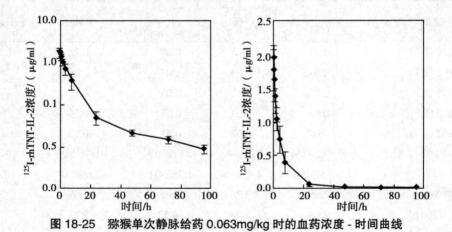

图 18-25　猕猴单次静脉给药 0.063mg/kg 时的血药浓度 - 时间曲线

表 18-9　猕猴单次静脉给药 0.063mg/kg 时主要药代动力学参数

参数	编号（性别）			平均值	标准差
	7（m）	8（f）	9（f）		
k10（h^{-1}）	0.18	0.16	0.18	0.17	0.01
k12（h^{-1}）	0.05	0.03	0.00	0.03	0.02
k21（h^{-1}）	0.02	0.20	0.10	0.11	0.09
k13（h^{-1}）	2.46E-09	3.32E-02	0.082 7	0.038 6	0.041 6
k31（h^{-1}）	0.017 5	0.027 2	0.024 7	0.023 1	0.005 0
V1（L）	3.24E-05	3.14E-05	4.21E-05	3.53E-05	5.89E-06
V（L）	3.28E-04	2.30E-04	4.67E-04	3.42E-04	1.19E-04
T1/2α（h）	3.04	2.34	2.50	2.63	0.37
T1/2β（h）	39.63	5.14	7.36	17.38	19.30
T1/2γ（h）	39.63	31.83	42.06	37.84	5.35

续表

参数	编号（性别）			平均值	标准差
	7（m）	8（f）	9（f）		
CL（L·h^{-1}）	5.74E-06	5.02E-06	7.70E-06	6.15E-06	1.39E-06
AUC（0-tn）（μg·ml^{-1}h^{-1}）	10.48	12.49	8.08	10.35	2.21
AUC（0-∞）（μg·ml^{-1}h^{-1}）	10.97	12.55	8.18	10.57	2.21
MRT（0-tn）（h）	10.41	10.25	12.74	11.13	1.40
Tmax（h）	0.03	0.03	0.03	0.03	0.00
Cmax（μg·ml^{-1}）	2.04	2.10	1.75	1.96	0.19

表 18-10　猕猴三个给药剂量组药代动力学参数平均值

参数	高剂量	中剂量	低剂量
V1（L）	3.06E-05 ± 4.78E-06	1.71E-05 ± 3.07E-06	3.53E-05 ± 5.89E-06
V（L）	4.51E-04 ± 4.23E-04	2.69E-04 ± 8.44E-05	3.42E-04 ± 1.19E-04
T1/2α（h）	3.33 ± 0.84	1.87 ± 0.87	2.63 ± 0.37
T1/2β（h）	13.04 ± 5.53	9.82 ± 4.72	17.38 ± 19.30
T1/2γ（h）	68.38 ± 65.54	43.17 ± 14.53	37.84 ± 5.35
CL（L·h^{-1}）	4.85E-06 ± 1.08E-06	4.36E-06 ± 2.31E-07	6.15E-06 ± 1.39E-06
AUC（0-tn）（μg·ml^{-1}h^{-1}）	263.63 ± 54.95	14.38 ± 812.49	10.35 ± 2.21
MRT（0-tn）（h）	9.31 ± 0.92	7.73 ± 0.49	11.13 ± 1.40
Tmax（h）	0.00 ± 0.00	0.03 ± 0.00	0.03 ± 0.00
Cmax（μg·ml^{-1}）	47.08 ± 3.83	4.33 ± 0.20	1.96 ± 0.19

从表 18-10 可以看出，通过计算机软件 DAS 的分析处理，我们得到了 rhTNT-IL-2 高、中、低三个给药剂量组在猕猴体内的药代动力学一系列参数的均值。

通过使用放射性核素标记蛋白类药物分子，进行动物实验或人体试验，和药物代谢动力学研究，可以为开发新药做出贡献。

思　考　题

1. 放射自显影的基本原理是什么？其分类有哪些？
2. 体外放射免疫分析的基本原理是什么？
3. 受体与配体相互作用的特点是什么？放射性受体分析的原理和意义是什么？
4. 稳定核素示踪的优点是什么？方法有哪些？
5. 呼气试验的原理是什么？临床上可以应用的呼气试验的种类有哪些？

6. 什么是活化分析？为什么活化分析在基础研究和临床诊断中仍然具有意义？

7. 核素示踪的同位素效应有哪些？为什么说同位素效应也有有益的方面，如何应用同位素效应？

8. 核素示踪分布实验可以采用哪些方法？各自的优缺点是什么？

9. 核素示踪动力学的意义有哪些？

10. 报告基因显像的原理是什么？为什么干细胞治疗、基因治疗需要进行报告基因显像？

11. 试述液闪测量的原理。

12. 化学发光免疫分析的基本原理是什么？

（许玉杰）

第十九章 核药物及其应用

核药物(nuclear pharmaceuticals)是指用于诊断或治疗疾病的某种特定核素及其标记的化合物或生物制剂。它是利用特定核素及其标记物同时发挥作用的特殊药物。核药物可以是某核素的简单无机化合物,如碘[^{131}I]化钠、氯化亚铊[^{201}Tl]等,但大多数核药物由两部分组成:特定核素和被特定核素标记的部分,特定核素可以是放射性核素或者易辨认的稳定核素,被特定核素标记的部分可以是化学药品、抗生素、血液制品和生物制品(多肽、激素、单克隆抗体等)。被放射性核素标记的药物称为放射性药物。放射性药物可用于疾病的诊断和治疗。本章介绍放射性药物基础及应用。

第一节 放射性药物基础

一、常见核医学诊断和治疗用放射性核素、来源和基本要求

迄今为止,已发现118种元素的3000多种放射性核素,但经常使用的只有200多种,其中以医学应用的放射性核素最多,由它们可制成各式各样、品种繁多的放射性药物。

(一)放射性核素的基本要求

放射性药物中的放射性核素,因其药理作用不同,对其要求也不尽相同,甚至有较大的区别。例如,体内显像用的放射性核素应发射出γ射线,从体外进行探测,观察其在体内的分布图像或浓度变化,可用来诊断疾病;体内治疗的放射性核素应发射出高LET(linear energy transfer)的α粒子、β$^-$粒子或中子等,对浓集该核素的靶器官造成辐射照射,可用来杀灭细胞、治疗癌症、甲亢等。诊断和治疗用的放射性核素要求相差很大;体外诊断和体内诊断用的放射性核素要求也有明显不同。归纳起来,医用放射性核素主要有以下几点要求。

1. 适宜的核性质 这里的核性质是指放射性核素的射线种类、能量和半衰期。

(1)射线的种类和能量:用于体内显像诊断的放射性药物,其放射性核素应发射γ射线、高能X射线或正电子(β$^+$),一般应不发射或少发射β$^-$粒子、α粒子或中子,以减少机体不必要的辐射损伤。供探测的γ射线衰变分支比要高,能量适宜。低能γ射线在体内的自吸收较大,假如检查的脏器体积大,或离体表面距离不等的话,就会引起较大的误差。高能γ射线则会穿透扫描仪,探测效率降低,分辨率下降。通常射线能量以50~500keV为好,尤以100~300keV最佳(图19-1)。因为此能量范围的X、γ射线既能穿透机体,又适合于扫描机、γ

477

照相机和 SPECT 的探测,可得到清晰且分辨率高的图像。正电子核素与 PET 连用,可得到清晰度高的图像,因而这类放射性核素越来越受到人们的青睐。

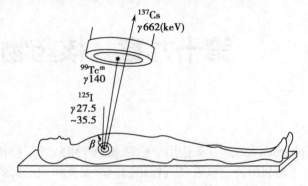

图 19-1　γ 射线能量对探测的影响示意图

　　用于体内非显像诊断的放射性药物,其放射性核素应发射低能的 β⁻ 粒子、X 射线或 γ 射线,一般应不发射 α 粒子或中子。

　　用于体外诊断的放射性药物,理论上各种放射性核素都可使用,但从防护和测量方便考虑,一般选择发射低能的 X 射线或 γ 射线的放射性核素,也可选择发射 β⁻ 粒子的放射性核素。

　　用于治疗的放射性药物,其放射性核素应发射 α 粒子、β⁻ 粒子、中子、俄歇电子或内转换电子,不发射或少发射 γ 和 X 射线。当前也有人认为,用于治疗的放射性核素如能发射少量能量适中的 γ 射线,则可用以观察其在体内组织的分布情况,有其优点。

　　(2)半衰期:用于体内显像诊断的放射性核素,其物理半衰期(physical half-life, $T_{1/2}$ 或 T_p)应在满足诊断检查所需时间的前提下尽可能地短,以便在诊断完成后,放射性核素迅速衰减,将辐射损伤减少到最低限度。此外,由于 $T_{1/2}$ 短,对机体的损伤小,可适当增加给药的量,提高图像的清晰度,或者可在短时间内重复用药和连续观测。一般 $T_{1/2}$ 以几十分钟至几天为宜。短寿命放射性核素的利用虽然可以减少患者的辐照剂量,但可能增加工作人员的剂量,因为使用的放射性核素活度会提高。由于目前体内非显像诊断放射性药物和体外诊断放射性药物是由专业公司生产,考虑到放射性药物使用有效期,用于体内非显像诊断和体外诊断的放射性核素的 $T_{1/2}$ 不可太短。用于治疗的放射性核素,其 $T_{1/2}$ 不可太短,一般 $T_{1/2}$ 以 1~10d 为宜,以维持一段持续照射的时间,确保治疗的效果。

　　2. 毒性小　体内使用的放射性核素及其衰变产物毒性要小,且容易从体内廓清,以减少不必要的机体损伤。

　　3. 比活度和放射性纯度高

　　(1)比活度 α(specific activity):是指单位质量的某种放射性物质的放射性活度。对于无载体的纯放射性核素,比活度达最大值。

　　(2)放射性纯度(radioactive purity):是指在含有某种特定放射性核素的物质中,该核素的放射性活度与物质中总放射性活度的比值。显然,放射性核素的放射性纯度只与其放射性杂质的量有关,与非放射性杂质的量无关。例如,临床上用于人体显像的 ⁹⁹Tcᵐ 的放射性纯度要求在 99.9% 以上。作为医用放射性核素要尽可能高的核纯度。

4. 放射化学纯度高 放射化学纯度(简称放化纯度,radiochemical purity)是指在一种放射性核素产品中,以某种特定化学形态存在的这种放射性核素的百分含量。例如,^{99}Mo-^{99}Tc^{m}发生器淋洗液的质量指标中要求^{99}Tc^{m}O$_4^-$的放化纯度大于等于98%,即表示该产品中以TcO$_4^-$形态存在的^{99}Tc^{m}占总的^{99}Tc^{m}放射性活度不小于98%,而以其他化学状态存在的^{99}Tc^{m}的放射性活度应小于2%。医用放射性核素应具有高的放化纯度才能保证它得到最有效的利用。

(二)放射性核素的来源

目前,绝大多数医用放射性核素是用反应堆和加速器生产的,也有一些是通过放射性核素发生器和核燃料后处理获得的。实际上,放射性核素发生器的母体核素仍是用反应堆或加速器制备的。核燃料后处理是指对在反应堆中使用过的核燃料进行化学处理,获取一些有用的放射性核素,其实质仍然是反应堆产生的放射性核素。早期曾有少数医用放射性核素从天然放射性物质中提取,现在已被性能更为优异的人工放射性核素所取代。

1. 反应堆生产医用放射性核素 反应堆生产放射性核素是利用反应堆提供的高通量中子流照射靶材料引起核反应来实现的,它生产的放射性核素品种多,成本低,能同时辐照多种样品,生产量大,是目前医用放射性核素的主要来源。反应堆生产的放射性核素多为丰中子核素,通常为β^-衰变。

利用反应堆的中子生产放射性核素的核反应有(n,γ)、(n,p)、(n,α)、$(n,2n)$、(n,f)以及多次中子俘获等类型。反应堆生产的重要医用放射性核素见表19-1。

反应堆中的中子主要是热中子,容易引起(n,γ)反应,因而成为反应堆生产放射性同位素的主要核反应。反应产物与靶核属同一元素,化学性质相同,难以得到高比活度的产品。如果(n,γ)反应得到的产物可进一步衰变,生成另一种元素的放射性同位素,则可用化学分离法获得此无载体放射性同位素,如^{131}I和^{125}I的制备。此外,还可以通过两次或多次(n,γ)反应来制备所需的医用放射性核素,如^{188}W的制备。

(n,p)和(n,α)核反应需要较高能量的中子,制备出的放射性核素与靶材料不是同位素关系,可用化学分离法得到无载体的高比活度产品。

(n,f)反应是利用^{235}U等易裂变物质在中子诱导下发生裂变反应,从裂变产物中分离出半衰期比较长的放射性核素。

表 19-1 反应堆生产的重要医用放射性核素

放射性核素	衰变方式	半衰期($T_{1/2}$)	核反应
^{3}H	β^-	12.33a	^{6}Li$(n,\alpha)^3$H
^{14}C	β^-	5 730a	^{14}N$(n,p)^{14}$C
^{32}P	β^-	14.28d	^{31}P$(n,\gamma)^{32}$P,^{32}S$(n,p)^{32}$P
^{35}S	β^-	87.4d	^{35}Cl$(n,p)^{35}$S
^{51}Cr	EC	27.7d	^{50}Cr$(n,\gamma)^{51}$Cr
^{59}Fe	β^-	44.6d	^{58}Fe$(n,\gamma)^{59}$Fe
^{75}Se	EC	118.5d	^{74}Se$(n,\gamma)^{75}$Se
^{89}Sr	β^-	50.5d	^{88}Sr$(n,\gamma)^{89}$Sr

续表

放射性核素	衰变方式	半衰期($T_{1/2}$)	核反应
^{90}Sr	β^-	29.1a	$^{235}U(n,f)^{90}Sr$
^{99}Mo	β^-	66.02h	$^{98}Mo(n,\gamma)^{99}Mo$，$^{235}U(n,f)^{99}Mo$
^{125}I	EC	60.2d	$^{124}Xe(n,\gamma)^{125}Xe \xrightarrow{EC} {}^{125}I$
^{131}I	β^-	8.04d	$^{130}Te(n,\gamma)^{131}Te \xrightarrow{\beta^-} {}^{131}I$
^{133}Xe	β^-	5.25d	$^{132}Xe(n,\gamma)^{133}Xe$
^{153}Sm	β^-	46.8h	$^{152}Sm(n,\gamma)^{153}Sm$
^{177}Lu	β^-	6.71d	$^{176}Lu(n,\gamma)^{177}Lu$
^{188}W	β^-	69.4d	$^{186}W(n,\gamma)^{187}W(n,\gamma)^{188}W$
^{227}Ac	β^-	21.8a	$^{226}Ra(n,\gamma)^{227}Ra \xrightarrow{\beta^-} {}^{227}Ac$

2. 加速器生产放射性核素 加速器是利用带电粒子引起核反应来生产放射性核素的，所生产的放射性核素一般为缺中子核素，大多以电子俘获或发射 β^+ 形式进行衰变，适合用于 γ 照相机、SPECT 和 PET 显像，图像清晰，辐射危害小，特别适合用于生产与生物机体组成有关的元素的放射性核素如 ^{11}C、^{13}N、^{15}O 等。加速器生产的核素与靶元素不是同位素，可用化学分离法制得高比活度甚至是无载体的放射性核素。

加速器加速的各种带电粒子如质子（p）、氘核（d）、氦核（^3He）、α 粒子和靶材料作用发生核反应，可生产多种医用放射性核素。表 19-2 列出了加速器生产的重要医用放射性核素。

表 19-2 加速器生产的重要医用放射性核素

放射性核素	衰变方式	半衰期($T_{1/2}$)	核反应
^{11}C	β^+	20.38min	$^{10}B(d,n)^{11}C$，$^{11}B(d,2n)^{11}C$，$^{11}B(p,n)^{11}C$，$^{14}N(p,\alpha)^{11}C$
^{13}N	β^+	9.96min	$^{12}C(d,n)^{13}N$，$^{10}B(\alpha,n)^{13}N$，$^{16}O(p,\alpha)^{13}N$，$^{13}C(p,n)^{13}N$
^{15}O	β^+	122s	$^{14}N(d,n)^{15}O$，$^{15}N(p,n)^{15}O$
^{18}F	$\beta^+(97\%)$ EC(3%)	109.8min	$^{18}O(p,n)^{18}F$，$^{16}O(^3He,p)^{18}F$
^{52}Fe	$\beta^+(56\%)$,EC(44%)	8.27h	$^{50}Cr(\alpha,2n)^{52}Fe$，$^{52}Cr(\alpha,4n)^{52}Fe$
^{62}Zn	β^+	9.26h	$^{60}Ni(\alpha,2n)^{62}Zn$，$^{63}Cu(p,2n)^{62}Zn$
^{64}Cu	EC(43%),β^+(17.9%), β^-(39%)	12.7h	$^{64}Ni(p,n)^{64}Cu$，$^{64}Ni(d,2n)^{64}Cu$
^{67}Ga	EC	78.3h	$^{66}Zn(d,n)^{67}Ga$，$^{64}Zn(\alpha,p)^{67}Ga$，$^{68}Zn(p,2n)^{67}Ga$
^{68}Ge	EC	288d	$^{69}Ga(p,2n)^{68}Ge$，$^{66}Zn(\alpha,2n)^{68}Ge$
^{82}Sr	EC	25.5d	$^{85}Rb(p,4n)^{82}Sr$

续表

放射性核素	衰变方式	半衰期($T_{1/2}$)	核反应
^{89}Zr	β^+(23%)，EC(77%)	78.4h	^{89}Y(p,n)^{89}Zr
^{111}In	EC	2.83d	^{109}Ag(α,2n)^{111}In，^{111}Cd(p,n)^{111}In，^{112}Cd(p,2n)^{111}In
^{123}I	EC	13.0h	^{124}Te(p,2n)^{123}I，^{121}Sb(α,2n)^{123}I
^{124}I	β^+(23%)，EC(77%)	4.2d	^{124}Te(p,n)^{124}I
^{201}Tl	EC	74h	^{203}Tl(p,3n)^{201}Pb $\xrightarrow{EC}$ ^{201}Tl
^{225}Ac	α	10.0d	^{226}Ra(p,2n)^{225}Ac

3. 从核燃料后处理中获得放射性核素 核燃料在反应堆中受中子照射，发生核裂变，生成几百种放射性核素，其中有些放射性核素可用于医学，如 ^{89}Sr、^{90}Sr、^{99}Mo、^{131}I、^{133}Xe、^{137}Cs 等。但由于这些核素往往含在核燃料后处理工艺废液和废气中，其成分比较复杂，提取、纯化十分困难，只有综合提取多种裂片核素时，从中制取医用放射性核素才比较经济，因而才有意义。近来从裂变产物中提取 ^{99}Mo，制成 ^{90}Mo-^{99}Tc^m 发生器，受到广泛重视。

4. 放射性核素发生器 放射性核素发生器(radionuclide generator)是一种能从较长半衰期的放射性母体核素中分离出由它衰变而产生的较短半衰期放射性子体核素的装置。

在放射性核素发生器中，随着母体核素的衰变，子体核素不断生长、衰变，直至达到放射性平衡。用合适的分离手段即可从母体中获得无载体的子体核素。母体不断衰变，上述分离过程可重复进行，所以发生器可在一定的时间内重复使用，直到母体核素的放射性活度衰减到很弱为止。

子体放射性核素活度 A_2 有如下的关系式：

$$A_2 = \frac{k\lambda_2}{\lambda_2-\lambda_1} A_1^0 (e^{-\lambda_1 t}-e^{-\lambda_2 t})+A_2^0 e^{-\lambda_2 t} \tag{19-1}$$

式中，A_2 为 t 时刻子体核素的活度；k 为母体核素原子衰变为子体核素的份额；λ_1 为母体核素的衰变常数；λ_2 为子体核素的衰变常数；A_1^0 为 t=0 时刻母体核素的活度；A_2^0 为 t=0 时刻子体核素的活度。

(1)长期平衡(secular equilibrium)：当母体的半衰期比子体的半衰期长得多时，即 $\lambda_2 \gg \lambda_1$ 时，母子体之间的放射性平衡即为长期平衡。锡[^{113}Sn]-铟[^{113}In^m]发生器就属此种平衡，其母体 ^{113}Sn 的 $T_{1/2}$=115d，子体 ^{113}In^m 的 $T_{1/2}$=99.5min。这类发生器在分离子体后，积累时间达到约为 4~7 个子体的半衰期时，母子体即可达到放射性平衡，若在 0 时刻子体核素的放射性活度为 0，k=1，此时式(19-1)可简化为：

$$A_2 = A_1^0 (e^{-\lambda_1 t}-e^{-\lambda_2 t})=A_1^0 e^{-\lambda_1 t}=A_1 \tag{19-2}$$

也就是说，达到长期平衡时，子体和母体的活度相同。长期平衡的母-子体衰变与生长关系曲线见图 4-1。

(2)暂时平衡(transient equilibrium)：在暂时平衡中，母体半衰期虽较子体半衰期长，但又不算太长，即 $\lambda_2 > \lambda_1$。临床上最常用的钼[^{99}Mo]-锝[^{99}Tc^m]发生器就属这种平衡，其中母体 ^{99}Mo 的 $T_{1/2}$ 为 66.02h，子体 ^{99}Tc^m 的 $T_{1/2}$ 为 6.02h。当 t 足够大时，且 A_2^0 为 0 时，式(19-1)可简化为：

$$A_2 = \frac{k\lambda_2 A_1^0 e^{-\lambda_1 t}}{\lambda_2-\lambda_1} = \frac{k\lambda_2}{\lambda_2-\lambda_1} A_1 \tag{19-3}$$

由式（19-3）可以看出，当达到暂时平衡后，子体和母体两者的活度比保持不变，子体的活度就以此比值随母体活度的降低而降低。若 $k=1$，暂时平衡的母 - 子体衰变与生长关系曲线见图 4-2。

（3）平衡时间：子体核素的放射性活度达到最大值所需要的时间 t_m 可用下列公式来表达：

$$t_m = \frac{1}{\lambda_2 - \lambda_1} \ln \frac{\lambda_2}{\lambda_1} = \frac{2.303}{\lambda_2 - \lambda_1} \lg \frac{\lambda_2}{\lambda_1} \tag{19-4}$$

核医学中常用的和潜在使用的放射性核素发生器见表 19-3，核素发生器中的母体核素常常是通过反应堆或加速器制备的。

表 19-3 几种放射性核素发生器

子体	半衰期	衰变类型	主要光子能量 /keV	α/β⁻ 能量 /MeV	母体	半衰期	柱色谱剂	淋洗剂
^{68}Ga	1.13h	β^+（89%） EC（11%）	511	—	^{68}Ge	288d	Al$_2$O$_3$ SnO$_2$ TiO$_2$	5mmol/L EDTA 1mol/L HCl 0.1mol/L HCl
^{90}Y	64.2h	β^-	—	2.27	^{90}Sr	29.1a	阳离子交换树脂	3mmol/L DTPA pH 5.5
^{99}Tc^m	6.02h	IT	140	—	^{99}Mo	66.02h	Al$_2$O$_3$	生理盐水
^{113}In^m	1.66h	IT	393	—	^{113}Sn	115.1d	Al$_2$O$_3$ SnO$_2$	0.05mol/L HCl 或 HNO$_3$
^{188}Re	16.98h	β^-（γ）	155	2.12	^{188}W	69.4d	Al$_2$O$_3$	生理盐水
^{82}Rb	75s	β^+、EC	511，776	—	^{82}Sr	25.6d	SnO$_2$	生理盐水
^{62}Cu	9.73min	β^+	511	—	^{62}Zn	9.26h	Dowex 1×8 树脂	0.1mol/L HCl（含 0.9%NaCl）
^{223}Ra	11.4d	α	84.269	5.606（24.2%） 5.715（52.5%）	^{227}Ac	21.8a	Dowex 1×8 树脂	80%MeOH+20% 2mol/L HNO$_3$
^{213}Bi	45.6min	α（2.2%） β^-（97.8%）	440	α：5.87（2%） β：1.42（64%）、 0.980（32%）	^{225}Ac	10.0d	AG 50W- X4 阳离子 交换树脂	0.15mol/L HI

（4）淋洗效率：医用放射性核素发生器常用的是色谱发生器，对这类发生器来说，子体核素并不一定能 100% 淋洗下来。

淋洗效率 η（elution efficiency）是指淋洗下来的子体核素活度（A_2）占淋洗开始时发生器中该核素总活度（$A_{2.0}$）的百分数，即

$$\eta = \frac{A_2}{A_{2.0}} \times 100\% \tag{19-5}$$

二、放射性药物的标记技术

（一）放射性核素的选择

在制备放射性标记化合物时，首先必须选择放射性核素，选择的原则是：①能否得到所需的标记化合物；②用这种标记化合物能否得到预期的研究结果或诊断、治疗效果；③核素

的物理化学性质和核性质（包括射线的种类、能量、半衰期等）以及生产方式、产品纯度是否合适；④标记、测量、鉴定的方法是否容易；⑤实验周期的长短，核素本身和杂质的毒性以及价格等。标记前应依据这些原则进行认真、缜密的考虑。

一般情况下应首选同位素标记；也可从放射性核素的核性质、标记方法的简便性以及其他特殊需要出发，选用非同位素的放射性核素标记。此外，有时还需考虑标记物的比活度，选择半衰期较短的放射性核素。

（二）标记方法

放射性标记化合物的制备方法很多，下面介绍其中的主要方法。

1. 化学合成法（chemical synthesis method）　化学合成法原理与普通的化学合成法十分相似，只是所用原料有放射性。化学合成法主要有以下几种。

（1）逐步合成法（Stepwise synthesis method）：它是用最简单的含放射性核素的化合物按预定的合成路线逐步合成复杂的有机化合物。此法的优点是放射性核素的种类、标记位置、标记数量和比活度均可预先设计。其缺点是在制备复杂的放射性标记物时，流程长，步骤多，副反应也多，纯化困难。

逐步合成法应用最广的是用 ^{14}C 标记有机化合物，其主要初始原料是由反应堆提供的 $Ba^{14}CO_3$，先由 $Ba^{14}CO_3$ 转化为 $^{14}CO_2$、$K^{14}CN$、$Ba^{14}C_2$、$BaN^{14}CN$ 等简单化合物，再经过一系列化学反应，合成各类 ^{14}C 标记的化合物（图 19-2）。此外，^{14}C- 卤代甲烷是一个相当活泼的化合物，可通过一系列化学反应向有机分子内引入 ^{14}C- 甲基，这是许多含甲基化合物的重要标记途径。^{11}C 也可通过类似的途径标记，只是初始原料有所不同。

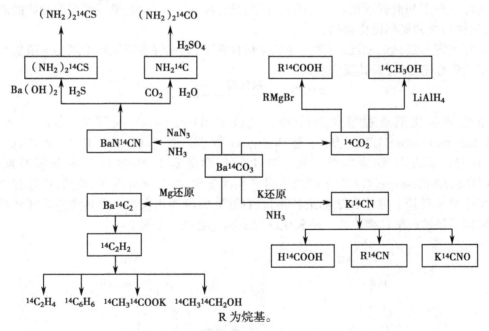

图 19-2　合成 ^{14}C 标记物中间化合物的各种途径

（2）加成法（addition process）：利用具有双键或三键的不饱和有机化合物作前体，将放射性核素或其简单化合物通过加成反应，结合到前体上，达到标记的目的。此方法应用最广的是氚标记,放射性碘标记也可用这种方法。

通常,将烯烃、炔烃、腈、酮类化合物溶于适当的溶剂(如二氧六环、四氢呋喃、乙酸乙酯等),加入催化剂,再通氚气进行催化加氚反应,即可得到氚标记的化合物,例如:

$$RCH = CH_2 \xrightarrow{\ T_2\ } RCHTCH_2T$$

对某些饱和化合物,可先用去氢试剂在适当的条件下反应,制备出不饱和的前体,然后再进行加氚反应,制得所需的标记化合物。

对羧基、醛基、羰基、腈基类化合物所含的双键或三键,可用氚标记的 $LiAlH_4$,$NaBH_4$ 等还原剂进行反应,生成相应的氚标记化合物,如

$$RCOOH \xrightarrow{\ [T]\text{-}LiAlH_4\ } RCHTOH$$

上述标记反应均严格定位于与双键或三键相连的碳原子上。

(3)取代法(substitution method):取代法是指有机化合物分子中的原子或原子团被放射性核素或其原子团所置换而达到标记目的的方法。此法常用于氚和放射性碘的标记。

在催化剂存在下,用氚来取代化合物中的卤素原子 X,从而制得氚标记化合物,其反应通式为:

$$RX + T_2 \xrightarrow{\ \text{催化剂,碱性溶液}\ } RT + TX$$

卤氚置换法对尚无理想标记方法的肽和蛋白质而言,也是一种有效的标记途径。如有人用 3-碘酪氨酸的卤氚置换反应得到 [3-T]-酪氨酸,再用它合成氚标记的肽类激素。又如将后叶催产素和血管紧张素直接碘化,然后进行卤氚置换反应,最后可得到相应的高比活度、高生物活性的氚标记化合物。

碘标记则与氚标记相反,通常是在氧化剂存在下,利用许多有机物中氢易与碘发生取代反应来达到标记目的的,其反应通式为:

$$RH + {}^*I^- \xrightarrow{\ \text{氧化剂}\ } R{}^*I + H^+$$

常用的氧化剂有过氧化氢(H_2O_2)、氯胺 T(chloramine-T,简写为 Ch-T)、乳过氧化物酶(lactoperoxidase,LPO)、氯甘脲(lodogen)等,其中尤以 Ch-T 应用最广,Ch-T 作氧化剂的碘标记法称为氯胺 T 法。Ch-T 的化学名称为 N-氯代对甲苯磺酸胺钠盐($CH_3C_6H_4SO_2NClNa \cdot \chi H_2O$),在水溶液中可产生次氯酸,将 I^- 氧化为 I^+,然后,I^+ 与有机物上的氢发生置换反应。常用此法标记各种蛋白质、肽和甾类化合物。酪氨酸芳香环羟基邻位上的氢原子易被放射性碘取代。碘氧化取代法标记酪氨酸见图 19-3。

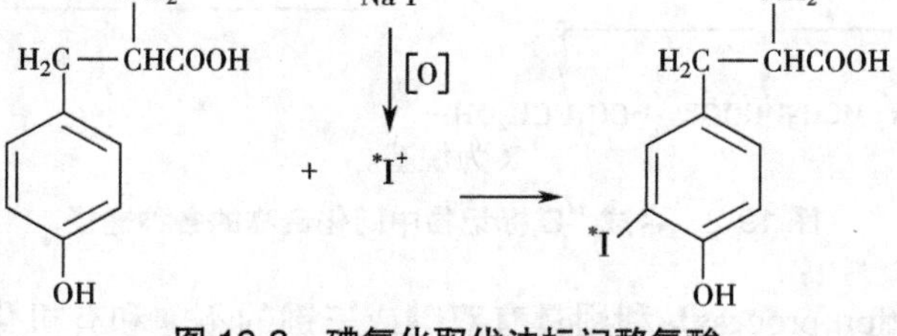

图 19-3 碘氧化取代法标记酪氨酸

Ch-T 法操作简便,标记率较高,可制备比活性较高的标记化合物。Ch-T 是一种较强的氧化剂,且在标记反应结束时需加入还原剂偏重亚硫酸钠来中止反应,有可能引起被标记物的破坏,特别是生命活性物质的损伤,使其失活。对一般蛋白质类包括大多数酶和激素的碘标记来说,损伤不明显,但对生物活性不稳定的补体、激素和受体,则不太适用。因此,人们改用氧化作用比较温和的乳过氧化物酶(LPO)和 Iodogen(即氯甘脲,化学名为 1,3,4,6- 四氯 -3α,6α- 二苯甘脲)来替代 Ch-T。

LPO 法是利用 LPO 促进微量过氧化氢(H_2O_2)氧化 *I⁻ 而生成 *I⁺,进行蛋白质和多肽的碘化反应。应用 LPO 法应注意:① LPO 用量最好不超过总蛋白质用量的 1%,以减少酶自身碘化而带入放射化学杂质;②过氧化氢(H_2O_2)应保持低浓度,可多次加入,若高于 0.1mmol/L,对酶的活性将有抑制作用。LPO 法反应条件温和,通常标记化合物能保持原有的生物和免疫活性。

Iodogen 法是利用氯甘脲作为氧化剂,但其在水中溶解度极小,可作为固相氧化剂。其标记过程:①涂管。通常将 Iodogen 溶于二氯甲烷,然后吸取此溶液加到每支反应管底部,室温下用氮气吹干,在管壁上形成一层 Iodogen 的薄膜,Iodogen 量视需要而定。涂管在 –20℃下干燥保存,6 个月内不影响标记效果。②碘化。向涂好的管内加磷酸盐或硼酸盐缓冲液、欲标记蛋白和 Na*I,反应温度为 0℃ ~ 室温,反应时间为 2~20min,直接将反应液从反应管中吸出来即可终止反应,然后分离纯化。Iodogen 法标记效率高,对蛋白质的损伤小。

利用取代反应进行碘标记,除 H-I 置换外,通过碘与其他卤族化合物之间的置换,碘与重氮化合物的置换,碘与有机硼化物和有机锡化物的置换,也可实现碘标记:

(BuLi:正丁基锂,一种聚合催化剂)

(4)间接标记法(indirect labeling method):有些有机化合物很难用上述几种化学合成法进行直接标记,或者虽可直接标记,但对标记物的损伤比较大,则可采用间接标记法。其中的一种方法是把放射性核素先标记在某种易与欲标记物反应的试剂上,然后再与欲标记物偶联;另一种方法是借助于具有双功能基团的螯合剂进行标记。先把某种双功能螯合剂结合到欲标记分子上,再将放射性核素标记到此螯合剂上,由此形成稳定的放射性核素 - 螯合剂 - 欲标记化合物复合物。常用的双功能螯合剂有 EDTA、DTPA、TTHA(三亚乙基四胺六醋酸)等。对于前一种方法,常用的有 Bolton-Hunter 碘标记法:可先用 Ch-T 法将 ¹²⁵I 标记到酰化剂 3-(4- 羟基苯)丙酸琥珀酰亚胺脂(Bolton-Hunter 试剂)上,然后用此酰化剂与蛋白质分子中的游离氨基酸缩合。对许多金属放射性核素而言,要将它们标记到蛋白质特别是单克隆抗体（McAb）上去，都必须借助于具有双功能基团的螯合剂进行间接标记。

2. 生物合成法（biosynthesis method）　生物合成法是利用动物、植物、微生物的生理代谢过程或酶的生物活性，将简单的放射性物质在体内或体外引入化合物中而制得所需标记物。生物合成法可分为两大类：全生物合成法和酶促合成法。

(1) 全生物合成法：它是利用完整的生物或其某一个器官的生理代谢过程来进行标记。常用的生物有细菌、藻类、酵母等低等生物，它们容易在实验室中培育，代谢旺盛，繁殖迅速，因而制备效率高。其中绿藻类的小球藻应用最广，它的繁殖能力和对放射性的耐受能力都很强，在只含无机质的培养液中，仅用 CO_2 作为碳源，可将几乎 100% 的 CO_2 转变成有机物，并可在比活度高的 $^{14}CO_2$ 中繁殖。因而可得到高比活度的 ^{14}C 标记物。

由于生物体对放射性有一定的耐受量，以及在生理代谢过程中放射性示踪原子以各种代谢过程生成不需要的副产物，因而生物合成法产品的分离、纯化比较复杂，标记率低，产量有限，标记位置难以确定，不能用于定位标记，制备过程的重现性也差。

(2) 酶促合成法（enzymatic synthesis method）：它是利用生物组织中某种特定的酶，促进标记前体物质的合成反应，生成所需的标记产物。因此，酶促合成法也可看作是应用特殊催化剂的化学合成法。例如，在酶的作用下，可使胸腺嘧啶与脱氧核糖核苷结合，此时无论使用哪一种标记前体，均可得到标记核苷，其反应如下：

（[甲基-T]-胸腺嘧啶）　　　　　（脱氧核糖核酸）　　　　　（[甲基-T]-脱氧胸腺嘧啶核苷）

酶促合成法的优点是能制备一般化学合成法不能得到的标记物。它与全生物合成法不同，只要使用定位标记的前体物质，即可得到定位标记的产物。

3. 同位素交换法（isotope exchange method）　它是利用同一元素的放射性同位素与稳定同位素在两种不同化学状态之间发生交换反应来制备标记化合物的，其反应如下：

$$AX + B^*X \rightleftharpoons A^*X + BX$$

目前同位素交换法是制备氚标记化合物的重要方法，它也可用于放射性碘、磷、硫的标记。

(1) 气相曝射交换法（gas-exposure exchange method）：这是氚标记常用的方法。此法的基本原理是将欲标记物在高比活度的氚气中曝射，借助于氚衰变的辐射能量诱导氚 - 氢发生交换反应，从而得到氚标记物。通常情况下，氚与欲标记物分子结合的速度很慢，需几天甚至几周时间，而且会产生各种副反应和辐射分解产物，分离、纯化困难。为此，可采取以下措施：①采用高频放电、微波放电、超声波、紫外线、X 射线、γ 射线的辐射，使氚气和欲标记物分子被激活或电离；②扩大被曝射样品与氚气的接触面积；③在反应体系中加入活性炭负载贵金属（如碳化铂［PtC］，碳化钯［PdC］）等作催化剂，以提高气体曝射法的反应速度和标记效率。

(2) 液相催化交换法（liquid-catalytic exchange method）：此法是将欲标记物及放射性核素

制成溶液,在催化剂存在的条件下,促其发生同位素交换反应,从而达到标记目的。

氚的液相催化交换法又可分为均相催化交换法和非均相催化交换法。前一种方法将催化剂溶解在溶液之中;后一种方法是用固相贵金属作催化剂(如 PdO-BaSO$_4$,PdC 等)。

放射性碘、磷和硫的标记也可用液相催化交换法。例如,放射性碘标记的肾功能显影剂 *I- 邻碘马尿酸钠就用此法标记,在 CuSO$_4$ 催化剂存在下,稳定碘与放射性碘进行同位素交换反应制得的。

4. 金属络合法(metal complexing method)　利用金属放射性核素直接与配体形成络合物的方法进行标记,称为金属络合法。如放射性铜标记的丙酮醛 -2(N^4- 甲基缩氨基硫脲)(PTSM),可用做心肌灌注显像剂;放射性镓标记的枸橼酸用作诊断霍奇金病、肺部和腹部的肿瘤以及炎症;放射性铟标记的博来霉素用于腹部肿瘤的诊断。对于 ^{99}Tc^m 标记的药物,通常是在一定浓度的某种络合剂溶液中,加入一定量含 ^{99}Tc^{m}O$_4^-$ 的放射性溶液,在还原剂的作用下即可完成标记反应。目前,许多 ^{99}Tc^m 标记的药物以药盒的形式存在。这种与 ^{99}Mo-^{99}Tc^m 核素发生器配套使用的药盒是在安瓿中封装特定的无菌试剂,使用时直接把从 ^{99}Mo-^{99}Tc^m 发生器中淋洗下来的 ^{99}Tc^{m}O$_4^-$ 溶液直接注入试剂安瓿中,即可得到所需的标记药物。

(三) 质量鉴定

放射性药物的质量检验一般分为物理、化学和生物学检验三个方面。物理检验包括:药物性状(色泽、澄清度、粒径等)的观察、放射性核素的鉴别和放射性纯度、放射性活度等检测项目;化学检验包括:溶液或注射液 pH 的测定、放射化学纯度、化学纯度等检验项目;生物学检验包括:无菌、热原(细菌内毒素)、生物分布以及生物活性等检测项目。

1. 物理检验

(1)性状:放射性药物大多数为注射剂或口服溶液。一般应为无色澄清液体。性状检验方法是在规定了一定照度的澄清度仪上,在有防护的条件下,肉眼观察供试品的色泽和澄清度。少数放射性药物有颜色,如胶体磷[^{32}P]酸铬注射液为绿色的胶体溶液;铬[^{51}Cr]酸钠注射液为淡黄色澄清液体;邻碘[^{131}I]马尿酸钠注射液为淡棕色液体等,也应观察其颜色是否正常。此外,还有个别的放射性药物是含有颗粒的悬浮剂,例如锝[^{99}Tc^m]聚合白蛋白注射液,除了肉眼观察性状应为白色颗粒悬浮液外,还应该在光学显微镜下检查其粒子的大小,其中一个重要的指标就是不允许有 ≥ 150μm 的粒子。

(2)放射性核素的鉴别:放射性核素的鉴别方法是测定物理半衰期或用 γ 谱仪测定该核素的 γ 能谱。

(3)放射性纯度:放射性核纯度的测定方法可根据杂质核素的性质,一般选用锗(锂)或高纯锗探测器和多道 γ 谱仪测定其 γ 能谱或衰变曲线来鉴定。各种放射性药物的质量标准中都明确规定了放射性纯度指标。如高锝[^{99}Tc^m]酸钠注射液中放射性杂质核素钼[^{99}Mo]不得超过 0.1%。

(4)放射性活度:放射性活度一般采用活度计测量。一般放射性药物质量标准中活度测定值均在标示值的 ± 10%。

2. 化学检验

(1)pH:放射性药物的 pH 一般要求在 3~9 的范围内。放射性药物的 pH 多采用精密 pH 试纸法。

(2)放射化学纯度:常用的放射化学纯度测定法有纸色谱法、聚酰胺薄膜色谱法、快速硅胶薄层色谱法、高效液相色谱法以及电泳法等,对某些特殊理化性质的放射性药物也可采用其他分离分析方法,如过滤法、离心法等。其中纸色谱法是最常使用的方法。

(3)化学纯度:化学纯度是指放射性药物中某些非放射性的化学成分的纯度。这些化学杂质一般是生产过程带入的,过量的化学杂质可能引起毒副反应或影响进一步放射性药物的制备和使用。如高锝[^{99m}Tc]酸钠注射液中的含铝量,标准规定每毫升不得超过 10μg。

3. 生物学检验

(1)无菌检查:放射性药物大多数是注射液,因此要通过无菌检查。但无菌检查法需要花费很长的时间(5~7d),非常不适合放射性药物,特别不适合短半衰期核素的放射性药物的无菌检查,因此无菌检查用于对制备工艺的确证。

(2)热原检查:由注射引起的发热、寒战、恶心、头痛、关节痛乃至休克等症状称热原反应,引起热原反应的物质称热原。现常用鲎试剂开展细菌内毒素试验作为热原检查的替代方法。

(3)生物分布:生物分布试验在放射性新药研究中,作为阐明药代动力学的一部分是必须报送的资料,在放射性药品的常规检验中也占有一定位置。通过动物试验,观察放射性药物不同时间在动物器官的生物分布。

(4)生物活性:有些放射性药物具有特定的生物活性,当这些活性物质被标记了放射性核素后,其生物活性不应改变。对于这些药物,除应进行放射性药物通常的检验外,还要对特定的生物活性进行检验。其检验方法与未标记放射性核素的生物活性物质的检验方法相同,并尽可能将标记与未标记的样品在相同条件下进行比较试验。

第二节　常见诊断类放射性药物

诊断类放射性药物分为体内诊断放射性药物和体外诊断放射性药物,体内诊断放射性药物又分为显像类放射性药物和非显像类放射性药物。目前,SPECT 显像使用的放射性药物绝大部分是 ^{99}Tc^m 标记的药物,PET 显像使用的放射性药物主要为 ^{18}F-FDG,体外诊断使用的放射性药物主要为 ^{125}I 标记的药物。

一、钼 - 锝发生器及其 ^{99}Tc^m 标记的药物

(一) ^{99}Mo-^{99}Tc^m 发生器

^{99}Mo-^{99}Tc^m 发生器的母体核素 ^{99}Mo 来源于两种不同途径:一是堆照天然 Mo 或富集 ^{98}Mo,通过核反应 ^{98}Mo$(n,\gamma)^{99}$Mo 获得;二是从堆照浓缩 ^{235}U 的裂变产物中提取 ^{99}Mo,其核反应可表示为 ^{235}U$(n,f) \rightarrow ^{99}$Mo。随着 ^{99}Mo/^{99}Tc^m 分离技术的发展,^{99}Mo-^{99}Tc^m 发生器主要有柱色谱发生器、溶剂萃取发生器和电化学发生器。目前,临床上常用的是柱色谱发生器。按 ^{99}Mo 的装柱工艺的不同,还可把 ^{99}Mo-^{99}Tc^m 柱色谱发生器分为 ^{99}Mo-^{99}Tc^m 吸附色谱发生器和 ^{99}Mo-^{99}Tc^m 凝胶色谱发生器两类。

^{99}Mo-^{99}Tc^m 吸附色谱发生器是将以 ^{99}Mo- 钼酸铵形式存在的母体核素吸附在酸性活性 Al$_2$O$_3$ 吸附剂的色谱柱上,固定相干法保存。^{99}MoO$_4^{2-}$ 有两个负电荷,与 Al$_2$O$_3$ 结合比较牢固,而 ^{99}Tc^{m}O$_4^-$ 只有一个负电荷,因而结合得不很牢固。若用生理盐水淋洗,可以把 ^{99}Tc^{m}O$_4^-$

淋洗下来,而 $^{99}MoO_4^{2-}$ 仍牢固地滞留在柱上。

　　^{99}Mo-$^{99}Tc^m$ 凝胶色谱发生器是把辐照射后的氧化钼结合到钼酸锆的稳定固体凝胶骨架上,它比吸附色谱发生器 Al_2O_3 对钼的结合能力大 30 倍以上,可用堆照低比活度的 ^{99}Mo 制备成高比活度的凝胶型 ^{99}Mo-$^{99}Tc^m$ 发生器,固定相湿法保存。若用生理盐水淋洗,可以把 $^{99}Tc^mO_4^-$ 淋洗下来。

　　子体核素 $^{99}Tc^m$ 的衰变方式为同质异位跃迁,半衰期为 6.02h,140.5keV(90%)γ 射线在体内器官中的穿透性好,在准直器中的穿透损失可忽略不计,适合于 γ 相机和 SPECT 显像。

　　^{99}Mo-$^{99}Tc^m$ 的生长和衰变关系见式 19-6 和图 19-4。

$$A_{99_{Tc}m}=0.964A_{99_{Mo}}^0\left(e^{-0.010\,5t}-e^{-0.115\,1t}\right)+A_{99_{Tc}m}^0e^{-0.115\,1t} \tag{19-6}$$

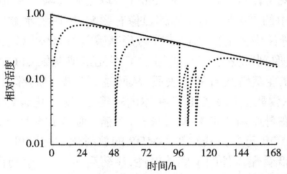

图 19-4　^{99}Mo-$^{99}Tc^m$ 发生器内 ^{99}Mo 的衰变曲线和 $^{99}Tc^m$ 的生长曲线

^{99}Mo-$^{99}Tc^m$ 吸附色谱发生器和凝胶色谱发生器淋洗液的质量指标见表 19-4。

表 19-4　^{99}Mo-$^{99}Tc^m$ 发生器淋洗液的质量指标

质量指标	质量要求		凝胶色谱发生器 (堆照 ^{99}Mo)
	吸附色谱发生器		
	裂变 ^{99}Mo	堆照 ^{99}Mo	
性状	无色澄明液体		
pH	4.0~7.0		
放射化学纯度	≥98%		
放射性纯度	$^{99}Mo<5\times10^{-2}\%$	$^{99}Mo<5\times10^{-2}\%$	$^{99}Mo<5\times10^{-2}\%$
	$^{131}I<0.005\%$	无其他放射性杂质	无其他放射性杂质
	$^{130}Ru<0.005\%$		
	$^{89}Sr<6\times10^{-5}\%$		
	$^{90}Sr<6\times10^{-6}\%$		
	α 杂质 $<1\times10^{-7}\%$		
	其他 β、γ 杂质 $<1\times10^{-2}\%$		
活度	标示量的 90%~110%		
非放射性杂质	含铝量 <10μg/ml 淋洗液	含铝量 <20μg/ml 淋洗液	含锆量 <10μg/ml 淋洗液
无菌、无热原	无菌、内毒素小于 7.5EU/ml		

(二) $^{99}Tc^m$ 标记的放射性药物

1. $^{99}Tc^m$-高锝酸钠　高锝酸钠（$Na^{99}Tc^mO_4$）除了可还原成各种价态，与适当的配体络合，制成各种显像剂用于不同脏器的显像，$^{99}Tc^mO_4^-$本身也可直接作为放射性药物使用。

$^{99}Tc^mO_4^-$静脉注射后，其 70%~80%　与血浆蛋白微弱结合，未结合的 $^{99}Tc^mO_4^-$ 通过毛细血管进入细胞液，到达各个脏器，并被清除。$^{99}Tc^mO_4^-$ 的电荷及离子半径和 I^- 相近，通过主动转运被摄入甲状腺，但摄取率较碘化物低，约为 2%~4%，而且不能进一步参与甲状腺激素的合成。除甲状腺外，胃和唾液腺也主动摄取 $^{99}Tc^mO_4^-$。

$^{99}Tc^mO_4^-$ 的主要有几方面应用：①甲状腺显像。$^{99}Tc^mO_4^-$ 的用药量一般为 74~185MBq，在静脉注射后 20~30min 内就可显像；口服 $^{99}Tc^mO_4^-$ 后 1h 也可显像。②唾液腺显像。静脉注射后 1min，唾液腺就可摄取 $^{99}Tc^mO_4^-$，5~10min 摄取达到高峰，10~40min 时 $^{99}Tc^mO_4^-$ 已分泌入口腔。口腔内唾液中的 $^{99}Tc^mO_4^-$ 对于腺体显像有影响，可用清水漱口清除。

2. $^{99}Tc^m$-MDP　骨骼中主要的无机成分为羟基磷灰石晶体 $[Ca_{10}(PO_4)_6(OH)_2]$ 和无定形的磷。各种骨骼显像剂都是基于与骨骼中某些元素或基团如 Ca^{2+}、PO_4^{3-}、OH^- 等进行离子交换，或化学吸附在羟基磷灰石晶体表面，从而达到骨骼中局部放射性的浓聚。MDP 为亚甲基-二膦酸盐，二膦酸盐的 P-C-P 键在体内较稳定，这类化合物自血液和尿中清除快，$^{99}Tc^m$-MDP 可被吸附在骨中新生的羟基磷灰石，骨骼/血液放射性活度比高，可用做骨骼显像剂。用 $^{99}Tc^m$ 标记 MDP 药盒，一般 $^{99}Tc^m$-MDP 的放射化学纯度可达 95% 以上。患者注药后应饮水、排尿，以降低骨骼以外的本底放射性，注药后 2~3h 可达到良好的显像效果。$^{99}Tc^m$ 标记的焦磷酸盐（PYP）也可用于骨显像，且可用于急性心肌梗死的评估。

3. $^{99}Tc^m$-DTPA　DTPA 为二乙基三氨基五醋酸，是一种络合能力较强的化合物。$^{99}Tc^m$-DTPA 又称为锝[$^{99}Tc^m$]喷替酸盐溶液。$^{99}Tc^m$-DTPA 主要经肾小球过滤进入肾小管，然后随尿液经尿液收集管、肾盏、肾盂、输尿管和膀胱排出体外。$^{99}Tc^m$-DTPA 常用于肾功能显像。当脑部发生病理变化如肿瘤、炎症和脑梗死等，则某个部位的血脑屏障被破坏，在正常情况下不能通过血脑屏障的 $^{99}Tc^m$-DTPA 这时也可以通过而进入脑组织，浓集在病变局部。

4. $^{99}Tc^m$-EC　EC 为次乙基双半胱氨酸，主要经肾小管分泌，而无肾小管吸收，在肾内不被代谢。$^{99}Tc^m$-EC 可用于肾血浆流量测定。静脉注射，成人一次用量 148~370MBq。$^{99}Tc^m$-EC 容易由冻干品药盒标记得到，不需加热，目前有一步法标记和以葡庚糖酸盐（GH）为中间体的两步法标记，放射化学纯度均可达到 98%。

5. $^{99}Tc^m$-EHIDA　EHIDA 为 N-(2,6-二乙基乙酰苯氨基)亚氨二乙酸。$^{99}Tc^m$-EHIDA 又称为锝[$^{99}Tc^m$]依替菲宁，用于肝胆显像。$^{99}Tc^m$-EHIDA 在肝内的运输和排泄与胆红素一样，肝细胞可通过主动转运过程从血浆中清除胆红素和 $^{99}Tc^m$-EHIDA 络合物。因此当血胆红素过多时，将与 $^{99}Tc^m$-EHIDA 竞争而阻止它的转运。当肝功能受损时，肝胆显像剂通过肾清除相对增加。$^{99}Tc^m$-EHIDA 注药后每隔几分钟显像一次，直至胆囊显影和肠道出现放射性。注药前应禁食 2~4h，避免胆囊处于收缩状态，使正常胆囊不显影。

6. $^{99}Tc^m$-Phy　Phy 为植酸钠（phytate），又称六磷酸肌醇。植酸钠为水溶性的无色透明液体，静脉注入人体后与血中 Ca^{2+} 螯合形成不溶性的 $^{99}Tc^m$-植酸钙胶体颗粒，被网状内皮细胞吞噬。由于植酸钙的胶体颗粒较小（约为 20~40nm），因此大部分进入肝脏，可用来进行肝显像。

$^{99}Tc^m$-Phy 有小部分被脾脏摄取，有时也可用它进行脾显像。除此以外，$^{99}Tc^m$- 植酸钠还可作为淋巴腺显像剂，皮下注射后能很好地显示出引流的淋巴腺，一般注射后 2~4h 显像最佳，同时可观察到肝、脾、肾及膀胱。$^{99}Tc^m$- 植酸盐用作淋巴腺显像对患者的辐射剂量低，其缺点是脾脏内的放射性会干扰主动脉旁淋巴腺的显示。

7. $^{99}Tc^m$-MIBI　MIBI 为六甲氧基丁基异腈。$^{99}Tc^m$-MIBI 是一种带正电荷的六异腈类络合物，结构式为 $^{99}Tc^m(MIBI)_6^+$，其中 $^{99}Tc^m$ 处于 +1 价态。通常认为其心肌摄取与 Na^+/K^+-ATP 泵无关，通过被动转运过程进入心肌细胞，然后通过主动转运机制浓集于线粒体内。一般认为 $^{99}Tc^m$-MIBI 没有或很少重分布。用 $^{99}Tc^m$-MIBI 做运动试验和静息检查心肌显像时需分两次给药。

在静息状态下 $^{99}Tc^m$-MIBI 注药后 1min，血中浓度达最大值（36%），进入体内后最初积聚胆囊和肝多，注药后 30~60min 肝内放射性减少，于 1~2h 内基本清除，在 1~1.5h，除胆囊放射性仍高外，心脏放射性高于邻近器官，靶 / 非靶值最佳，适于心肌显像。在运动试验中注药后 0.5min，血中浓度达最大值（51%），注药后 1h，心脏放射性高于邻近器官，适用于显像。

$^{99}Tc^m$-MIBI 的主要用途是用于诊断冠心病、心肌缺血和心肌梗死的心肌灌注显像（740MBq 左右），近年来又发现它对肺癌、甲状腺癌、乳腺癌等诊断以及肿瘤多药耐药研究具有重要价值。往 MIBI 药盒中加入 $^{99}Tc^mO_4^-$ 洗脱液，在沸水浴中加热 10min 即可得到 $^{99}Tc^m$-MIBI，标记物在室温下可稳定 6h。

8. $^{99}Tc^m$-ECD　ECD 为双半胱乙酯。$^{99}Tc^m$-ECD 是一个中性 $^{99}Tc^m$-N_2S_2 络合物的二酯，易穿透血脑屏障。ECD 具有光学活性，主要有 L,L- 和 D,D- 和 D,L-3 种异构体。L-L 异构体显示出脑内摄取，并有较长的保留时间，因此临床上用的是 L-L 异构体。$^{99}Tc^m$-ECD 的脑保留机制是分子上一个酯功能团在细胞内水解变成单酯单酸络合物，然后水溶性的酸停留在脑内。水解过程是一个特殊的酯酶反应，而且这种酯酶反应具有立体特异性，仅仅在灵长类（猴类和人类）脑中发生。

$^{99}Tc^m$-ECD 静脉给药后被脑组织迅速摄取，给药后 5min，可达 6%ID（注入总剂量），脑内放射性 40% 清除较快。脑灰质与白质之比大于 2。$^{99}Tc^m$-ECD 迅速通过肾清除，2h 即排出 55%ID，小部分经肝胆排出。

9. $^{99}Tc^m$-Dx　Dx 为右旋糖酐（dextran）的缩写，葡萄糖缩聚程度决定了 Dx 的分子量和半径。人体毛细淋巴管壁孔隙约为 0.5μm，毛细血管壁孔隙约为 4~4.5nm。Dx 105 和 Dx 147 是高分子化合物，用 $^{99}Tc^m$ 标记后，其流体动力学半径约为 7nm。当皮下注射给药后，$^{99}Tc^m$-Dx 很难透过毛细血管壁进入血液中，而主要以渗透方式进入淋巴系统，并以分子溶液形式随淋巴流运动。$^{99}Tc^m$-Dx 是一种非胶体、非颗粒性质的淋巴显像剂。$^{99}Tc^m$-Dx 在体内外稳定，向淋巴系统定向运动速度快，能真实反映淋巴回流情况，药物在淋巴结和淋巴管浓聚程度高，注射部位清除快。

10. $^{99}Tc^m$ 标记的胶体　$^{99}Tc^m$ 标记的硫胶体是用得最广泛的肝和网状内皮系统显像药物。$^{99}Tc^m$- 硫胶体可通过 $^{99}Tc^mO_4^-$ 加入到硫代硫酸钠溶液，再用盐酸酸化，在沸水中加热 5~10min，待乳白色胶体悬液冷却后，用缓冲液中和过量的酸而制得。常加入稳定剂如明胶，以稳定胶体颗粒。反应时加入 EDTA 螯合 $^{99}Tc^m$ 淋洗液中的 Al^{3+}，可防止带负电荷的胶体和带正电荷的铝离子之间的静电相互作用而形成聚合物。锝的硫化物胶体有可能是不溶性的 Tc_2S_7。胶体颗粒的大小与反应速度、所加试剂浓度、冷却速度、稳定剂种类、温育时间、Al^{3+}

和 Fe^{3+} 等离子的存在以及其他因素有关，这些因素不易控制，因此 $^{99}Tc^m$- 硫胶体的颗粒变化很大，一般颗粒直径在 $200\sim500nm$ 范围内。

颗粒大小和数目、表面电荷和稳定剂都影响骨髓对胶体的摄取。增加胶体颗粒数目以及明胶浓度，骨髓摄取增加。在使用大剂量硫化锝胶体时，硫化氢制备的胶体比硫代硫酸钠制备的胶体更容易进入骨髓。

$^{99}Tc^m$- 硫化锝胶体能被肝、脾和骨髓的网状内皮细胞吸附，因此可用做肝、脾和骨髓的显像剂。静脉注射后，约有 8% 的注射量浓集于骨髓，其余大部分被肝脏摄取。由于放射性主要浓集于肝脏，因此进行骨髓显像时难以观察胸椎下部及腰椎上部的病变。当胶体颗粒太大时，浓聚于肺中。胶体中如有 $^{99}Tc^mO_4^-$ 存在，可能在显像时看到胃影，使肝、脾显像结果变得复杂。

11. $^{99}Tc^m$ 标记的聚合白蛋白　把 $Na^{99}Tc^mO_4$ 的生理盐水溶液加入含有氯化亚锡的 MAA 药盒中，标记效接近 100%。$^{99}Tc^m$ 标记的 MAA 常用于肺灌注显像。当静脉注射 $^{99}Tc^m$-MAA 后，这些颗粒物质随血流到达肺动脉，当颗粒直径大于 $10\mu m$ 时，不能通过平均管径为 $7\sim8\mu m$ 的肺毛细血管床而被滞留。放射性颗粒在肺部的分布量与肺动脉血流量成正比。几乎所有大于 $15\mu m$ 的颗粒都沉积在肺中，而大于 $100\mu m$ 的颗粒会嵌塞在小动脉内，引起血管的收缩反应，这时可能改变肺灌注的类型并引起肺压过高。因此，放射性颗粒不能太大，理想的颗粒大小应接近 $15\mu m$，颗粒数为 $(1\sim1.5)\times10^5$，这时既有足够的颗粒进行显像，反映肺部的真实情况，又不易发生过量的肺循环栓塞。当给药 $1mg$ $^{99}Tc^m$-MAA 时，约有 0.1% 的肺小动脉被阻塞，大颗粒聚合体的生物半排期为 $2\sim8h$。$^{99}Tc^m$ 的活度一般为 $37\sim370MBq$。注射后 $10\sim15min$ 显像。肺中 $^{99}Tc^m$-MAA 会被蛋白酶生物分解，并通过肾排出。

$^{99}Tc^m$-MAA 也常用于下肢深静脉血栓诊断。从双下肢足背静脉同时给药（$111\sim185MBq$/ 肢，颗粒总数应小于 50 万，合 MAA 约 $0.5mg$，血栓定位机制可能是放射性颗粒黏附于受损的血管内皮表面。

12. $^{99}Tc^m$ 标记的蛋白质和肽类药物　$^{99}Tc^m$ 标记的蛋白质和肽类药物常用两种方法：直接标记和间接标记。直接标记是利用还原剂（如 Sn^{2+}）还原多肽和蛋白质中二硫键，过量的还原剂同时也可还原 $^{99}Tc^mO_4^-$ 淋洗液，从而完成 $^{99}Tc^m$ 标记。$^{99}Tc^m$ 直接标记蛋白质和多肽，可能对其活性造成影响，尤其是多肽。间接标记是让多肽和蛋白质先偶联双功能偶联剂，利用偶联剂如 DTPA、HYNIC 等与 $^{99}Tc^m$ 结合，可克服直接标记对其结构的破坏，从而引起活性的降低。

$^{99}Tc^m$- 奥曲肽（octreotide），可于神经内分泌性肿瘤的显像；$^{99}Tc^m$-annexin V（膜联蛋白 V）可用于细胞凋亡显像；$^{99}Tc^m$-IL-8（白细胞介素 -8）可用于炎症显像等。

二、碘的放射性药物

碘 -131 用于甲状腺扫描及甲亢治疗，是最早用于临床的放射性核素之一。目前，虽然碘的放射性药物使用相对较 $^{99}Tc^m$ 少，但在核医学中仍有重要地位。体外放射免疫分析技术用于标记抗原或抗体的核素，首选的是 ^{125}I；放射性核素 ^{120}I、^{123}I、^{124}I 和 ^{131}I 标记化合物、抗体、受体的配体和反义核酸等可与 SPECT 或 PET 配套用做核医学诊断。虽然 ^{131}I 有 β 射线，但由于 ^{131}I 来源方便，价格低廉，还常用于诊断。医用放射性碘同位素的核性质见表 19-5。

表 19-5　几种放射性碘同位素的核性质

核素	半衰期	衰变方式	辐射类型及主要射线能量（MeV）	主要生产方式	用途
^{120}I	1.35h	β^+	β^+,4.0(56%)	$^{120}Te(p,n)^{120}I$	PET 显像
^{123}I	13.2h	EC	γ,0.159(83.4%); X,0.027 5(46%)	$^{124}Xe(p,2n)^{123}Cs \rightarrow {}^{123}Xe \rightarrow {}^{123}I$ $^{127}I(p,5n)^{123}Xe \rightarrow {}^{123}I$	诊断
^{124}I	4.18d	β^+	β^+,2.13(12%),1.53(11%); γ,0.511(46.5%),0.603(59%)	$^{124}Te(d,2n)^{124}I$	PET 显像
^{125}I	60.2d	EC	γ,0.035(6.5%) X,0.027 5(73.2%)	$^{124}Xe(n,\gamma)^{125}Xe \rightarrow {}^{125}I$	放免分析、治疗
^{131}I	8.04d	β^-	β^-,0.606(89.3%),0.334(7.36%) γ,0.364(81.2%),0.637(7.26%)	$^{130}Te(n,\gamma)^{131}Te \rightarrow {}^{131}I$	治疗、显像

1. Na^*I　放射性碘的药物中，最简单的是无机化合物碘化钠（Na^*I），它是最早用于临床的一种放射性药物。正常甲状腺组织可摄取碘，其滤泡细胞有大量钠/碘同向转运体（sodium iodide symporter，NIS）的表达，NIS 是一种跨膜糖蛋白，具有主动运输碘的能力，可使甲状腺的碘浓聚水平高于血浆数十倍。碘离子（如 $^{131}I^-$,$^{123}I^-$）在体内主要被甲状腺摄取并参与甲状腺激素的合成。因此，甲状腺浓集放射性碘可用来对甲状腺进行显像。根据甲状腺摄取碘的能力，可区分甲状腺部位的热结节、温结节、凉结节和冷结节从而判断甲状腺病变情况，这与 $^{99}Tc^mO_4^-$ 的甲状腺显像相似。同时，通过甲状腺的吸碘率测量可计算 ^{131}I 治疗甲亢时给予的活度。

除了正常甲状腺外，有摄碘功能的异位甲状腺组织和某些甲状腺癌转移灶也可浓集放射性碘而显像。寻找甲状腺癌转移灶的显像剂必须用 ^{131}I。低分化或未分化甲状腺癌则更少或无 NIS 表达而失去摄碘功能，这些甲状腺癌并不浓聚 ^{131}I 或摄入 ^{131}I 率很低，尤其当有正常甲状腺组织存在时（即使手术切除后只剩余少量甲状腺组织），^{131}I 均被正常甲状腺组织浓聚而转移灶不显影，因此必须先切除正常甲状腺组织，再用较大剂量 ^{131}I（一般 37~74MBq），24~48h 后进行全身显像，才能发现甲状腺癌转移灶。

^{125}I-NaI 常用于体外放射免疫分析，通过化学合成法标记抗原或抗体用于体内抗原测定。

2. $^*I$-OIH　OIH 为邻碘马尿酸钠（ortho-sodium iodohippurate）。$^*I$-OIH 标记一般选用 ^{131}I 和 ^{123}I，标记方法大都采用同位素交换法。为了提高标记率和放化纯度，目前主要采用以下两种方法：热压法及加 $CuSO_4 \cdot 5H_2O$ 作催化剂的催化热压法，标记时反应物需封入容器中。热压法最佳反应条件：标记温度为 152~156℃，反应时间为 15~20min，起始 pH 在 4 左右；标记率可大于 99%，产品中放射性碘离子小于 0.3%~0.5%，产品受破坏而分解出来的主要放化杂质 I^*- 邻碘苯甲酸（^{131}I-OIBA）小于 0.2%。催化热压法的反应条件：标记温度为 115~121℃，反应时间为 10~15min，起始 pH 在 4 左右；标记率可大于 99%。I^*-OIH 主要用于肾功能检查。记录给药后肾区放射性活度 - 时间曲线（肾图），评价肾功能是否正常。

$$CONH—CH_2—COONa$$

3. *I-6IC 6IC 为 6- 碘胆固醇(6-iodocholest)。*I-6IC 是一类良好和安全的肾上腺显像剂,可用于对肾上腺疾病病理类型的鉴别诊断和定位。通常用热压法制备 *I-6IC。与 *I-OIH 稍为不同的是碘胆固醇不溶于水,故需加入少量乙醇才能使标记率提高至 95% 以上;反应条件:150℃油浴加热 30min。由于 *I-6IC 不溶于水,在反应结束后的乙醇溶液中需加入 1% 吐温 -80 乳化,再加入一定量生理盐水配制成淡乳白色溶液,经细菌漏斗过滤后,供静脉注射用。

放射性碘代胆固醇被肾上腺皮质细胞摄取的机制较复杂。一般认为胆固醇是不溶于水的物质,但它可与血浆中低密度脂蛋白结合,被输送到肾上腺中。含有放射性的低密度脂蛋白 - 胆固醇与肾上腺皮质细胞表面的特异性低密度蛋白受体结合,进入细胞,被肾上腺皮质摄取,其摄取量与肾上腺皮质功能有关,从而可诊断肾上腺皮质疾病。

碘代胆固醇类显像药物在给药后 7~10d,肝、脾和胃肠的放射性活度已明显减少,肾上腺摄取率与各脏器之比达到最大,肾上腺显像清晰。[131]I-6-IC 的一般成年人的给药量为 37~74MBq。注药后 5d 开始显像,以后隔日复查一次,直至肾上腺清晰显像为止。显像前应清洁肠道,以避免肠内放射性核素的干扰。另外,还应清除胆汁,因为一部分放射性胆固醇会进入胆汁,使胆囊显像,干扰右侧肾上腺的鉴别。受检者可服用脂餐,以收缩胆囊,排出胆汁。

*I-6-碘代胆固醇
(*I-6-IC)

4. *I-IMP IMP 的化学名为 N- 异丙基 - 对 - 碘 -1- 苯基 -2- 氨基丙烷,又称为 N- 异丙基 - 对 - 碘苯丙胺(N-isopropyl-p-iodoamphetamine)。IMP 是电中性、脂溶性的小分子化合物,能通过正常血脑屏障。IMP 通过脂溶性、pH 位移陷落及与脑内受体非特异结合的综合作用,在脑中具有摄取率高(可达注入总量的 7%),且脑与血的放射性活度比值大以及在脑中停留时间长,可通过 SPECT 显示出反映脑功能和代谢的清晰图像,是一种优良的脑灌注显像剂。

*I-IMP 可用同位素交换反应的热压法制备,并需使用 Cu+ 催化剂。使用具有还原性的 Cu+ 作催化剂,既防止了氧化破坏,也使反应体系中放射性碘处于 *I- 状态,不被氧化成 *I+ 或更高价态的 *IO3-,保证交换反应的进行。制备 I*-IMP 时,推荐的方法为:在安瓿中依次加入 SnCl2·H2O 1mg(也可用维生素 C 作还原剂),96%Cu(NO3)2 的乙酸溶液 50μl(含 Cu2+,浓度

为 0.125μmol/L),待溶液中 Cu²⁺ 的蓝绿色被过量 SnCl₂·2H₂O 还原而消失后,加入 IMP·HCl 1mg 及 *I-NaI 溶液 10~20μl,熔封安瓿,在 175℃ 的油浴中加热反应 30min,最高标记率可达 99%。如需分离纯化,可将反应液碱化,再用乙醚萃取;蒸除乙醚后,调 pH 至 4~7,用生理盐水稀释,0.22μm 微孔滤膜去菌后,即可供静脉注射用。

5. *I-HIPDM HIPDM 为 N,N,N'- 三甲基 -N'-(2- 羟基 -3- 甲基 -5- 碘苯甲基)-1,3- 二氨基丙烷(N,N,N'-trimethyl-N'-(2-hydroxy-3-methyl-5-iodo-benzyl)-1,3-propane-diamine),能通过正常血脑屏障,有较高的脑摄取和一定的脑保留时间,静脉注射药物 2min 后,脑摄取量占总注射剂量 2.74%。其摄取可能是一种 pH 位移陷落机制,因它的脂溶性随着微小的 pH 变化而有一个明显的改变,即当它在血液中时,因血液的 pH=7.4,这时,它是电中性、脂溶性的,可自由扩散;进入脑细胞后,由于脑细胞内的 pH=7.0,它随之变为带正电荷而不能扩散出来,因而停留在脑细胞中。经进一步观察,其进脑的机制除了需有高脂溶性外,还需具有与血清蛋白的低亲和力。*I-HIPDM 是又一个能通过正常血脑屏障的脑功能显像剂。

由于 HIPDM 分子中碘的对位有羟基,间位是甲基,故采用同位素交换反应标记碘可在较简单的条件下进行:即将 HIPDM 盐酸盐水溶液与 Na*I 溶液一起封入安瓿中,100℃ 下反应 30min,标记率 >95%。反应液用生理盐水稀释,经 0.22μm 微孔滤膜过滤,供静脉注射用。

6. *I-MIBG MIBG 为间碘苄胍(metaiodobenzylguanidine),是一种胍乙啶衍生物,结构上类似于去甲肾上腺素,是肾上腺神经元的阻滞剂,它们可被交感神经分布丰富的脏器,如肾上腺髓质、心肌、脾、肝和唾液腺等所摄取和贮存。

MIBG 一般用其硫酸盐。由结构式可见分子中的苯环上不含给电子的活化基因,故放射性碘的同位素交换反应需较高的反应条件或加催化剂。有人发展了一种在铵盐 [(NH₄)₂SO₄ 或 NH₄Ac] 存在下的固相同位素交换反应,标记率达 90%~98%,其推荐条件为:取 MIBG 硫酸盐 2mg 及 (NH₄)₂SO₄ 5mg,溶于少量水中,与 37~74MBq Na*I 相混合,蒸干,然后在 140℃ 下加热 30min,反应结束后冷却,反应物中加 5mmol/L pH 4.5 醋酸钠缓冲液溶解,并通过阴离子交换柱以除去 *I⁻,再用 0.22μm 微孔滤膜去菌后使用。也有人用 Cu²⁺ 及还原剂存在下生成的新生态 Cu⁺ 作芳香环上进行碘的亲核同位素交换反应的催化剂。推荐条件为:在 2mL 安瓿中加入 SnSO₄ 0.5mg,维生素 C 10mg,CuSO₄·5H₂O 130μg,mIBG 2mg 及

*I- 溶液 5-50μl，加去氧水至 0.5ml，充入 N$_2$ 气后熔封安瓿，置 100℃水浴中反应 20~30min，冷却后通过 0.22μm 的微孔滤膜去菌即可。标记率可达 95% ± 4%。

*I-MIBG 用来作为肾上腺髓质显像剂应用于成人嗜铬细胞瘤和儿童神经母细胞瘤的诊断，还可用于心肌显像，评价病变心肌交感神经受损的部位、范围及程度。

*I-MIBG 静脉注射后主要经肾排泄，给药后 24h 内尿中排出放射性为给药量的 55%~60%，4d 可排出 90%，此时膀胱中放射性已很少。尿中排泄的主要是 *I-MIBG 原形。肾上腺髓质对 *I-MIBG 的摄取率最高，肾上腺皮质、肝、心、脾在给药后初期摄取率也较高，但清除快。肝中放射性药物 24h 最多，72h 已基本清除。脾中放射性药物浓集可能是因为丰富的交感神经末梢对药物的摄取所致。肺中 2h 内有浓聚。心脏在 2h 内摄取率高，也与心肌中交感神经末梢丰富有关。

$$H_2C-\overset{H}{N}-\overset{NH_2}{\underset{\underset{*I}{\parallel}}{C}}$$

7. 放射性碘标记的脂肪酸　脂肪酸是心肌的主要能源，在心肌缺血部位，心脏的代谢变化会使脂肪酸的利用和廓清降低，而葡萄糖的摄取增加。因此，可用放射性碘标记的脂肪酸作为心肌显像剂进行局部缺血定位和心肌代谢的探针。早在 1978 年就有制备放射性碘标记饱和脂肪酸类似物的报道，此类化合物的代表是 ω-*I- 十七烷酸（ω-*I-heptadecanoic acid，简称 IHA），其分子式为 *I-CH$_2$(CH$_2$)$_{15}$COOH，这是根据末端标记的碘原子与甲基大小相似而可以作为甲基的空间位阻相似物的原理设计的，在用于动物和人体时，它的心肌动力学和显像特性良好，且与其相应的 ^{11}C 标记脂肪酸相似，已用于心绞痛、心肌梗死等心肌病患者的心肌显像。但是，由于体内 β- 氧化（即氧化作用从脂肪酸的 β 位碳原子上开始）的结果，它们很快就被心脏和肝脏代谢，并释放出游离放射性碘，使血液中放射性本底升高，图像质量降低。为了克服以上缺点，20 世纪 80 年代研制成了放射性碘标记的苯基脂肪酸，如 ω-*I- 对碘苯基十五碳酸［ω-(para-*I-iodophenyl)pentadecanoic acid，*I-IPPA］，其分子式为：

$$^*I-\langle\!\bigcirc\!\rangle-CH_2(CH_2)_{13}COOH$$

在体内，苯基脂肪酸的碳 - 碘键比烷基脂肪酸的碳 - 碘键稳定，碘代苯基脂肪酸代谢的最终产物是碘代苯甲酸，而非游离碘，碘代苯甲酸需被进一步氧化成马尿酸后，由肾脏排出。为了阻断标记脂肪酸的 β 氧化，以延长其在心肌内的滞留时间，人们做过各种各样的结构修饰，在 ω- 苯基脂肪酸碳键的不同位置结合上一个或者更多个甲基，如 15- 对碘苯基 -9(R,S)- 甲基 - 十五碳酸［(p-iodophenyl)-9(R,S)-methylpentadecanoic acid，9-MPA］，15- 对碘苯基 -3(R, S)- 甲基 - 十五碳酸［15-(p-iodophenyl)-3(R,S)-methylpentadecanoic acid，BMIPP］和 15- 苯基对碘 -3,3- 二甲基 - 十五碳酸［15-(p-iodophenyl)-3,3-dimethylpentadecanoic acid，DMIPP］，它们的结构式如下：

$$9\text{-MPA} \quad {}^{123}I\text{—}\langle\bigcirc\rangle\text{—}(CH_2)_6\text{—}\overset{\displaystyle CH_3}{\underset{}{CH}}\text{—}(CH_2)_7\text{—}COOH$$

$$\text{BMIPP} \quad {}^{123}I\text{—}\langle\bigcirc\rangle\text{—}(CH_2)_{12}\text{—}\overset{\displaystyle CH_3}{\underset{}{CH}}\text{—}CH_2\text{—}COOH$$

$$\text{DMIPP} \quad {}^{123}I\text{—}\langle\bigcirc\rangle\text{—}(CH_2)_{12}\text{—}\overset{\displaystyle CH_3}{\underset{\displaystyle CH_3}{C}}\text{—}CH_2\text{—}COOH$$

这些分子被心肌摄取与天然脂肪酸相似,但不能被快速分解代谢,因而可较长时间滞留在心肌内,有利于显像。

脂肪酸的碘标记方法取决于欲标记化合物的性质,归纳起来大致有:①以不饱和脂肪酸为前体,用 $^*ICl$ 或 $^*I_2$ 使其双键通过加成反应标记碘;②烷基脂肪酸的末位碘标记可用卤素交换法,如用 ω- 溴 - 十七烷酸($\omega\text{-Br-}CH_2(CH_2)_{15}COOH$)与 Na^*I 反应而制备 $\omega\text{-}^*I\text{-}CH_2(CH_2)_{15}COOH$;③目前认为最好的苯基脂肪酸及其类似物的碘标记方法是用 Cu^+ 催化的同位素交换反应,即苯基脂肪酸及其类似物,加 Na^*I,$CuSO_4\cdot5H_2O$,用维生素 C 和氯化亚锡作还原剂,反应液需保持一定酸度,150℃下反应 30min,反应结束后用高效液相色谱法进行分离纯化,去除产品中的有机溶剂后,加入 pH 7.2 的磷酸缓冲液(PBS),经 0.22μm 微孔滤膜过滤后即可使用。

8. 放射性碘标记蛋白质、多肽　碘标记蛋白质、多肽若存在酪氨酸、组氨酸和色氨酸残基且不在活性中心位置,可通过氧化法,把放射性碘离子($^*I^-$)经过 Ch-T、Iodogen 等各种氧化剂氧化成碘分子 $^*I^+$ 与酪氨酸、组氨酸和色氨酸残基中的芳环或杂环上的氢原子进行亲电取代反应从而完成标记。

酪氨酸残基的标记反应见图 19-5。

组氨酸和色氨酸残基碘化物结构式如下:

碘化组氨酸　　　　　　　　　碘化色氨酸

对于没有酪氨酸、组氨酸和色氨酸残基或者其在活性中心位置,可通过 Bolton-Hunter 试剂间接标记放射性碘,其反应式见图 19-5。

即先用氧化法把放射性碘标记在 3-(对 - 羟基苯)丙酸 -N- 琥珀亚胺酯酰化剂(Bolton-Hunter 试剂),然后用此酰化剂与蛋白质分子中游离氨基缩合而引入蛋白质、多肽分子中。由于标记中引入了一个较大的有机基团,有时也会影响标记蛋白的生物活性和免疫活性,因此,此法不宜标记短肽,而适于标记分子量较大的蛋白质。

^{125}I 标记的蛋白质和多肽常用体外诊断和基础研究,^{123}I 和 ^{131}I 标记的蛋白质和多肽常用体内诊断,^{131}I 标记的蛋白质和多肽还可用于体内治疗。

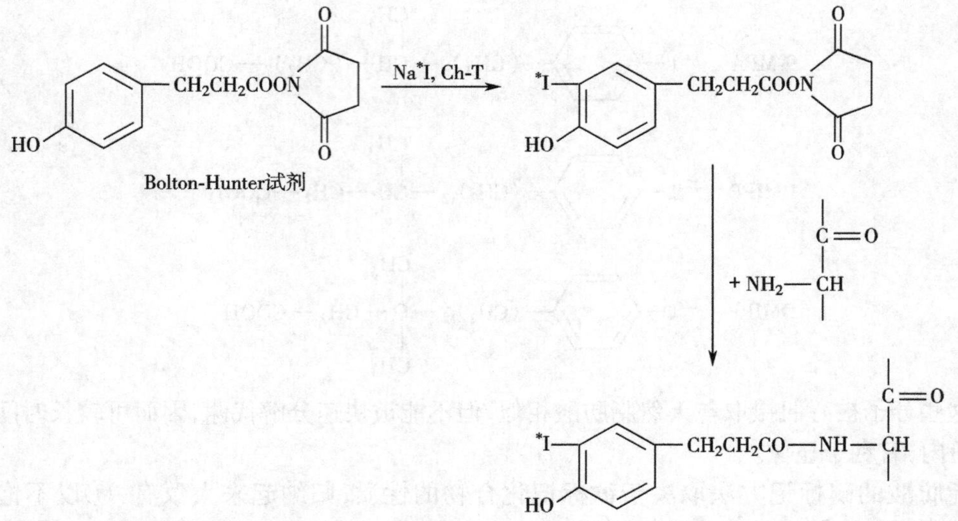

图 19-5　Bolton-Hunter 试剂间接标记放射性碘

9. 放射性碘标记的受体显像剂　由于受体配体与受体结合的高度特异性,可通过放射性标记受体配基来探测受体的分布和密度,从而反映脏器的功能和诊断某些疾病。碘标记受体配体的主要化学反应有氧化法和取代基法。氧化法是将放射性碘离子($^*I^-$)通过各种氧化剂氧化成碘 $^*I^+$ 与药物中的芳环或杂环上的氢原子进行亲电取代反应而完成标记;取代基法则是在化合物欲标记部位预先加上取代基,如重氮盐、硼、甲锡烷等,然后用 $^*I^+$ 取代这些基团而完成标记。受体配体的放射性碘标记大都应用取代基法。如中枢神经系统多巴胺 D_2 受体显像剂 *I-IBZM ((−)-3- 碘 -2- 羟基 -6- 甲氧基 -N- [(1- 乙基 -2- 吡咯烷基) 甲基] 苯甲酰胺,*I-iodobenzamide)、中枢神经系统多巴胺 D_3 受体显像剂 *I-7-OH-PIPAT [7- 羟基 -2-(N- 丙基 -N-3′- 碘 -2′- 烯丙基) 氨基四氢萘满]、纹状体显像剂 *I-β-CIT [2β- 碳甲氧 -3β-(4'- 碘苯基)- 托烷]等。

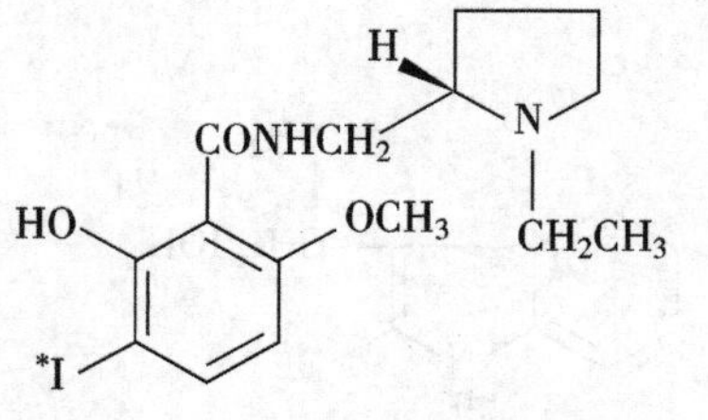

S-*I-IBZM

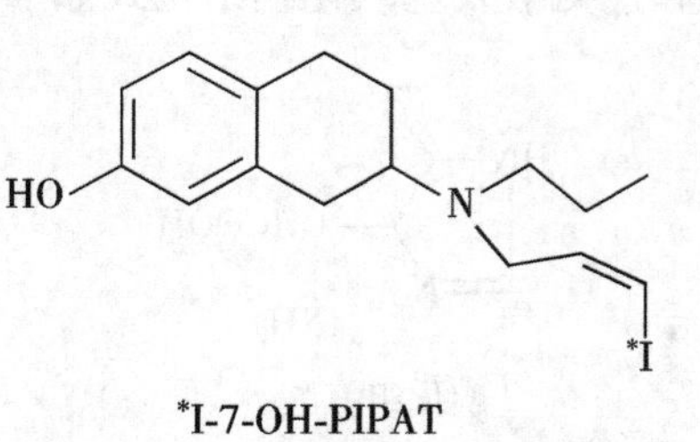

*I-7-OH-PIPAT

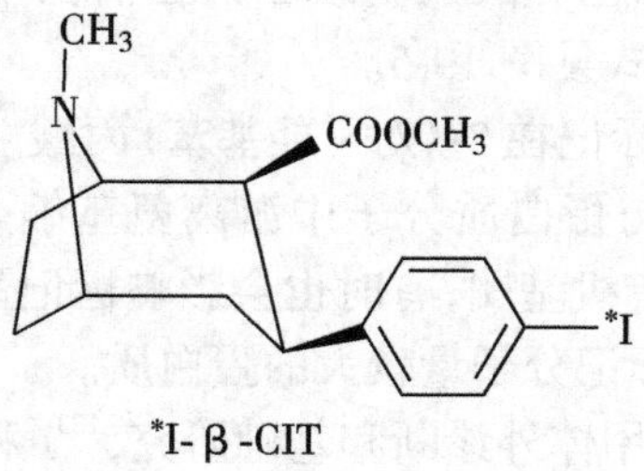

*I- β -CIT

三、正电子核素药物

目前核医学中应用的正电子发射核素主要有 ^{11}C、^{13}N、^{15}O、^{18}F、^{68}Ga、^{89}Zr 等,它们的优点是:① ^{11}C、^{15}O、^{13}N 都属人体组织的基本元素,用它们标记生物活性物质都属同位素标记,原有的理化性质及生物学行为基本保持不变,这对研究体内各种生命物质的功能、运动和代谢规律提供了有利条件。②由于正电子发射核素半衰期一般很短,可一次给予患者较大剂量,在短时间内即达到较高计数率,获得清晰图像,而患者所受的辐射剂量却相对较小;在许多动态研究中还可以重复给药,重复显像,而不需要等很长时间。③ ^{68}Ga 来源于 ^{68}Ge-^{68}Ga 发生器,比较方便。④ ^{89}Zr 的物理半衰期与单抗或单抗片段的生物半衰期相匹配,是 PET 免疫显像的理想核素。有报道称,在美国,PET 主要集中应用于神经系统疾病(15%~35%)、心血管疾病(15%~25%)、肿瘤学研究(65%~85%)等方面。此外,国外已经将 PET 用于新药的研究与开发,观察新药的药理作用、药物作用及其机制和药效。

尽管 PET 和正电子发射核素标记的药物在临床核医学的应用上具有无可取代的优越性,但是与 $^{99}Tc^{m}$ 标记药物相比,正电子发射核素标记药物的发展尚受下列因素的制约:① 正电子发射核素药物的标记方法不如 $^{99}Tc^{m}$ 标记快速、简便易行。$^{99}Tc^{m}$ 标记药物大多数具有配套药盒,而大部分正电子发射核素标记药物的制备往往比较复杂,不同物质的标记方法各不相同,必须设计专门的快速标记方法。且由于时间限制,使短半衰期的放射性药物的质量控制产生了困难。② ^{11}C、^{13}N、^{15}O 的半衰期特别短,需要就地生产、就地标记和使用,这一过程一般不能超过 3 个半衰期,且加速器每次开机生产的 ^{11}C、^{13}N、^{15}O 一般只能供一次使用,因此 PET 中心一般需配置回旋加速器、快速化学分离装置和 PET,三者缺一不可,投资巨大,生产的正电子发射核素价格昂贵,使其在临床上的普及应用受到限制。

正电子发射核素的来源有两个途径:①由回旋加速器直接生产,如 ^{11}C、^{13}N、^{15}O、^{18}F、^{89}Zr 等(表 19-6)。②通过核素发生器获得,如 ^{62}Zn-^{62}Cu、^{68}Ge-^{68}Ga、^{82}Sr-^{82}Rb、^{122}Xe-^{122}I 等,相应的子体核素 ^{62}Cu、^{68}Ga、^{82}Rb、^{122}I 的半衰期分别为 9.73min、68.1min、1.25min、3.62min(表 19-7),其中 ^{68}Ga 已试用于临床,^{82}Rb 则以 $^{82}RbCl$ 注射液的形式为美国药典第 24 版收载。目前用于临床的绝大部分正电子发射核素是由回旋加速器生产的,^{82}Sr-^{82}Rb 发生器中的母体核素 ^{82}Sr 也是由加速器生产的。

表 19-6　医用回旋加速器生产的几种正电子发射核素的核性质及主要核反应

核素	半衰期	β^+ 能量 / MeV	理论比活度 / (GBq/mmol)	主要核反应
^{18}F	110min	0.635	6.3×10^7	$^{18}O(p,n)^{18}F$ 或 $^{20}Ne(d,\alpha)^{18}F$
^{11}C	20min	0.96	3.3×10^8	$^{14}N(p,\alpha)^{11}C$
^{13}N	10min	1.19	7.4×10^8	$^{16}O(p,\alpha)^{13}N$ 或 $^{13}C(p,n)^{13}N$
^{15}O	2.03min	1.72	3.4×10^9	$^{14}N(d,n)^{15}O$ 或 $^{15}N(p,n)^{15}O$
^{89}Zr	78.4h	0.905	1.5×10^6	$^{89}Y(p,n)^{89}Zr$ 或 $^{89}Y(d,2n)^{89}Zr$

表 19-7　核素发生器生产的几种正电子发射核素的核性质

核素发生器	子体核素	母体半衰期	母体衰变方式	子体半衰期	子体衰变方式	射线能量/MeV
^{62}Zn-^{62}Cu	^{62}Cu	9.2h	EC(93.1%)β$^+$(6.9%)	9.73min	β$^+$(97.8%) EC(2.2%)	2.934(β$^+$) 1.173(γ)
^{68}Ge-^{68}Ga	^{68}Ga	288d	EC(100%)	68.1min	β$^+$(90%) EC(10%)	1.899(β$^+$) 1.077(γ)
^{82}Sr-^{82}Rb	^{82}Rb	25.5d	EC(100%)	1.25min	β$^+$(96%) EC(4%)	3.35(β$^+$) 0.777(γ)
^{122}Xe-^{122}I	^{122}I	20.1h	EC(100%)	3.62min	β$^+$(77%) EC(23%)	3.12(β$^+$) 0.564(γ)

（一）^{18}F 标记的放射性药物

氟单质在常温下是淡黄色气体，其化学性质活泼，易形成 -1 价的 F$^-$ 离子，几乎所有物质都能被氧化成氟化物。氟的范德华半径（1.35×10^{-10}m）与氢（1.2×10^{-10}m）相近，化合物分子中氢原子被氟原子取代后，如果取代部位不是生理活性中心，则不会影响化合物的生物活性。与其他正电子发射核素相比，^{18}F 的半衰期相对较长，这就允许某些较复杂的合成标记，且一次生产的 ^{18}F 可同时供数家医院使用，因此近年来 ^{18}F 标记药物发展较快，种类较多，其中以 ^{18}F-FDG 使用最多，目前占 PET 显像药物的绝大部分。^{18}F 标记的不足之处在于氟原子的电负性比氢原子大，标记后有可能改变分子的极性，从而可能影响标记物在体内的生理生化行为。

^{18}F 的主要生产方式有 2 种，一种是通过 ^{18}O(p,n)^{18}F 反应生成，得到的是离子氟 ^{18}F$^-$；另一种是通过 ^{20}Ne(d,α)^{18}F 反应产生，生成的是气体氟 ^{18}F-F$_2$。目前以离子氟 K^{18}F 的使用进行亲核取代反应居多。用 K^{18}F 进行标记时，标记方法通常可以分为两类：一类是在 K$_2$CO$_3$ 存在下，借助于穴醚 Kryptofix 2.2.2（即 K/222）进行标记；另一类是利用 n-Bu$_4$NOH（氢氧化四丁基胺）与 ^{18}F$^-$ 生成季铵盐再进行标记。^{18}F 标记的放射性药物的制备途径大致可分为以下几类。

（1）含有羟基的环烷烃类化合物的 ^{18}F 标记：这类化合物主要通过环烷烃上的羟基与三氟甲磺酸酐反应，生成具有较高反应活性的三氟甲磺酸酯，然后 ^{18}F$^-$ 负离子通过亲核取代反应标记在环烷烃上。PET 显像中应用最多的 ^{18}F-FDG 的制备即属此类。^{18}F-FDG 的制备大都以 1,3,4,6- 四 -O- 乙酰基 -2-O- 三氟甲磺酰基 -β-D- 吡喃甘露糖（1,3,4,6-tetra-O-acetyl-2-O-trifluoromethanesulfonyl-β-D-glucopyranose）及 K^{18}F 作为起始原料，借助穴醚 Kryptofix 2.2.2 催化剂进行标记，可得到较高的标记率，将标记物水解，即得 ^{18}F-FDG。^{18}F-FDG 常用的标记方法见图 19-6，该方法现已用于 ^{18}F-FDG 的自动化生产。

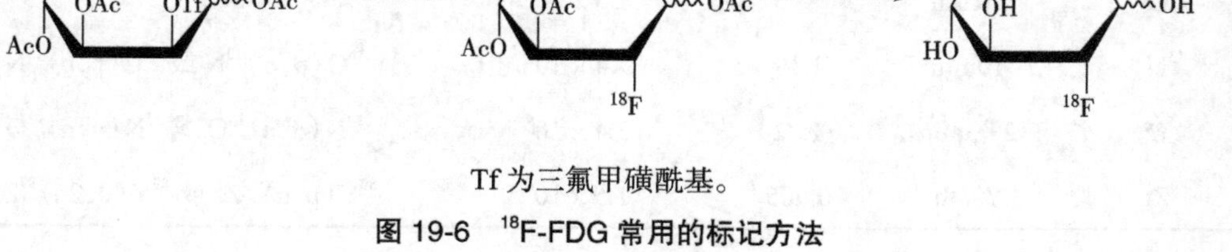

Tf 为三氟甲磺酰基。

图 19-6　^{18}F-FDG 常用的标记方法

(2) 芳香族化合物的 ^{18}F 标记: 芳香族化合物在进行 ^{18}F 标记时通常将标记前体制备成对硝基苯甲醛一类化合物, $^{18}F^-$ 负离子通过亲核取代反应标记在苯环上。属于这一类型的有 ^{18}F 标记的单胺氧化酶抑制剂 ^{18}F- 帕吉林 (pargyline), ^{18}F 标记的毒蕈碱乙酰胆碱受体拮抗剂 ^{18}F- 右苄替米特 (dexetimide) 及 ^{18}F 标记的钙调素抑制剂 ^{18}F- 苄普地尔 (bepridil) 等, 其中 ^{18}F-Pargyline 的合成路线见图 19-7。

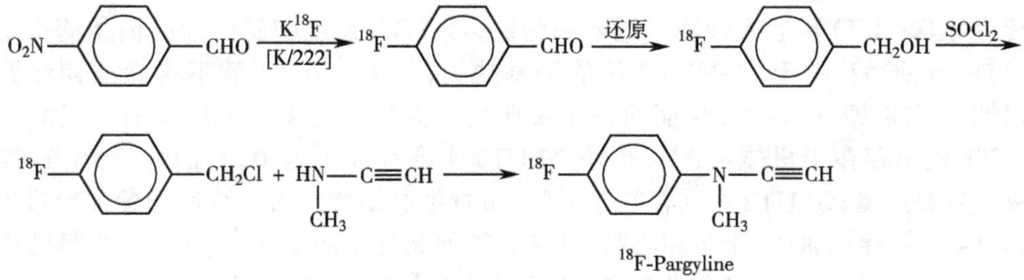

图 19-7 ^{18}F-Pargyline 的合成路线

(3) 酯类的 ^{18}F 标记: 酯类一般可通过醇的酯化反应进行 ^{18}F 标记, 标记时先制备具有较大活性的 ^{18}F 标记的酰卤化物, 再与标记前体反应得到产物。例如, 可用于神经胶质瘤显像的 ^{18}F- 氟代甘油二酯 (fluorodiacyl glycerol, ^{18}F-FDAG), 即由单棕榈酸甘油与 ^{18}F- 辛酰氯通过酯化反应得到, 见图 19-8。

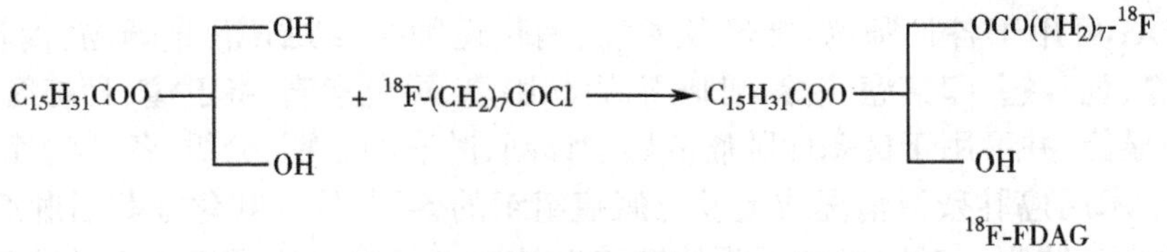

图 19-8 ^{18}F-FDAG 的合成路线

(4) 卤代烷烃的 ^{18}F 标记: 先将标记前体制备成溴化物或碘化物, 而后在一定条件下将 ^{18}F 与 Br 或 I 原子进行置换反应, 即得 ^{18}F 的标记物。

(5) 多肽的 ^{18}F 标记

1) 辅基法: 辅基法标记 ^{18}F 最常用的方法是将辅基的羧基转化成稳定的高活性酯, 然后再与多肽的氨基反应。其中以 ^{18}F-NFP (4-nitrophenyl-2-^{18}F-fluoropropionate) 和 ^{18}F-SFB (N-succinimidyl-4-^{18}F-fluorobenzoate) 最为常用。但制备 ^{18}F 标记辅基, 需要多步合成, 总标记产率不高。若引入的辅基大, 对多肽的结构影响可能比较大。

2) 点击化学法: 点击化学法 (click chemistry) 于 2001 年由诺贝尔化学奖获得者 Sharpless 提出, 包括环加成、亲核开环等反应, 由于反应快捷, 反应位点准确, 引起了广泛关注。2006 年 Marik 等将点击化学法应用于放射性药物的合成及标记中, 成功地实现了多肽的 ^{18}F 标记。主要有两种标记途径: 一是将带炔基的 ^{18}F 标记辅基与带叠氮基团的多肽反应; 二是将带叠氮基团的 ^{18}F 标记辅基与带炔端的多肽反应。利用点击化学将炔和叠氮化合物进行环加成反应, 进行多肽的 ^{18}F 标记, 虽然标记率高 (>80%), 但是该方法需要多步合成和分离, 耗时长。

3）^{18}F-AlF 络合标记法：^{18}F$^-$ 易与金属（如铝）结合，生成的 ^{18}F- 铝配合物（^{18}F-Al）可与联接有螯合基团（如 1,4,7- 三乙酰唑胺环壬烷 -1,4,7- 三乙酸盐（1,4,7-triaza cyclononane-1,4,7-triacetic acid，NOTA））的多肽发生络合反应，得到 ^{18}F 标记的多肽，如 ^{18}F-AlF-NOTA-RDG$_2$。

常用的 ^{18}F 标记放射性药物有：

（1）^{18}F-FDG：^{18}F-FDG 是葡萄糖 2 位羟基被 ^{18}F 取代后的结构类似物，通过转运载体葡萄糖转运体（GLUT）转运入细胞。进入细胞内，^{18}F-FDG 在细胞质内经己糖激酶作用转变为 ^{18}F-FDG-6- 磷酸，由于 ^{18}F-FDG 2 位的羟基缺失，^{18}F-FDG-6- 磷酸不再参与葡萄糖的进一步代谢生成果糖 -6- 磷酸，从而滞留于细胞内。人体内已知的 GLUT 有 12 种亚型，其中 GLUT1 普遍存在于机体各组织器官，GLUT3 主要存在于脑中，它们是负责 ^{18}F-FDG 转运的两种主要亚型；GLUT2 主要存在于肝脏，负责把肝细胞内过高浓度的葡萄糖排出细胞外；GLUT4 主要存在肌肉、脂肪和心脏，其转运需要胰岛素的激活，当体内的血糖浓度高于正常血糖值时，会诱导机体释放胰岛素，从而激活 GLUT4 摄取葡萄糖。在不同的生理和病理状态下，细胞对葡萄糖的吸收利用会发生变化，从而反映人体的某些功能改变。^{18}F-FDG 在人体内既进行生物代谢，也不断进行放射性衰变，其放射性衰变产物为 2-^{18}O- 葡萄糖。^{18}F-FDG 在人体内都主要通过肾脏代谢，半减期为 91.8min，而 2-^{18}O- 葡萄糖则按照正常葡萄糖的代谢途径进行糖酵解。^{18}F-FDG 应用非常广泛，主要包括心脏病、肿瘤和中枢神经系统三大方面，在判断心肌活力、寻找肿瘤病灶和脑部疾病诊断方面有重要价值。①在肿瘤显像方面，由于恶性肿瘤细胞异常增殖，葡萄糖利用率高，^{18}F-FDG 主要被恶性肿瘤细胞摄取。因此，^{18}F-FDG 可用于各种肺癌、神经胶质瘤、消化道肿瘤（结肠癌、直肠癌、食管癌、胃癌）、肝癌、胰腺癌、乳腺癌、卵巢癌、嗜铬细胞瘤、甲状腺癌、黑色素瘤、淋巴瘤、骨髓瘤、肉瘤、白血病等肿瘤的显像，并可用于良恶性肿瘤的鉴别诊断，肿瘤的分期、分级，各种治疗手段疗效的评估（包括手术后癌肿残留情况或复发与瘢痕组织的鉴别，放疗和化疗前后肿瘤的变化）及肿瘤转移的全身监测。对原发灶不明的转移性肿瘤进行原发灶寻找或全身转移情况判断。②在神经及精神系统方面，^{18}F-FDG 可用于癫痫、帕金森病、早老性痴呆、精神性疾病的早期诊断；吸毒成瘾性评估或戒毒疗效判断；脑外伤后脑代谢状况评估；正常脑功能评价；其他脑代谢功能障碍判断；脑缺血性疾病的早期诊断；脑氧代谢显像、脑受体显像、肿瘤的氨基酸代谢等。③在心肌显像方面，主要用于心肌代谢显像，可测定心肌对外源性葡萄糖的利用率，广泛应用于慢性心肌缺血和心肌梗死患者局部心肌存活情况的评价。除了上述三个方面，^{18}F-FDG 还可用于其他疾病（如结核病等）的检测，评估疾病活动、分期和监测对治疗的反应。

（2）^{18}F-L-DOPA：左旋多巴（3,4- 二羟基 -L- 苯丙氨酸，3,4-dihydroxy-L-phenylalanine，DOPA）是中枢神经递质多巴胺的前体物质。^{18}F 标记 DOPA 的方法主要有亲电取代法和亲核取代法。亲电取代法是利用标记前体与 [^{18}F]F$_2$ 进行亲电取代反应然后水解得到 ^{18}F-L-DOPA（图 19-9）。由于生产 [^{18}F]F$_2$ 时必须用稳定 F$_2$ 作为载气以减少 [^{18}F]F$_2$ 的吸附，因此最终产品为有载体 ^{18}F-L-DOPA，比活度低，同时此方法的化学回收率低。亲核取代反应合成 ^{18}F-L-DOPA，以无载体的 [^{18}F]F$^-$ 作为亲核进攻试剂，与碘鎓盐前体化合物等反应，可得到高比活度的 ^{18}F-L-DOPA。

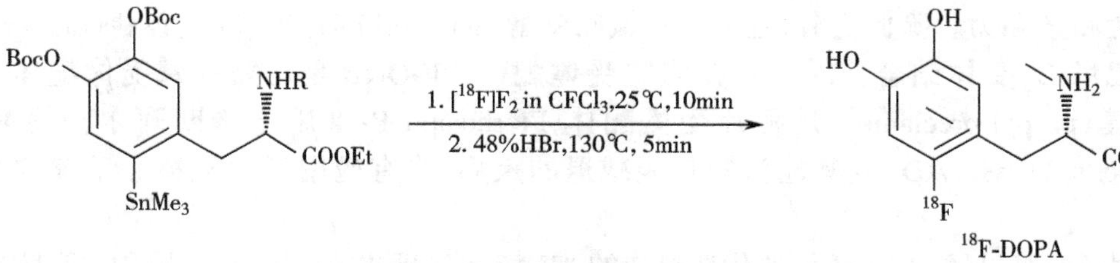

图 19-9 亲电取代法制备 ^{18}F-L-DOPA

^{18}F-L-DOPA 在正常人体内的分布是在中枢神经系统主要分布在黑质、纹状体,在体部主要分布在交感神经节、肾、肠系膜、心血管平滑肌及心肌。^{18}F-L-DOPA 的代谢主要是甲基化和脱羧化。80% 以上的 ^{18}F-L-DOPA 由泌尿系统排泄,小部分由肝胆系统排泄。为了增加 ^{18}F-L-DOPA 进入脑中枢的量,可在给药前注射卡比多巴(carbidopa)。卡比多巴为芳香氨基酸脱羧酶抑制剂,不能通过血脑屏障,可抑制外周组织 L-DOPA 转化成多巴胺,使循环中 L-DOPA 含量增高。

^{18}F-L-DOPA 注入体内后通过神经元细胞内多巴脱羧酶的作用参与脑内多巴胺的合成与代谢,因此可用于脑多巴胺代谢测定,并可反映多巴脱羧酶的活性。根据 ^{18}F-L-DOPA 在纹状体的摄取、滞留、清除及其在中枢和外周血中代谢变化的规律,可了解中枢神经系统多巴胺功能、活力及其代谢状况。由于脑多巴胺的变化能敏感地反映帕金森病(Parkinson disease,PD)的病理、生理变化,对 PD 的早期诊断有很高的临床价值,且能用于 PD 的鉴别诊断及预后评价。此外 ^{18}F-L-DOPA 的 PET 显像也可用于精神分裂症、遗传性舞蹈病及路易体痴呆的研究和诊断。国内有学者发现,路易体痴呆患者壳核、尾状核的 ^{18}F-L-DOPA 摄取明显低于早老性痴呆组与对照组,提示路易体痴呆患者病程早期其黑质 - 纹状体的多巴胺功能已发生损害,这与许多病理研究的结果吻合。在应用中要求 ^{18}F-L-DOPA 的比活度应大于 3.7MBq/μmol。^{18}F-L-DOPA 还可用于神经内分泌瘤和脑瘤的显像;^{18}F-L-DOPA 结合卡比多巴也可用于胰岛素瘤的诊断。

(3)其他 ^{18}F 标记的放射性药物

1)用于肿瘤显像:如通过氨基酸代谢用于神经胶质瘤显像的 ^{18}F-L-α- 甲基酪氨酸(^{18}F-L-α-Methyltyrosine,^{18}F-FAMT)、^{18}F- 乙基酪氨酸(^{18}F-fluoroethyltyrosine,^{18}F-FET)。^{18}F-L-α- 甲基酪氨酸体内外性能均较好,靶器官与正常组织的放射性比值高,因而图像清晰,且由于放化合成时间较短,故临床应用较多。其他还有 ^{18}F- 甲基胆碱(^{18}F-methylcholine,^{18}F-FMC)和 ^{18}F- 乙基胆碱(^{18}F-ethylcholine,^{18}F-FECH)可用于前列腺癌、支气管肺泡癌和尿路上皮癌的诊断;^{18}F-NaF 可用于骨肉瘤等原发的骨恶性肌瘤和乳腺癌、前列腺癌、肺癌等骨转移的诊断。

2)用于中枢神经系统显像:如 ^{18}F-β-CIT-FP [^{18}F-N-3-fluoropropyl-2-β-carbomethoxy-3-β-(4-iodophenyl)nortropane,^{18}F-N-3- 氟丙基 -2-β- 甲酯基 -3-β-(4- 碘苯基)去甲基托烷] 与多巴胺转运蛋白有较高亲和力。^{18}F 标记的螺环哌啶酮(spiperone)及其 N- 烷基衍生物均是多巴胺 D_2 受体显像剂,但后者具有更长的生物半衰期及良好的体内稳定性,更便于 PET 显像。^{18}F 标记的螺环哌啶酮 N- 烷基衍生物体外结合实验及 PET 显像证实,它们均在纹状体内有特异性的高浓度积聚,纹状体 / 小脑比值明显高于 ^{18}F- 螺环哌啶酮。

^{18}F- 苯哌唑酮类(^{18}F-Benperidol,^{18}F-BP)是一个新型的多巴胺 D_2 受体配体,具有很高

的特异性和亲和力。除此之外,还有 ^{18}F-氟哌啶醇(haloperidol)、^{18}F-雷氯必利(raclopride)能与多巴胺 D_2 受体结合,^{18}F-安定是安定受体配体,^{18}F-QNB 是乙酰胆碱受体配体,^{18}F-丙克拉莫(propyl preclamol)是阿片受体配体,Florbetapir F-18 用于诊断阿尔茨海默病(Alzheimer's disease,AD)或其他认知功能减退的疾病,均有望用于中枢神经系统的 PET 显像。

3)用于心脏显像:如用于心肌代谢显像的 ^{18}F-16-棕榈酸以及 ^{18}F-十七烷酸。脂肪酸是心肌的主要能源,心肌脂肪酸代谢与心肌状态相关,局部心肌缺血时心肌脂肪酸的摄取和清除也随之改变,因此 ^{18}F 标记的脂肪酸可用于心肌细胞存活的估测,并可根据 ^{18}F 标记的长链脂肪酸的氧化速率测定心肌底物利用状态。其他还有用于骨显像和急性心肌梗死诊断的 ^{18}F-标记的氟化钠(NaF)、氟化钾(KF)等。

4)用于其他疾病诊断和研究:如 ^{18}F 标记的单胺氧化酶抑制剂 ^{18}F-pargyline 及 ^{18}F 标记的钙调素抑制剂 ^{18}F-bepridil,用作血脑屏障损伤测定的 ^{18}F-安替比林等。此外,还有随着肿瘤基因治疗而发展起来的基因显像剂,如 ^{18}F-氟代二羟丙氧甲基鸟嘌呤(^{18}F-fluoroganciclovir)和 ^{18}F-氟代喷昔洛韦(^{18}F-fluoropenciclovir)均可用于 HSV-tk 报告基因表达显像。文献报道,^{18}F-氟代喷昔洛韦在 C6-stb-tk 瘤中有较高浓聚,小鼠的微型 PET 显像清晰,并且具有对同一动物体内不同受体基因表达进行区分的能力。

(二)^{11}C 标记的放射性药物

碳是组成有机物的最基本元素,因此也是组成一切生命体的最基本元素。根据显像功能,^{11}C 标记的放射性药物可分为脑功能显像药物、心功能显像药物及肿瘤显像药物;按作用机制可分为代谢型显像药物和受体型显像药物。与 ^{18}F 标记物不同,^{11}C 标记物可以采用生物合成的方法进行标记,例如可以通过光合作用吸收 $^{11}CO_2$ 产生 ^{11}C-葡萄糖,但绝大部分 ^{11}C 标记的放射性药物还是采用化学合成的方法制备。在 ^{11}C 标记药物的制备过程中,加速器生产的 $^{11}CO_2$ 或 ^{11}CO 先被导入特定的自动合成模块,制备成 $^{11}CH_3I$、$^{11}CH_3OTf$(三氟甲磺酸甲酯)、$H^{11}CN$、$H^{11}CHO$ 或 $R^{11}COCl$ 等反应活性较大的中间体,然后再制备成所需要的 ^{11}C 标记的放射性药物,例如 ^{11}C-NMSP、^{11}C-SCH 23 390、^{11}C-raclopride 及 ^{11}C-flumazenil 的制备均是通过标记前体与 $^{11}CH_3I$ 或 $^{11}CH_3OTf$ 的烷基化反应得到;也可以将标记前体制备成具有较高活性的酰卤化物或格氏试剂等,例如 ^{11}C-正丁醇及 ^{11}C-棕榈酸的制备即是如此。^{11}C-正丁醇的制备:

$$CH_3CH_2CH_2MgCl + {}^{11}CO_2 \rightarrow C_3H_7{}^{11}COOMgCl \xrightarrow{水解} C_3H_7{}^{11}COOH \xrightarrow{还原} C_3H_7{}^{11}CH_2OH$$

^{11}C-棕榈酸的制备:

$$C_{14}H_{29}-CH_2MgBr + {}^{11}CO_2 \xrightarrow{水解} C_{15}H_{31}-{}^{11}COOH$$

根据标记物的显像原理,^{11}C 标记的放射性药物大致可分为以下几种类型。

(1)代谢型显像药物

1)氨基酸代谢显像剂:氨基酸是人体必需的营养物质,它在体内的主要代谢途径有 3 条:a 合成蛋白质;b 合成具有生物活性的酶、激素;c 经脱氨、脱羧后分解成二氧化碳、尿素等被排出体外。其中,合成蛋白质是氨基酸的主要用途。目前,已经用于人体 PET 显像的 ^{11}C 标记氨基酸有 L-蛋氨酸(L-methionine,L-MET)、L-亮氨酸、L-酪氨酸、L-苯丙氨酸、氨基异丙氨酸等。

^{11}C-L-MET 是目前临床上应用最广泛的氨基酸代谢显像剂之一,其化学结构如图 19-10,主要用于脑代谢显像剂。由于 ^{11}C-L-MET 参与脑中蛋白质的合成,故通常可用做脑肿瘤显像,其准确性优于 CT。

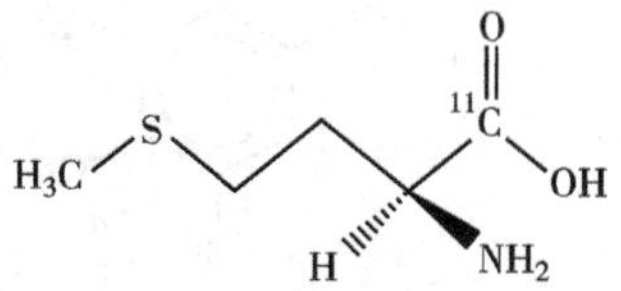

图 19-10 ^{11}C-L-MET 的化学结构

2)脂肪酸代谢显像剂:心肌的能量主要来自脂肪酸的氧化,心肌脂肪酸代谢正常与否与心肌功能状况密切相关。^{11}C- 棕榈酸与 ^{11}C- 乙酸均是良好的心肌代谢显像剂。^{11}C- 乙酸在体内参与氧化过程,在临床上用于测定心肌耗氧量,但是,^{11}C- 乙酸不参与脂肪酸的 β- 氧化,不能反映氧化过程与氧化速率,而作为长链脂肪酸的 ^{11}C- 棕榈酸(^{11}C-PA)可以弥补它的不足,^{11}C- 棕榈酸在化学结构上最接近体内天然代谢底物脂肪酸,被认为是脂肪酸代谢的标准品。在 PET 显像中,心肌不摄取 ^{11}C-PA 是心肌细胞丧失活力的标志。

3)胆碱代谢显像剂:多数正常脑细胞和肿瘤细胞中都存在磷酸胆碱合成反应。^{11}C- 胆碱(choline)用于脑肿瘤显像,全部恶性肿瘤及两侧垂体腺瘤均得到阳性显像。据报道 ^{11}C- 胆碱在脑瘤中的吸收明显高于正常脑组织,周围本底很低,肿瘤组织显像清楚,并且显像所需时间短,在注射 5min 后即可开始显像。^{11}C- 胆碱不仅可用于脑瘤的诊断,且可对经过手术或放疗的脑瘤患者进行疗效判断。

4)糖代谢显像剂:^{11}C- 葡萄糖是良好的糖代谢显像剂,可用于脑、心脏及肿瘤的显像。

5)核酸代谢显像剂:核酸的合成与代谢可以反映细胞分裂繁殖状况。^{11}C- 胸腺嘧啶参与核酸的合成,可用于肿瘤的显像。人脑肿瘤显像结果表明,^{11}C- 胸腺嘧啶在血中清除速度很快,给药 20min 即可得到清晰的图像。

(2)受体显像药物

1)多巴胺受体显像剂:多巴胺受体的表达功能与多种精神和神经性疾病的病理有关,多巴胺受体显像是目前分子核医学的研究热点。多巴胺受体显像剂目前主要分为 D$_1$ 和 D$_2$ 受体显像剂,其中作为多巴胺 D$_2$ 受体配基的 ^{11}C-NMSP(mespiperone,methyl spiperone,甲基螺环哌啶酮)受到了广泛的注意。螺环哌啶酮属于丁酰苯类抗精神病药物,是较强的多巴胺 D$_2$ 受体拮抗剂。利用 ^{11}C-NMSP 可测定多巴胺 D$_2$ 受体的结合能力,用于帕金森病、亨廷顿舞蹈病、多系统萎缩等多种神经精神疾病的诊断。此外,^{11}C-NMSP 有时也可用于 5- 羟色胺受体(5-HT$_2$)显像。^{11}C-SCH 23 390(R(+)-8- 氯 -2,3,4,5- 四氢 -3- 甲基 -5- 苯基 -1H-3- 苯并杂䓬 -7- 醇)是多巴胺 D$_1$ 受体显像剂,可用于精神分裂症及帕金森病的早期诊断。^{11}C- 雷氯必利(raclopride)是苯酰胺类化合物,是多巴胺 D$_2$ 受体显像剂。^{11}C-raclopride 的纹状体 PET 显像要比 ^{11}C-NMSP 清晰。

^{11}C-raclopride 的制备可通过标记前体与 ^{11}C 标记的碘甲烷或碘乙烷的烷基化反应得到,但得到的标记物 ^{11}C 标记位置不同。一般而言,通过甲基化反应所得 ^{11}C-raclopride 具有反应时间短和比度高的优点。反应溶剂为 5mol/L NaOH 溶液与 DMSO(二甲亚砜)的混合溶液,于 80℃反应 5min。反应所得粗产物用半制备 HPLC 纯化,蒸除溶剂,残留部分用 8ml 无菌无热原的磷酸缓冲液溶解,并用 0.22μm 滤膜过滤,即得本品。^{11}C-raclopride 合成路线见图 19-11。

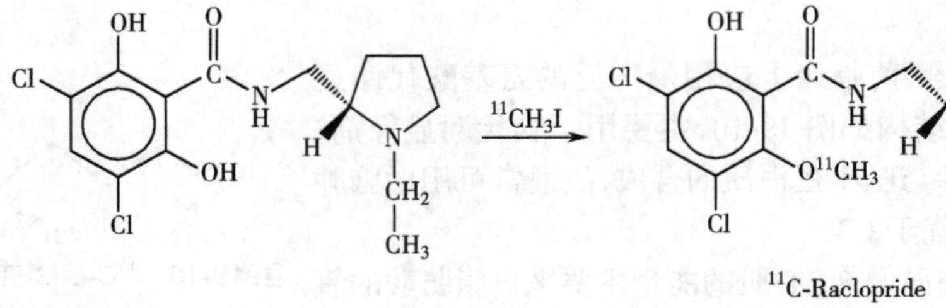

图 19-11 ^{11}C-raclopride 的合成路线

2）苯并二氮䓬受体显像剂：^{11}C- 氟马西尼（^{11}C-flumazenil）是苯并二氮䓬受体显像剂。苯并二氮䓬受体只存在于中枢神经系统，它能与苯并二氮䓬类配体特异结合。苯并二氮䓬受体密度的变化与焦虑、失眠、癫痫及舞蹈病有关。氟马西尼是苯二氮䓬受体拮抗剂，^{11}C-flumazenil 主要用于癫痫病灶及遗传性舞蹈病的 PET 显像检查。其他研究苯二氮䓬受体的 PET 显像剂还有 ^{11}C- 安定、^{11}C- 氟安定、^{11}C- 舒立克隆（suriclone）等。

^{11}C-flumazenil 的制备可通过标记前体与 ^{11}C 标记的碘甲烷或碘乙烷的烷基化反应得到，但得到的标记物 ^{11}C 标记位置不同，基于制备 ^{11}C-raclopride 时的相同理由，^{11}C-flumazenil 一般通过甲基化反应制取，如图 19-12。反应溶剂为 5mol/LNaOH 溶液与乙腈的混合溶液，于 70℃反应 5min。反应所得粗产物用半制备 HPLC 纯化，蒸除溶剂，残留部分用 8ml 丙二醇 - 乙醇 - 无菌磷酸缓冲液（28：12：60，V/V）溶解，并用 0.22μm 滤膜过滤，即得本品。

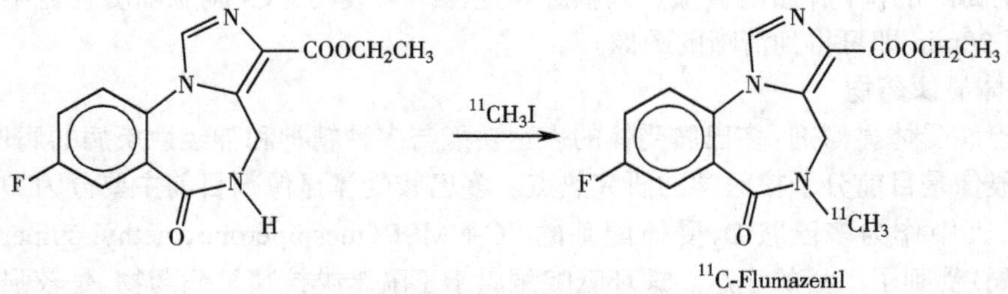

图 19-12 ^{11}C-flumazenil 的合成路线

3）5-HT（5-serotonin，5- 羟色胺）受体显像剂：5-HT 受体显像剂包括 5-HT$_{1A}$ 受体显像剂和 5-HT$_{2A}$ 受体显像剂两类。用于 PET 显像的主要是 5-HT$_{2A}$ 受体显像剂，常用的有 ^{11}C- 酮色林（ketanserin）及 ^{11}C-NMSP。

4）肾上腺素能受体显像剂：肾上腺素能受体与心律失常、抑郁及精神病等疾病有关。^{11}C- 间羟基麻黄碱（m-hydroxy efedrina）和 ^{11}C- 间羟胺（metaraminol）可用于 α- 肾上腺素能受体显像。^{11}C- 普萘洛尔（propranolol）和 ^{11}C- 普拉洛尔（practolol）可用于 β- 肾上腺素能受体显像。

5）乙酰胆碱能受体显像剂：乙酰胆碱受体与认知、记忆等生理作用密切相关，也与痴呆等疾病有关。乙酰胆碱受体分为毒蕈碱乙酰胆碱受体（M 受体）和烟碱乙酰胆碱受体（N 受体）。N- 甲基 -^{11}C- 东莨菪碱（scopolamine）及 N- 甲基 -^{11}C-MQNB（甲基二苯羟乙酸喹尼酯）

等可用于毒蕈碱乙酰胆碱受体显像，^{11}C- 烟碱则可用于烟碱乙酰胆碱受体显像。

6）阿片受体显像剂：阿片受体广泛分布于中枢和外周神经系统、内分泌系统以及胃肠道的嗜铬细胞，与疼痛、呼吸、体温调节、运动行为等生理功能有关。作为鸦片受体激动剂的 ^{11}C- 卡芬太尼（carfentanil）可特异地与 μ- 阿片受体结合，用于阿片受体的显像。

7）雌激素受体显像剂：雌激素受体（estrogen receptor）是一个甾体激素受体，雌激素受体显像在肿瘤防治中受到人们的重视，^{11}C- 雌二醇可用于雌激素受体的 PET 显像。

（3）其他显像剂：依托咪酯是一种肾上腺皮质合成皮质醇和醛固酮的关键酶抑制剂，它主要通过抑制细胞色素 P450 连接的 11β- 羟化酶系统来阻断 11- 去氧皮质醇向皮质醇和 11- 去氧肾上腺酮向肾上腺酮的转化。美托咪酯（metomidate，MTO）是依托咪酯的甲基类似物，是一种镇静催眠药，也是 11β- 羟化酶的有效拮抗剂。

^{11}C-MTO 标记可通过前体去乙基依托咪酯与甲基化试剂（^{11}CH$_3$I 或 ^{11}CH$_3$OTf）反应纯化后获得。肾上腺皮质及肾上腺皮质起源的肿瘤可特异性高摄取 ^{11}C-MTO，肝脏中度程度摄取，而腹部其他脏器及其他来源肿瘤低摄取。因此，利用该 ^{11}C-MTO 可进行肾上腺皮质来源性肿瘤的早期诊断及特异性鉴别诊断。

（三）^{82}Rb 标记的放射性药物

^{82}Rb 以 ^{82}RbCl（rubidium chloride，氯化铷）的形式应用于临床。早在 20 世纪 80 年代就已发现 ^{82}Rb 用于心肌灌注显像时具有很高的灵敏度和特异性，其准确性大于 ^{201}Tl 的 SPECT 显像，这对于早期发现冠状动脉疾病，确定治疗方案是十分重要的。某些临床研究证实 ^{82}Rb 的 PET 显像还可作为判断心肌存活的定量标志。^{82}Rb$^+$ 为 +1 价碱金属离子，化学性质与钾相似，^{82}RbCl 用于心肌灌注显像时，心肌对 ^{82}Rb 的摄取表现出与钾相似的特性。^{82}Rb 的半衰期很短，因此每隔 10 分钟便可重复显像一次，患者受照剂量很小。此外，^{82}RbCl 与 ^{68}Ga-EDTA 一样，也可用于血脑屏障通透性研究。

^{82}Rb 是一种由放射性核素发生器生成的核素，使用时可用生理盐水淋洗，得到的是 ^{82}RbCl 溶液。^{82}Rb 的半衰期很短，^{82}Sr-^{82}Rb 发生器几乎可以随时淋洗，而无需像 ^{99}Mo-^{99}Tc^m 发生器那样必须间隔一定时间才能淋洗；^{82}Sr 的半衰期较长（$T_{1/2} = 25.5d$），因此 ^{82}Sr-^{82}Rb 发生器的使用寿命比 ^{99}Mo-^{99}Tc^m 发生器要长得多。^{82}Sr-^{82}Rb 发生器的这两个优点是 ^{99}Mo-^{99}Tc^m 发生器所不及的。

^{82}Rb 来源于 ^{82}Sr-^{82}Rb 发生器，应考虑 ^{82}Sr 的漏穿。^{82}Sr 的漏穿可通过锗 / 锂探头的多道分析器测定，也可采用衰变法测定。^{82}Sr/^{82}Rb 一般要求控制在 0.02kBq·MBq^{-1} 以内。^{82}Sr-^{82}Rb 发生器每天第一次淋洗时须先弃去前 50ml 淋洗液。

由于 ^{82}Rb 的半衰期非常短，因此一般采用自动灌注系统为患者给药。自动灌注系统由计算机控制，可自动监测由 ^{82}Sr-^{82}Rb 发生器流出的 ^{82}Rb 的放射性，并根据 ^{82}Rb 的放射性决定灌注入患者静脉的 ^{82}Rb 溶液的流速和体积。

（四）^{68}Ga 标记的放射性药物

^{68}Ga 半衰期 68.3min，β$^+$ 衰变和电子俘获衰变，分支比分别为 β$^+$（89.2%）和 EC（10.6%）。^{68}Ga 通过母体核素 ^{68}Ge（半衰期 288d）电子俘获衰变获得，可从 ^{68}Ge/^{68}Ga 发生器中得到 ^{68}Ga。^{68}Ge/^{68}Ga 发生器可以稳定提供 1~2a。在 ^{68}Ge/^{68}Ga 发生器中，^{68}Ge 被固定在由氧化铝、TiO$_2$、SnO$_2$ 组成的基质上，以溶剂 0.1mol/L HCl 淋洗，可得到 ^{68}GaCl$_3$。

^{68}Ga 标记的药物有 ^{68}Ga- 枸橼酸镓、^{68}Ga 标记的单抗和多肽。

(1) ^{68}Ga- 枸橼酸镓：Ga（Ⅲ）在枸橼酸离子作用下，形成可溶性的枸橼酸镓络合物。^{68}Ga-枸橼酸作为铁类似物，能够与体内转铁蛋白快速牢固结合。在炎症部位，由于局部毛细血管内皮通透性增加以及 pH 下降，与转铁蛋白结合的 ^{68}Ga- 枸橼酸漏出到炎症部位并与转铁蛋白解离，而与由白细胞产生的乳铁蛋白或与由微生物产生的低分子铁结合蛋白结合，从而在病灶部位形成放射性浓集。患者检查所需 ^{68}Ga- 枸橼酸剂量为 150~200MBq，病灶从注射后 30min 开始显像。正常生物分布包括心脏、大血管、唾液腺、肝脏、脾和骨髓。由于正常情况下，^{68}Ga- 枸橼酸只与血液中的转铁蛋白结合，因此心脏等主要储血器官呈高摄取，大血管也会出现对称性的生理性摄取；肝脏、脾呈中度摄取；唾液腺、骨髓呈轻度摄取；而肠道无明显摄取。随时间延长，^{68}Ga- 枸橼酸在感染灶的摄取逐渐增高，最佳显像时间是注射后 75~120min，120min 后影像质量显著下降。

Vorster 等研究发现所有肺部恶性病变的 ^{68}Ga- 枸橼酸摄取强度呈显著增加，而肺部良性病变的 ^{68}Ga- 枸橼酸摄取强度仅仅是略有增加，且所有肺恶性病变中 ^{68}Ga- 枸橼酸的摄取强度均比良性病变中 ^{68}Ga- 枸橼酸的摄取强度高，说明 ^{68}Ga- 枸橼酸 PET/CT 显像可能具有鉴别肺部良恶性肿瘤的潜在价值。Vorster 等也发现 ^{68}Ga- 枸橼酸在活动性的结核病变部位有明显摄取，而在非活动性的结核病变组织中无明显摄取。

(2) ^{68}Ga 标记的单抗和多肽：^{68}Ga 标记的单抗和多肽一般采用间接标记法，常用的偶联剂有非环状双功能螯合剂有 DTPA 及其衍生物、DFO 及其衍生物、1,2- 二甲基 -3- 羟基 -4-吡啶酮（去铁酮）及其衍生物等，环状双功能螯合剂有 DOTA 及其衍生物、NOTA 及其衍生物等。

对于 $^{68}Ga^{3+}$，DOTA 的环半径较大，^{68}Ga-DOTA 配位形式并不稳定，且用 DOTA 标记 ^{68}Ga 时需要加热（>90℃）缩短标记时间，不利于对多肽、蛋白、抗体等温度敏感的生物分子进行标记。NOTA 与 ^{68}Ga 的配位条件相对温和，反应时间较短，只需在 pH 为 3.0~5.5 的缓冲溶液中，室温下反应 10min 即可，形成的 ^{68}Ga-NOTA 配合物热力学稳定性高于 ^{68}Ga-DOTA，^{68}Ga-NOTA 的热力学稳定常数约为 30.98，比 ^{68}Ga-DOTA 高出 10 个数量级，NOTA 发展成为性质优良的 ^{68}Ga 配位基团并广受关注。

^{68}Ga 标记的单抗和多肽有 ^{68}Ga-DTPA-LDL（低密度脂蛋白），^{68}Ga-DTPA-GSA（半乳糖基血清蛋白），^{68}Ga 标记的生长抑素类似物如 ^{68}Ga-DOTA-TOC（图 19-13）、^{68}Ga-DOTA-TATE、^{68}Ga-DOTA-NOC，靶向 PSMA（前列腺特异性膜抗原）的小分子抑制剂谷氨酸 - 脲 - 赖氨酸（Glu-Urea-Lys）^{68}Ga-DOTA-PSMA，靶向整合素 $\alpha_v\beta_3$ 受体的 ^{68}Ga-NOTA-RGD$_2$、$\alpha_v\beta_3$ 和胃液素释放肽受体（GRPR）双靶向的 ^{68}Ga-NOTA-RGD-BBN（NOTA 修饰的 RGD- 蛙皮素融合肽）等。2020 年美国 FDA 批准 ^{68}Ga-PSMA-11 注射剂针对男性前列腺癌的 PSMA 靶向 PET 成像药物。

（五）^{89}Zr 标记的放射性药物

^{89}Zr 半衰期为 78.4h，β^+ 衰变和电子俘获衰变，分支比分别为 β^+（22.9%）和 EC（76.6%），衰变为 $^{89}Y^m$，又立刻衰变为稳定核素 ^{89}Y，发射出 909keV 的 γ 射线，β^+ 粒子能量为 0.905MeV。目前 ^{89}Zr 的生产主要通过回旋加速器产生质子或氘核轰击 ^{89}Y 获得，主要的两个核反应为 $^{89}Y(p,n)^{89}Zr$ 或 $^{89}Y(d,2n)^{89}Zr$，$^{89}Y(p,n)^{89}Zr$ 核反应需要的质子能量较低而被广泛使用，核反应最大截面约 14MeV。将照射靶溶解，$^{89}Zr/^{89}Y$ 混合溶液经过活化的异羟肟酸树脂，并使用草酸溶液淋洗可得到高纯度的 ^{89}Zr 溶液。

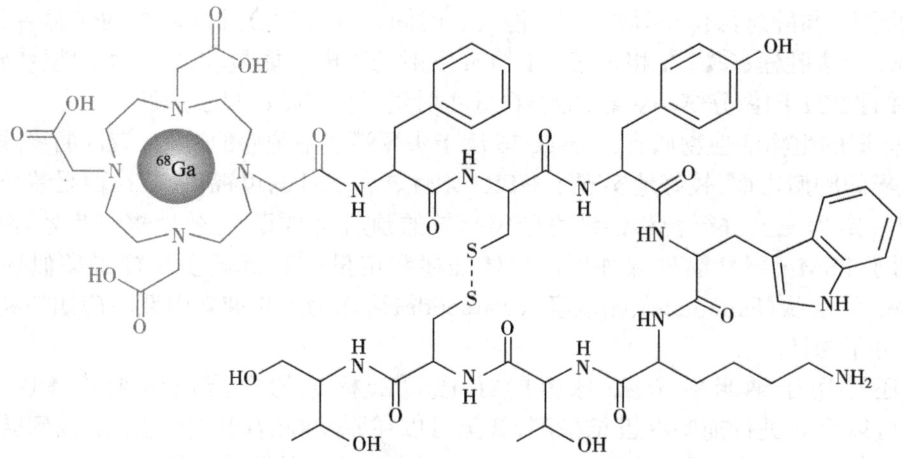

图 19-13 ^{68}Ga-DOTA-TOC 结构图

^{89}Zr 标记抗体和多肽常采用间接标记法,通过偶联剂如 EDTA、DTPA、DOTA、去铁胺(DFO)、HOPO 与抗体和多肽连接。尽管 ^{89}Zr 与 EDTA(~29)和 DTPA(~36)的热力学稳定常数很高,但动力学反应速率很低,导致标记率非常低,不合适作为 ^{89}Zr 的配体。DFO 利用三个羟肟基团与 ^{89}Zr^{4+} 配位,提供三个中性和三个带负电子的 O 原子与 ^{89}Zr^{4+} 离子配位,比较稳定。研究显示 ^{89}Zr-DFO 在血清中孵育 24h 后,^{89}Zr^{4+} 释放低于 0.2%,并且 7d 后血清中游离出来的 ^{89}Zr^{4+} 仍少于 2%。HOPO 具备 4 个羟基吡啶酮结构,能提供 8 个 O 原子与 ^{89}Zr^{4+} 配位,理论分析和体外竞争实验结果表明,^{89}Zr-HOPO 比 ^{89}Zr-DFO 更加稳定。

DFO 是目前最常用的 ^{89}Zr 的偶联剂,但它是非环状含铁细胞提取物的衍生物,和 ^{89}Zr 的结合比较稳定,利用三个羟肟基团与 ^{89}Zr^{4+} 配位。但从无机化学的角度来看,去铁胺并不是 ^{89}Zr 的理想偶联剂,因为具有三个异羟肟酸部分的去铁胺是六癸酸盐螯合物,而 ^{89}Zr 更喜欢形成八齿配合物。X 射线和电位测量数据表明,^{89}Zr 由四个异羟肟酸酯基团配位时,异羟肟酸与 ^{89}Zr 的络合物稳定性会更好,更适合于免疫 PET 显像。

DFO 可以通过几种不同的共轭连接方式与抗体连接,不同的共轭连接方式不仅影响标记率的高低,也会影响标记产物的稳定性质,进而反映抗体在体内的分布性质,所以不同的抗体需要选择不同的共轭连接方法,才能使得标记分子探针安全可靠。一种方法是将 DFO 通过 S- 乙酰巯基乙酸 N - 羟基琥珀酰亚胺酯(N-succinimidyl-S-acetylthioacetate,SATA)修饰,产生受保护的巯基,并在抗体中引入马来酰亚胺基团,在一定 pH 下形成连接有 DFO 的标记抗体。另一种方法是 TFP-N- 琥珀酸 DFO(N-suc-DFO)方法,通过四氟苯酚(2,3,5,6-tetrafluorophenol,TFP)修饰 DFO 后进行抗体标记,无须抗体修饰且标记稳定。还有一种经过改造的含异硫氰酸苄基(p-isothiocyanatobenzyl-bearing)DFO(DFO-BZ-NCS)标记方法。

采用 DFO 进行 ^{89}Zr 标记生物活性物质(如多肽和单抗),首先采用 NaCO$_3$ 或 HEPES 缓冲液将草酸锆[^{89}Zr]溶液的 pH 调整至 7,加入含 DFO 的生物活性物质,室温下反应 30~60min,最后经 HPLC、排阻色谱等纯化,产率为 35%~98%。

用 ^{89}Zr 标记抗体主要优势在于:① ^{89}Zr 具有较长的半衰期,与单抗或单抗片段的生物半衰期相匹配,是 PET 免疫显像的理想核素,更符合标记血液药代动力学更缓慢的完整抗体时间上的要求,与肿瘤部位特异性结合,能较长时间(一周以上)进行多次 PET 显像,而常规的 ^{18}F-FDG 无法胜任;② ^{89}Zr 相较于 ^{124}I、^{64}Cu 发射的正电子能量较低,对组织损伤较小,更加安全,并且 PET 图像分辨率更好,能够在低注射量下更清晰的显示病灶。

^{89}Zr 标记的生物活性物质有:^{89}Zr-cU36 用于头颈鳞状细胞癌的检测;^{89}Zr- 曲妥珠单抗显示出了优异的肿瘤摄取,较好地实现了 HER2 阳性转移病灶的可视化;^{89}Zr- 西妥昔单抗 PET 显像可以一定程度上进行转移性结直肠癌疗效的预后及监测,有效地进行疗效评估;^{89}Zr-J591 可用于 PSMA 阳性前列腺肿瘤的活体描述和定量;^{89}Zr 标记生长抑素类似物奥曲肽(octreotide)、兰乐肽(lanreotide)、帕瑞泰(pasireotide)可作为生长抑素阳性肿瘤如神经内分泌类肿瘤的分子探针。

^{89}Zr 还被用于纳米粒子、微球等的标记。^{89}Zr 标记的白蛋白纳米胶体(^{89}Zr-DFO-albumin)可以有效进行前哨淋巴结检测,甚至可以在原发肿瘤周围快速准确找到转移的前哨淋巴结,其临床检测效果要比 ^{99}Tc^{m} 标记的白蛋白纳米胶体可靠。^{89}Zr 标记的短链葡聚糖纳米粒子(DNPs)可以进行巨噬细胞和炎症显像。

四、其他诊断类放射性核素药物

所谓其他放射性诊断药物,是指除了前同已论述过的 ^{99}Tc^{m}、放射性碘、正电子核素以外可作为诊断用的放射性核素药物。它包括的种类很多,其中有些是过去早就被应用,目前仍然有用的,也有一些是现在正处于研究阶段,具有很好应用前景的放射性药物。它们或因其某一方面的长处,在医学诊断中占有一席之地,或因其特殊的性能而受到重视。

(一) ^{67}Ga 标记的药物

^{67}Ga 的半衰期为 78.3h,通过电子俘获衰变,发射能量为 93keV(38%)、185keV(24%)、300keV(19%)和 393keV(5.3%)的 γ 射线,无 β 射线。^{67}Ga 可在加速器上用质子或氘核轰击锌靶,通过 ^{nat}Zn(p,xn)、(d,xn)反应得到;或用 α 粒子轰击铜靶,通过 ^{65}Cu(α,2n)反应得到。

用于放射性镓的药物必须保持体内外稳定,在生理 pH 下不发生水解,不与体内丰富的血浆蛋白的运铁蛋白发生交换。放射性镓与许多配体形成的络合物在热力学上不稳定,它们的稳定常数低于运铁蛋白,因此倾向于转化成镓与运铁蛋白的络合物。有些稳定性较差的络合物由于它们同运铁蛋白交换很慢,仍可用做放射性药物。^{67}Ga 常用的药物有 ^{67}Ga- 枸橼酸镓,也可通过偶联剂间接标记在抗体或多肽上,如 ^{67}Ga-DFO-octreotide。

^{67}Ga- 枸橼酸镓可用于诊断霍奇金病及肺部和腹部的肿瘤,也用来测定淋巴瘤、肝细胞瘤和黑色素瘤,特别是诊断淋巴瘤的应用较普遍;也可用于炎症疾病的诊断。^{67}Ga- 枸橼酸镓是一种摩尔比为 1∶1 的中等热稳定络合物,口服、皮下或肌内注射时吸收都很差,必须通过静脉或腹膜内给药。成人一次静脉注入量为 150~220MBq,体积小于 10ml,儿童的注射剂量是 1.5~2.6MBq/kg。正常人 24h 内注射剂量的 10%~25% 通过肾脏排泄。24h 后,主要的排泄通道为胃肠道。注射后 48h 约 75% 的注射剂量仍滞留在体内,均匀分布于肝、肾和骨髓、软组织。正常摄取还可见于鼻咽部、泪腺、胸腺、乳腺、脾等。一般在给药后 6~24h 内显像。由于这段时间体内本底较高,常需在给药后 48~72h 重复显像。对于急性炎症,为了避免肠道活性进一步积累造成的干扰,宜采集早期 4~6h 的图像。^{67}Ga 显像的主要缺点是本底高,在肠腔内积聚,使最初几小时内显示病灶的灵敏度降低,因此必要时可服用轻泻剂或

灌肠以减少肠中的放射性本底。静脉注射 ^{67}Ga- 枸橼酸镓,血液中 90% 以上的 ^{67}Ga 与血浆蛋白质包括运铁蛋白和肝球蛋白结合;也与白蛋白和球蛋白形成松散结合。由于与蛋白的结合,引起血浆清除相对较慢。

^{67}Ga- 枸橼酸镓的制备:用天然锌电镀在铜衬底上作靶子,用氘束照射即可得到 ^{67}Ga。照射过的锌层溶于盐酸,用异丙醚的 7mol/L HCl 萃取 ^{67}Ga,再用水反萃,反萃液蒸发至干,残渣溶于 pH 5.5~6.5 的 NaCl-Na$_3$cit(枸橼酸钠)等渗溶液中,过滤灭菌,即可得到医用无载体的 ^{67}Ga- 枸橼酸镓。

(二) ^{111}In 标记的药物

^{111}In,电子俘获衰变,半衰期为 67h,无 β$^-$ 发射,γ 射线的能量分别为 171keV(88%) 和 245keV(94.2%)。^{111}In 可在给药后的几天内保持一定的放射性计数进行体内检查。^{111}In 的 γ 光子产额比 ^{67}Ga 高,在同样的给药剂量下,用 ^{111}In 测定的计数率是 ^{67}Ga 的两倍。

^{111}In 来源于加速器生产。在加速器上用质子轰击镉靶,通过天然镉的 Cd(p,xn) 和 ^{111}Cd(p,n) 反应,或用 α 粒子轰击银靶,通过 ^{109}Ag(α,2n) 等核反应可得到 ^{111}In。市售的 ^{111}InCl$_3$ 通常是无载体的 0.04mol/L 盐酸溶液,放射性浓度可达 370MBq/ml。^{111}InCl$_3$ 溶液中含有微量(<0.06%)长寿命的 ^{114}In^m(T$_{1/2}$=49.5d)和一些稳定的金属杂质如铝、钙、铜、镉、镁和锌等。

^{111}In 标记的放射性药物有 ^{111}In-DTPA、^{111}In-HOx、^{111}In 标记的蛋白质和肽类等。

(1) ^{111}In-DTPA:^{111}In-DTPA 络合物可用于脑脊髓液流(cerebral spinal fluid flow,CSFF)的研究。静脉注射 ^{111}In-DTPA 络合物,^{111}In-DTPA 在血液稳定不分解,且不溶于脂肪,并迅速从循环血中清除,约 65% 在给药后 24h 内通过肾脏排除。^{111}In-DTPA 注入蛛网膜腔或脑室后,在注射局部和流经蛛网膜下腔时不被吸收,只随脑脊髓(CSF)循环而分布于脑池和脑室各部,在不同时间内多次显像观察,可以了解有关 CSF 动力学变化和颅内蛛网膜下腔或脑室的 CSF 充盈情况。鞘内注射 ^{111}In-DTPA 后的 4h、24h 和 48h 进行显像可测定 CSF 动力学。

^{111}In-DTPA 可通过下列方法制备:在少量生理盐水中,加入 5ml 含 Fe^{3+}5mg 的 FeCl$_3$ 溶液、0.1ml 含 DTPA 0.16mg 的稀盐酸溶液和 18.5MBq 的无载体 ^{111}InCl$_3$ 溶液,把 pH 调至 7.6,再用生理盐水稀释至所需体积即可,DTPA 同铟形成 1:1 的稳定络合物。^{111}In-DTPA 结构式如图 19-14 所示。

(2) ^{111}In-HOx:8- 羟基喹啉是一种双配位基的金属螯合剂,1 个三价的铟离子和 3 个 HOx 分子螯合并形成中性络合物,如图 19-15 所示。在 pH 5~6 时制备 ^{111}In-HOx 效果最好。50~100μg HOx 的乙醇溶液加到无载体 ^{111}In- 氯化铟的醋酸缓冲液中,所形成的 ^{111}In-HOx 中性络合物可被有效地萃取到有机溶剂如氯仿中,而未被螯合的铟离子则不被萃取。

^{111}In-HOx 常用来标记血细胞。它的络合常数为 10^{10},大大低于 ^{111}In- 运铁蛋白。因此,当 ^{111}In 加入血浆时,^{111}In 全部结合到运铁蛋白上。如果需用 ^{111}In-HOx 标记白细胞,则应使细胞悬浮在无运铁蛋白的介质如等渗生理盐水中,这时 80% 以上的 ^{111}In-HOx 与白细胞结合。^{111}In-HOx 被动扩散通过细胞膜的能力使它在标记血小板、淋巴细胞、红细胞和肿瘤细胞中很有用。^{111}In-HOx 虽然是一个非特异性试剂,在标记前需要把血细胞从其他细胞组分中分离出来,但是用它标记的血细胞仍被大量地用于临床和实验。

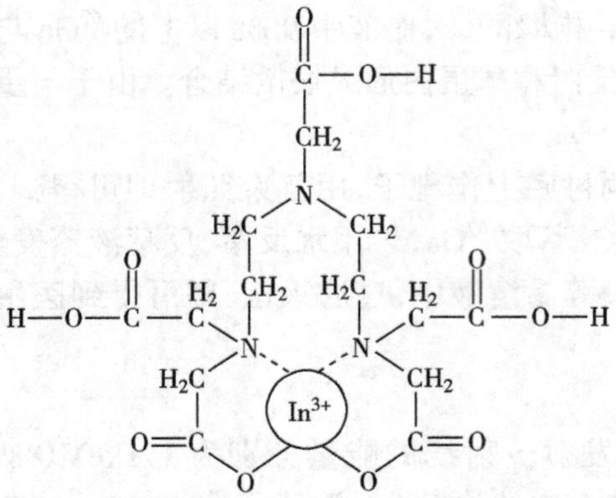

图 19-14 ^{111}In-DTPA 的结构式

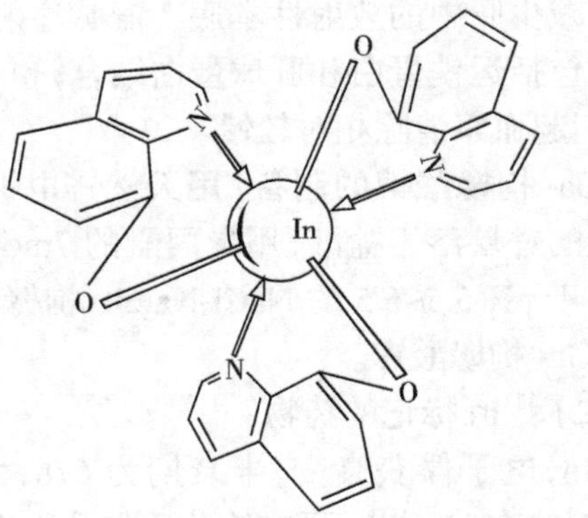

图 19-15 ^{111}In-8- 羟基喹啉结构示意图

（3）^{111}In 标记的蛋白质和多肽 ^{111}In 标记的蛋白质和多肽采用间接标记法，通过偶联剂如 DTPA、EDTA、DOTA 等把 ^{111}In 和蛋白质和多肽连接起来。如 ^{111}In- 趋化肽（fMet-Leu-Phe）可用来进行炎症病灶显像，^{111}In-SST 类似物可对多种类型的肿瘤显像，^{111}In-B72.3（OncoScint）可用于直肠癌和结肠癌的诊断，^{111}In- 抗 CEA 单抗和 ^{111}In-IA3 可用于消化系统肿瘤的诊断，^{111}In-CA19-9 用于卵巢癌的诊断，^{111}In-p97 用于黑色素瘤的诊断等。

（三）^{201}Tl 的药物

^{201}Tl，半衰期为 73h，电子俘获衰变，发射 135（12%）和 167（18%）keV 的 γ 射线，可供探测的还有它的衰变子体汞的 X 射线，能量为 69~83keV（93%）。^{201}Tl 来源于加速器生产。用 31MeV 的质子照射纯度为 99.999% 的天然铊金属靶，通过核反应 ^{203}Tl（p，3n）得到半衰期为 9.4h 的 ^{201}Pb，^{201}Pb 通过电子俘获衰变至 ^{201}Tl。另外，也可用 50MeV 质子，通过 ^{205}Tl（p，5n）^{201}Pb 反应得到 ^{201}Pb，^{201}Pb 通过电子俘获衰变至 ^{201}Tl。

Tl（I）盐与相应的碱金属钾、铷等的盐具有相同的晶型，其水合离子半径与 K^+ 和 Rb^+ 接近，生物学行为与钾很相似。因此 ^{201}TlCl 可用于心肌显像。

^{201}TlCl 在血液中清除很快，在给药后的最初 24h 内，约 4%~8% 的注药剂量通过尿排放，正常人全身半清除时间为 9.8 ± 2.5d，有效半减期为 2.3d。全身辐射剂量为 44μGy/MBq。^{201}Tl 注射后 5min，心肌摄取量达到高峰，约占总注入量的 3.5%。

^{201}Tl 最初在心肌组织的蓄积主要取决于冠状动脉血流量与心肌细胞对 ^{201}Tl 的摄取率。研究表明，当心肌血流降低时，心肌组织内 ^{201}Tl 的浓度与局部心肌血流呈线性关系，因此可用 ^{201}Tl 进行心肌灌注显像。正常时，^{201}Tl 的心肌摄取率很高，缺氧时 ^{201}Tl 的摄取降低。细胞膜 Na^+，K^+- 三磷酸腺苷（ATP）酶主动转运系统的完好性对 ^{201}Tl 的摄取有重要作用，因此心肌细胞的缺血或坏死都可导致 ^{201}Tl 心肌蓄积的减少。

在安静状态下，尽管冠状动脉已有明显的狭窄，而心肌血流并没有明显减少，这是因为心肌灌注具有储备功能和侧支循环具有代偿作用。在剧烈运动时，心肌耗氧量显著增加，要求冠状动脉血流量也相应增加，以满足心肌对氧的需求。此时，正常的冠状动脉血流可迅速增加，而狭窄部分的血流则不能相应增加，表现为局部心肌缺血，^{201}Tl 局部摄取也减少，形成放射性稀疏或缺损区。3~4h 后，由于正常心肌组织清除 ^{201}Tl 的速度大于缺血心肌，^{201}Tl 在心肌组织中的浓度重新分布。如果原缺损区的放射性发生再充填，则为可逆性灌注缺损，是心肌缺血的诊断依据。而在梗死的心肌瘢痕组织中，从一开始心肌 ^{201}Tl 的摄取即减少，进行运动试验也不能使 ^{201}Tl 重新充填，形成不可逆性灌注缺损区。因此，使用 ^{201}Tl 时常通过运动试验后显像和静息状态下显像的比较来诊断心肌缺血性疾病。一般方法是采用亚极限量运动试验，达到预期最大心率的 90%，于运动高峰注入 ^{201}Tl 174MBq，继续运动 30s，10min后进行 180° 断层显像，3h 后再取同样体位断层显像，观察 ^{201}Tl 在心肌组织的再分布图形，通过两者比较，来判断心肌的病变情况。

^{201}TlCl 还可用于肿瘤显像和甲状旁腺显像。

（四）放射性铜的药物

铜元素和碱金属元素一样，其电子构型的最外层只有 1 个电子，失去后呈 +1 价；但铜族次外电子层有 18 个电子，比相应碱金属多出了 10 个 d 电子，其核电荷的屏蔽作用有差别，必然导致性质上的明显不同，如铜元素的氧化态除了 +1 价外，还有 +2 价。

常用的铜的放射性同位素有 ^{60}Cu、^{61}Cu、^{62}Cu、^{64}Cu、^{67}Cu 等。其中 ^{60}Cu 半衰期为 23.7min，β^+ 衰变和电子俘获衰变，分支比分别为 β^+（93%）和 EC（7%），^{60}Cu 可通过 ^{60}Ni（p，n）^{60}Cu 生产，由于每次 β^+ 衰变会发射能量在 1~2MeV 的 γ 射线，影响显像质量；^{61}Cu 半衰期为 3.32h，β^+ 衰变和电子俘获衰变，分支比分别为 β^+（60%）和 EC（40%），^{61}Cu 可通过 ^{61}Ni（p，n）^{61}Cu 或 ^{59}Co（α，2n）^{61}Cu 生产，适合标记注射后 2~6h 达到最大摄入量的蛋白质和多肽，用于 PET 显像；^{62}Cu 半衰期为 9.73min，β^+ 衰变和电子俘获衰变，分支比分别为 β^+（97.8%）和 EC（2.2%），可通过 ^{62}Zn-^{62}Cu 发生器生产，^{62}Zn 的半衰期为 9.2h，一个发生器可满足 3 天使用，但 ^{62}Zn 需通过加速器生产，限制了其应用；^{64}Cu 半衰期为 12.7h，β^- 衰变、β^+ 衰变和电子俘获衰变，分支比分别为 β^-（39.6%）、β^+（19.3%）和 EC（41.1%），并伴随有俄歇电子发射，它既可用于 PET 显像，又可用于治疗，可用回旋加速器 ^{64}Ni（p，n）^{64}Cu 生产，来源相对比较容易。^{67}Cu 半衰期为 61.9h，β^- 衰变，但其发射的 185keV（48%）γ 射线适合 SPECT 显像，^{67}Cu 可通过 ^{64}Zn（α，p）^{67}Cu 或 ^{67}Zn（n，p）^{67}Cu 生产。

放射性铜的药物曾用 ^{67}Cu、^{64}Cu 标记的丙酮醛 -2（N^4- 甲基缩氨基硫脲）[pyruvaldehyde-bis（N^4-methylthiosemicarbazone），PTSM] 作心肌灌注显像剂；^{60}Cu 标记的二乙酰 -2（N^4- 甲基缩氨基硫脲[diacetyl-bis（N^4-methylthiosemicarbazone），ATSM] 可用做乏氧显像，*Cu-ATSM 和 *Cu-PTSM 的化学结构如下：

Cu-ATSM　　　　　　　　　　　　Cu-PTSM

放射性铜标记的 PTSM 用于心肌灌注和肿瘤乏氧显像的机制是：Cu（Ⅱ）PTSM 陷落在心脏和肿瘤的乏氧组织，Cu（Ⅱ）会被还原为 Cu（Ⅰ），Cu（Ⅰ）PTSM 发生裂解，而 Cu（Ⅰ）在细胞内又被氧化为 Cu（Ⅱ），Cu（Ⅱ）与细胞内蛋白质结合，停留在细胞内，从而用于显像。

随着一种新的放射性核素发生器 ^{62}Zn-^{62}Cu 的开发，^{62}Cu-PTSM 被作为 PET 药物用来测定血流量受到人们的青睐。用纯 ^{63}Cu 靶在加速器中通过 ^{63}Cu（p，2n）反应得到 ^{62}Zn，然后用硝酸溶靶,将 ^{62}Zn 经处理、纯化后,用 Dowexl×8 阳离子交换树脂色层柱吸附 ^{62}Zn,制成发生器。^{62}Cu-PTSM 的标记比较简单:将 ^{62}Cu 的 2mol·L^{-1}HCl 淋洗液在醋酸钠缓冲溶液中加入 PTSM 的乙醇溶液,混合一定时间后即可完成标记。

放射性铜还可通过双功能基团如 TETA(triethylenetetraamine,三乙撑四胺)、CPTA[4-(1,4,8,11-tetraazacyclotetradec-1-yl)-methyl benzoic acid,4-(1,4,8,11 四氮杂环十四烷-1-基)甲基-苯甲酸]、DOTA 等标记某些 McAb 和受体,用于肿瘤显像。如 *Cu-TETA-Octreotide 可用于胰腺癌的显像,*Cu-CPTA-chCE7 可用于肾肿瘤显像,*Cu-DOTA-TATE 用于神经内分泌肿瘤显像。

(五)(NH$_2$)$_2$^{14}CO(尿素)

幽门螺杆菌(Helicobacter pylori,Hp)是急性与慢性胃炎、消化性溃疡的重要致病因素,并与胃癌的发生和发展有密切关系。由于幽门螺杆菌能产生活性较强的尿素酶,因此,尿素酶的存在是幽门螺杆菌感染和代谢活跃状态的依据。当胃内存在幽门螺杆菌时,口服 ^{14}C 标记的尿素被其产生的尿素酶分解,分解为氨和 ^{14}CO$_2$,^{14}CO$_2$ 被小肠上段吸收后,进入血液循环,以 ^{14}CO$_2$ 形式经肺呼出。通过测量呼出气中 ^{14}CO$_2$ 放射性,反映胃内幽门螺杆菌水平。

测量方法:收集本底气体样本后,将 37kBq(1μCi)的 ^{14}C-尿素胶囊伴 150mL 的橘子水服下,静坐 20min 后,再一次收集气体样本。气体收集的具体方法是:试验者呼出的气体通过气管进入含有 CO$_2$ 吸收剂的液体闪烁测定杯中(1mmol/2ml),当闪烁杯中的指示剂变为无色时,正好溶解了 1mmol 的 CO$_2$。采用液体闪烁计数仪测定 dpm/mmol CO$_2$。当测得 dpm 大于厂家提供的参考值时,表明幽门螺杆菌阳性。

第三节 常见治疗类放射性药物

近年来,治疗用放射性药物发展很快,其治疗的效果也令人鼓舞。早在 1905 年,居里夫人便创制镭针,并首次做了第一例镭针插植治疗。这是天然放射性核素应用于临床治疗的开始。1934 年,Hevesy 用 ^{32}P 首次治疗一例血液病,从此人工放射性核素开始应用于临床。1942 年,Hertg 等人首次报道用 ^{131}I 治疗甲状腺功能亢进症(简称甲亢)。20 世纪 60 年代和 70 年代是放射性药物进入快速发展的时期。在这一时期主要治疗用放射性药物有 ^{32}P、^{131}I、^{198}Au 和稀土核素(^{90}Y、^{165}Dy、^{166}Ho)胶体,^{32}P、^{90}Y 玻璃微球和树脂微球。20 世纪 80 年代,放射免疫显像和放射免疫治疗取得重要进展。近年来,世界发达国家对肿瘤治疗的研究和开发十分重视,主要集中于肝癌、骨转移癌、脑癌、肾上腺癌和甲状腺癌转移、嗜铬细胞瘤、神经母细胞瘤、乳腺癌等治疗剂的研制与开发,核素介入治疗剂、放射免疫治疗剂和受体介导核素治疗剂的相继问世,大大丰富了核医学治疗的内容。放射性核素治疗以高效、简便、无痛苦为特色,已成为临床治疗不可缺少的手段。

一、治疗用放射性药物的要求

治疗用放射性药物除少数仅利用放射性核素本身外,大部分通常由两部分组成,即放射性核素及其标记的配体,配体的作用是让放射性核素浓集在治疗靶组织位置,而治疗作用主

要依赖于放射性核素放出的射线在病变组织中产生的电离辐射生物学效应,因此使用的放射性活度要比诊断用放射性药物高得多。

1. 放射性核素的要求

(1)放射性核素应发射高 LET(Linear Energy Transfer,线能量转移)粒子,如 α 粒子、β⁻粒子、俄歇电子或内转换电子,没有 γ 射线或兼有适当能量的 γ 射线。高 LET 粒子在组织中的电离密度大,在局部组织中所产生的生物学效应一般要比具有同等能量的 X 线和 γ 线大得多;同时由于它在组织内具有一定的射程,能保证有一定的作用范围,而对稍远的周围正常组织不会造成明显损伤。

(2)半衰期以几天为宜,以便达到预定的辐射吸收剂量,保证治疗效果。

(3)放射性核素衰变的子体最好是稳定核素或长寿命的放射性核素,以减少对其他组织潜在损伤。

2. 配体的要求　这里所说的配体,即根据治疗的不同目的设计的非放射性被标记的物质,其作用是携带放射性核素并将其浓集在所希望的靶器官或组织,以达到诊断治疗的目的。配体可以是多种多样的,有生物制剂、化学制剂等。对配体的基本要求是:

(1)使用剂量应在 mg 级,使其无毒副作用;

(2)具有容易被放射性核素直接标记的功能团或者可以联接能被放射性间接标记的双功能基团。

3. 放射性药物的要求

(1)放射性药物应具有体内和体外稳定性;

(2)放射性药物应具有理想的生物学性能。一般要求药物在靶器官的摄取率高,在病变部位滞留时间长,以保证局部组织有较高的辐射吸收剂量,而非靶器官摄取率低,以减少甚至避免对正常组织不必要的照射。同时要求未定位在病变部位的药物尽快排出体外。

(3)易于制成放射性药盒。

二、用于甲状腺疾病治疗的放射性药物

甲状腺是内分泌系统中最大的腺体。一旦甲状腺功能失常,将引起全身代谢紊乱。碘是甲状腺合成甲状腺激素的重要原料,所以甲状腺有吸收和储存无机碘的能力。放射性碘化物(如 Na^{131}I),可被甲状腺主动摄取并且参与甲状腺内碘的代谢过程。利用给药后放射性碘在甲状腺病变部位放出的射线产生的电离辐射生物学效应,可达到治疗甲状腺疾病目的。通常选用 Na^{131}I 作为治疗甲状腺疾病的药物。

用 ^{131}I 治疗的甲状腺疾病主要指除了甲状腺癌以外的甲状腺功能亢进症、自主性功能甲状腺结节、结节性甲状腺肿。这些疾病均具有高度摄取 ^{131}I 的能力。^{131}I 给药后使甲状腺细胞受到损害而减少甲状腺激素的合成和分泌,从而达到治疗的目的。

三、用于骨疼痛缓解和骨转移癌治疗的放射性药物

恶性肿瘤骨转移发生率很高,多见于乳腺癌、前列腺癌、肺癌等。骨转移性肿瘤患者有50% 引起骨疼痛症状。

骨癌及骨转移癌所致骨痛常规治疗方案包括外照射治疗、激素治疗和止痛药物治疗等,但治疗后大部分患者疼痛未能得到有效缓解,且产生骨髓抑制、嗜睡和成瘾性等异常反应。

利用亲骨性放射药物实施骨癌及骨转移癌所致疼痛内照射治疗的主要优势有止痛效果较好,对正常组织损伤小和毒性低等。

理想的骨疼痛缓解和骨转移癌治疗的放射性药物应特异性强,肿瘤部位吸收剂量高,具有很高的转移灶/正常骨活度比和转移灶/非骨组织活度比,骨髓毒性反应低。

为了获得较好的辐射生物学效应,选择放射性药物的物理半衰期应接近其在肿瘤中的生物半衰期,并发射高 LET 的 α 粒子、β⁻ 粒子等,最好还能发射少量 γ 线,以便于进行显像,观察放射性药物在组织内的分布情况。

目前所用的骨疼痛缓解和骨转移癌治疗的药物几乎都是亲骨性放射性治疗药物,它们可控制肿瘤的发展,有效缓解骨疼痛。常用于骨疼痛缓解和骨转移癌治疗的放射性药物见表 19-8。

表 19-8 常用于骨疼痛缓解和骨转移癌治疗的放射性药物

核素	药物	半衰期 /d	β⁻/α 粒子（最大）能量 /MeV	β⁻ 粒子平均能量 /MeV	组织最大射程 /mm	γ 光子能量 /(MeV/%)	临床应用
^{32}P	正磷[^{32}P]酸盐 二聚磷[^{32}P]酸盐 ^{32}P-HEDP	14.3	1.71	0.695	8	—	骨疼痛缓解
^{89}Sr	^{89}SrCl$_2$	50.5	1.488	0.583	6.7	0.908	骨疼痛缓解
^{90}Y	^{90}Y-EDTMP	2.67	2.288	0.930	10.3	—	骨疼痛缓解
^{153}Sm	^{153}Sm-EDTMP	1.95	0.81	0.224	3.4	0.103(28.3)	骨疼痛缓解
^{186}Re	^{186}Re-HEDP	3.8	1.072	0.349	4.7	0.137(9.5)	骨疼痛缓解
^{117}Sn^m	^{117}Sn^m-DTPA	13.6	内转换电子能量 0.127(78),0.153(27.4)		0.3	0.159(86.4)	骨疼痛缓解
^{223}Ra	^{223}RaCl$_2$	11.4	5.606(24),5.715(52)		0.05~0.09	0.269(13.6)	mCRPC 骨转移治疗

这里仅重点介绍常用的 ^{89}Sr、^{153}Sm 和 ^{223}Ra 核素标记的骨疼痛治疗药物。

1. 氯化锶[^{89}Sr](^{89}SrCl$_2$)　在元素周期表中锶与钙属于同一族,只有 +2 价的化合物。^{89}Sr 是纯 β⁻ 发射体,半衰期为 50.5d,其 β⁻ 粒子能量为 1.488MeV。锶与骨内羟基磷灰石结晶中的钙离子可进行离子交换,使锶离子进入骨骼,其代谢与钙相似,也是亲骨元素,易在骨组织内沉积。^{89}Sr 进入人体内后通过肾脏排泄约 10%,其余经过胆道排泄,静注后 48h 从尿中排泄。锶在转移灶浓集的量是正常骨的 2~25 倍,对骨癌的镇痛有相当好的效果。

^{89}Sr 通过 β⁻ 衰变为稳定的 ^{89}Y。由于 ^{89}Sr 的半衰期较长,注射后 90d 在转移灶的滞留量可达 20%~88%。^{89}Sr 的治疗剂量,成人一般每次静脉注射量为 111~148MBq(3~4mCi)。一次给药后镇痛效果可维持 3~6 个月。

^{89}Sr 除了镇痛以外,还可以对部分病例中骨转移癌起治疗作用。^{89}Sr 的副作用小,对骨髓的抑制作用轻微,血液毒性小。常用于前列腺癌、乳腺癌、肺癌、肾癌、鼻咽癌等其他癌肿所致骨转移癌疼痛的治疗。

^{89}SrCl$_2$ 的制备:^{89}Sr 可以从裂变产物中提取,也可在反应堆中用中子照射富集的 ^{88}Sr 而

得到。目前最常用的是后者,它根据 $^{88}Sr(n, \gamma)^{89}Sr$ 反应得到。将照射后的 $^{89}SrCO_3$ 用稀盐酸溶解而制得 $^{89}SrCl_2$,供临床应用。

2. 钐[^{153}Sm]-乙二胺四甲撑膦酸(^{153}Sm-EDTMP) 钐是稀土金属元素,一般呈 +3 价态,能和大多数非金属化合,其盐类在 pH 为 6.3~8.4 的范围内易水解,生成难溶的碱式盐和氢氧化物沉淀,因而进入人体后一般不易被机体吸收。钐易和许多无机酸根离子和有机酸形成络合物,利用此性质可制备多种放射性药物。

^{153}Sm 的半衰期为 46.27h,β^- 粒子的能量分别为 0.810MeV(21%)、0.710MeV(46%)和 0.640MeV(33%),同时还发射 103.2keV(28.2%)γ 线,适于 γ 照相和 SPECT 显像。由于 ^{153}Sm 具有良好的核辐射特性和亲肿瘤性,可选择性地积聚在转移癌灶上,非骨组织吸收低,血液清除快,可用于治疗骨转移癌,缓解骨疼痛,改善患者生活质量。

根据 ^{153}Sm-EDTMP 人体药代动力学研究发现,^{153}Sm-EDTMP γ 闪烁影像与 ^{99m}Tc-MDP 骨显像相同,两者病变骨与正常骨放射性活度比也非常相似。注射后 30min 内,血中放射性迅速清除,且全身血中放射性活度与总注入活度的百分比低于 2%,注药后 5h,全身血中放射性活度占总注入活度的百分数 <1%,随后缓慢清除。静脉注射 ^{153}Sm-EDTMP 后,最初 8h 内 40%~60% 的药物经肾脏排泄,注射量的 50%~60% 浓集在骨中。个别病例通过治疗还可减小病灶,甚至病灶消失。

^{153}Sm-EDTMP 的制备方法:^{153}Sm 可通过反应堆照射天然或富集的 Sm_2O_3 靶得到,照射后的靶子溶解于 1mol/L HCl 溶液中。取 2ml $^{153}SmCl_3$(1mg/ml)溶液,加入 5ml EDTMP(5mg/ml)溶液中,用 1mol/ml 的 NaOH 溶液将 pH 调至 8.0,在 85℃ 的温度下,加热 30min。然后用 0.22μm 微孔滤膜除菌后,便可获得注射用 ^{153}Sm-EDTMP。

3. 氯化镭[^{223}Ra]($^{223}RaCl_2$) 在元素周期表中镭与钙同属于碱土金属,只有 +2 价的化合物。^{223}Ra 是 α 发射体,半衰期为 11.4d,主要 α 粒子的能量为 5.606(24%)和 5.715(52%),最终衰减为稳定的铅(Pb-207)。^{223}Ra 的衰变图见图 19-16。^{223}Ra 一次衰变,整个衰变链上 α 粒子能量约有 27MeV,还有低能 β^- 粒子。

镭与骨内羟基磷灰石结晶中的钙离子可进行离子交换,使镭离子进入骨骼,其代谢与钙相似,也是亲骨元素,易在骨组织内沉积。当镭-223 注射入人体后,除聚集于骨骼的部分,其余主要以粪便形式经肠道排出体外(50%~60%),仅有 5% 通过肾脏排泄,其他脏器

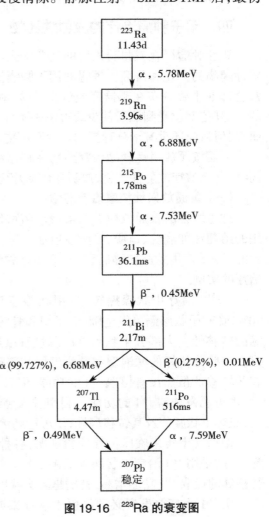

图 19-16 ^{223}Ra 的衰变图

无显著吸收,且注射 4h 后其血液残余量仅 2%。镭 -223 常见的副反应主要包括腹泻、恶心、贫血以及疲乏等。

目前 ^{223}RaCl$_2$ 常用于治疗转移性去势抵抗性前列腺癌骨转移。当前列腺癌转移至骨骼形成成骨性转移灶时,癌细胞与羟基磷灰石混杂并大量富集于新病灶。^{223}Ra 可代替钙在骨转换增多的部位,例如骨转移部位,与骨矿物质羟磷灰石形成复合物,矿化沉积于病灶处,发射高 LET 粒子,引起邻近肿瘤细胞的双链 DNA 断裂,从而对骨转移灶发挥抗肿瘤作用。α粒子作用范围 <100μm,对肿瘤周围正常骨组织和骨髓影响很小,且易于进行放射性防护。镭 -223 的给药方案是每千克体重 50kBq 静脉注射,每 4 周 1 次,共 6 次。^{223}Ra 临床试验表明,在去势抵抗性前列腺癌骨转移患者中,静脉缓慢推注 ^{223}Ra,血液中 ^{223}Ra 以多相式快速清除,24h 全身残留的 ^{223}Ra 为注射活度的 85%。骨骼初始摄取为 52% 左右,给药后 2h ^{223}Ra 在骨骼中摄取可达到峰值。给药 24h 内可在小肠中检测到有放射性。

^{223}RaCl$_2$ 的制备:^{223}RaCl$_2$ 的制备主要是利用 ^{226}Ra(n,γ)^{227}Ra 核反应生产 ^{227}Ra。^{227}Ra($T_{1/2}$=42.2min)β$^-$ 衰变得到 ^{227}Ac,^{227}Ac($T_{1/2}$=21.7a)β$^-$ 衰变得到得到 ^{227}Th,^{227}Th($T_{1/2}$=18.7d)α衰变后得到 ^{223}Ra。经上述过程后得到的 ^{223}Ra 再经过提取等操作,最后精制成药物。

四、用于肿瘤治疗的放射性药物

恶性肿瘤严重威胁着人民的生命安全。近年来,很多国家十分重视用于肿瘤治疗的放射性药物的开发和研究。理想的用于肿瘤治疗的放射性药物载体,是使所载带的放射性核素全部或主要分布在靶器官或病变部位,利用射线的能量杀灭肿瘤细胞,以达到治疗的目的,而其他部位受到照射甚少或可忽略不计。但在实际工作中很难满足以上条件,虽经多年研究,但目前还没有十分理想的亲肿瘤药物,人们还在积极探寻之中。

下面按照放射性肿瘤治疗药物在临床治疗上使用的方法不同,对普通放射性核素治疗药物、介入治疗放射性药物、放射免疫治疗药物和受体介导核素治疗药物分别加以介绍。

(一)普通放射性核素治疗药物

这里所说的普通放射性核素治疗药物是指在使用方法上,与一般临床医学治疗肿瘤常用的给药法如滴注、口服、静脉注射法一样,而其治疗机制或原理有其独特之处。下面所讨论的 ^{131}I 治疗甲状腺转移癌和用 ^{32}P 治疗肿瘤,就是 2 种普通放射性核素治疗药物用于肿瘤治疗的实例。

(1)^{131}I 治疗甲状腺癌转移:甲状腺癌是内分泌常见的疾病之一,约占内分泌肿瘤的90%,晚期甲状腺癌可发生肺、软组织和骨转移。^{131}I 治疗甲状腺癌,主要是用于治疗甲状腺癌的转移灶。大部分甲状腺癌的恶性程度虽不算高,但往往早期发生转移,故不能手术治疗。一些分化好的滤泡型和乳头型甲状腺癌具有选择性摄取 ^{131}I 的功能,可利用 ^{131}I 治疗;有些转移灶虽然没有摄取 ^{131}I 的功能,但只要切除甲状腺后或用促甲状腺激素(TSH)刺激后,也可诱发浓集 ^{131}I 的功能。利用进入癌组织中的 ^{131}I 所放出的 β$^-$ 粒子的辐射生物学效应,破坏甲状腺癌及其转移病灶,便可达到治疗的目的。

根据几十年来临床治疗经验证明,各种类型的原发性甲状腺癌绝大多数 ^{131}I 摄取率不高,因此采用 ^{131}I 治疗甲状腺癌效果不好。当原发性甲状腺癌及全部甲状腺组织被切除后,转移灶的摄取 ^{131}I 功能增高,特别是乳头状甲状腺癌适于用 ^{131}I 治疗。

用 ^{131}I 治疗前患者必须停服甲状腺素或三碘甲状腺原氨酸,并进食低碘的饮食一周。

一般患者在手术后 4~6 周,当促甲状腺激素(TSH)上升到 $30\mu IU/L$ 左右时便可用 $^{99}Tc^mO_4^-$ 做甲状腺扫描检查,如手术切除甲状腺组织完整,则进行甲状腺摄取 ^{131}I 及尿排 ^{131}I 率试验和全身 ^{131}I 显像,当确定病灶有摄取 ^{131}I 功能时方可用 ^{131}I 治疗。

^{131}I 治疗甲状腺癌转移灶的方法常采用多次大剂量法和一次大剂量法,其对使用剂量各家报道不一。对已切除原发灶并清除了剩余正常甲状腺的患者,^{131}I 治疗的标准剂量为 5 550MBq。也有根据不同部位的病灶给不同的 ^{131}I 治疗剂量。如甲状腺癌给药 3 700MBq 或更多些;颈淋巴结转移灶给药 5 550~6 475MBq;肺转移灶给药 6 475~7 400MBq;骨转移灶给药 7 400MBq。

(2) ^{32}P 治疗肿瘤:^{32}P 在淋巴结和某些肿瘤组织浓集量大,存留时间长,因而可利用 ^{32}P 放出 β^- 射线在病灶中的内辐射作用,达到消灭癌细胞的目的。用正磷[^{32}P]酸盐或磷[^{32}P]酸二氢钠(NaH_2PO_4)口服液治疗淋巴瘤,方法简便,效果好。尤其是对病变范围广、骨髓被淋巴瘤侵犯的病例以及广泛侵犯的多发性骨髓瘤,用放射治疗效果不好或不能使用放射治疗的病例更适合用 ^{32}P 治疗。淋巴瘤治疗方法常用多次口服法,每次服用 37~55.5MBq,每周 2 次,总活度为 222~296MBq;或大剂量口服法,一次口服 148MBq,观察 3 个月左右,必要时可进行第二疗程。采用静脉注射无载体正磷[^{32}P]酸盐注射液可治疗乳腺癌和前列腺癌转移,以减轻患者的疼痛,若有骨转移,可使病灶钙化,肿大的淋巴结缩小。

(二)介入治疗用放射性药物

介入治疗就是利用穿刺或插管等介入手段,经过血管、体腔、囊腔、组织间质和淋巴结收集区,用载体(如微球、胶体等),将放射性药物引入或浓集于病灶内,直接对病变组织、细胞进行辐射治疗。介入治疗使用的放射性药物称为介入治疗放射性药物。常用的介入放射性治疗药物有放射性胶体、放射性微球和栓塞剂等,利用它们能够嵌合在相应靶器官的毛细管内,局部产生放射性栓塞作用,一方面阻塞血管营养通道,使靶器官得不到养分供应,逐渐坏死;另一方面主要是利用放射性核素在靶部位的辐射生物学效应,达到治疗肿瘤的目的。

介入治疗中常用的放射性药物见表 19-9。

表 19-9　介入治疗常用的放射性药物

核素载体	介入途径	主要用途
^{32}P- 胶体	体腔、淋巴、头颅	淋巴瘤、脑瘤、胸、腹腔癌性积液
^{32}P- 微球	动脉	中、晚期肿瘤
^{90}Y- 胶体	体腔、淋巴、头颅	淋巴瘤、脑瘤
^{90}Y- 微球	动脉	中、晚期肿瘤
^{131}I- 碘油	动脉	中、晚期肿瘤
^{131}I- 造影剂	动脉	各种晚期大块肿瘤
^{131}I- 栓塞剂	动脉	中、晚期肿瘤
^{165}Dy- 氢氧化铁	体腔	肿瘤
^{169}Er- 胶体	体腔、组织间	晚期肿瘤

下面主要介绍在临床介入治疗中最常用的放射性胶体和放射性微球的制备。

(1)放射性胶体:放射性胶体是由人工放射性核素制成的不溶解放射性小颗粒均相溶

液,颗粒大小为 0.1~500μm,其结构不紧密,常带有电荷,在电解质作用下可凝集。放射性胶体属于一种惰性物质,其化学性质不活泼,无化学毒性,无药理作用。胶体的作用就是把放射性核素带到所需要部位,而药理效果是通过核素的辐射效应实现的。当放射性胶体注入体内后,不能被机体识别,作为异物被网状内皮系统或组织中的吞噬细胞吞噬运转。目前,放射性核素胶体主要用于治疗肿瘤和肿瘤引起的体腔积液以及癌肿的淋巴转移灶。

常用的放射性胶体有:磷酸铬($Cr^{32}PO_4$)胶体、硅酸钇[$^{90}Y_2(SiO_3)_3$]胶体、氯化钇($^{90}YCl_3$)、镝[^{165}Dy]-氢氧化铁、氢氧化镥[$^{177}Lu(OH)_3$]、硫化铼[^{188}Re]等,$^{90}YCl_3$ 和 $^{177}LuCl_3$ 与体液混合后才转化成 $^{90}Y(OH)_3$ 和 $^{177}Lu(OH)_3$ 胶体。最终选用哪一种放射性胶体,要视体腔的大小和病变性质来确定。一般来说,多选用 β⁻ 粒子核素胶体。能量较高的 β⁻ 发射体核素如 ^{32}P、^{90}Y、^{188}Re 发出的 β⁻ 粒子在组织内的最大穿透深度为 7.9~10.3mm,适于胸、腹腔恶性积液的治疗,而不适于膀胱内治疗。膀胱内治疗,用穿透不深的 $^{177}Lu(OH)_3$ 胶体为佳。

(2)放射性微球:微球也是放射性核素的载体。常用的有树脂微球和玻璃微球,直径范围在 20~60μm,主要适于临床选择性动脉灌注治疗肝肿瘤。放射性微球介入内辐射治疗是利用微球作载体,把放射性核素导向定位到病灶部位,利用微球本身的栓塞作用和放射性核素发射的 β⁻ 粒子产生的辐射效应,达到治疗肿瘤的目的。

常用的放射性玻璃微球有 ^{90}Y 和 ^{32}P 标记的微球。它们制备方法是:首先制备含 ^{89}Y 和 ^{31}P 的玻璃微球,直径约为 30~50μm,密度为 $3.29g/cm^3$,1mg 含 2.2 万 ~7.3 万微球。将这种微球用 A.R 级酒精洗涤数次,离心、分离、干燥。然后置入反应堆活化一定时间,通过(n,γ)反应便可制得放射性 ^{90}Y 和 ^{32}P 玻璃微球。用 γ 谱和 β 谱分析测定其放射性核纯度,用生理盐水测其溶出率,并准确称取一定重量的微球测其放射性比活度。使用前用 0.9% 氯化钠注射液稀释或用碘油、甘油分散。

^{32}P 玻璃微球货架寿命长,运输和使用均很方便,能量比 ^{90}Y 低,适于较小肿瘤的治疗。为使引入体内的放射性核素分布均匀,通常要求微球的直径为 30~50μm 为宜,确保辐射的均匀度,以便获得较好的治疗效果。

(三)放射免疫治疗剂

利用对肿瘤细胞具有特异亲和力的抗体作"导弹",载带高活度的放射性核素作"弹头",引入人体后自动追寻并攻击癌细胞,利用浓集在肿瘤组织内的放射性核素产生的辐射生物学效应,可破坏、干扰靶细胞的结构与功能,从而杀死肿瘤细胞。这种利用抗体和抗原相结合的免疫原理进行肿瘤治疗的技术称为放射免疫治疗(RIT),放射性核素标记的单克隆抗体称为放射免疫治疗剂。在放射免疫治疗中,常采用动脉导管法,治疗剂通过动脉直接把放射性核素的标记抗体送到肿瘤部位,提高了靶器官药物浓度以及靶与本底活度比,这样可获得较好的治疗结果。

抗体是放射免疫治疗的基础。完整单抗的相对分子质量约为 150 000,在体内将难以通过毛细血管内皮层和细胞外间隙到达实体瘤深部的肿瘤细胞,在血液循环中滞留时间长,易被肝脏等组织浓集。而小分子抗体可提高放射免疫治疗效果。也可选用酶消化后的单抗片段 Fab 或 F(ab')₂ 进行放射性核素标记,其优点是血本底低,清除快,非特异性结合低,肿瘤对放射性核素标记的抗体或 Fab 或 F(ab')₂ 的摄取率增加,提高了癌与非癌放射性活度比,治疗效果更好。

常用的作为标记单克隆抗体的放射性核素有:α 辐射体如 ^{211}At 和 ^{212}Bi;β$^-$ 发射体如 ^{32}P、^{67}Cu、^{90}Y、^{131}I、^{177}Lu、^{186}Re、^{188}Re 等,以及电子俘获、俄歇电子和内转换电子发射体如 ^{125}I 和 ^{119}Sb 等。

放射性核素标记抗体的方法有:直接标记和间接标记两种。常用的碘化蛋白技术,就是用 ^{131}I 或 ^{125}I 直接标记抗体。间接标记法使用偶联剂使抗体和金属放射性核素结合在一起。常用的偶联剂有 DTPA、DOTA 等。

(四)受体介导核素治疗剂

受体是一类特殊的蛋白质。靶细胞对信息分子(即配体)的应答依赖于特异的受体。受体和配体的结合具有高度的特异性和组织专一性,并具有可选择性、亲和性和产生强大的生物效应等特点。寻找和合成特异性配体,并选择适宜的放射性核素进行标记,当含放射性核素标记的配体介导到受体部位,即可利用放射性核素放出的 β 或 α 粒子,对含有该受体的肿瘤和非肿瘤疾病进行内辐射治疗,这种技术称为受体介导核素治疗,含有放射性核素的配体称为受体介导核素治疗剂。

长期以来,肽被认为是一种用于治疗功能性疾病的理想药物。多肽的分子量小,容易合成,血液清除快,与受体的亲和力较高,多肽放射性药物几乎无人体免疫反应,与"靶"的结合具有更好的特异性和稳定性,因而比放射免疫治疗药物更具魅力。近年来,在国外已用于治疗各种内分泌肿瘤。

受体介导核素治疗剂的标记方法有直接标记和间接标记两种。如直接标记的 ^{131}I-Tyr-octreotide 可用生长抑素受体阳性表达的肿瘤如神经内分泌瘤、甲状腺髓样癌、嗜铬细胞瘤、小细胞肺癌等的治疗;^{131}I-MIBG 可用于富含肾上腺素能受体的组织和阳性肿瘤如嗜铬细胞瘤、恶性嗜铬细胞瘤及其转移灶、神经母细胞瘤、某些类癌及甲状腺髓样癌等的治疗。间接标记法也是使用偶联剂使抗体和金属放射性核素结合在一起。常用的偶联剂有 DTPA、DOTA 等。如 ^{90}Y-DOTA-octreotide、^{177}Lu-DOTA-TATE。

四、其他疾病治疗的放射性药物

(一) ^{32}P 治疗血液病

^{32}P 在细胞内聚集的程度与细胞分裂的速度成正比。血液恶性肿瘤细胞分裂较正常细胞迅速,因此聚集的 ^{32}P 较多,血液病对 ^{32}P 具有选择性吸收能力,而且对 β 射线的敏感性也高于正常组织。根据 ^{32}P 这一特性,利用浓聚在增生骨髓组织内的 ^{32}P 放出的 β$^-$ 粒子产生的电离辐射生物学效应,可抑制或破坏增生骨髓组织,达到治疗的目的。真性红细胞增多症,原发性血小板增多症和慢性淋巴细胞白血病等均属于骨髓增生性疾病,常被认为是骨髓肿瘤。^{32}P 治疗血液病,特别是对上述血液病的治疗效果较好,方法简便,无严重毒副作用。

治疗血液病使用的 ^{32}P 主要是磷[^{32}P]酸盐(如 $Na_2H^{32}PO_4$,$Na_3{}^{32}PO_4$ 等),可口服或静脉注射。通常口服量比静脉注射量多 1/3。治疗前后一周给低磷饮食。剂量一般按 3.7MBq/kg 体重计算,总剂量约为 148~296MBq^{32}P。给药方式有一次给药和分次给药两种,分次给药较为安全。

(二)放射性滑膜切除

目前,骨关节炎的发病较为普遍,多种关节炎将导致关节滑膜的破坏和增生。放射性关节滑膜切除术系指向关节腔内注射放射性胶体或微球介入治疗,可有效切除发炎的滑膜或关节血管翳,从而减轻关节痛、肿胀、僵硬,改善关节功能。其中类风湿关节炎是目前应用最普遍的关节病。

治疗滑膜炎主要采用具有适宜半衰期和能量的发射 β^- 粒子的核素。比较理想的 β^- 粒子发射体的能量应能穿透滑膜层,但又不穿透软骨和骨髓,更不应穿透皮肤,若能同时发射少量 γ 线更为合适。对不同厚度的滑膜层,选用不同能量的 β^- 粒子发射体核素。对于像膝关节的大关节选用 ^{90}Y 比较合适,而像手指的小关节,选用 ^{169}Er 比较合适,^{188}Re 则适于中等大小的关节治疗。关节腔内介入治疗滑膜炎常用的载体为放射性胶体,也有溶液如 ^{99}Tc-MDP。常用于放射性滑膜切除的放射性胶体有:胶体 $Cr^{32}PO_4$、胶体 ^{90}Y、^{153}Sm- 羟基磷灰石、^{165}Dy- 大颗粒氢氧化铁聚合物、胶体 ^{169}Er- 枸橼酸钠和胶体硫化铼 [^{188}Re] 等。

(三)粒籽源治疗恶性肿瘤

近年来,国内外利用 ^{125}I 核素具有良好的核性质,将其吸附在银棒上或离子交换树脂上,并用钛包壳,用激光或微束等离子焊密封成类似种子颗粒大小的微型放射源,俗称粒籽源(seed sources)。其源的活度范围为 3.7~1 517MBq。在植入粒籽源前三周应测定肿瘤的部位和大小。可在 X 射线或 B 超引导下,使用粒籽源植入枪,经皮穿刺到肿瘤组织内植入粒籽源,不需要开刀,也可在手术中对不能切除的肿瘤作直接穿刺植入,或在肿瘤可能扩散部位作预防性植入。由临床数据显示,实施粒籽源永久性植入治疗可使肿瘤组织受到最大程度的杀伤,而正常组织的辐射损伤减到最低限度。

除 ^{125}I 外,也有用 ^{103}Pd 核素制造粒籽源。因为 ^{103}Pd 的半衰期为 17d,可发射 21~23keV 的 γ 射线,因而也适于制造粒籽源。

^{125}I 和 ^{103}Pd 种子源既可用于前列腺癌或不可手术的肿瘤治疗,也可用于原发肿瘤切除后残余病灶的植入治疗。

(四)放射性支架及放射性球囊治疗冠状动脉再狭窄

据估计,全球每年约有 90 万例患者要实施冠状动脉支架植入术,冠状动脉支架内再狭窄率为 10%~20%,因此,如何解决冠状动脉支架内再狭窄问题仍是医学界一个难题。到目前为止,还没有一种药物可有效防止冠状动脉再狭窄。近年来,有些临床试验应用植入包埋有放射性核素的放射性支架。这类放射性支架有的使用离子植入技术,将放射性核素如 ^{32}P 植入在金属支架表面上;也有采用镀覆技术,将放射性核素如 ^{103}Pd 镀覆到支架上。支架的放射性活度一般在 18.5~222kBq。除用放射性支架外,也有应用液体 ^{188}Re 或 ^{186}Re,或气体 ^{133}Xe 充盈冠状动脉球囊导管,进行近距离放射治疗。

近距离放射治疗是将放射性支架或放射性球囊置于或接近体表表面或在机体管腔内(如冠状动脉内)进行放射治疗,抑制冠状动脉的血管平滑肌细胞的增殖,从而推迟或显著减少冠状动脉再狭窄率。冠状动脉内近距离放射治疗是目前唯一可防治冠状动脉再狭窄的很有前途的治疗方法,值得进一步深入研究。

(五)敷贴治疗

敷贴治疗是选择适当的放射性核素面状源作为敷贴器覆盖在患者病变部位的表面,照射一定时间,达到治疗目的的放射治疗方法。敷贴器将一定活度的放射性核素,制成具有不同形状和面积的面状源,作为敷贴治疗用的放射源。敷贴器的放射性核素应选用半衰期较长、β 射线能量较高,不伴生 γ 辐射或仅伴生低能 γ 辐射的放射性核素,如 ^{90}Sr-^{90}Y 和 ^{32}P 敷贴器。^{32}P 敷贴器为自制敷贴器,可根据治疗部位的形状裁剪一定形状的滤纸,并根据处方剂量和面积大小确定 ^{32}P 的活度。

实施治疗时,应用不小于 3mm 厚的橡皮泥或橡胶板等屏蔽周围的正常组织。对颜面部位的病变,屏蔽其周围正常皮肤;对其他部位的病变,则在病变周围露出正常皮肤不大于 0.5cm。并在周围已屏蔽的皮肤上覆盖一张玻璃纸或塑料薄膜后,将敷贴器紧密贴在病变部位,照射一定时间,利用 β 射线对病变组织损伤达到治疗效果。

思 考 题

1. 放射性药物标记用的放射性核素的基本要求是什么?

2. 放射性药物标记用的放射性核素的来源有哪些?

3. 何谓放射性核素发生器?

4. 放射性药物常用标记方法有哪些?

5. 放射性药物的质量检验有哪些指标?

6. 一个装载 14.8GBq ^{99}Mo 的发生器已达平衡,在上午 10:00 淋洗后柱上还剩 3GBq 的 $^{99}Tc^m$,试计算:

(1)这个发生器的淋洗效率为多少?

(2)14:00 时第二次淋洗,在同样淋洗效率的条件下可淋出多少 $^{99}Tc^m$?

7. 简述 $^{99}Tc^m$ 标记的药物及用途。

8. 简述碘的放射性同位素 ^{123}I、^{125}I 和 ^{131}I 在核医学中的用途。

9. 简述碘的标记方法。

10. 简述 ^{18}F-FDG 的标记方法、显像原理和应用领域。

11. 列出可用于心肌显像的放射性药物及其原理。

12. 简述治疗用放射性药物的要求。

13. 简述治疗类放射性药物的应用领域。

(张友九)

第二十章　临床核医学

20世纪40年代,放射性核素碘-131就应用于治疗甲状腺功能亢进,经历了扫描仪、γ照相机、单光子发射型计算机辅助显像(SPECT)、正电子发射型计算机辅助显像(PET)等几代核医学显像设备的发展,目前核医学科已经成为成熟的临床学科,且仍处于较快发展阶段。临床核医学主要包括诊断核医学与治疗核医学,诊断核医学包括PET/CT、PET/MRI、SPECT/CT等大型融合设备显像,也包括甲状腺、肾脏、心脏功能仪、骨密度仪和体外标记免疫分析,均已广泛应用于临床。而治疗核医学也发展较快,很多核医学科都有了防护良好的核素治疗病区,诊疗一体化放射性药物也有了长足的发展。在科研领域,放射性药物和核医学设备是研发的热点。本章内容针对非核医学专业的本科生,仅简明介绍目前核医学科临床常规应用的常见核医学诊治内容。

第一节　诊断核医学

一、骨骼系统

(一)放射性药物及显像原理

1. 放射性药物　目前常用的骨显像剂主要有两大类:即^{99m}Tc标记的磷酸盐和膦酸盐。前者目前临床较少用于骨显像;后者分子结构中含有机的PCP键,以^{99m}Tc-MDP(亚甲基二膦酸盐)和^{99m}Tc-HMDP(亚甲基羟基二膦酸盐)为代表,其不易被磷酸酶水解,在体内极为稳定,且血液清除率快,骨组织摄取迅速,静脉注射后2~3h 50%~60%的显像剂沉积在骨骼中,其余的经肾排出,靶与非靶组织比值较高,是比较理想的显像剂,也是目前临床主要使用的骨显像剂。

2. 显像原理　骨组织由有机物、无机盐和水等化学成分组成。有机物包含骨细胞、细胞间质和胶原纤维等。无机物由占骨骼组织干重2/3的矿物质组成,其中主要成分为羟基磷灰石晶体,其表面积相当大,全身骨骼如同一个巨大的离子交换柱,通过离子交换和化学吸附两种方式从体液中获得磷酸盐和其他元素来完成骨的代谢更新。利用骨的这一特性,将放射性核素标记的特定骨显像剂(如^{99m}Tc标记的磷酸盐),经静脉注射后,随血流到达全身骨骼,与骨的主要无机盐成分羟基磷灰石晶体发生离子交换、化学吸附以及与骨组织中有机成分相结合而沉积入骨组织内,利用放射性核素显像仪器探测放射性核素显像剂在骨骼内的分布情况而形成全身骨骼的影像。骨骼各部位摄取显像剂的多少主要与以下因素有关:①骨的局部血流灌注量;②无机盐代谢更新速度;③成骨细胞活跃的程度。当骨的局部血流灌注量和无机盐代谢更新速度增加,成骨细胞活跃和新骨形成时,可较正常骨骼聚集更多的显像剂,在图像上就呈现异常的显像剂浓聚区(称为"热区");反之,当骨的局部血流灌注量减少,无机盐代谢更新速度减慢,成骨细胞活跃程度降低或发生溶骨性改变时,骨显像剂在病变区聚集减少,呈现显像剂分布稀疏或缺损(称为"冷区")。因此当某些骨骼部位发生病理性改变时如炎症、肿瘤、骨折等,均可导致血流、代谢和成骨过程的变化,于相应部位呈现出影像的异常改变,从而对骨骼疾患提供定位、定量及定性的诊断依据。

(二)临床应用

1. **转移性骨肿瘤** 恶性肿瘤常发生转移,而骨骼是其好发的转移部位。在进行骨显像的肿瘤患者中,有一半左右已发生骨转移。最易发生骨转移的原发恶性肿瘤有乳腺癌、肺癌、前列腺癌、胃癌、甲状腺癌、结肠癌、神经母细胞瘤等,尤其是肺癌、乳腺癌、前列腺癌常以骨转移为首显症状,因此这三种肿瘤也常被称为"亲骨性肿瘤"。

放射性核素骨显像被认为是诊断肿瘤骨转移最常用并最有效的一种检查手段,它可以较 X 射线检查提前 3~6 个月发现转移病灶,且可以发现 CT 及 MRI 等检查范围以外的病灶,目前已成为早期诊断恶性肿瘤骨转移的首选方法。恶性肿瘤患者全身骨显像出现多发的、散在的异常放射性浓聚,为骨转移的常见表现(图 20-1)。转移性骨肿瘤的好发部位为脊柱,肋骨和骨盆等,如为单个的放射性浓聚,虽可能是恶性肿瘤早期骨转移的一个征象,但却不能明确诊断为骨转移,因为有许多良性的骨病变也会出现单个的放射性浓聚,如骨关节增生性病变、活动性关节炎以及外伤等,应密切随访观察。SPECT/CT 融合显像对单个异常放射性浓聚灶良、恶性的鉴别具有重要价值。个别转移灶也可能以溶骨性改变为主,呈放射性缺损区或"冷""热"混合型改变。弥漫性骨转移可呈超级骨显像表现。

另外,放射性核素骨显像对于评价骨转移病灶治疗后疗效、预后判断等也有重要价值。一般而言,治疗过程中全身骨显像提示病灶显影变淡、范围缩小、数量减少等均是病情改善的表现。但需注意,部分患者在接受外放疗、放射性核素靶向治疗或化疗等后,病灶显像可呈一过性放射性摄取增加的现象,即所谓的"闪烁现象",并不代表患者病情恶化,是骨愈合和修复的表现,此时应在治疗后 6 个月左右进行评价。

常见的易发生骨转移的恶性肿瘤及骨显像特点如下:肺癌的骨转移以肋骨、胸椎为最多,其次为骨盆、腰椎和其他部位;乳腺癌骨转移患者骨显像异常表现以显像剂多发的异常放射性浓聚区最常见,可发生在全身骨骼的任何部位但以中轴骨为多发部位,通常以肋骨转移灶最多,其次是胸骨,腰椎、骨盆,也可出现在头颅和下肢骨等部位;前列腺癌以骨盆,腰椎及股骨的转移最为常见。前列腺癌患者骨转移的放射性核素骨显像征象以骨盆和脊柱多发显像剂异常浓聚最多见,单一后位转移灶少见。

2. **原发性骨肿瘤** 原发性骨肿瘤分为良性和恶性两类,在骨显像图上良性和恶性骨肿瘤常都表现为异常放射性浓聚,缺乏特征性表现,骨显像对于原发性骨肿瘤的意义在于:①可以早期检出病变;②可准确显示原发性肿瘤的累及范围;③全身骨显像有利于发现原发病灶以外的骨转移病灶;④有助于手术或其他治疗后疗效的监测与随访。

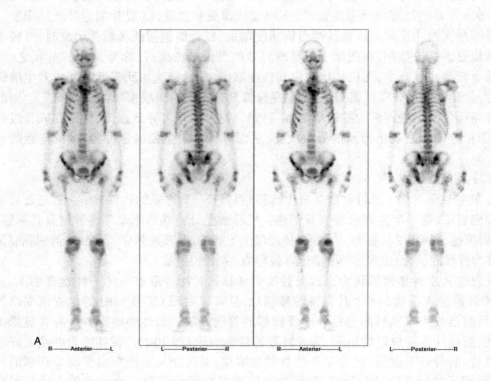

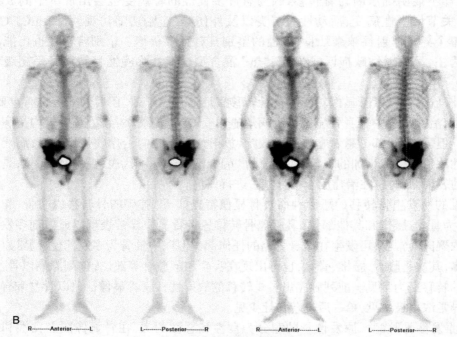

图 20-1　典型骨转移图像

A 为肺癌全身多发骨转移，B 为前列腺癌骨盆多发转移。

常见的原发性恶性骨肿瘤在骨显像图上原发性骨肿瘤一般均表现为高度的异常放射性浓聚(图 20-2)，病灶内显像剂分布均匀，有时也可呈病灶中心放射性分布稀疏缺损、周边放射性异常浓聚的"炸面圈"样表现，提示中心部位有骨坏死或溶骨性改变。多发性骨髓瘤以多发性为主，主要累及中轴骨(脊柱、胸骨、骨盆等)，呈片状、条索状、点状放射性浓聚，部分病灶亦可呈"炸面圈"样改变，由于溶骨或肿瘤细胞浸润出现较多的放射性"冷区"是本病的特征，结合 CT 骨显像出现"穿凿"样改变，有助于本病的诊断。

骨良性肿瘤的典型表现呈异常放射性浓聚，并且可以有双密度表现，即病变部位显示为边界清楚的放射性浓聚区，其周围还可见弥散性放射性增加。

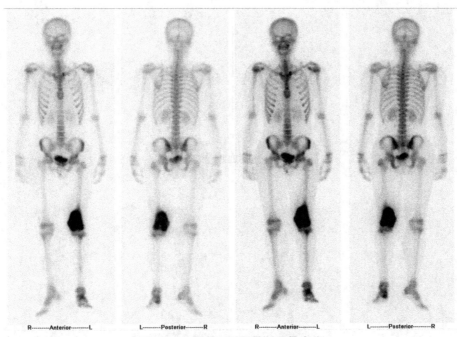

图 20-2　患者左侧股骨远端骨肉瘤

3. 代谢性骨病　如骨质疏松症、骨软化症、原发性和继发性甲状旁腺功能亢进症、畸形性骨炎(Paget 病)及肾性营养不良综合征等(图 20-3)。骨质疏松症的典型表现为骨普遍性的放射性减低，如伴有个别椎体的放射性增浓，为压缩性骨折所致。畸形性骨炎活动期骨显像比 X 射线平片检查灵敏，骨显像的表现是长骨或扁平骨呈大片状的明显的放射性浓聚，边界整齐，骨外形增宽或弯曲；静止期骨显像可以正常，而 X 射线平片却可出现异常。

4. 骨感染性疾病　骨显像剂在病变部位常呈高度异常浓聚(图 20-4)。任何部位的骨关节感染过程中，这些部位摄取骨显像剂明显增加的变化很快就呈现。因而使用骨显像对于早期诊断骨感染性疾病具有重要价值，尤其在骨感染发病后 1~2 周或更长时间内，X 射线检查尚未发现有骨破坏和骨膜新骨形成的时候。

5. 骨缺血性疾病　骨显像对于该症的诊断明显优于 X 射线，在症状出现早期甚至在症状出现之前即可发现一些特征性的异常改变，从而有助于早期进行治疗而避免远期并发症。

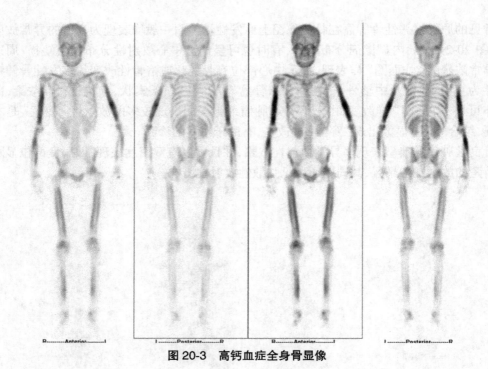

图 20-3 高钙血症全身骨显像

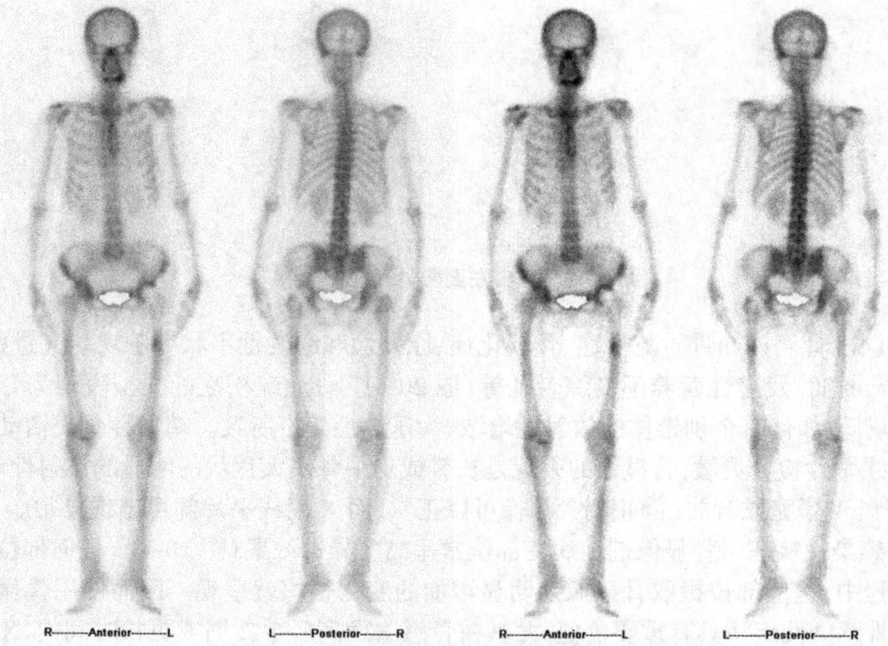

图 20-4 左侧股骨头置换术后,左侧假体远端感染

　　6. 骨关节疾病　骨关节病常在出现临床症状之前,骨显像或关节显像即可见到在关节部位有异常放射性积聚,因此较 X 射线平片敏感。

二、内分泌系统

内分泌系统(endocrine system)由内分泌腺(垂体、甲状腺、甲状旁腺、肾上腺、松果体、胰岛胸腺、性腺等腺体)和分布于其他器官组织中的散在内分泌细胞团块组成,是机体的重要调节系统。当其发生功能性或器质性病变时,可引起多种临床疾患。

(一)甲状腺显像及功能测定

1. 甲状腺解剖 甲状腺是成年人最大的内分泌腺,位于颈前部,棕红色,呈"H"形,由左右两叶、峡部及锥状叶组成。甲状腺左右叶呈锥体形(右叶稍大),贴于喉和气管的侧面,上端达甲状软骨的中部,下端抵第 4 气管环,在吞咽时甲状腺可随喉上下移动。甲状腺峡叶连接左右叶,位于第 2~4 气管软骨环前方,少数人的甲状腺峡可缺如。60% 以上的人自峡部向上伸出一个锥状叶。锥状叶长短不一,有的可达舌骨,它是甲状腺发育过程的残余。

2. 甲状腺功能体外测定 甲状腺疾病是临床上常见的内分泌疾病,体外分析测定甲状腺功能灵敏度及特异性高,方法简便、安全,为甲状腺疾病的诊治提供了重要的依据。其主要检测项目及临床意义如下:

(1)甲状腺激素的测定:甲状腺激素是指甲状腺分泌的有活性的 3,5,3′,5′- 四碘甲状腺原氨酸,即甲状腺素(thyroxine,T_4)及 3,5,3′- 三碘甲状腺原氨酸(triiodothyronine,T_3),还有少量的无生理活性的 3,3′,5′- 三碘甲状腺原氨酸(reverse triiodothyronine,反 T_3 或 rT_3)。

正常情况下,仅有 0.03% 的 T_4 呈游离状态,称游离 T_4(free T_4,FT_4);0.3% 的 T_3 呈游离状态,称游离 T_3(free T_3,FT_3)。只有游离的甲状腺激素才有生物活性。因此测定 FT_3、FT_4 能更准确地反映甲状腺的功能状态。

临床意义:

1)甲状腺功能亢进症(hyperthyroidism,简称"甲亢")的诊断:甲亢是因多种原因致甲状腺腺体本身分泌过多的甲状腺激素而引起的一组临床综合征。临床上可出现 TT_3、TT_4、FT_3、FT_4、rT_3 升高,是其诊断的重要依据之一。

2)甲状腺功能减退症(hypothyroidism,简称"甲减")的诊断:临床上 TT_3、TT_4、FT_3、FT_4、rT_3 均降低主要见于甲减。对于甲减的诊断,T_4 较 T_3 的诊断符合度高。在甲减早期,即可出现 TT_4、FT_4 的下降,而 TT_3、FT_3 可以在正常范围内。这是由于 T_4 转变为生物活性更强的 T_3,致使 T_4 先于 T_3 不足,这也是机体的代偿功能,以满足机体对甲状腺激素的生理需求。

3)指导药物治疗:应用抗甲状腺药物(antithyroid drug,ATD)治疗甲亢的过程中,应定期检测甲状腺激素以便调整治疗方案和用药剂量;在甲减替代治疗过程中,应定期检测甲状腺激素及促甲状腺激素(thyroid stimulating hormone,TSH),当这些指标都恢复正常时,说明药量合适,否则需要加以调整。

4)亚急性甲状腺炎(subacute thyroiditis,简称"亚甲炎")的辅助诊断:在疾病早期,由于甲状腺滤泡上皮细胞破坏,导致滤泡腔内储存的甲状腺激素释放入血,血清 T_3、T_4 水平升高,甲状腺摄碘功能降低,临床表现出甲状腺摄 ^{131}I 率(低)和血清 T_3、T_4 水平(高)呈"分离现象",此现象可用来诊断亚甲炎。

(2)促甲状腺激素的测定:促甲状腺激素(TSH)是垂体前叶分泌的糖蛋白,其分泌受下丘脑的促甲状腺激素释放激素(thyrotropin-releasing hormone,TRH)、血清甲状腺激素水平调节。

临床意义：

1）甲减的诊断和鉴别诊断：血清 TSH 测定是诊断甲减的首选指标。甲减根据病变部位可分为原发性甲减、中枢性甲减和周围性甲减。

原发性甲减是甲状腺腺体本身的疾病造成的甲减，血清 TSH 升高、T_3 和 T_4 下降，在亚临床甲减时，仅有血清 TSH 的升高，患者无临床表现；中枢性甲减是由于垂体、下丘脑病变导致 TSH、TRH 分泌减少所致的甲减，血清 TSH、T_3、T_4 均降低；周围性甲减是由甲状腺受体缺陷、甲状腺激素抵抗等原因所造成的甲状腺生理效应不足，血清 TSH 正常或升高、T_3、T_4 升高。因此血清 TSH 检查对甲减的病因诊断很有价值。

2）甲亢的诊断：甲亢患者血清 TSH 降低，TT_3、TT_4、FT_3、FT_4 增高。如患者 T_3、T_4 正常，仅 TSH 降低，不伴或伴有轻微的甲亢症状，临床上称为亚临床甲亢。

3）指导药物治疗：在甲亢和甲减患者的治疗过程中，当血清甲状腺激素都恢复正常后，TSH 的恢复需要更长的时间，所以 TSH 正常是病情缓解的指标之一。

4）先天性甲减的筛查：由于甲状腺激素对新生儿脑和长骨的发育影响较大，因此早期发现先天性甲减并及早替代治疗至关重要。一般采用取新生儿（出生后 3~7d 为最佳时间）足跟血检测 TSH 的方法进行筛查。

5）异位 TSH 分泌：垂体、消化道、胰腺、滋养层细胞瘤等部位肿瘤可引起异位 TSH 分泌，多时可达正常人水平的 100 倍以上。

（3）甲状腺球蛋白的测定：甲状腺球蛋白（thyroglobulin,Tg）是甲状腺滤泡上皮细胞合成分泌的一种糖蛋白，主要储存于滤泡腔内，正常情况下可有很少量的 Tg 释放入血。

临床意义：

1）分化型甲状腺癌复发及转移监测：分化型甲状腺癌术前血清 Tg 值对诊断意义不大，原因是非甲状腺癌的甲状腺疾病患者血清 Tg 也可以升高。甲状腺全切后和 ^{131}I 治疗后的分化型甲状腺癌患者，血清 Tg 的检测对随诊很重要。由于甲状腺全切和 ^{131}I 治疗后血清 Tg 几乎测不到，如果随访中 Tg 再次升高，则提示甲状腺癌的复发或转移。值得注意的是，TGAb 增高可干扰 Tg 水平测定，应综合分析。

2）甲状腺炎的辅助诊断：由于甲状腺细胞被破坏，血清 Tg 升高，可作为其辅助诊断指标。

（4）甲状腺球蛋白抗体、甲状腺微粒体抗体的测定：甲状腺球蛋白和甲状腺微粒体是甲状腺滤泡细胞的正常成分，而甲状腺过氧化物酶（thyroid peroxidase,TPO）是甲状腺微粒体的主要抗原成分。当甲状腺发生自身免疫性疾患导致滤泡破坏时，大量甲状腺球蛋白和甲状腺微粒体入血可使机体产生甲状腺球蛋白抗体（thyroglobulin antibdy,TGAb）和甲状腺微粒体抗体（thyroid microsomal antibody,TMAb），又称为甲状腺过氧化物酶抗体（thyroid peroxidase antibody,TPOAb）。

临床意义：①慢性淋巴细胞性甲状腺炎的诊断：慢性淋巴细胞性甲状腺炎（chronic lymphocytic thyroiditis）为最常见的自身免疫性甲状腺疾病之一，大部分慢性淋巴细胞性甲状腺炎患者血清 TGAb、TMAb 和 TPOAb 均显著升高。②部分 Graves 病患者也会表现为抗体水平升高，该类患者行手术或 ^{131}I 治疗后发生甲减的可能性增加。

（5）促甲状腺激素受体抗体的测定：Graves 病的直接致病原因可能是淋巴细胞产生了大量的促甲状腺激素受体抗体（TSH receptor antibody,TRAb），其中的 TSH 受体刺激性抗体（TSH-stimulating antibody,TSAb）与 TSH 受体结合产生类似 TSH 的生物效应，其不受升高的血清甲状腺激素水平的抑制。

临床意义：

1）Graves 病（Graves' disease，GD）的诊断、疗效评价及停药判定：GD 患者 TRAb 多有升高，它是 GD 患者治疗后判断是否停药的重要指标之一。经治疗后若甲状腺功能已恢复正常，而血清 TRAb 仍然阳性，则提示停药后短期内 GD 复发的可能性较大。

2）甲亢病因的鉴别：Graves 甲亢的 TRAb 多为阳性；而亚甲炎、甲状腺功能自主性结节或腺瘤时 TRAb 多为阴性。

3）新生儿甲亢的诊断和预测：母体的 TRAb 作为免疫球蛋白可以被动通过胎盘转移给新生儿，引起新生儿甲亢。据研究，若母亲在妊娠 7~9 个月时 TSAb 滴度很高者，新生儿甲亢可能性为 86%~90%。

3. 甲状腺功能的体内试验　目前最常用的甲状腺功能体内试验是甲状腺摄 ^{131}I 试验。

（1）原理：甲状腺具有选择性摄取和浓聚碘能力，其摄取碘的速度和数量以及碘在甲状腺的停留时间取决于甲状腺的功能状态。^{131}I 与稳定碘（^{127}I）具有相同的生化性质，但 ^{131}I 具有放射性，能释放 γ 射线。引入体内后，用甲状腺功能探测仪测定甲状腺部位的放射性计数率，计算甲状腺摄 ^{131}I 率可评价甲状腺的功能状态，即甲状腺摄 ^{131}I 试验（^{131}I thyroid uptake test）。

（2）方法

1）受检者准备：停服含碘的食物、药物以及影响甲状腺功能的药物 2~6 周。

2）检查方法：受检者空腹口服 ^{131}I 溶液 74~370kBq（2~10μCi），服药后继续禁食 1~2h。在服药后 2、4、24h（或 3、6、24h）分别测量甲状腺部位的放射性计数。

（3）参考值：由于不同地区、不同时期饮食中含碘量不同，以及测量仪器和方法的不同，甲状腺摄 ^{131}I 率的正常参考值有较大差异。各地区应建立自己的正常参考值。正常人甲状腺摄 ^{131}I 率随时间逐渐上升，24h 达高峰。

（4）临床意义：主要应用于甲状腺功能的评价，甲状腺摄碘的速度、数量和碘在其内的代谢速率与甲状腺功能状态密切相关。通过观察 24h 内甲状腺摄 ^{131}I 率的整体变化规律，可用于判断甲状腺疾病。大多数甲亢患者的甲状腺摄 ^{131}I 率增高，且部分患者可见摄 ^{131}I 高峰提前；甲减时，曲线上各个时间点的摄 ^{131}I 率低于正常参考值的下限，且高峰延迟出现；地方性甲状腺肿（goiter）表现为各个时间点摄 ^{131}I 率均高于正常值，但无高峰前移；急性或亚急性甲状腺炎，甲状腺摄 ^{131}I 率明显降低，而血清中甲状腺激素水平增高，出现摄 ^{131}I 率与血清甲状腺激素水平的分离现象（图 20-5）。

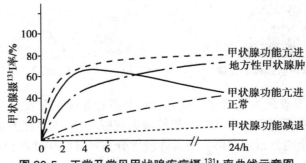

图 20-5　正常及常见甲状腺疾病摄 ^{131}I 率曲线示意图

4. 甲状腺显像

(1)原理与方法

1)原理:正常甲状腺组织能特异地摄取和浓聚碘离子用以合成和储存甲状腺激素。因此将放射性碘引入人体后,即可被有功能的甲状腺组织所摄取,在体外通过显像仪(γ 相机或 SPECT)探测从甲状腺组织内所发出的 γ 射线的分布情况,获得甲状腺影像,了解甲状腺的位置、形态、大小及功能状态。锝和碘属于同族元素,也可被甲状腺摄取和浓聚,因此 ^{99m}Tc 也可用于甲状腺显像。只是 ^{99m}Tc 不参与甲状腺激素的合成,且锝还能被其他一些组织摄取(如唾液腺、口腔、鼻咽腔、胃等黏膜),故特异性不如放射性碘。目前临床上常用的甲状腺显像剂有三种,即高锝酸盐(^{99m}TcO$_4^-$)、^{131}I 和 ^{123}I。

2)方法:①患者准备:用放射性碘做显像剂时,检查前应停用含碘食物及影响甲状腺功能的药物,检查当日空腹。寻找甲状腺癌转移灶时,需停用甲状腺素替代治疗以提高自身 TSH 或外源注射 TSH。②显像方法:甲状腺静态显像(thyroid static imaging):^{99m}TcO$_4^-$ 静脉注射 20~30min 后进行显像。常规采集前后位影像,必要时采集斜位或侧位图像。^{131}I 显像时,空腹口服 ^{131}I,24h 后行颈部显像;若行异位甲状腺显像时,行可疑部位显像;若寻找甲状腺癌转移灶,24~48h 后行全身显像或颈部显像,必要时加做 72h 显像。

(2)图像分析

1)正常图像:正常甲状腺双叶内显像剂分布大致均匀,因甲状腺双叶中部厚、边缘和峡部组织较薄,故图像上边缘及峡部显像剂分布较淡(图 20-6)。双叶多呈蝴蝶型,可有多种变异形态,甚至一叶或峡部缺如,有时可见锥体叶(图 20-7)。

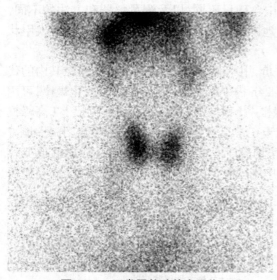

图 20-6　正常甲状腺静态显像

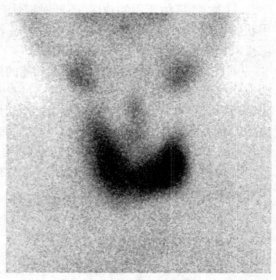

图 20-7　锥体叶显影

2)异常图像:主要表现为甲状腺位置、大小、形态和显像剂分布异常。位置异常可见于异位甲状腺,大小异常可表现为甲状腺体积的增大或减小,形态异常多表现为甲状腺形态的不规则或不完整,显像剂分布异常可表现为弥漫性分布异常和局灶性分布异常。

(3)临床应用

1)异位甲状腺的诊断:异位甲状腺的常见部位有舌根部(图 20-8)、喉前、舌骨下、胸骨后等。甲状腺显像图像表现为正常甲状腺部位不显影,上述部位显影,影像多为团块样。临床主张用 ^{131}I 或 ^{123}I 进行显像。本法有助于舌根部和甲状腺舌骨部位肿物的鉴别诊断。发现上纵隔内肿物,若其能摄取显像剂,则提示来自于甲状腺,多为颈部甲状腺肿大向胸腔内延伸或先天性位置异常;若不摄取,也不能完全排除胸骨后甲状腺肿,也可能因其功能较差而不显影。

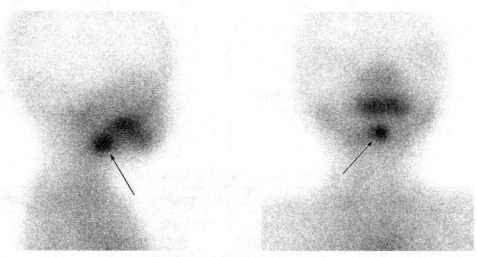

图 20-8　舌根部异位甲状腺

2)甲状腺结节的功能及性质的判定:根据甲状腺结节摄取显像剂的情况,可将结节分为四种类型(表 20-1),即:"热结节"(hot nodule)、"温结节"(warm nodule)、"凉结节"(cool nodule)、"冷结节"(cold nodule)。

"热结节"指结节部位放射性分布高于周围正常甲状腺组织(图 20-9);"温结节"指结节部位放射性分布等于或接近周围正常甲状腺组织(图 20-10);"凉、冷结节"指结节部位放射性分布低于周围正常甲状腺组织(图 20-11、图 20-12)。

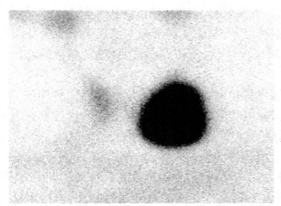

图 20-9　甲状腺左叶"热结节"显像图
甲状腺左叶增大伴放射性浓聚增高。

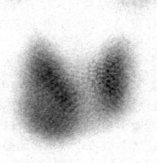

图 20-10　甲状腺右叶"温结节"显像图
甲状腺右叶体积增大,中下极见结节影,
放射性与周围甲状腺相似。

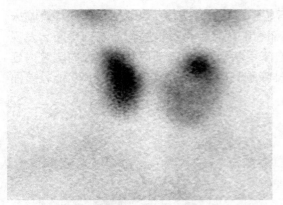

图 20-11　甲状腺左叶"凉结节"显像图
甲状腺左叶下极见结节,放射性
低于周围正常甲状腺。

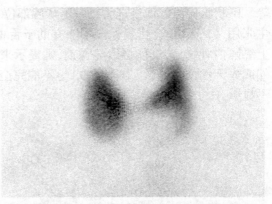

图 20-12　甲状腺左叶"冷结节"显像图
甲状腺左叶下极见结节,几乎无放射性浓聚。

表 20-1　甲状腺结节核素显像的表现和临床意义

结节类型	常见疾病	恶变概率
"热结节"(结节显像剂分布增高)	功能自主性甲状腺腺瘤、先天一叶缺如的功能代偿	1%
"温结节"(结节显像剂分布无异常)	功能正常的甲状腺腺瘤、结节性甲状腺肿、甲状腺炎	4%~5%
"凉结节"(结节显像剂分布降低)	甲状腺囊肿、甲状腺腺瘤囊性变、大多数甲状腺癌、慢性淋巴细胞性甲状腺炎、甲状腺结节内出血或钙化	10%
"冷结节"(结节几乎无显像剂分布)		20%(单发结节) 0%~18%(多发结节)

　　3)寻找功能性甲状腺癌转移灶:分化型甲状腺癌(甲状腺乳头状癌和甲状腺滤泡状癌)及其转移灶有不同程度的浓聚 ^{131}I 能力,故可用 ^{131}I 全身显像寻找转移灶(图 20-13)。甲状腺癌中乳头状癌约占 60%,滤泡状癌约占 20%。乳头状癌易出现颈部淋巴结转移;滤泡状癌以血行转移为主,常见部位有肺、肝、骨及中枢神经系统。^{131}I 局部和全身显像可为分化型甲状腺癌转移或复发病灶的诊断、治疗方案的制订、治疗后随访提供重要依据,是目前临床不可缺少的手段。

　　4)判断颈部肿块与甲状腺的关系:如甲状腺影像轮廓完整,肿块在甲状腺影像之外且不摄取 ^{131}I 或 ^{99m}TcO$_4$,则认为肿块与甲状腺无关。如甲状腺轮廓不完整,肿块在甲状腺轮廓之内,与甲状腺显像剂浓聚(或稀疏)部位重叠,则提示肿块与甲状腺密切相关。

　　5)甲状腺炎的辅助诊断:急性甲状腺炎由于甲状腺细胞被破坏,显像剂分布弥漫性降低(图 20-14)。在亚急性甲状腺炎病程的不同阶段,可有不同的影像表现。在病程的初期,甲状腺显像表现为局限性稀疏、缺损区,或双叶弥漫性稀疏改变甚至完全不显影,此时血中甲状腺激素水平升高且甲状腺摄 ^{131}I 率降低,为典型的分离现象。如病情恢复,甲状腺显像可逐渐恢复正常。

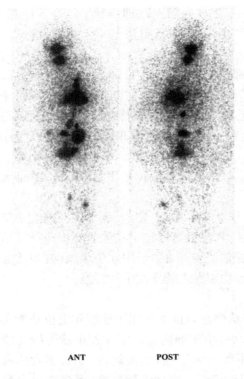

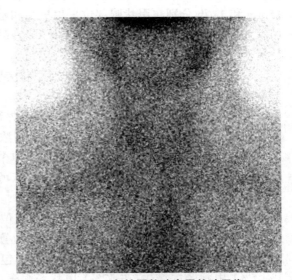

ANT　　　　POST

图 20-13　甲状腺癌患者碘 -131 全身扫描图像
患者全身多处碘 131 摄取增高灶,考虑转移。

图 20-14　急性甲状腺炎甲状腺显像
甲状腺未见明显显影。

(二)甲状旁腺显像

1. 甲状旁腺解剖　正常成人甲状旁腺一般有 4 个,上下各 1 对,附着于甲状腺左右两叶背侧上下极。甲状旁腺的功能主要是合成储存和分泌甲状旁腺激素,对血中钙离子和磷离子的浓度进行调节。甲状旁腺核素显像的应用,为临床上定位诊断甲状旁腺功能和位置的异常提供了有效方法。

2. 甲状旁腺显像

(1)原理与方法

1)原理及显像剂:^{201}Tl 和 ^{99m}Tc-MIBI 能被功能亢进或增生的甲状旁腺组织摄取,而正常的甲状旁腺组织摄取极低;同时,^{201}Tl 和 ^{99m}Tc-MIBI 也能被正常的甲状腺组织摄取。^{99m}TcO$_4^-$ 只能被甲状腺组织摄取,而不能被甲状旁腺摄取。通过计算机图像处理的减影技术,将 ^{201}Tl 和 ^{99m}Tc-MIBI 的图像减去 ^{99m}TcO$_4^-$ 的图像,即可获得甲状旁腺影像。此外,^{99m}Tc-MIBI 能同时被正常甲状腺组织和功能亢进的甲状旁腺组织摄取,但其从亢进的甲状旁腺组织洗出速度比正常甲状腺组织慢,通过双时相法(double phase study),将早期影像和延迟影像进行比较,由此获得功能亢进的甲状旁腺病灶影像。目前临床常用的显像剂有 ^{99m}Tc-MIBI、^{201}Tl、^{99m}TcO$_4^-$。

2)显像方法:① ^{201}Tl/^{99m}TcO$_4^-$ 显像减影法:静脉注射 ^{201}Tl 74MBq(2mCi),10min 后患者取仰卧位,颈部伸展,视野包括颈部及上纵隔,应用 SPECT 进行前后位显像。随后在患者保持同一体外条件下,静脉注射 ^{99m}TcO$_4^-$ 185MBq(5mCi),15min 后再次行甲状腺部位显像。应用计算机图像处理软件将 ^{201}Tl 影像减去 ^{99m}TcO$_4^-$ 的影像,即得到甲状旁腺影像。
② ^{99m}Tc-MIBI/^{99m}TcO$_4^-$ 显像减影法:其方法与 ^{201}Tl/^{99m}TcO$_4^-$ 显像减影法基本上相同,静脉注射 ^{99m}Tc-MIBI 370MBq(10mCi),10~15min 后显像。之后,再注射 ^{99m}TcO$_4^-$ 185MBq(5mCi),10~15min 后重复甲状腺部位显像,将前者甲状腺部位影像减去后者,即为甲状旁腺影像。
③ ^{99m}Tc-MIBI 双时相法:显像条件与前相同。静脉注射 ^{99m}Tc-MIBI 370MBq(10mCi)后,于 15min 和 1~2h 分别在甲状腺部位采集早期和延迟影像,通过比较早期和延迟相中甲状腺与甲状旁腺对显像剂摄取的不同来确定甲状旁腺的病变。此方法相对简单,临床上较为常用。

（2）图像分析

1）正常影像:甲状旁腺功能正常时甲状旁腺不显影,双时相法仅见甲状腺显影,颈部无异常浓聚灶。

2）异常影像:甲状旁腺功能亢进时即可显影。甲状旁腺腺瘤、增生、癌等可在其病变位置出现圆形、卵圆形、管形或不规则形显像剂浓聚区,其位置可以在甲状腺轮廓内或外。出现多个显像剂浓聚区多提示甲状旁腺增生,单个显像剂浓聚区多提示甲状旁腺腺瘤;甲状旁腺正常位置以外出现显像剂的浓聚,结合临床可考虑功能亢进的异位甲状旁腺。

（3）临床应用

1）甲状旁腺功能亢进症的诊断与术前定位:甲状旁腺显像主要用于诊断和定位功能亢进的甲状旁腺(图 20-15),为手术提供病灶位置、大小、功能等信息。原发性甲状旁腺功能亢进症(primary hyperparathyroidism)的病因包括甲状旁腺腺瘤(单发约占 80%,多发约占 1%~5%),甲状旁腺增生(占 12%),甲状旁腺癌(占 1%~2%)。甲状旁腺腺瘤、癌多为单个显像剂浓聚区,增生则多为一个以上的显像剂浓聚区。继发性甲状旁腺功能亢进显像上多表现为一个以上的显像剂浓聚区。甲状旁腺显像时,如病灶较小、部位较深、病变 MIBI 清除与甲状腺差异不大时,可出现假阴性。一般对腺瘤的检出率高于增生病灶。行断层显像及局部 CT 融合有利于对小病灶的诊断和定位。

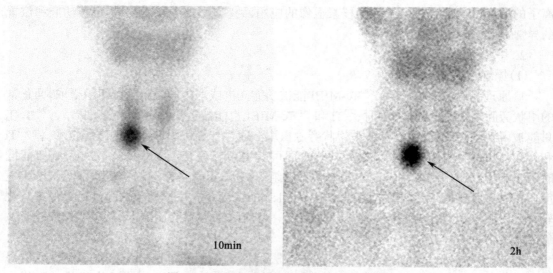

图 20-15　甲状旁腺腺瘤 MIBI 双时相显像
箭头所指为甲状旁腺腺瘤。

2）异位甲状旁腺的定位：异位甲状旁腺位置可见于纵隔内、气管和食管间、颌下等部位。影像表现为相应部位单发显像剂浓聚区（图 20-16）。诊断异位甲状旁腺时，纵隔区等部位出现的局限性显像剂浓聚区应注意与肺部恶性肿瘤及其转移灶鉴别。

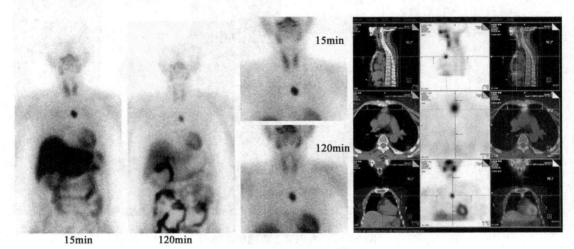

图 20-16　异位甲状旁腺显影

（三）肾上腺显像

肾上腺分为皮质和髓质两部分，肾上腺显像包括肾上腺皮质显像和肾上腺髓质显像。由于肾上腺皮质显像受到显像剂制约，临床开展较少，故只对肾上腺髓质显像作介绍。

1. 原理与方法　肾上腺髓质能合成和分泌肾上腺素和去甲肾上腺素，分泌后的去甲肾上腺素在酶的作用下通过再摄取方式进入肾上腺髓质嗜铬细胞的胞囊中储藏。间位碘代苄胍（metaiodobenzylquanidine，MIBG）是去甲肾上腺素（noradrenalin，NE）的类似物，同样可被肾上腺髓质的嗜铬细胞摄取；因此用 ^{131}I 或 ^{123}I 标记的 MIBG 可使肾上腺髓质显影。在体外用 SPECT 即可进行肾上腺髓质显像（adrenalmedullary imaging）。

2. 图像分析

（1）正常图像：正常人肾上腺髓质多不显影，仅有少数隐约显示，影像小且多不清晰，双侧大致对称。唾液腺、心肌、脾脏等有时显影，MIBG 经肝脏代谢，经肾脏排泄，因此肝、膀胱等也可显影。

（2）异常图像

1）双侧肾上腺髓质明显显影：注射 ^{131}I-MIBG 后双侧肾上腺髓质在 24h 清晰显影，或 24~72h 显影明显增强，提示双侧肾上腺髓质功能增强，常见于增生。

2）单侧肾上腺髓质明显显影：注射 ^{131}I-MIBG 后单侧肾上腺髓质在 24h 清晰显影，或 24~72h 显影明显增强，提示为嗜铬细胞瘤（图 20-17）。

3）异位显像剂浓聚：在肾上腺以外的部位出现显像剂异常浓聚区，在排除各种干扰因素后，结合其临床表现，可判断为异位嗜铬细胞瘤或恶性嗜铬细胞瘤转移灶（图 20-18）对于小儿患者，若在腹部或骨骼处有异常显影，应高度怀疑为神经母细胞瘤。

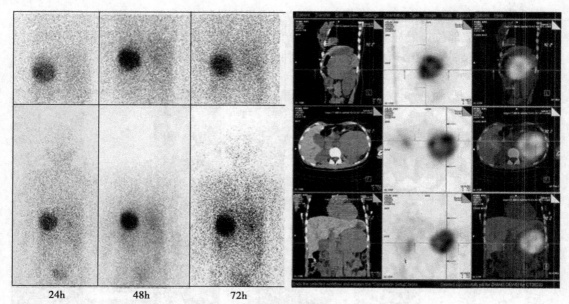

图 20-17　左侧肾上腺嗜铬细胞瘤

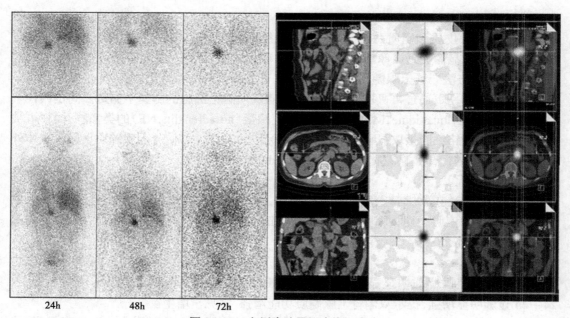

图 20-18　左侧腹腔异位嗜铬细胞瘤

三、肿瘤显像

肿瘤显像是目前临床核医学最重要的应用之一。PET/CT 及 SPECT/CT 显像技术通过对肿瘤组织代谢情况以及特异性抗体、受体表达情况等特征性生物学过程进行显像,为肿瘤精准诊疗的研究和临床决策实施提供参考依据。

（一）^{18}F-FDG PET/CT 显像

PET/CT 是目前临床肿瘤诊断的重要分子影像设备,能同时获得解剖结构清晰的 CT 图像和反映代谢和功能的 PET 图像,将两者的定位和定性优势有机结合,进一步提高了诊断的灵敏性与准确度。

1. 显像原理　^{18}F-FDG 是目前最常用的 PET 肿瘤显像剂,是一种放射性核素标记的葡萄糖类似物,能够被细胞膜的葡萄糖转运蛋白识别,跨膜转运到细胞内,并被己糖激酶磷酸化生成 ^{18}F-FDG-6-PO$_4$,但后者不能被磷酸果糖激酶识别进入糖酵解下一个反应过程,也不能自由转运到细胞外,只能蓄积在细胞内,被 PET 扫描仪探测到。

瓦博格效应是肿瘤细胞能量代谢失调中最普遍的一个表征,即肿瘤细胞较正常细胞有高水平的糖酵解率和乳酸产率。^{18}F-FDG PET/CT 可灵敏显示较正常细胞具有更旺盛的葡萄糖代谢的肿瘤组织,从而达到诊断、探测肿瘤的目的。

2. 显像方法

(1)检查前准备:患者禁食和禁饮含糖饮料至少 4~6h;显像前 24h 内避免剧烈活动;血糖控制在 <11.1mmol/l;详细采集病史。

(2)注射显像剂:按体重计算剂量,成人常规注射 3.77~5.55MBq/kg,儿童酌情减量。

(3)图像采集与处理:图像采集常规在显像剂注射后 45~60min 内进行。一般采取仰卧位,全身采集视野至少包括从颅底到股骨上 1/3 段。局部采集可根据临床需要进行。应用图像融合软件对采集 CT 图像和 PET 图像进行融合显示,包括最大密度投影图像(MIP)、横断面、冠状面和矢状面单独 CT 图像、单独 PET 图像和融合图像。

(4)图像分析:半定量分析参数主要包括靶组织/非靶组织的 ^{18}F-FDG 摄取比值(T/NT),标准化摄取值(SUV),肿瘤代谢体积(MTV)和糖酵解总量(TLG)等。

正常情况下,脑灰质部分 ^{18}F-FDG 摄取最高;肝、脾和骨髓通常呈弥漫性轻中度摄取分布;胃及肠道可见与消化道走行一致的不同程度连续性摄取分布;肾脏、输尿管和膀胱均由于尿液滞留可呈较高的显像剂分布;心肌组织在不同的生理状态下可呈不同程度的摄取分布;肌肉因运动或紧张可出现较高的显像剂摄取。在排除正常生理性摄取外,出现局灶性的异常葡萄糖高代谢病灶均可以视其为异常病灶,包括恶性肿瘤、肿瘤样病变、炎症等。

3. 适应证

(1)肿瘤的临床分期及治疗后再分期。

(2)肿瘤治疗过程中的疗效监测和治疗后的疗效评价。

(3)肿瘤的良、恶性鉴别诊断。

(4)肿瘤患者随访过程中监测肿瘤复发及转移。

(5)肿瘤治疗后残余与治疗后纤维化或坏死的鉴别。

(6)已发现肿瘤转移而临床需要寻找原发灶。

(7)不明原因发热、副癌综合征、肿瘤标志物异常升高患者的肿瘤检测。

(8)指导放疗计划,提供有关肿瘤生物靶容积的信息。

(9)指导临床选择有价值的活检部位或介入治疗定位。

(10)肿瘤治疗新药与新技术的客观评价。

(11)恶性肿瘤的预后评估及生物学特征评价。

4. 临床应用

(1)诊断和鉴别诊断

1)头颈部肿瘤:①大部分鼻咽癌在 ^{18}F-FDG PET/CT 中表现为鼻咽部软组织增厚或肿块伴葡萄糖代谢增高(图 20-19),囊腺癌及黏液表皮样癌也可以表现为低或无代谢灶;②甲状腺癌在 ^{18}F-FDG PET/CT 中表现为边缘模糊、类圆形结节(图 20-20),仍保持摄碘功能、分化成熟的甲状腺乳头状癌往往在 ^{18}F-FDG PET/CT 中表现为低或无代谢。

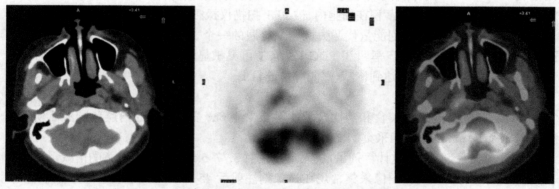

图 20-19　鼻咽癌:鼻咽部异常软组织伴葡萄糖代谢增高

鼻咽部异常软组织密度灶伴葡萄糖代谢增高。

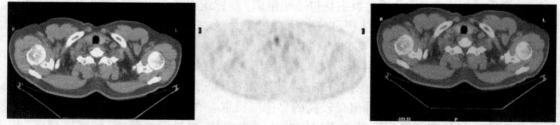

图 20-20　甲状腺癌:甲状腺右叶低密度结节伴葡萄糖代谢增高

甲状腺右叶低密度结节伴葡萄糖代谢增高。

2)肺癌:大部分肺癌在 ^{18}F-FDG PET/CT 中可见肺内孤立性结节或肿块,伴或不伴边缘毛糙、毛刺、分叶、细支气管充气征等典型征象,相应部位呈高代谢(图 20-21)。临床目前常规建议对 ≥8mm 的肺实性结节进行 ^{18}F-FDG PET/CT 显像以资鉴别和临床分期。

3)乳腺癌:乳腺癌在 ^{18}F-FDG PET/CT 中表现为边缘模糊、类圆形高密度结节或成簇状钙化影,相应部分成高代谢(图 20-22)。导管癌代谢明显高于小叶癌,原位癌、分化良好的癌及浸润性小叶癌可以呈低或无代谢,<1cm 的病灶也往往表现为假阴性。

4)腹部肿瘤:①胃癌、结直肠癌在 ^{18}F-FDG PET/CT 图像中表现为胃壁或局部肠壁增厚或固定性软组织肿块,其中管状腺癌通常表现为高代谢,黏液腺癌和印戒细胞癌常表现为低或无代谢。②原发性肝癌在 ^{18}F-FDG PET/CT 中表现为肝实质中低密度结节或肿块,肝内胆管癌往往呈高代谢,分化较好的肝细胞肝癌呈稍高代谢、等代谢或低代谢(图 20-23)。^{18}F-FDG PET/CT 诊断肝细胞肝癌的灵敏度只有 50%~70%,容易漏诊,需要联合增强 CT、

MRI 或 ^{11}C- 乙酸 PET/CT 等检查。③胰腺癌在 ^{18}F-FDG PET/CT 中可呈现胰腺增大或局部膨隆,胰腺内低或高密度肿块,相应部位呈高代谢(图 20-24)。

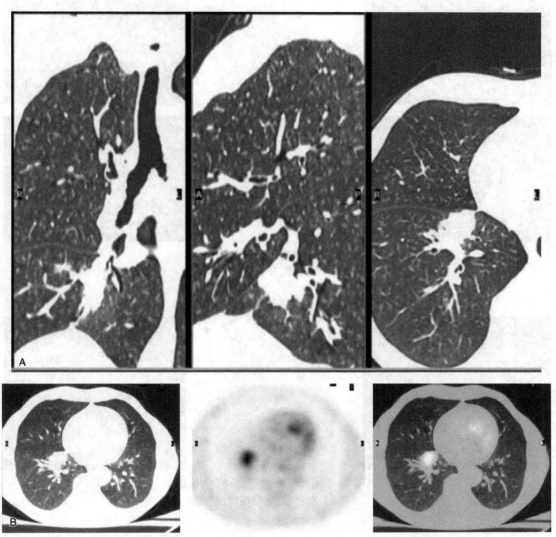

图 20-21　右肺下叶肺癌 CT 显像图(A)及肺癌患者 ^{18}F-FDG 显像图(B)

A. 右肺下叶可见一不规则肿块,边缘可见毛刺;B. 右肺下叶肿块伴葡萄糖代谢增高。

5)盆腔肿瘤:①宫颈癌在 ^{18}F-FDG PET/CT 中显示为子宫颈增大或宫颈部肿块,相应部分高代谢,原位癌和极少部分高分化腺癌可表现为低或无代谢(图 20-25)。②卵巢癌在 ^{18}F-FDG PET/CT 中可表现为腹盆腔内囊性、实性及囊实性混杂密度肿块,其中实性部分可见不同程度代谢增高灶,囊性部分呈放射性缺损。发生腹膜腔转移时可见腹膜增厚伴代谢弥漫性增高(图 20-26)。需与卵巢的生理性摄取进行鉴别。③膀胱癌进行 ^{18}F-FDG PET/CT 检查时,必须应用呋塞米介入水化延迟显像以排除尿液对病灶的干扰(图 20-27)。

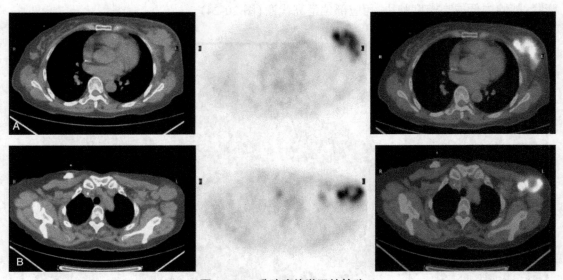

图 20-22　乳腺癌伴淋巴结转移
A.左侧乳腺软组织肿块伴葡萄糖代谢增高;B.左侧腋窝肿大淋巴结伴葡萄糖代谢增高。

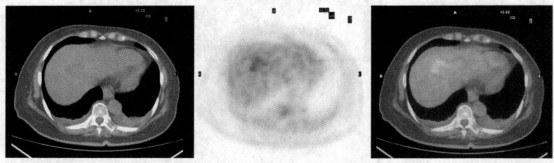

图 20-23　原发性肝癌患者 ^{18}F-FDG 显像图
肝右叶低密度灶伴葡萄糖代谢增高。

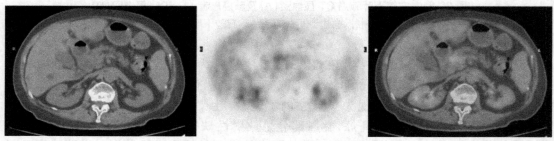

图 20-24　胰腺癌患者 ^{18}F-FDG 显像图
胰头部肿块伴葡萄糖代谢增高。

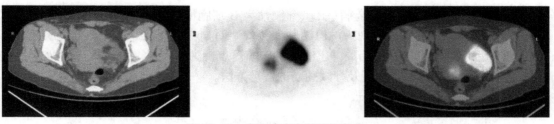

图 20-25 宫颈癌患者的断层显像

可见子宫颈增大,融合图像可见相应部分高代谢。

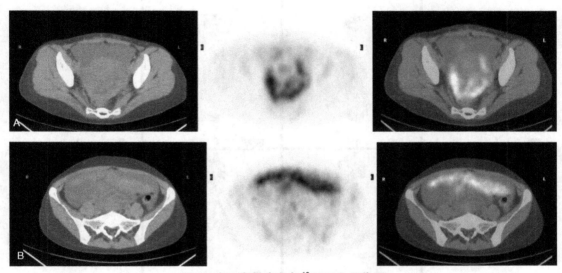

图 20-26 卵巢癌患者 ^{18}F-FDG 显像图

A. 该卵巢癌患者盆腔内可见囊性混杂密度肿块,相应部位放射性摄取不均;
B. 大网膜转移区域代谢弥漫性增高。

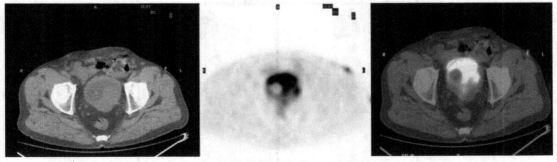

图 20-27 膀胱癌患者 ^{18}F-FDG 显像图

膀胱壁肿块葡萄糖代谢增高,病理诊断:膀胱癌。

(2)分期与再分期:临床肿瘤分期主要根据原发肿瘤大小(T),有无区域淋巴结转移(N)及有无远处转移(M)。^{18}F-FDG PET/CT 可以通过"一站式"显像发现淋巴结及远处转移,在肿瘤临床分期与再分期中有重要价值。

1）淋巴瘤：绝大部分霍奇金病（HD）、弥漫性大 B 细胞型淋巴瘤、T 细胞淋巴瘤、滤泡淋巴瘤在 ^{18}F-FDG PET/CT 中表现为淋巴结肿大伴代谢明显增高（图 20-28）；部分边缘区淋巴瘤、小淋巴细胞性淋巴瘤及膜相关淋巴组织淋巴瘤可表现为低代谢。^{18}F-FDG PET/CT 显像目前是淋巴瘤临床分期、再分期及疗效随访的首选方法。

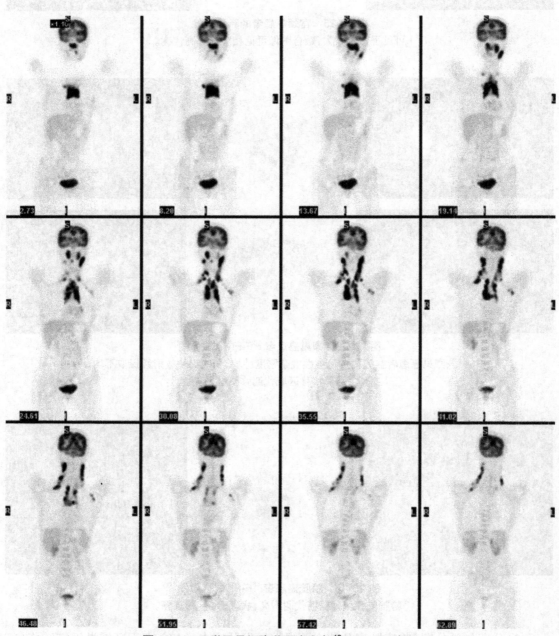

图 20-28　T 淋巴母细胞淋巴瘤患者 ^{18}F-FDG 显像图
颌下、颈部、腋窝、纵隔等处淋巴结肿大伴葡萄糖代谢增高。

2) 肺癌：美国临床肿瘤指南（NCCN）已将 ^{18}F-FDG PET/CT 显像作为肺癌临床分期检查非创伤性检查方法之一（包括 Ia 期病例），国内肺癌临床路径也已将 PET/CT 检查列入肺癌术前分期的选择项目之一（图 20-29）。

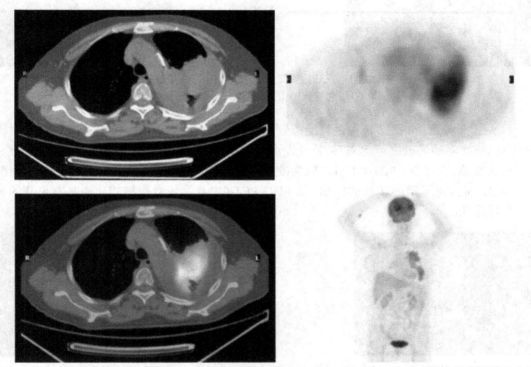

图 20-29 左肺肺癌患者 ^{18}F-FDG 显像图
术前 PET-CT 可以协助临床进行分期。

3) 结直肠癌：^{18}F-FDG PET/CT 可以很好地判断结肠癌的肝转移情况，较 CT 和增强 MR 在探测结直肠癌具有更高的灵敏度。而且 ^{18}F-FDG PET/CT 还可以发现更多的肝外其他转移灶，对临床诊断出来结直肠癌转移具有重要价值（图 20-30 和图 20-31）。

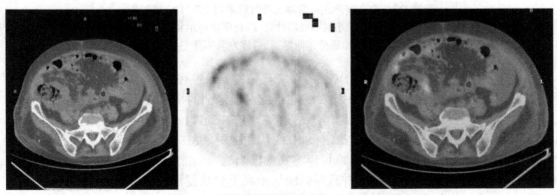

图 20-30 结肠癌伴腹膜转移 ^{18}F-FDG 显像图
腹膜弥漫性增厚伴葡萄糖代谢增高。

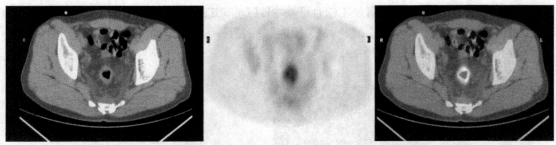

图 20-31　直肠癌侵犯周围组织 ^{18}F-FDG 显像图
直肠邻近周围组织葡萄糖代谢增高。

4）头颈部肿瘤：淋巴结转移是判断头颈部肿瘤预后的独立因素，^{18}F-FDG PET/CT 对转移性淋巴结探测的灵敏度可达 90%，特异性可达 94%，是头颈部肿瘤术前分期的必要手段。

5）乳腺癌：^{18}F-FDG PET/CT 可以较为准确地诊断进展期乳腺癌腋窝淋巴结的转移情况（图 20-32），而且对于远处转移的检测，^{18}F-FDG PET/CT 与常规骨扫描相比也具有更高的灵敏度和特异性。

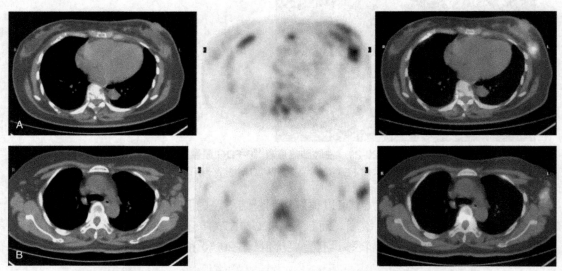

图 20-32　左乳癌伴左腋窝淋巴结转移患者 ^{18}F-FDG 显像图
A. 该患者断层图像显示左乳头下外侧不规则肿块，融合图像显示相应区域葡萄糖代谢增高；
B. 左腋窝肿大淋巴结伴葡萄糖代谢增高，考虑左乳癌伴左腋窝淋巴结转移。

（3）疗效监测与预后评价：^{18}F-FDG PET/CT 显像主要通过在肿瘤治疗后判断残余肿瘤组织是否仍存在活性或在治疗过程中比较肿瘤组织对显像剂的摄取变化，预测肿瘤治疗方案是否有效。^{18}F-FDG PET/CT 评估实体瘤疗效标准（PERCIST1.0）将疗效分为完全代谢缓解（CMR）、部分代谢缓解（PMR）、代谢稳定（SMD）、代谢进展（PMD）。

1）淋巴瘤：^{18}F-FDG PET/CT 显像可以鉴别淋巴瘤患者治疗后的残存病灶及纤维化或坏死病灶，进行疗效评估（图 20-33），并且可以随访检测无症状复发病灶，使患者可以早期接受治疗。在化疗 2~3 周期后行 ^{18}F-FDG PET/CT 可以预测最终的治疗反应和无进展生存率，以达到个体化治疗目的。

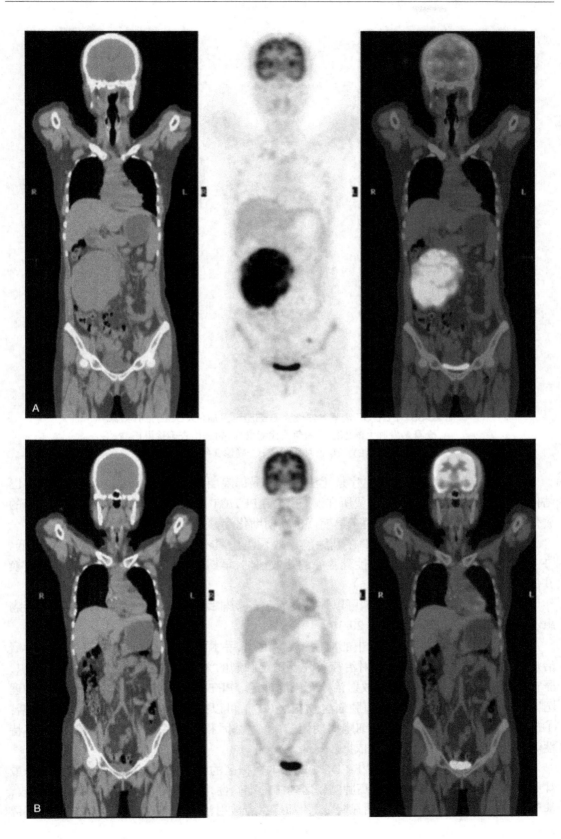

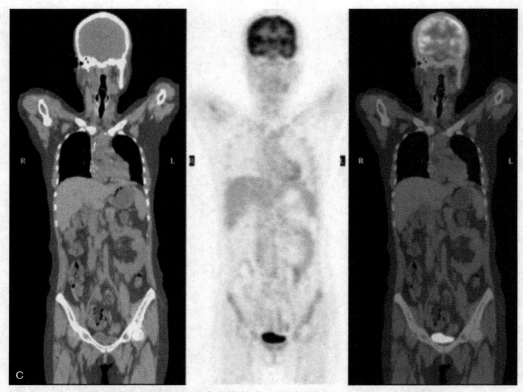

图 20-33　PET-CT 观察弥漫性大 B 细胞淋巴瘤（DLBCL）治疗效果

A. 全身多发肿大淋巴结伴葡萄糖代谢增高,病理检查确诊淋巴瘤;

B. 持续治疗 10 个月后复查;C. 确诊 3 年后复查。

2)肺癌:新辅助化疗或放化疗是无法手术的局部晚期非小细胞肺癌尤其是有纵隔淋巴结侵犯的患者(ⅢB、Ⅳ期)的希望所在。^{18}F-FDG PET/CT 可以很好地评价非小细胞肺癌的放化疗疗效(图 20-34),也可以用于早期评价新辅助化疗,指导选择患者进行手术。

3)乳腺癌:^{18}F-FDG PET/CT 在乳腺癌疗效预测中具有较高价值,但特异性相对较低。^{18}F-FDG PET/CT 可以用于转移性乳腺癌的疗效评估,早期发现无效治疗能使患者及时更换其他可选择的治疗方式(图 20-35)。

4)食管癌:^{18}F-FDG PET/CT 可以评估食管癌的新辅助化疗疗效,也能早期预测食管癌患者治疗后组织病理学改变(图 20-36)。

(4)放射治疗生物靶区勾画中的应用:放射治疗、手术治疗和化学药物治疗组成了肿瘤治疗的三大主要手段。肿瘤放射治疗首先要确定肿瘤的大小位置及肿瘤周边的重要组织、器官,确定射线照射的范围,即放射治疗靶区的确定。PET 分子显像的引入使传统放射物理靶区的定义和概念得以扩展,即肿瘤生物靶区(BT),可以提供肿瘤生物学行为信息,包括:①乏氧及血供;②增殖、凋亡及细胞周期调控;③癌基因和抑癌基因改变;④浸润及转移特性等,为肿瘤放射治疗计划提供依据。

1)肺癌:目前临床应用中,^{18}F-FDG PET/CT 在靶区的精确确立方面的研究以肺癌为最常见。^{18}F-FDG PET/CT 可以提高肿瘤靶区勾画的准确性,而且与单独 CT 勾画靶区相比较,基于 PET/CT 勾画靶区的变异明显降低,使肺癌患者放射治疗计划更为精确。PET/CT 显像还可以减少正常肺组织的辐射吸收剂量,从而降低放射性肺炎的发生率。^{18}F-FDG PET/CT 也有助于肺癌伴有阻塞性肺炎和肺不张治疗靶区的准确勾画,确定原发灶边界。

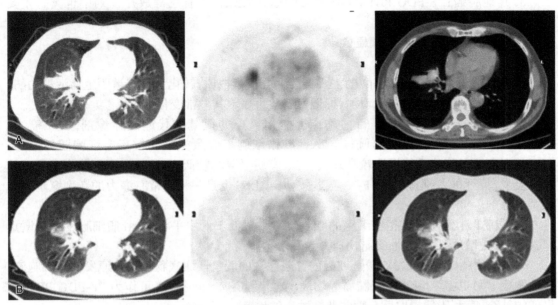

图 20-34 肺腺癌患者化疗前后对比
A. 右肺病灶高摄取 ^{18}F-FDG;B. 可见治疗后病灶体积缩小,代谢减低。

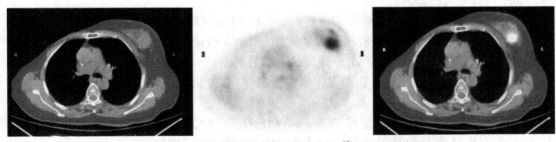

图 20-35 右侧乳腺癌患者治疗后评估 ^{18}F-FDG 显像图
左侧乳腺可见异常软组织伴葡萄糖代谢增高,考虑乳腺恶性肿瘤。

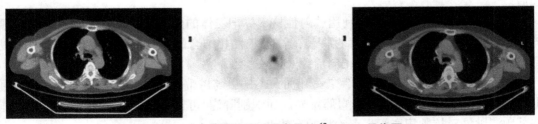

图 20-36 食管癌化疗后观察疗效 ^{18}F-FDG 显像图
食管管壁葡萄糖代谢增高灶,考虑复发。

2）头颈部肿瘤：^{18}F-FDG PET/CT 可以鉴别＜1cm 肿瘤，特别是对头颈部肿瘤淋巴结引流区具有很高的诊断灵敏度和特异性，精确勾画肿瘤靶区体积。

3）其他肿瘤：^{18}F-FDG PET/CT 在子宫颈癌、淋巴瘤、食管癌等放疗计划中也具有重要价值。

（二）其他正电子药物肿瘤显像

1. 其他代谢显像

（1）氨基酸代谢显像：氨基酸的主要功能为合成蛋白质，转化为具有重要生物活性的酶、激素等。肿瘤细胞氨基酸摄取增加，标记氨基酸可显示其异常变化。

^{11}C- 蛋氨酸（^{11}C-MET）：是目前临床上应用最广的氨基酸代谢类显像剂，胶质瘤、乳腺癌、肺癌、结肠癌、肾癌及膀胱癌等恶性肿瘤细胞摄取蛋氨酸均较正常细胞明显增加。^{11}C-MET 在颅内除脑垂体摄取较高外，正常脑实质摄取均较低，临床上可用于脑瘤术后或放疗后复发、坏死的鉴别诊断。^{18}F- 谷氨酰胺（^{18}F-GLN）也是一种非常有潜力的新型氨基酸代谢类显像剂。

（2）脂肪酸代谢显像：正常细胞的脂质代谢一般处于低水平状态，肿瘤细胞发生代谢重组，脂质合成增加，促进肿瘤细胞快速分裂和增殖。

^{11}C- 乙酸（^{11}C-acetate）：乙酸是细胞内普遍存在的能量代谢底物。部分原发性肝细胞癌、前列腺癌、肾细胞癌、多发性骨髓瘤等均表现为高 ^{11}C-acetate 摄取，可作为 ^{18}F-FDG PET/CT 显像的补充，有利于低摄取葡萄糖的恶性肿瘤的诊断。

（3）胆碱代谢显像：^{11}C- 胆碱（^{11}C-choline）：肿瘤细胞摄取 ^{11}C- 胆碱的速率可以直接反映肿瘤细胞膜的合成速率，以此评价肿瘤细胞增殖情况。^{11}C- 胆碱显像在脑肿瘤和前列腺癌的诊断中具有很高的特异性。

（4）核苷酸代谢显像：^{18}F- 氟代胸腺嘧啶（^{18}F-FLT）是一种胸腺嘧啶类似物，可以反映细胞 DNA 的合成速率和细胞增殖状态。肿瘤细胞 DNA 合成补救途径水平增高，^{18}F-FLT 摄取增加，可用于肿瘤的良恶性鉴别、疗效评估和预后判断。

（5）乏氧代谢显像：肿瘤乏氧在实体瘤中普遍存在，被认为是肿瘤进展及对治疗不敏感的关键因素。

常用的硝基咪唑类乏氧显像剂有 ^{18}F-FMISO、^{18}F-FAZA、^{18}F-FETA 等。常见的非硝基咪唑类乏氧显像剂包括 ^{64}Cu-ATSM、^{99m}Tc-HL91 等。^{18}F-FMISO 具有较高的乏氧特异性，能有效预示局部肿瘤复发。其缺点是体内代谢太快，存在神经毒性和软组织吸收，且在肿瘤中浓聚较慢。^{64}Cu-ATSM 显像可以提示肿瘤的氧合状况从而预测治疗效果及患者预后。

2. 受体显像　受体显像是利用放射性核素标记受体的配体或类似物作为显像剂，将受体 - 配体结合的高特异性和放射性探测的高灵敏性相结合的显像技术，可以对恶性肿瘤进行特异性诊断，提示受体介导的靶向治疗及疗效预测。

（1）整合素受体显像：^{18}F 或 ^{99m}Tc 标记的 RGD 可与肿瘤新生血管和特定恶性肿瘤细胞上的整合素受体结合，从而使肿瘤部位显像而识别肿瘤，可作为实体肿瘤靶向广谱显像剂，并可预测肿瘤对抗肿瘤血管生存治疗的有效性。

（2）生长抑素受体显像：大多数神经内分泌肿瘤如垂体肿瘤、胰岛细胞瘤、外分泌型胰腺癌、小细胞肺癌、类癌、神经母细胞瘤等均高表达生长抑素受体 -2（SSTR2），因此生长抑素受体显像现常用于指导神经内分泌肿瘤的诊断和治疗,常用显像剂包括 ^{68}Ga、^{18}F、^{99m}Tc 标记的奥曲肽(OCT)、TOC、NOC、TATE 等,目前临床应用最多的为 ^{68}Ga-DOTATATE。

(3)雌激素受体显像:放射性核素标记的雌激素类似物如 ^{18}F-FES 能够与 ER 特异性结合,反映乳腺癌雌激素受体的表达状况,指导乳腺癌治疗方案的选择。

(4)血管活性肠肽显像:血管活性肠肽(VIP)受体表达于大多数常见肿瘤如胃肠及胰腺肿瘤、嗜铬细胞瘤、神经母细胞瘤、垂体腺瘤等神经内分泌肿瘤以及乳腺癌、卵巢癌、子宫内膜癌、前列腺癌、膀胱癌、结肠癌、肺癌、脑脊膜瘤、淋巴瘤等,VIP 受体显像不仅可诊断肿瘤,而且可预测不同肿瘤对 VIP、VIP 类似物或 VIP 受体拮抗剂治疗的效果,有助于患者治疗方案的选择。

(5)胰高血糖素样多肽 -1(GLP-1)受体显像:GLP-1 受体在胰岛细胞瘤表面高表达,^{68}Ga-Exendin-4 显像可以对胰岛素瘤定位诊断。

3. 放射免疫显像 肿瘤放射免疫显像(RII)是利用放射性核素标记的抗体与相应的肿瘤特异性抗原的特异性结合,使标记抗体在肿瘤部位产生特异性浓聚,实现恶性肿瘤的诊断。RII 诊断微小和弥散肿瘤病灶的敏感性和特异性都较高,能发现其他检查未发现的亚临床病灶。目前 RII 已用于前列腺癌、淋巴瘤、脑肿瘤、肺癌、消化道肿瘤、卵巢癌等肿瘤的诊断与定位,同时通过 RII 的结果可确定患者能否进行放射免疫治疗以及评估治疗使用的放射剂量和病灶接受的辐射剂量。前列腺特异性膜抗原(PSMA)在前列腺癌中特异性高表达,利用 ^{111}In、^{68}Ga、^{18}F 等标记 PSMA 抗体可以诊断前列腺癌、发现转移灶及复发。

(三) SPECT/CT 肿瘤显像

1. ^{99m}Tc 标记药物肿瘤显像

(1)^{99m}Tc-MIBI 显像:^{99m}Tc-MIBI 显像可反映肿瘤细胞线粒体功能以及肿瘤耐药。主要应用于乳腺癌的诊断和鉴别诊断,以及甲状腺癌、原发性肺癌、脑肿瘤的鉴别诊断。^{99m}Tc-MIBI SPECT/CT 的局限性是对隐匿性的乳腺癌探测效率较低。

(2)$^{99m}Tc(V)$-DMSA 肿瘤显像:$^{99m}Tc(V)$-DMSA 被肿瘤细胞浓聚的机制目前仍不清楚,可能与参与细胞磷酸代谢有关。$^{99m}Tc(V)$-DMSA 显像诊断甲状腺髓样癌的灵敏度大于80%,特异性可达 100%。也可用于滑膜肉瘤、血管肉瘤等软组织肿瘤的诊断。

(3)^{99m}Tc-Tetrofosmin 肿瘤显像:一般认为肿瘤细胞摄取 ^{99m}Tc-Tetrofosmin 的机制与 ^{99m}Tc-MIBI 类似,目前已有乳腺癌、甲状腺癌、肺癌进行 ^{99m}Tc-Tetrofosmin 显像的病例报道。

2. 其他核素标记肿瘤显像 ^{67}Ga 的摄取主要反映组织代谢水平和肿瘤细胞的活性,其敏感性受肿瘤的血供、肿瘤细胞活性状态及增殖速率、肿瘤大小和部位等影响。可用于淋巴瘤疗效监测,尤其在区别纵隔残留活性肿瘤和纤维化组织方面。^{67}Ga 显像对黑色素瘤、肺癌、肝细胞肝癌等原发灶的鉴别、隐匿性转移灶的探测也有一定价值。

^{201}Tl 显像对脑肿瘤、甲状腺癌等肿瘤的诊断和鉴别诊断具有一定的价值。

3. 前哨淋巴结显像 前哨淋巴结(SLN)是指肿瘤组织周围淋巴引流区域中必经的第一站淋巴结。前哨淋巴结是否转移是判断是否需要区域淋巴结清扫的重要依据。

淋巴管内皮细胞可以主动吞噬、胞饮大分子物质,将直径 100~200nm 的放射性胶体颗粒注射在肿瘤周围或皮下,通过 SPECT/CT 进行动态成像,在引流区域中最先出现的淋巴结影即前哨淋巴结,通过活检明确其性质。常用显像剂包括 ^{99m}Tc- 硫胶体(^{99m}Tc-SC)、

^{99m}Tc- 人血白蛋白(^{99m}Tc-HAS)、^{99m}Tc- 右旋糖酐(^{99m}Tc-DX)等。前哨淋巴结检测已成为乳腺癌保存腋窝淋巴结手术路径中的常规应用。也在欧美国家应用于皮肤恶性黑色素瘤的常规诊治。

四、泌尿系统

(一)肾动态显像

1. 放射性药物及显像原理 放射性药物包括:肾小球滤过型:^{99m}Tc-DTPA(^{99m}Tc- 二乙撑三胺五乙酸,^{99m}Tc-diethylenetriaminepentaacetic acid);肾小管分泌型:^{99m}Tc-MAG3(^{99m}Tc 巯基乙酰基三甘氨酸,^{99m}Tc-mercaptoacetyltriglycine)、^{99m}Tc-EC(^{99m}Tc- 双半胱氨酸,^{99m}Tc-ethulenedicysteine)、^{131}I-OIH(^{131}I-orthoiodohippurat,^{131}I- 邻碘马尿酸钠)、^{123}I-OIH(^{123}I-orthoiodohippurate,^{123}I- 邻碘马尿酸钠)。

经肘部静脉"弹丸"式注射经肾小球滤过或肾小管上皮细胞摄取、分泌,而不被再吸收的显像剂后,启动 γ 照相机或 SPECT 进行连续动态采集,可获得显像剂经腹主动脉、肾动脉灌注,迅速浓聚于肾实质,然后随尿液流经肾盏、肾盂、输尿管并进入膀胱的全过程的系列影像。应用 ROI 技术对双肾系列影像进行处理,得到显像剂通过肾的时间放射性曲线。通过对系列影像及 TAC 的分析,可为临床提供有关双肾血供、实质功能和上尿路通畅性等方面的信息。

2. 介入试验 泌尿系统介入试验主要包括利尿剂介入试验及血管转化酶抑制剂介入试验等。

3. 图像分析

(1)正常影像

1)血流灌注相(blood flow phase):腹主动脉上段显影后 2s 双肾显影,4~6s 肾影轮廓清晰,主动脉影开始消淡。双肾影大小基本一致,形态完整,放射性分布均匀且对称,双肾峰时差<2s,峰值差<25%。

2)动态功能相(dynamic function phase):2~4min 肾实质内显像剂分布达到高峰,两侧肾脏影像最清楚,形态完整,呈蚕豆形,显像剂分布均匀且对称,此期为皮质功能相。随着放射性尿液离开肾实质,肾盏、肾盂处显像剂聚集逐渐增高,肾皮质影像开始减弱,随后膀胱逐渐显影、增浓。20~25min 双肾影基本消退,大部分显像剂清除入膀胱。输尿管一般不显影,此为清除相。

(2)异常影像

1)血流灌注影像异常主要表现为肾区无灌注影像;肾灌注显影时间延迟,影像缩小,放射性分布减低;肾内局限性灌注缺损、减低或增强。

2)动态功能影像异常包括患侧肾实质不显影;患侧肾皮质影减淡,肾实质高峰摄取、清除时间延迟;肾实质持续显影,集合系统及膀胱无放射性浓聚;皮质功能相肾盂放射性减低区扩大,皮质影变薄,实质清除相肾盂影持续浓聚,或延迟显像肾盂明显放射性滞留,可伴输尿管清晰显影和增粗。

3)介入试验异常:利尿剂介入试验:非梗阻性尿路扩张的典型影像表现为注射利尿剂后 2~3min,滞留在肾区的放射性浓聚影快速消退,肾图曲线相应表现为排泄段明显下降。机械性梗阻应用利尿剂后,肾动态影像与肾图曲线无明显变化,甚至肾区放射性浓聚影有增强,肾图曲线进一步上升。

(二)肾功能测定

1. **肾图原理和方法** 经肘静脉"弹丸"式注射仅从肾小球滤过,或由肾小管上皮细胞分泌而不被重吸收的放射性示踪剂,立即启动专用的肾图仪连续记录示踪剂到达双肾、被肾浓聚以及排出的全过程,并以 TAC 表示,称为放射性肾图,简称肾图,用于评价分肾的血供、实质功能和上尿路通畅性。方法:患者准备同肾动态显像。目前常用的示踪剂为 ^{131}I-OIH 或 ^{99m}Tc-DTPA。受检者取坐位,或根据需要取仰卧位,肾图仪的两个探测器分别紧贴于背部左、右肾中心体壁,经肘静脉"弹丸"式注射示踪剂后,立即启动肾图仪自动记录 15~20min,即可获得肾图曲线。正常肾图曲线中 a 段为示踪剂血管段和出现段,其高度可反映肾血流灌注量;b 段为示踪剂聚集段和分泌段,呈斜形上升,反映肾小管上皮细胞从血液中摄取示踪剂的速度和数量;c 段为示踪剂排泄段,反映示踪剂随尿液排泄出肾的数量和速度。肾移植患者检查时,两个探头分别对准移植肾和膀胱区。

2. **异常肾图类型**

(1)急剧上升型:曲线 a 段基本正常,b 段持续上升,至检查结束也未见下降的 c 段(图 20-37)。出现在单侧者多见于急性上尿路梗阻;同时出现在双侧者,多见于急性肾衰竭和继发于下尿路梗阻所致的上尿路引流障碍。

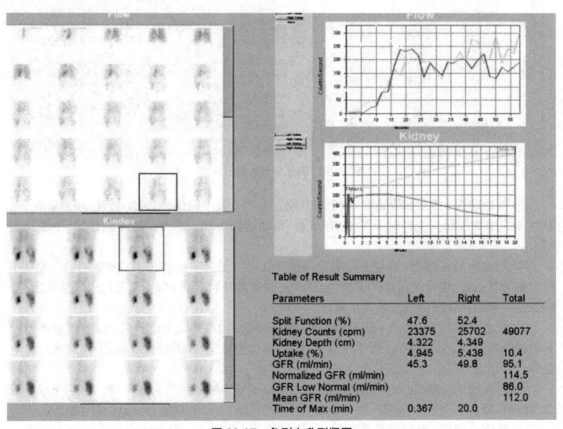

Table of Result Summary

Parameters	Left	Right	Total
Split Function (%)	47.6	52.4	
Kidney Counts (cpm)	23375	25702	49077
Kidney Depth (cm)	4.322	4.349	
Uptake (%)	4.945	5.438	10.4
GFR (ml/min)	45.3	49.8	95.1
Normalized GFR (ml/min)			114.5
GFR Low Normal (ml/min)			86.0
Mean GFR (ml/min)			112.0
Time of Max (min)	0.367	20.0	

图 20-37 急剧上升型肾图

（2）高水平延长线型：曲线 a 段基本正常，b 段上升不明显，此后基本维持在同一水平，b、c 段融呈近似水平线，未见明显下降的 c 段（图 20-38）。多见于上尿路不全梗阻和肾盂积水并伴有肾功能损害者。

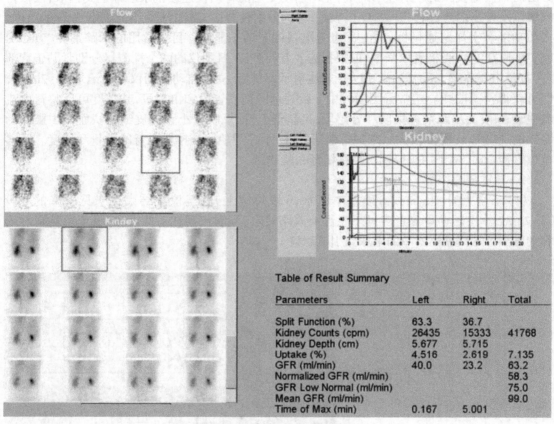

Table of Result Summary

Parameters	Left	Right	Total
Split Function (%)	63.3	36.7	
Kidney Counts (cpm)	26435	15333	41768
Kidney Depth (cm)	5.677	5.715	
Uptake (%)	4.516	2.619	7.135
GFR (ml/min)	40.0	23.2	63.2
Normalized GFR (ml/min)			58.3
GFR Low Normal (ml/min)			75.0
Mean GFR (ml/min)			99.0
Time of Max (min)	0.167	5.001	

图 20-38 高水平延长线型肾图

（3）抛物线型：曲线 a 段正常或稍低，b 段上升和 c 段下降缓慢，峰时后延，峰形圆钝，呈不对称的抛物线状。主要见于脱水、肾缺血、肾功能损害和上尿路引流不畅伴轻、中度肾盂积水。

（4）低水平延长线型：曲线 a 段明显降低，b、c 段融合呈一水平直线（图 20-39）。常见于肾功能严重损害，慢性上尿路严重梗阻，以及急性肾前性肾衰竭；偶见于急性上尿路梗阻，当梗阻原因解除后肾图可很快恢复正常。

（5）低水平递降型：曲线 a 段显著降低，低于健侧的 1/3 以上，无 b 段，a 段后即呈斜行向下的递降型直线（图 20-40）。可见于肾无功能、肾功能极差、先天性肾缺如、肾摘除或对位落空等。

（6）阶梯状下降型：曲线 a、b 段正常，c 段呈规则或不规则的阶梯状下降。多见于尿反流或因疼痛、精神紧张、尿路感染、少尿或卧位等所引起的输尿管痉挛，此型重复性差。

（7）单侧小肾图：患侧曲线明显缩小，比健侧低 1/2 至 1/3，但曲线形态正常，a、b、c 段都存在（图 20-41）。多见于单侧肾动脉狭窄，也可见于游走肾坐位采集者和先天性小肾。

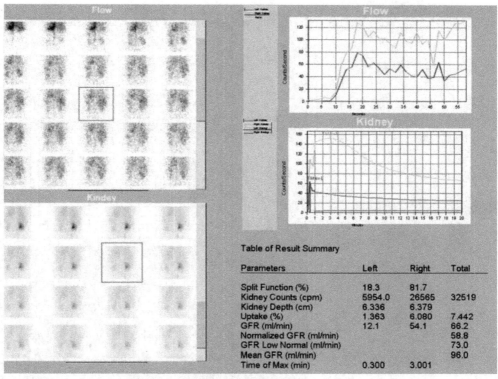

图 20-39 低水平延长线型肾图

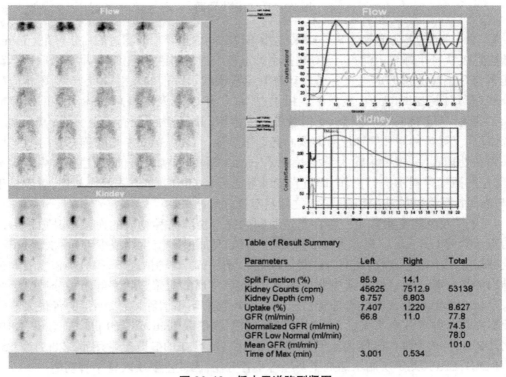

图 20-40 低水平递降型肾图

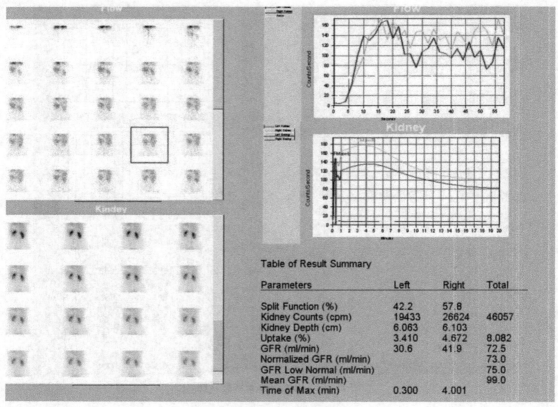

图 20-41 单侧小肾图

3. **肾小球滤过率原理和方法** GFR 是指单位时间内经肾小球滤过的血浆容量（ml/min）。静脉注射仅从肾小球自由滤过，而不被肾小管重吸收的放射性示踪剂，肾早期摄取该示踪剂的速率与肾小球滤过率成正比。通过动态测定肾摄取示踪剂的放射性计数，利用相应的数学公式便可计算出 GFR 值，显像法能提供左、右分肾 GFR 及双肾总 GFR。常用示踪剂为 ^{99m}Tc-DTPA，剂量 185~740MBq。受检者三天内停服利尿药物并禁行 IVP 检查，其余准备及患者体位、仪器条件与显像剂注射方式同肾动态显像。目前 SPECT 均配置有专门测定 GFR 的采集和处理程序，仅要求输入受检者身高（cm）、体重（kg）和检查前、后注射器内示踪剂的活度，并按照程序提示进行操作，即可自动计算出分肾 GFR。本方法操作简便，患者易于接受，与内源性肌酐清除法测得的 GFR 之间具有良好的相关性。

4. **肾有效血浆流量测定** 肾在单位时间内完全清除某种物质的血浆毫升数称为该物质的肾清除率（ml/min）。若血浆中的某种物质（如马尿酸类衍生物或酚红）一次流过肾时，完全被清除而不被重吸收，此即对这些显像剂的清除率。这种情况下，每分钟该物质通过尿液排出的量应等于流经肾血浆中所含的量，因此该物质的血浆清除率等于每分钟流经肾的血浆容量。由于流经肾单位以外肾血流中的上述物质不被清除，所以测得的肾最大清除率低于实际每分钟肾的血浆流量，故称为肾有效血浆流量（effective renal plasma flow，ERPF）。因此，ERPF 定义为单位时间内流经肾单位的血浆容量。ERPF 测定常用示踪剂为 ^{99m}Tc-EC 或 ^{131}I-OIH，ERPF 测定所用示踪剂主要经肾小管分泌，因此主要反映肾小管功能。

5. 肾动态显像及肾功能测定临床应用

(1)判断肾实质功能:肾动态显像在评价分肾实质功能方面具有灵敏度高、简便安全和无创等优点,明显优于 X 射线静脉肾盂造影,并可提供相关定量参数和半定量分析指标。有助于判断肾功能受损程度及评价治疗效果。肾功能受损程度不同,在血流灌注和动态功能影像上有不同的表现。

(2)评价分肾实质功能:肾盂肾炎、慢性肾病、肾病综合征、原发性高血压、药物性肾损害等多累及双肾,肾图常呈双侧性改变,早期可表现为抛物线型肾图。出现肾衰竭时,双肾图呈低水平延长线型或低水平递降型。对单侧肾结核、肾肿瘤、肾动脉狭窄等病变,肾图除了判断患侧肾功能损害程度外,还能提供对侧肾功能的情况,对临床选择治疗方案具有重要的参考价值。

(3)移植肾的监测:肾移植术后常见的并发症均可危及移植肾的存活,因此早期、准确的诊断和及时采取正确的治疗措施有助于防止不可逆肾损伤。肾动态显像已广泛用于监测肾移植术后移植肾的并发症。

(4)上尿路梗阻的诊断与鉴别诊断:肾外上尿路梗阻的典型影像为:动态功能相患侧肾实质清晰显影,并随时间逐渐消退;肾盏和 / 或肾盂及梗阻部位上段输尿管影像明显扩张,放射性滞留且消退延缓;TAC 呈持续性上升型。肾内梗阻则表现为显影高峰时间延迟,肾实质影减弱、显像剂清除明显减慢,肾盏和 / 或肾盂明显示踪剂滞留,TAC 大多呈缓慢上升型。

肾图检查能敏感探测上尿路梗阻或引流不畅时尿流动力学的异常变化,对梗阻时肾功能的判断较 IVP 敏感。尿路梗阻时肾图曲线的类型取决于梗阻时间、部位程度及肾功能状态。急性梗阻尚未明显影响肾功能者表现为持续上升型肾图,梗阻解除后肾图可恢复正常;急性梗阻伴有肾功能减退者,呈高水平延长线型;不完全性梗阻时,可呈抛物线型;长时间梗阻者则可表现为低水平延长线型或低水平递降型;下尿路梗阻引起尿潴留时,可出现双侧肾图异常。利尿剂介入试验是鉴别机械性尿路梗阻与非梗阻性尿路扩张的可靠方法,能够明确诊断约 85% 的可疑性尿路梗阻,为临床正确制订处置方案及客观判断疗效提供依据。

(5)诊断肾血管性高血压:单侧轻度肾动脉狭窄引起的肾血管性高血压,由于肾本身的代偿作用,两侧肾图对比可无明显异。应用卡托普利介入试验后,患侧肾图则可出现有意义的改变。高血压患者,两侧肾图对比出现异常时,提示存在肾血管性高血压可能,但仍需通过卡托普利试验加以鉴别。卡托普利介入试验异常能够准确反映肾低灌注对肾素-血管紧张素醛固酮系统的激活,为临床实施肾动脉成形术等治疗提供可靠的依据,同时能有效地区别单纯性肾动脉狭窄,避免不必要的侵入性检查或手术。此外介入试验阳性者严禁使用 ACEI,而阴性者使用 ACEI 则不会影响肾功能。

(6)其他疾病应用:肾血管疾病时,影像表现取决于肾血管狭窄的程度、时间及其肾功能的状态。典型影像表现为:血流灌注相患侧肾显影时间延迟,影像缩小,显像剂分布减少,轮廓欠清楚;功能相患肾影小,肾图曲线明显低于健侧肾而呈小肾图。肾功能明显受损时,肾实质摄取与清除显像剂缓慢。若肾不显影,肾图呈无功能曲线,提示肾功能丧失,但应注意与先天性孤立肾鉴别。肾动态显像可用于判断创伤对肾血流和功能造成的损害,敏感地探测肾外包膜或输尿管破裂出现的尿瘘,评价治疗效果及随访预后。肾内占位性病变时,皮质摄取相均表现为病灶局部放射性缺损区或稀疏区,若血流灌注相也呈放射性缺损区或稀疏区,大多为囊肿、脓肿等良性病变;如血流灌注相放射性分布正常或增高,则肾内恶性病变可能性大。

五、心血管系统

心血管系统核医学具有历史悠久、体系完整、临床应用广泛的特点,以无创、安全、简便地评价心肌血流、代谢和心脏功能为其特色,在心血管疾病规范化诊治中发挥了重要的作用。随着显像剂和显像仪器的发展,特别是 SPECT 和 PET 的临床应用,心血管系统核医学日臻完善,同时定量分析技术也与时俱进,逐渐形成了一门独立的学科——核心脏病学(nuclear cardiology)。近年来,配备半导体探测器的心脏专用伽马相机的临床应用,通过动态采集可以获得冠状动脉的储备功能,不仅能早期诊断冠心病,还提高了心肌灌注显像诊断心肌缺血的准确性,为心血管核医学又增添了新的内涵。心血管系统核医学不仅用于心血管疾病的诊断,更为重要的是能够提供疾病危险程度分层和预后信息,指导临床治疗方案的选择,并对疗效给予客观评价。

中国冠心病发病率和死亡率仍呈上升趋势,心血管病防治面临巨大挑战。随着心血管疾病循证医学的发展和相关理念的更新,如对缺血性心脏病的诊断和治疗从以"狭窄斑块"为中心逐渐转向以"心肌缺血"为中心,心血管核医学检查作为无创功能分子影像技术日益受到重视。近年来,核素心肌血流定量、核素易损斑块探测等为心血管核医学开辟了新领域。PET/CT 是目前公认的无创测定 MBF 及 CFR 的"金标准"

本章节重点介绍临床常用的心肌显像技术和心血池显像。核素心肌显像是利用放射性核素标记的显像剂评价心肌细胞摄取、代谢以及神经递质传导等方面的特定功能。根据采用的显像剂不同,可以分为心肌血流灌注显像(myocardial perfusion imaging)、心肌代谢显像(myocardial metabolic imaging)等,分别从不同方面提供心血管疾病的病理生理、生化演变等方面的信息。在评价冠状动脉的储备功能、诊断心肌缺血、判断心肌细胞活力、评价心脏交感神经功能等方面具有独特的临床应用价值。

(一)心肌灌注显像

1. 原理与显像剂

(1)显像原理:具有功能的心肌细胞选择性摄取某些显像剂,其摄取量与冠状动脉血流量成正比,与局部心肌细胞的功能或活性密切相关。静脉注入该类显像剂后,缺血或坏死部位心肌的心肌细胞摄取显像剂的功能降低甚至丧失,则表现为相应区域心肌显像剂分布稀疏或缺损,据此可判断心肌缺血的部位、程度、范围,并提示心肌细胞的活性是否存在。

(2)显像剂

1)单光子核素心肌灌注显像剂:① ^{99m}Tc 标记化合物:^{99m}Tc 与 ^{201}Tl 相比,具有适宜的物理特性和较低的辐射剂量,允许使用较大剂量,其影像质量更好。^{99m}Tc-MIBI(甲氧基异丁基异腈)是一种脂溶性、正一价的小分子化合物,通过被动弥散方式进入心肌细胞线粒体,并牢固地与细胞膜结合,而滞留在细胞内,半排时间大于 5h。^{99m}Tc-MIBI 主要从肝胆系统和肾排出,注射 30min 后进食脂餐加速其排泄,以减少对心肌影像的干扰。常规静脉注射 ^{99m}Tc-MIBI 740MBq(20mCi)后 60min 采集图像。② ^{201}Tl:^{201}Tl 的生物学特性类似 K$^+$,借助心肌细胞膜上 Na$^+$-K$^+$-ATP 酶,以主动转运机制被心肌细胞摄取,因此心肌细胞对 ^{201}Tl 的摄取不仅与局部心肌血流量呈正相关,也是存活心肌细胞存在完整细胞膜的标志。静脉注射 ^{201}Tl 74~111MBq(2~3mCi)后 5~10min,正常心肌摄取量即达平衡,而缺血心肌因摄取量少,在显像时表现为分布稀疏、缺损。此后，正常心肌细胞清除 ^{201}Tl 明显快于缺血心肌细胞，在 3~4h 延迟显像时，可见稀疏、缺损区有显像剂"再分布"显像，若为梗死心肌则无显像剂的摄取和再分布，据此可鉴别缺血心肌与梗死。该显像的优点是一次静脉注射即能完成负荷和再分布心肌灌注影像，评价心肌活力。

2）正电子核素心肌灌注显像剂：主要有 ^{13}N-NH$_3$·H$_2$O、^{82}Rb（铷）、^{15}O-H$_2$O 等，其共同特点是心肌首次摄取率高，分别为 100%、83% 及 59%，这几种核素的物理半衰期很短，分别为 9.96min、1.26min 和 2.07min，静脉注射后需即刻显像，可一日内多次重复检查。其中 ^{13}N-NH$_3$·H$_2$O 半衰期相对较长，临床应用较为广泛。

2. 显像方法　心肌灌注显像包括负荷和静息显像两部分，通过两种不同状态下的心肌影像对比分析，获得心肌是否缺血，缺血程度和范围以及疗效评价等方面的信息。负荷与静息显像的顺序无特殊要求，可采用同日法或隔日法，常规使用断层显像。

心脏负荷试验原理：心脏具有很强的代偿功能，即使冠状动脉明显狭窄（如 70%~80%），借助于其自身的调节作用（如侧支循环），在静息状态下心肌灌注显像也可以无明显异常所见。但在负荷状态下，正常冠状动脉扩张，通过的血流量明显增加，而病变的冠状动脉难于扩张，血流量不能增加或增加量低于正常的冠状动脉，致使正常与缺血心肌显像剂分布出现明显差异。心脏负荷试验分为运动负荷试验和药物负荷试验，前者可使正常冠状动脉血流量增加 2~3 倍，后者采用双嘧达莫和腺苷药物负荷试验可使正常冠状动脉血流量增加 4~5 倍，多巴酚丁胺约达 3 倍。通常首选运动负荷试验。负荷试验后，^{99m}Tc-MIBI 显像者于注入显像剂后 1~2h 内进行显像，隔日进行静息显像。^{201}Tl 显像者于注入显像剂后 10min 和 3~4h 分别进行早期和延迟或再分布显像。

3. 图像分析　首先目测分析，对比评价负荷和静息状态下显像剂的分布，之后借助于计算机软件进行定量分析。定量分析的优势在于消除了目测分析的主观影响因素，提高了诊断的灵敏度，增加了评价的可重复性，在指南中推荐使用。

（1）正常图像

1）断层图像：静息状态下左心室显影清楚，侧壁心肌最厚，表现为显像剂的明显聚集，心尖部心肌较薄，分布略稀疏，室间隔膜部因是纤维组织，呈稀疏、缺损区，其余各心肌壁分布均匀。右心室及心房心肌室壁较薄，血流量相对较低，显影不清，负荷试验后可轻度显影。心肌灌注断层影像分为：①短轴断层影像（short axis slices）：是垂直于心脏长轴从心尖向心底的依次断层影像，若第一帧图像为心尖，最后一帧则为心底部，影像呈环状。可显示左室前壁、下壁、后壁、前间壁、后间壁、前侧壁和后侧壁；②水平长轴断层（horizontal long axis slices）：是平行于心脏长轴由膈面向上的断层影像，呈横向马蹄形，可显示间壁、侧壁和心尖；③垂直长轴断层（vertical long axis slices）：是垂直于上述两个层面由室间隔向左侧壁的依次断层影像，呈倒立马蹄形，可显示前壁、下壁、后壁和心尖部。正常心肌在静息和负荷状态下显像剂分布均匀（图 20-42）。

2）靶心图（polar bull's eye plot）：应用专用软件将短轴断层影像自心尖部展开所形成的二维同心圆图像，并以不同颜色显示左心室各壁显像剂分布的相对百分计数值即为靶心图，也称原始靶心图。其价值体现在：①为计算机辅助定量分析奠定基础：将靶心图各部位显像剂计数与预存于计算机内的正常值进行比较，低于正常平均值 2.5 个标准差的部位以黑色显示，称为变黑靶心图。较单纯目测分析更加客观、准确。将负荷影像与静息（再分布）

影像或治疗前后影像经相减处理,可定量分析心肌缺血的部位、程度、范围或者评价疗效。②体现缺血心肌与受累血管的对应关系:冠状动脉具有节段性供血的特点(各个分支供应不同区域的心肌血流),如左室前壁、前侧壁、前间壁和心尖的供血来自左前降支(LAD),后侧壁的供血来自左回旋支(LX),下壁、后壁、后间壁和右室供血主要来自右冠状动脉等,而靶心图与冠状动脉供血区相匹配,通过分析靶心图上各节段心肌对显像剂的摄取量,可明确病变血管的位置。

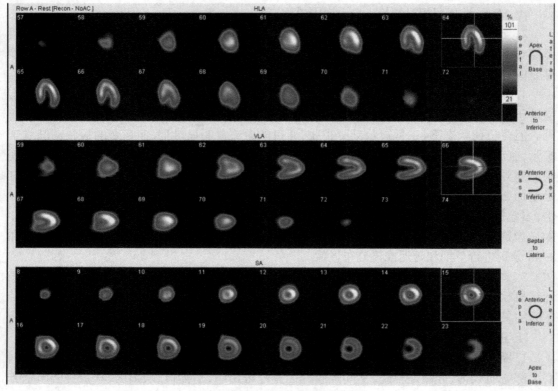

图 20-42　正常心肌灌注显像

(2)异常图像:判断心肌灌注异常的标准是,在同一断面上连续两帧或两帧以上层面出现显像剂分布减低或者是缺损,且同一节段在两个或两个以上的断面上同时出现(图 20-43)。将静息与负荷心肌灌注显像的断面图像对比分析,常见的异常影像表现有三种:

1)可逆性缺损(reversible defect):是指负荷状态下局部心肌摄取显像剂减少或者缺失,在静息或延迟显像时表现为正常。见于可逆性心肌缺血(reversible myocardial ischemia)。

2)固定缺损(fixed defect):是指在负荷和静息(或延迟)显像时,同一节段始终表现为范围和程度相同的显像剂分布稀疏或是缺损。多见于心肌梗死、心肌瘢痕和冬眠心肌。

3)部分可逆性缺损(partial reversible defect):是指在负荷状态下,局部心肌分布缺损或者明显稀疏,在静息下,相应区域的缺损或稀疏的程度减轻和 / 或范围缩小。提示心肌梗死伴缺血或侧支循环形成。

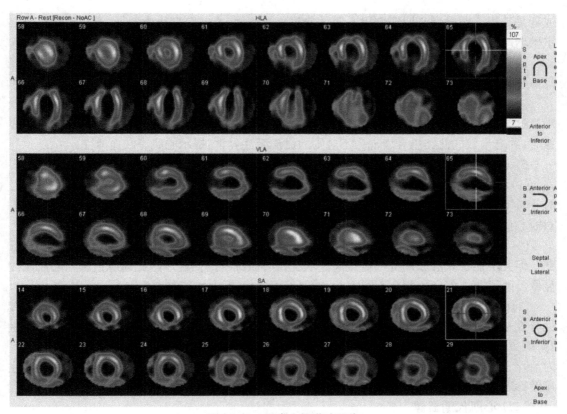

图 20-43 异常心肌灌注显像
心尖部及下壁放射性缺损。

4. 临床应用

（1）在冠心病诊治中的应用：心肌灌注显像主要应用于稳定型心绞痛的诊断危险度分层和疗效评价。

1）心肌缺血的诊断：冠心病是指由于各种原因导致的心肌缺血。心肌灌注显像为冠心病的诊断提供心肌缺血的直接证据，还可检出无症状心肌缺血，提示冠状动脉病变部位，对早期诊断冠心病具有重要价值，其灵敏度和特异性均可达 90% 以上。

2）危险度分层：是指预测冠心病患者发生心脏事件（包括心脏病致死、非致死性急性心肌梗死）的概率，对于确定治疗方案和评估预后具有重要的价值。心肌灌注显像能够确定心肌缺血的部位、范围、程度和冠状动脉的储备功能，为危险度分层奠定了基础。

3）疗效评价：心肌灌注显像是评价冠心病疗效的首选方法，其价值体现在：①根据治疗前后心肌缺血程度和范围的变化以及心功能的改变评价其疗效；②监测冠状动脉搭桥术患者有无围术期心肌梗死；③确定治疗后有无残存心肌缺血，是否需要再次手术治疗；④了解病变冠状动脉有无再狭窄。

（2）在其他心脏疾病诊治中的应用

1）心肌病：扩张型心肌病以心力衰竭为主要表现，往往和冠状动脉粥样硬化引起的缺血性心肌病相混淆。两者心肌灌注显像均可见心室腔扩大，心室壁变薄，但扩张型心肌病显像剂分布为普遍性稀疏、缺损，而缺血性心肌病则表现为与冠脉血管分布的节段相一致的稀疏或者是缺损。肥厚型心肌病则以心肌的非对称性肥厚,心室腔变小为特征,灌注显像可见心室壁增厚,以室间隔和心尖部为多。心腔变小,室间隔与后壁的厚度比值可>1.3。

2)糖尿病心肌损害:心肌灌注显像可评估糖尿病患者无症状的心肌缺血改变,心脏神经受体显像可以早期发现自发性神经病变。

3)微血管性心绞痛:由于冠状动脉微小分支病变所致的心绞痛,常称为微血管性心绞痛。这类患者临床上表现为典型的心绞痛症状,但冠状动脉造影表现为正常。心肌灌注显像时,约有半数的此类患者表现为不规则的血流灌注异常,提示心肌有缺血改变。

5. 心肌灌注显像与相关诊断技术的比较

(1)心电图(ECG)试验与心肌显像的比较:心电图及其负荷试验仅用于冠心病的初筛。对于具有左束支传导阻滞、陈旧性心肌梗死、使用地高辛、抗心律失常等药物的患者,ECG对冠心病的诊断价值有限。

(2)冠状动脉造影与心肌显像的比较:冠状动脉造影是判断冠状动脉有无狭窄的“金标准”,但并不能反映心肌局部的血流灌注状况及心肌细胞的活性。因此冠脉造影与心肌灌注显像反映了同一疾病的两个不同方面,彼此不可取代,需要相互补充。

(3)CT冠脉成像与心肌灌注显像的比较:CT冠状动脉成像的价值与冠脉造影类似,其优势在于无创、方法更加简便。将CT冠状动脉血管造影的影像与心肌灌注显像图像相融合,能更加准确地发现导致心肌缺血的病变血管,识别没有导致心肌缺血的狭窄冠状动脉,为治疗方案的选择提供佐证;同时借助于冠状动脉管狭窄的相关信息,有助于提升心肌灌注显像诊断心肌缺血的准确性,实现融合影像1+1>2的作用。

(二)心肌代谢显像

根据心肌缺血发生的速度和程度、所累及的范围和侧支循环建立的时间不同,心肌细胞的损害可能出现以下三种不同结果:①坏死心肌(necrosis myocardium),即不可逆性的心肌损害,即使冠状动脉血流恢复,坏死心肌细胞也不会复活,心功能也不会改善。②冬眠心肌(hibernating myocardium),慢性持续性心肌缺血时,心肌细胞通过代偿性调节,降低其氧耗量及代谢功能,使心肌细胞保持其存活状态,但部分和全部地丧失局部心肌收缩功能,当冠脉再通,改善和消除心肌缺血后,这部分心肌的功能可部分或全部恢复正常。③顿抑心肌(sunned myocardium),是指心肌经短时间(急性)缺血后,心肌细胞发生一系列生理生化及代谢改变,心肌尚未发生坏死。血供恢复后,心功能的恢复需要数小时、数天或数周的时间。缺血时间越长,心功能恢复时间也越长。上述的冬眠心肌和顿抑心肌即为缺血存活心肌。梗死与顿抑或冬眠心肌的影像学表现有许多共同点,如室壁运动异常、局部血流灌注减低及心电图异常等,使得一般检查技术难于准确鉴别,心肌灌注显像在评价存活心肌方面具有一定价值,但是会低估心肌细胞活力。PET心肌代谢显像通过示踪心肌能量代谢底物如葡萄糖、脂肪酸等进行显像,可准确判断心肌细胞的活性。

1. 心肌代谢显像的种类　生理状态下,心肌细胞维持心脏收缩和稳定离子通道所需能量主要是从脂肪酸氧化获取,游离脂肪酸供应心脏所需能量的2/3,葡萄糖仅约1/3。在空腹、血糖浓度较低时,心肌的能量几乎全部来源于脂肪酸氧化。因此,这种状态下脂肪酸代谢显像清晰。在碳水化合物饮食或葡萄糖负荷后,心肌细胞转以葡萄糖作为能量的主要来源,此时心肌葡萄糖代谢显像清晰(图20-44)。当心肌缺血、氧供应不足时,局部心肌细胞脂肪酸氧化代谢受抑制,主要以葡萄糖的无氧糖酵解产生能量。心肌缺血病灶中脂肪酸代谢降低、葡萄糖代谢增加,是鉴别心肌是否存活的主要依据。

(1)葡萄糖代谢显像:^{18}F-FDG 是最常用的葡萄糖代谢显像剂。^{18}F-FDG 为葡萄糖的类似物,进入心肌细胞后被己糖激酶催化变成 6-P-^{18}F-FDG,但由于结构上的差异,不再参与后续的葡萄糖代谢过程,同时由于其带负电荷,不能自由通过细胞膜,加之心肌细胞内葡萄糖 -6- 磷酸酶活性低、作用微弱,因此 6-P-^{18}F-FDG 滞留在心肌细胞内,其聚集程度反映心肌组织的葡萄糖代谢活性。在检查前禁食 6h 以上,显像前 1h 口服葡萄糖 50~75g。糖尿病患者需使用胰岛素调节血糖至正常范围,以刺激心肌细胞摄取 ^{18}F-FDG,获得高质量图像。静脉注射 ^{18}F-FDG 剂量根据显像设备类型及患者年龄有所不同,成人剂量一般为185~370MBq(5~10mCi),注射 45 ~ 50min 后进行断层采集。

(2)脂肪酸代谢显像:甲基碘苯脂十五烷酸(^{123}I-BMIPP)是一种单光子心肌脂肪酸代谢显像剂,心肌摄取和滞留时间与心肌局部血流灌注量及 ATP 浓度直接相关。注射后 2~5min的初始分布反映心肌灌注,30min 时可反映心肌代谢。缺血心肌对 ^{123}I-BMIPP 的摄取明显减少,表现为缺血区域显像剂的分布减低。必要时行 3h 延迟显像,观察再分布状况,判断心肌存活性。

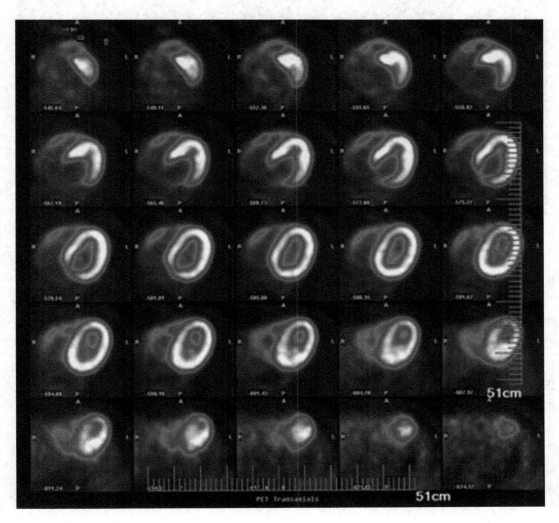

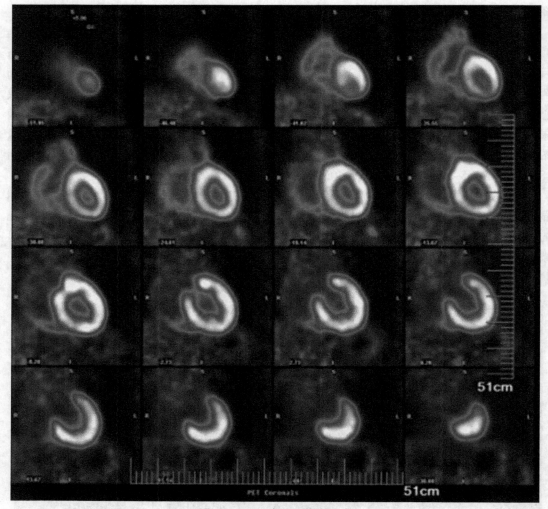

图 20-44　正常心肌代谢显像

2. 存活心肌的评估　正常时,葡萄糖负荷心肌 ^{18}F-FDG 影像与心肌血流灌注影像表现基本相同,需要与心肌灌注显像对比分析,根据血流与代谢显像是否匹配判断心肌活性。

(1)灌注代谢不匹配(perfusion-metabolize mismatch):心肌灌注显像表现为显像剂分布稀疏或缺损区域,代谢显像时表现为显像剂摄取正常或相对增加。这是局部心肌细胞缺血但存活的有力证据,是 PET 诊断 "冬眠" 心肌的标准。

(2)灌注代谢匹配(perfusion-metabolize match):心肌灌注显像表现为稀疏或缺损区域,在葡萄糖代谢或者脂肪酸代谢显像时无明显的显像剂聚集,表现为一致性的稀疏或缺损。此为局部心肌无活力(瘢痕组织)的标志。

3. 临床应用　冠状动脉血运重建是治疗冠心病严重心肌缺血的重要方法,但缺血心肌具有活力是确保患者受益的必要前提;血运重建后,缺血心肌的改善状况如何,均可以通过心肌代谢显像进行评价。

(1)疗效预测:严重心肌缺血患者,术前准确评价血流灌注减低区心肌是否存活,是确保患者受益的重要保障。^{18}F-FDG PET 心肌断层显像检测心肌存活的阳性和阴性预测值均达 80%~90%，以代谢 / 血流不匹配的特征对于冠脉血运重建术后收缩功能改善的阳性预测值为 78%~85%，阴性预测值达 78%~92%。尤其是心肌灌注显像呈血流灌注减低节段，葡萄糖代谢显像有摄取的冬眠心肌节段，冠脉血运重建治疗的效果最佳，局部室壁运动异常的节段射血分数及整体射血分数均可迅速得到恢复；而葡萄糖摄取减低的心肌节段，术后心室功能改善不明显。代谢 / 血流显像不匹配的患者接受血运重建手术治疗后，心脏事件发生率明显低于药物治疗患者(8% vs. 41%)，而代谢 / 血流匹配的患者两种治疗方法心脏事件的发生率没有明显差异，提示有存活心肌的患者，手术治疗是最佳的选择。

(2)疗效评价：PCI 治疗后，缺血面积、具有代谢的缺血心肌的面积较治疗前是否有明显变化，可以通过心肌灌注显像结合 ^{18}F-FDG 代谢显像，借助于定量分析的方法进行客观评价。

（三）心血池显像

心功能测定对于心血管疾病的诊断和评价非常重要。应用放射性核素，采用平衡法门控心血池或者首次通过法心血池显像测定心室功能，在临床实践中发挥着重要作用。

1. 原理与方法

(1)平衡法门控心血池显像

1)原理：静脉注射能在血液循环内暂时停留而不逸出血管的显像剂，如 ^{99m}Tc-RBC，在血液循环中分布达到平衡后，以患者心电图 R 波作为触发信号，按设定的时间间隔自动、连续地采集，该装置称为门电路。通常每一个心动周期设定 16~32 个时间段，由于每一时间段采集时间短，信息量有限，需连续采集 300~400 个心动周期按对应的时间段进行影像数据叠加，以获得清晰的心血池系列影像。圈定左右心室 ROI，经计算机处理，可得到左右心室的时间 - 放射性曲线或心室容积曲线，计算得出左、右心室的心功能参数。

2)方法：常用的显像剂是 ^{99m}Tc- 标记红细胞(^{99m}Tc-RBC)，为了评价心脏的储备功能，提高诊断缺血性心脏病的灵敏度，还需行负荷试验。但与心肌灌注显像有所不同，在负荷试验过程中达到预计心率或其他参数时即刻进行采集，以反映负荷状态下的心功能。

(2)首次通过法心血池显像

1)原理：经肘静脉 "弹丸" 式注射显像剂后，立即启动 SPECT 进行快速动态采集。利用 ROI 技术勾画出左或右心室，经计算机处理分析，可获得显像剂首次通过左、右心室的系列影像及心室容积曲线，并进一步得到多项心功能参数。

2)方法：^{99m}Tc-DTPA 是首选的显像剂。成人推荐剂量为 740 ~925MBq(20~25mCi)，儿童按 11.1MBq/kg 体重计算，一般不少于 185MBq(5mCi)。显像剂的体积为 0.5~1ml。也可先经静脉注射亚锡焦磷酸盐 20min 后，利用 ^{99m}TcO$_4^-$ 进行首次通过法心血池显像，之后再完成平衡法心血池显像。^{99m}Tc-MIBI 也可作为首次通过法的显像剂，之后再行心肌灌注显像。

2. 图像分析

(1)平衡法门控心血池显像

1)室壁运动：通过心动电影可以直观地显示心室各壁的收缩舒张运动。正常室壁运动是各节段心肌协调均匀地向心收缩和向外舒张。通常将局部室壁运动分为正常、运动减低、无运动和反向运动四种类型。反向运动又称矛盾运动，指心脏舒张时病变心肌向中心凹陷，收缩时向外膨出，与正常室壁运动方向相反，是诊断室壁瘤的特征影像。

2)心室功能测定:利用 ROI 技术在 LAO 45° 图像上分别勾画左、右心室轮廓,生成心室时间放射性曲线,由于舒张末期心室内放射性计数与心室血容量成正比,即与心室容积成正比,因此实为心室容积曲线。曲线起始部的舒张末期放射性计数反映舒张末期容积,曲线最低点的收缩末期放射性计数反映收缩末期容积。据此可计算下列常用的心功能参数:①心室收缩功能的参数,如左或右心室射血分数,是最常用的心室收缩功能指标;前 1/3 射血分数,指前 1/3 射血期射出血量占 EDV 比值,反映快速射血期射血效率;高峰射血率(PER),指曲线从最高点下降至最低点间的最大斜率,即心室射血期的容积最大变化速率;高峰射血时间,指心室开始收缩到高峰射血的时间;室壁轴缩短率,是局部室壁运动的定量分析指标。②心室舒张功能参数:舒张期功能评估对于冠心病的早期诊断以及正确认识伴有收缩功能正常而舒张期功能异常的充血性心力衰竭的本质具有重要意义。反映心室舒张功能的参数主要有:高峰充盈率,即心室舒张期容积的最大变化速率,是最常用的心室舒张功能指标,该值的变化与心脏负荷情况、心率、LVEF 和患者年龄有密切关系;高峰充盈时间,即心室开始充盈到高峰充盈的时间;1/3 充盈率(1/3FR),即前 1/3 充盈期的平均充盈率,反映心室舒张早期的功能;平均充盈率,即从收缩末期开始到快速充盈期末平均充盈率,与左室松弛的程度和心动周期的长短有关。③心室容积参数:反映心室容积参数主要有 ESV 和 EDV,可用于评价心力衰竭和严重的收缩功能减退患者治疗后心室容积的变化。

3)相位分析:心室影像的每一个像素都可以生成一条时间 - 放射性曲线,由于心室的运动呈周期性变化,因而所得的时间 - 放射性曲线也呈周期性变化,对曲线进行正弦或余弦拟合可以获得心室局部开始收缩的时间(时相)和收缩幅度(振幅)两个参数。用此两参数可以重建功能影像,以评价左右心室局部收缩的起始时间、顺序和强度这种系统分析方法称为相位分析,又称时相分析。

(2)首次通过法心血池显像:正常显影时序为显像剂经肘静脉回流至锁骨下静脉→上腔静脉→右心房→右心室→肺→左心房→左心室→升主动脉、主动脉弓和降主动脉相继显像。首次通过法心血池显像最重要的应用是测定右室射血分数,首次通过法心血池显像通过时间、空间消除了左右心室重叠的影响,使右心室的功能参数更为可靠。

3. 临床应用

(1)在肿瘤患者化疗过程中对心脏毒性作用的监测:部分抗肿瘤的化疗药物,对心脏具有严重的毒副作用,引起充血性心力衰竭和心室功能紊乱。核素法心功能测定是评估和监测心脏损害、指导停药时间和用药累积剂量的重要手段。平衡法核素心室显像(ERNA)具有高度可重复性、较低的组内和组间变异性,堪称恶性肿瘤患者动态监测 LVEF 的"金标准"。

(2)室壁瘤的诊断:室壁瘤是由于心肌梗死后坏死心肌在心腔内压力的长期作用下向外膨出形成,它隐藏着室壁破裂的危险。典型影像表现为心室影形态失常,心动电影示局部有反向运动,呈囊袋状膨出;局部射血分数减低,心室轴缩短率呈负值;相位图示局部时相明显延迟;相位直方图上在心室峰与心房峰之间出现附加峰,相角程明显增宽。门控心肌灌注断层显像对室壁瘤诊断的准确性较高,尤其对心尖部及前壁室壁瘤的诊断符合率达 95%,可鉴别左心室真性与假性室壁瘤。

(3)心脏传导异常:时相分析可以显示心肌激动的起点和传导的途径,对判断其传导异常有重要价值。通过时相电影显示能更直观地显示传导异常的部位、范围及程度。

4. 心血池显像与相关影像技术的比较

(1)心血池显像与超声显像的比较:超声心动图使用方法简单,在心功能评价方面的不足主要体现在准确性欠佳,不能很好地确定心内边界,易受观察者和操作者的主观因素影响。多巴酚丁胺负荷超声心动图检查,主要用于不能达到最大运动负荷的患者,可以诱发缺血局部的功能障碍,探测冠心病的敏感性和特异性分别为 76% 和 89%,与心肌灌注显像相似,通过观察左室节段的功能障碍还可用于估计心肌活性。假阳性结果见于小血管病变、瓣膜或心肌病及左室舒张期功能异常,此外,下壁、下后壁及侧壁由于部位较深其超声信号差,影响了其应用。心血池显像则可以弥补心脏超声的这些不足。

(2)心血池显像与 X 射线心室造影的比较:心血池显像是一种无创性检查技术,能够准确获得心室收缩与舒张功能指标,适用于不同病情、不同年龄的患者,具有简便、经济、安全、易于定量的特点,特别适合于心血管疾病治疗后的疗效及预后评价。心血管造影属于有创性检查,主要用于需要做心脏手术的患者,一般不作为疗效评价和疾病预后。

(3)与 MRI 比较:MRI 软组织分辨率高,可以准确计算心室腔的舒张末期和收缩末期容积及射血分数,较心血池显像等其他影像学方法测得的结果更加准确。但 MRI 图像采集时间长,在临床工作中常规使用具有一定难度。

六、神经系统

神经核医学(nuclear neurology)是利用核素示踪技术对神经、精神疾患进行诊治及脑科学基础研究的一门分支学科。近年来,随着新型显像剂的不断研制成功和显像设备的逐步更新,神经核医学得到了迅速的发展,尤其是 PET/CT、PET/MR 这些能同时反映解剖结构和功能代谢的先进核医学仪器的问世,使我们在了解神经系统复杂形态学改变的同时,还获得了脑组织血流、代谢、受体分布、认知功能以及脑脊液循环改变的信息。

(一)脑血流灌注显像

脑血流灌注显像(cerebral bloodflow perfusion imaging)是目前临床最常用的脑显像方法之一,广泛应用于脑血管性疾病、癫痫、痴呆和精神性疾病等的诊断、疗效监测以及脑功能研究中。

1. 原理　脑血流灌注显像剂能通过血脑屏障被脑细胞所摄取,摄取的量与局部脑血流量(regional cerebral blood flow,rCBF)呈正相关,在体外通过 SPECT 或 PET 进行断层显像,即可得到局部脑血流灌注的图像。

2. 显像剂及显像方法　SPECT 显像常用显像剂有 ^{99m}Tc 标记双半胱乙酯(^{99m}Tc-ECD)、^{99m}Tc 标记六甲基丙二胺肟(^{99m}Tc-HMPAO)、^{123}I 标记 N- 异丙基 - 安非他明(^{123}I-IMP)和 ^{133}Xe 气体等。

乙酰唑胺是碳酸酐酶抑制剂,可以使脑组织中二氧化碳与水分子结合生成碳酸的过程受阻,导致脑内二氧化碳浓度增高,正常脑血管扩张而使 rCBF 增加 20%~30%,而病变血管扩张反应减弱,在缺血区或潜在缺血区 rCBF 增加不明显,影像表现为放射性分布稀疏或缺损区。

(二)脑代谢显像

1. 葡萄糖代谢显像　脑组织需要消耗大量的能量,而葡萄糖几乎是其唯一的能量来源。^{18}F- 氟代脱氧葡萄糖(^{18}F-fluorodexy glucose,^{18}F-FDG)是葡萄糖的类似物,静脉注射后,被脑组织所摄取，摄取量反映了脑组织功能的高低。进入脑细胞的 ^{18}F-FDG 在已糖激酶作用下，磷酸化为 6- 磷酸 -^{18}F-FDG，此后不能进一步代谢而滞留于脑细胞内，在体外通过 PET 显像，即可得到反映局部脑组织对葡萄糖利用和脑功能的图像（图 20-45）。

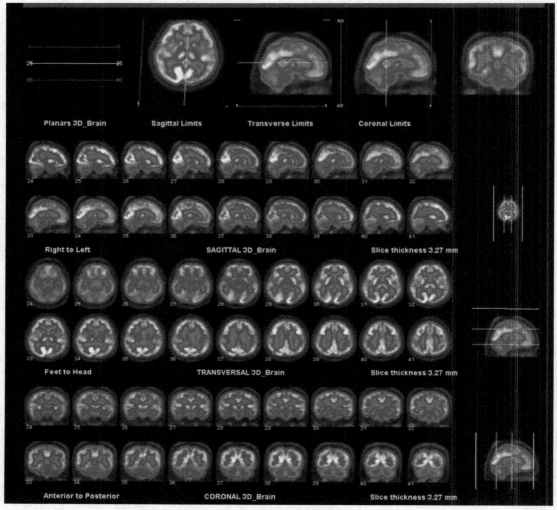

图 20-45　正常脑代谢图像
脑皮质呈明显放射性浓聚，以枕叶、颞上回皮质和尾状核头部、
壳核最高，小脑相对较低，左右两侧对称。

2. 氧代谢显像　以 $C^{15}O_2$、$^{15}O_2$ 气体吸入法进行 PET 显像，可以测定脑氧代谢率（cerebral metabolicrate of oxygen，$CMRO_2$）、氧提取分数（oxygen extraction fraction，OEF）等反映脑组织对氧利用的参数。脑氧代谢显像对于脑功能研究以及脑血管病、痴呆等的诊断有重要意义。

3. 氨基酸代谢显像　近年来，以 [11]C- 甲基 -L- 甲硫氨酸（[11]C-methyl-L-methionine，[11]C-MET）和 [18]F- 氟代乙基酪氨酸（[18]F-fluoroethyl tyrosine，[18]F-FET）为代表的氨基酸代谢显像越来越多地被应用于临床。这些显像剂能反映细胞的氨基酸代谢增殖。

（三）脑受体显像

放射性核素标记的神经递质或配体引入人体后，能选择性地与靶器官或组织细胞的受体相结合，通过 PET 或 SPECT 显像，显示受体的特定结合位点及其分布、密度、亲和力和功能，称为神经受体显像（neuroreceptor imaging）。利用脑受体显像，可以在活体内从分子水平显示各种神经受体的分布状态，了解其病理改变，揭示神经精神疾病的病因和发病机制，有助于临床的早期诊断、鉴别诊断、疗效观察、预后判断以及认知功能（cognitive function）的研究。

1. 多巴胺能神经递质系统显像 多巴胺能神经递质系统显像在脑受体显像中研究最早，也最有成效，已在临床逐步应用于运动性疾病和精神性疾病的诊断、鉴别诊断和疗效观察。

2. 乙酰胆碱受体显像 乙酰胆碱受体显像在阿尔茨海默病（Alzheimer's disease，AD）病因和病理的探讨、早期诊断、疾病进展监测以及疗效观察等方面都有重要的意义。

3. 苯二氮䓬受体显像 AD、亨廷顿病（Huntington's disease，HD）、躁狂症和原发性癫痫等疾病都与该受体的活性减低有关。AD 患者 BZ 受体显像表现为大脑皮质放射性分布减低。

4. 其他受体显像 5- 羟色胺（5-HT）受体与许多精神疾病以及癫痫、AD、PD 等有关；阿片受体显像已被用于正常人、癫痫和抑郁症患者等。

（四）脑脊液间隙显像

脑脊液间隙显像（cerebrospinal fluid imaging）可以反映脑脊液生成、吸收和循环的动力学改变，包括脑池、脑室和蛛网膜下腔显像，其中以脑池显像最为常用。脑池显像：注射显像剂后 1h，脊髓蛛网膜下腔充盈，放射性分布均匀，小脑延髓池开始显影；3h 各基底池显影；6h 各基底池、四叠体池、胼胝体池和半球间池均显示，在前位呈三叉影像；24h 上矢状窦显影，两侧大脑凸面出现放射性并呈对称分布；脑室始终不显影。脑室显像：侧脑室显影，脑脊液按正常途径流动，第三脑室、第四脑室、小脑延髓池、基底池相继显影，脑实质内无放射性分布。

（五）临床应用

1. 脑血管疾病 血流灌注显像可用于脑梗死的早期诊断、治疗方案的选择、预后评估和疗效监测。梗死灶影像表现为放射性分布稀疏、缺损区，该放射性减低区包括周围的水肿和缺血区，因此常较 CT 显示的低密度区要大。脑血流灌注显像还有助于诊断脑梗死后交叉性小脑失联络征。

短暂性脑缺血发作（TIA）是由于局部脑或视网膜缺血引起的短暂性神经功能缺失。由于 TIA 发作时间短暂，脑组织结构未发生变化，头颅 CT 和 MR 检查大多正常。脑血流灌注 SPECT 或 PET 显像可以显示病变受累部位血流灌注减低，呈放射性分布减低区。应用药物（如乙酰唑胺）负荷试验，可以提高该病的阳性检出率。

2. 癫痫 癫痫（epilepsy）是多种原因引起脑部神经元高度同步化异常放电所致的临床综合征。癫痫的脑血流灌注显像表现为：病灶在发作期（ictal）血流灌注增加，而发作间期（in-terval）血流灌注减低。在发作期和发作后的短时间内由于局部脑代谢增加，病灶摄取 ^{18}F-FDG 增加；发作间期则因病灶残留的神经元数量较正常组织少，摄取 ^{18}F-FDG 减少（图 20-46）。

3. 阿尔茨海默病 AD 是发生于老年和老年前期、以进行性认知功能障碍和行为损害为特征的中枢神经系统退行性病变，早期诊断和治疗尤为重要。SPECT 脑血流灌注显像有助于 AD 的早期诊断，典型表现为双侧颞顶叶灌注减低，以后可累及额叶，而基底节、丘脑和小脑通常不受累（图 20-47）。

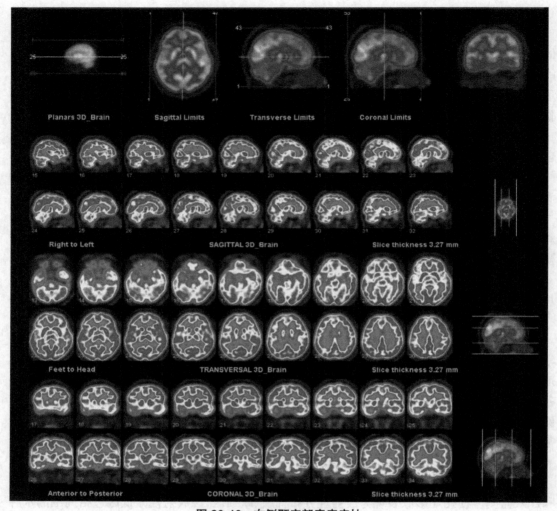

图 20-46　右侧颞底部癫痫病灶
癫痫发作间期表现为局灶性 FDG 摄取降低。

4. 帕金森病　脑血流灌注显像可见 PD 患者基底节和皮质摄取减低。^{18}F-FDG 脑代谢显像研究结果显示,PD 患者基底节和丘脑呈局限性代谢增高,额叶、顶叶等相关大脑皮质代谢减低。多巴胺能神经递质系统显像在探测 PD 患者纹状体多巴胺缺乏方面具有较高敏感性和特异性,可以通过 ^{18}F-FDOPA 显像探测多巴胺在突触前末梢的合成和储存,也可以通过多巴胺转运体或囊泡单胺转运体显像评估突触前 DAT 和 VMAT 的功能。

5. 脑积水、脑脊液漏、脑脊液分流术后疗效观察　梗阻性脑积水可以通过脑室显像了解梗阻的部位、程度和脑室扩大的程度。交通性脑积水通常进行脑池显像,根据蛛网膜下腔阻塞部位和程度不同,显像的表现也各不相同,典型表现是侧脑室显影并伴脑室内放射性滞留,脑脊液循环或清除缓慢,24h 大脑凸面和上矢状窦区的放射性分布极少。若鼻腔或外耳道显示放射性分布,堵塞鼻孔或外耳道的棉球也证实有放射性,可以定位诊断脑脊液漏。

6. 脑功能研究　神经核医学利用放射性示踪技术,从分子水平揭示与脑功能活动相关的局部脑血流、代谢、各种神经受体以及神经递质的变化。

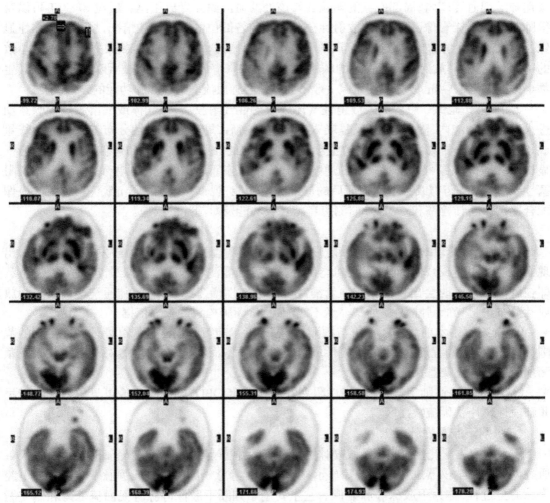

图 20-47　AD 患者,表现为双侧顶叶对称性 FDG 摄取减低

七、呼吸系统和消化系统

呼吸系统由呼吸道、肺泡、血管以及间质组织组成,其功能主要是进行气体交换以维持血氧饱和度的稳定。呼吸系统核医学主要包括观察气道的通畅情况,了解肺通气功能的肺通气显像(pulmonary ventilation imaging)和反映肺血流灌注和分布情况的肺血流灌注显像(pulmonary perfusion imaging)。

核医学显像在判断肝胆功能与胆汁排泄、下消化道出血、食管、胃及唾液腺的功能检查等方面具有独特优势。

(一)肺灌注与通气功能显像

1. 肺灌注显像　肺泡毛细血管直径约为 7~9μm,经静脉注射大于肺泡毛细血管直径的放射性核素标记的颗粒(9~60μm)〔如 ^{99m}Tc 标记的大颗粒聚合人血白蛋白(^{99m}Tc-macroaggregated albumin, ^{99m}Tc-MAA)〕后,这些颗粒随血流进入肺血管,部分暂时嵌顿在肺毛细血管床内,局部嵌顿的颗粒数与该处的血流灌注量成正比。通过 SPECT 可以获得肺毛细血管床影像,显像剂的放射性分布反映肺各部位的血流灌注情况,故称为肺灌注显像。一次静脉注射的颗粒数在 20 万 ~70 万之间,暂时嵌顿的毛细血管数约占肺毛细血管总数的 1/1 500 ;另外,放射性核素标记的颗粒在体内很快降解成小分子,且被吞噬细胞清除,其生物半排期仅为 1.5~3h,故肺灌注显像一般不会导致心肺血流动力学和肺功能的异常改变。

2. 肺通气显像 患者吸入放射性气体或放射性气溶胶后,该气体或气溶胶随呼吸运动进入气道及肺泡内,随后呼出,反复吸入达动态平衡后,局部的放射性分布与该处的通气量成正比,SPECT 显像可以获得气道主干至全肺肺泡的放射性气体分布影像,故称为肺通气显像。肺通气显像可了解呼吸道的通畅情况及各种肺部疾病的通气功能变化,诊断气道阻塞性疾病;评估药物或手术治疗前后的局部通气功能,观察疗效和指导治疗;与肺灌注显像配合鉴别诊断肺栓塞和 COPD;监测患者肺呼吸功能及对治疗的反应。

3. 临床应用

(1)肺栓塞的诊断与疗效评价:急性肺栓塞早期病理生理特点常为多发肺血管栓塞,出现血流灌注中断或减低,而肺通气功能正常。故行肺灌注和肺通气显像最能显示这种特点,即在肺灌注显像时会出现受累肺血管灌注区的放射性稀疏或缺损,而肺通气显像表现为放射性分布正常,称为肺灌注 / 通气显像不匹配,是诊断肺栓塞的可靠依据。

(2)肺减容手术前后功能评价与预测:肺癌患者术前行肺灌注显像可评估肿瘤浸润的范围、肺血管受累的程度、手术的危险性或可行性等,预测术后残余肺功能对于手术疗效及预测预后等具有重要意义。

(3)慢性阻塞性肺疾病评价:慢性阻塞性肺疾病(COPD)肺灌注显像可见放射性分布呈非肺段性斑片状稀疏缺损区。

（二）双下肢深静脉显像

于双踝上方紧扎止血带阻断浅静脉回流,自双足背静脉同时等速注入等量的 ^{99m}Tc-MAA,通过体外核医学仪器进行连续追踪显示显像剂从腓静脉→腘静脉→股静脉→髂静脉→下腔静脉的全过程,称为下肢深静脉显像。它主要用于判断下肢深静脉有无回流障碍和侧支循环形成,间接提示有无血栓形成,^{99m}Tc-MAA 可黏附在静脉内壁不平处和血栓上而显影,呈点状或条状放射性浓聚灶,提示血栓存在。

（三）肝胆动态显像

1. 原理 肝细胞自血液中选择性地摄取放射性肝胆显像剂(以 ^{99m}Tc 标记二乙基乙酰苯胺亚氨二醋酸(^{99m}Tc-EHIDA)、三甲基溴乙酰苯胺亚氨二醋酸(^{99m}Tc-mebrofenin)、^{99m}Tc 标记吡哆 -5- 甲基色氨酸(pyridoxyl-5-methyl tryptophan,^{99m}Tc-PMT) 常用),通过近似于处理胆红素的过程,将其分泌入胆汁,经胆道系统排泄至肠道。应用肝胆显像(hepatobiliary imaging)可观察药物被肝摄取、分泌、排出至胆道和肠道的过程,取得一系列肝胆动态影像。

2. 临床应用

(1)婴儿持续性黄疸的诊断:婴儿肝炎综合征常因肝细胞功能受损,肝脏摄取放射性药物减少,肝实质相肝脏显影欠清晰,心影放射性持续存在。由于患儿肝外胆管通畅,一般24h 内可见胆囊或肠道内出现放射性分布。先天性胆道闭锁患儿早期因肝细胞功能正常,肝实质显像心影消退正常,肝脏显影清晰,肝脏放射性消退缓慢。因胆管完全闭塞或缺如,显像剂不能经胆管系统排至肠道内,因此胆道和肠道内持续不见放射性(图 20-48)。

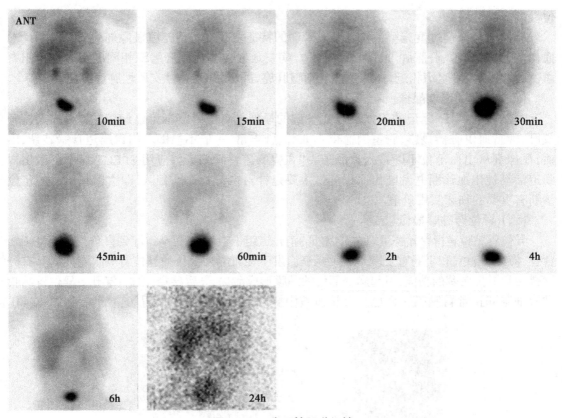

图 20-48 先天性胆道闭锁

（2）诊断先天性胆管囊状扩张症：先天性胆管囊状扩张症患者肝胆显像可以在扩张的胆管内见到放射性排泄迟缓或持续滞留，构成椭圆形或梭形浓聚影，可在肝影、胆囊影消退甚至进餐后仍残存。

（3）胆总管梗阻：在以下情况选用：①疑有胆总管梗阻，超声检查正常者；②曾有胆总管扩张史或手术史的患者。肝胆动态显像可观察从胆道至肠道显影情况来鉴别梗阻性或非梗阻性扩张。

（4）肝胆道术后评价：对腹腔镜或经腹胆囊切除术后疑有并发症的患者，肝胆动态显像可提供以下信息：①术后有无胆囊管残留；②胆道、肠道吻合术（Roux-Y 手术）后吻合口的通畅性及 Billroth 式手术的胆汁通畅情况，有无胆汁的胃、食管反流；③有无胆汁漏；④肝移植术后有无排斥反应、感染或胆道梗阻等临床信息。

（5）急、慢性胆囊炎：非结石性胆囊炎因炎症闭塞，导致胆囊管或胆总管梗阻，肝胆显像可表现胆囊显影延迟至 1~4h，肠道显影早于胆囊。这是慢性胆囊炎的一个特异性征象。

（四）肝血流灌注和肝血池显像

肝脏具有 25% 肝动脉供血和 75% 门静脉供血的双重血供系统，且两个系统血流在血窦内混合，血窦间的小孔相互沟通，使得肝左、右叶得到较为均衡的血流灌注。常规采用的肝血流灌注和肝血池显像的显像剂为 ^{99m}Tc-RBC。经静脉注射后，显像剂在肝血池中浓聚，达到平衡后，根据病变区血容量多少，即放射性高于、等于、低于周围正常肝组织来鉴别肝内占位性病变的性质。

　　肝血池显像剂过度充填往往是肝血管瘤的特征性表现。不充填显像剂的病变提示是乏血供的,如肝囊肿、肝脓肿、肝硬化结节等。病变放射性与周围肝组织相同表明病变组织有血供,其血供与肝组织相近,如原发性肝细胞肝癌、肝转移瘤、良性实质性肿瘤或血管瘤等。

(五) 消化道出血显像

　　静脉注射 ^{99m}Tc 标记的不能透过血管壁的显像剂(如 ^{99m}Tc 标记红细胞),使腹部大血管及肝、脾富血供脏器显影,肠壁因血供不如肝、脾丰富,一般不显影。当胃肠道管壁破裂、出血,显像剂从出血部位不断进入胃肠道,并在胃肠道持续聚集。应用 SPECT 显像可做出胃肠道活动性出血诊断并判断出血程度。主要是针对内镜检查的盲区,即空回肠出血的定位诊断有重要的临床实用价值。

(六) 异位胃黏膜显像

　　异位胃黏膜是指胃黏膜组织在胃以外的消化道组织中生长,可从口腔到直肠,常见于 Barrett 食管、梅克尔憩室和小肠重复畸形三种疾病。发生在胃以外部位的异位胃黏膜它同样具有分泌胃酸和胃蛋白酶的功能,引起病变部位的黏膜形成溃疡,导致狭窄、出血、穿孔。异位胃黏膜黏液细胞同正常胃黏膜一样也具有从血液中摄取 ^{99m}TcO$_4$ 并分泌入胃肠道的特性(图 20-49)。

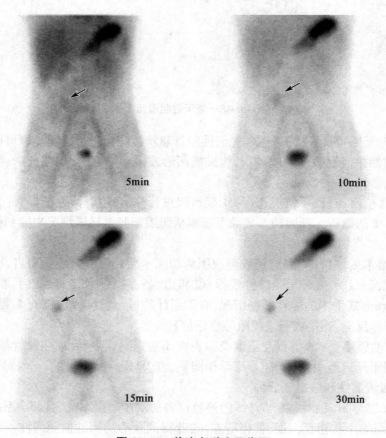

图 20-49　梅克尔憩室显像图
在静脉注射 ^{99m}TcO$_4^-$ 后,异位胃黏膜很快聚集 ^{99m}TcO$_4^-$ 而呈现
放射性浓聚影像,据此可特异性地诊断梅克尔憩室存在。

（七）唾液腺显像

唾液腺的间叶导管上皮细胞能够将血液中的高锝酸盐（$^{99m}TcO_4^-$）主动摄取到细胞内，而后逐渐分泌到管腔内并随腺泡分泌的唾液一起进入口腔。临床上病毒或细菌感染、放射性治疗后的炎症反应等常可导致两侧唾液腺摄取亢进。干燥综合征导致唾液腺摄取低下，严重时双侧唾液腺可不显影（图 20-50）。

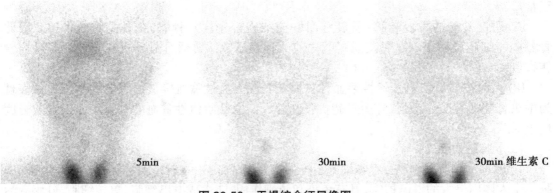

5min　　　　　　　　30min　　　　　　　　30min 维生素 C

图 20-50　干燥综合征显像图
表现为早期双侧唾液腺摄取低下，舌下含服维生素 C 后口腔未见明显放射性浓聚。

八、血液淋巴系统及炎症显像

（一）骨髓显像

1. 原理　骨髓分为具有造血功能的红骨髓和无造血功能的黄骨髓两种，是人体重要的造血器官。新生儿骨髓腔充满红骨髓，随着年龄增长，黄骨髓逐渐取代外周红骨髓，正常成人主要分布于颅骨、中轴骨、双侧肱骨和股骨近心端 1/3 处。采用不同的显像剂进行骨髓显像，可观察各系造血细胞及单核吞噬细胞的分布情况，了解全身造血骨髓活性、分布及功能变化。

2. 显像剂　根据放射性药物的作用靶细胞，分为三大类：放射性胶体显像剂（如 ^{99m}Tc-硫胶体和 ^{99m}Tc- 植酸钠等）、红细胞生成骨髓显像剂（如 ^{52}Fe、^{59}Fe、氯化铟等）和粒细胞生成骨髓显像剂（如抗粒细胞单克隆抗体和 ^{99m}Tc-HMPAO- 白细胞等）。

3. 临床应用

（1）再生障碍性贫血：是全身性造血组织总容量减少和 / 或功能异常的一种造血障碍性疾病。在造血功能抑制的骨髓组织中存有散在的岛状增生灶。骨髓显像呈多样性改变，通常分为以下四种类型：荒芜型、抑制型、灶型、正常型。

（2）白血病：急性白血病的骨髓显像呈多样性改变，有中央骨髓活性严重抑制和外周骨髓明显扩张的特点。外周骨髓扩张多始于膝关节和踝关节的骨骺端，随后沿四肢长骨髓腔向远端扩张。

（3）骨髓栓塞：骨髓影像示病灶部位的放射性分布缺损，其周边骨髓显像剂分布正常或增浓。栓塞部位多见于双下肢，其次为双上肢。

（4）多发性骨髓瘤：骨髓影像示中央骨髓内单个或多个局灶性放射性分布缺损，常伴有外周骨髓扩张。

（5）骨髓穿刺和活检定位：骨髓显像能显示全身骨髓的分布状况和不同部位的骨髓活性，有助于选择最佳的穿刺和活检部位，提高疾病的诊断准确性。

（6）真性红细胞增多症：原发性红细胞增多症早期骨髓影像显示大多正常，随病情进展外周骨髓扩张，中央骨髓活性明显增强，骨髓影像非常清晰。至晚期骨髓纤维化时，外周骨髓进一步扩张，中央骨髓严重抑制，同时脾大。而继发性红细胞增多症的骨髓影像表现基本正常。

（7）恶性肿瘤的骨髓转移：骨转移时肿瘤细胞首先侵及骨髓，在骨髓腔内种植。因此骨髓肿瘤细胞浸润出现在骨皮质浸润之前。骨髓显像比普通骨显像更能早期发现肿瘤骨转移。

（8）其他：缺铁性贫血、慢性溶血性贫血和慢性失血性贫血等贫血患者的骨髓显像表现为中央骨髓活性明显增强、外周骨髓扩张和脾大。急性溶血性贫血的骨髓影像正常或轻度增生活跃。

（二）脾脏显像

1. 原理　脾脏是单核 - 吞噬细胞系统的重要组成部分，具有造血、储血和滤血功能。脾脏也是人体内最大的淋巴器官，具有免疫和防御作用，能生成淋巴细胞、单核细胞，分泌激活因子，以及吞噬和清除异物的功能。脾显像是借助于脾脏的吞噬作用、储血、滤血功能对脾脏进行显影，对脾脏生理功能的显示有独特的价值，在脾血管瘤、脾破裂的诊断及脾脏移植监测方面具有不可替代的作用。

2. 显像剂　^{99m}Tc- 硫胶体和 ^{99m}Tc- 植酸盐最为常用。该类显像剂制备方法简便，使肝脏（80%~90%）、脾脏（5%~10%）和骨髓（5%）同时显影，通过分析显像剂在三个组织器官中的浓度分布情况，间接判断各自的功能和结构状态，及腹部肿物与肝、脾的解剖关系。

^{99m}Tc 标记的热变性红细胞为另一种脾脏显像剂，制作方法复杂。但可以只显示脾脏，免除了肝脏显影的干扰。

3. 临床应用

（1）脾脏存在、大小和功能的探查：核素脾显像能够准确地显示脾脏是否存在及其位置、大小和形态。

（2）解剖性无脾和功能性无脾：解剖性无脾为先天性发育畸形，在各种影像学图像中，如CT、MRI、B 超及核素脾显像中均表现为脾脏缺失。功能性无脾则指在 CT、MRI、B 超等影像学中脾脏存在，而核素脾显像表现为脾影消失，该现象多见于脾脏血流供应障碍或单核巨噬细胞系统功能严重受损。

（3）副脾：是指存在于正常脾外的脾组织，体积明显小于正常脾脏，也具有正常的脾脏功能，常位于脾门或脾动脉附近。

（4）脾脏梗死和脾外伤。

（5）种植脾脏的探测及判断存活情况：脾显像能观察和诊断原位和 / 或异位种植脾的存活情况。

（6）脾内占位性病变：脾内各种占位性病变，如脾内囊肿、血管瘤、脓肿、脾肿瘤等病变处在脾显像中均表现为局限性显像剂分布稀疏或缺损区。

（7）左上腹肿物的鉴别诊断：脾显像可以明确肿物与脾脏间的关系。

（三）淋巴显像

1. 原理　毛细淋巴管由单层内皮细胞构成,其基底膜不完整。许多大分子物质不能穿透毛细血管基底膜,只能经过淋巴系统的引流和/或内皮细胞吞噬进入淋巴系统。淋巴显像就是利用该原理,在组织间隙内注射放射性核素标记的大分子或胶体物质(分子量>37 000 或 4~5nm<颗粒直径<100nm),该物质不能透过毛细血管基底膜而经毛细淋巴管吸收后,随淋巴液沿其流向回流到各级淋巴结区,最后进入体循环,最后被肝、脾单核巨噬细胞吞噬清除。此时,利用 SPECT 可探测到该部位引流的各级淋巴链和淋巴结区的分布、形态及引流功能状态影像。

2. 显像剂(表 20-2)

表 20-2　常用淋巴显像剂

显像剂类型	放射性显像剂	颗粒大小 /nm	特点	常用剂量
胶体类	^{99m}Tc- 硫胶体	100~1 000	颗粒大小适宜,体内稳定	37~74MBq(1~2mCi)
	^{99m}Tc- 植酸钠	4~12	—	37~74MBq(1~2mCi)
	^{99m}Tc- 硫化锑	3~25	颗粒大小适宜,体内稳定	37~74MBq(1~2mCi)
蛋白类	^{99m}Tc-HSA	—	移行速度较快	74~226MBq(2~6mCi)
高分子聚合物类	^{99m}Tc- 脂质体	25~100	不被肝摄取	37~74MBq(1~2mCi)
	^{99m}Tc- 右旋糖酐	6~7	颗粒小,移行速度较快,适合动态显像	37~74MBq(1~2mCi)

3. 临床应用

(1)恶性肿瘤淋巴结转移的诊断:淋巴显像能了解恶性肿瘤的淋巴引流途径、局部和远处淋巴结受累状况,对患者的临床分期、制订治疗方案和预后判断有一定的帮助。淋巴转移影像表现为受累淋巴结肿大模糊、边缘不清或缺损,正常淋巴链中断,淋巴液引流不畅,出现远端淋巴管扩张,局部显像剂分布增加等。

(2)淋巴瘤的辅助诊断:淋巴瘤受累淋巴结多表现为明显肿大,由多个淋巴结融合所致,中晚期显像剂摄取减少,呈现明显的显像剂分布稀疏或缺损性改变。连续多部位显像有助于动态观察受累淋巴结数目、位置以及显像剂摄取程度减少的变化,以利于淋巴瘤的分型和分期。

(3)淋巴水肿的诊断:淋巴显像可见局部淋巴引流缓慢甚至停滞,淋巴管显影中断,多伴有扩张,有时可见多条侧支淋巴管显影。

(4)为放疗布野提供准确位置:淋巴显像可直接显示局部淋巴系统的引流途径、淋巴结的空间分布和位置,有助于恶性肿瘤放射治疗布野的制定和实施,可提高放射治疗布野的准确性及肿瘤的治疗效果。

(5)乳糜外溢的定位:淋巴显像可显示瘘管影像,随后见胸腔(乳糜胸)、腹盆腔(乳糜腹)、肾和膀胱(乳糜尿)内显像剂分布明显增多。

（四）炎症显像

炎症(inflammation)是具有血管系统的活体组织对损伤因子的防御性反应。炎症的病因可以是感染性炎症,也可以是非感染性炎症。炎性疾病虽为临床常见,但因其病因和类型繁多,发病过程和临床表现更是复杂多变,常常造成临床诊治疑难。放射性核素炎症显像基于炎症的病理过程利用各种显像剂聚集于炎症病灶成像,具有早期发现病变和全身成像的优点,是探测感染或炎症病灶的有力手段。

1. ^{18}F-FDG 炎症显像　氟代脱氧葡萄糖(fluorodeoxyglucose,FDG)与葡萄糖结构类似,可在细胞膜葡萄糖转运蛋白的作用下摄入细胞内。进入细胞内的 FDG 经磷酸化后不能继续进行类似葡萄糖的分解代谢过程而滞留在细胞内,故葡萄糖代谢率高的组织细胞对于FDG 呈高摄取,利用 ^{18}F-FDG PET/CT 可以对具有高葡萄糖代谢的病灶进行探测。这种葡萄糖代谢增高并非恶性肿瘤所特有,活化的白细胞(如粒细胞、单核巨噬细胞、淋巴细胞等)亦具有葡萄糖代谢水平升高的特性。在各种炎性病灶中,活化的白细胞即为炎症细胞主要成分,故炎性病灶 ^{18}F-FDG PET/CT 图像上呈现为放射性浓聚表现。

2. ^{67}Ga 炎症显像　^{67}Ga(gallium-67)生物特性与铁相似,经静脉注射后 ^{67}Ga 即与转铁蛋白(transferrin)结合被运送到炎症部位,其后在炎症病灶的聚集定位则与多种因素有关,如病灶的血流灌注即为首要因素。局部血流灌注增加和毛细血管通透性增加使 ^{67}Ga- 转铁蛋白复合物进入炎症组织。其他被认为有关的因素尚有:炎症部位细菌摄取 ^{67}Ga;中性粒细胞在炎症部位释出大量乳铁蛋白(lactoferrin),^{67}Ga 与乳铁蛋白结合而滞留于炎症灶。

3. 放射性核素标记白细胞显像　当机体存在炎症病灶时,核素标记的白细胞进入体内循环后即向炎症病灶迁移聚集。如同体内白细胞趋化机制,首先,标记白细胞由于炎症局部黏附分子表达增高的机制而黏附于血管内皮;随后,通过细胞渗出过程透过内皮细胞和基底膜,在化学趋向机制作用下迁移至炎症病灶。通过体外探测放射性分布即可显示炎症病灶的部位。因此,核素标记白细胞是特异性的炎症示踪剂,但其显像仅反映局部病灶白细胞浸润聚集的病理学变化,而不一定表示病灶为感染性。

显像剂:采受检者血液分离白细胞,标记制备 ^{111}In-oxine- 白细胞(^{111}In-oxine-WBC)或^{99m}Tc-HMPAO- 白细胞(^{99m}Tc-HMPAO-WBC)。

4. 其他显像方法　其他显像方法还有如放射性核素标记人免疫球蛋白显像、放射性核素标记抗粒细胞抗体显像、放射性核素标记亲粒细胞多肽显像等。

第二节　治疗核医学

一、碘 -131 治疗甲状腺功能亢进症

(一)治疗原理

甲状腺功能亢进症(简称甲亢)是指由多种病因导致甲状腺功能增强,分泌甲状腺激素过多所致的临床综合征,甲亢的病因有多种,以 Graves 病最多见,其他有自主性高功能甲状腺结节等。Graves 病又称毒性弥漫性甲状腺肿,是一种伴甲状腺激素分泌增多的器官特异性自身免疫性疾病。临床表现除甲状腺肿大和高代谢症群外,可以有突眼、胫前黏液性水肿及指端粗厚等。抗甲状腺药物、手术和 ^{131}I 是临床治疗 Graves 病行之有效的方法。抗甲状腺药物疗效肯定,但疗程长,复发率高,部分患者有肝损伤、白细胞降低等副作用。外科手术

治疗复发率低,但存在手术风险。^{131}I 治疗 Graves 病甲亢有悠久历史,国内外大量临床应用证明 ^{131}I 治疗具有简便安全、疗效确切、复发率低、并发症少和费用较低等优点,是放射性核素治疗最成熟和应用最广泛的方法。

碘是合成甲状腺激素的物质之一,甲状腺细胞通过钠 / 碘共转运子(Na$^+$/I-symporter,NIS)克服电化学梯度从血液循环中浓聚 ^{131}I。GD 患者甲状腺滤泡细胞的 NIS 过度表达,对 ^{131}I 的摄取明显高于正常甲状腺组织。^{131}I 衰变发射的 β 射线在组织内平均射程为 1mm,所以 β 粒子的能量几乎全部释放在甲状腺组织内,对甲状腺周围的组织和器官影响较小。给予适当剂量的 ^{131}I,则可利用放射性"切除"部分甲状腺组织而又保留一定量的甲状腺组织,达到治疗目的,使甲状腺功能恢复正常。口服 ^{131}I 后 2~4 周,甲状腺组织可见水肿、变性、上皮肿胀并有空泡形成和滤泡破坏等病理改变。2~3 个月后,甲状腺内有淋巴细胞浸润、滤泡上皮脱落、纤维组织增生等改变。^{131}I 治疗甲亢疗效约 2 周后开始出现,其治疗作用可持续 2~3 月,甚至更长时间,所以一般应在 3~6 月后才能对疗效做出评价。

(二)适应证和禁忌证

1. 适应证

(1)Graves 病:最常用于药物治疗过敏或出现其他药物不良反应,药物治疗疗效差或复发等;存在手术禁忌或风险高者;

(2)甲状腺高功能腺瘤和毒性多结节性甲状腺肿。

2. 禁忌证

(1)妊娠和哺乳期女性及未来 6 个月内计划妊娠的女性;

(2)临床评估怀疑恶性结节首选手术治疗;

(3)中重度眼病首选硫脲类药物或手术。

(三)治疗方法

1. 患者的准备

(1)停止服用影响甲状腺摄取 ^{131}I 的药物和忌食含碘食物;进行体检和血、尿常规检查,必要时可进行肝功和心电图检查;心率过快和精神紧张者,可给予 β 受体阻滞剂或镇静剂。如病情较重的患者,可先用抗甲状腺药物治疗,病情减轻后再进行 ^{131}I 治疗。

(2)查血中甲状腺激素和 TSH 水平;测定甲状腺 ^{131}I 摄取率;可通过甲状腺显像结合扪诊确定甲状腺重量,或行超声检查。

2. ^{131}I 治疗剂量的确定 治疗甲亢患者的理想的 ^{131}I 剂量是既能迅速有效地控制甲亢,又尽可能减少甲状腺功能减退的发生率。确定 ^{131}I 治疗剂量的方法很多,大致可分为固定剂量法和计算剂量法两大类。

(1)固定剂量法:方法简便易行,一般推荐的治疗 GD 的 ^{131}I 剂量为 185~370MBq(5~10mCi)。这一方法疗效高,但缺点是早发甲状腺功能减退率偏高。

(2)计算剂量法:计算治疗用 ^{131}I 剂量的方法很多,如按甲状腺吸收剂量计算或按每 g 甲状腺组织实际吸收的放射性活度计算。尽管使用的计算公式不同,但起主要作用的因素为甲状腺吸 ^{131}I 率、甲状腺重量和有效半衰期。以下公式是目前常用的:

$$^{131}\text{I 剂量(MBq 或 μCi)} = \frac{\text{计划量(MBq 或 μCi/g)} \times \text{甲状腺重量(g)}}{\text{甲状腺最高(或 24h)摄 }^{131}\text{I 率(\%)}} \times 100$$

治疗 GD 每克甲状腺组织的常用 ^{131}I 剂量为 2.59~4.44MBq(70~120μCi)。这一公式是基于有效半衰期为 5d 设计。

3. ^{131}I 剂量的修正　有多种因素能影响 ^{131}I 治疗甲亢的疗效,所以在计算出 ^{131}I 的剂量后,应根据患者的具体情况对 ^{131}I 剂量进行增或减。

(1)甲状腺较大或质地较硬,可适当增加 ^{131}I 剂量。反之,甲状腺较小和较软,可考虑适当减小 ^{131}I 剂量。

(2)有效半衰期较短者可增加剂量,有效半衰期较长者可减少剂量。

(3)年老、病程较长、长期用抗甲状腺药物治疗效差者可考虑增加剂量;年轻、病程短、未经抗甲状腺药物治疗,术后复发,第一次治疗后已明显改善但未痊愈的患者应适当减少剂量。

4. 给药方法　为保证充分吸收,应空腹口服 ^{131}I,服 ^{131}I 后 2h 才可以进食;^{131}I 剂量小于或等于 400MBq(10.8mCi),宜一次口服;门诊治疗时,^{131}I 剂量大于 400MBq(10.8mCi)或者有合并症的患者宜采用分次给药法,首剂给予总量的 1/2~2/3,间隔 3~7d 再给剩余剂量。

5. 重复治疗　^{131}I 治疗 3~6 个月后确定为无明显疗效或加重的患者,有好转而未痊愈的患者,都可进行再次 ^{131}I 治疗。再次治疗时,对无效或加重的患者应适当增加 ^{131}I 剂量;对有好转而未痊愈的患者应在计算剂量基础上适当减少。少数患者需经多次 ^{131}I 治疗后才获缓解。

6. ^{131}I 治疗的注意事项　口服 ^{131}I 后,为达到充分吸收的目的,应于 2h 以后进食;嘱病员注意休息,防止感染、劳累和精神刺激,以免病情加重;服用 ^{131}I 后 1 个月内不用含碘的药物或食物,病情较重患者服 ^{131}I 后 2~3d 可给予抗甲状腺药物减轻症状;不要揉压甲状腺;服 ^{131}I 后两周内避免与婴幼儿长时间、近距离接触,患者治疗后 4~6 个月内建议避孕;应告诉患者 ^{131}I 治疗发生疗效的时间及治疗作用可能持续的时间。一般情况下 ^{131}I 治疗后 2~3 个月复查,如病情需要则可 ^{131}I 治疗后每月随访一次。

7. 综合治疗措施　^{131}I 治疗甲亢是以 ^{131}I 治疗为主的综合治疗,应根据患者的具体情况采用相应的辅助手段,以取得更好的疗效和降低 ^{131}I 治疗后并发症发生的可能性。病情严重的甲亢患者,应先用抗甲状腺药物进行准备,使症状得到改善后再行 ^{131}I 治疗,也可于口服 ^{131}I 后 2~3d 继续用抗甲状腺药物治疗,直到 ^{131}I 发生明显疗效为止;^{131}I 治疗前后,都可用 β 受体阻滞剂控制心率过快、肌肉震颤等症状和体征;在 ^{131}I 治疗前就有明显突眼的患者,应同时应用糖皮质激素类药物以防止突眼加重,加强随访,当患者血甲状腺激素降到正常水平,就可给予甲状腺片或左甲状腺素(L-T$_4$)。

(四)疗效判断和随访

口服 ^{131}I 后,一般要 2~3 周才逐渐出现疗效,症状缓解,甲状腺缩小,体重增加。随后症状逐渐消失,甲状腺明显缩小。临床可见部分病例 ^{131}I 的治疗作用持续到半年以上。一个疗程的治愈率 52.6%~77%,有效率 95% 以上,无效率 2%~4%,复发率 1%~4%。一般 GD 的疗效较好,治愈率较高,结节性甲状腺肿或甲状腺过大过硬患者,常需几个疗程才能治愈。^{131}I 剂量越大,一次治愈率越高,但早发甲状腺功能减退率也增高。评价疗效的标准如下:①痊愈:随访半年以上,患者甲亢症状和体征完全消失,血清 TT$_3$、TT$_4$、FT$_3$、FT$_4$ 恢复正常。②好转:甲亢症状减轻,体征部分消失,血清 TT$_3$、TT$_4$、FT$_3$、FT$_4$ 明显降低,但未降至正常水平。③无效：患者的症状和体征均无改善或反而加重,血清 TT_3、TT_4、FT_3、FT_4 水平无明显降低。④复发：^{131}I 治疗后的患者,已达痊愈标准之后,再次出现甲亢的症状和体征,血清甲状腺激素水平再次升高。⑤甲减：^{131}I 治疗后患者出现甲减的症状和体征,血清甲状腺激素水平低于正常,TSH 高于正常。通常认为,碘 -131 治疗甲亢后出现甲减,予以左甲状腺素替代治疗,维持甲状腺激素水平在正常范围内为痊愈。

二、碘 -131 治疗分化型甲状腺癌

上海市的统计资料显示,甲状腺癌的发病率为 2.39/10 万,并有逐年增加的趋势。男女发病之比约为 1:(2~3)。儿童期即可发病,20 岁以后发病率增高,高峰为 30~45 岁,50 岁以后发病率明显降低。根据肿瘤细胞起源可分为两类。起源于甲状腺滤泡细胞的包括甲状腺乳头状腺癌、甲状腺滤泡状癌和未分化癌。甲状腺乳头状癌和滤泡癌又被称为分化型甲状腺癌(differentiated thyroid carcinoma,DTC),肿瘤组织中既含有乳头状癌又含有滤泡状癌的成分者为混合癌。另一类起源于滤泡旁细胞(C 细胞)为甲状腺髓样癌。

(一)治疗原理

残留甲状腺组织能摄取 ^{131}I,用 ^{131}I 去除 DTC 术后残留甲状腺组织的同时,也消除了隐匿在残留甲状腺组织中的微小 DTC 病灶,降低 DTC 的复发率和转移发生的可能性;残留甲状腺组织完全去除后,由于 TSH 升高可促使 DTC 转移病灶摄碘能力增强,有利于用 ^{131}I 显像发现 DTC 转移灶,同时利于用 ^{131}I 对转移灶的治疗;残留甲状腺组织被完全去除后,体内无 Tg 的正常来源,有利于通过检测血清 Tg 水平的变化,对 DTC 的复发或转移进行诊断。当残留甲状腺组织被完全去除后,血清 Tg 水平的变化是 DTC 复发或体内存在 DTC 转移病灶的敏感而特异的指标;给予去除或治疗剂量 ^{131}I 后进行的全身显像,常可发现诊断剂量 ^{131}I 全身显像未能显示的 DTC 病灶,这对制订患者随访和治疗的方案有重要意义。残留的正常甲状腺组织被完全去除后,因 DTC 细胞的分化程度较高,部分保留了摄取 ^{131}I 的功能,所以能用 ^{131}I 进行内照射治疗复发和转移 DTC 病灶。

(二)适应证和禁忌证

1. 适应证　中高危复发和转移风险患者。

2. 禁忌证

(1)妊娠和哺乳期女性,及未来 6 个月内计划妊娠的女性;

(2)单发或多发微小灶(均小于 10mm),无其他风险因素。

(三)治疗方法

1. 患者的准备　停止服用甲状腺片(或 $L-T_4$)4~6 周,目的是使 TSH 水平升高。如为最近手术的患者,可于术后 4~6 周,等手术创伤痊愈后行 ^{131}I 去除治疗。忌碘 4 周,这样可提高残留甲状腺组织对 ^{131}I 的摄取。测定 T_3、T_4、FT_3、FT_4、TSH、Tg、TgAb 等,测定甲状腺摄 ^{131}I 率,做胸部 CT、心电图、肝功和肾功检查。行甲状腺显像。

2. ^{131}I 去除 DTC 术后残留甲状腺组织

(1)注意事项：准备服用去除剂量 ^{131}I 当天到服 ^{131}I 后 1 周,可给患者口服泼尼松 10mg,一天三次,减轻由于大量 ^{131}I 浓聚于甲状腺,其辐射作用引起的局部水肿,特别是喉头水肿。服用 ^{131}I 后,宜多饮水,及时排空小便,减少膀胱和全身的照射。嘱患者每天至少排大便一次,减少放射性对肠道的损害。服用去除剂量 ^{131}I 后,嘱患者将维生素 C 片在口中含化,或

经常咀嚼口香糖,促进唾液分泌,预防或减轻辐射对唾液腺的损伤。可建议 ^{131}I 治疗后女性患者一年内、男性患者半年内避孕。

(2)去除剂量,常规给予 ^{131}I 3.7GBq(100mCi)。如在去除前已发现有功能性转移病灶,则 ^{131}I 剂量可达 5.55~7.40GBq(150~200mCi),起到去除残留甲状腺组织并同时治疗转移灶的作用。如术后残留的甲状腺组织过多,或残留甲状腺组织摄 ^{131}I 率较高(大于 30%),则可考虑适当减少去除剂量,以减轻服用 ^{131}I 后引起的局部反应。

(3)服去除剂量 ^{131}I 后 5~7d 行全身显像,这时有可能发现诊断剂量 ^{131}I 显像未发现的 DTC 转移灶,为进一步随访和治疗方案的制订提供依据。

(4)经去除治疗后的患者,应常规给予甲状腺激素。一是起到替代作用,使机体处于正常的代谢状态;另一方面,外源性甲状腺激素可抑制体内 TSH 的分泌,进而达到抑制 DTC 细胞生长的作用。如患者术后残留的甲状腺组织较多,可于服用 ^{131}I 后 1 周开始给予甲状腺激素;如去除治疗前患者已有明显的甲状腺功能减退症状和体征,则可于服 ^{131}I 后 24h 开始给予甲状腺激素。可根据血清甲状腺激素水平与 TSH 水平对剂量进行调整,使 TSH 保持于正常水平低限或略低于正常水平,方可起到抑制 DTC 细胞生长的治疗作用。

3. ^{131}I 治疗 DTC 转移灶

(1)注意事项同 ^{131}I 去除 DTC 术后残留甲状腺组织。

(2)^{131}I 剂量的确定:根据 DTC 转移灶的部位确定 ^{131}I 剂量,甲状腺床的复发病灶和颈部淋巴结转移者,可给予 ^{131}I 3.7~ 5.55GBq(100~150mCi),肺转移者 5.55~7.4GBq(150~200mCi),如发生弥漫性肺转移,为防止放射性肺炎及肺纤维化的发生,可适当减少 ^{131}I 剂量,要求给药 48h 后体内 ^{131}I 滞留量不超过 2.96GBq(80mCi)。骨转移者 7.4~9.25GBq(200~250mCi)。

(3)服用治疗剂量 ^{131}I 后 5~7d,行全身显像,可能发现诊断剂量 ^{131}I 显像未发现的转移灶,为制订以后的随访和治疗方案提供依据。

(4)DTC 转移的患者,在 ^{131}I 治疗之前停用甲状腺激素,使患者处于甲状腺功能减退状态,TSH 升高,从而加强转移灶的摄 ^{131}I 功能。TSH 的升高同时可促进 DTC 细胞的生长。所以在 ^{131}I 治疗后应尽快给予患者服甲状腺激素,一是替代作用,纠正甲状腺功能减退,改善患者生活质量;二是抑制体内 TSH 水平,进而起到抑制 DTC 细胞生长的作用。可于服治疗剂量 ^{131}I 后 24 小时开始给予甲状腺激素。当甲状腺功能减退状况得到纠正后,应逐步调整甲状腺激素的剂量,以 TSH 达正常低限或略低于正常水平的基础上长期服用甲状腺激素。

4. 放射防护 由于治疗 DTC 患者使用 ^{131}I 剂量大,所以放射防护应特别注意。患者应一人一间病房,这样可减少患者之间互相产生的辐射作用的损害。病房内最好有单独的专用卫生间,有实验证明,坐式马桶可有效减少患者小便时尿液放射性造成的污染。患者的衣物被褥应作一定的放置衰变处理和单独洗涤。医护人员对患者的观察,特别是服 ^{131}I 后 3d 内,应有防护设施(如铅屏),而且应尽量事先做好准备,这样可缩短与患者接触的时间。医护人员在注意放射防护的同时,也应注意减小对患者心理上造成的不良影响。患者体内滞留 ^{131}I 量低于 400MBq(10.8mCi)就可出院。一般在服 ^{131}I 3d 后体内的滞留量就可小于 400MBq。

（四）疗效判断和随访

1. ^{131}I 去除 DTC 术后残留甲状腺组织

（1）去除治疗效果评价：当患者服用甲状腺激素时，甲状腺球蛋白（Tg）水平低于 0.2μg/L 时；当 TSH 高于 30mU/L 的情况下，甲状腺球蛋白低于 0.1μg/L；或诊断剂量的 ^{131}I 甲状腺显像无甲状腺组织显影，满足这 3 个条件之一者为完全去除。否则为去除不完全。

（2）随访：一般应在 ^{131}I 去除治疗后 3~6 个月随访，对去除效果进行评价。如前一次随访甲状腺去除完全，未发现另外的功能性转移灶，则 1 年以后随访；1 年后仍为阴性，则 2 年后再随访；2 年后随访阴性，以后可每 5 年随访一次。每次随访应进行常规的体检，胸部 CT，血清 T_3、T_4、FT_3、FT_4、TSH、Tg、TgAb 测定，甲状腺摄碘率测定和 ^{131}I 全身显像。随访前应停用甲状腺激素 4~6 周，使 TSH 升高。

（3）重复治疗：如随访发现残留甲状腺去除不完全，必要时可进行第 2 次去除治疗。如随访发现有功能性转移灶，则应用 ^{131}I 进一步治疗转移病灶。

（4）影响去除疗效的因素：分化型甲癌的不同病理类型和患者的年龄对去除疗效无明显影响。而性别、^{131}I 剂量、残留甲状腺大小、残留甲状腺摄碘率高低、甲状腺外是否有功能性转移灶等是影响疗效的因素。报道的数据显示，女性患者一次完全去除率为 84.2%，男性为 65.5%；^{131}I 剂量小于 3.7GBq（100mCi）完全去除率为 63.3%，等于或大于 3.7GBq 的完全去除率为 85.3%；摄 ^{131}I 率小于 10%，一次完全去除率为 91.7%，11%~30% 组为 76.8%，大于 31% 组为 51.4%。有功能转移灶患者一次完全去除率仅为 26.1%，无功能转移灶者为 93.9%。临床中另一常见的影响去除效果的因素为患者由于忌碘不严或由于停用甲状腺激素时间不够，造成残留甲状腺组织的摄 ^{131}I 能力降低。

2. ^{131}I 治疗 DTC 转移灶

（1）随访时机及预后：对于 DTC 转移的患者，过早进行随访检查，很难对 ^{131}I 的疗效做出客观评价，过迟则有可能错过进行第 2 次治疗的最好时机。一般应在 ^{131}I 治疗后 3~6 个月之间进行复查为宜。^{131}I 全身显像如发现转移灶摄取 ^{131}I 功能明显降低或完全消失，或发现的转移灶数目比治疗前减少，为治疗有效。与治疗前比较有新的转移灶被显示，或转移灶数目增加，或旧的转移灶长大或摄 ^{131}I 功能增强，则为无效或加重。Tg 和 TgAb 的水平降低或消失，是治疗有效的标志；反之，如 Tg 和 TgAb 水平增高，则是病情恶化的信号。多篇报道认为，DTC 患者的预后与年龄、性别、原发灶大小、是否转移、转移部位及治疗方案的选择有关。年龄大于 40 岁，男性，原发灶大于 3cm，发生转移，特别是骨转移等，是预后不良的因素（图 20-51）。DTC 患者如单纯手术治疗，复发率为 32%；手术加甲状腺激素治疗，复发率为 11%；手术、^{131}I 再加甲状腺激素治疗，复发率为 2.7%。单纯手术治疗 DTC 患者的死亡率是手术加 ^{131}I 治疗的 3.8~5.2 倍。所以治疗方案的选择直接影响患者的预后。

（2）重复治疗：DTC 转移患者在前一次 ^{131}I 治疗后 3~6 个月，如 ^{131}I 显像发现有异常浓聚灶，则应进行再次 ^{131}I 治疗，直到转移灶完全消失为止。两次治疗间隔时间的长短决定于有足够的时间让前一次治疗达到最大疗效，又要给予患者机体有足够的恢复时间。重复治疗使用 ^{131}I 剂量的原则与首次治疗相同，如首次治疗效差，可考虑适当增加剂量。重复治疗的次数和累积接受的 ^{131}I 总量没有严格的限制，主要视病情的需要和患者身体状况而定。

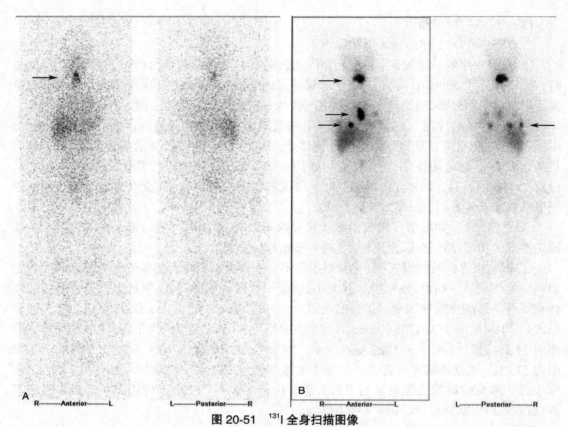

图 20-51 ^{131}I 全身扫描图像

A. 为清甲治疗后患者 ^{131}I 全身前位和后位扫描图,仅颈部少量残留甲状腺组织显影(箭头处);B. 为清灶治疗后患者 ^{131}I 全身前位和后位扫描图,可见骨骼多处、两肺多处放射性浓聚影(箭头处),提示多发骨转移和肺转移。

三、放射性核素治疗骨转移

骨转移是晚期恶性肿瘤的常见转移方式,人体各系统的恶性肿瘤发展至晚期有 20%~70% 发生骨转移,尤其是乳癌(47%~85%)、前列腺癌(33%~85%)和肺癌(32%~60%)。骨转移最主要的症状是骨痛,严重影响患者的生活质量和预后。恶性肿瘤骨转移的治疗方法包括外放射治疗、手术治疗、骨修复治疗、化学治疗、中医治疗和放射性核素靶向治疗等,临床上可根据不同的病情、骨转移情况和患者预期生存时间等决定治疗方法,目的是获取最佳的疗效和最小的副作用。放射性核素靶向治疗具有疗效好、副作用小和方法简单等优势,已成为恶性肿瘤骨转移的有效治疗方法。

（一）原理

用于治疗恶性肿瘤骨转移的常用放射性药物主要有 ^{89}SrCl$_2$、^{223}RaCl$_2$、^{177}Lu-EDTMP、^{153}Sm-EDTMP、^{186}Re-HEDP 和 ^{188}Re-HEDP 等。^{89}SrCl$_2$ 和 ^{223}RaCl$_2$ 是钙的类似物,在骨转换加速的部位与骨矿物质羟磷灰石形成复合物,参与骨代谢;^{177}Lu-EDTMP、^{153}Sm-EDTMP、^{186}Re-HEDP 和 ^{188}Re-HEDP 的配体 EDTMP 和 HEDP 均属磷酸盐,在化学性质上具有强的亲骨性,由 EDTMP 和 HEDP 介导定位于骨,尤其是成骨活跃的骨转移灶上,因此治疗用的常用

放射性药物都有强的趋骨性即靶向性。

恶性肿瘤骨转移病灶部位由于骨组织受到破坏,成骨细胞的修复作用极其活跃,所以浓聚大量的放射性药物。由于不是肿瘤细胞直接摄取放射性药物,是肿瘤部位骨组织代谢活跃形成的放射性药物浓聚,所以是一种间接的浓聚机制。放射性核素缓解恶性肿瘤骨转移疼痛的机制复杂,可能主要有:电离辐射对肿瘤细胞产生直接杀伤作用,致使骨转移病灶缩小、局部骨皮质张力减低;抑制肿瘤致痛性化学物质的分泌,破坏肿瘤组织周围的痛觉传出神经;抑制缓激肽和前列腺素等炎性物质的产生等。

(二)适应证和禁忌证

1. 适应证

(1)临床和影像指征

1)恶性肿瘤骨转移伴骨痛患者。

2)核素骨显像示恶性肿瘤骨转移病灶异常放射性浓聚。

3)恶性骨肿瘤不能手术切除或术后有残留癌肿,且骨显像表现为放射性浓聚增高患者。

(2)实验室检查指标:骨髓功能障碍是限制放射性核素靶向治疗的主要因素之一,外周血细胞计数反应骨髓功能。治疗前一周内,血红蛋白>90g/L,白细胞不低于3.5×10^9/L,血小板不低于80×10^9/L。如低于以上标准,可在治疗前进行干预,使用粒细胞集落刺激生长因子等药物,促进骨髓增生和功能恢复。在没有合并慢性弥散性血管内凝血(disseminated intravascular coagulation,DIC)的情况下,权衡利弊,血细胞计数的下限可放宽至:白细胞总数>2.4×10^9/L,血小板>60×10^9/L。

2. 禁忌证

(1)严重骨髓功能障碍者。

(2)严重肾功能损害者(血肌酐>180μmol/L 和 / 或肾脏 GFR<30ml/min)。

(3)骨显像病灶仅为溶骨性改变者。

(4)妊娠和哺乳者。

(5)骨显像示"超级显像"的患者(广泛的骨髓浸润,骨髓贮备状况差)、脊柱破坏伴病理性骨折或截瘫患者、预期寿命短于 8 周的患者以及晚期和 / 或已经历多次放疗、化疗疗效差者应慎重用药。

(三)治疗方法

1. ^{89}SrCl$_2$ 静脉注射,临床上多数学者推荐剂量范围为 111~185MBq(3~5mCi),148MBq(4mCi)是最常用的剂量,过大的剂量不但加重经济负担和毒副作用,而且疗效并不随剂量的增加而明显提高。

2. ^{223}RaCl$_2$ 推荐剂量为 50kBq(1.35μGi)/kg,每 4 周一次,6 次为一疗程,每次大于 1min 缓慢静脉注射。

3. ^{177}Lu-EDTMP 常用推荐剂量为静脉注射 3.7GBq(100mCi)。

4. ^{153}Sm-EDTMP 常用推荐剂量范围为 18.5~37MBq(0.5~1mCi)/kg 体重,有的学者使用固定剂量法,每次给予患者 110~220MBq(30~60mCi),或可依据患者对 ^{153}Sm-EDTMP 的骨摄取率计算治疗用剂量。

5. ^{186}Re-HEDP 和 ^{188}Re-HEDP 常用推荐剂量分别为静脉注射 1 295MBq(35mCi)和 14.8 ~

22.2MBq（0.4～0.6mCi）/kg。

（四）疗效判断和随访

1. 骨痛反应的评价标准　Ⅰ级，所有部位的骨痛完全消失；Ⅱ级，25%以上部位的骨痛消失或骨痛明显减轻，必要时服用少量的止痛药物；Ⅲ级，骨痛减轻不明显或无任何改善。

2. 疗效评价标准　Ⅰ级为显效，X射线平片检查或骨显像证实所有部位的转移灶出现钙化或消失；Ⅱ级为有效，X射线平片检查证实转移灶上下径和横径乘积减小50%或钙化大于50%，或骨显像显示转移灶数目减少50%；Ⅲ级为好转，X射线平片检查证实转移灶的两径乘积减小25%或钙化大于25%，或骨显像证实转移灶数目减少25%以上；Ⅳ级为无效，X射线平片检查证实转移灶两径乘积减小或钙化小于25%，或无变化，或骨显像显示转移灶数目减少不到25%，或无变化。

3. 观察和记录食欲、睡眠和生活质量的变化，并和治疗前比较。

4. 血象检查治疗后1个月内每周一次，2~3个月每2周一次，以后每个月一次。

5. 生化检查治疗后1个月内查一次，如有异常则继续观察。

6. X射线平片检查或骨显像3~6个月一次。通常情况下治疗后如骨显像病灶部位摄取放射性降低或消失，是治疗有效的指标。但部分患者在放射性药物治疗后的早期，骨显像病灶摄取放射性增加，或在原不摄取放射性的病灶部位出现新的放射性摄取，通常预示有好的疗效。

7. 疗效观察及影响疗效的因素

（1）疗效观察：恶性肿瘤骨转移疼痛缓解率约为60%~92%，可使10%~30%患者骨转移灶消失、数量减少或病灶缩小。常用放射性治疗药物在疼痛缓解的治疗效果上无显著性差别。多项临床研究成果证明发射α粒子的 $^{223}RaCl_2$ 治疗效果好于发射β射线的放射性药物。疼痛缓解时间因药不同而异，半衰期较长的疼痛缓解时间亦较长。对疼痛缓解时间文献报道各不相同，时间跨度较大。常用的 $^{89}SrCl_2$ 平均约为3~6个月，最长可达1年以上，^{153}Sm-EDTMP约为4周~35周、^{186}Re-HEDP约为3周~12月、^{188}Re-HEDP平均约为7.5周。

（2）影响疗效的因素

1）原发肿瘤的类型和骨转移灶的表现形式对疗效有直接影响。原发癌为乳腺癌和前列腺的疗效最好，肺癌和鼻咽癌次之。骨转移癌表现为散发性局灶型小病灶，病灶在中轴骨，疗效较好（图20-52）。如骨转移为巨块型，位于四肢或骨盆等部位疗效较差。

2）已形成病理性骨折，或除骨转移以外，还有其他多脏器的转移患者止痛效果差。

3）长期应用止痛药物已成瘾的患者，疗效差。

4）骨显像病灶大于3cm者常伴有周围软组织侵犯，疗效差。

四、放射性粒子植入治疗

放射性粒子植入治疗属于近距离放射治疗（brachytherapy），是将封闭型粒子源种植到肿瘤组织的组织内治疗癌症的一种方法。

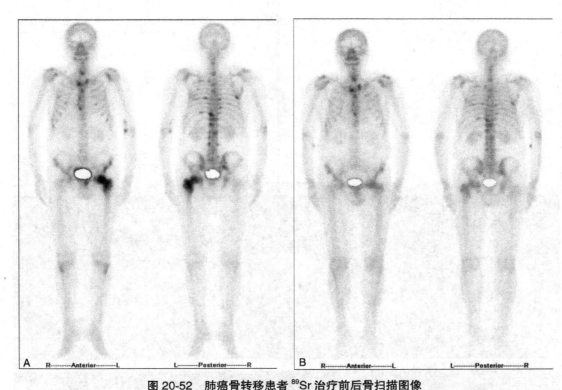

图 20-52　肺癌骨转移患者 ^{89}Sr 治疗前后骨扫描图像
A. ^{89}Sr 治疗前,全身多处反应性骨形成活跃,考虑全身多发转移;B. ^{89}Sr 治疗后,与治疗前相比,
病灶数量减少,放射性浓聚减低。

(一) 治疗原理

放射性粒子释放 γ 射线,在肿瘤组织内积累损伤效应,获得肿瘤靶区高剂量照射治疗。因 γ 射线对靶区周围危及器官(organs at risk,OAR)的照剂量较低,所以病灶周围正常组织仅受轻微的损伤或不受到损伤,具有较好的疗效和更低的毒副作用。临床应用较为广泛的粒子主要是 ^{125}I 和 ^{103}Pd 粒子(图 20-53)。

(二) 适应证和禁忌证

(1)治疗前列腺癌

1)适应证:①单纯粒子治疗:T_1~T_{2a};Gleason 分级 2~6;PSA ≤ 10ng/ml;②联合外照射治疗:T_{2b}~T_{2c};Gleason 分级 7~10;PSA>10ng/ml;MRI 示肿瘤穿透包膜;前列腺多点或两侧针吸活检阳性;③联合外照射和雄激素阻断治疗:前列腺体积>60ml。

2)禁忌证:①预期寿命小于 5 年;②经尿道前列腺电切术后前列腺缺损较大或愈合较差;③肿瘤远处转移;④糖尿病;⑤恶病质。

(2)治疗非小细胞肺癌

1)适应证:①外科手术切除肿瘤过程中出现肉眼无法完全切除的肿瘤残余组织;②肿瘤与周围组织及重要器官浸润粘连成团块无法切除者;③无手术指征或手术禁忌且肿瘤直径<7cm 的 NSCLC 患者;④Ⅰ期和Ⅰ期患者不能或不愿手术治疗,但 KPS 评分>60、预期生存时间>6 个月 NSCLC 患者;⑤Ⅲ和Ⅳ期肿瘤手术切除后残留或复发 NSCLC 患者。

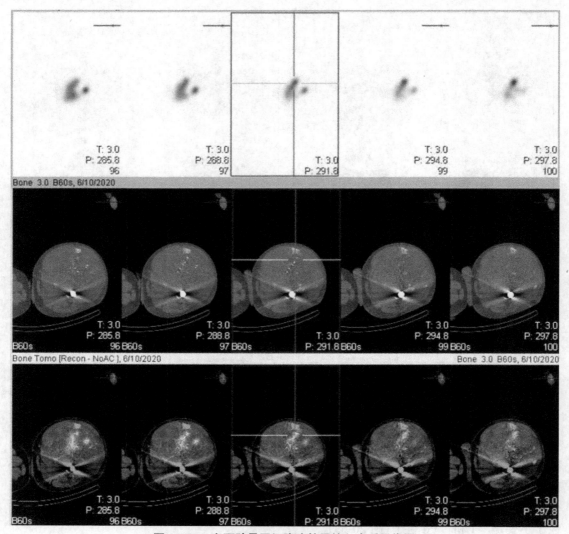

图 20-53　左下肢骨巨细胞瘤粒子植入术后显像图

患者男性,56 岁,可见左侧大腿中上段放射性明显浓聚影。

2)禁忌证:①肿瘤已经广泛转移;②严重的恶病质。

(3)治疗胰腺癌

1)适应证:①手术禁忌且预计生存期大于 3 个月;②分期较晚局部淋巴结和远处转移;③原发肿瘤最大径小于 7cm 的患者,化疗或放疗效果不佳者;④预计生存期小于 3 个月,为提高生存质量,减轻疼痛或黄疸者。

2)禁忌证:①肿瘤已经广泛转移;②严重的恶病质。

(4)治疗头颈部肿瘤

1)适应证:①手术禁忌且不适合外照射放疗的患者;②经病理证实残存或复发的术后和外照射放疗后患者;③分期较晚、手术和外照射放疗禁忌的患者;④手术残存可考虑术中粒子植入。

2）禁忌证：①肿瘤侵犯大血管；②肿瘤直径>5cm；③有颅底侵犯；④有远处转移；⑤气管隆嵴、鼻小隔和咽旁隙受侵；⑥有麻醉禁忌。

（三）治疗方法

存在手术和外照射治疗禁忌的肿瘤患者

⇩

影像手段（CT、MRI、PET/CT、PET/MRI 等）区分病灶靶区及正常组织

⇩

勾画 PTV、GTV 与 OAR，以此来计算使用的放射剂量，优化粒子分布，制订适宜的诊疗方案

⇩

计算粒子植入通道、计算应该植入的粒子种类、数目以及模拟粒子分布后，在相关影像技术（CT、MRI、PET/CT、PET/MRI 等）引导下植入粒子

⇩

实时验证植入粒子的位置，做好质量控制，与预期不符时需要校正

⇩

验证放射性剂量：验证 MPD、D_{90} 和靶区 OAR 等相关植入指标

⇩

评估 TPS 与实际手术中粒子植入的符合程度；必要时可补充植入粒子

（四）疗效判断和随访

1. 前列腺癌　主要治疗手段包括根治术、外照射和粒子植入治疗，随访 5 年结果显示：Gleason 评分<7 者三者预后生存无明显差异。本疗法的优势在于尿道刺激、尿道梗阻症状或会阴部肿胀多为轻微，少数出现放射性直肠炎，多能较快消失，性功能障碍、直肠溃疡或直肠瘘等罕见。粒子迁移到其他器官一般不会引起相关的并发症。

2. 非小细胞肺癌　粒子植入治疗的疗效通常与肿瘤的大小、局部接受的放射剂量等因素相关，临床一般通过术前术后的影像学检查观察病灶变化。本疗法的局部控制效果明显有效，与其他疗法（如外照射放疗等）相比，毒副作用很小。早期或急性放射反应和晚期放射反应均采用美国放射肿瘤学研究中心和欧洲肿瘤放射学会最新公布的"主观症状、客观体征、处理措施和分析"的放射反应评价标准，评价所有照射体积并因此可能受到损伤的各个组织和器官的反应。

3. 胰腺癌　疗效评估、疗效判断的方法主要包括超声、CT、MRI 和血清 CA_{199}、CEA 等肿瘤标记物以及患者疼痛缓解的程度等。病灶大小的变化通常用以影像学资料进行评估。本疗法对胰腺癌疼痛的疗效，总有效率达 80% 左右，显著高于其他治疗方法。并发症有胰瘘，可出腹膜刺激征和 / 或进行性腹痛，应用抑制胰酶分泌药物等治疗。另外有腹腔积液、胃肠道反应、感染、出血或乳糜漏等，临床不多见，经对症治疗后一般均可治愈。

4. 头颈部肿瘤　对肿瘤病灶的局部控制效果好，可避免出现严重的毒副作用，提高患者的生存质量。并发症包括皮肤或黏膜溃疡、局部伤口感染和骨坏死等，较少见。轻度一般不需要处理，中度者则通过保守治疗多可治愈，如重度者即症状持续 6 个月以上，需要手术切除坏死组织。

五、其他放射性核素治疗

（一）放射性核素敷贴治疗

将放射性核素制成敷贴器（applicator）有效治疗某些疾病是核医学治疗方式之一。一般选择产生 β 射线的核素制成敷贴器，β 射线具有电离能力强、穿透能力弱、组织内射程短等优势，不会对深部组织和邻近脏器造成辐射损伤，适于体表的敷贴治疗。现广泛应用于皮肤病的治疗。

1. 原理　利用半衰期足够长且产生足够能量 β 射线的核素作为照射源紧贴于病变部位，通过 β 射线的电离辐射生物效应，导致病变局部组织细胞出现形态学及功能学改变，从而达到治疗目的。

2. 适应证　局限性的慢性湿疹、银屑病、神经性皮炎；毛细血管瘤、瘢痕疙瘩和鲜红斑痣等；口腔黏膜和女阴白斑；角膜和结膜非特异性炎症、溃疡、翼状胬肉、角膜移植后新生血管等；浅表鸡眼、寻常疣和腋臭等。

3. 禁忌证　过敏性皮炎如日光性皮炎和夏令湿疹等；广泛性神经性皮炎和湿疹等；各种开放性皮肤损伤和感染等。

4. β 射线敷贴器　临床上制作 β 射线敷贴器核素应具备以下特性：纯 β 射线发生体，射线能量高，在组织内有足够的穿透力能满足治疗的需求；有足够长的半衰期，可较长时间使用；易于制备成所需形状；易于防护。符合要求核素有 ^{32}P、$^{90}Sr\text{-}^{90}Y$、钌 $[^{106}Ru]$-铑 $[^{106}Rh]$ 等，临床常用的是 ^{32}P 或 $^{90}Sr\text{-}^{90}Y$ 敷贴器。

5. 治疗方法

（1）毛细血管瘤的敷贴治疗：根据不同年龄给予不同的剂量：一个疗程总剂量，乳儿 12~15Gy；1~6 岁，15~18Gy；7~17 岁，15~20Gy；成人 20~25Gy。可以一次给予大剂量，也可分次（每日 1 次，连续 10 天），如一次未愈，间隔 3~6 个月行二次治疗。

（2）局限性慢性湿疹、银屑病、扁平苔藓、神经性皮炎的敷贴治疗

1）一次大剂量法：敷贴器持续地放在病灶部位，一次完成疗程总剂量 5~10Gy，如无效，可再给予 4~6Gy。注意事项：必须准时取下敷贴器，否则可发生过量照射或其他意外。

2）分次敷贴法：每次给予 1~3Gy，总剂量 6~15Gy 为一疗程。在一个疗程中，开始剂量可偏高，视反应调整剂量。

（3）瘢痕疙瘩的敷贴治疗：一般认为手术切除有效，但复发率高，结合敷贴可取得满意效果。治疗总剂量 20Gy，每周 2 次法或每周 1 次法。根据病情可重复治疗。

6. 临床应用

（1）皮肤毛细血管瘤：该病一般的疗法是化疗、电凝固、冷冻法和手术切除等，但疗效不佳且常留下瘢痕。敷贴治疗与其他治疗手段相比方法简便，但疗效与年龄及病理类型有关，这是因为血管瘤组织的血管内皮细胞对射线的敏感性随年龄的增长而降低。若病例的选择符合适应证，且处方剂量合适，则患者的局部反应轻微，疗效满意不留瘢痕。本疗法尤其适用于幼儿，特别是面积不大的粟粒状点状或面积不大、且略高出皮肤表面 1~2mm 的皮内型毛细血管瘤，应该早期治疗，一般一个疗程即可治愈。一岁以下儿童治愈率可达 70%~80%。成人及其他类型的毛细血管瘤疗效稍差，海绵状毛细血管瘤或皮下型毛细血管瘤则不适合敷贴治疗。

大部分患者于照射后 2~3d 出现血管颜色加深(充血)、局部发热、刺痛或蚁行感,几天后可减轻。疗程结束或结束后数月可出现薄片状脱屑(持续 1~3 个月),血管瘤颜色变淡,即干性皮炎。最佳者 3~6 个月后血管瘤消失,且不留下痕迹。若治疗后出现充血、水肿和灼痛,渗出和水疱形成则提示产生湿性皮炎,应及时处理,使其不发生感染或扩大,治疗后除保持较长时期的色素沉着外也可不留痕迹。

(2)局限性慢性湿疹、银屑病、扁平苔藓、神经性皮炎:疗效和反应取决于处方剂量和患者对射线的敏感性,治疗期间局部痒感可能加剧,撤除 2~5d 可减轻,一周后明显好转或消失,近期治愈率可达 70%~80%,有效率 98%~100%。治疗结束后,一般无全身和血象反应,少数患者结束后可发生干性皮炎,个别可能出现湿性皮炎。

7. 注意事项　毛细血管瘤好发于面部,因此治疗中一定要掌握好处方剂量,尽量避免皮肤后遗症的出现。实践表明以略保守为宜,决不可出现湿性红斑,否则会造成皮肤萎缩;如经一个疗程治疗未愈者,3~6 个月后可行第二疗程。受照局部减少摩擦,保持皮肤的卫生。治疗开始到治疗后 2 周患处禁用热水烫洗、搔抓,避免感染和损伤;患处有红肿、破损或感染时,应终止敷贴治疗,并采用抗感染等对症处理。

重要一点,在治疗前要与患者交代好可能出现的情况,并要在知情同意书上签字,知情同意书必须写明治疗过程中可能出现的反应和有关副作用。

(二)放射性核素治疗进展

除敷贴治疗外,近年来,还不断发展了其他放射性核素治疗方法,如 ^{131}I-MIBG 治疗、放射免疫导向治疗、受体介导治疗、基因靶向治疗以及肝癌动脉导管介入治疗等,这些治疗方式在临床及动物实验中取得了较好的治疗效果。其他如血管内放射性支架介入治疗、硼中子俘获治疗、重离子治疗和核素示踪干细胞治疗等治疗方法的临床应用的实践较少,技术尚需进一步完善及成熟,是核医学未来发展重要内容之一。

1. 放射免疫导向治疗

(1)定义:放射免疫治疗(radioimmunotherapy,RIT)是应用放射性核素标记特异性抗体导向治疗肿瘤的方法,能使肿瘤区域内获得高照射剂量,降低周围正常组织损伤。

(2)治疗原理:利用发射 α 或 β 粒子的放射性核素标记特异性抗体,其进入体内后能与肿瘤细胞表面特定抗原进行结合,使放射性核素在肿瘤组织内大量聚集并长时间滞留,通过放射性核素衰变过程中发射 α 或 β 射线破坏或干扰肿瘤细胞的结构或功能,发挥抑制、杀伤或杀死肿瘤细胞的作用,达到治疗目的。现阶段主要应用的抗体类型为单克隆抗体(monoclonal antibody,McAb),其具有高度的特异性和亲和力。

(3)临床应用:①主要适用于肿瘤复发、术后残留的较小病灶、转移形成的亚临床微小病灶和全身较广泛转移的患者;② ^{131}I 标记美妥昔单抗适用于不能手术切除或术后复发的原发性肝癌及不适宜做动脉导管化学栓塞(transcatheter arterial chenoembolization,TACE)或经TACE 治疗后无效、复发的晚期肝癌患者;③ ^{131}I 标记肿瘤细胞核人鼠嵌合单抗注射液适用于放化疗不能控制或复发的晚期肺癌。

2. 受体介导核素治疗

(1)定义:受体介导核素治疗(receptor-mediated radionuclide therapy)是依据配体和受体特异性结合的特性,利用放射性核素标记的特异配体,通过配体与受体之间的特异结合,使放射性核素浓聚于病灶,达到内照射治疗的目的。在肿瘤细胞变异分化过程中,细胞膜某些受体的表达可明显增高,这些过度表达的受体则成为放射性核素靶向治疗的结构和功能基础。下面主要介绍生长抑素受体(SSTR)介导治疗。

生长抑素(somatostatin,SST)是存在于胃黏膜胰岛、胃肠道神经、神经垂体和中枢神经系统中的肽激素。它通过高亲和力的受体介导实现抑制胃分泌蠕动和抑制促生长素释放的生理功能。许多肿瘤细胞含有 SMS 受体,如垂体肿瘤、脑膜瘤、乳腺癌、星形细胞瘤、少突神经胶质瘤、成神经细胞瘤、嗜铬细胞瘤、小细胞肺癌以及产生激素的胃肠道肿瘤,如胰岛瘤、胰高血糖素瘤、舒血管肠肽瘤、胃泌素瘤和类癌等。

(2)治疗原理:SST 及其类似物(somatostatin analog,SSA)主要通过抑制 cAMP 及基因转录、诱导细胞凋亡及抑制表皮生长因子等的合成释放发挥对肿瘤的抑制作用。SSTR 在正常人体内分布广泛,在神经内分泌源性及一些非神经内分泌源性的肿瘤细胞中同样高表达,SSTR 与放射性核素标记的生长抑素类似物能特异性结合,它通过内吞作用进入细胞溶酶体,可同时进行肿瘤受体阳性显像和靶向放射治疗。同时,核素射线还可以杀伤邻近的 SSTR 阴性肿瘤细胞。

(3)临床应用:对于不能手术或已经出现转移的神经内分泌肿瘤,以及其他难治性 SSTR 阳性的实体瘤,SSTR 介导的放射性核素治疗有一定的价值。

3. 基因靶向治疗 基因治疗是指将特定的遗传物质转入细胞,达到预防或治疗疾病的疗法。将基因治疗与放射性核素内照射治疗相结合,基因介导放射性核素进行治疗,形成的"交叉火力"可以克服单纯基因治疗的不足,从而明显提高疗效。该疗法包括:放射性反义治疗和基因转染介导治疗。

4. 嗜铬细胞瘤、神经母细胞瘤的 ^{131}I-MIBG 治疗 肾上腺素能肿瘤(adrenergic tumors)是起源于交感神经胚胎细胞的一类肿瘤,主要包括嗜铬细胞瘤、神经母细胞瘤、交感神经母细胞瘤和神经细胞瘤等神经内分泌肿瘤。嗜铬细胞瘤(pheochromocyoma)起源于肾上腺髓质、交感神经节或其他部位的嗜铬组织,可持续或间断地释放大量儿茶酚胺,引起持续性或阵发性高血压和多个器官功能及代谢紊乱,约 10% 为恶性。本病以 20~50 岁多见,男女发病率无明显差别。高血压为最主要症状。神经母细胞瘤(neuroblastoma)是高度恶性的肾上腺素能肿瘤,可发生于全身任何部位,以肾上腺髓质多见,发病年龄小,多于 6 岁前出现症状,确诊时约 70% 患者已有广泛转移。神经母细胞瘤细胞不能合成儿茶酚胺类物质,但能合成其前体多巴胺及排泌其代谢产物,多数神经母细胞瘤能摄取儿茶酚胺类物质。交感神经母细胞瘤(sympathoblastoma)和神经节瘤(ganglioneuroma)是分化较好的肾上腺素能肿瘤,多见于儿童及青少年,常发生于胸椎旁后纵隔,预后较好。

(1)原理:胍乙啶和溴苄胺均是神经元阻滞剂,胍基和苄基相结合而成的碘代苄胍抗肾上腺素能神经元作用明显增强。^{131}I-MIBG(metaiodobenzyl guanidine,间碘苄胍)的化学结构与去甲肾上腺素相似,因此能被肾上腺髓质和交感神经分布丰富的组织器官摄取。^{131}I-MIBG 被摄取的机制尚未完全明确,首先可能是通过主动摄取被摄取,其次通过基于浓度差而产生的弥散作用。^{131}I-MIBG 与肾上腺素能神经递质的受体有特异结合力也是 ^{131}I-MIBG 被浓聚的可能机制。

^{131}I-MIBG 能被某些富肾上腺素能受体的肿瘤(如嗜铬细胞瘤、恶性嗜铬细胞瘤及其转移灶、神经母细胞瘤等)高度选择性摄取,同时也能被类癌及甲状腺髓样癌组织摄取。^{131}I 衰变发射 β 射线,在所聚集的病变部位产生低剂量、持续内照射作用,能抑制和破坏肿瘤组织

和细胞,达到治疗目的。

(2)临床应用:凡能够选择性浓聚摄取 ^{131}I-MIBG 的肿瘤。临床常用于恶性嗜铬细胞瘤和神经母细胞瘤的治疗。

思 考 题

1. 简述核医学显像的特色及其与 CT、MRI 的不同之处。
2. 简述 ^{18}F-FDG PET/CT 行肿瘤显像的基本原理与临床应用。
3. 简述 ^{99m}Tc-MDP 行骨扫描的基本原理与临床应用。
4. 简述碘-131 治疗甲状腺功能亢进症的基本原理与适应证。
5. 简述碘-131 治疗分化型甲状腺癌的原理与适应证。
6. 简述 ^{99m}Tc-MIBI 行心肌血流灌注显像的原理与临床应用。

(章 斌)

第二十一章　放射治疗

放射治疗是恶性肿瘤的主要治疗手段之一,肿瘤放射治疗学是研究与放射治疗有关的肿瘤临床、放射物理学基础和照射区的放射剂量分布、临床放射生物学以及放疗方法学的一门学科,是放射医学的重要组成部分。肿瘤的放射治疗根据照射方法的不同可分为远距离放射治疗和近距离放射治疗,远距离放射治疗(teletherapy)是指外照射,即通过人体体表的照射,如采用钴 -60 产生的 γ 射线、电子直线加速器产生的高能 X 线及电子线等进行的远距离治疗,X 刀、γ 刀、射波刀(Cyberknife)等立体定向放射治疗,以及质子重离子治疗等;近距离放射治疗(brachytherapy)是指把具有放射活性的放射源放置到靶区(主要是指肿瘤)内或靠近靶区的地方进行放射治疗的一种方法。本章将详细介绍放射治疗的发展概况和作用,放射治疗的应用基础包括放射物理学基础、临床放射生物学基础和临床肿瘤学基础,临床常用的放射治疗设备,放射治疗流程和质控,常见恶性肿瘤的治疗和正常组织放射反应和损伤的处理等。

第一节　肿瘤放射治疗的概述

一、肿瘤放射治疗的历史

自伦琴 1895 年发现 X 射线并用于治疗恶性肿瘤以来,肿瘤的放射治疗已经历经百多年之久。1898 年居里夫妇发现放射性元素镭,1899 年公布了第一例用放射治疗治愈的患者,开始了放射线治疗肿瘤的临床实践。1922 年 200kV X 线治疗机的问世,同时 Coutard 等人用放射线治愈了一例晚期喉癌患者而未发生严重的并发症。1922 年在巴黎召开的国际肿瘤学会议上确立了临床放射治疗学的地位。在此以后,对放射治疗的技术、肿瘤和正常组织对射线的效应以及严重放射并发症的防治等方面的认识逐渐趋于成熟。Coutard 在 1934年奠定的每天一次的连续分割放疗方案,至今仍是现代放射治疗学的基础。1910 年以来,用镭盒、镭针和镭管的近距离治疗在各个部位的恶性肿瘤治疗中得到了广泛应用,现已发展到用 ^{60}Co、^{137}Cs、^{192}Ir 和 ^{125}I 等放射性核素作近距离放射治疗。在 1950 年,获得了人工放射性核素 ^{60}Co 强源,从而研发了 ^{60}Co 外照射治疗机;1953 年,英国 Hammer Smith 医院最早安装了直线加速器。这些高能射线的外照射机问世,使肿瘤放射治疗的疗效较前提高了一倍。随着放射物理学、放射生物学和临床肿瘤学等学科的不断进展,以及超声、CT、MRI 等影像诊断与实验室诊断技术和模拟定位技术,计算机技术的广泛应用,放疗设备的功能和精度大大提高,为精确放疗的实现提供了条件,从 20 世纪 80 年代发明三维适形放疗技术开始,调强放疗、容积调强放疗、影像引导的放射治疗、断层螺旋放射治疗、立体定向放疗等放疗技术不断发展,推动放射治疗进入精准放疗时代,在不断提高肿瘤控制率的同时,正常组织也得到了最大程度的保护。同时,一切与肿瘤诊断、防治有关的学科亦同样取得了很大进步,将与放射治疗一起,互为补充,为最终攻克癌症这个顽固堡垒而发挥各自的作用。

二、我国放射治疗的发展概况

我国的放射治疗始于 20 世纪 30 年代,始建于 1931 年的上海镭锭医院(现上海复旦大学附属肿瘤医院)和 1932 年北京协和医院(拥有 200mg 镭针以及 200kV、120kV X 线治疗机各一台),开展了我国最早的放射治疗,苏州大学附属第一医院前身博习医院也在 1934 年开始进行 X 线治疗、1948 年开展了用镭管腔内和镭针组织间插植的近距离放疗。在 20 世纪 50 年代后期,我国引进了第一台高能射线装置——^{60}Co 远距离外照射治疗机,1975 年引进第一台直线加速器,1986 年成立中华医学会放射肿瘤学分会,出版了《中华放射肿瘤学杂志》,使我国的放射肿瘤事业又掀开了新的一页。特别最近 20 年来更得到了空前的发展,开展了包括立体定向放射治疗(γ 刀、X 刀)、三维适形放疗、调强放疗、影像引导的放射治疗在内的各种放疗新技术,肿瘤放射物理学、放射生物学的研究也取了丰硕的成果。在全国实行了上岗考试制度(医师、物理师、技术员)。同时能生产高能直线加速器、远距离 ^{60}Co 治疗机、近距离遥控后装治疗机、X 刀、γ 刀、剂量仪、模拟定位机和 TPS 等。近几年来,增设放射治疗的医院在各省、地级和县级市甚至乡镇医院也越来越多,购置的设备也越来越先进。

三、放射治疗的现状

放射治疗已进入精准治疗时代,适形调强放疗等精确放疗技术已成为主流的放射治疗技术,立体定向放射治疗等高精准技术的应用日趋成熟,并逐渐成为肿瘤治疗的重要手段,被肿瘤相关学科所认可。适应证不断扩大,与其他肿瘤治疗的方法联合使用的探索越来越多,已成为当前肿瘤精准治疗不可或缺的一部分。

第二节 放射治疗在肿瘤治疗中的作用

一、恶性肿瘤的概述

恶性肿瘤(癌症)已经成为严重威胁中国人群健康的主要公共卫生问题之一,统计数据显示,2020 年恶性肿瘤发病约 457 万人,死亡约 300 万人。平均每天超过 1 万人被确诊为癌症,每分钟有 7.5 个人被确诊为癌症。近 10 多年来,恶性肿瘤发病率每年保持约 3.9% 的增幅,死亡率每年保持 2.5% 的增幅,恶性肿瘤死亡占居民全部死因的 23.91%。在手术、放疗和化学药物治疗三种主要治疗手段中,放射治疗因其适应证宽、疗效好而有着不可置疑的重要地位。据国内各大肿瘤防治中心统计,经诊治的肿瘤患者约有 65%~75% 需用放疗。

二、肿瘤放射治疗的目的和适应证

（一）根治性放疗

根治性放疗是以放射治疗为主要治疗手段达到治愈肿瘤的目的。但在放疗过程中，若有病情变化（如出现血行转移）、治疗反应过重或与预计的放射敏感性不符时，可改为综合治疗或姑息治疗方案。根治性放射治疗主要用于皮肤癌、鼻咽癌、声门癌、较早期的食管癌和非小细胞肺癌、霍奇金病、子宫颈癌和某些脑肿瘤等。正因为是根治性放疗，在计划的设计和治疗的实施时更应精益求精，以达到最大限度地杀灭肿瘤，同时尽可能保护正常组织，以保证患者生活质量的良好。

（二）姑息性放疗

姑息性放疗分高度姑息和低度姑息两种。前者是为延长生命，经治疗后可能带瘤存活多年甚至正常工作。后者主要是为了减轻痛苦，往往达不到延长生命的目的，用于消除或缓解压迫症状（如上腔静脉压迫症、脊髓压迫等）、梗阻（如食管癌）、出血（如宫颈癌出血）、骨转移疼痛以及脑转移的功能障碍等。

在放疗过程中根据情况可将姑息方案改为根治方案，如霍奇金病的上腔静脉压迫症状经放疗后缓解，可改为根治性放疗达到治愈的目的。但对某些晚期癌症患者，若估计放疗不能减轻症状反可增加痛苦甚至加速死亡时，则不应勉强照射，如广泛的肺和／或胸膜癌症转移，大面积照射可导致急性呼吸衰竭而加速死亡。

（三）综合治疗

综合治疗是目前肿瘤治疗的主要方式，一般联合手术、放射治疗和／或化疗，各种肿瘤的综合治疗最佳方案正在不断探索和总结之中。

1. 与手术的综合治疗

（1）术前放疗：术前放疗可以提高切除率，降低远处转移率和降低局部复发率，并可提高生存率。大量的临床和实验研究证明：①术前放疗使肿瘤缩小，形成假性包膜使手术易于进行，从而提高切除率，肿瘤缩小也使怒张的静脉压力减小，术中出血减少。根据肿瘤的类型和所在的部位确定放疗与手术的间隔时间，若放疗后间隔时间过长，可造成放射区内纤维化，粘连加重而致手术困难，剂量过大也可使创口愈合时间延迟甚至难以愈合。因此2~8周为宜。辐射剂量以根治量的2/3左右（约40~50Gy/4~5周）为好。②对于较小面积的低剂量放射，大量实验和临床资料证明不会引起免疫功能的明显下降，我们的研究证明机体的免疫功能随放射治疗的剂量增加而逐渐降低，在40Gy左右（术前剂量）影响并不太大。③术前放疗可使肿瘤细胞的活力降低，据我们的研究证明，用20Gy/5~6次/1周的剂量对直肠癌行术前照射，手术标本经电镜观察超微结构显示有70%患者出现重度破坏（Ⅱ级），20%出现极度破坏（Ⅲ级）。瘤细胞活力降低可使手术过程中的局部种植率降低，并降低了因手术操作挤压引起的血行播散率，术前照射也可杀灭大部分亚临床病灶。

术前放疗常用于食管癌、中晚期的头颈部肿瘤、子宫体癌、局部晚期的直肠癌和乳癌等。

（2）术后放疗：从放射生物学角度来说，肿瘤切除后，局部瘢痕形成，血运不佳，放射敏感性变差，原则上不主张用术后放疗。但若有明显的残留肿瘤或手术可能不彻底者，又具有一定放射敏感性的则可考虑行术后放疗，但应在术后尽早进行，最好不要超过2~4周。术后及早放疗，一是赶在术区纤维瘢痕形成之前，二是为了避免因残留细胞再增殖而发生肉眼可见的肿瘤复发,术后照射对残留的亚临床病灶效果远比临床可检出的复发肿瘤为佳。有些情况下,要求放疗与手术的间隔时间比较严格:如肾母细胞瘤术后不要超过 10d 放疗,最好在 48h 内;一些良性病如瘢痕疙瘩要求手术后当天起放疗,预防骨关节创伤或手术后的异位骨化应在术后 1~2d 开始,最迟不超过 4d。

术后放疗适用于脑瘤、肺癌、胸腺癌、软组织肉瘤、直肠癌和乳腺癌保乳手术等。而睾丸精原细胞瘤的术后照射范围是引流淋巴区而非手术区,从概念上讲不能算是真正的术后放疗,但疗效却是十分肯定的。

(3)术中放疗:在手术过程中一次性大剂量照射,受照靶区有相对高的放射生物效应而又可对正常组织的损伤减低到最小限度。但本方法要求有一定的设备条件(机器输出剂量率高)。一般采用电子线照射,一次照射剂量为 15~20Gy,对敏感性差者,可在照射 20Gy 后缩野加 10Gy。绝不能用以往通用的一次照射 30~35Gy(鳞癌)或 30~40Gy(腺癌)。开展了三维立体定向放射治疗后,术中放疗的地位有所下降。

2. 与药物的综合治疗

(1)化疗药物或靶向药物:与化疗药物的配合主要有两方面:①增强局部作用,即动脉插管介入化疗加区域性放疗,如用于头颈部肿瘤、肺癌和消化道肿瘤等;②全身化疗和放疗,可在放疗前(新辅助化疗)、放疗中(同步放化疗)、放疗后(辅助化疗)或序贯进行,用于恶性淋巴瘤、头颈部肿瘤、肺癌等。抗血管靶向药物如针对血管内皮生长因子抗体与仅作用于肿瘤细胞增殖的化疗药物不同,通过与 VEGF 特异性结合,阻止其与受体相互作用,发挥对肿瘤血管的多种作用:使现有的肿瘤血管退化,从而切断肿瘤细胞生长所需氧气及其他营养物质;使存活的肿瘤血管正常化,降低肿瘤组织间压,改善化疗药物向肿瘤组织内的传送,提高化疗效果;抑制肿瘤新生血管生成,从而持续抑制肿瘤细胞的生长和转移。同时,抗血管生成治疗使肿瘤血管正常化,能够改善肿瘤乏氧状态,提高放疗敏感性,因此,这些药物一方面与放疗起协同抗瘤作用,另一方面也能发挥放射增敏作用。

放疗前(新辅助化疗)化疗的目的是缩小肿瘤、提高放射敏感性,也可消除潜在的远处转移灶,但放疗前的化疗一般仅给 1~3 个周期,一旦未发现的远处潜在转移灶未能消除,则有可能激发细胞周期的正反馈再分布而加速增殖,同步放化疗也可能发生这种现象。因此,建议凡行新辅助化疗或同步放化疗者,在放疗后应予以正规强度的化疗。放化疗联合或放射与靶向治疗的联合应用还需注意毒性反应,除了全身反应外,特别要尽量避免使用对放射靶区内器官毒性较强的化疗药物,如易发生心脏毒性的多柔比星或 Her-2 抑制剂赫赛汀,有肺纤维化副作用的博来霉素、环磷酰胺、吉西他滨和酪氨酸激酶抑制剂 TKI 等。

放疗并用化疗除加重组织、器官的毒性作用外,还可有致癌作用。常见的脏器和组织有骨髓、黏膜和皮肤、性腺(睾丸和卵巢)、甲状腺、神经系统、肺、肾脏及心脏等。

(2)放射增敏剂:像用乏氧细胞增敏剂、细胞周期特异性细胞毒药物(杀伤对放疗不敏感的细胞群)、抑制 DNA 损伤修复的药物等。

(3)生物反应调节剂/免疫治疗:其作用有 3 点:① PD-L1 或 PD-1 抑制剂与放疗联合,产生远隔效应,通过诱导免疫反应来治疗远处转移病灶,增强抗肿瘤作用。②提高肿瘤细胞的分化程度,向低恶性或良性转化。③提高宿主的免疫功能和对放化疗副作用的耐受能力,主要药物有重组细胞因子的白细胞介素、干扰素、肿瘤坏死因子(TNF)等;过继转移的免疫细胞如淋巴因子活化杀伤细胞(LAK 细胞)、肿瘤浸润淋巴细胞(TIL)和 γ 干扰素活化的单核细胞等以及单克隆抗体与导向药物、肿瘤分子疫苗等。

（4）与中医中药配合治疗方兴未艾，但仍在探索之中。其主要研究方向为：①增强放射敏感性；②减轻放疗反应；③与放射的协同抗肿瘤作用。

3. 与加温治疗（热疗）配合　高温（≥43℃）可杀伤肿瘤细胞，对放射较不敏感的 S 期细胞对加温最为敏感，且高温也能杀伤对放射抗拒的乏氧细胞，因此用加温与放疗的综合治疗可使肿瘤完全缓解率增加 1 倍左右，降低放疗剂量，协同发挥抗肿瘤作用。加温的主要作用机制是抑制瘤细胞的 DNA 和 RNA 的合成，降低瘤细胞放射亚致死损伤及潜在致死损伤的修复能力。因肿瘤内的血流量仅为周围正常组织的 2%~22% 而不易散热，因此加温时，瘤体内的温度可高于周围组织 5~9.5℃，不至于造成正常组织的过热损伤。

（四）急诊放射治疗

在肿瘤患者的病程中，有时出现的一些急性情况必须立即予以处理，在某些情况下放射治疗是最有效的方法之一。用放射治疗来紧急处理临床问题的方法称急诊放射治疗。器官移植的急性排斥反应也曾用急诊放疗。此时，不能按常规预约登记、择期照射，而应即时予以治疗。

1. 出血　因肿瘤坏死引起的出血，常不能用药物或压迫法有效地止血，只有在肿瘤退缩后才能自然止血。例如宫颈癌、肺癌、头颈部癌（如扁桃体癌的大出血），在暂时性压迫止血的同时，用外照射或近距离照射大剂量数次后即能止血。

2. 解除肿块压迫或梗阻　肺癌或纵隔淋巴瘤等引起的上腔静脉压迫症，患者就诊时面颈肿胀，颈静脉、胸壁皮下静脉怒张、呼吸困难。对肺癌，可首先给予高剂量冲击放疗 3~4 次，每次肿瘤量 DT 4Gy，临床表现可明显改善，以后改为常规分割剂量，总量达 50~60Gy，症状缓解率达 97%，5 年生存率与无上腔静脉压迫症的肺癌相仿。纵隔淋巴瘤纵隔放疗后的显效时间更快，症状缓解后，甚至可改为根治性放疗方案。如食管癌引起吞咽困难、髓外浆细胞瘤引起的咽喉部阻塞、淋巴瘤或白血病浸润性肿块造成的脏器压迫等均可用放疗缓解。

3. 肺不张　因肺癌而致的大范围肺不张，用急诊放疗也可使呼吸困难明显改善，随后按常规照射方法进行放疗，肺不张的复张率高达 87.5%。

4. 颅内或椎管内高压　因原发性或转移性肿瘤所致的颅内高压或脊髓压迫症，有时放疗可立即显效。特别是对放疗敏感的白血病、淋巴瘤或朗格汉斯细胞组织细胞增生症（Langerhans cell histiocytosis, LCH，又称组织细胞增生症 X）及良性血管瘤，小剂量照射即可见效。但应注意两点：①当有截瘫发生时，应在 2 周内予以照射，因截瘫时间过长，恢复较为困难；②当有颅内或椎管内高压时，因放疗初期可引起一时性的脑和脊髓的充血水肿，加重颅内及椎管内高压，严重者可使轻瘫即刻成为全瘫或脑疝形成甚至死亡，最好先行手术去骨瓣减压，或放疗初期先用小剂量照射，同时并用皮质激素或脱水剂。

5. 止痛　因肿瘤直接侵犯或骨转移性癌引起的剧烈疼痛，用大分割照射数次即可使疼痛缓解，缓解率高达 80% 以上。

6. 肾移植排斥反应　宿主对移植肾的排斥反应，当用免疫抑制剂或大剂量皮质激素无效时，立即用局部照射移植肾的方法可使排斥现象迅即逆转，其作用机制是放射杀灭了浸润到移植肾内的致敏淋巴细胞。方法为隔天一次，每次照射的最大参考剂量 D_T 为 150cGy，共 3~4 次。现也有报道适用于心脏移植。

第三节　放射治疗的应用基础

一、临床放射生物学

临床放射生物学是在放射生物基础理论研究的基础上，探讨人类肿瘤及正常组织在放射治疗中的放射生物学问题的学科，例如有关电离辐射是如何消灭肿瘤以及它的过程怎样？如何提高它的效能？又如何来减少正常组织的损伤和降低全身反应等问题。临床放射生物学主要从以下三方面对肿瘤放射治疗产生影响：①提供了放射治疗的理论基础，如肿瘤及正常组织的增殖和修复、氧效应的影响、辐射分子生物学与肿瘤放疗的关系等；②通过放射生物学的研究有助于放射治疗中新的治疗方法的建立，如放射增敏剂和放射防护剂的应用、不同分割照射方法的建立、高 LET 射线的应用等；③协助确定临床放射治疗计划，如不同分割照射中和不同剂量率照射的治疗计划转换、并用化疗或放射增敏剂等。

（一）氧效应

用放射线治疗肿瘤，主要依靠射线的电离作用，电离辐射的作用机制主要可归纳为两种，即直接作用和间接作用，两种作用都与氧的存在有密切关系。在富氧及乏氧情况下，细胞存活曲线的形状基本上是一样的，主要区别是用低 LET 射线（X 线、^{60}Coγ 射线等）时，在乏氧情况下要用约 3 倍的剂量，才能达到照射富氧细胞时的同等存活率。在正常组织和肿瘤组织中均含有氧分压高的富氧细胞和氧分压低的乏氧细胞。正常组织中含氧量少的乏氧细胞比例小（一般<1%），肿瘤供氧主要靠肿瘤毛细血管内的血流将氧弥散给瘤细胞，因此瘤细胞越靠近毛细血管则含氧越丰富，而远离毛细血管者则成为乏氧细胞，在实验肿瘤中乏氧细胞则大大增加（10%~20%），人肿瘤可高达 30%~40%。因此，在放射治疗过程中要设法使乏氧细胞变为富氧细胞或降低乏氧细胞的放射抗拒性，来获得放射敏感性的最高效应，这就是所谓的"氧效应"。

衡量放射线对氧依赖性的指标是"氧增强比（OER）"。OER 是在同一照射条件下，乏氧细胞和富氧细胞辐射致死量的比值。OER= 乏氧细胞辐射致死量 / 富氧细胞辐射致死量。用低 LET 射线时，OER 值约为 2.5~3.0，而用 15MeV 快中子（属于高 LET 射线）时，其 OER 值为 1.6。说明低 LET 射线对氧的依赖性大，而高 LET 射线对氧的依赖性明显较小。

（二）"4R" 理论

1987 年，Withers 提出 4 个 R 的概念，即 Repair（修复），Repopulation（再增殖），Reoxygenation（再氧合）和 Redistribution（再分布）。这 4 个 R 是决定放射生物效应的重要因素，4 个 R 不仅对肿瘤组织，而且对正常组织在放疗过程中产生的效应都需十分重视。

1. 细胞放射损伤的修复　分割照射的目的之一是保护正常组织的修复，但不可避免地亦使一些肿瘤细胞亚致死损伤得到修复。根据正常组织受辐射后发生反应的时间和修复方式的不同，分为早反应组织和晚反应组织。早反应组织包括骨髓、黏膜、睾丸和卵巢等，受照射后细胞损伤很快发生，细胞群体的修复主要靠细胞的再增殖，而亚致死损伤的修复可以较少考虑；晚反应组织包括神经、肺、肾脏等，受照射后细胞损伤很晚才发生，亚致死损伤的修复是至关重要的,因其几乎不存在细胞的再增殖。因此,在放疗过程中,必须保护晚反应组织的亚致死损伤修复能力。对于多数肿瘤组织,一般认为其亚致死损伤的修复能力与早反应组织类似,每次剂量过低或疗程延长均对杀灭肿瘤细胞不利。

2. 肿瘤组织的再生或增殖 进行分割照射时,每次照射量不可能达到充分破坏肿瘤的目的,在此期间,肿瘤细胞的再生或增殖是不可避免的,在制订治疗计划时,应考虑再增殖的重要性。在用常规分割方案(2.0Gy/次,每天一次,每周5次)时,有的肿瘤如神经外胚层肿瘤仍可见到继续增大,提示克隆源瘤细胞的倍增时间≤2d。但不能完全根据临床肿瘤大小的变化来估计克隆源瘤细胞的增殖活动,因在杀灭大量瘤细胞的同时如有瘤细胞加速增殖,则肿瘤大小变化甚小,且"死亡"的瘤细胞仍可分裂几代后才死亡,机体清除死亡细胞也需一定时间。肿瘤细胞的再增殖一般在疗程开始后的2~3周以后,因此,也不能随意降低每次量和延长疗程时间,分段放疗从放射生物学的角度来说是不合理的。细胞的再增殖对早反应正常组织来说是重要的,一般情况下每周5次,周剂量10Gy的分割方法,正常组织早反应是可以接受的,最终可以得到修复,即使患者主观反应较重也不必过虑。早反应组织的再增殖在常规放疗后几天内就开始,最多2~3周。晚反应组织无明显的再增殖,对放射损伤的保护反应不是依靠细胞的再增殖作用。

3. 肿瘤乏氧细胞再氧合 分割照射中,由于肿瘤缩小,血供改善,使乏氧细胞变得接近血管,出现肿瘤细胞的再氧合,这对提高放射敏感性有益。缩短总疗程时间可使再氧合发生不充分,也应注意在再氧合的过程中同时有肿瘤细胞的修复和增殖过程,可使乏氧细胞的比例再度增加。分割放疗过程中的再氧合,并不影响正常组织反应,仅当组织中的氧张力从≤5.3kPa(40mmHg)增加到≥101.3kPa(760mmHg)时,放射敏感性才有轻度提高,因此并不增加正常组织的放射损伤。

4. 肿瘤细胞的再分布(或同步化) 分割放疗时,肿瘤受照射后敏感性高的期相细胞损伤最大乃至死亡,使残留的非敏感期细胞出现再分布现象,此时发生细胞周期的正反馈(增殖周期加快、增殖比例增大、细胞丢失减少),此时可能同时有较多的细胞进入敏感期相,并使非增殖期(G_0)细胞进入增殖周期,从而提高了放射敏感性;或可同步化于对某种化疗药物或放射/加温治疗有利的期相,以期最大限度地杀灭瘤细胞。再分布可影响早反应正常组织的放射敏感性,但对晚反应组织,分割照射时几乎没有细胞周期的再分布,不存在由于再分布导致的自我增敏现象,故在分割放疗中,晚反应组织比早反应组织和肿瘤组织受到更多的保护。

总之,在放疗过程中,对"4R"因素要全面考虑,既要最大限度地杀灭肿瘤细胞,又要保证正常组织能最大限度地得到修复。

(三) 低剂量和低剂量率照射

根据联合国原子辐射效应科学委员会(1986)报告,剂量在0.2Gy以内的低LET照射或0.05Gy以内的高LET照射称为低剂量照射;若剂量在0.05Gy以内,则两者均称为低水平照射。1982年Luckey提出低水平照射对生物体不仅无害而且有益,这是低剂量照射诱导的适应性反应所致,适度的低剂量照射可以提高机体的免疫功能、刺激分子水平的防卫、修复和适应能力。在肿瘤放疗领域,有人发现这种原本对机体有益的适应性反应,对肿瘤细胞却有可能造成放射耐受,使其放射敏感性下降。近年来,又发现低剂量照射对肿瘤和正常组织的超敏感性。虽然对其机制目前尚未完全清楚,但在指导临床工作的放射生物学研究中应引起高度重视。低剂量照射诱导适应性反应的剂量一般<20cGy,发生低剂量照射超敏感性反应的照射剂量一般<50cGy。当前,各种精确放疗技术已普遍得到开展,精确放疗的目的就是要保证肿瘤得到最大限度的杀灭的同时尽量降低周边正常组织器官的剂量,但不管何种精确放疗,其周边组织器官总会受到一定的剂量(原射线、散射线、次级射线),而且此区域由于多方向照射变得更大,此剂量小到不能杀伤潜在的肿瘤细胞,却可使肿瘤细胞发生辐射耐受,同时由于低剂量超敏感性反应,也可能使正常组织发生超乎寻常的放射反应与损伤。

在临床上和在细胞及组织的放射生物学研究中,最常用的剂量率是 1~5Gy/min,因此,对每次 2Gy 的照射,一般时间不会超过几分钟。在这段时间里可发生由照射引起的初始化学效应(如自由基的形成),但尚不足以发生损伤的修复或其他生物过程。当剂量率下降到 1Gy/min 以下时,则每个 Gy 照射后所产生的生物效应逐渐减弱,这种现象称为剂量率效应。此时,随着剂量率的下降,给予既定剂量所需的照射时间延长,照射期间便可能发生上述 4R 概念里所描述的生物学过程,其中亚致死损伤的修复是最重要的现象,再分布的影响则相对次要。再氧合在低剂量率(low dose rate,LDR)比高剂量率(high dose rate,HDR)照射更有效,特别是那些只进行近距离治疗的患者。这是由于 LDR 与 HDR 相比,用 LDR 时乏氧细胞所受的损伤大于分次 HDR 治疗,而用 HDR 照射时,氧合的肿瘤细胞所受的损伤大于氧合的正常细胞。若剂量率进一步下降,照射时间更长,那么在照射期间还会产生细胞的增殖。

(四)放射化学修饰剂

放射和化学药物联合应用是治疗恶性肿瘤的常用方法。这些药物分为两类:一类药物本身具有抗肿瘤的细胞毒作用,另一类药物对肿瘤无任何作用。这两类药物和放射联合应用都会影响放射对正常组织和肿瘤的效应。广义上讲,这两种药物都可称为放射化学修饰剂(chemical modifiers of radiation)。其联合应用的最终效应表现为以下 5 种形式。

1. 相加效应(additive effect) 放射和化学修饰剂作用于肿瘤杀灭的不同环节,如放射和特异性期相细胞毒化疗药物(抗代谢药)合用,其结果是抗肿瘤效应相加(1+1=2 的作用)。

2. 次相加效应(subadditive effect) 放射和化学修饰剂合用,其联合效应小于相加,但大于各自单独使用(1+1<2,但>1)。多数的放射和化疗药物联用都呈现这种次相加效应。

3. 协同效应(synergistic effect) 联合治疗的作用大于相加效应(1+1>2)。多数放射增敏剂和放射联用产生协同效应。

4. 增敏效应(sensitization effect) 化学修饰剂本身无细胞毒作用,但与放射合用时能提高放射的杀灭效应,即 0+1>1。这种化学药物才是真正的放射增敏剂,是一种化学或药物制剂,当与放射治疗同时应用时可以改变肿瘤细胞对放疗的反应性,从而增加对肿瘤细胞的杀伤效应。理想的放射增敏剂应具备的条件:①性质稳定,不易和其他物质起反应;②有效剂量没有毒性或毒性很低;③易溶于水,便于给药;④专对肿瘤细胞,特别是对肿瘤乏氧细胞有较强的放射增敏作用;⑤有较长的生物半排出期,并在体内能保持其药物特性,足以渗入整个肿瘤;⑥在常规分次放疗中,较低的药物剂量即可有放射增敏效果。增敏比(sensitizing enhancement ratio,SER)是为评估使用放射增敏剂的增敏效果而使用的指标。SER= 单纯照射达到特定生物效应所需照射剂量 / 照射并用放射增敏剂后达到同样生物效应所需照射剂量。真正意义上的放射增敏剂应只对肿瘤有增敏效应,而对正常组织没有毒性。但在临床上,也应用一些对正常组织有一定副作用而能增加放射对肿瘤杀伤效应的药物:①乏氧细胞增敏剂:最有代表性的是MISO,在动物实验中有极好的放射增敏作用,但因其神经毒性作用太大而被弃用。后又研制了许多毒性较低的衍生物,如SR-2508、KU-2285、甘氨双唑钠(CMNa)、NIMO、沙纳唑(AK-2123)等。②生物还原性药物:如2-硝基咪唑、丝裂霉素C(MMC)、SR-4233(TPZ)以及以DNA为靶的药物等。③其他放射增敏剂:如卤化吡啶(HP)类的5-碘脱氧尿嘧啶(IdU)、5-溴脱氧尿嘧啶(BrdU);或来源于中药的制剂如马蔺子素、紫杉醇和植物多糖提取物(枸杞多糖、云芝多糖)等。

5. 拮抗效应(antagonistic effect) 化学修饰剂与放射合用,使放射对细胞杀灭效应降低,即0+1<1。这类药物有放射保护作用,称为放射保护剂,是指能保护正常组织不受或少受射线的影响,但又不降低放射对肿瘤的杀伤效应,从而可增加射线的剂量以达到杀伤更多肿瘤细胞的目的的药物。保护系数(protection factor,PF)或剂量减少系数(dose reduction factor,DRF):照射合并放射保护剂后达到单纯照射下同样生物效应所需的照射剂量与单纯照射产生同样特定生物效应所需的照射剂量的比值,DRF或PF=照射合并放射保护剂后达到单纯照射同样生物效应所需照射剂量/单纯照射产生同样特定生物效应所需照射剂量。放射保护剂的研究主要集中在清除自由基方面。清除了自由基,从而使细胞膜上的脂质不受自由基的损害:①维生素类:如维生素E和维生素C;②含巯基化合物:如氨基脲、硫脲等能清除羟自由基OH·;③超氧化物歧化酶(SOD):能清除超氧阴离子自由基;④半胱氨酸衍生物:WR-2721已被应用于临床;⑤另外,阿咪福汀(氨磷汀)、羟基丁酸等也有放射保护作用。

二、射线的测量

(一)剂量计的特点
辐射剂量计是用于测量电离辐射量的装置,入射粒子在灵敏体积内与介质发生相互作用,通过电离或激发损失的能量转换为可观测的光电信号输出。辐射剂量计广泛应用于临床机器刻度和计划验证以及辐射防护中的个人剂量限值和实时剂量监测。

理想剂量计应具有以下特点:响应与剂量相关,与射线能量无关、与周围环境因素无关(例如温度和气压)、测量角度无关,射野的大小无关,或者能够通过简单的计算修正;同时尺寸小、组织等效,从而不影响原本的辐射场;可重复使用、实时响应可读、便于使用与读取。

(二)临床常用辐射剂量计种类
1. 电离室和静电计 电离室是最广泛使用的一种辐射剂量计,通过电缆与剂量计相连。静电计是具有高增益和高输入阻抗的负反馈的运算放大器,能够测量电离室输出的电荷量、电流信号或电压信号,并将该信号转换为剂量值显示。电离室的优点是良好的精确性和准确性、温度气压校正简单、能直接读出结果、可用于射束校准;缺点是需要连接电缆、需要提供高压、高能射束剂量测定需要修正。

临床常用的电离室有指型电离室、平行板电离室、井型电离室等(图21-1)。指型电离

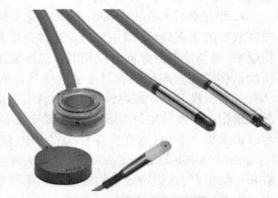

图21-1 常用的电离室剂量计

室是最早由英国物理学家 Farmer 设计,因此也称为 Farmer 电离室(图 21-2),通常用于校准中高能 X 射线和能量高于 10MeV 的电子线。平行板电离室是由高压极、收集极和保护环三部分组成的圆柱状结构,常用于测量能量低于 10MeV 的电子线和 MV 级光子束建成区表面剂量和深度剂量。外照射用电离室具体参数可参考 IAEA TRS-398 号报告。井型电离室灵敏体积较大,测量近距离放射治疗用放射源的参考空气比释动能率(图 21-3)。

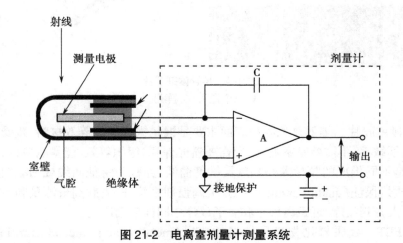

图 21-2 电离室剂量计测量系统

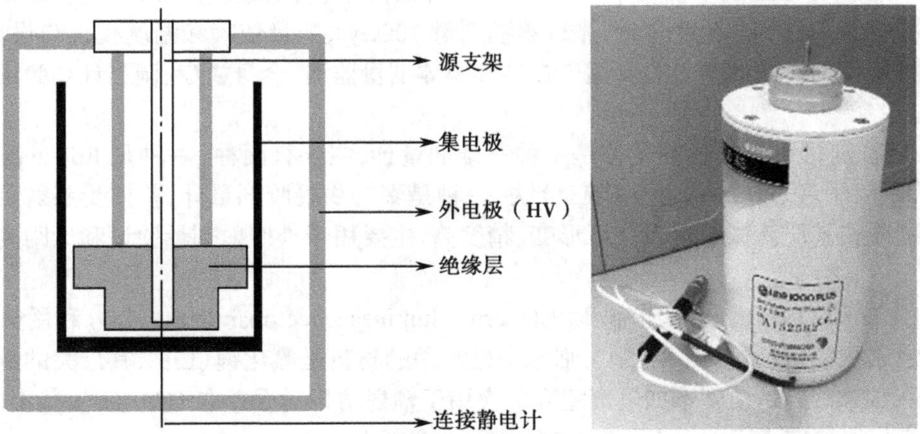

图 21-3 井型电离室结构

2. 半导体剂量计 半导体剂量计由 P-N 结型二极管组成,按照基本物质不同分为 P 型半导体剂量计和 N 型半导体剂量计。半导体剂量计的优点是尺寸小、灵敏度高、可直接读出、不需要外置偏压,缺点是需要连接电缆、需要作温度校准、累积剂量会改变灵敏度、不能作为剂量校准使用。主要用于小野测量和模体内剂量测量(图 21-4A);多个半导体剂量计有规律地排列在一起构成平板探测器,主要用于平面剂量测量和患者放疗计划验证(图 21-4B)。

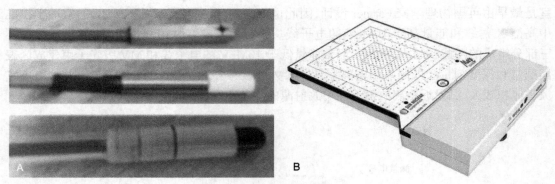

图 21-4 半导体剂量计
A. 单个探头；B. 阵列。

3. 辐射显色胶片 辐射显色胶片表面主要是溴化银或组织等效材料，接受辐射照射后显色，对光线不敏感，不需要暗室处理，但需要避光保存，组织等效、能量响应好，不依赖于剂量率。缺点是不同批次的胶片需要刻度灵敏度曲线（亦称为特征曲线或 H&D 曲线）。主要用于加速器质量保证（quality assurance，QA）、调强剂量验证、皮肤剂量测量和不同组织界面剂量分布，在大分割放疗、近距离放疗和质子放疗中同样应用广泛。

4. MOSFET 金属氧化物半导体场效应管（metal-oxide-semiconductor field-effect transistor，MOSFET）由硅半导体、二氧化硅及金属门栅组成。优点是同轴剂量响应好、剂量灵敏面积小（约 $0.04mm^2$）、平衡帽小巧、标定刻度方法简单、剂量重复性好，可进行累积剂量和实时放疗剂量监测；缺点是寿命有限（累积剂量 100Gy）、能量依赖和温度校正与设计相关、灵敏度随累积剂量而改变。主要用于在体和模体剂量监测、全身放疗、调强计划验证和近距离放疗。

5. 凝胶剂量计 凝胶剂量计是一种三维剂量计，主要有两种：一种是 Fricke 凝胶剂量计，二价铁离子经过辐射后会变成三价铁；一种是聚合物凝胶剂量计，单体受照射后形成三维聚合物凝胶基质。凝胶剂量计可形变、精度高，主要用于外照射剂量验证和近距离治疗剂量估算。

6. TLD 和 OSLD 热释光剂量计（thermo luminescence dosimeter，TLD）利用热致发光原理记录累积辐射剂量（图 21-5A），临床中最常用的材料是氟化锂（LiF），其最大的特点是尺寸小，便于邮寄，但是精度不如电离室高。应用于辐射防护时误差在 10%~20% 范围内，应用于放射治疗误差应小于 5%。

与 TLD 类似的有光致发光剂量计（optically stimulated luminescent dosimeters，OSLD），利用光致发光原理记录累积剂量（图 21-5B），价格低廉，缺点是光敏、非组织等效材料、具有能量依赖性、只有三氧化二铝一种材料。

除了上述几种常用的剂量计，其他放疗中应用的还有丙氨酸剂量计、塑料闪烁体剂量计及金刚石剂量计等。

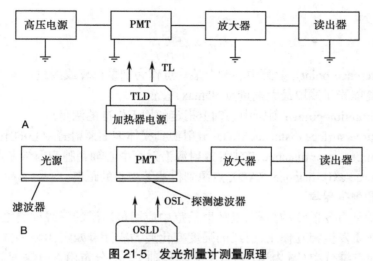

图 21-5　发光剂量计测量原理
A. 热释光剂量计 TLD；B. 光致荧光剂量计 OSLD。

（三）剂量计的检定

临床工作中，加速器的标定和患者剂量验证是质控工作的重要内容，直接关系到患者的治疗效果，因此剂量仪的精度至关重要。为保证测量值的统一及测量结果的准确，国内外的基本做法是，首先建立国家级的剂量基准，并制定相关的吸收剂量测量规程。中国计量科学研究院和原子能研究所作为国家一级标准实验室，建立以照射量为基础的国家级的一级标准。并在有条件的省市建立了次级标准实验室，如上海华东计量站和四川的测试计量院，负责对现场如医院使用的测量仪表（电离室和静电计）进行刻度，给出相关校准因子，并对现场使用给予指导和检查。各单位根据国标和检定结果开展标定和验证工作。目前常用的加速器标定标准有北美广泛应用的 AAPM TG-21 报告（1983）和 AAPM TG-21 报告（1999），IAEA TRS-227（1997）和 IAEA TRS-398（2000）以及德国 DIN 的 6809-4（1998）、6809-5（1996）以及 DIN 6800-2（2008），我国相关标准主要有 JJG 589—2008、JJG 1027—2007、JJG 912—2010 以及 GB/T 19046—2003。

三、外照射剂量学

常用于外照射的射线分为光子、电子和质子与重离子。

（一）外照射治疗中照射野及有关名词定义

放射源（Source）：假定为点源（S），规定为放射源前表面的中心，或产生辐射的靶面中心。

模体（phantom）：模拟人体对入射辐射吸收、散射的受照物体。

射野中心轴（beam central axis）：射线束的中心对称轴线。放射源 S 穿过照射野中心的连线。

照射野（field）：射线束经过准直器后垂直通过模体的范围，用模体表面的界面大小表示照射野面积。50% 等剂量线的延长线交于模体表面的区域定义为照射野大小。

等效方野（equivalent square field）：任意形状照射野均可以找到等效方野，一个边长为 a 和 b 的任意矩形野与一个边长为 a_{eq} 的方形野大致等效，此时两者有相同的射野面积 / 周长

比（Day's 法则）为

$$a_{eq} = \frac{2ab}{a+b} \tag{21-1}$$

参考点（reference point）：射野中心轴上某一点作为剂量计算或测量参考点，表面到参考点的深度为 d，高能光子线取最大剂量点（Dmax）位置。

校准点（calibration point）：射野中心轴上指定的用于校准的测量点。

源皮距（source-surface distance，SSD）：放射源到模体表面照射野中心的距离。

源瘤距（source-tumor distance，STD）：放射源沿射野中心轴到肿瘤内参考点的距离。

源轴距（source-axis distance，SAD）：点源到机器等中心的距离。

（二）光子照射剂量学

光子是 X 射线和 γ 射线的总称，是放射治疗中应用最广泛的射线种类之一。光子在真空中不与任何介质发生相互作用，射线的强度变化遵循线性衰减定律和平方反比定律。在模体内的分布为三维分布（图 21-6），射野中心轴（z 轴）上的分布用百分深度剂量、组织空气比和反向散射因子、组织体模比和组织最大比表征。过 z 轴平面的分布用等剂量曲线表征，与 z 轴垂直平面的分布用离轴比、平坦度和对称性、等剂量曲线表征。这些参数综合在一起表征光子源在模体内的剂量分布状况。

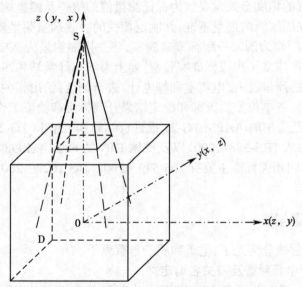

图 21-6 射线在模体内的三维分布，z 轴为射野中心轴

1. 百分深度剂量（percent-depth dose，PDD） 描述患者或模体内中心轴剂量分布的参数。定义为射野中心轴上某深度处的吸收剂量率与参考点剂量率的百分比（图 21-7）。

$$PDD = \frac{D_d}{D_{d_0}} \times 100\% \tag{21-2}$$

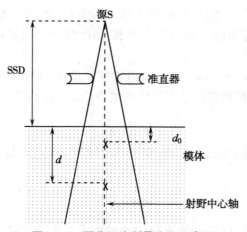

图 21-7　百分深度剂量定义示意图

　　随着深度的增加,从表面到最大剂量深度的区域称为剂量建成区,此区域内剂量随深度增大而增加。利用建成区效应可以起到保护皮肤的作用。

　　随 X 射线能量增加,最大剂量深度增加(表 21-1),表面剂量降低,建成区变得更宽(图 21-8)。

表 21-1　放疗中常用能量光子线的 D_{max}

射线	SSD/cm	D_{max}/cm
Co-60 γ 射线	80	0.5
6MV X 射线	100	1.4~1.6
8MV X 射线	100	1.8~2.2
10MV X 射线	100	2.2~2.6
15MV X 射线	100	2.7~3.1
18MV X 射线	100	3.0~3.5

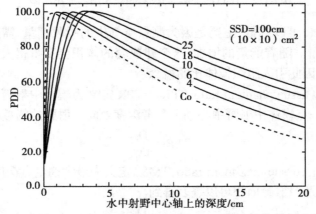

图 21-8　源皮距 100cm、10cm×10cm 射野大小下,^{60}Coγ 射线和
4~25MV 的 X 射线之间的不同兆伏级光子线的 PDD 曲线

PDD 随射野面积增大而增加,当能量大于 22MV 后,PDD 曲线不随射野面积改变而改变;PDD 随 SSD 的增加而增加。PDD 用于计算 SSD 照射时剂量。采用 SAD 照射时,根据组织空气比计算剂量。

2. 组织空气比(tissue-air ratio,TAR) 组织空气比 TAR 定义为模体内线束中心轴深度 d 处的剂量率与空间同一位置自由空气中的剂量率之比(图 21-9)。

$$TAR=\frac{D_t}{D_{t_a}} \tag{21-3}$$

反散因子(back-scatter factor,BSF)定义为射野中心轴上最大剂量深度处的组织空气比。

$$BSF=\frac{D_P}{D_{P_a}} \tag{21-4}$$

TAR 与源皮距无关是 TAR 的最重要的物理性质。影响 TAR 的因素为射线能量、组织深度和射野大小。对高能 X 射线,TAR 从表面开始随组织深度增加而增加,达到最大值后,随深度增加而减少。

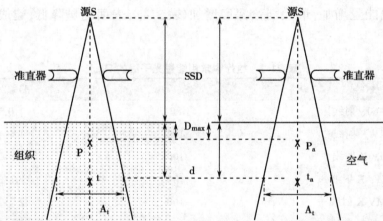

t 是距离模体表面距离为 d 的等中心轴上的一个点,P 点为 D_{max} 点,A_t 是体模内深度为 d 处的射野大小。

图 21-9 TAR 和 BSF 的测量和定义的几何示意图

高能射线的 TAR 难以测量,主要是因为测量空气中的吸收剂量,需要在达到电子平衡厚度的建成套中测量。随着能量的增加,这个建成套的体积会变得很大,使测量变得困难,并且测量误差较大,因此引入组织模体比的概念。

3. 组织模体比(tissue phantom ratio,TPR) TPR 定义为模体中射野中心轴上任意一点的剂量率在空间同一点模体中射野中心轴上参考深度处同一射野的剂量率之比(图 21-10)。

$$TPR=\frac{D_t}{D_{t_p}} \tag{21-5}$$

组织最大剂量比(tissue maximum ratio,TMR)定义为最大剂量点深度的 TPR。TMR 根据放射源能量、深度及照射野面积可以查表得到。

$$TMR=\frac{D_P}{D_{P_p}} \tag{21-6}$$

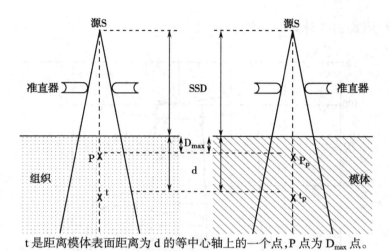

t 是距离模体表面距离为 d 的等中心轴上的一个点, P 点为 D_max 点。

图 21-10　TPR 和 TMR 的测量和定义的几何示意图

4. 等剂量曲线　射线束在一定组织深部中心轴处的剂量最高,远离中心轴则逐渐减弱,把不同深度但相同剂量的各点连成一线称等剂量曲线(图 21-11),这对布野极为重要,射线能量越高,等剂量曲线越趋平坦,对治疗有利。

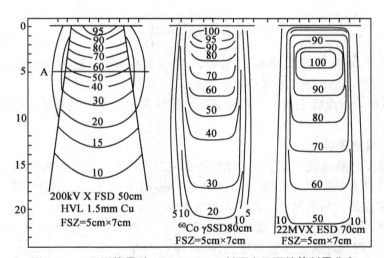

图 21-11　不同能量时 10cm×10cm 射野主平面的等剂量分布

5. 射野离轴比(off-axis ratio, OAR)　定义为体模内同一深度处的离轴点剂量和中心轴剂量之比(图 21-12)。离轴比形成的曲线称为 Profile 曲线,中心轴剂量分布与离轴剂量数据组合形成一个体积剂量矩阵。

OAR 一般沿照射野的长和宽方向测量,也可能沿射野对角线测量。OAR 曲线可分为三个区域,分别是野内高剂量区、半影区和野外低剂量区。半影指照射野边缘剂量随离开中心轴距离的增加而发生急剧变化的区域,一般用垂直于中心轴的射野平面与中心轴交点剂量的 20%~80% 距离表示。

6. 射野平坦度和对称性　在射野宽度的中央 80% 范围内寻找最大剂量 D_max 和最小剂

量 D_{min} 点的值,用式 21-7 计算平坦度:

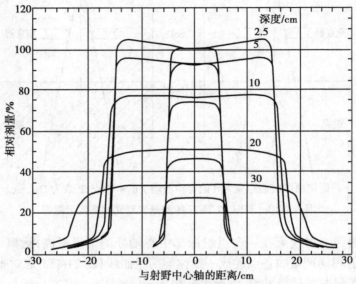

图 21-12　不同深度的射野离轴比(OAR)曲线

$$F=100\% \times \frac{D_{max}-D_{min}}{D_{max}+D_{min}} \qquad (21-7)$$

标准的直线加速器参数指标通常要求在最大射野(一般为 40cm ×40cm)、SSD 为 100cm 的水体模内 10cm 深度处测得的小于 3%。

在射野剂量分布曲线上与中心轴距离对称的任何两个点的剂量相互差别表示对称性,要求在 2% 之内。

(三)电子线剂量学

1. 百分深度剂量曲线　电子线 PDD(图 21-13)的特点:①表面剂量高,与高能 X 线相比,高能电子线具有更高的表面剂量,一般都在 75%~80% 以上。②剂量建成不明显,随着深度的增加,很快在最大剂量深度达到最大剂量点;在最大剂量点后形成高剂量坪区,即治疗区,剂量分布均匀。③高剂量坪区后剂量快速跌落,可保护肿瘤后的正常组织。这些剂量学特性使得高能电子线在治疗表浅的肿瘤或浸润的淋巴结时(距表面深度小于 5~8cm 深度),具有高能 X 线无可比拟的优势。

根据 ICRU 71 号报告,定义以下参数描述电子束:

R_p:实际射程,即百分深度剂量曲线上,过剂量跌落最陡点的切线与反映韧致辐射剂量的外推直线相交点处的深度;

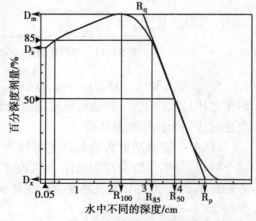

图 21-13　电子束百分深度剂量曲线

D_m：最大剂量点剂量；

D_s：0.5mm 深度处测量的表面剂量；

D_x：韧致辐射本底所造成的吸收剂量；

R_{100}：剂量最大值的深度；

R_{85}：治疗剂量水平 85% 时的治疗射程；

R_{50}：半值深度；

R_q：梯度最大点切线与剂量 D_m 交点处的深度。

电子束 PDD 受到能量影响。图 21-14 是能量范围在 6~18MeV 电子束的 PDD 分布。与 4MV 的 X 射线射束相比，电子束的射程较短且相对确定。在深度为 0 时，电子线表面剂量比较高，电子线皮肤保护效应要比光子线差，体表的百分深度剂量为 80%~90%，对于电子线，体表剂量随着能量上升而增加，皮肤剂量增加，与光子恰好相反。同时射程会随着能量的增加而增大。为了充分发挥高能电子线的剂量学特性，通常现代医用直线加速器提供数挡高能电子线，能量范围在 4~25MeV 之间，更高的能量由于表面剂量增加、高剂量坪区变宽、剂量跌落梯度减小以及 X 线污染增加等因素而逐渐丧失电子线的临床剂量学优势。例如当能量达 45MeV 时，预定深度后剂量骤然下降的特点几乎完全丧失，故不宜选用能量过高的电子束治疗。

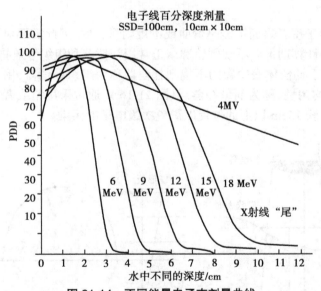

图 21-14 不同能量电子束剂量曲线
与 4MV 光子束的百分深度剂量曲线作对比。

根据电子线百分深度量随深度变化的规律，治疗用电子线能量选择可根据下式估算：

$$E=3 \times d+2\text{~}3 \tag{21-8}$$

d 表示射野中心轴方向上最大径，单位为 cm。

2. 等剂量曲线 电子束入射面处的等剂量曲线集中，随能量增加、深度增加而等剂量曲线逐渐展开，旁向散射也较大（图 21-15）。但等剂量曲线的曲率也随深度、射野面积和电子能量而变化，且变化范围较大。不管体表面是平的还是曲面的，等剂量曲线的中心部分一般始终和体表入射面平行,在用大野照射时更是如此,这对不规则体表照射时的剂量分布极为有利。

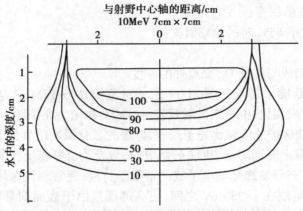

图 21-15　电子束随深度增加而等剂量曲线逐渐展开

电子线治疗选择照射野大小的原则:一般所选电子线射野应至少等于或大于靶区横径的 1.18 倍,并在此基础上,根据靶区最深部分宽度的情况再放宽 0.5~1.0cm。

(四)临床剂量

临床照射中,由于患者表面可能是弯曲或不规则形状的,因此需要对不规则轮廓进行修正,并基于修正方法计算剂量。不规则轮廓修正常用补偿器和组织等效物(bolus)实现。

1. **补偿器**　用于补偿体表轮廓的不规则补偿器称为组织补偿器,用于补偿密度不均匀组织引起的剂量不均匀性,称为剂量补偿器(图 21-16)。通常采用铅或者特殊的低熔点合金材料,放置在距离皮肤 15cm 以上的位置以避免次级电子的污染。

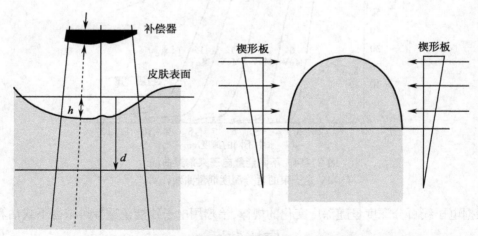

图 21-16　组织补偿器原理及两野楔形板用于不规则轮廓的修正

楔形板是最简单的组织补偿器,临床使用的有固定角度楔形板,通常分为 15°、30°、45°、60° 几种,治疗时需要手动插入治疗机;而一楔合成楔形板则用一固定角度楔形板(如 60°)照射一定的剂量与平野照射一部分剂量相配比,得到 0° 至 60° 范围任一楔形角相同的效果。目前还有虚拟楔形板,它通过准直器在垂直于射野方向运动一定时间改变靶区不同照射时间来改变剂量分布。

2. 组织等效物(bolus)　bolus 是直接放置在皮肤表面用于修正患者不规则表面的组织等效材料。有两种情况需要使用组织等效物,一是改善因体表轮廓不规则而导致剂量分布的不均匀性;二是提高皮肤剂量。组织等效物的电子密度、物理密度以及原子序数应近似于组织或水,而且应柔韧易弯曲以符合皮肤表面轮廓的形状。

3. 临床剂量计算

(1)治疗机输出量校准:在外照射治疗机中,^{60}Co 治疗机是用计时器控制射线照射时间,加速器是用监测电离室的跳数(monitor unit,Mu)控制射线照射量的多少。治疗机输出量校准就是指在参考条件下,用经过校准的电离室测量 ^{60}Co 治疗机每单位照射时间的最大剂量点剂量 Dm,或者加速器每单位跳数的最大剂量点剂量 D_m。对于加速器,还可以调整监测电离室的增益,使每个 MU 的 D_m 正好是 1cGy。校准的参考条件是标称 SSD 或 SAD 技术,参考射野 10cmm×10cm,参考深度 5cm(射线束的射线质 ≤ 0.70)或 10cm(射线束的射线质 ≥ 0.70)。校准时首先测量参考条件时的剂量,然后针对标称 SSD 技术查 PDD 表,或针对 SAD 技术查 TMR 表,计算得到 Dm。

治疗机经过校准后,就可以根据所采用的照射技术,利用相应的公式计算给予一定靶区剂量时,射野出束时间或加速器跳数 Mu。

SSD 照射技术:采用 SSD 照射技术,加速器的跳数计算公式为

$$MU=D_T/PDD(f,FSZ,d) \times S_p(FSZ) \times S_c(FSZ_0) \times F_{SSD} \times F_W(FSZ) \tag{21-9}$$

式中 D_T 是射野拟给予靶区的剂量(FSZ)是模体表面(或患者体表)的射野大小,(FSZ_0) 是等中心平面的射野大小,它与(FSZ)的关系可表示为

$$(FSZ_0)=(FSZ) \times (SAD/SSD) \tag{21-10}$$

F_{SSD} 是距离平方反比修正因子;其他符号含义同上。F_{SSD} 修正治疗时距离和机器输出量校准时距离的差别。

与加速器比较,^{60}Co 治疗机的输出量校准方法有所不同,并且要考虑放射源的衰变,因此其照射时间计算公式有差别。^{60}Co 照射时间计算公式可表示为

$$Min=D_T/PDD(f,FSZ,d) \times S_p(FSZ) \times S_c(FSZ_0) \times F_{SSD} \times F_W(FSZ) \times D_R \times F_{decay} \tag{21-11}$$

式中 D_R 为 ^{60}Co 治疗机的校准剂量率,F_{decay} 为放射源衰变修正因子。

(2)SAD 照射技术:采用 SAD 照射技术,加速器 MU 根据 TMR 计算,计算公式为

$$MU=D_T/TMR(FSZ_d,d) \times S_p(FSZ_d) \times S_c(FSZ_0) \times F_{SAD} \times F_W(FSZ_d) \tag{21-12}$$

式中 (FSZ_d) 是靶区剂量参考点深度的照射野大小;F_{SAD} 是距离平方反比修正因子;其他符号含义同上。

(五)质子和重离子剂量特点

高 LET 射线除快中子不带电外,均为带电粒子。带电粒子在组织中有一定射程,当粒子束射入组织时,在表面能量损失较慢,随着深度增加,粒子运动速度逐渐减慢,粒子能量损失率增加,接近射程最后一段距离时,粒子能量很小而运动速度很慢,能量损失率突然增加,形成电离吸收峰,即布拉格(Bragg)峰(图 21-17),布拉格峰一般较窄,例如质子的峰区半宽度约为射程的十分之一,为保证肿瘤在峰区内,需加宽峰区范围,有两种方法:①调节能

量,即在一次照射中,使粒子能量在一定范围内连续变化,能量范围大小根据肿瘤大小而定,但这种方法在实用上不易办到;②固定粒子能量,在线束前加一种山形过滤器,加宽布拉格峰区范围,根据肿瘤大小选择不同的过滤器。

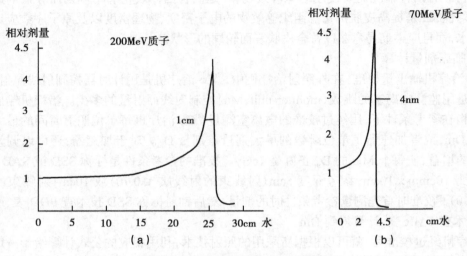

图 21-17　不同能量质子的布拉格峰

(六) 常用布野方式及剂量计算

1. 单野照射　单野照射时,沿线束中心轴方向剂量分布随深度增加而呈现指数递减的变化见文末彩图 21-18,仅用于浅表且体积较小的靶区(如颈部淋巴结)。

2. 两野对穿照射　当两射野的交角为 180° 时,形成了对穿照射。对穿照射常用于姑息治疗或较小射野间隔靶区的照射,其剂量分布优于单野照射。两对穿野剂量权重相同时剂量归一点选在靶区的中心,可以得到一个对称的剂量分布(见文末彩图 21-19)。靶区内中心轴垂直方向的高值等剂量线内凹而使得靶区剂量不均匀,需要适当扩大照射野使剂量线更好地包括靶区。

3. 多野照射技术　多数肿瘤位于一定的深度,使用对称射野会引起正常组织的高量,而且靶区剂量分布不均匀,此时使用多野照射能够得到更好的靶区剂量分布。文末彩图 21-20 中显示了从 3 野到 5 野等分等 MU 的射束在模体中的剂量分布图,随着射野的增加,中心高剂量区更加趋近于球形。

四野技术又称箱式技术,两对对穿射野交角照射使得剂量分布更为均匀(见文末彩图 21-20b),多用于普放和三维适形放疗,在调强放射治疗中一般采用多野交角照射。

共面技术与非共面技术:在多野技术的设计过程中,如果各射野的中心轴位于同一个平面之内,称为共面技术。否则称非共面技术,如在三维治疗计划设计过程中,通过治疗床旋转一定的角度后再设置照射野,其中心轴彼此不在同一平面之内。

4. 射野的连接　两射野在皮肤表面共线连接,由于射野边缘射线的发散而在某一深度引起剂量重叠出现超剂量;如果两射野在皮肤上留有间隔,在表浅的组织内则会出现低剂量。射野相邻比较常见,如全脑全脊髓的全脑射野与邻近脊髓射野相邻、鼻咽癌治疗时鼻咽部射野与颈部淋巴引流区射野相邻、乳腺癌治疗时胸壁切线野与锁骨上野相邻。通过在皮肤表面两野间的间隔来匹配射野较为常见,使两射野边缘在需要的深度交叉。当计算射野的间隔时,有必要略微增加间隔的值以允许患者或体表移动的可能,从而避免出现超剂量。

共面野的连接如图 21-21 所示,两共面野从体位一侧入射,在深度 d 处两射野边缘交叉,因照射野大小定义在 50% 等剂量线,两野在深度 d 处的交叉点处将得到 100% 的剂量。根据几何相似原理,两射野在皮肤上的间隔 K 可由式求得:

$$K=K_1+K_2=\frac{L_1}{2}\times\frac{d}{SSD_1}+\frac{L_2}{2}\times\frac{d}{SSD_2} \tag{21-13}$$

当 $SSD_1=SSD_2=SSD$ 时,

$$K=\frac{L}{2}\times\frac{d}{SSD} \tag{21-14}$$

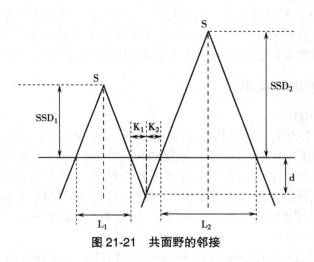

图 21-21　共面野的邻接

四、肿瘤放射治疗的基本原则

评价肿瘤治疗的效果一是看治愈情况,二是看治疗后的生存质量。肿瘤放射治疗也应依据这个要求,努力达到既治愈肿瘤又不发生因放疗引起的严重并发症,具体地说,肿瘤放射治疗应遵循以下四个基本原则。

(一) 照射范围应包括肿瘤

根治性放疗的照射范围应包括原发肿瘤和邻近的潜在扩展区以及淋巴引流区;姑息性放疗若以缓解症状为目的者只需针对引起症状的部位;术前放疗范围可较小,术后放疗需包括瘤床和可能侵犯的部位或加照淋巴引流区。但若照射野遗漏肿瘤,则治疗可能失败,如 5cm 直径的肿块,若有 $1mm^3$ 在照射野外,就约有 1.5×10^5 个瘤细胞存活,这可以造成治疗失败。应引起重视的是局部未控还可使远处转移率增加。

(二) 要达到基本消灭肿瘤的目的

理论上认为,放疗不可能做到杀灭每一个肿瘤细胞,不论从指数性存活曲线还是非指数性存活曲线来看,放射引起的细胞杀灭,最后均呈指数性杀灭,总是有一部分细胞存活,但若这一小部分的存活瘤细胞可被机体的防御能力消灭,则可认为肿瘤已被消灭(治愈)。另外,要说明的是,肿瘤的临床消退与否并不是治愈的先决条件,在很多情况下是不平行的,因为肿瘤的消退情况,不仅仅在于放射杀灭的细胞数,而且还与肿瘤增殖动力学、肿瘤结构、细胞死亡形式及死亡细胞的清除率有关,有的肿瘤在放疗结束后数月才消退,有的即使完全治愈也永不消退(如软骨肉瘤)。

(三)保护邻近正常组织和器官

在照射区或靶区内的正常组织和器官,在疗程中也接受了较多剂量的照射,一些可接受的近期或远期放疗反应是难免的。但对某些重要的组织或器官(如脑脊髓、肾等),则应避免发生严重的不可逆损伤。因此,我们必须熟悉每一种组织及器官的放射耐受量。特别是对晚反应正常组织,更要重视每次分割剂量及照射总剂量不能太大。

(四)保护全身情况及精神状态良好

患者在恶性肿瘤造成的机体损害情况下,加上放射线对全身及局部器官、组织的反应和损伤,以及对肿瘤及放射线双重恐惧的精神压力,可使患者精神面貌和全身情况迅速恶化,致使治疗不能继续进行,放射所致免疫功能的下降也可使肿瘤进展。因此,在治疗过程中要加强支持疗法,多做患者的启发引导工作,保证精神状态和体质情况的良好。

五、常用放射治疗技术

(一)常规放射治疗

常规放射治疗在没有多叶光栅(multileaf collimator,MLC)的时代应用广泛,照射区是由 2~3 个共面的直角锥形束相交而成的照射体积,往往还会加上铅挡块,能将肿瘤全部包围住,通过二维定位和手工计算的方式来计算机器跳数,每次照射所需时间短(1~2min),摆位操作简单,但是无法保护射野内的正常组织,随着放疗技术的发展,有逐渐被淘汰的趋势,仅用于姑息治疗和 / 或患者经济条件不能承担更先进放疗技术的情况。

(二)适形放疗

三维适形放疗(conformal radiation therapy,CRT)通过对肿瘤形状进行适形照射,高剂量区的形状在三维方向上与靶区的形状一致,能够使肿瘤剂量提高的同时正常组织受量减少,从而提高局部控制率和生存率。现在临床上应用最广泛的就是多叶光栅(multileaf collimator,MLC)。

(三)调强放射治疗

三维适形放疗实现了几何适形,真正的剂量适形是通过射野强度的调制实现的。调强放射治疗(intensity-modulated radiation therapy,IMRT)实现方式主要有二维物理补偿器、MLC、断层治疗 Tomo 和电磁扫描等。基于 MLC 的三种实现方式分别为 Step & Shoot(静态分步照射技术)、Sliding Window(滑窗技术)和 VMAT/RapidArc(容积调强技术)(表 21-2)。

表 21-2　基于 MLC 的三种 IMRT 实现方式

出束时状态	Step & Shoot	Sliding Window	VMAT/RapidArc
机架	固定角度	固定角度	旋转
小机头	不变	不变	不变
MLC	不运动	运动	运动
剂量率	不变	不变	变化

IMRT 的优点是有良好的靶区适形度,能够更好地保护正常组织,可以实现多剂量水平的同步照射,调强放射治疗对于 MLC 的性能要求更加严格,在临床使用前应通过位置及运动准确性和重复性测试。IMRT 缺点是照射范围增大,低剂量区范围较适形放疗更大,实际剂量率变化对机器要求较高,对位置要求更高,靶区移动可能造成漏照。

(四)图像引导放疗

现代肿瘤放疗的"三精"原则是肿瘤的精确定位、精确的治疗计划设计、精确的治疗。图像引导放疗(image-guided radiation therapy,IGRT)是利用在治疗开始前或治疗中采集的图像或其他信号,将这些图像与参考图像对比,这些信号能够直接或者间接反映靶区的空间装置和运动状态,利用这些信号可以校正患者摆位,或引导线束照射,或调整治疗计划,从而提高放疗的准确度。这些影像可以是二维的透视图像、CBCT 图像、4D-CT 图像、4D-MRI 图像、电子射野影像系统(electronic portal imaging device,EPID)、超声图像、PET 图像和 SPECT 图像。

(五)立体定向放射手术和立体定向放射治疗

单次大剂量照射的立体定向放射手术(stereotactic radiosurgery,SRS)采用立体定向技术,有创头架固定,主要用于颅内小病灶治疗。分次照射的立体定向放射治疗(stereotactic body radiation therapy,SBRT)与传统常规分割放射治疗相比,疗程短,单次剂量高,射野小,剂量分布集中,靶区内及靶区附近剂量分布不均匀,靶区外剂量梯度变化较大,正常组织剂量很小。SRS/SBRT 对于单发转移灶和临床部位局限的早期恶性肿瘤是一种强力而有效的治疗手段,应用于动静脉血管畸形、脑肿瘤、早期非小细胞肺癌,肺转移癌,前列腺癌,骨和脊柱转移灶,肝转移灶,肝细胞性肝癌,胰腺癌,肾细胞癌和其他腹部肿瘤。常用于 SBRT 的治疗设备有加速器、伽马刀和射波刀。SBRT 对位置精度要求高,需要结合 IGRT 开展。

(六)自适应放疗

自适应放疗(adaptive radiation therapy,ART)指以图像数据、剂量及其他信号为反馈,动态地调整治疗计划甚至是治疗处方,使得实际照射情况接近理想的计划状态。实现的方式有体积引导放射治疗(volume-guided radiation therapy,VGRT)、剂量引导放射治疗(dose-guided radiation therapy,DGRT)、结构引导放射治疗(structure-guided radiation therapy,SGRT)。

ART 可以简单地分为 4 种:摆位修正、离线 ART、在线 ART 和 DGRT。摆位修正是指在每个分次治疗过程中,摆位后采集患者的 2D 或 3D 图像信息反馈给临床医师,通过与参考图像比较,确定摆位误差和射野位置误差,并给予校正,然后实施照射治疗。离线 ART 是指根据最初的数次或当前的反馈信号,修改治疗计划,并按修改后的治疗计划实施后续分次治疗。其优点是没有速度限制,可以对治疗计划进行精细修改,甚至重新生成新的治疗计划。缺点是无法针对当前的反馈信号进行实时修正,在精确性方面不如在线 ART。在进行在线 ART 时,需要考虑的不仅仅是精度问题了,更重要的是速度。在线 ART 治疗过程中患者一直躺在治疗床上,等待时间过长将导致额外的位置改变,所以整个过程从 CT 采集、快速轮廓勾画修正、更新治疗计划到传输计划应该控制在 10~15min 以内完成,否则无法被临床接受。要达到这个目标,剂量计算和计划优化的速度是关键。DGRT 在 IGRT 基础上提出了剂量引导放射治疗的概念,除了要比对图像数据,还要将治疗时肿瘤和周围正常组织的实际吸收剂量与治疗计划中计算出来的剂量进行比对,并根据需要调整患者摆位、对治疗计划进行再优化、甚至在必要时修正医师的处方剂量。

第四节　常用放射治疗设备

一、外照射放射治疗机

临床常用于外照射的治疗机有 X 线机、^{60}Co 机、直线加速器和质子与重离子加速器。以下分别介绍。

（一）放射治疗用 X 线机

X 线治疗机是最古老的外照射治疗机，由于其绝缘限制，只能产生 kV 级 X 射线，其能量低，易散射，深部剂量分布差，表面吸收剂量大，目前临床上使用单位极少。

产生 X 线的基本条件是：①电子源；②真空盒；③加速电场；④靶。

X 线治疗机由球管、机架、治疗床、高压发生器及整流电路和循环冷却装置等组成，其核心部分是球管（图 21-22）。

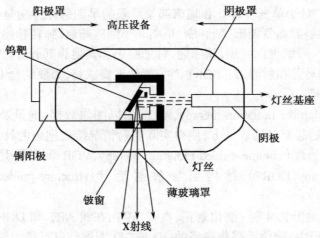

图 21-22　X 线球管的基本结构

（二）远距离治疗用辐射源

最广泛应用的远距离放射治疗辐射源为焊接封装在圆柱状不锈钢封壳中的 ^{60}Co 放射性核素。第一台 ^{60}Co 治疗机于 1951 年在加拿大诞生，^{60}Co 治疗机的投入使用，使肿瘤放疗的 5 年生存率提高了一倍。随着 MV 级医用直线加速器的发展和推广，^{60}Co 治疗机的一些应用领域被其替代，但是，由于 ^{60}Co 治疗机价格便宜，维修方便，且其产生的 γ 射线能量已具备了高能射线的特征，故现仍在国内外部分医院使用。^{60}Co 源通常采用双层焊封以防止放射性物质的泄漏。典型的放疗用圆柱形放射源直径为 1.5cm，^{60}Co 源的放射性活度一般在 5 000~10 000Ci（185~370TBq）范围内，在距离源 80cm 处可提供 100~200cGy/min 的剂量率。远距离治疗用放射源里的 ^{60}Co 核素以 5.26a 的半衰期衰变为 ^{60}Ni 并释放最大能量为

320keV 的电子射线(β粒子)和能量为 1.17MeV 及 1.33MeV 的两种 γ 射线,发射的 γ 射线组成了治疗射线束;电子射线则被放射源本身和源的外包装壳所吸收,后者产生相对低能并基本上可以忽略的韧致辐射与特征辐射 X 射线。

^{60}Co 治疗机一般由以下部分组成(图 21-23):①密封的 ^{60}Co 放射源;②一个源容器和防护机头;③具有开关的遮线器装置;④具有定向限束的准直器;⑤支持机头的治疗机架,用以调节线束方向;⑥治疗床;⑦计时器及运动控制系统;⑧辐射安全系统。

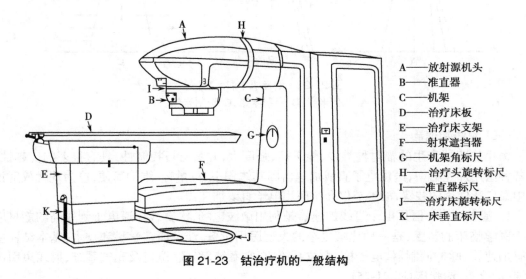

A——放射源机头
B——准直器
C——机架
D——治疗床板
E——治疗床支架
F——射束遮挡器
G——机架角标尺
H——治疗头旋转标尺
I——准直器标尺
J——治疗床旋转标尺
K——床垂直标尺

图 21-23 钴治疗机的一般结构

^{60}Co 治疗机的半影主要有几何半影、穿射半影和散射半影组成(图 21-24)。

1. 几何半影 由于钴源不是点源,有一定尺寸,钴源上每一点发出的射线经限光筒(准直器)准直后,各点产生的射线重叠区剂量均匀一致,照射野边缘附近剂量逐渐减低至完全消失,形成几何半影。

2. 穿射半影 即使是点状源,由于准直器端面与边缘线束不平行,使线束穿透厚度不等以及准直器的厚度按 HVL 设计,总有一定漏射线,也造成剂量渐变分布。显然,使用球面聚焦式准直器原则上可以消除穿射半影。

3. 散射半影 即使使用点状源和球面准直器使几何半影和穿射半影消失,组织中的剂量分布仍有渐变,这主要是由于组织中的散射线及次级射线造成的。在射野边缘,到达边缘的散射线主要由射野内的散射线造成。边缘的散射线的总量低于射野内的任意一点的散射线的量。射野边缘离射野中心越远,散射线剂量越少。散射半影的大小随射线的能量增大而减少。高能 X 射线或 γ 射线,散射线主要向前,故散射半影小;低能 X 射线,散射线各向同性,散射半影比较大。

上述三种半影会造成射野边缘剂量的不均匀性,应该设法尽量减少半影。整个半影既依赖于机器设计(几何半影、穿射半影),又依赖于射线的能量(散射半影)。对给定的组织深度,半影随射野增大而增加;因几何半影与射野面积无关,因此变化量主要由散射半影造成,其中有少部分由穿射半影造成。对给定的照射野,半影随深度增加而增加。源至准直器距离越长,半影越小。

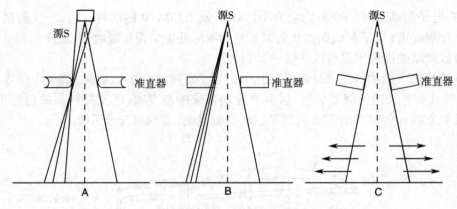

图 21-24　治疗机半影示意图
A. 几何半影；B. 穿射半影；C. 散射半影。

（三）直线加速器

医用加速器产生的辐射种类多、能量高、强度大，并具有可控制性，具有很多的优越性。在各种医用加速器中，医用电子直线加速器因其体积小、重量轻、维护简便，成为现代放射治疗中最广泛使用的装置，故本节仅介绍医用电子直线加速器。

1. 基本结构　医用电子直线加速器是利用微波电场，沿直线加速电子到较高的能量应用于医学临床的装置，是一种比较复杂的大型医用设备，涉及诸多学科和技术，基本结构主要有加速管、脉冲调制器、电子枪、微波系统、真空系统、稳频、温控及充气系统、射线束引出系统、治疗头、治疗床（图 21-25）。

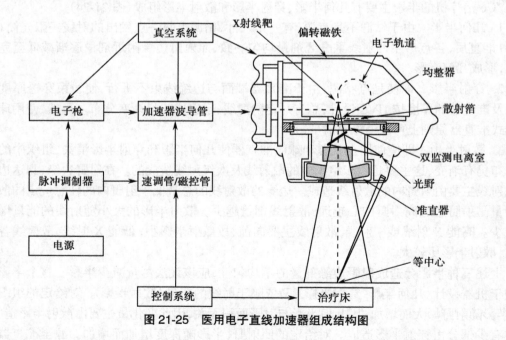

图 21-25　医用电子直线加速器组成结构图

2. 能量　医用电子直线加速器应用于放射治疗的射线束有 X 射线和电子束，根据其能量的不同，加速器可分为三类。低能加速器只产生 X 射线，能量为 4MV 或 6MV。中能加速器产生单能量 X 射线和多挡能量的电子束,一般为 6MV 或 8MVX 射线和 4~15MeV 电子束。高能加速器产生 2 或 3 挡 X 射线和多挡能量电子束,一般 X 射线能量低挡为 4MV 或 6MV、高挡为 15MV 或 18(22)MV,和 4MeV~25MeV 电子束。

3. 机械运动　加速器的机械运动可通过机架、辐射头、治疗床实现。机架带着辐射头做 0º~360º 范围内的顺、逆时针旋转,使得从辐射头射出的辐射束可随机架旋转而改变射入方向。治疗床整体绕等中心的旋转运动与机架旋转运动的组合,使得辐射束可以从任何方向射入病灶。图 21-26 给出医用直线加速器的机械结构图,利用这一特点,在放射治疗中可开展旋转及等中心照射技术。

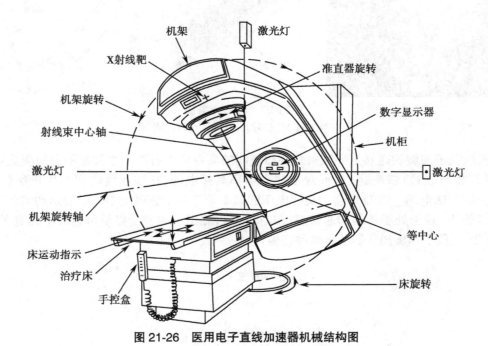

图 21-26　医用电子直线加速器机械结构图

4. 多叶准直器　随着适形放疗、调强适形放疗的开展,MLC 成为医用电子直线加速器的必备装置。MLC 是将一对对称式或独立式准直器相对两个叶片制作成多个叶片,每对小叶片都可以彼此跨越线束中心轴运动到对侧,形成多对独立式准直器(图 21-27A)。多叶准直器原初设计主要用于形成不规则射野而不使用附加射野挡块。随着适形治疗,特别是调强适形治疗的发展,多叶准直器为调强治疗提供了一种有用的工具。电动 MLC 是通过计算机控制多个微型电机独立驱动每个叶片单独运动,达到射野动态或静态成形的目的,运动精确、灵活多样,是目前大多数医用加速器治疗准直器的标准配置。

MLC 的基本构成单位是单个叶片,每个叶片加工成一面带凹槽,另一面带凸榫,使相邻两片之间以槽榫凹凸叠合(图 21-27B),利用射线只能直线传播的特点获得很好的防漏射效果。

（四）质子与重离子加速器

回旋加速器的基本原理是利用电子或其他带电粒子在静态磁场中受到偏转作用而改变运动方向的特性,让电子或其他带电粒子反复穿过加速腔,通过多次反复加速得到所需能量的电子束流或其他带电粒子束流的高能粒子加速器。回旋加速器可以用来加速电子、质子或者其他带电粒子。

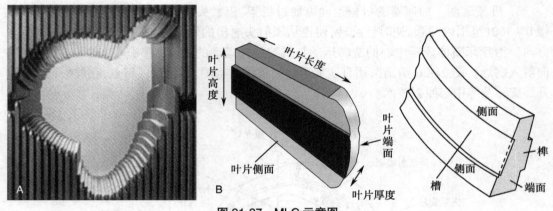

图 21-27　MLC 示意图

A. 一组多对 MLC 叶片；B. 单个 MLC 叶片。

　　医用粒子回旋加速器主要结构是在磁极间的真空室内有两个半圆形的金属扁盒（D 形盒）隔开相对放置（加速缝），D 形盒上加大功率高频电源，在加速缝之间产生正负相间高速转换的加速电场。当 D 形盒上交变电压的频率等于粒子在磁场中作圆周运动的频率（同步加速条件），粒子处于持续加速状态，在 D 形盒边缘引出的粒子能量可达几十兆电子伏特（图 21-28）。质子回旋加速器就是这种结构。

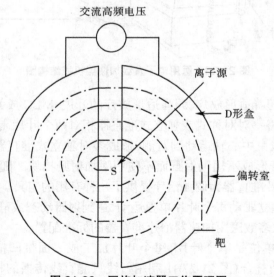

图 21-28　回旋加速器工作原理图

　　重离子指原子序数大于 2 并失去全部或部分电子的原子，形成带正电荷原子核，如碳离子。重离子加速器将重离子加速到光速的 70% 左右，再形成碳离子束进行照射。可用于重离子治疗的有等时性回旋加速器、同步回旋加速器及超导回旋加速器和同步加速器。同步加速器由离子注入系统和控制系统组成,能量灵活、离子种类更换便捷,易于保养和维修,是目前医用重离子加速器的首选。目前已经运行的日本千叶重离子医用加速器、兵库医用重离子加速器和德国海德堡医用重离子加速器都是同步加速器。

二、模拟定位机

放射治疗需要在精确的靶区和精确的剂量控制下实施,而治疗前的靶区确定,就需要通过各种影像手段来实现。这种通过影像方法确定准确靶区,并以两维或三维方式体现出来,确定多角度体表投影,依次制订合理计划、模拟治疗的方式、方法均可称为模拟定位。从过去的通过 X 射线诊断机或 X 射线片定位到近代应用的模拟定位机、CT 模拟定位机(CT-Sim),以及 MRI-Sim、PET 的应用,使当代定位技术有了飞跃性发展,定位精度越来越高,精确放疗技术得以实现。

(一) X 射线模拟机

模拟定位机是模拟放射治疗机(医用直线加速器或 ^{60}Co 机)治疗的几何条件而定出照射部位的放射治疗辅助设备,是一台特殊的 X 线机。将 X 射线球管代替 ^{60}Co 源或医用加速器 X 射线源的位置,影像增强器置于治疗机架的平衡锤位置,采用类似于治疗机治疗床的运动功能和结构尺寸,以解决普通 X 射线诊断机做定位时射野设计较为困难的问题。模拟机的机架除能模拟治疗机的等中心旋转功能外,还能上下调节(80~100cm),以适应不同治疗机不同源轴距的要求。影像增强器的信号通过电视监视器显示,而且影像增强器能做上下、左右、前后三维运动,并带有暗盒及透视、照相联锁结构。模拟机床的运动方向和范围要与治疗机的治疗床完全一致。

模拟定位机在治疗计划设计过程中执行着六大重要功能:①靶区及重要器官的定位;②确定靶区(或重要器官)的运动范围;③治疗方案的选择(治疗前模拟);④勾画辐射野和定位/摆位参考标记;⑤拍摄辐射野定位片或证实片;⑥检查辐射野挡块的形状及位置。这些功能的实施通过两个步骤来完成:一为医生和计划设计者提供有关肿瘤和重要器官的影像信息,这些信息区别于来自常规诊断型 X 射线机的影像信息,能直接为治疗计划设计用,如治疗距离处射野方向的 BEV 片,或正侧位 X 射线片等。

(二) CT 模拟定位机

CT-Sim 是专为放射治疗设计的专用 CT 机,它包括 CT 机、专用模拟软件和定位系统。其特点是扫描孔径(FOV)必须很大,允许不同体位的患者能做 CT 扫描;床面必须与治疗机的床面一样,附有安装治疗体位固定器的辅助装置;带有射野模拟的三维激光模拟系统。CT-Sim 还必须实现与治疗计划系统的数字化通讯,专用模拟软件既可以独立成系统,也可以成为三维治疗计划系统的一部分。

CT 模拟是代替常规 X 模拟的一项新技术,它将模拟过程与利用 CT 图像的计划设计相结合,以数字影像重建(digitally reconstructed radiograph,DRRs)代替了常规 X 模拟影像,提供了三维空间上的图像信息,能更好地勾画和计算剂量,是现代精确放疗必不可少的组成部分。

(三) MRI 模拟定位机

不准确是整个放疗计划产生误差的首要因素。MR 软组织分辨率高、神经系统对比度高、无射线暴露。对于前列腺、头颈部、盆腔、脊髓和其他软组织区域肿瘤显示较 CT 更佳,有效抑制伪影的产生,功能成像信息丰富。采用 CT 模拟定位时,将 MRI 图像与定位 CT 融合有助于更加精确地勾画,但患者行 MRI 检查时体位与放疗体位不一致,图像融合时配准精度大受影响。因此专用的 MRI-Sim 能够减少体位不一致带来的精度影响,减少因融合带来的误差,缩短勾画过程的时间,进而提高勾画的准确性。

(四)其他模拟定位装置

功能性成像能够显示细胞层面和分子层面生理活动的位置和强度。功能性成像有助于改善疾病检测,反映出解剖学结构成像不可见的疾病区域从而有助于疾病分期;能够提供更为准确的病灶位置,功能性成像有助于放疗计划设计,确定肿瘤乏氧区域,以给予较高的剂量;可以更快地显示治疗后细胞反应指征,更早检测出肿瘤复发。正电子发射断层成像 PET/CT 装置的优势在于,患者可在同一张诊床上接受扫描,并且几乎在同时进行 CT 扫描,所以影像融合更为准确,可更真实地反映肿块内部的情况,便于对肿块进行形态适形和剂量适形的适形调强放疗。

三、放射治疗网络

放射治疗网络建设目的:对患者进行放射治疗的记录和验证,涉及关键设备之间的实时通讯;传输图像,传输用于治疗计划设计和治疗时患者定位验证图像;描述患者信息的文本传输。

放疗科网络是数据网,具有获取、存储和管理放射治疗的临床和管理数据的功能。在放疗科,网络可与放疗科内的直线加速器、模拟定位机、治疗计划系统、电子射野影像装置等进行无缝连接,还可与医院信息管理系统完全结合(图 21-29)。网络可录入全科工作人员的基本情况,分为系统管理员、工程师、物理师、护士、医师和技术人员,按各人员的工作范围,设定不同的使用权限。整个网络内容分为系统管理、医疗数据和图像数据三部分。

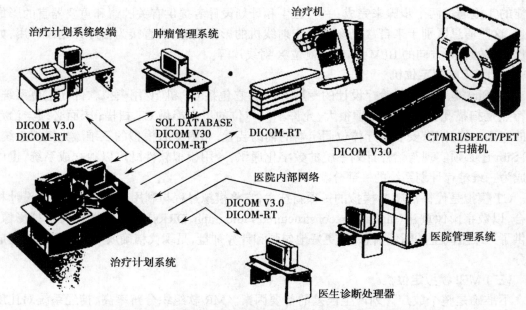

图 21-29 治疗计划系统与影像设备及治疗机等形成的网络系统

所有治疗参数完全通过网络传输,下载到治疗机的控制计算机内,避免人工输入产生错误。可实现各种不同影像比较、存储和管理,快速实现参考图像与实施射野图像的比较和验证,保证治疗能获得预期的剂量分布,高效、高质量进行放疗,是放射治疗质量控制和质量保证的工具。

每例患者资料存储完整,治疗前、中和出院后的情况可随时调用,便于患者的随访及远期疗效分析,建立患者资料的数据库和图像库。

放疗科网络建设能够规范放疗流程,提高放疗效率;完整的患者资料保存将有助于今后的疗效分析和总结,实现无纸无胶片化;提高医院的管理水平,提高工作效率,节约成本,还起到整个治疗过程中质量控制的作用。

第五节 肿瘤放射敏感性

一、提高肿瘤放射敏感性的措施

(一)放射源的选择

选择一个理想的放射源,主要要达到既能杀灭肿瘤,又有保护正常组织的剂量分布,并能杀灭对放射抗拒的乏氧细胞和非增殖期(G_0期)细胞。

(二)利用时间-剂量-分割关系

从临床上和实验中均可得知,放射对于大多数肿瘤比相应的正常组织要敏感,细胞的非致死损伤修复也慢一些。我们把正常组织耐受量和肿瘤致死量之比称为"治疗比例"(treatment ratio,TR),但治疗比一般较小,为了提高疗效,可以用时间-剂量-分割关系来扩大治疗比,使肿瘤受到最大限度的破坏,又使正常组织得以很好的修复。

1. 选择适宜的剂量 计划照射剂量的主要依据是肿瘤大小,其次是组织的来源和组织学分化程度(即放射敏感性与分化程度成反比,与分裂成正比的 Borgonis-Tribondean 氏定律);肿瘤控制和正常组织并发症的剂量-效应曲线均有一个陡峭的斜坡,陡峭的斜坡后又有一个较为平坦的"坪区",呈 S 形曲线(图 21-30),在出现陡坡前,增加很小剂量,肿瘤局部控制的可能性就可由 25% 升高到 75%,但一旦进入坪区,则要增加很大剂量才能使局控率从 80% 增高到 90%,但这要冒正常组织严重损伤的风险,因正常组织也同样有这种 S 形的剂量曲线,不过其出现陡坡及坪区的剂量阈值较肿瘤组织稍高而已。因此,不能单从其物理含义来考虑剂量问题而应从临床生物学角度来衡量生物意义。临床上,在疗程中间若肿瘤消退不显著时,不能轻易放弃治疗,突破一个剂量点时,可能肿瘤即出现明显效应,而另一方面,一旦用到相当大的剂量,已缩小的肿瘤不再继续缩小时可能已达到"坪区"(当然,还要考虑死亡细胞的清除率因素),此时禁用无限增加剂量来

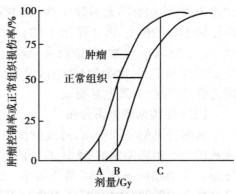

图 21-30 肿瘤控制和并发症发生率剂量曲线图

提高局控率。

2. 适宜的疗程时间 按治疗计划采用的各种分割方法,产生的生物效应可用当量剂量来表达,考虑到早发和晚发正常组织的不同分割效应特点,提出了线性二次方程模式即L-Q 模式(α/β),又鉴于放疗中肿瘤细胞的增殖和修复,又提出了外推反应剂量(extrapolated response dose,ERD)等概念。临床上应注意的是,不要在放疗疗程中随意停顿间歇影响肿瘤的控制,同时在临床使用大分割放疗和立体定向放疗越来越多的今天,一定要重视高剂量照射野内的早反应和晚反应正常组织的不同生物学特性,防止发生严重的不良反应。

3. 采用分割照射法 将肿瘤致死量用各种方法分成若干次照射称分割照射。早在1934 年 Coutard 奠定了每天一次的连续分割方案,但根据现代放射生物学的原理,分割照射的目的主要是利用 Withers 提出的著名的"4R" 理论:①保护正常组织的再增殖能力;②保护正常组织的非致死性损伤(亚致死性损伤、潜在致死性损伤等)的修复能力;③增加乏氧肿瘤细胞再氧合的机会;④增加肿瘤细胞再分布的机会。在保证总剂量的情况下,应注意每次剂量的大小和间隔时间,权衡得失,既要最大限度地杀灭肿瘤细胞,又要保证正常组织能最大限度地得到增殖和修复。

临床主要几种分割方法:①常规分割(conventional fraction,CF):每天照射 1 次,每次 Dt 1.8~2.0Gy,每周照射 5 次,在此情况下,一般认为正常组织的非致死损伤在 24h 内可得到修复。②超分割(hyper fraction,HF):不改变总疗程时间,每天照射 ≥ 2 次,每次量较常规分割量小,但每天剂量较常规分割量大,这样,总剂量得到提高,其目的是更好保护正常组织特别是晚反应组织,并增加肿瘤组织再氧合和再分布的机会,常用方法为每天 2 次,每次 1.2Gy,本方法适用增殖较快、临床难治的肿瘤。③加速分割(accelerated fraction,AF):不改变原计划的总剂量,每天照射 ≥ 2 次(间隔 6h 以上),每次量同常规分割剂量,适用于细胞增殖快的肿瘤,缺点是靶区内正常组织急性反应较重。最好能预先测定个体肿瘤的倍增时间,用 Tpot (潜在倍增时间)衡量,一般以 Tpot 5d 为参考点,<5d 者可用 AF。④快速超分割(acceleated hyper fraction,AHF):为减轻急性反应,临床上有时采用折中的快速超分割的方法,如用超分割方法,但每周照射 5 天以上,或用快速分割方法,但上午照射大野,下午照射局部小野,或用 1.4~1.6Gy/ 次,2 次 /d,总量同 CF 法,以抑制加速再增殖,提高肿瘤的控制率。⑤后程加速超分割:由 Harari 在 1992 年提出此法,其理论根据是在常规分割时,正常组织在治疗后 2 周开始有代偿性增殖,此时用常规剂量有利于正常组织修复,而肿瘤组织是在 4 周后开始加速再增殖,此时用大剂量有利于抑制肿瘤增殖,方法为最初 2 周用 1.2Gy/ 次,2 次 /d(间隔 6h),共 24Gy/20 次,再 2 周用 1.4Gy/ 次,2 次 /d,共 28Gy/20 次,最后 1.5 周,用 1.6Gy/ 次,2 次 /d,共 22.4Gy/14 次。⑥低(大)分割(hypo fraction):每周照射 2~3 次,周剂量约等于常规分割的周剂量,每次剂量加大(故又称大分割),但总照射次数减少,适用于亚致死损伤修复能力强的肿瘤(如黑色素瘤)。

(三)使肿瘤细胞再分布

细胞分裂的不同阶段,对放射线的敏感性不同,一般来说按细胞死亡为标准,则放疗最敏感的是增殖周期中的 M 期,G_1 后期,抗拒的是 S 期。而按分裂延迟为标准,则 G_2 期为最敏感。非增殖期细胞(G_0)最不敏感。细胞再分布(同步化)的目标是将肿瘤细胞处理后使其全处于放射敏感的期相,虽然实际上很难做到这一点,但以下方法可使各阶段细胞尽可能靠近:①分割放射;②药物增敏;③加热治疗。

（四）利用氧效应

在用常规射线（低 LET 射线）时，氧增强比（OER）约为 2.5~3.0，即要杀灭乏氧细胞，所用的放射量要比同类富氧细胞高 2.5~3.0 倍。在实际工作中，不可能用 2.5~3.0 倍的剂量进行治疗，只有设法减少肿瘤组织中的乏氧细胞才能达到消除肿瘤目的：①采用高 LET 射线；②采用分割照射方法；③氧气吸入；④乏氧细胞增敏剂；⑤生物还原性制剂；⑥氧携带剂；⑦钙离子通道阻滞剂；⑧低氧放疗；⑨加热治疗；⑩纠正贫血。

二、临床因素与肿瘤放射敏感性的关系

在临床角度上，肿瘤的放射敏感性应依照肿瘤及其所在部位正常组织对放射的相对效应为标志。这可用治疗比例来衡量：TR= 正常组织耐受量 / 肿瘤组织致死量，TR ≥ 1 的肿瘤，放疗有可能治愈，TR<1，则即使达到肿瘤消退，正常组织也要受到不可接受的损伤。

（一）肿瘤种类

1. 病理类型　不同的肿瘤，其放射敏感性有很大差异，①高度敏感：肿瘤消灭，正常组织损伤很轻。若以结缔组织为邻近正常组织，则恶性淋巴瘤、白血病、精原细胞瘤、肾母细胞瘤、神经母细胞瘤等属此类。肿瘤致死量约 20~35Gy；②中度敏感：肿瘤消灭，正常组织损伤较重，但可恢复或不严重影响功能，如鳞状上皮癌，肿瘤致死量约 50~70Gy；③低度敏感：对放射无明显效应的，如骨肉瘤、某些软组织肉瘤、大多数神经系统肿瘤等。

2. 病理分级（分化程度）　细胞对辐射的敏感性，过去曾普遍遵循 Bergonie-Tribondeau 定律：敏感性与细胞的繁殖力成正比，与分化程度成反比，即越年轻、活力越大、分化越低（病理分级高）的细胞敏感性越高，越年老、成熟、分化越高（病理分级低）的细胞敏感性越低。从细胞的分裂期相来讲，正在分裂的细胞比静止的细胞敏感性高，因分化差的细胞其增殖周期短，生长比率高，有丝分裂象多，故敏感性就高。所以有些分类为不敏感的，但分化极差者仍有较高敏感性，如未分化腺癌、骨肉瘤中的尤文氏瘤等。

3. 间质情况　对于同一病理类型、同一分级的肿瘤，还要看肿瘤所在的间质情况。如同为乳腺髓样癌，间质内含血管多的要比含纤维多的放射敏感性高。

（二）病期的早晚及肿瘤大小

1. 早期病变的瘤体一般较小，瘤体越小，含乏氧细胞越少，对放射的敏感性也就越高。对肉眼不能见的亚临床病灶，用 50Gy 的剂量可达到接近 100% 的控制率。

2. 肿瘤小时，使用的照射野小，正常组织容易修复原来的肿瘤区。

3. 早期病变对全身的影响较小，体质状况较好，血管状态和修复功能良好。

4. 早期病变的转移机会较小。

（三）以往治疗情况

手术、放疗可使瘤床纤维化，血供减少，乏氧细胞增多，在此基础上的复发性肿瘤放射敏感性差，所在的正常组织的放射耐受性也较差。

（四）全身及局部情况

患者的健康情况与放射敏感性有密切关系，晚期肿瘤引起的严重恶病质或并发严重慢性疾病如肝炎、糖尿病、结核等，均可使患者的机体代谢出现紊乱，并造成严重的贫血，使肿瘤的放射敏感性下降。局部炎性水肿和瘢痕基础上发生的癌肿敏感性差。但甲亢患者、怀孕妇女因代谢快，可使正常组织的放射敏感性增高，放射反应和损伤加重。

（五）瘤床情况

瘤床血运好的部位,肿瘤敏感性高,反之,如瘤床为脂肪组织者则敏感性差。另外,瘤床为修复能力差的组织(如肺癌、上颌窦癌)疗效也差,长度较大的食管癌可以说没有瘤床,血运和修复能力均差,故疗效极差。

（六）肿瘤外观形态

肿瘤放射敏感性从高到低,按其形态依次为菜花外生型、结节外生型、溃疡型、浸润型和龟裂型,这也与瘤床的供血供氧有关。

第六节　放射治疗计划的设计和实施

一、放射治疗过程

放射治疗计划包括肿瘤诊断、分期、影像获得、靶区定位和勾画、正常组织勾画、治疗计划设计模拟优化、治疗实施、治疗后随访等步骤(图 21-31)。这个过程可简单地分为体模阶段、计划设计、计划确认和计划执行四个环节。

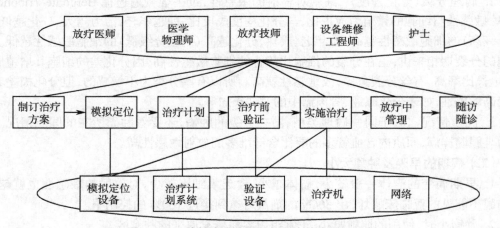

图 21-31　放射治疗流程及流程中的人员和设备

二、放射治疗前的准备工作

患者决定接受放射治疗以后,必须完善放射治疗肿瘤相关的必要的影像学检查和实验室检查:根据精准勾画靶区的需要选择影像学检查,包括超声、CT、磁共振(包括多模态序列)、PET-CT 等;根据照射部位所包括的正常组织来选择所需要的相关检查,包括心电图、心肺功能检测、肿瘤标志物、生化检查、血常规尿常规和粪便常规(包括隐血)等。初步根据肿瘤的部位和患者的一般全身情况等来确定患者的治疗体位,选择合适的头枕和托架,用热塑膜或真空垫等固定体位,常规模拟机或 CT/MRI 模拟机定位。三维适形放射治疗肿瘤定位主要使用 CT/MRI 模拟机进行 CT/MRI 扫描,采集肿瘤以及正常组织清晰的影像资料并通过网络传输至治疗计划系统为治疗计划设计做好准备。特殊部位的肿瘤还需要选择空腔脏器适当的充盈度状态下进行定位，如胃癌需要空腹饮一定量的水，或有些盆腔肿瘤需保留导尿使膀胱保持一定的容量进行定位和后续治疗，以保证肿瘤位置的恒定及减少正常组织的照射。

三、治疗计划设计概念

计划设计定义为确定一个治疗方案的全过程，广泛意义上包括图像的输入和处理，医生对治疗方案的要求，如靶区剂量分布、重要器官限量及处方剂量定义等，计划确认及执行中精度的检查和误差分析。这是整个治疗过程不断进行量化和优化的过程。治疗计划系统（treatment planning system，TPS）是实现计划设计过程的重要工具。

四、治疗计划系统的组成及基本功能

国际电工委员会（IEC）对 TPS 定义为：一种可编程电子系统，与医用加速器配套使用。通常情况下，利用一个或多个专门算法提供人体组织吸收剂量分布的估算。吸收剂量分布的估算只能在制订治疗计划过程中被具有认定资格的人员使用。治疗计划系统是治疗计划设计过程的心脏。

TPS 的功能主要有以下几个方面：

1. 设备数据的输入建模；

2. CT 影像输入和三维重建，多模态影像（CT、MRI、PET-CT 等）融合，主要通过 DICOM RT 格式传输；

3. 轮廓勾画与图像展示；

4. 射束设置与可视化；

5. 准确计算 3D 剂量分布；

6. 计划评估；

7. 影像和计划数据的导出。

剂量算法是计划系统的核心组成部分，其内部的射束模型采用直接测量的数据，或取自用户射束的数据。算法将这些数据应用到特定的患者和计划几何结构中，算出特定的剂量分布。计算时间取决于算法的复杂性和计算机速度。外照射算法类型见表 21-3。

表 21-3　外照射算法的类型

项目	需要的数据
基于测量的数据	大量测量数据直接输入 TPS 中，通过算法再现，深度剂量和平面剂量分布曲线数据可以直接输入 TPS 中
分析函数	分析函数模拟物理过程，但函数中的参数通常适合使用测量的数据，可以考虑将主射束和散射部分的组织空气比-散射空气比（TAR-SAR）分离，以及将微分元素叠加
微分元素的叠加	算法综合了各种微分剂量元素；光谱数据和一些光子注量描述也是需要的，同时也需要其他一些参数
基于 Monte Carlo 模型	事实上输入的所有数据都是基于基本的物理相互作用，包括非常少量的测量数据；然而，大部分 MC 方法都包括对设备准直系统和辐射源等的模拟

五、临床剂量学的基本原则及靶区剂量的规定

放射治疗的目的是对靶区实施肿瘤致死剂量,同时把周围正常组织的受量控制在耐受剂量范围之内,从而得到最小并发症的理想的治疗比。一个较好的治疗计划应满足下列的要求。①准确的肿瘤剂量:靶区的准确定义是治疗计划设计的关键,靶区应包括显见的肿块、潜在转移的区域淋巴结、亚临床灶以及考虑由于运动和摆位误差而应外放的范围。术后放疗应包括手术范围,然后严格按照放射肿瘤医师给出的靶区剂量予以照射。②靶区剂量分布均匀:在治疗的肿瘤区域内剂量变化应小于 ±5%,在治疗计划设计时,同时还要求 90% 或以上的剂量线包绕靶区,以避免少量的肿瘤细胞受到低剂量照射而增加复发的概率。③尽量提高靶区的剂量,同时减少照射区内正常组织的受量。④保护肿瘤周围重要器官,重要脏器受量应控制在允许范围之内。以上四点被称为临床剂量学四项基本原则。

ICRU 的 83 号报告根据临床技术的进步,在原有的 ICRU23 号和 50 号报告基础上,定义了三个水平上的剂量学目标:

第一水平是单个点剂量,也就是之前报告中的处方水平,这个适用于常规放疗和三维适形放疗。

第二水平是剂量体积报告,之前的 ICRU 点剂量是某一个点的剂量,而基于剂量体积的处方是给到一个体积上的,从一维变成了三维。现在广泛应用于临床。

第一和第二水平是物理层面的,第三水平是生物剂量指标,与疗效和正常组织反应密切相关。

ICRU 83 号报告靶区体积的规定见图 21-32。

1. 肿瘤区(gross tumor volume,GTV) 指用一般诊断手段能诊断出的、肉眼可见的肿瘤病灶,包括转移的淋巴结或其他转移病灶。确定肿瘤区的方法应与 UICC、AJCC 等国际组织制订的肿瘤分期标准相一致。

2. 临床靶区(clinical target volume,CTV) 根据肿瘤生物学知识,在肿瘤病灶周围可能存在的亚临床灶或肿瘤潜在地向周围侵犯的范围,在 GTV 周边增加一个间隙来包括这个潜在的肿瘤范围而确定的一个体积称为 CTV。CTV 的确定依赖于放射肿瘤医师对肿瘤生物行为的了解和临床经验。

3. 内靶区(internal target volume,ITV) 在患者体内,不同的器官都存在生理性的运动包括我们所定义的 GTV 与 CTV,而在定义 GTV(CTV)时是在静态影像上进行的,当考虑了这一运动的范围后,在 CTV 周边外放一个边界(margin)形成一个新的体积 ITV,它使得运动着的 CTV 在此体积内出现的概率最大。ITV 的确定使得 CTV 受到最大的处方剂量照射。ITV 一旦确定,它与患者坐标系的参考物内外标记应保持不变。

4. 计划靶区(planning target volume,PTV) 在勾画靶区时,我们不仅需要考虑器官的生理性运动,而且还要考虑日常摆位时患者体位重复性的不确定性。因此在 ITV 周边再外放一个边界形成 PTV,边界的大小由靶体积运动的范围和治疗摆位误差的综合误差确定。在头颈部肿瘤照射时,由于采用较好的固定装置,其 PTV 与 CTV 几乎相同。因此 PTV 的范围包括了 CTV 本身,还有因 CTV 生理性运动以及摆位误差而需扩大的范围。PTV 是决定照射野大小的最终概念,是联系患者坐标系和机器坐标系的几何概念,专用于治疗计划的

设计和执行。

5. 治疗区（treated volume, TV）　由若干个照射野形成的由某一等剂量线（90%甚至95%剂量线,由放射肿瘤医师确定）所包括的范围,评价包围的情况可以使用"靶区适形度"来说明。

6. 照射区（irradiated volume, IV）　由若干个照射野形成的、需要考虑正常组织受量的一个照射范围,由50%剂量线规定。照射区的范围直接反映了正常组织所受剂量的大小。

7. 危及器官（organ at risk, OAR）　指可能卷入射野内的重要组织或器官,它们的耐受剂量将影响靶区处方剂量的大小。与计划靶区的定义一样,在确定危及器官时,应考虑器官本身的运动和治疗摆位误差的影响,扩大后的范围称为计划危及器官区（planning organ-at-risk volume, PORV）。

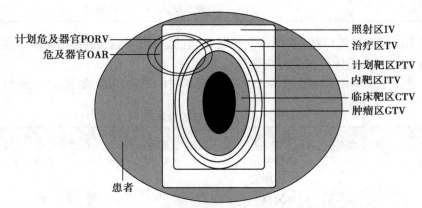

图 21-32　ICRU 83 号报告中关于靶区体积的规定

六、治疗体位及体位固定技术

(一) 治疗体位的选择

在放射治疗中,患者治疗体位必须是舒适的、可重复的而且能够便于模拟定位与治疗的实施。对于患者来说,越是简单的、舒适的体位越是容易保持和重复,如仰卧体位明显优于俯卧体位。布野要求和患者的身体条件也是影响体位固定的因素。

(二) 体位固定技术

体位固定装置是指可建立并维护患者治疗体位的设备,采用体位固定装置可以限制治疗过程中患者有意识或无意识的运动以及更好地保持每一次治疗的体位重复性。固定装置可以是应用于局部固定也可以用于全身固定。包括有创固定设备和无创固定设备。有创固定设备,如头颅打钉、定位头环,用于单次放疗或分次较少的放疗,如 SRS/SBRT,多分次放疗（常规放射治疗、适形/调强适形放射治疗）则应用无创固定设备。固定设备的使用可减少随机摆位误差,降低正常组织的受量,同时保证靶区得到充分的照射。

表 21-4　放疗体位固定设备的选取原则

选取原则	详细说明
舒适度	越舒适重复性越好
精确度	患者的体位每天都必须保持一致
穿透性	减少阻挡因素的影响,避免阻挡受照部分
速度	使患者的摆位时间最少
兼容性	符合放疗部门的操作规程和习惯做法
便利性	如果摆放位置不恰当,将会减少其效率
耐久性	设备必须经久耐用
成本	不同的预算,根据不同的需要

常用的无创固定装置包括:头颈部支持装置、乳腺托架、热塑面膜和体膜、真空垫及一体膜。表 21-4 总结了放疗体位固定设备的选取原则。

Verhey 总结了不同解剖部位使用不同固定技术时的平均误差,如表 21-5 所示。

表 21-5　患者摆位的重复性

部位	固定技术	平均误差范围 /mm
盆腔腹部	热塑料网罩	3~4
	未固定	6~8
乳腺	真空垫	3
胸部	未固定	4
头颈部	面罩	2.5~4
	机械固定	3
	牙托	4
头颅	未固定	3
	面罩	2.0~2.5
	颅内固定(立体定向治疗)	<1

七、模拟定位

患者采取治疗体位在模拟机上获取定位图像。X 线模拟机获取的是二维图像,CT-Sim 与 MR-Sim 获取的是三维图像。利用两侧墙和天花板上的激光灯描绘出靶中心的体位参考点。体位参考点通常是皮肤标记或文身,是代表靶坐标系的位置符号。合理地选择参考标记点应遵循下列的原则:①可选择相对固定的解剖位置,如食管癌照射时可选在气管隆嵴处;②头颈部肿瘤照射时,因皮下脂肪较薄标记点可设在固定面罩上;③腹部因皮下脂肪较厚,皮肤标记点应设在皮肤位移最小处;④内标记定位的精度要高于外标记,因此立体定向治疗时使用内标记如在肿瘤周围预埋金点的方法。

八、治疗计划的制订

20世纪70年代后,随着图像技术发展和计算机的推广使用,传统依赖于经验的手工计算方法已逐渐被治疗计划系统替代。CT-Sim和MR-Sim扫描的影像数据传输至TPS后,由放射肿瘤医师和放射物理师勾画患者身体外轮廓、靶区、危及器官或者某些感兴趣区域。计划设计者根据一些物理因素,如:靶区位置、性质、大小、形状以及与周围正常组织的毗邻关系来合理地选择射线的种类和能量、选择照射技术以及对于射野的安排,还有生物因素如靶剂量以及给予方式的选择使得靶区和正常组织受到符合要求的剂量照射。

合理的照射野设计应该按照以下几条原则:

(1)尽量从皮瘤距短的方向设置照射野,目前放射治疗用的射线以X线为主,在人体内,射线按照指数规律衰减,较短的皮瘤距可以使患者受到较少的放射线的照射,有利于正常组织的保护。

(2)照射野之间的夹角尽可能大(小于180°,以90°左右为最宜),这样做可以减少照射野之间的重叠区域,有利于减小靶区以外的高剂量区域。

(3)避免或尽可能少地通过关键器官设置照射野,使脊髓得到保护。

(4)选择合适的角度使照射野的面积尽可能小,照射野野面积越小则患者受到的总照射剂量体积越低,尤其在照射双靶区时,要尽可能地使靶区在BEV上重叠以减小照射野的面积提高照射效率。

(5)考虑放疗设备的可行性。正向治疗计划设计基于有经验的物理师进行试验和误差逼近,基于已有图像信息,给定射野条件后计算在体内的剂量分布情况。然后评估是否满足要求,如不满足要求则重新修改射野条件。正向计划在3D-CRT中广泛使用,但对于IMRT复杂计划,多采用逆向优化的方式进行。逆向计划是将期望目标输入TPS,通过优化算法得到射野分布情况。在优化之前要选择很多函数和参数,理解其意义和算法才能更好地设置参数,得到满意的优化结果,因此同样需要经验和大量的计划时间。

随着计算机技术的发展,基于AI的自动计划从实验室走向商用软件,自动计划主要有三种实现方式:通过预测DVH达到自动计划的目的,预测患者体内的三维剂量分布并应用于自动计划,使用自动化脚本模拟计划设计者的试错过程。前两种是基于经验计划通过机器学习模型产生的,经验计划对于自动计划质量的好坏有重要影响。无论何种实现方式,自动计划都需要人工再次核准计划参数,若不满足要求还需要物理师干预优化。目前,自动计划适用于大量中低难度、重复性高的计划对于复杂计划,仍无法超越自身物理师的手工设计。

九、治疗方案的评估及验证

治疗计划系统中的放疗计划是对真实治疗情况的一个模拟,在计划系统中已有机头模型,输入患者的图像后,设置计划参数并计算得到患者体内的剂量分布。那么评估计划不仅要评估是否能够满足医生给出的处方要求,而且要评估计划设置是否合理,能否被机器正确地执行。一份定义明确的剂量处方应当包括了总剂量,分次剂量和总治疗天数等信息的详尽报告概要。

(一)剂量体积直方图

表示受到某一剂量照射的体积统计信息。计划系统中的CT图像被分割为一定大小的体素，统计受某一剂量照射的体素的个数乘以每个体素的体积得到统计结果（图 21-33）。

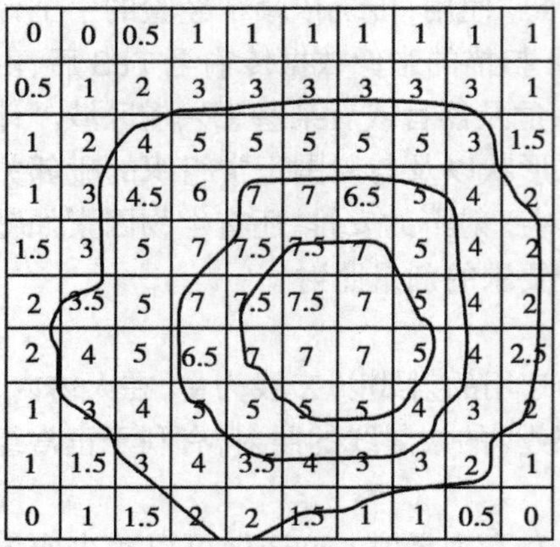

Bin	值	个数
1	0≤dose<1	7
2	1≤dose<2	22
3	2≤dose<3	12
4	3≤dose<4	16
5	4≤dose<5	11
6	5≤dose<6	15
7	0≤dose<1	4
8	0≤dose<1	13

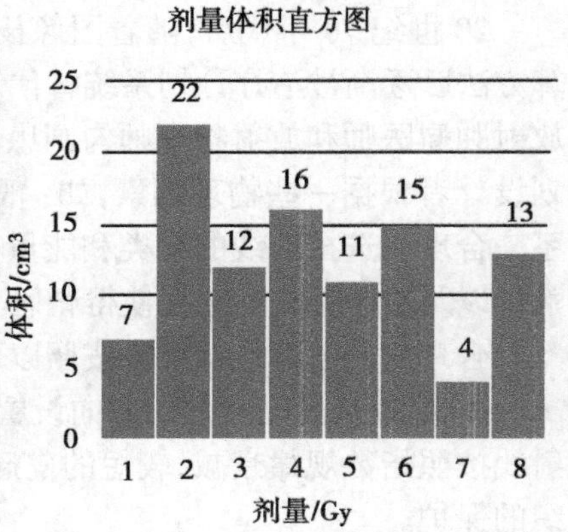

图 21-33　剂量分布的等剂量曲线与剂量体积直方图

DVH 有两种形式：微分剂量体积直方图（differential dose-volume histogram，dDVH），横坐标是剂量，纵坐标是受到该剂量照射的体积，这其实是一个频率分布图，理想的靶区微分 DVHs 在靶区剂量处应该是一个无限窄的尖峰，危及器官的直方图在 0Gy 处应该也是无限窄的尖峰；积分剂量体积直方图（cumulative dose-volume histogram，cDVH），横坐标是剂量，纵坐标是受到该剂量以上剂量照射的体积，是在临床上最常用的剂量体积直方图。DVH 最大的优点在于量化计划指标。

基于 DVH 信息还可以计算得到一些指标，例如适形度指数（conformity index，CI）、均匀度指数（homogeneity index，HI）、处方剂量靶体积比、靶区覆盖指数和肿瘤控制率（tumor control probablity，TCP）和正常组织并发症发生概率（normal tissue complication probability，NTCP）。TCP 和 NTCP 是 83 号报告中第三水平的报告指标。

等效均匀剂量（equivalent uniform dose，EUD）：器官或者组织的部分体积 V 受到剂量 D 照射造成的器官或组织损伤相当于整个器官或组织 V100% 受到均匀剂量 EUD 照射造成的损伤

$$NTCP(V,D)=NTCP(V_{100\%},EUD) \tag{21-15}$$

正常组织限量基于正常组织的反应和损伤，详见本章第十节。

（二）等剂量曲线与剂量分布云图

DVH 主要不足是其来源于浓缩数据的计算而失去了空间分布信息。等剂量曲线是用来评估治疗计划在患者体内单个平面或者多个平面的剂量分布。通过等剂量曲线或者剂量云图，观察每个层面的冷热点，剂量分布是否均匀，重要器官的受照射情况。

（三）射野评估

放疗计划的射野评估，首先评估计划中心位置是否在一个可靠易重复的地方。射野方向是否符合布野原则以及射野参数是否在机器的允许范围之内，比如射野要求 MLC 过中线 5cm，而实际机器只能过中线 2cm；或者治疗某个射野时机架会碰到患者或者床，那么这个计划是不能实施的，需要修改计划。或者计划很完美，但执行效率很低或者机器达不到所需要的精度要求，那么这样的计划也是临床不可以接受的。

（四）治疗计划的验证

治疗计划验证分为几何摆位验证以及等剂量验证两大方面。

1. 几何摆位的验证 选择合适的成像方式对治疗区进行位置验证,目前采用的主要成像技术是正交成像,CBCT、常规 CT/MR 和超声成像同样应用广泛。在新的和修改的治疗方案实施开始应当进行射野成像,之后还要定期进行。射野成像有以下两个目的:检查射野位置:等中心点是否置于正确位置;检查射束准直器是否正确;被阻挡的射野大小和形状是否正确。

2. 剂量验证 确认患者所接受的剂量是否等于计划所给予的剂量,最直接的方法是使用热释光(TLD)和半导体剂量计进行体外剂量测量,但只能测量数量有限的几个点的剂量且测量时间较长。EPID 除了能应用于几何位置的验证以外,经过适当的刻度还可以测量平面的剂量分布。目前通用的方法是将患者计划移植到模体上,通过测量在模体中的剂量分布与 TPS 中计算得到的剂量分布对比,如果剂量一致性在一定范围内(通常是 3%),则认为计划通过(见文末彩图 21-34)。剂量验证有一维点剂量验证、二维平面剂量分布验证和三维体剂量验证。目前常用的剂量分布比较评估方法有三种:剂量偏差分析方法、DTA 分析法和伽马评估分析方法。在实际应用中,应根据治疗技术和验证工具合理选择验证方法。

计划确认以后,物理师批准计划。首次摆位应当由医师、物理师和技术员共同协作完成。技术员负责按照计划要求实施治疗。

第七节 质量保证与质量控制

一、概述

放射治疗过程融合了医学、物理学、生物学、生物医学工程和计算机等多学科内容,从患者准备放疗到治疗结束后随访,整个过程需要放疗医师、物理师、技师、工程师和护师共同参与,涉及人员广、设备多,因此需要一套综合的质量保证(quality assurance,QA)和质量控制(quality control,QC)程序以确保对患者准确实施放射治疗。

开展放疗质控工作是为了:减少放疗各环节的不确定度,提高放疗的准确性和疗效;减少事故和错误发生的可能性,避免医疗事故;减少各放疗中心与地区差异,有利于统一标准,开展多中心的临床研究。

目前,已有不少国家或国际组织、机构,如世界卫生组织(WHO)、国际原子能机构(IAEA)、国际电工委员会(IEC)、国际辐射单位和测试委员会(ICRU)、国际放射防护委员会(ICRP)、欧洲放射治疗肿瘤学会(ESTRO)、美国医学物理师协会(AAPM)、英国医学物理与工程研究所(IPEM)等,发表了一系列与放射治疗质量保证和质控相关的研究报告,对放射治疗流程中的各个环节,需要达到的标准、放射治疗装置及其辅助设备的性能,给出了详尽的建议指标,有力推动了世界各国开展放射治疗质量保证和质控工作。2017 年,在中华医学会举办的 CSTRO 2017 会议上,发布了首个国家级《放射治疗质量控制基本指南》NCC/T-RT 001—2017,标志着国家级肿瘤放射治疗质量控制规范化工作正式开始实施。本节以该指南为主线,介绍放疗质控的主要内容和方法。

二、科室人员及设备要求

(一) 人员

根据指南,开展放射治疗应当具备下列人员:放疗医师、医学物理师、放疗技师、设备维修工程师。需要满足的要求在表 21-6 和表 21-7 中列出。

表 21-6 放射治疗从业人员资格要求

人员	要求
放疗医师	1. 具有大学医学本科或以上学历; 2. 持有《医师执业证书》,并符合地点、执业类别与执业范围的要求; 3. 在省级三甲及以上医院经过一年以上的放疗医师培训,或者完成放射治疗专业住院医师规范化培训,并取得合格证书; 4. 持有《放射人员工作证》; 5. 持有《大型医用设备上岗合格证》或《全国医用设备使用人员业务能力考评合格证》
医学物理师	1. 具有医学物理或相关专业大学本科或以上学历; 2. 在省级三甲及以上医院经过半年以上的放疗物理专业培训,并取得合格证书; 3. 持有《放射人员工作证》; 4. 持有《大型医用设备上岗合格证》或《全国医用设备使用人员业务能力考评合格证》
放疗技师	1. 具有放射治疗技术或相关专业大专或以上学历; 2. 经过半年以上的放疗技师岗位培训,并取得合格证书; 3. 持有《放射人员工作证》; 4. 持有《大型医用设备上岗合格证》或《全国医用设备使用人员业务能力考评合格证》
设备维修工程师	1. 具有工程相关专业本科或以上学历; 2. 持有《放射人员工作证》

表 21-7 开展常规放疗的科室人员配置要求　　　　　　　单位:名

人员	放疗医师	医学物理师	放疗技师	维修工程师
每年治疗 500 名患者以内	3~6	2~3	5~7	0
每增加 1 000 名常规放疗	增加 3~6	增加 2~3	增加 8~10	增加 0.5~1
每增加 1 000 名精确放疗	增加 8~10	增加 4~6	增加 10~12	增加 1~2

对于开展精确放疗的机构,至少需要 1 名副高及以上且临床工作经验大于 5 年的放疗医师,1 名中级或工作经验大于 3 年的医学物理师,一名工作经验大于 2 年的放疗技师。精确放疗包括调强放疗 IMRT、图像引导 IGRT、立体定向 SBRT、呼吸门控、实时追踪等技术。

放射工作人员需参加卫生行政部门组织实施的专业辐射防护知识培训,考核通过取得《放射工作人员证》后,方可从事放射治疗工作;从业机构应建立并妥善保管放射工作人员档案,包括各放射工作人员的定期健康体检结果、个人剂量检测结果、防护知识培训记录等;从业机构应定期组织本单位放射工作人员接受在岗职业健康体检,每两年不少于一次,体检结果记入放射工作人员健康档案并妥善保管;从业机构应组织本单位放射工作人员接受个人剂量监测,监测周期不少于每季度一次,监测结果记入放射工作人员健康档案并妥善保管;从业机构应遵从国家职业卫生标准 GBZ/T 149—2002《医学放射工作人员的卫生防护培训规范》的要求,定期组织本单位放射工作人员接受专业技术、放射防护知识及相关规定的培训和考核,每年不少于一次;从业机构应定期组织对本单位放射工作场所进行辐射环境监测和辐射安全防护装置功能性检测,每季度不少于一次。

(二) 设备

开展常规放射治疗的设备基本要求为:1 台医用直线加速器或 ^{60}Co 远距离治疗机、1 台近距离治疗机(若开展近距离治疗技术)、1 台常规 /CT 模拟定位机、1 套放射治疗计划系统、1 套铅模制作设备(仅做挡铅时需要)和体位固定装置、1 套基本的质控仪器(包括电离室剂量计、水箱和晨检仪等);开展精确放射治疗技术应配备相适应的设备(如开展调强放射治疗应配备具有 MLC 和位置验证的影像装置的医用直线加速器和逆向治疗计划系统)和质控仪器(如调强计划验证仪器和自动扫描水箱等);鼓励配置放疗信息管理系统,实现预约排队、治疗记录验证、病案记录、收费、质控记录等工作的信息化管理。

关于放疗设备场所的规定详见指南。

三、放射治疗物理质量保证与控制

放射治疗物理质控由机器 QA 和患者 QA 两个方面组成,机器 QA 从装机调试到日常运行,包括三个方面的内容:机械性质、剂量学、治疗计划系统;患者 QA 包括治疗摆位验证、计划剂量 QA 与治疗安全。

(一) 验收与调试

引进新设备时应当进行验收测试。验收测试包含一系列测试和测量,以验证新设备或软件符合制造商给出的技术规范和要求。通常制造商给出的是通用规范,但个别情况下在采购谈判中也会列出特定要求的规范。通常测试协议由制造商制定,也就是说制造商规定测试中使用的测量技术。物理师和装机工程师按照验收测试手册,一同进行检测。当物理师认为设备安装正确,功能正常,各项指标满足规格要求时,可以签署验收测试文件。

验收测试完成后,开始调试设备。对于有两挡光子线和多挡电子线的直线加速器而言,AAPM TG-45 号报告(1994)估计该过程需要"6~8 周的紧张工作(每天需轮班工作 16h)"。直线加速器的调试首先应对所有邻近的居留区进行细致的辐射防护检查,所有射线束必须按照国际或地区认可的标准或本国制定的标准进行绝对剂量校准,对于每一射束能量下,收集的深度剂量数据必须包括所有的射野尺寸,并将测量数据输入治疗计划系统中建模。验收测试和调试结果可以反映出新设备的基本性能,检测过程和结果应详细记录并妥善保管,以备后查。

(二) 机器的日常运行

应依据国家放射治疗质控标准,针对各放射治疗设备 / 技术,制定适合本机构的质控规程(如医用直线加速器的日检、月检、年检质控规程)。表中分别列出了医用电子直线加速器(表 21-8)、模拟定位机(表 21-9)、CT 和 CT 模拟机(表 21-10)的质量控制检测项目与技术要求。无国家质控标准可依时,可参考国际或其他国家的标准;建立放射治疗设备的档案,记录其保养、维修、质控等内容;按照国家计量检定规程,定期检定和校准各质控仪器(如应遵从 JJG 912—2010《治疗水平电离室剂量计检定规程》的规定,每年检定和校准一次电离室剂量计的精确度);从业机构应遵从 GB 16362—2010《远距治疗患者放射防护与质量保证要求》的规定,接受有资质的第三方定期对相关放射诊疗设备进行状态性检测,检测结果需满足国家职业卫生标准 GBZ/T 126—2011《电子加速器放射治疗防护要求》及其他相关标准要求,每年不少于一次。

表 21-8　质量控制检测项目与技术要求

序号	检测项目		技术要求	验收检测		状态检测	稳定性检测		
				应验	推荐		应验	推荐	周期
1	剂量偏差		≤3%	√	—	√	√	—	每周
2	剂量重复性		≤0.5%	√	—	√	√	—	每半年
3	线性	剂量	≤2%	√	—	√	—	—	—
		剂量率	≤2%	√	—	√	—	—	—
4	剂量随设备角度位置的变化		≤3%	—	—	—	—	√	—
5	剂量随机架旋转的变化	X线	≤3%	—	—	—	—	√	—
		电子线	≤2%	—	—	—	—	√	—
6	剂量日稳定性		≤2%	—	—	√	√	—	每半年
7	PDD	X线	≤3%或3mm	√	—	√	√	—	每半年
		电子线	≤3%或2mm	√	—	√	√	—	每半年
8	X线射野均整度	5cm×5cm至30cm×30cm	≤106%	√	—	√	√	—	每季度
		大于30cm×30cm	≤110%	√	—	√	√	—	每季度
9	X射线方形照射野对称性		≤103%	√	—	√	√	—	每半年
10	电子线照射野均整度	沿两主轴方向上80%等剂量线	≤15mm	√	—	√	√	—	每季度
		沿两主轴方向上90%等剂量线	≤10mm	√	—	√	√	—	每季度
		两对角线上90%等剂量线	≤20mm	√	—	√	√	—	每季度
11	电子线照射野对称性		≤105%	√	—	√	√	—	每季度
12	照射野半影		厂家给出值	—	√	—	—	√	—

序号	检测项目		技术要求	验收检测		状态检测	稳定性检测		
				应验	推荐		应验	推荐	周期
13	照射野的数字指示（单元限束）	5cm×5cm 至 20cm×20cm	≤3mm 或1.5%	√	—	—	√	—	每月
		大于20cm×20cm	≤5mm 或1.5%	√	—	—	√	—	每月
14	照射野的数字指示（多元限束）	10cm×10cm	≤3mm	√	—	—	√	—	每月
		最大照射野	≤5mm 或1.5%	√	—	—	√	—	每月
15	辐射束轴在患者入射表面上的位置指示		≤2mm	√	—	—	√	—	每月
16	辐射束轴相对于等中心点的偏移		≤2mm	√	—	√	√	—	每月
17	等中心的指示（激光灯）		≤2mm	√	—	—	√	—	每天
18	旋转运动标尺的零刻度位置	机架旋转轴	≤0.5°	√	—	—	√	—	每月
		限束系统旋转轴	≤0.5°	√	—	—	√	—	每月
		治疗床面纵向转动轴	≤0.5°	√	—	—	√	—	每月
		治疗床面横向转动轴	≤0.5°	√	—	—	√	—	每月
19	治疗床的运动精度	垂直	≤2mm	√	—	—	√	—	每半年
		横向	≤2mm	√	—	—	√	—	每半年
		前后	≤2mm	√	—	—	√	—	每半年
20	治疗床的刚度	纵向（高度的变化）	≤5mm	√	—	—	√	—	每年
		横向（侧向倾斜角度）	≤0.5°	√	—	—	√	—	每年
		横向（高度的变化）	≤5mm	√	—	—	√	—	每年
21	治疗床的等中心旋转		≤2mm	√	—	—	√	—	每月

注："√"表示应进行对应项目的检测，"—"表示不进行对应项目的检测。

表 21-9　模拟定位机的质量保证质量控制指标（AAPM TG 40）

监测频度	监测项目	误差指标
每日监测	安全开关	正常
	门联锁	正常
	激光灯	2mm
	光距尺	2mm
每月监测	野大小指示	2mm
	机架、机头角度指示	1°
	十字线的中心精度	2mm（直径）
	焦点轴指示	2mm
	透视影像质量	基线值
	防碰撞	正常
	射线野与光野的一致性	2mm 或一边的 1%
	自显机	基线值
每年监测	机头等中心旋转	2mm（直径）
	机架等中心旋转	2mm（直径）
	床等中心旋转	2mm（直径）
	机头，机架和床的等中心轴	2mm（直径）
	综合偏差	
	床面下垂	2mm
	床的垂直移动	2mm
	暴光速度	基线值
	床面的透视和曝光	基线值
	kVp 和 mAs 刻度	基线值
	对比度	基线值

表 21-10　CT 扫描和 CT 模拟的质量保证指标（IPEM 81）

监测频度	监测项目	误差指标
每日监测	安全开关	正常
每月监测	激光灯	2mm
	x 轴的指示	1°
	床位置记录	1mm
	已知两点间的距离	2mm
	左边的和右边的登记	正确的操作
	水的 CT 值	1%
	肺和骨 CT 值	2%
	重建的层面位置	1mm
每年监测	床面负荷下偏差	2mm

放疗计划系统的应用,有助于治疗计划的改进和治疗精度的提高。一个完整的 TPS 治疗保证体系包括系统文件和人员培训、TPS 验收项目、系统定期 QA 项目和患者治疗计划的检查。表 21-11 列出了 TPS 的质控指标。

表 21-11　治疗计划系统的质量保证质量控制指标(IPEM 68、81 和 AAPM TG 40)

监测频度	监测项目	误差指标
每日监测	输入和输出设计	1mm
每月监测	核对统计	无变化
	数据的验证	2% 或 2mm
	预报的验证	2% 或 2mm
	信息处理测试	通过
	CT 传输	1mm
每年监测	MU 计算	2%
	质量保证测试验证	2% 或 2mm

(三)患者质量保证

患者质量保证包括一系列步骤以确保每位患者接受正确、安全和有效的治疗。患者 QA 包含在放疗流程的各个环节之中,随着放疗技术越来越复杂和精度要求越来越高,患者质量保证越发重要。

四、放射治疗流程 QA

首先要开展流程质控工作,需要建立相应的质控组织,必备的放射治疗质量管理组织有:放射治疗质控管理组、放射治疗质控审计组、放射治疗质控持续改进组和新技术评估、准入及培训组;各个组织具有明确的人员构成、分工、职责和协作内容,如何开展工作及行动阈值等;各个组织的会议和决议需要记录归档,并定期汇报工作;质控管理组织需要在科主任的领导下开展工作,建立各种规章制度。质控管理组织需要健全各项记录,包括放射治疗记录、放射治疗临床电子数据、人员档案和设备档案。

放疗流程的七个主要步骤:制订治疗方案、模拟定位、治疗计划、治疗前验证、实施治疗、放疗中管理和随访随诊。其中包含许多的不确定性,所有这些不确定性都会影响治疗的精度,从质量保证的角度来看,以下是一些不确定性的可能来源:

1. 患者定位　患者及其脏器在 CT 扫描、模拟定位和实施治疗过程中的运动会影响靶区和正常组织位置的确定,而这又会影响到射野的设置。

2. 影像传输　图像的传输、转换过程会增加解剖结构与射野间的几何不确定性,如采用多种图像模式的融合技术,因其中涉及各种图像间的配准,会增加这种不确定性,另外MRI、PET、SPECT 中的图像畸变也会增加不确定性。

3. 勾画轮廓　轮廓勾画不准确也许是整个计划过程中最大的不确定性,原因是靶区范围的决定是一项与医生个性有密切关系的工作,不同医生间及同一医生在不同时间对同一病例所画靶区都有所差别。

4. 设置射野 射野设置的精度取决于每个治疗机几何参数的刻度分辨率和允许的误差,也与日常放疗时误差的幅度和频度有关。

5. 剂量计算 这类误差的来源包括原始测量数据精度,机器输出剂量的稳定性,测量仪的灵敏度和分辨率,测量数据后处理质量,传输过程中的失真,数据的使用方式等。

6. 剂量显示和计划评估 剂量显示的不确定性取决于剂量分布表示的精度,也和所提供信息的明细程度有关,计划评估时要考虑所用数学模型与临床结果的相符性,因为计算这些数学模型时所用的放射生物学参数来源于有限的临床资料。

7. 计划实施 误差主要来自于将计划结果输出到患者时的不确定度。这些误差的来源可以是系统的,也可以是随机的,造成这些误差可能是由于错误、粗心、不理解、判断失误或是机械、电气故障,实施 QA、QC 的目的就是要查明这些误差的来源并减小它们出现的频度和严重性。由此我们也可以看到,治疗中误差的来源很多,提示了放射治疗过程的复杂性,为了得到一个尽可能好的疗效,有一套 QA、QC 程序是基本的。

故障模式和效应分析方法(failure mode and effects analysis,FMEA)是在流程质控中常用的流程管理工具,该方法在 AAPM TG100 号报告中有详细的叙述。表 21-12 显示了经典的 FMEA 表格。

表 21-12 经典的 FMEA 表格

序号	1	2
过程步骤		
潜在故障模式		
故障模式的潜在原因		
潜在故障模式影响		
当前质控措施		
发生原因		
故障模式的检测能力		
故障模式影响的严重程度		
风险系数		
纠正措施		

放疗是一项需要团队合作的工作;放疗安全与质量符合木桶定律,放疗质量、放疗安全和放疗效果是一个综合质控的结果;应定期审查并更新科室规范与流程,以满足临床需求。合理使用 FMEA 方法等实现科学有效的管理。重点放在提高和改进患者放疗安全和质量,不断重新评估传统方法、流程和工作程序迎接放疗领域的挑战和发展。

第八节 近距离放射治疗

近距离治疗（brachytherapy）是与远距离治疗（teletherapy）相对而言，brachy（近或短）及tele（远）均来源于希腊文。近距离治疗用于描述使用小体积且密封的放射源近距离治疗肿瘤，常用于治疗前列腺、直肠及肛管、阴道、宫颈、宫体、胆管、肝管、食管、气管、支气管、乳腺、鼻咽、口咽、口腔、舌头、唇、眼睛（眼黑色素瘤）等部位（图 21-35）。

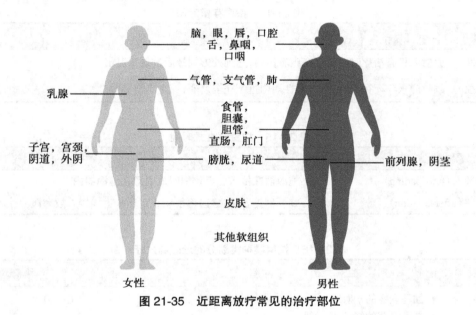

图 21-35　近距离放疗常见的治疗部位

一、近距离放射治疗的分类

常见近距离放射治疗的分类方法有按照射技术类型（表 21-13）、按源存留时间（表 21-14）、按置源方式（表 21-15）、按射线种类（表 21-16）和按剂量率（表 21-17）划分。

表 21-13　近距离治疗按照射技术类型划分

名称	特点
腔内治疗（intercavitary therapy）	放射源放置人体空腔内贴近肿瘤组织
组织间插植（interstitial implants）	放射源经手术植入肿瘤组织内
表面模技术（moulds）	放射源放置表面覆盖治疗组织，多用于表浅病变或容易接近的腔内（如硬腭）

续表

名称	特点
管内治疗 (intralumenal therapy)	放射源放置于人体管腔内,适用于宫颈、宫体、阴道、鼻咽、气管、支气管、肝管、胆管、直肠、肛管等癌肿的治疗
术中治疗 (intraoperation irradiation)	放射源在手术中植入到靶组织,适用于脑、胰腺、胆管、胸腺等周围有重要器官不宜外照射者
血管内治疗 (intravessel irradiation)	单一放射源放置在小的或大的动脉内

表 21-14　按源存留时间

类型	特点
暂时性	放射源只有治疗时短暂存在患者体内,达到处方剂量后放射源退出
永久性	放射源永久存在患者体内,活性期内直至完全衰变,一直实施照射

表 21-15　按置源方式时间

类型	特点
热装入(hot-loading)	施源器在植入患者体内时放射源在施源器内
后装(after-loading)	施源器先置于患处,再手动或自动步进式接入放射源

表 21-16　按射线种类划分的近距离放疗

射线种类	来源	核素
光子源	• 伽马衰变的 γ 射线 • 电子俘获的特征 X 射线 • 内转换的特征 X 射线 • 放射性同位素源盒的特征 X 射线和韧致辐射	Co-60 Cs-137 Ir-192 I-125 Pd-103
β 源	β 衰变发出的电子	P-32、Ru-106 Rh、Sr-90/Y-90
中子源	自发核衰变发出的中子	Cf-252

表 21-17　按剂量率划分的近距离放疗

名称	剂量率范围
高剂量率	>12Gy/h
中剂量率	4~12Gy/h
低剂量率	<4Gy/h

二、近距离放射治疗的特点

近距离放疗有以下特点：

(1)使用的是放射性同位素源；

(2)放射源与靶区距离近或者直接接触；

(3)放射源的强度较小,中、高剂量率照射时间短。

(4)范围内剂量不均一,近放射源处剂量很高,随深度加深,剂量陡然下降；

(5)有效治疗距离短,正常组织受照剂量减少。

(6)采用低剂量率的连续照射或高剂量率的分次照射,治疗周期短。

三、现代近距离放疗常用的放射性核素

(一)近距离放疗放射源选用原则

1. 半衰期长短　源活度(衰变率)与核素原子数成正比,与半衰期成反比,当源活度确定后对半衰期较长的核素要求有更多的原子数,源体积相应就大,不适用于微细腔管或组织间照射。另外,永久插植入患者体内不再取出,故不能使用长半衰期核素。

2. 核素丰度(比度)　丰度低的核素欲达既定的活度,源尺寸必须要大。

3. 射线类型　多采用核素衰变过程产生的 γ 或 β 射线,但核素衰变过程常同时伴有 γ 或 β 射线产生,要求用其主要的一种,而另一种所含百分比要少,如用 γ 射线,则要求 β 射线的能量低,便于被源壳滤过, β 源最好为纯 β 源,如 ^{90}Sr 等。

4. 射线的能量　与能量有关的资料和参数包括:核素衰变图谱, γ 线平均能量(keV),线性吸收系数(μ),辐射防护涉及的半值厚(HVL)或 1/10 值厚(TVL),组织吸收因子 F(tissue) 及 LET。最适于做组织间插植的 γ 射线能量为 20~25keV,由于治疗区外剂量减弱梯度快,有利于正常组织保护。同时希望 γ 射线能谱较为单一和相近,如 ^{60}Co 的两种 γ 射线能量分别为 1.17MeV 和 1.33MeV,较为接近可视为单一能量,而 ^{226}Ra 衰变时放射多达 78 条 γ 射线,其中 49 条能谱分布在 0.184~2.45MeV,另外还有至少 10 种分布在 2.45~3.80MeV,很不理想。

近距离治疗的放射源通常是密封的,密封套管有几个作用:保存放射性核素；使放射源坚实；对光子放射源,吸收其衰变过程中产生的 α 和 β 射线。

(二)近距离放疗的常用核素

近距离放疗的常用核素及有关参数见表 21-18。

表 21-18　近距离治疗常用核素表

| 核素 | 符号 | 射线能量 E/MeV | | | γ 常数 / (R·cm²/h·C) | 半衰期 | 防护半价层 (HVL) | | 临床使用 | 源型 |
		E_β	E_r	$\bar{E}_r$			水 / cm	铅 / cm		
镭 radium	^{226}Ra	0.017~3.26	0.47~2.44	0.83	8.25	1 622a	10.6	1.4	暂时性腔内或植入	管、针
氡 radon	^{222}Rn	0.017~3.26	0.047~2.44	0.83	8.25	3.82d	10.6	1.4	永久性	粒

续表

核素	符号	射线能量 E/MeV			γ常数 /（R·cm²/ h·C）	半衰期	防护半价层（HVL）		临床使用	源型
		E_β	E_r	$\bar{E}_r$			水/ cm	铅/ cm		
钴 cobalt	^{60}Co	0.313	1.17, 1.33	1.25	13.07	5.26a	10.8	1.2	暂时性	粒
铯 cesium	^{137}Cs	0.514, 1.17	0.662	0.662	3.226	30a	8.2	0.65	暂时性	管、针
金 gold	^{198}Au	0.96	0.412~1.088	0.416	2.327	2.7d	7.0	0.33	永久性植入	粒
钽 tantaium	^{182}Ta	0.18~0.514	0.043~1.453	0.67	6.71	115d	10.0	1.2	暂时性	丝
铱 iridium	^{192}Ir	0.24~0.67	0.136~1.062	0.38	4.62	74.2d	6.3	0.30	暂时性	丝、粒
碘 iodine	^{131}I	0.25~0.61	0.08~0.637	0.364	2.2	8.06d	5.8	0.30	口服（甲状腺吸收）	胶囊、液
碘 iodine	^{125}I	无	0.035 5	0.028	1.208	60.25d	2.0	0.04	永久性	粒
锶 strontium 钇 yttrinm	^{90}Sr ^{90}Y	0.54, 2.27	无	无	—	28.9a 64h	0.15	0.014	暂时性	块
磷 phosphorns	^{32}P	1.71	无	无	—	14.3d	0.1	0.01	注射用于某些骨病、血液病	液

四、近距离放射治疗的剂量计算

1. 点辐射源的剂量计算　放射源的剂量分布与其几何形状密切相关。但任何形状均可视为点的集合，因此放射源的剂量计算实际上是以点源为基础的。对于点状源，其在各个方向上的辐射强度是均匀的，在空间某一点上的照射量率与其到辐射源的距离平方成反比。其计算公式为

$$\dot{X}_P = \frac{\Gamma_x}{d^2} \times A \tag{21-16}$$

式中 Γ_x 为放射源的照射率常数，d 为某一点距源的距离，A 为该源的放射性活度。

2. 线状辐射源剂量计算（Sievert 积分法）　在实际应用中，放射源均具有一定的几何形态，在进行剂量计算时，须应综合考虑以下因素：

（1）放射源的自身吸收：在放射源内部由于自身吸收而发生的剂量减弱也服从 $e^{-\mu x}$ 的指数规律（μ 为放射源自身的线性减弱系数）。在计算整个放射源所产生的剂量率时，必须把自身吸收考虑进去。

（2）放射源中的多次散射：到达某一点的射线除了放射源直接沿直线方向贡献的剂量外，尚有在放射源内部经多次散射而贡献给该点的剂量，因此该点所接受的剂量比在没有多次散射的情况下有了增加。

（3）放射源的几何形状：若将放射源分割成体积很小的点源，它们到某一点的距离分别为 d_1、d_2、d_3……，设每一点源活度为 ΔA，则在该点造成的剂量率各为：

$$x_p^i = \frac{\Gamma_x}{d_i^2} \cdot \Delta A \tag{21-17}$$

将求出的每一点源贡献给某一点剂量相加,即为该点的总剂量 X 率,此方法称 Sievert 积分法。

$$X_p = \sum_i x_p^i = \sum_i \frac{\Gamma_x}{d_i^2} \cdot \Delta A \tag{21-18}$$

对于比较简单的几何形状(如线状源),可以应用 Sievert 积分法求出总剂量。

图 21-36 中感兴趣点 $P(r, \theta)$ 处的吸收剂量率为

$$\dot{D}(r, \theta) = S_K \Lambda \frac{G(r, \theta)}{G(r_0, \theta_0)} g(r) F(r, \theta) \tag{21-19}$$

式中,S_K:空气比释动能率;Λ:剂量率常数;$G(r, \theta)$:几何因子;$g(r)$:径向剂量函数;$F(r, \theta)$:各向异性函数。

尽管 AAPM 在 TG43 中也提出了点源剂量计算公式,但它主要是为当前临床上相当数量以点源模式为核心的治疗计划系统服务。如果关心位置离源较远(大于线源长度的 2 倍以上),点源模式和线源模式的剂量计算结果之间差别很小。但在近源处,两者的相差很大,而绝大多数情况下临床关心的是源附近的剂量分布。据此,AAPM 推荐各类商业治疗计划系统使用线源模式来计算剂量。

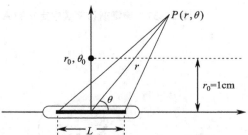

图 21-36 线状源的 Sievert 积分法计算剂量

3. 临床剂量学系统 传统的近距离放疗体系是基于 ^{226}Ra 建立起来的,虽然现在 ^{226}Ra 已经被其他核素替代,但是基本的剂量学体系也适用于其他源,只是照射量率常数不同,腔内照射临床剂量学系统主要有斯德哥尔摩系统、巴黎系统和曼彻斯特系统。组织间插植临床剂量学系统主要有曼彻斯特系统、巴黎系统和纽约系统。系统规定了放射源的类型、强度和应用方法及几何设置、剂量表示与计算方法。目前临床上广泛使用的是基于 ICRU 的剂量学方法,本节因篇幅受限,仅介绍一些重要概念。

曼彻斯特系统是以确定 A 点、B 点,膀胱和直肠等四点的剂量而著称。植入治疗的持续时间是基于 A 点的剂量率,A 点位于宫颈口上 2cm 和中位管侧 2cm。过 A 点截面并距宫腔轴线旁 5cm。膀胱参考点为沿膀胱中心与阴道容器连线过膀胱后表面的点。直肠参考点为宫腔源后端点与阴道后壁的垂直线距阴道后壁 0.5cm 的位置(图 21-37)。

ICRU 38 号报告将一维的参考点概念扩展到三维的体积概念,定义了参考剂量区,即由参考等剂量线面所包括的范围,腔内照射宫颈癌的参考区包括宫体的大部分、整个宫颈、宫旁组织和阴道上 1/3 部分(图 21-38)。

常用的放射源排列方式可分为单平面插植、双平面插植、多平面插植和几何形状插植。ICRU58 号报告给出了插植放疗的剂量指标如下。

最小靶剂量(minimum target dose,MTD):临床接受的最小剂量;

平均中心剂量(mean central dose,MCD):中心平面内相邻放射源之间最小剂量的算术平均值;

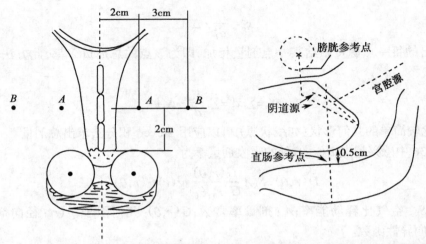

图 21-37　曼彻斯特系统中定义的 A 点和 B 点以及膀胱参考点和直肠参考点示意图

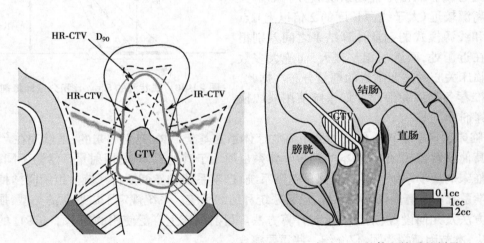

HR-CTV 表示高危 CTV,IR-CTV 表示中危 CTV,D_{90} 表示 90% 的体积接受的剂量。

图 21-38　宫颈癌腔内治疗的参考剂量区的设置示意图

高剂量区:150% 平均中心剂量曲线所包括的最大体积;

低剂量区:临床靶区内,90% 处方剂量曲线所包括的最大体积;

最小剂量离散度:中心平面、放射源之间每一最小剂量相对于平均中心剂量的变化;

剂量均匀性指数:最小靶剂量与平均中心剂量的比值。

五、后装放射治疗及后装放疗设备

所谓"后装",即先在准备室内将施源器放置并固定在体腔内,然后送患者进入治疗室,把与施源器相连接的管头接好,再用遥控技术将源送入施源器内照射病灶,治疗结束时用遥控技术把源退回到储源器内。此时的放射源是后置于患者体内的,所以称为后装。相对于热装入,后装能够提高治疗患者能力,实施治疗的一致性和重复性,减少对医护人员的照射。

后装机由治疗头和储源罐组成。通过一系列机械装置连接实现对放射源的遥控控制。基本部件包括:放射源的安全储源器,单个或多个放射源,远距离操作台,放射源控制和驱动机械装置,放射源传输导管和治疗施源器,治疗计划系统。最常用的放射源见表 21-19。

表 21-19　后装机常用放射源

放射源	γ 射线平均能量	半衰期
^{192}Ir(1-10Ci)	360keV	74d
^{60}Co	1.25MeV	5.27a
^{137}Cs(LDR)	662keV	30a

后装放射治疗的基本操作步骤如下:

1. 治疗前准备　通过详细的体格检查及各种特殊检查(包括内镜、B 超、X 线、CT、MRI 等),明确肿瘤的大小、侵及范围以及和周围组织、器官的关系,确定靶区和治疗范围,设置剂量参考点和参考剂量。

2. 施源器植入与靶区定位片拍摄　先将施源器置放于所需的治疗部位并加以固定,再通过二维或者三维方式采集影像。放射源的定位是计算剂量分布的前提,能够明确施源器和肿瘤与周围正常组织之间的位置关系。

二维定位是在模拟机或 X 线机下拍摄 2 张不同的 X 线片。摄片首先确定中心点,再确定通过此点的中心轴,此点可作为三维空间坐标重建的原点。摄片定位的方法有正交法、等中心法、半正交法、变角法及空间平移法等。其中以正交法及等中心法为最常用。

(1)正交法(图 21-39A):该方法适用于同中心回转模拟定位机或附加影像增强器、重建装置的 X 线机,拍摄正侧位片各 1 张,2 片线束中轴线垂直通过中心点,类似拍正侧位诊断片,但要求 2 片严格垂直。

(2)等中心法(图 21-39B):该方法适用于回转式模拟定位机或回转式 X 线诊断机。先确定靶点到中心点的垂直距离,然后左、右摆动相同角度,拍摄 2 张 X 线片。图中 FID 为焦点到等中心的距离,IFD 为等中心与 X 光片的距离,a 为摆动角度。

(3)半正交法(图 21-39C):似正交法,但在某些特殊情况下,拍摄正交片存在困难(如手术床上多针插植,患者不易挪动),可采取半正交法。本方法不要求严格地同中心正交,但经计算机相关的数学处理后,仍可获得准确的重建数据。

(4)变角法(图 21-39D):类似于等中心法,但左右 2 片的角度可不相等,焦点到等中心的距离也可不同。

(5)平移法:系拍摄患者在同一平面的 2 张 X 线片,可将 X 线机球管与所要拍摄的平面平行移动一定距离摄片,但本方法不够精确,故不常用。

3. 施源器及解剖结构的空间重建　传统的二维图像重建是将拍摄的定位片通过数字扫描仪扫描后通过计算机进行重建的。三维的方式是扫描 CT、MR 或 PET-CT 图像,导入 TPS 中完成三维重建。重建方式主要有手工重建和基于模型库的重建。在计算机上标记坐标原点及 X 轴,三维重建后可显示三维空间不同层面(XY、YZ 和 XZ 平面)中放射源的位置,三维计划采用参考体积的概念,定义肿瘤区 GTV 和 CTV。因此需要在图像上勾画靶区和正常组织。

4. 治疗计划　二维计划采用参考点的概念,宫颈癌的治疗中沿用曼彻斯特系统 A 点、B 点和正常组织参考点的概念,参考剂量多为每次 5~10Gy,每周照 1~2 次,总剂量根据外照射的剂量而定。三维计划处方给到给定的靶区体积上,给定源的驻留位置和时间,计算得到相应的剂量分布。计划系统中可通过给定目标函数进行剂量优化,优化方法有手工优化、图形优化和算法优化。优化结果可能偏离倒梨形剂量分布,驻留时间不一定满足临床需求,不能保证大部分剂量来源于肿瘤中心区域的驻源点。因此在不满足条件时需要手工调整,并对平面剂量进行评估。如果不满足要求,重新优化计划。

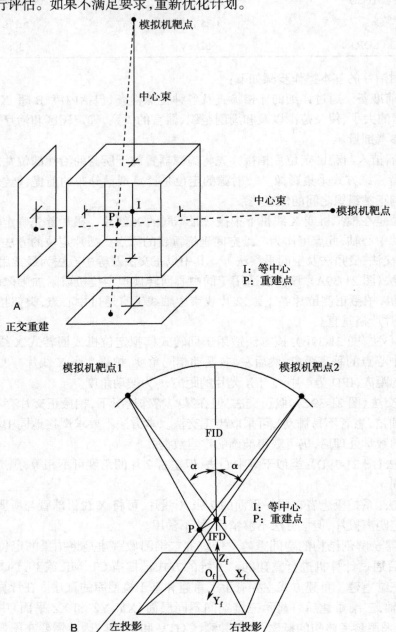

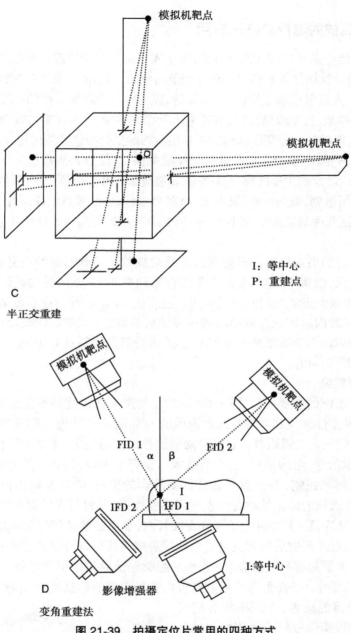

图 21-39 拍摄定位片常用的四种方式
A. 正交法;B. 等中心法;C. 半正交法;D. 变角法。

优化处理完成后,进行计划评估,常用的评估方法与外照射类似。基于EQD_2的评估是通过算术叠加的方式进行的,内外照射因为体位和施源器位置的不同图像差别较大,可以通过计划系统或者第三方软件进行融合后的剂量叠加评估。

5. 治疗计划的执行 治疗计划完成后,即可操作控制系统,按制订的计划进行照射,照射完成后取出施源器。

六、近距离放射治疗的临床应用

现代近距离治疗采用后装式治疗方法,医生先将适合于相应部位肿瘤的施源器准确安放到肿瘤内部,通过计算机计算肿瘤内部放疗剂量的分布,然后由计算机控制放射源进入患者体内的施源器,医护人员可以隔室操作,安全灵活,成为现代近距离治疗的主流技术;同时,采用新放射源替代镭和氡,且制成微型化,方便进入纤细的体腔;采用 CT/MRI 等三维影像引导的近距离放疗技术,能够使肿瘤靶区和周围正常组织的剂量分布达到最优化和可视化,以实现治疗计划的个体化,是提高治疗质量和减轻副反应的关键,使后装治疗成为更加安全有效的治疗方式。目前临床治疗的主要肿瘤有鼻咽癌、鼻腔癌、口腔癌、脑瘤、支气管肺癌、胆管癌、宫颈癌、子宫内膜癌、阴道癌、前列腺癌、乳腺癌、直肠肛管癌、皮肤及软组织恶性肿瘤、某些良性病等。以下简要介绍几种临床典型的肿瘤(除外妇瘤)采用近距离后装放疗的适应证。

(一) 鼻咽癌

鼻咽癌足量外照射后仍有部分患者肿瘤残留或数年后鼻咽部肿瘤复发,再程放疗对正常组织的损伤很大,效果不理想,总的 5 年生存率约在 40%,外照射加近距离放疗能明显提高治疗效果,并能减少正常组织的放射损伤。适应证:①根治性放疗后鼻咽部或鼻咽旁区仍有肿瘤残留,补充腔内后装放疗或鼻咽旁区插植后装放疗;②根治性放疗后肿瘤局部复发,再程外照射 50~60Gy 后补充腔内后装放疗。常用的剂量分割:10~20Gy/2~4F。常见的鼻咽施源器见文末彩图 21-40。

(二) 支气管肺癌

放疗是肺癌治疗的主要手段之一,60%~70% 的患者在接受外照射后出现局部复发,并且因呼吸衰竭、阻塞性肺炎和脓毒症死亡原因的 60% 是由于肺癌局部复发造成的。肺癌患者最痛苦的症状之一是气道阻塞。目前针对肿瘤性的气道梗阻,主要的治疗方法包括:活检钳摘除、冷冻手术治疗、电灼治疗、激光消融术等物理学手段,这些方法能够局部清除肿瘤,只能获得短期缓解和控制;腔内后装放疗抑制肿瘤的生长,能够有效延长局部缓解和控制的时间,在阻塞性疾病的姑息性治疗中发挥着重要作用,有时与支气管内激光治疗或支架植入术联合使用。适应证:①肿瘤位于气管支气管内,早期肿瘤体积非常小的肿瘤患者;②局部晚期不能手术,行外照射后气管支气管内残留肿瘤需要局部补量的患者;③肺癌术后切缘阳性已行外照射需要局部补量的患者;④小细胞肺癌诱导化疗+外照射后肿瘤残留需要局部补量的患者;⑤手术/外照射放疗后支气管内复发患者的姑息治疗;⑥支气管支架后腔内复发导致通气障碍的患者;⑦周围型肺癌可进行组织间插植近距离放疗。常用的剂量分割:10~20Gy/2~4F。常用的支气管施源器见图 21-41。

(三) 食管癌

食管癌根治性放疗后失败的主要原因之一就是局部复发,腔内后装放疗可提高肿瘤的局部剂量,减少周围组织的受量,从而提高肿瘤的治疗效果。适应证:①根治性放疗:根治性外照射后间隔 1~2 周行腔内放疗,高剂

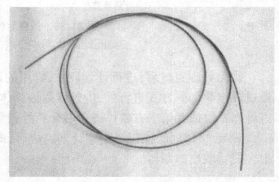

图 21-41 支气管施源器

量率时 3Gy/ 次,对于肿瘤基本消失的病例实施 6~9Gy/2~3F,有肿瘤残留的 9~12Gy/3~4F;②姑息性治疗:外照射姑息剂量后再做腔内后装治疗,高剂量率 10~15Gy/2~3F,预期生存期短的病例(小于 3 个月)以及恶性梗阻者可不加外照射;③术后吻合口复发:病变局限的仍可给予根治性治疗;④复发二程放疗:外照射 30~40Gy 后加腔内放疗不超过 15~20Gy/3~4F。禁忌证:①严重恶病质的患者;②食管瘘;③食管活动性出血;④严重胸背痛患者;⑤高热、骨髓抑制、其他心血管疾病不能耐受近距离放疗的患者。

(四)乳腺癌

乳腺癌传统治疗以手术切除为主,采用后装式组织间插植以保留乳房为目的的非手术疗法,始于 20 世纪 80 年代初期,保留乳房的保守手术加上根治性放疗是治疗乳腺癌有效的局部治疗方式,目前,随着保乳手术日益增加,手术瘤腔内放置气球样施源器,见文末彩图 21-42,术后进行后装腔内放疗也是局部加量的有效方法。优点:①治疗时间短,一次治疗 10~30min;②技术简单,无需住院;③保存乳房的解剖形态,美容效果好;④无明显的皮肤反应和副作用。适应证:①单纯肿瘤切除术后或外照射放疗完成后局部瘤床加量;②局部晚期乳腺癌术前放疗;③术后局部复发患者;④术后胸壁放疗后胸壁皮肤复发可采用敷贴器表面后装放疗。

(五)前列腺癌

前列腺癌近距离治疗包括短暂插植治疗(见文末彩图 21-43)和永久粒子种植治疗。后者也即放射性粒子的组织间种植治疗,较常用,其目的在于通过三维治疗计划系统的准确定位,将放射性粒子植入到前列腺内,提高前列腺的局部剂量,而减少直肠和膀胱的放射剂量,优点在于阳痿及尿失禁发生率低。前列腺癌近距离治疗的适应证:① Gleason 分级为 2~6;② PSA<10ng/ml;③临床分期为 T1~T2a 期。符合以下任一条件建议先行外放疗再行近距离治疗以减少放疗并发症:① Gleason 分级 8~10;②临床分期为 T2b,T2c;③多点活检病理结果阳性;④ MRI 检查明确有前列腺包膜外侵犯;⑤周围神经受侵;⑥双侧活检病理结果为阳性;⑦ PSA>20ng/ml。

第九节 常见肿瘤的放射治疗举例

一、头颈部肿瘤(鼻咽癌)

鼻咽癌(nasopharyngeal carcinoma,NPC)是我国常见的恶性肿瘤之一,全球约 80% 的鼻咽癌发生在中国,在我国头颈部恶性肿瘤中占首位。目前认为鼻咽癌是一种多基因具有遗传倾向的恶性肿瘤,与 EB 病毒感染、化学致癌因素或环境因素等都有相关关系。EB 病毒感染在鼻咽癌发病研究中已取得重要进展。业已证明:①在鼻咽癌活检瘤细胞中检出 EB 病毒的 DNA 和病毒抗原;②鼻咽癌患者的血清中大多有 EB 病毒抗体滴度升高,且其滴度水平常与病变好转或恶化呈正相关;③有资料表明在 3 536 例 VCA-IgA(+)者中检出鼻咽癌 87 例,比同龄人群鼻咽癌发病高 82 倍。由于鼻咽腔周围解剖关系复杂,在根治性治疗手段中以放射治疗为首选也最为有效,放疗后平均 5 年生存率为 60%~78%,早期可高达 90% 以上。

(1)解剖和淋巴引流:鼻咽部相关结构如图 21-44,它位于咽的上 1/3,在颅底与软腭之间,连接鼻腔和口咽,为呼吸的通道。鼻咽肿瘤的直接扩展路径:①向前扩展:可至鼻腔后部、筛窦,通过筛板到达颅前窝,上颌窦;②向上扩展:到颅底,侵犯蝶骨体及枕骨底,沿蝶窦到蝶鞍浸润垂体,又常通过破裂孔侵犯到海绵窦附近的硬脑膜下,损害第二到第六对脑神经,亦可沿颈静脉孔侵入颅内;③向下扩展:沿鼻咽侧壁到口咽,从鼻咽顶后壁沿颈前软组织达后壁甚至喉咽后壁;④向外扩展:侵犯咽旁间隙、颞下窝、茎突前后区,后组颅神经侵犯;⑤向后:穿过鼻咽后壁,侵犯上段颈椎骨,少部分患者可以侵犯颈段脊髓;⑥向两侧扩展:可以侵犯咽鼓管至内耳、中耳。鼻咽癌的淋巴引流:鼻咽癌淋巴结转移发生率高与鼻咽淋巴管网丰富、粗大并且左右交叉有密切的相关性。局限于鼻咽一侧的原发癌可出现双侧或对侧颈淋巴结转移。鼻咽癌的前哨淋巴结一般认为是咽后淋巴结和颈上深(Ⅱ区)淋巴结。由于精确放疗靶区设计的需要,必须有一个可以准确定位的分区标准来划分颈淋巴区域。目前放射治疗专业临床上主要采用以影像学角度的颈淋巴结分区法,各区间分界标志是 CT 图像可以鉴别的且与传统外科学分区标志差别不大的解剖结构(图 21-45A)。其中ⅡA 和ⅡB 即上颈淋巴结,解剖位置包括乳突尖部下方的淋巴结、颈内静脉二腹肌淋巴结、颈内静脉淋巴结上群,是鼻咽癌淋巴引流的第一站,最容易发生转移。尽管影像学规定Ⅴ区的淋巴结在颅底至环状软骨下缘水平(位于斜方肌前缘之前、胸锁乳突肌后缘之后)、环状软骨下缘至锁骨上缘水平(位于斜方肌前缘之前、胸锁乳突肌后缘与前斜角肌后外侧缘之间连线的后方),但总体说来基本与外科学规定的Ⅴ区对应,即通常所讲的颈后三角淋巴结。各分区淋巴结转移的发生率有文献统计报道(图 21-45B)。

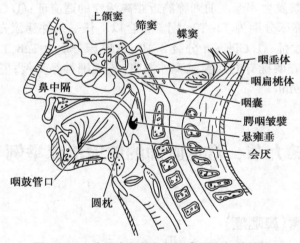

图 21-44 头正中矢状位切面鼻咽和相关结构

(2)病理分型:鼻咽癌起源于鼻咽黏膜上皮,光镜和电镜下有鳞状分化特征。鼻咽癌组织病理学类型包括非角化型癌(non-keratinizing carcinoma),角化型鳞状细胞癌(keratinizing squamous cell carcinoma),基底细胞样鳞状细胞癌(basaloid squamous cell carcinoma)。腺癌及涎腺来源的癌是鼻咽恶性肿瘤的少见病理类型。

(3)临床表现、诊断与分期:鼻咽癌发生部位隐蔽,又与眼、耳、咽喉、颅底骨和脑神经等重要器官相邻,具有易于在黏膜下向邻近器官直接浸润或淋巴结转移的生物学行为,所以症状多变或不明显,典型临床表现归纳为"七大症状和三大体征"。所谓"七大症状"是指鼻出血、鼻塞、耳鸣、耳聋、头痛、面麻、复视等;而"三大体征"是鼻咽部有新生物、颈部淋巴结肿大以及颅神经麻痹。血行转移部位以骨转移最多见,其次是肺转移和肝转移。根据患者的五官症状或有头痛、普查 EB 病毒抗体滴度,尤其是 EA-IgA 滴度明显增高者、或来自于鼻咽癌高发区、或有鼻咽癌家族史者,应该高度怀疑均应作鼻咽镜、影像学及病理学等一系列临床检查以便确诊。鼻咽癌的临床诊断检查一般包括鼻咽局部专科检查(鼻咽及其周围、颈部可扪及的肿块及颅神经检查)、全身检查(除外器官的器质性病变、其他部位的肿瘤及鼻咽癌的远处转移)、影像检查(CT、MR、骨 ECT 或 PET-CT 等)及实验室检查(器官功能常规及EB 病毒相关检查)等。鼻咽癌的分期见表 21-20。

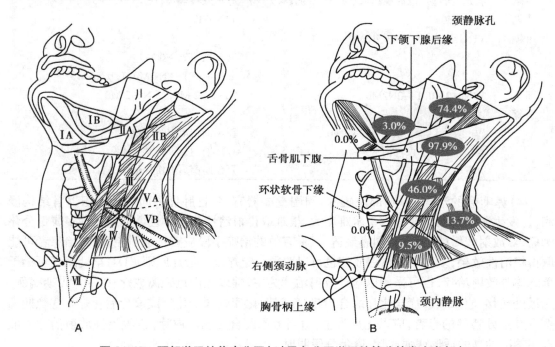

图 21-45　颈部淋巴结临床分区(A)及各分区淋巴结转移的发生率(B)

表 21-20　2008 分期标准和 UICC 2009 第 7 版分期标准

	鼻咽癌 2008 分期	UICC 分期(第 7 版,2009)
T1	局限于鼻咽	局限于鼻咽腔内、口咽 / 鼻腔
T2	侵犯鼻腔、口咽、咽旁间隙	肿瘤侵犯咽旁间隙
T3	侵犯颅底、翼内肌;	肿瘤侵犯骨结构 / 鼻旁窦
T4	侵犯颅神经、鼻窦、翼外肌及以外的咀嚼肌间隙、颅内(海绵窦、脑膜等)	肿瘤侵及颅内、颅神经、颞下窝、下咽、眼眶或咀嚼肌间隙
N0	影像学及体检无淋巴结转移证据	未扪及肿大淋巴结
N1		单侧、锁骨上窝以上淋巴结最大径小于 6cm
N1a	咽后淋巴结转移	
N1b	单侧 I b、Ⅱ、Ⅲ、Ⅴa 区淋巴结转移且直径 ≤3cm	

续表

	鼻咽癌 2008 分期	UICC 分期（第 7 版，2009）
N2	双侧 Ⅰb、Ⅱ、Ⅲ、Ⅴa 区淋巴结转移，或直径>3cm，或淋巴结包膜外侵犯	N2 双侧、锁骨上窝以上淋巴结最大径小于6cm
N3	Ⅳ、Ⅴb 区淋巴结转移	
		N3a 淋巴结>6cm
		N3b 锁骨上窝淋巴结
M0	无远处转移	无远处转移
M1	有远处转移（包括颈部以下的淋巴结转移）	有远处转移
Ⅰ期	T1N0M0	T1N0M0
Ⅱ期	T1N1a~1bM0，T2N0~1bM0	
		ⅡA 期：T2a N0 M0
		ⅡB 期：T1~2 N1 M0，T2b N0 M0
Ⅲ期	T3N0~2M0，T1~2N2M0	T1~2 N2 M0，T3 N0~2 M0
Ⅳ期		
	Ⅳa 期：T4N0~3M0，T1~3N3M0	ⅣA 期：T4 N0~2 M0
	Ⅳb 期：任何 T、任何 N 和 M1	ⅣB 期：任何 T，N3，M0
		ⅣC 期：任何 T，任何 N，M1

（4）鼻咽癌的治疗：鼻咽部位置深，周围重要器官多，且肿瘤多向邻近组织器官结构浸润，易发生颈部淋巴结转移。手术难度大，很难取得根治性疗效。且鼻咽癌病理多属低分化鳞癌，对放射线敏感，因此鼻咽癌最适合、最有效的治疗手段应首选放射治疗，初治患者可能取得根治性效果，复发后的再程放疗也可以取得一定疗效。治疗原则：①对早期患者可给予单纯体外放射治疗，也可采用以体外放射治疗为主，辅以腔内近距离放疗；②Ⅲ~Ⅳ期病例，无远处转移，应采取放疗与化疗综合治疗（新辅助化疗或同步化疗或放疗后化疗）；③晚期病例合并远处转移的患者，应以化疗为主，适当考虑配合姑息性放疗；④根治性放射治疗一般选用精准性高的适形调强放疗，避免分段照射。

（5）放射治疗技术：①外照射放射源：鼻咽癌原发灶由于位置较深，一般采用 ^{60}Coγ 线或直线加速器 6~8MV 高能 X 线。颈淋巴结引流区可综合使用 ^{60}Coγ 线或直线加速器 6~8MV 高能 X 线以及 6~12MeV 的电子线，使其得到高剂量和均匀的照射。②鼻咽癌常规照射范围：包括鼻咽原发灶区（临床检查及 CT/MRI/PET 等影像学所见的鼻咽肿瘤区域）、鼻咽亚临床灶区（鼻咽癌可能扩展、侵犯的区域如颅底、鼻腔、上颌窦后 1/3、后组筛窦、蝶窦、咽旁间隙、颈动脉鞘区和口咽），以及颈淋巴结转移区（临床检查和/或影像学观察到的颈部肿大淋巴结所在区域及未见颈部肿大淋巴结的所在区域）。局限在鼻咽腔内 T1、T2，应完全包括鼻咽腔：前包括后筛窦眶尖、中颅窝前端、翼腭窝、上颌窦后壁、后鼻孔前 2cm；后包括椎体约前 2/3~1/2；上包括蝶窦蝶骨体、蝶骨大翼各孔道、破裂孔岩尖；下包括口咽扁桃体窝上 1/2、软腭鼻底。颈部最好做常规全颈预防；即：N0~N1 者预防照射到锁骨上；N2~N3 预防照射到锁骨下及切迹上下。③照射剂量、时间和分割方式：鼻咽原发灶 66~74Gy/6~7.5 周；颈淋巴结转移灶 60~70Gy/6~7 周；颈淋巴结阴性及预防照射区域 50~60Gy/5~6 周。④分割照射方法：常规分割：1.8~2Gy/次，每天 1 次，每周 5 天照射；非常规分割：非常规分割放射治疗鼻咽癌的方法有很多种类和变化,有超分割、加速超分割等,临床可以根据病情选择使用。⑤鼻咽部解剖结构复杂,周围重要正常组织结构众多,IMRT的优势正是在给予靶区足量照射的同时大大降低了周围正常组织受量。体位固定:用碳素纤维底架及热塑面罩,头略过仰位或中仰位,以患者舒适,可耐受和便于每日重复摆位为前提,全颈淋巴结区域需要照射者采用头颈肩面罩。CT模拟定位:扫描层次上界达头顶,下界达锁骨下缘,鼻咽原发区域内3mm/每层薄层扫描,治疗区域外建议5mm,定位参考点应选择在划分面颈联合野和锁骨上野的层面,通常为C4~C5下缘,CT模拟机参数由操作员掌握,建议采用增强扫描或平扫+MRI融合。靶区的定义和勾画:原发灶GTV定义为临床检查,内镜以及CT/MRI/PET所见的病灶;原发灶周围临床靶区CTV为GTV+鼻咽腔+外放一定的边界(至少5mm),其同时必须包括以下结构:前界包括后1/4鼻腔及上颌窦后壁,双侧界包括腭肌、翼内肌、部分翼外肌及翼板,向上包括下1/2蝶窦及后组筛窦(无蝶窦,鼻腔侵犯者,后组筛窦可以不包括在内);颅底部分须包括部分中颅窝、圆孔、卵圆孔和破裂孔、岩骨尖、枕骨斜坡及颈动脉管等重要解剖结构;向下达口咽上部至C2颈椎中平面,后界需包括双侧咽后淋巴结;原发灶PTV为CTV外放3mm(GTV累及邻近脊髓/脑干区域、GTV、CTV、PTV后壁可无外放,勾画时与脑干/脊髓保留1mm的空隙),颈淋巴结以C5颈椎下缘为界分为上颈区域和下颈+锁骨上区域。N0的患者可以不行下颈+锁骨上区域的照射,N+的患者上颈区域与原发灶执行同一调强计划,下颈+锁骨上区域照射可以纳入同一调强计划中,也可以在同一体位下另设AP野照射;颈淋巴结GTV为CT/MRI/PET所见的颈部病灶,阳性病灶定义为直径>1cm和/或中心有坏死区的淋巴结;N0病例颈淋巴结CTV包括双侧后组Ib区颌下淋巴结(前界为颌下腺后缘)、双侧Ⅱ、Ⅲ区及V区上组淋巴结;N+病例颈淋巴结同时包括双侧Ib、Ⅱ、Ⅲ、Ⅳ、V区淋巴结;重要器官勾画包括脊髓、脑干、脑颞叶、垂体、腮腺、内耳及中耳、晶状体、眼球、视神经及视交叉、部分舌体和舌根、颞颌关节、下颌骨、气管、喉(声带)、甲状腺。正常组织剂量-体积限制:Ⅰ类——非常重要必须保护的正常组织包括脑干、视交叉、视神经——Dmax54Gy或1%体积不能超过60Gy;脊髓——Dmax 45Gy或1%体积不能超过50Gy;脑颞叶——Dmax 60Gy或1%体积不能超过65Gy。Ⅱ类——重要的正常组织(在不影响GTV、CTV剂量覆盖的条件下尽可能保护)包括腮腺——至少一侧腮腺平均剂量<26Gy,或至少一侧腮腺50%腺体受量<30Gy,或至少20mm³的双侧腮腺体积接受<20Gy的剂量;下颌骨、颞颌关节——Dmax 70Gy或1cm³体积不能超过75Gy。Ⅲ类——其他正常组织结构(在满足Ⅰ和Ⅱ类正常组织结构保护条件,且不影响GTV、CTV剂量覆盖的条件下尽可能保护)——眼球:平均剂量<35Gy;晶状体——越少越好;内耳/中耳——平均剂量<50Gy;舌——Dmax 55Gy或1%体积不能超过65Gy。

二、胸部肿瘤(肺癌)

肺癌是指原发于支气管黏膜和肺泡的癌,亦称原发性支气管肺癌,不包括转移性肺癌和气管癌。肺癌是世界范围内最为常见的恶性肿瘤之一,国内肺癌的发病率和死亡率占城市恶性肿瘤之首位。非小细胞肺癌占全部肺癌病例的80%,可手术病例仅占全部肺癌病例的20%~30%,约30%~40%的患者在确诊时为局部晚期,40%的患者确诊时发现有远处转移,肺癌的治疗需要采用综合治疗的手段,放射治疗是肺癌治疗的重要手段之一,不仅能用于局部病变的治疗(早期和局部晚期病例),对于晚期病例,合理地选择放射治疗,将能够获得满意的姑息治疗效果。

1. 解剖和淋巴引流及血行转移　肺位于左右胸腔内。两肺借助肺根及肺韧带固定于纵隔两侧。右肺分为上、中、下三叶；左肺分为上下两叶，上下叶之间的裂隙称为叶间裂。气管从胸腔上缘进入纵隔，在第五胸椎水平分成左、右支气管。肺门由支气管、肺动静脉、支气管动静脉以及肺交感神经分支等组成。肺癌可直接侵犯邻近组织及器官产生相应的症状和体征，如侵犯至胸膜可产生胸腔积液；侵犯至胸壁可破坏肋骨并局部产生软组织肿块；侵犯心包产生心包积液；侵犯喉返神经或膈神经造成声带麻痹或横膈麻痹；侵犯气管或食管引起呼吸或吞咽困难。肺的淋巴引流非常丰富，分为浅、深两部分。浅层与脏层胸膜并行，汇至肺门。当肿瘤侵犯胸膜时，也可以与胸壁淋巴管网沟通，引流至腋下淋巴结群。深部淋巴系统在肺内与支气管和肺血管并行，在肺门与浅层汇合。肿瘤可沿此淋巴道依次转移至同侧肺门淋巴结、隆突下淋巴结、纵隔淋巴结、锁骨上淋巴结，然后进入血液循环。双侧纵隔通过隆突下可交叉引流（见文末彩图 21-46）。肺癌常发生血行转移，常转移至肝、肾上腺、骨、脑等部位，并产生相应症状。不同病理类型的肺癌扩散途径有很大差别，如小细胞癌淋巴转移和血行转移率高于其他类型，腺癌则以血行转移为多，鳞癌以淋巴转移为主。

2. 病理分型　病理组织类型有鳞状细胞癌、腺癌、小细胞癌、大细胞癌、腺鳞癌和类癌等。其中鳞状细胞癌和腺癌各占 40% 左右，小细胞肺癌占 15% 左右。临床上小细胞肺癌表现为高度恶性，早期即可发生广泛转移，因此目前将肺癌分为小细胞肺癌和非小细胞肺癌两大类。随着基因检测和靶向治疗的进展，目前肺腺癌可根据驱动基因是否突变分为基因驱动阳性的肺腺癌和驱动基因阴性的肺腺癌。

3. 临床表现、诊断及分期　肺癌的常见局部症状为：①咳嗽：是肺癌常见的首发症状，中心型肺癌尤为明显。②胸痛：由于病变位于肺脏边缘或肿瘤侵犯胸膜和胸壁而致。③血痰和咯血：表现为间断性反复少量咳痰带血，色泽新鲜，侵蚀大血管时，可引起大咯血。④胸闷、气急：中心型肺癌肿瘤阻塞支气管引起狭窄、晚期肿瘤广泛侵犯或转移到纵隔内压迫大支气管或隆突、或发生心包积液、上腔静脉阻塞等，均可导致胸闷、气急。⑤全身表现：肺癌出现阻塞性肺炎或肿瘤坏死时，可导致发热，另外可出现乏力、食欲减退及体重下降。⑥远处转移引起的症状：如脑转移可出现头痛、呕吐、肢体活动障碍等症状体征；骨转移可出现局部剧烈疼痛；浅表淋巴结转移可出现包块或结节等。⑦肺外表现：又称副瘤综合征，由于肿瘤产生某些激素、抗原等而致，常见有杵状指、关节肥大、库欣综合征、神经肌肉综合征等。

根据病史、临床表现可疑为肺癌者，为明确诊断，应进行以下辅助检查：①影像学检查包括 X 线检查、CT 及 MR 检查、B 超检查、PET-CT；②痰脱落细胞检查；③纤维支气管镜检查；④淋巴结活检；⑤其他检查如经皮或 CT 导向下针吸活检、纵隔镜检查、胸腔镜检查等。临床上肺癌诊断应尽量明确原发癌的部位、大小、范围、有无纵隔侵犯或转移、有无远处转移、病理组织学或细胞学类型及分化程度，以便确定临床分期和治疗方案。

非小细胞肺癌的临床分期通常采用 AJCC TNM 分期（2017 年第八版）。

4. 非小细胞肺癌的治疗　①早期（Ⅰ、Ⅱ期）以手术治疗为主，对于有严重的内科并发症、高龄、拒绝手术的患者可采用根治性放射治疗；②局部晚期ⅢA（T4N0M0，T3~4N1M0，T1~2N2M0）、ⅢB（T1~2N3M0，T3~4N2M0）和ⅢC（T3~4N3M0）为放、化疗的综合治疗，同期放化疗是当前治疗模式，根据患者情况亦可序贯放化疗；③肺癌术后放射治疗：术后放疗目前主要适用于术后切缘残留、术后病检提示有同侧纵隔淋巴结（N2）受累，特别是有多组纵隔淋巴结转移或肿瘤已穿透淋巴结包膜者；④转移性肺癌的姑息性放疗包括脑转移、骨转移和肝转移可行局部姑息性放疗。

5. 放射治疗技术　外照射放射源：①肺癌原发灶由于位置较深，周围都是充满空气的肺组织，一般采用直线加速器 6~8MV 高能 X 线，不宜采用过高能量的射线。②放射治疗范围包括原发病灶及相应的转移淋巴结区，即累及野照射。③放疗剂量：分次剂量为 Dt 1.8~2.0Gy，每周 5 次，总量 Dt 60~70Gy。④三维适形及调强放疗可提高靶区的精确性与均匀性，并减少周围正常组织的剂量，该技术成为肺癌的标准治疗技术。在定位 CT 扫描过程中有条件的单位加入呼吸门控技术，以便控制呼吸运动，使扫描过程在患者同一呼吸状态下进行，得到准的靶区显示，在无上述设备的单位，CT 扫描前应训练患者浅呼吸或深呼吸屏气。⑤勾画正常组织和照射靶区：肺内病变在肺窗上勾画（窗宽 1 600，窗位 600），纵隔病变在纵隔窗上勾画（窗宽 400，窗位 20），GTV 要包括病变毛刺以及转移淋巴结（纵隔淋巴结阳性的标准：最短径大于 1cm，或虽然最短径不足 1cm，但同一部位肿大淋巴结多于 3 个）；CTV 根据组织学类型为鳞癌者 GTV 外放 6mm，腺癌外放 8mm，除非确有外侵存在，CTV 不应超出解剖学边界；勾画正常组织，包括全肺、肝脏、双肾、脊髓、心脏、食管等重要组织器官，正常组织限制剂量见表 21-21。如合并有阻塞性肺炎或肺不张的患者，可结合 PET-CT 等检查以做出更好的鉴别，精准勾画肿瘤靶区范围。

表 21-21　正常组织限制剂量

单纯放疗	同步放化疗	术后放疗
45Gy	45Gy	45Gy
V20 ≤ 30%	V20 ≤ 28%	肺叶切除 V20<20% 全肺切除 V20<10%
V30 ≤ 40%	V30<40%	V30<40%
V40<30%	V40<30%	V40<30%
V50<50%	V50<50%	V50<50%
V30<30%	未知	—
V20<40%	未知	—

三、腹盆腔肿瘤（宫颈癌）

2018 年全球癌症统计数据显示在女性恶性肿瘤中，无论是发病率还是死亡率，宫颈癌仅次于乳腺癌、肺癌和结直肠癌，高居第四位。侵袭性宫颈癌目前被认为是性传播疾病，HPV 病毒是主要的致病因素，其中 HPV16 和 HPV18 两种亚型的感染与 70% 的宫颈癌有关（HPV-16 与 50% 的宫颈癌相关），目前针对这两型病毒的疫苗已经在临床试验中显示出良好的防治病毒持续感染和细胞学异常的作用。放疗是宫颈癌有效的局部治疗手段，放射治疗包括腔内放疗和体外照射两部分，两者的合理配合是宫颈癌放疗成功的关键。近年来，由于外照射和近距离治疗技术的进步，以及放疗和化疗的联合治疗使宫颈癌的疗效有了进一步的提高。

1. 解剖结构与淋巴引流　子宫是肌性的空腔器官，外观呈梨形，上部较宽为子宫体，下部狭窄呈圆柱状称宫颈，部分伸入阴道内。宫颈外口柱状上皮与鳞状上皮交界处是宫颈癌的好发部位。子宫位于骨盆腔中央，前方为膀胱，宫颈和阴道前壁与膀胱底部相邻。直肠位于子宫后方，宫颈和阴道后壁与直肠紧贴。阴道上端包绕宫颈，下端止于阴道口，环绕宫颈周围部分成阴道穹窿。因此，宫颈癌可向邻近组织和器官直接蔓延，侵犯阴道、两侧宫旁组织、韧带和盆腔,累及宫腔甚至穿透宫壁向腹腔扩散,或向前侵犯膀胱,向后侵犯直肠。淋巴转移:子宫体及底部淋巴引流沿韧带入腹股沟淋巴结及腹主动脉淋巴结,宫颈与阴道上段淋巴引流基本相同,大部分汇入闭孔淋巴结和髂内淋巴结,部分入髂外淋巴结或骶前淋巴结。淋巴转移是宫颈癌最重要和最多见的转移途径,早期即可在淋巴管内扩散:一级组包括宫颈宫旁淋巴结、宫颈旁或输尿管旁淋巴结、闭孔淋巴结、髂内及髂外区淋巴结;二级组包括髂总区淋巴结、腹股沟浅、深淋巴结、腹主动脉旁淋巴结;晚期甚至可以转移到锁骨上及全身其他淋巴结(图 21-47)。血行转移:常见的转移部位为肺、骨和肝脏。

2. 病理类型　宫颈上皮内瘤变(cervical intraepithelial neoplasia,CIN)是与宫颈浸润癌密切相关的一组癌前病变,它反映了宫颈癌发生发展中的连续过程。CIN 分为 3 级:Ⅰ级即轻度不典型增生;Ⅱ级即中度不典型增生;Ⅲ级即重度不典型增生和原位癌。组织学类型主要有①鳞状细胞癌:占 80%,包括疣状鳞癌、乳头状鳞癌、淋巴上皮瘤样癌等;②腺癌:占 15% 左右,包括乳头状腺癌、宫颈子宫内膜样腺癌、透明细胞癌和浆液性乳头状腺癌等;③腺鳞癌:占 5%,癌组织中含有腺癌和鳞癌两种成分;④还有不到 1% 的宫颈癌由其他组织学亚型构成,包括小细胞 / 神经内分泌肿瘤、淋巴瘤、肉瘤和黑色素瘤等,小细胞 / 神经内分泌肿瘤即使被早期诊断也容易发生远地转移,预后很差。

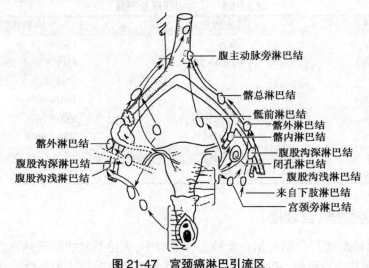

图 21-47　宫颈癌淋巴引流区

3. 临床表现,诊断和分期　早期的宫颈癌多无明显的症状和体征,或仅有类似宫颈炎的表现,颈管型因宫颈外观正常易被漏诊或误诊。最常见的临床症状为阴道出血、阴道分泌物增多和由于盆腔神经受到肿瘤浸润或压迫引起的疼痛。肺转移可出现咳嗽、胸痛等症状,骨转移可出现骨痛症状,其他部位的转移会出现相应的症状。根据病史、症状、体征和宫颈活组织检查可以确诊,确诊后根据具体情况选择胸部 X 线片 /CT、腹盆腔 CT/MRI、静脉肾盂造影、膀胱镜检查、直肠镜检查,必要时还要做膀胱、直肠活检和 PET-CT 等明确肿瘤侵犯的情况,以明确分期。鳞状细胞癌抗原(SCC)、癌胚抗原(CEA)等检测可作为宫颈癌预测预后及治疗后随诊的检测指标。宫颈癌的分期主要采用国际妇产科联盟(International Federation of Gynecology and Obstetrics,FIGO)2018 年的临床分期标准(表 21-22),主要反映的是肿瘤局部扩展的情况,指导治疗的选择。

表 21-22　宫颈癌 2018 版 FIGO 分期

分期	详细		描述
I 期			癌灶局限在宫颈(是否扩散至下宫体不予考虑)
	I A 期		仅在显微镜下可见浸润癌,最大浸润深度<5mm
		I A1	间质浸润深度<3mm
		I A2	间质浸润深度 3~5mm
	I B 期		浸润癌浸润深度≥5mm,癌灶仍局限在宫颈
		I B1	间质浸润深度≥5mm,癌灶最大径线<2cm
		I B2	癌灶最大径线 2~4cm
		I B3	癌灶最大径线≥4cm
II 期			癌灶超越子宫,但未达引导下 1/3 或未达骨盆壁
	II A 期		侵犯上 2/3 阴道,五宫旁浸润
		II A1	癌灶最大径线<4cm
		II A2	癌灶最大径线≥4cm
	II B 期		有宫旁浸润,未达盆壁
III 期			癌灶累及引导下 1/3 和/或扩展到骨盆壁和/或引起肾盂积水或肾无功能和/或累及盆腔和/或主动脉旁淋巴结
	III A 期		癌灶累积阴道下 1/3,没有扩展到骨盆壁
	III B 期		癌灶扩展到骨盆壁和/或引起肾盂积水或肾无功能
	III C 期		不论肿瘤大小和扩散程度,累及盆腔和/或主动脉旁淋巴结(注明影像学 r 或病理 p 证据)
		III C1	仅累及盆腔淋巴结
		III C2	主动脉旁淋巴结转移
IV 期			肿瘤侵犯膀胱黏膜或直肠黏膜(活检证实)和/或超出真骨盆(泡状水肿部分为IV期)
	IV A 期		转移至邻近器官
	IV B 期		转移至远处器官

4. 宫颈癌的治疗　A- I B1 期:首选手术治疗; I B2~ II A 期:可选择手术或放射治疗,是否辅以化疗应参照化疗指征; II B 期以上:应给予放疗为主的综合治疗;IV期以化疗为主,辅以局部放疗。

5. 放射治疗技术　①外照射放射源:宫颈癌原发灶由于位置较深,一般采用直线加速器 6~15MV 高能 X 线。②体外照射主要针对盆腔转移区,其照射有效范围包括宫旁组织(子宫旁、宫颈旁及阴道旁组织)、盆腔淋巴结区域、盆壁组织以及有转移的腹主动脉旁淋巴结。③近距离放射治疗:二维时代重要的参考点——A 点指宫颈外口上方 2cm,中轴旁开 2cm,称宫旁三角区,是宫颈癌向宫旁组织浸润的必经之途;B 点位于 A 点外侧 3cm,相当于闭孔淋巴结所在部位,是宫颈癌淋巴转移的第一站;三维时代则采用肿瘤靶区勾画的体积 $HRCTV_{90}$ 作为参考剂量,与局部控制率相关;近距离放疗照射的范围包括 A 点以内的范围治疗,包括宫颈、宫体、宫旁三角区和阴道上段;放射源——自 1903 年起,镭作为宫颈癌腔内放射治疗的放射源达半个多世纪,现已被 ^{60}Co、^{192}Ir、^{137}Cs 等新型放射源所取代,目前临床应用最多的是 ^{192}Ir 高剂量率后装的放射源;施源器——包括宫腔施源器、阴道施源器、针状施源器。施源器的理想放置、放射源的合理排列从而形成临床所需要的各种放射剂量分布,是影响治疗疗效的关键。④剂量及分割方式:根治性放疗盆腔剂量 1.8~2Gy/F,每周 5 次,单纯盆腔野照射时总剂量达 DT 45~50Gy/5 周,如果配合近距离照射,其剂量应根据计划安排,二维盆腔野照射 25~30Gy/3 周后,改盆腔四野照射,挡去子宫和阴道,膀胱和直肠,盆腔淋巴引流区及宫旁剂量加至 45~50Gy,同时每周进行后装近距离治疗 1~2 次,外照射当天不做后装治疗,按 2Gy 生物等效剂量(EQD₂)来分别计算外照射和近距离治疗时肿瘤剂量,然后相加得出总剂量,使肿瘤剂量达到 75~90Gy(高剂量率);全程体外调强放疗仍需与腔内放疗相结合,可在盆腔调强放疗 45~50Gy 后再行腔内后装放疗,使肿瘤剂量达到 75~90Gy;术后放疗盆腔手术切缘阳性或根治性放疗盆腔转移淋巴结较大,可盆腔照射后局部加量至 55~60Gy,加量的方式最好使用三维适形或调强放疗,如为阴道残端阳性或紧邻肿瘤组织,外照射后阴道残端近距离后装放疗 18~21Gy/2~3F(阴道残端黏膜)。⑤图像引导的三维近距离治疗:目前,以三维影像(CT、MRI)为基础设计治疗计划的宫颈癌腔内放射治疗开始应用于临床,在施源器置入后进行断层影像扫描,在三维影像上勾画肿瘤靶区和危及器官,以三维影像为基础设计治疗计划,可进行靶体积和 OAR 的剂量优化,从根本上改变了过去妇科近距离后装治疗的剂量学观念,不再以点剂量为参考和分析指标,有效提高了不规则肿瘤的剂量分布和控制率,减少了正常组织的毒性反应,具体流程见文末彩图 21-48。肿瘤靶区 GTV:高危 CTV(High risk CTV,HR-CTV):即高肿瘤负荷区,包括全部宫颈和近距离治疗前认定的肿瘤扩展区。中危 CTV(Intermediate risk CTV,IR-CTV):在每次近距离治疗时描述,表示明显的显微镜下肿瘤区,是包绕 HR-CTV 的 5~10mm 的安全边缘区。低危 CTV(Low risk CTV,LR-CTV):指可能的显微镜下肿瘤播散区,可用手术或外照射处理,在近距离治疗时不做具体描述。放射性直肠炎和膀胱炎是宫颈癌放疗最常见的并发症,直肠 D_{2cc}>75GyEQD₂ 时,1~2 级放射性直肠炎的发生率将明显增加;膀胱 D_{2cc}>100GyEQD₂ 时,1~2 级放射性膀胱炎的发生率将明显增加。具体剂量限值见表 21-23,表中的剂量为等效于 2Gy 的剂量,通过式 21-20 计算:

$$EQD_2 = D \frac{d + \alpha/\beta}{2 + \alpha/\beta} \tag{21-20}$$

肿瘤 α/β 为 10。正常组织 α/β 通常取 3。

表 21-23 宫颈癌后装治疗正常组织限量表

D_{2cc}	外照射加四次内照射剂量限值 EQD₂/Gy	内照射单次物理剂量($D2cc$)/Gy
直肠	70~75	4.48
乙状结肠	70~75	4.48
膀胱	85~90	5.45
小肠	70~75	4.98

四、乳腺癌

2020 年,乳腺癌成为全球最常见癌症。世界卫生组织国际癌症研究机构(IARC)发布的 2020 年全球最新癌症负担数据显示,2020 年全球新增癌症病人约 1 930 万人,其中女性乳腺癌占 11.7%,在数量上已经首次超越了肺癌(11.4%),成为全球新诊断人数最多的癌症。乳腺癌新确诊病人达 226 万,其中中国有 41 万人,占比 18%。从致死率来看,2020 年癌症导致的死亡病人约1 000万人,其中乳腺癌死亡病人达68.5万人,包括中国的11万人(占比16%),居第五位。

1. 解剖结构、淋巴引流 成年女性乳房位于胸前部,其大小、形状、位置和功能与女性的发育、妊娠及哺乳有关。乳腺内侧达到同侧的胸骨缘,外侧为同侧的腋中线,上缘达到第二肋骨水平,下缘到第六肋骨水平。临床上以乳头乳晕为中心按水平线和垂直线将乳腺分为外上、外下、内上、内下象限及乳头乳晕所在的中央区。乳腺外上象限处组织较其余部分丰富,是乳腺癌的好发部位。

女性乳房的淋巴管网非常丰富,引流方向与淋巴结群的位置具有重要临床意义。乳腺的淋巴引流区在生理状态下主要包括两大部分,即腋窝淋巴结区和内乳淋巴结区,一般认为约75%的乳腺淋巴液流向腋淋巴结区,而约25%的乳腺淋巴液流向内乳淋巴结区。①腋窝淋巴结从乳腺癌的转移特征以及病理学角度出发的腋窝淋巴结分群是以胸小肌为标志三分腋窝淋巴结。Ⅰ组(腋下组):分布在胸小肌下缘的淋巴结,主要收纳乳房外侧部、中央部与胸外侧壁的淋巴引流,注入腋窝中组淋巴结,少部分直接注入腋窝尖淋巴结。Ⅱ组(腋窝中组):位于胸小肌上下缘之间的淋巴结,收纳腋下组与部分乳房上部的淋巴引流,注入腋窝尖淋巴结。Ⅲ组(腋窝上组):分布在胸小肌上缘上方的淋巴结,包括锁骨下(即腋窝尖部,一般在锁骨中段下方1~1.5cm处)、锁骨内淋巴结,收纳腋窝中组、部分乳房上部的淋巴引流与少部分腋下组的淋巴引流,然后注入锁骨上淋巴结,部分直接融合成锁骨下淋巴干注入胸导管(左侧)或右淋巴导管。②内乳淋巴结:位于胸骨旁肋软骨后沿胸廓内动静脉排列的淋巴结,通常将淋巴结及其淋巴管合称胸骨旁淋巴链,可分布在第1~6肋间,接纳乳房内部、乳头乳晕区和胸前壁等的淋巴引流,注入锁骨上淋巴结和胸导管(左侧)或右淋巴导管(右侧),少数可直接注入颈静脉角。80%以上的乳房淋巴主要引流至1~3肋间淋巴结,且1~3肋间双侧的内乳淋巴结可有交通,部分与上纵隔淋巴结亦有广泛交通。③前哨淋巴结:乳腺癌前哨淋巴结(sentinel lymph node,SLN)是指原发乳腺肿瘤区域淋巴引流的第一个淋巴结。通常采用专利蓝染色或放射性同位素注射示踪剂显像技术方法结合发现前哨淋巴结,前哨淋巴结活检能准确判断腋窝淋巴结转移状况,SLN阳性者需要接受腋窝淋巴结清扫术,阴性的乳腺癌患者可以避免腋窝清扫术。④锁骨上淋巴结:属于颈深淋巴结的最下群,位于锁骨内侧1/3的后份,沿锁骨下动脉及臂丛排列,收纳腋窝尖区淋巴结和内乳淋巴结的淋巴引流,注入胸导管(左侧)或右淋巴管(右侧),少数可直接注入颈静脉角。

2. 病理类型 乳腺癌的病理检查是乳腺癌治疗决策与预后风险评估的最重要依据。内容要求包括:①一般外观情况;②大体病理改变;③镜下病理改变,包括肿块类型、大小、病变数目、侵犯范围、切缘情况及微小钙化点、广泛导管内成分等情况;④病变组织内微小淋巴管以及微小血管栓塞情况;⑤病理组织学分级(scarff bloom richardson,SBR分级法);⑥清扫淋巴结总数,转移淋巴结大小,阳性淋巴结数目,融合,包膜以及与相邻结构的关系;⑦雌激素受体(ER)、孕激素受体(PR)和HER-2状态检测报告。

恶性上皮肿瘤:①非浸润性癌:指癌瘤最早阶段,病变局限于乳腺导管或腺泡内,未突破基底膜时称非浸润癌,包括小叶原位癌、导管内癌。②早期浸润癌:从非浸润性癌到浸润性癌是逐渐发展的过程,包括早期浸润小叶癌、早期浸润导管癌。③浸润性癌:癌组织向间质内广泛浸润,形成各种形态癌组织与间质相混杂的图像,包括浸润性特殊型癌和浸润性非特殊型癌,浸润性非特殊型癌又根据癌组织和间质比例多寡分为:单纯癌、硬癌、髓样癌。浸润性特殊型癌包括乳头状癌、黏液腺癌、湿疹样癌（又称乳腺派杰氏病，此癌形态上特征为：乳头、乳晕皮肤呈湿疹样改变和表皮内出现一种大而有特征性的派杰氏细胞）。④结缔组织和上皮肤性混合肿瘤包括纤维腺瘤、叶状囊肉瘤和癌肉瘤。⑤其他恶性肿瘤包括软组织肉瘤、皮肤恶性肿瘤和恶性淋巴造血组织肿瘤。

乳腺癌针吸细胞学可以推测乳腺癌患者的预后，主要形态学标准有：①有无腺样排列；②细胞核大小；③细胞核的异形程度；④核仁的大小及数目；⑤浓染细胞核数目；⑥核分裂相。SBR 根据腺管排列、细胞核异型程度、有丝分裂象将癌细胞定为 9 分 3 级。Ⅰ级（高分化）：3~5 分，预后佳；Ⅱ级（中分化）：6~7 分，预后一般；Ⅲ级（低分化）：8~9 分，预后差。

3. 临床表现、诊断与分期　绝大多数表现为乳腺无痛性肿块，常为无意中发现；皮肤改变包括酒窝征、橘皮样变、卫星结节和铠甲样变、皮肤受侵、溃烂及炎症样改变；乳头改变包括乳头回缩、偏斜、乳头溢液和湿疹样变；区域淋巴结肿大；远处转移并发的症状包括脑转移的颅内高压症状和神经功能障碍相关症状，骨转移肝转移的疼痛等。根据病史、症状、体征和双侧乳腺 X 线摄片或超声波检查，乳腺组织活检病理检查可以确诊。确诊后根据具体情况选择胸部 X 线片 /CT、ECT 全身骨扫描或 PET-CT 检查等明确肿瘤侵犯的范围，以明确分期。其他相关的检查包括：雌激素受体（ER）、孕激素受体（PR）、HER-2 状况等测定，对判断风险与预后、指导治疗具有十分重要意义。乳腺癌相关抗原（CA 15-3）、癌胚抗原（CEA）检测，有乳腺癌家族史的高危人群，建议接受遗传性乳腺癌相关的基因 BRCA1 和 BRCA2 突变基因检测，帮助乳腺癌的诊断、分类与分型、风险与预后判断以及治疗指导。根据国际抗癌联盟（UICC）第七版进行 TNM 分期，指导治疗方案的制订。

原发肿瘤（T）分期：

Tx 原发肿瘤大小无法测量；

T0 没有原发肿瘤的证据；

Tis 原位癌（导管内癌，小叶原位癌，无肿块的乳头佩吉特病）；

T1 原发病灶最大径 ≤ 2cm；

T1mic 微小浸润性癌（肿瘤超过基底膜），最大径 ≤ 0.1cm；

T1a 肿瘤最大径 <0.1cm，但 ≤ 0.5cm；

T1b 肿瘤最大径 >0.5cm，但 ≤ 1.0cm；

T1c 肿瘤最大径 >1.0cm，但 ≤ 2.0cm；

T2 肿瘤最大径 >2.0cm，但 ≤ 5.0cm；

T3 肿瘤最大径 >5cm；

T4 肿瘤大小不论，但直接侵犯胸壁或皮肤；

T4a 肿瘤直接侵犯胸壁，包括肋骨、肋间肌、前锯肌、但不包括胸肌；

T4b 肿瘤表面皮肤水肿（包括橘皮症），乳房皮肤溃疡或微型结节，限于同侧乳房；

T4c 包括 T4a 和 T4b；

T4d 炎性乳腺癌（皮肤广泛浸润，表面红肿，但不一定触摸到其下的肿块）。

注：除了 T4b 和 T4c 外，皮肤粘连、酒窝症、乳头回缩和其他皮肤改变可以出现在 T1~T3 中，但不影响 T 分期。

淋巴结转移（N）分期：

Nx 淋巴结情况不确定（例如，已被手术切除）；

N0 无区域淋巴结肿大；

N1 同侧腋淋巴结肿大、转移，但能活动；

N2a 同侧腋淋巴结肿大、转移，互相融合，或与其他附近组织粘连；

N2b 肿瘤转移至同侧内乳淋巴结，但无同侧腋淋巴结肿大、转移；

N3a 同侧锁骨下窝淋巴结肿大转移；

N3b 同侧内乳淋巴结转移并伴有同侧腋淋巴结肿大转移；

N3c 同侧锁骨上窝淋巴结肿大转移。

远处转移（M）分期：

Mx 无法评价有无远处转移；

M0 无远处转移；

M1 有远处转移。

TNM 临床分期：

0 期 TisN0M0；

Ⅰ期 T1N0M0；

Ⅱa 期 T0N1M0，T1N0M0，T2N0M0；

Ⅱb 期 T2N1M0，T3N0M0；

Ⅲa 期 T0N2M0，T1N2M0，T2N2M0，T3N1M0，T3N2M0；

Ⅲb 期 T4N0M0，T4N1M0，T4N2M0；

Ⅲc 期任何 TN3M0；

Ⅳ期任何 T 任何 N M1。

分子分型与风险度分级：基于 DNA 微阵列技术和多基因 RT-PCR 定量检测的方法以及免疫组织化学病理检测 ER/PR、HER-2 状态，对乳腺癌进行的分子分型，把乳腺癌划分为 4 类：Luminal A 型（ER+/PR+，HER-2–）、Luminal B 型（ER+/PR+，HER-2+）、HER-2+ 型（ER–/PR–/HER-2+）和 Basal-like 型（ER–/PR–/HER-2–）。用于预测乳腺癌的复发转移风险及对治疗的反应，不同分子亚型乳腺癌的临床治疗反应和生存期不同，为临床个体化治疗提供了科学依据。根据患者年龄、肿瘤大小、激素受体状态、肿瘤细胞分级、脉管瘤栓、HER-2 状态、淋巴结阳性数目与状态，St.Gallen 专家共识将乳腺癌分为低、中、高危复发风险人群，为临床医师选择合适的治疗方案提供了依据。

4. 乳腺癌的治疗 乳腺癌的治疗分局部治疗（手术和放疗）与全身治疗（化疗、激素治疗与分子靶向药物治疗）。随着人们对乳腺癌认识的不断加深，通过分子分型与风险评估，进一步推动了乳腺癌的治疗朝着多种治疗模式联合的保存乳房治疗，个体化治疗的趋势发展。以改善患者生活质量为目的的肿瘤整形外科（乳房成形与再造等）逐渐成为现代乳腺癌治疗中一个重要的组成部分。①外科手术治疗：主要包括乳房原发病灶和区域淋巴结的处置，原发病灶可以通过改良根治术或局部肿瘤切除术处理，区域淋巴结需要通过腋窝淋巴结清扫或者前哨淋巴结节活检进行处理手术。②化学药物与激素治疗以及分子靶向药物治疗：化学治疗是乳腺癌的重要治疗手段之一，是绝大多数乳腺癌患者的基本治疗，除外原发肿瘤 ≤1cm，腋窝淋巴结（–），ER/PR+，SBR Ⅰ级，年龄 35 岁以上者。辅助化疗应在患者从手术中恢复后尽早开始；激素依赖性的乳腺癌需采用内分泌治疗，包括卵巢去势、抗雌激素药物和芳香化酶抑制剂；乳腺癌发生发展过程中，HER 激酶家族的异常表达在乳腺癌中十分常见,对于 HER-2 阳性的乳腺癌患者,推荐常规使用曲妥珠单抗＋帕妥珠单抗。③放射治疗是乳腺癌术后主要局部辅助治疗手段,全乳切除术后放疗可以使腋窝淋巴结阳性的患者 5 年局部-区域复发率降低到原来的 1/4~1/3,全乳切除术后,具有下列预后因素之一,则符合高危复发,具有术后放疗指征,该放疗指征与全乳切除的具体手术方式无关:原发肿瘤最大直径≥5cm,或肿瘤侵及乳房皮肤、胸壁,或腋窝淋巴结转移≥4 枚;也可用于局部晚期乳腺癌术前新辅助治疗;术中直接给予乳房瘤床单次大剂量照射主要适用于低危早期乳腺癌的辅助放疗方式或者作为术后辅助放疗的瘤床推量照射的一部分,配合术后放疗;姑息放疗适用于各种转移部位的姑息、减症止痛或解除压迫等。

5. 放射治疗技术　①照射范围:胸壁和锁骨上是最常见的复发部位,约占所有复发部位的 80%,所以这两个区域是术后放疗的主要靶区,根治性放疗或新辅助放疗需包括乳腺肿瘤病灶或手术后残留病灶和区域淋巴引流区(腋窝、锁骨上下区以及内乳淋巴引流区);保乳术后需包括患侧乳房且根据有无高危因素进行瘤床加量;改良根治术后需根据术前肿瘤和术后淋巴结阳性率的情况照射患侧胸壁组织＋同侧锁骨上淋巴引流区＋腋窝淋巴引流区。②放疗的时机:术后放疗应在完成末次化疗后 2~4 周内开始,如果无辅助化疗指征,在切口愈合良好,上肢功能恢复的前提下,术后放疗建议在术后 8 周内尽早开始。③常规处方剂量:保乳术后乳房:50Gy/25F;瘤床补量:10~16Gy/5~8F;内乳和锁骨上淋巴引流区,腋窝淋巴引流区:45~50Gy。④与常规二维治疗相比,基于 CT 定位的三维治疗计划可以显著地提高靶区剂量均匀性和减少正常组织不必要的照射,提高射野衔接处剂量的合理性,因此在医疗软件和硬件许可的情况下,首先推荐采用三维治疗计划和照射技术;可采用的计划类型包括三维适形放疗和适形调强放射治疗,调强技术设计包括正向调强、逆向调强及容积弧形调强技术,有条件的单位在计划和治疗时可加入呼吸控制技术-主动呼吸门控或被动呼吸控制,以进一步提高靶区治疗的精确性和降低正常组织的照射剂量;胸壁和区域淋巴结靶区勾画可以参照 RTOG 和/或 ESTRO 勾画指南;正常组织的勾画包括脊髓、双侧肺部、心脏及肱骨头等,后续需要在治疗计划中评估正常组织的照射剂量。⑤原则上无论采用哪种手术方式,乳房重建患者的术后放疗指征和靶区都同于非同期重建的乳房切除术后患者;无论是自体组织或假体重建术,都不是放疗的禁忌证;采用自体皮瓣重建术后放疗后的重建失败率小于 3%,因此术后放疗可安全地应用于自体皮瓣重建术后的患者;乳房重建以后放疗的技术可以参照保乳术后的全乳放疗,由于重建的乳房后期美容效果在很大程度上取决于照射剂量,而重建后放疗的患者一般都有淋巴引流区的照射指征,所以尽可能提高靶区剂量均匀性,避免照射野衔接处的热点,是减少后期并发症的关键;在这个前提下,推荐采用三维治疗技术,尽可能将淋巴引流区的照射整合到三维治疗计划之中。

第十节　正常组织放射反应和损伤及处理原则

一、影响正常组织反应和损伤的有关因素

人体组织经放射线照射后产生变化的现象统称为放射反应,若严格区分则可分为能够

修复的放射反应和因受影响较重不能修复的放射损伤。放射治疗所致的正常组织反应和损伤(放射治疗并发症)是指在放射治疗过程中或放射治疗后发生的与放射治疗相关的一系列临床表现。在临床肿瘤放射治疗中,放射反应是允许的,也是难免的,如鼻咽癌放疗中的咽痛,放疗后的口干;但对于一些重要脏器如脑、眼、肾、脊髓等,严重的放射反应无法修复可致残疾甚至危及生命,因此放射损伤是不允许发生的。

放射反应从大的方面可分为全身放射反应和局部放射反应,根据时间出现的早晚又可分为急性(早期)放射反应和晚期(后期)放射反应。急性放射反应大部分可以修复,临床易于发现,而晚期损伤却很难早期发现,难以修复,影响器官、组织的结构与功能。因此肿瘤放疗医生一直在肿瘤杀灭和正常组织损伤之间寻找平衡,尽量减轻放射反应,避免放射损伤。

放射反应与放射损伤的严重程度与照射剂量(总剂量和分次剂量)、照射体积、部位及个体差异等因素有关:①与每次照射量和总剂量成正比,分次剂量越大,晚发反应越严重,总剂量超出正常组织的耐受量,则可发生组织的损伤及并发症;②与照射容积成正比,照射容积越大,吸收剂量越大,修复能力也越差;③受照器官的重要性和耐受性,肾、脊髓、小肠的耐受量较低,反应较重,后果也严重,头颈部组织的耐受量相对较高,反应较轻;④与个体差异有关,放射耐受量男>女,青壮年>老年及儿童,体力劳动者>脑力劳动者,另外有慢性疾病如肺结核、肺气肿、慢性支气管炎、心脏病、肝炎、动脉硬化、糖尿病及孕期患者的耐受量均较低;⑤与温度有关,热增加反应,冷可提高耐受性;⑥并用手术/药物的协同作用。如化疗不仅能加重放疗反应,还能使一些反应提前出现。

对放射损伤评定和分级要有统一可行性的标准,1992 年 7 月 RTOG 和 EORTC 在旧金山举行会议,对正常组织的晚期反应(late effects normal tissues,LENT)制定了统一标准的记分系统。LENT 的毒性记分分为 4 级,包括无毒性反应的 0 级,共 5 级。毒性反应则按轻、中、重、威胁生命及致死分为 4 级。

二、各组织器官的放射耐受量

临床采用正常组织耐受剂量来给治疗计划中受照射的正常组织限定剂量体积,分为最小的损伤剂量(TD5/5)和最大的损伤剂量(TD50/5),TD5/5(TD50/5)是指在所有用标准治疗条件的肿瘤患者中,治疗后 5 年因放射治疗造成严重损伤的患者不超过 5%(50%)时的照射剂量,临床所说的正常组织耐受量一般都是指 TD5/5。常规分割时正常组织的放射耐受量见表 21-24。

表 21-24 常规分割时正常组织的放射耐受量

器官	损伤表现	1%~5% (TD5/5)	25%~50% (TD50/5)	照射野面积或长度
皮肤	溃疡,严重纤维化	55	70	100cm^2
口腔黏膜	溃疡,黏膜发炎	60	75	50cm^2
食管	食管炎,溃疡,狭窄	60	75	75cm^2
胃	溃疡,穿孔,出血	45	55	100cm^2
小肠	溃疡,穿孔,出血	50	65	100cm^2
结肠	溃疡,狭窄	45	65	100cm^2
直肠	溃疡,狭窄	60	80	100cm^2

续表

器官	损伤表现	1%~5% （TD5/5）	25%~50% （TD50/5）	照射野面积或长度
唾液腺	口腔干燥	50	70	50cm²
肝脏	急慢性肝炎	25	40	全肝
		15	20	全肝移动条照射
	肝衰竭,腹腔积液	35	45	全肝
肾脏	急慢性肾炎	20	25	全肾
		15	20	全肾移动条照射
膀胱	挛缩	60	80	全膀胱
输尿管	狭窄	75	100	5~10cm²
睾丸	永久不育	1	4	全睾丸（5cGy/d 散射）
卵巢	永久不育	2~3	6.25~12	全卵巢
子宫	坏死,穿孔	>100	>200	全子宫
阴道	溃疡,瘘管	90	>100	全阴道
乳腺（儿童）	不发育	10	15	全乳
乳腺（成人）	萎缩,坏死	>50	>100	全乳
肺	急慢性肺炎	30	35	100cm²
		15	25	全肺
毛细血管	扩张硬化	50~60	70~100	
心脏	心包炎,全心炎	45	55	60% 心区
骨及软骨				
儿童	生长受阻,侏儒	10	30	整块骨或 10cm²
成人	坏死,骨折,硬化	60	100	整块骨或 10cm²
脑	梗阻,坏死	60	70	全脑
		70	80	25%
脊髓	梗阻,坏死	45	55	10cm²
眼	全眼炎	55	100	全眼
视网膜				全眼
角膜	角膜炎	50	>60	全角膜
晶状体	白内障	5	12	全部或部分晶状体
中耳	严重中耳炎	60	70	全中耳
前庭	美尼尔综合征	60	70	全前庭
甲状腺	功能减退	45	150	全甲状腺
肾上腺	功能减退	>60	—	全肾上腺
垂体	功能减退	45	200~300	全垂体
肌肉（儿童）	萎缩	20~30	40~50	整块肌肉
（成人）	纤维化	60	80	整块肌肉
骨髓	再生不良	2	4.5	全身骨髓
		30	40	局部骨髓
淋巴结	萎缩硬化	50	>70	整个淋巴结

续表

器官	损伤表现	1%~5% （TD5/5）	25%~50% （TD50/5）	照射野面积或长度
淋巴管				
胎儿	死亡	2	4	整个胎儿
外周神经	神经炎	60	100	10cm²
大动脉	硬化,狭窄	>80	>100	10cm²
大静脉				

三、各组织器官的放射反应及其处理原则

（一）皮肤黏膜

1. **皮肤反应和损伤的分类**　皮肤的放射反应是外照射最常见的放射不良反应,皮肤作为抵御外界伤害的器官,可分为表皮和皮下组织,前者属于早反应正常组织,后者属于晚反应正常组织,因此在放疗中及放疗后可顺序观察到皮肤不同的放射反应,根据发生的时间,可分为急性和慢性两类。

急性反应(早期反应):皮肤的早期放疗反应一般定义为放疗后2个月内出现的皮肤反应,靶组织是表皮,可分为三度。Ⅰ度:发生红斑,表现为充血,潮红,有烧灼和刺痒的感觉。最后可逐渐变成暗红,表皮脱屑,称干性皮炎。Ⅱ度:充血、水肿、水疱形成,发生糜烂,有渗出,称湿性皮炎。湿性皮肤反应与大剂量和低能量射线照射有关,发生后绝大多数的湿性反应经过处理可在2个月内愈合,对超过2个月仍不愈合的湿性皮肤反应则有可能发展为皮肤坏死。Ⅲ度:放射性溃疡,表现为灰白色坏死组织覆盖,边界清楚,底部较光,呈火山口型凹陷或痂下溃疡,有剧痛。放射性溃疡属于损伤范畴。

慢性反应(晚期反应):是指放疗2个月后的皮肤异常改变,靶组织是真皮和皮下组织。最常见的晚期皮肤反应为:①皮肤和皮下组织的萎缩变薄、局部色素沉着;②毛细血管扩张,常发生于皮肤真皮层,表现为略高出皮面、浅红色、扩张的薄壁小血管。③皮下组织纤维化,常可合并感染,发生放射性蜂窝织炎,有高热、局部红肿热痛,用抗生素后多可抑制,但易复发。晚期放射性溃疡,由慢性放射性皮炎进一步发展或由早期放射性损伤糜烂未愈转归而成,溃疡可向深部组织发展,甚至累及骨组织,并发坏死性骨髓炎。

2. **放射治疗时的注意事项**　①保持皮肤干燥、清洁;②避免理化刺激,照射野内的皮肤忌用胶布、酒精、碘酒等刺激性药物,禁用湿敷、热敷、化妆品及有刺激的药膏,避免烈日曝晒和严寒冷冻;③避免搔抓或粗糙衣物的摩擦,避免外伤(数年后仍需注意)。

3. **皮肤反应和损伤的处理原则**　皮肤干性反应一般无须特殊处理,对部分感觉到局部皮肤瘙痒或刺痛者,可选用薄荷淀粉、小儿痱子粉等外敷;对湿性皮肤反应,可外用松花六一散或龙胆紫,也可涂各种烧伤用的软膏,并防止感染。目前已上市的基因工程药品(促上皮生长因子)对湿性皮肤反应的疗效较好。对出现皮肤溃疡者,可选用任何湿性皮肤反应的药物,对合并感染者,应合理使用抗生素,对超过2个月仍不愈合或出现坏死者,应考虑手术治疗。

4. **黏膜反应的处理**　黏膜属早发反应组织,正常黏膜的修复来自于黏膜基底层干细胞的成熟并向黏膜层迁移所致,修复较快。急性黏膜反应正是由于放疗导致黏膜基底层细胞有丝分裂性死亡而发生的。因为基底层细胞的成熟约需2周时间,因此对常规分割放疗出

现的黏膜急性反应,一般在放疗的第 2~3 周,也就是放疗剂量至 20~30Gy 时开始出现肉眼的改变,黏膜主要表现为红斑样改变;30~40Gy 时开始出现斑片状黏膜炎;以后随着放疗的继续进行,斑片状黏膜炎可相互融合。如果放疗的分次剂量增加,则放疗对细胞的致死性效应超过了正常细胞增生的速度,黏膜炎的程度将明显加重;黏膜细胞的更新速度较组成皮肤的细胞快,因此放疗所致的黏膜反应一般较皮肤反应早 1~2 周。处理原则:放疗中嘱患者戒烟酒,避免吃过热、过硬及刺激性食物,保持口腔清洁;反应明显时,可服清热解毒药、消炎止痛药,用口腔溃疡糊、锡类散等局部涂拭及维生素 B_{12} 含服。维生素 B_{12} 含服对口腔黏膜溃疡有较好的疗效,能促进愈合并有镇痛作用;疼痛严重者,进食前可用 2% 普鲁卡因或 1% 丁卡因含漱,以缓解疼痛。黏膜的晚期损伤主要表现为黏膜变薄、颜色苍白、黏膜的柔韧性消失、黏膜下硬化,这些改变对多数患者的日常生活的影响并不十分明显,一般无须特殊处理。味觉的改变是由于组成味蕾的细胞及相应的神经纤维受到射线的直接损害所致,多数的味蕾细胞在 4 个月后可出现再增生,从而味觉的改变可恢复到正常或基本正常。

(二)中枢神经系统

根据经典的放射生物学的观点,中枢神经系统放射性反应分为三期:①急性期(即时反应):发生于照射后数小时到几天,放疗初的即时反应可导致脑脊髓组织一时性充血水肿,可发生或加重颅内或椎管内高压,严重者可引起死亡。为了避免脑脊髓水肿的发生,对原有颅内或椎管内高压特别是后颅凹或中线肿瘤患者或出现截瘫前驱症状者,在放疗开始阶段可用小剂量照射 3~4 次(每次 1.0~1.5Gy),逐步加量,或配合肾上腺皮质激素、利尿剂治疗,及放疗前的减压术。②早发性延迟反应:此反应为放疗后的早期综合征(一般在放疗后的 6~12 周,常见于 4~6 周),可出现 CNS 症状和体征,具有非特征性及定位不明确的特点。临床主要表现为脑部照射后的嗜睡综合征。不经治疗,2~4 周后症状可自然消失。应用皮质激素可加速恢复。此反应可能继发于少枝胶质细胞放射损伤引起的暂时性脱髓鞘作用,不要误为肿瘤复发。③晚发性延迟反应:放疗后数月至数年(高峰期为 3 年)可发生放射性脑坏死、放射性脊髓炎,通常不可逆,并呈进行性,从而导致患者神经功能丧失,甚至死亡。病理改变主要是脱髓鞘、血管闭塞、血栓形成、最终坏死,可为局灶性,也可为弥漫性,但多限于白质,局灶性坏死通常为单纯放疗引起,而弥漫性者则常因并用化疗(特别是 MTX)所致。因为上述急性反应和早发延迟反应的临床表现多数较轻,并且是可逆的,能够自愈,所以目前放射性神经损伤的研究重点是后果严重的晚发性延迟反应。

放射性脑坏死的临床表现为逐渐加重的嗜睡、记忆力及智力减退、颅神经麻痹及头痛、恶性、呕吐等颅内高压症。放射性脊髓炎起病比较隐匿,早期症状可有一侧或双侧肢体的感觉异常,以及典型的低头屈颈触电样征(Lhemitte 征),即当曲颈时,出现从颈部沿着背部脊椎向下肢或四肢放射性的触电感,头复位时症状消失;屈颈动作愈迅速而有力,触电感亦愈强烈。以后可发展为典型或不典型的脊髓半截症,表现为不同程度的同侧运动和深感觉障碍,对侧浅感觉(痛温觉)障碍。完全横贯性损害则表现为截瘫,伴有直肠与膀胱功能障碍,括约肌受损者提示预后不好。晚发性后遗症尚可有视神经和 / 或视交叉的损伤、中耳损伤所致的听力丧失、下丘脑及脑垂体功能减退所致的内分泌失调等。

放射性脑坏死 CT 表现为可增强的肿块伴周围水肿,与肿瘤鉴别较困难,但用 PET、核素和 CT 动态扫描、MR 及 MRS 则易于鉴别,这些可观察脑组织局部血流量、葡萄糖代谢和血脑屏障通透性变化。

放射性脑坏死及放射性脊髓炎不会在治疗期间出现,因而治疗中通过考虑症状的严重性来调整剂量是不可能的,重点在于预防。预防措施包括:①控制照射总剂量及分割剂量:有关脑脊髓的放射耐受量尚不十分明确,在常规分割照射时一般不要超过45~50Gy。脑脊髓属晚发反应性组织,对每次分割照射量的依赖性较强,而对总疗程天数的依赖性较小,故放疗时每次剂量应严格控制,一般不得大于2.0Gy。②减少照射容积:已在动物实验中证实,照射容积的增加能降低耐受剂量的阈值。③根据年龄调整剂量:儿童CNS耐受量要低于成年人。④化疗药物可能降低放射耐受性,特别是某些能穿透血脑屏障的药物能增加CNS的毒性。

放射性脊髓炎的治疗同放射性脑坏死,至今尚无良好对策。可试用:①皮质激素治疗可降低毛细血管渗透性,但疗效有限,有些病例能看出症状短暂改善,可能与减轻脊髓水肿有关;②神经细胞活化剂:三磷酸腺苷、辅酶A、细胞色素C、维生素B_{12}、维生素B_6等可改善症状;③高压氧治疗可能有一定疗效。④对于局限性脑坏死可行手术清除坏死灶。

(三)头颈部器官

1. 眼附属器 泪腺的放射耐受量基本同唾液腺,造成泪腺萎缩的$TD_{50/5}$为50~60Gy,>60Gy可造成泪腺分泌功能的永久性缺失。30~40Gy的剂量可引起眼睫毛暂时性脱落、眼睑红肿、结膜炎等,>50Gy的剂量则可引起眼睫毛的永久性脱落。角膜的耐受剂量相对较高,常规分割可达50Gy左右,若不注意保护可发生角膜上皮角化、角膜炎甚至溃疡、穿孔。眼附属器放疗后的远期并发症的临床表现多样,轻微表现为暂时性眼睑红肿,轻度表现为结膜炎,严重的可出现角膜穿孔、眼球剥脱等。但应注意,放射诱发的一个表面结构的改变可能继发影响其他眼表面结构,例如,泪腺损伤引起的眼干燥症可导致严重的角膜炎、角膜溃疡和眼球穿孔。放射引起的眼睑改变主要包括短暂性的皮肤红肿,如进一步发展,部分患者可表现为睑结膜苍白、萎缩、毛细血管扩张、睫毛脱落。慢性结构变化包括倒睫、睑外翻或睑内翻等。治疗的主要目的在于缓解患者的不适、保留眼球的完整性。如鼻泪管堵塞可行插管术或泪囊鼻腔造瘘术;角膜炎的治疗应经常应用眼睛润滑剂、抗生素眼膏或滴眼液,剧痛者用0.5%~1%的丁卡因滴眼等。

2. 晶状体 晶状体是眼睛对放射最敏感的结构,一般在受到5~10Gy照射后即可出现放射性白内障。临床上表现为视力下降,检查时见晶状体不透亮、混浊。晶状体的混浊不透亮可以稳定多年,然后才发展为成熟的白内障。当晶状体无法保护时,以保护角膜为主,一旦出现白内障,可手术摘除。

3. 视网膜 放射性视网膜病变分为急性与晚发性两种,急性损伤是照射后引起的非特异性急性反应,有充血、水肿、渗出等改变;晚发性反应是受照射后经过一较长的潜伏期(3个月~1年),出现以血管改变为主的病变,其病理组织学特点与放射诱发的大脑血管疾患及糖尿病视网膜病有许多共同之处。临床上可表现为棉花点状、微小动脉瘤形成、毛细血管扩张、视网膜出血、黄斑水肿和渗出、增殖性新血管形成,玻璃体出血以及色素层的改变。视网膜受照剂量和受照面积是严重并发症的重要危险因素。一般而言,分次剂量<2.25Gy、总剂量<45Gy很少发生视网膜病。患有糖尿病、胶原血管病和高血压病史的患者易诱发放射损伤。晚期视网膜并发症目前尚无有效的治疗方法,放射性视网膜病和糖尿病视网膜病之间的相似性使其治疗原理和治疗原则相仿。

4. 视神经 放射诱发的视神经病变同放射性视网膜病一样,也是继发于血管损伤。放射性视神经病在临床上有前部充血性视神经病和球后部视神经病两种类型。两种类型的视神经病均为血管阻塞性改变导致的视神经头部和球部血供阻断而造成。放射性视神经病的发生与放射总剂量及分割剂量有关，一般认为，常规分割，总剂量<60Gy 的照射是安全的。近年来立体定向技术的发展，提示单次剂量 ≥ 7Gy 的放疗即可导致视神经节段性的脱髓鞘改变而发生眼盲。放射性视神经病在临床上的初始症状表现为视野缺损、无痛突发的单眼视力丧失，也可继发于短暂的发作性视力模糊，可以合并眼眶周围和眶后疼痛。球后部视神经病的眼底镜检查可无异常发现，最终的结果为视神经萎缩。目前，对放射性视神经病尚无有效的治疗方法。预防最为重要，建议在临床上采用常规分割放疗治疗头颈部肿瘤时，应将视神经受照剂量控制在 60Gy 以下。在考虑立体定向放射（SRS）适应证时，应注意视神经和靶体积之间有至少 5mm 的间距，视神经的单次照射剂量应控制在 8Gy 以下。在 SRS 中要避免单次大剂量和短期加强（高剂量分割）的治疗计划。

5. 唾液腺　腮腺的放射敏感性高于颌下腺，在第一次放疗几个小时内，唾液腺即可出现暂时性的触痛（腮腺常见），有时唾液腺可明显肿胀，持续数天可自行缓解。放疗第一周唾液的分泌量约减少 50% 或更多；如分次剂量为 2.25Gy，第一次放疗后唾液量即有减少，且伴有唾液黏稠性增加、pH 降低、盐、氯、钙、镁浓度升高；当常规分割放疗至 6~8 周，也即放疗结束时，唾液分泌量几乎不能测出。患者表现出口腔干燥症的明显症状（吞咽和交谈困难、影响睡眠、味觉丧失和口腔真菌感染等）。唾液的分泌量大多数来自腮腺，因此口干的程度主要取决于腮腺受到照射的体积、放疗总剂量、患者的个体耐受性等因素。如 50% 以上的腮腺未受到照射，在放疗后 2~3 年仍有可能恢复部分的功能；如果 75%~100% 的腮腺受到50~70Gy 的照射，则基本没有恢复功能的可能性。口腔干燥症在目前尚无有效的治疗方法，关键在于预防。如放疗过程中，50% 的腮腺能免于照射，得到保护，则可避免发生严重的口腔干燥症。药物方面，目前使用较多的是泛细胞保护剂阿米福汀。

6. 牙齿　牙齿受照射后可发生放射性龋齿。放射性龋齿的病因：①放射治疗对牙齿本身结构的影响，牙髓中牙髓细胞和造牙本质细胞对放射线敏感；②放疗所致口腔内环境的改变，头颈部放疗后，患者唾液腺损伤，唾液分泌量进行性减少，质地黏稠，对牙齿的冲刷作用大大削弱，且表现为酸性（pH 降低），利于细菌繁殖，从而为放射性龋齿的形成奠定了基础；③放射线对齿槽骨及供血血管的直接损伤也促进了放射性龋齿的形成。龋齿进一步发展，可形成牙齿松动、崩解、脱落，常继发感染形成齿槽溢脓、牙龈肿痛、颌下淋巴结炎，甚至继发颌骨骨髓炎。放射性龋齿典型的临床特点有三点：①牙颈部环状龋坏，最后导致牙冠折断；②整个牙冠色素沉着呈棕黑色，同时见切端及颌面磨耗严重；③散在分布于牙冠各牙面的点状浅表龋损。放射性龋齿一旦发生，则进展迅速，治疗困难，严重地破坏了咀嚼器官的完整性，因此重在预防，减少牙的放射受量，减少对唾液腺的损害，保护牙髓细胞的增殖能力。在放疗期间控制感染，改善局部微循环，增强全身抵抗力，促进牙髓细胞的修复及增生。定期复查，发现问题及时处理。

7. 甲状腺　甲状腺受到辐射后最常见的并发症为甲状腺功能减退（甲减），颈部受量超过 26Gy 的放疗均有可能发生，即使乳腺癌照射一侧锁骨上区时，虽仅照射到部分甲状腺，也可发生甲状腺功能减退。相当一部分患者无明显的症状，但定期的生化检查可发现血清中 TSH 升高、而游离 T4（FT4）水平正常，这些患者表现为亚临床甲状腺功能减退。有症状的患者多表现为体重增加、畏寒、皮肤干燥、头发脱落、便秘、月经不调、体力不支、肌肉抽筋、思维迟缓等，查体可发现眶周水肿，腱反射时相延长、皮肤干燥发凉、周围性水肿、胸腔或心包积液等,此时生化检查伴有 TSH 升高、而且伴有 FT4 的下降。发生的时间多数在放疗后 5 年内,但放疗 20 年后仍有发生甲状腺功能减退的可能性。甲状腺功能减退的发生也可以由以下原因引起:促甲状腺素缺乏、垂体瘤、脑瘤等照射过程中对下丘脑的损伤。垂体和下丘脑放疗引起甲状腺功能减退的阈剂量时常规分割为 50Gy。甲状腺受到一定剂量照射的患者,应定期检查甲状腺,同时行血液生化检查(TSH、FT4 等)以了解甲状腺功能的改变。对于甲状腺功能减退者给予甲状腺素治疗,出现甲状腺结节应进一步检查,结合超声、核素扫描、细针穿刺以排除甲状腺癌的可能性。

(四)骨骼系统

射线对生长中骨骼和成熟骨骼的影响不同,生长中骨骼对射线敏感,经照射后出现生长延迟等放射损伤,成熟骨骼属晚反应组织,放射耐受性较高。

1. 放射对生长中骨骼的影响 发育中的骨骼出现放射损伤,主要是损伤了成软骨细胞(骨骺部)。一次剂量 2~20Gy 可抑制软骨细胞的增殖,使骨生长发育迟缓,生存细胞合成基质的能力降低,并且基质异常、不能钙化。放射线对生长骨的作用有三个特点:①一定剂量照射骨骺会使软骨发育阻滞;②骨干骺端的骨和软骨吸收失败;③骨干在放射后改变了骨膜活性,使骨结构异常,明显影响骨自然发育,以致其后会有严重的畸形。放射对骨生长的影响,临床表现是骨缩短(如股、胫、肱骨等)或扁平骨发育不良(如髂骨)。放射治疗脊柱躯干时,常发生脊柱侧凸或后突(驼背)等并发症,因此照射脊柱时,应包括全部椎体,使各部位剂量一致。影响临床表现的决定性因素是:①放射总剂量和单次量。生长骨生长抑制的 TD5/5 为 10~15Gy,TD50/5 为 30Gy。②能量、剂量分布和吸收射线的性能。③照射的骨和骨骺部位。④照射时的年龄。⑤其他影响生长发育的因素,如使用化疗药或外源性类固醇。⑥患者的遗传体质。生长骨的放射损伤多在放射后数年才被诊断,所以应该进行全面的长期随访。生长骨的生长抑制几乎没有有效的治疗手段,因此临床治疗中应尽量减少对生长骨骼的照射剂量,减少放射损伤。

2. 放射对成熟骨骼的影响 成熟骨放射后可发生:①骨质疏松症:形态学特征是成骨细胞数量减少和骨小梁周围纤维化;②放射后骨坏死:这是被照射的骨细胞直接破坏和血管损伤共同作用的结果。其最主要的并发症是自发性骨折,在坏死骨边缘与正常骨交接处是最易发生骨折的部位。放射性骨坏死的 TD5/5 是 60Gy,照射剂量低于 40Gy 时,骨折一般可以愈合,但高于 55Gy 未见有愈合的报道。放射性骨坏死局部常合并游离死骨形成,这种情况在放射性下颌骨坏死时常有发生。如在放疗前由于对龋齿等牙病未做适当处理,在放疗后极易发生骨髓炎,因此放射性下颌骨坏死的发生与放疗前牙齿的健康状态及合理处置密切相关。在放疗后除非行放射性骨坏死死骨摘除术,均须避免其他任何手术,即使处理残存牙根和放疗后牙齿的各种并发症也需在放疗两年或更长时间后进行,否则极易引发骨髓炎的发生。放射后骨质疏松可以进行内科治疗,口服维生素和钙剂,但几乎无效。如出现自发性骨折,少数患者可保守治疗,绝大部分需行手术治疗。放射性骨坏死的治疗相当复杂,早期可根据患者的症状进行必要的对症和支持治疗,包括止痛、抗感染治疗,高压氧治疗等。如经一段时间治疗后无效,可考虑行病变骨的手术切除治疗。高压氧是治疗放射性骨坏死最有效的常规辅助手段,但需及早使用。

(五)心血管系统

1. 心包 心包的放射损伤在放射性心脏病中最为常见,主要表现为渗出性心包炎。机制为电离辐射作用于心包微血管的内皮细胞,导致血管壁损伤,通透性改变,纤维素渗出。同时心包组织缺血,成纤维细胞增生,胶原纤维形成。有时渗出物的机化及大量纤维组织的形成可引起心包膜明显增厚,导致发生缩窄性心包炎。急性心包炎可以出现在放疗期间,也可见于放疗后数周至数月,轻者无明显临床症状,重者可出现不同程度的心包积液的症状和体征,如心悸、胸闷、胸痛、发热、气短,常有心电图异常,严重者也可发生心包压塞。远期心包疾病的病程可以顺序兼有急性心包炎和慢性心包渗出的特点,慢性心包渗出多在放疗后1年内发生,但也有在 2~3 年后出现症状者。经常是无症状的,胸部 X 线检查可发现。急性心包炎和慢性心包渗出均可导致心包压塞。辅助检查可行心包穿刺、胸部 X 线检查、心电图等。心包穿刺既可抽液缓解症状,又可为诊断依据。心包积液分析富含蛋白质,可达 60g/L。当心包积液>1L 时心影可成"烧瓶状"改变。

2. 心肌　与心包相比,心肌不常受累。其组织学特点为弥散的灶性纤维化,心肌纤维化是心肌毛细血管内皮细胞损伤的结果。心肌病通常与严重的心包损伤同时存在,心包和心肌均发生明显的纤维化,称为"全心炎",临床表现为心肌功能异常的症状及严重心包炎的临床表现,并可伴有不同程度的心功能不全。近年来发现检测血浆心钠肽(ANP)浓度有助于轻度心衰的诊断。血浆 ANP 浓度是放疗后亚临床心脏损伤的重要参数。

3. 冠状动脉疾病(CAD)　放射诱发的冠状动脉疾病(CAD)的影像学表现与自发的动脉粥样硬化无差别,同样表现为动脉壁的纤维化、内膜增厚及管腔狭窄,但前者镜下可见特异的泡沫细胞,可资鉴别。放射所致心肌梗死的形态学特点与发生于成人的常见心肌梗死亦无差别,放疗后发生缺血性心脏病的患者,冠状动脉的狭窄多发生在动脉的近端部分或入口处。其他部位的大血管也可发生类似的动脉粥样硬化样病变,如颈动脉、锁骨下动脉、髂动脉等,周围组织纤维化可加重它们的狭窄而引起相应的症状。放射诱发的冠状动脉疾病临床常表现为心绞痛或心肌梗死,少数患者可发生冠状动脉痉挛甚至猝死。

4. 放射性心内膜损伤　放射所致心内膜损伤偶尔可见灶性增厚。放射所致的瓣膜损害的组织学表现为瓣膜内散在或弥漫的纤维化,瓣膜增厚,同时由于可能存在的心内膜和心肌纤维化所致的瓣膜结构变形,而出现瓣膜狭窄或关闭不全。放射诱发的瓣膜病发病较晚,临床以左房室瓣和右房室瓣的狭窄或关闭不全常见,表现出相应的症状和体征。

5. 心脏节律改变　放疗过程中出现的心脏节律改变很可能是由于局部缺血所致的心肌纤维化影响了心脏传导系统。放射所致的心脏传导功能异常表现形式多样,可有一过性心律失常,如窦性心动过速、房室或束支传导阻滞等。

心脏对放射线的耐受剂量,心脏体积 1/3 受照射时 TD5/5 为 60Gy,体积 2/3 受照射时为45Gy,全心照射时为 40Gy。常规放疗导致的心脏损伤并不十分常见,但如果合用或序贯使用化疗药,则加重放疗对心脏的损伤,尤其是合用蒽环类如多柔比星、柔红霉素等。近年来放射诱发心脏病所致的严重后果日益引起临床医师的注意,放疗医生在制订治疗计划时应尽力做到:①精确定位:精确勾画出肿瘤的大小、部位、范围。②剂量分布要均匀,避免心脏受照的高剂量"热点";尽量不超过心脏的耐受剂量,并适当调整分次剂量,采用合理的分次治疗方案。③尽量减少心脏受照体积。④放疗与多柔比星等化疗药物同时或序贯使用时,应适当下调剂量。⑤建议接受胸部放疗后定期进行各项心脏检查,密切随访患者,以期早期发现心脏损伤。关于放射诱发心脏病的治疗,临床上尚无有效的办法。一旦出现症状,可通过卧床休息、吸氧、高蛋白高维生素饮食等支持治疗以改善患者的一般情况。对心律失常、心绞痛等给予药物对症处理。当发生严重的渗出性心包炎时,可试用大剂量皮质激素治疗,以减少渗出。根据心脏损害的不同情况行心包穿刺术、心包切除术、冠脉搭桥术、瓣膜置换术、心脏移植等。

(六)肺

肺是放射中度敏感器官,肺组织受到一定剂量的照射后,早期表现为肺间质充血水肿、肺泡内渗出增加。结果造成气体交换障碍。随后是炎性细胞浸润,肺泡上皮细胞脱落。晚期的肺放射性损伤则表现为肺毛细血管的阻塞以及纤维化,胶原沉积。部分肺分割照射是临床治疗中最常遇到的,在三维适形调强放疗时,V20(大于 20Gy 的肺体积与总体积的比例)与肺炎发生率和肺炎的严重程度有关,在设计治疗计划时,应尽可能使 V20<25%,也要关注 V5 等相关参数。

影响放射性肺损伤发生的因素主要有以下几个方面:①照射总剂量;②受照射肺体积;③剂量率;④分割方式;⑤照射部位;⑥在放疗前是否有肺原发疾病以及是否在放疗时合并使用化疗药物,如博来霉素、多柔比星等合并放疗,可提高放射性肺损伤的可能;⑦个体因素。其中照射总剂量及照射体积对放射性肺损伤所起的影响较大。

临床表现和诊断:临床上把放射性肺损伤分为早期的放射性肺炎和晚期的放射性肺纤维化期。放射性肺炎的发生时间一般在放射治疗后的 1~3 个月。在化疗后进行放射治疗的患者,放射性肺炎可以发生在放射治疗中或放射治疗即将结束的时候。放疗后进行化疗的患者,可在化疗过程中发生。因为化疗的应用而诱发肺炎的发生,临床上称为"回忆效应"(recall effect)。可以表现为低热,非特异性呼吸道症状,如咳嗽,胸闷等。重者出现呼吸困难,胸痛,持续性干咳,可以有少量白痰或痰带血丝。胸部体征一般不明显,有时可以发现相应部位叩诊浊音,听诊发现胸膜摩擦音。如临床症状严重,出现急性呼吸窘迫,高热,可导致患者死亡。患者急性期过后,临床症状减轻,但组织学改变将继续发展,逐渐进入纤维化期。放射性肺纤维化发生在放射治疗结束后的 2~4 个月以后,一般来自早期的放射性肺炎,但有些患者可以不表现明显的放射性肺炎的临床特征而在照射后数月直接出现放射性纤维化的临床症状,如进行性呼吸困难,胸闷、刺激性干咳,可以导致慢性呼吸衰竭。影像学上,一些患者即使没有肺炎明显的临床症状,也常表现有影像学改变。早期胸片显示与放射野一致的弥漫性密度增高影。放射野以外的影像学改变也有描述,但这种情况较少发生。近年的研究认为肺放射性损伤诱发一些细胞因子的过度表达,通过信息传递和放大效应,引发炎性细胞浸润产生照射野以外肺的炎性反应,称为"远地伴随效应"(abscopal effect),认为这是一种超敏反应。CT 发现放射后改变较胸片敏感性高,能发现较早期和细微的病变。较轻的放射性肺炎可以表现出在照射野内均质的密度增加。

对有明显症状的急性放射性肺炎的临床治疗包括:①吸氧,祛痰和支气管扩张剂的应用,以保持呼吸道通畅。②肾上腺皮质激素,能够减轻病变部位的炎性反应和间质水肿。可根据患者的症状确定强的松的用药剂量,一般为 30~60mg/d,连续应用 2~4 周,而后逐渐减量。③抗生素的应用,放射性肺炎是一种淋巴细胞性肺泡炎,其病因不是细菌感染,在没有合并感染时,抗生素的应用仅仅是作为预防用药。当合并感染时,可以根据感染的种类和药敏试验结果选择抗生素。

(七)消化系统

1. 食管 食管的放射反应临床上一般根据出现时间的早晚划分为急性反应和后期反应。急性反应指发生于开始放疗后 90d 内的反应,是由于照射后食管黏膜的基底层细胞有丝分裂障碍,食管上皮发生脱落所致,食管黏膜充血、水肿、渗出及糜烂。患者出现胸骨后灼烧感、进食困难较治疗前加重,伴吞咽疼痛,通常发生于开始放疗后 2 周。剂量相当于 16~20Gy,继续治疗症状可自行消退。当放疗剂量达到 40Gy 时,吞咽疼痛等症状可能再次出现,并可持续至治疗结束后的 1~2 周。食管急性反应发生率及其严重程度与放疗的剂量、分割方式、食管受照体积和是否综合应用化疗等因素有关。急性食管反应的处理:轻度一般不需要处理或给予含碘喉片含服;中度疼痛者应用止痛、局麻和硫糖铝等药物,必要时暂停放疗;对易发胃液反流的患者应使用 H2 受体阻滞剂、抗酸剂或胃复胺等药;静脉输液维持营养,部分患者可给予静滴抗生素,必要时少量应用肾上腺皮质激素。晚期反应指在开始放疗的 90d 后出现的反应,病理学变化主要涉及肌层,深肌层灶状凝固性坏死,还有黏膜下层的纤维化,导致食管腔的狭窄。临床上表现为吞咽困难,原因在于良性狭窄的形成及由于肌肉和 / 或神经损伤导致动力学改变,狭窄出现的中位时间为放疗后 6 个月。其他较少出现的并发症有假憩室发生和瘘管形成。良性狭窄的处理主要采用食管扩张或置入支架,大多数患者经几次扩张后可吞咽半流质食物。目前尚无内、外科方法来重建食管的蠕动功能。食管痉挛可应用硝酸盐、钙通道拮抗剂及胆碱能药等治疗。

2. 胃　胃肠道上皮细胞是典型的急性(早期)反应组织,具有较高的 α/β 值和快速细胞更新能力,因而对放射较敏感。胃黏膜急性反应的最早变化为主细胞和壁细胞的凝固性坏死,反应最严重时出现腺体结构消失,黏膜变薄和慢性炎性细胞浸润,主细胞较壁细胞更易受到放射损伤。胃受到 15~20Gy 照射即可出现胃酸和胃蛋白酶分泌的抑制,并可持续相当长时间。当剂量 ≥50Gy,损伤难以完全恢复易发生溃疡,并继而发生出血、穿孔。急性反应的临床症状主要有厌食、恶心、呕吐及体重下降,严重者可出现胃出血、穿孔。胃后期反应的临床症状有:①消化不良:发生于照射后 0.5~4a,胃非特征性症状,无临床和影像学表现;②胃炎:发生于放疗后 1~12 个月,伴有胃窦部痉挛或狭窄,病理基础为黏膜下组织发生纤维化;③慢性溃疡:发生于放疗后 5 个月,与普通溃疡难以鉴别,多数溃疡较大,但易自愈,常可伴有黏膜下组织纤维化。急性反应的恶心及呕吐等症状,降低分次剂量可有效地使之缓解,必要时可应用止吐药物。此外,让患者在放疗前稍进饮食有助于减轻症状。一般急性反应的症状消失很快,不需长期处理。后期反应的处理一般主张应用抗溃疡药物,包括组胺 H2 受体拮抗剂(如雷尼替丁等)及在局部黏附于溃疡面的胶体复合物(如硫糖铝等)。对于穿孔、严重出血及幽门部阻塞等严重并发症,主张采用外科治疗,对受损部分胃行部分切除术。

3. 小肠和大肠　小肠的黏膜上皮对放疗非常敏感,其细胞周期时间在成人各种组织中最短。单次较大剂量照射后数小时,肠隐窝细胞增殖部分即发生有丝分裂停止、细胞坏死。24h 后分裂增殖停止,出现细胞丢失,最终导致小肠绒毛剥脱。如辐射剂量较高,小肠被覆细胞丢失大于补偿,黏膜出现溃疡。中等剂量的照射,小肠即可出现对已消化的营养物质和水的吸收障碍,导致腹泻。大肠急性损伤程度一般较小肠低,常表现为里急后重。分次照射以后甚至没有早期反应也可发生晚期反应。人小肠的晚期效应通常在放疗结束后 12~24 个月之间出现,有时在数年后出现。最常见的症状为大便次数增多和便急。近端肠段损伤主要表现为无里急后重的腹泻、便血或直肠黏液过多;远端肠段损伤主要表现为大便次数增多、变软。后期损伤的原因主要为纤维化和血管血流受阻。损伤肠段的小肠壁增厚并因水肿和纤维化而硬化,严重者可致肠梗阻。在临床,患者有腹绞痛、脂肪消化不良、腹泻和便秘交替等症状。并发症有时提示有急性、亚急性肠梗阻、穿孔、瘘管。这些并发症一旦出现,需进行对症处理,应用抗生素并需要外科的介入。

4. 肝 放射引起的肝损伤病理上的特征性改变是静脉的非特异性闭塞性损伤,即肝静脉闭塞症(VOD)。在此基础上,最终发生肝纤维化。临床上放射性肝炎患者可表现为:①放疗后数周至数月出现腹腔积液、胸腔积液、右上腹不适或疼痛,合并化疗的患者可有明显黄疸;②肝功能异常,最突出表现为 AKP 的明显升高,伴黄疸者则还有胆红素的明显升高;③放射性核素扫描表现为受损肝区放射性稀疏或缺损,此是一较为敏感、可靠的诊断方法;④ MR 表现为 T2 时相与照射区完全一致的信号增强区;⑤肝活检可见 VOD 等特征性病理改变。全肝照射的安全剂量为 30~35Gy;1/3~1/2 肝脏可接受 40Gy 的照射;肝小部分受照射,剂量可至 55Gy;使用对肝脏有害的药物,特别是结合使用化疗的患者,还可增加肝脏对放射线的敏感性。放射性肝炎目前尚无特别有效的治疗方法,预防尤为重要。①准确把握肝脏受照射的剂量及体积,使其限制在正常耐受量范围内;②某些药物在肝脏放射性损伤的预防上有一定的作用,可作为肝的保护剂,如各种维生素、甲硫氨酸、葡糖醛酸等。放射性肝炎一旦发生,处理上基本同病毒性肝炎或肝硬化。主要是保肝、对症处理,包括使用保肝药物,利尿剂,进低盐、高蛋白富含维生素饮食,注意休息等。多数患者在治疗后 1~2 个月症状缓解,少数重症患者肝脏损伤不可逆,而致肝衰竭死亡。

(八) 泌尿系统

1. 肾脏 肾脏属放射敏感性组织,在进行盆腔、腹部及脊柱的照射时,都要考虑到射线对肾脏造成损伤的可能性。放射治疗实践中应杜绝严重的肾脏的放射损伤,治疗前制订理想的放射治疗计划,是将放射性损伤降低到最低限度的有效手段。放射性肾损伤主要和射线损伤肾小球和肾血管上皮细胞有关。临床常用的化疗药物,如顺铂、丝裂霉素、亚硝脲等与放疗并用可增加肾损伤的危险性,尤其是顺铂,与放疗联合时较单一治疗肾脏的毒性大大增加,不仅如此,在肾脏照射 3~12 个月后再次应用顺铂化疗,顺铂对肾脏的毒性仍会明显增加,即便是正常的治疗剂量也可能迅速引发致死性的肾炎。常规分割时,耐受剂量 TD5/5 为 20Gy,TD50/5 为 25Gy。根据损伤出现的时间和表现形式,放射性肾损伤分为急性放射性肾炎和慢性放射性肾炎。急性放射性肾炎通常出现在照射后 6~12 个月,而慢性放射性肾炎则发生在照射后 18 个月。患者出现头痛、呕吐、高血压、水肿和无力等症状。临床检查可有贫血、镜下血尿、蛋白尿以及由于微球蛋白渗出,尿中蛋白管形呈阳性;还可以有肌酐清除率降低,血尿素氮升高等肾功能检测指标的异常。无症状的蛋白尿是肾脏放射性损伤的一种表现,高血压多在治疗后 18 个月以至数年发生。无论急性期还是慢性期,高血压都是最常见的合并症。放射性肾炎患者可无症状长期存活,对肾脏有射线照射史的患者应进行长期随访检查尿及血压变化。对放射性肾性高血压,可进行一般的内科处理;一侧肾放射损伤所致的高血压可行肾切除;肾动脉狭窄经血管造影后决定治疗方式。放射治疗后肾衰竭的治疗与一般其他原因所致的肾衰竭的治疗相同。主要是减少肾脏负担,包括卧床休息,低蛋白饮食,限制液体和盐的摄入量,纠正水、电解质紊乱,酸碱平衡和对症处理。透析疗法可使肾衰竭患者长期生存的条件明显改善,肾移植是放射性肾损伤所致肾衰竭最彻底的治疗。

2. 膀胱 膀胱对放疗的反应可分为急性反应和迟发反应两类。前者通常发生于放疗过程中或放疗后 3~6 个月,后者则发生于放疗后 3~6 个月以后,治疗后 3~6 个月发生的症状亦被定义为亚急性期症状。急性期症状与一般膀胱炎相同,如尿频、尿急、尿痛等。这些症状可持续几天或几周,在停止照射后几周消失。急性期症状通常是自限性的,可能与尿路上皮细胞层的损伤和感染有关。迟发膀胱损伤的靶细胞可能是血管内皮细胞。这些晚期损伤引起黏膜萎缩，非典型性纤维化、血管壁缺乏弹性、毛细血管扩张、异常新生血管形成等。这些改变形成明显的组织纤维化和坏死，甚至可能导致溃疡、瘘和穿孔。严重出血性膀胱炎不常见，一般在灌注后出血可停止。如迅速产生大面积的毛细血管扩张，伴有严重威胁生命的出血，必须行膀胱切除术。膀胱组织纤维化，引起膀胱挛缩，造成膀胱容量下降及压力上升。膀胱对放射的耐受剂量较肾脏高，在6周内分次照射时，阈值为55~60Gy。照射过程中，膀胱继发性感染可加重病情的发展，化疗药物与放疗同时应用会增加放疗对膀胱的损伤作用，对接受放疗的患者，应避免应用环磷酰胺类药物。

（九）性腺

1. **卵巢**　卵巢的放射损伤常针对绝经前患者。射线作用于卵巢，会使卵巢的滤泡数量减少，成熟受损，皮质纤维化和萎缩，或有增生不良、血管硬化。原始卵泡发育成滤泡受阻，雌激素分泌减少。青春期前的女孩仍会有更多的卵母细胞补充，对放射线可能较抗拒。卵巢对放射的反应因年龄、个体差异而不同，且放射剂量、分割次数均相关。常规体外照射，1.8~2.0Gy/d，总剂量24Gy以上时，不可避免地将导致永久性的卵巢功能丧失。导致永久不育的TD5/5为200~300cGy，TD50/5为625~1 200cGy。卵巢功能的丧失临床上患者可表现为绝经症状群，如潮热、出汗等。为保留卵巢的生育和内分泌功能，目前采用较多的方法是卵巢移植术。通常将一侧或双侧卵巢移植于双侧结肠旁沟或上腹部放射野之外的部位。激素替代治疗是卵巢功能丧失后的替补治疗，是否在服用雌激素的同时与孕激素联合应用，则依患者的具体情况而定，如子宫内膜完好存在，则加用孕激素为好。

2. **睾丸**　放射线作用于睾丸，会损伤生殖细胞及睾丸间质细胞（Leydig细胞）和滋养细胞（Sertoli细胞）的功能，并且损伤神经肌肉控制射精的能力。生殖细胞、间质细胞与滋养细胞对放射线的敏感性不同，因此损伤也各异。睾丸精原细胞对放射线最敏感，很小剂量就会引起明显损伤。正常男性睾丸一次剂量15cGy，可引起短期不育，睾丸受到一次剂量350~600cGy的照射，可引起永久不育。在精细胞发生过程中，B型精原细胞对放射线最敏感，精母细胞居中，精子细胞对放射线较抗拒。低剂量放疗使精子减少的机制可能是直接杀灭抑制了干细胞或精原细胞。完成精子细胞发育的周期大约是60~90d，因为放疗可能使精子发育停滞，此阶段精子可能具致突变性，因此在未出现成熟的精子之前不应受孕，并且在精子恢复正常1年左右再受孕比较安全。分次照射比单次照射更易引起不育。这是由于分次照射使相对抗性的A型精原细胞转变为放射敏感的B型精原细胞，即"相对分割效应"。考虑到放疗后部分患者精子恢复时间可能较长，或可能发生永久的精子活动能力缺乏，建议在放疗前取患者精子存入"精子银行"，以备需要时使用。为减少健侧睾丸受量，在放疗患侧睾丸或阴囊时，必须仔细保护健侧睾丸，用低熔点铅做成1cm厚的专用保护挡块置被保护的睾丸上，这种铅块可使睾丸受量减少到处方剂量的1%~2%。

（十）全身性放射反应

1. **消化道反应**　主要反应为食欲减退、恶心、呕吐及腹泻等，腹腔肿瘤照射时难免，非腹腔肿瘤治疗时出现消化道反应，可能是对肿瘤破坏时的毒性代谢产物的反应，此时应对症处理，令患者多饮水及补充大量维生素，适当用些镇静剂，同时应解除患者顾虑，增强患者与疾病作斗争的信心。

2. **造血系统**　临床上恶性肿瘤的放射治疗最常用的是局部照射，如照射范围小于造血骨髓的 3%，对全身的血象没有太大的影响。若照射区包含相当部分骨髓，分次照射的累积剂量达到 20~40Gy 以上，外周血象可迅速下降，受照区骨髓组织明显损伤。损伤程度轻则恢复较快，因为造血干细胞（HSC）具有迁移能力，未照射区内的骨髓 HSC 迁移至受照区而开始造血重建。由于白细胞和血小板寿命短，因此外周血中下降很快。红细胞寿命相对较长，贫血出现较慢，其原因并非红细胞对放射抗拒。如白细胞低于 $3.0 \times 10^9/L$，血小板低于 $70 \times 10^9/L$ 要考虑暂停放疗。放疗中要注意患者的营养，对已有下降者可用中西医治疗。当前针对放化疗所致白细胞减少、血小板减少等骨髓抑制，临床常用粒细胞生长因子、血小板生成素等造血生长因子（HGF）进行治疗。它们不仅能刺激正常机体的造血活动，同时能加速受照射后机体造血功能重建。

3. 皮肤过敏反应　有时可发生皮肤瘙痒、丘疹样荨麻疹等，这是对肿瘤破坏的毒性产物过敏所致。

4. 免疫系统　低剂量电离辐射与高剂量电离辐射对免疫功能有完全不同的效应，低剂量照射有刺激作用，高剂量照射则有抑制作用。低水平辐射可能部分通过促进细胞因子来提高免疫细胞的反应性，同时可降低下丘脑—垂体—肾上腺（HPA）轴的功能，引起血清促皮质醇释放激素（ACTH）和糖皮质激素水平下降，从而减轻了 HPA 轴对免疫系统的抑制，成为免疫增强作用的一个整体因素。高剂量照射对机体的免疫功能有较大的影响，可使患者的免疫功能明显而持久地下降。患者经放射治疗后淋巴细胞数减少，CD3、CD56、CD25、阳性率和 CD4/CD8 比值明显下降。恶性肿瘤患者免疫功能处于不同程度的抑制状态，电离辐射作用于机体后，其免疫功能可进一步受到抑制，且与辐射剂量呈负相关关系。因此放疗患者辅以免疫增强剂可增强机体免疫功能，以提高疗效。

思 考 题

1. 肿瘤放射治疗的基本原则是什么？
2. 临床上提高肿瘤放射敏感性的措施有哪些？
3. 简述临床常用剂量计的用途和特点。
4. 常用的放射治疗技术有哪些？
5. 简述放射治疗的流程和计划设计的步骤。
6. 放射治疗质量保证和质量控制包含哪些方面？
7. 简述近距离放射治疗的特点和分类。
8. 影响正常组织反应和损伤的因素有哪些？

（周菊英　徐晓婷　倪 婕）

第二十二章　放射损伤临床

放射损伤的临床诊治是放射医学的重要内容之一。20世纪初天然或人工放射性核素和平应用的过程中，人员因缺乏防护受到过量照射，导致再生障碍性贫血或白血病的发病率上升，此为放射医学临床防、诊、治的起始阶段。

电离辐射照射引起的确定性效应存在剂量阈值，严重程度随剂量增加而增大。外照射急性/亚急性放射病、内照射放射病、放射性皮肤病、放射性白内障、放射性甲状腺疾病均属于电离辐射的确定性效应。过量外照射和放射性核素内污染属于一种状态，没有达到疾病的程度。

外照射急性放射病是从20世纪40年代后期核武器研制开始的。此后日本核爆、多起核武器试验事故、核电站事故以及放射源丢失事故等，为放射医学提供了许多临床案例，使放射医学临床诊治技术得到了很大发展。

1949年苏联学者报告了首批外照射慢性放射病，是以造血功能障碍为主要临床表现的效应综合征，起初并未被国际承认，慢性放射病并未作为一个单独的疾病被"国际疾病分类"（International Classification of Disease，ICD）和"疾病、创伤和死亡原因的国际分类法指南"所列入。欧美和日本未确立这一病种，很可能是由于没有碰到这样高剂量的职业受照射群体。随着辐射防护知识的普及和防护条件的改善，1970年以后很少有新的慢性放射病病例发生，早年受照射至今未愈的慢性放射病患者也会减少。

辐射致癌效应是联合国原子辐射影响科学委员会（UNSCEAR）关注的重点效应之一。多年来，UNSCEAR利用滚动审查系统，对受照人群辐射诱发癌症发病率的相关研究进行评述。2009年，国际癌症研究机构（IARC）对α粒子、β粒子、X射线、γ射线、中子等辐射类型的致癌性进行评价，所有类型的电离辐射被归类为"组1，对人类是致癌的"。UNSCEAR2010年报告《关于低剂量辐射对健康的影响概述》中指出，充分的流行病学证据证实，对人体中等和高水平辐射照射能引起许多器官实体肿瘤和白血病发生率增加，而另一些癌症类型缺乏辐射照射后发病率增加的证据。因此，并非人类受到的所有辐射照射都诱发癌症，也非人类所有部位肿瘤的发生都与辐射相关。那么，如何鉴定并补偿那些因职业照射引起的恶性肿瘤，成为各国职业性放射病管理的重点和难点。2010年，国际原子能机构（IAEA）、国际劳工组织（ILO）和世界卫生组织（WHO）联合出版了《职业性电离辐射照射有害健康效应的归因方法及其在癌症赔偿计划中的应用实用指南》，推荐归因份额/病因概率法在职业性放射性肿瘤赔偿中的应用，但同时指出，"具体方法的使用应取决于各种社会因素，包括一个国家的赔偿实践和潜在赔偿案例的数量"。

第一节　外照射放射病

穿透能力较强的射线,如 X 射线、γ 射线和中子流由体外照射机体可引起外照射放射病。外照射放射病包括外照射急性放射病、外照射亚急性放射病和外照射慢性放射病。

外照射急性放射病是指人体一次或短时间(数日)内分次受到大剂量外照射引起的全身性疾病。一般来说,当人体受到不小于 1Gy 的均匀或比较均匀的全身照射时即可引起急性放射病。

外照射亚急性放射病是指人体在较长时间内受到连续或间断较大剂量外照射引起的全身性疾病,通常起病隐袭、分期不明显,不伴有无力型神经衰弱综合征,临床上以造血功能障碍为主。

外照射慢性放射病是指人员在较长时间内连续或间断受到较高剂量的外照射,达到一定累积剂量后引起的以造血组织损伤为主并伴有其他系统改变的全身性疾病。

一、外照射急性放射病

1. 急性放射病的病因　外照射急性放射病可发生于核武器爆炸、异常照射和医疗照射等情况。

(1)核武器爆炸:核武器爆炸主要见于核战争或核试验。核爆时,光辐射、冲击波、早期核辐射和放射性沾染均可对人体造成伤害,人员多同时或相继遭受两种以上不同性质的杀伤因素损伤而导致复合伤。

(2)异常照射

1)核反应堆事故:核反应堆是大型人工辐射源,除研究用核反应堆外,最多的是核电站的核反应堆。核能发电技术有较好的安全记录,但由于操作失误而发生核事故者不乏先例。1986 年苏联切尔诺贝利核电站 4 号机组,因工作人员违反操作规程进行一项实验,导致发生了世界核电史上最严重的核事故,造成大量放射性物质溢出和扩散,而形成大面积污染区,大量救援和应急处理人员受到射线照射,500 多人住院诊治,134 人诊断为急性放射病(照射剂量为 0.8~16.0Gy),28 人在受照射后 3 个月内死亡。

2)核燃料处理或回收事故:核燃料加工处理和回收后处理过程中,若违反操作规范和步骤,也会造成核辐射事故。如 1999 年,日本 JCO 公司东海村事务所的 3 名工人选用大容器进行核燃料处理,一次投入 16kg 铀溶液(按要求一次加入量不能超过 2.4kg),造成临界事故,3 名工人分别受到约 15Gy、8Gy 和 2Gy 的 γ 射线和中子照射。此类临界事故往往只累及操作者,损伤人数不多,但受照剂量通常偏大,又同时伴有中子照射,所致损伤非常严重。

3)加速器事故:加速器属大型辐射装置,误入处于工作状态的照射室可使人员受到大剂量照射而发生急性放射病。如 1967 年,美国匹兹堡加速器的 3 名工作人员误入正在运行的加速器照射室,受到较大剂量照射。经治疗,3 人均存活,但 1 人局部损伤严重,在 22 个月内做了十多次截肢(指)手术。

4) 放射治疗机事故和辐照装置事故：放射治疗是目前治疗癌症的主要方法，常用的放射治疗机多采用产生 γ 射线的 ^{60}Co、^{137}Cs 和 ^{192}Ir 为放射源，近年来多采用加速器。如 1972 年某医院 ^{60}Co 治疗机发生故障，放射源脱落在滤板上，致使 20 名肿瘤患者受到意外照射，15 人发生急性放射病。又如，1990 年某大学有 7 人误入正在照射产品的钴源室搬运物品，受到大剂量照射，造成 2 人发生极重度骨髓型急性放射病，5 人发生重度或中度骨髓型急性放射病。

5) 辐射源丢失事故：辐射技术已广泛用于农作物育种、工业探伤、地质探矿、科学研究等领域，一般多应用小型 γ 射线放射源（^{60}Co、^{137}Cs 或 ^{192}Ir）。由于管理不善、在运输途中掉出、放置地点不安全、废源处理不当等，致使放射源被拾、被偷等事故常有发生。如 2014 年某公司发生的 ^{192}Ir 源丢失事故，造成 1 人发生轻度骨髓型急性放射病伴Ⅳ度急性放射性皮肤损伤。

（3）医疗照射：常见于肿瘤治疗中的医疗照射，如治疗恶性淋巴瘤进行全淋巴区照射以及造血干细胞移植中需要行全身照射进行预处理。

2. 急性放射病的分型分度　根据放射事故所致急性放射病临床观察和研究分析，结合动物实验资料，按受照剂量、主要受损器官和临床表现，将人的急性放射病分为骨髓型、肠型和脑型三种类型。由于迄今为止，肠型和脑型急性放射病尚无成功救治存活的病例，所以一般仅将骨髓型急性放射病分为轻度、中度、重度和极重度四度。这就是外照射急性放射病所谓的"三型四度"分类法。具体剂量范围见表 22-1。

（1）骨髓型急性放射病：以骨髓造血组织损伤为基本病变，以白细胞数减少、感染、出血等为主要临床表现。受照射剂量范围为 1~10Gy。

（2）肠型急性放射病：以胃肠道损伤为基本病理改变，以频繁呕吐、严重腹泻以及水电解质代谢紊乱为主要临床表现。受照射剂量范围为 10~50Gy。

（3）脑型急性放射病：以脑组织损伤为基本病理改变，以意识障碍、定向力丧失、共济失调、肌张力增强、角弓反张、抽搐和震颤等中枢神经系统症状为主要临床表现。受照射剂量 >50Gy。

表 22-1　外照射急性放射病的分型分度简表

分型分度		受照剂量范围 /Gy
骨髓型	轻	1~2
	中	2~4
	重	4~6
	极重	6~10
肠型		10~50
脑型		>50

3. 急性放射病的临床表现

（1）骨髓型急性放射病：又称造血型急性放射病，典型的临床经过可分为初期、假愈期、极期和恢复期四个阶段。

1) 轻度骨髓型急性放射病：多发生在人员受到 1~2Gy 左右的射线全身照射后，病程分期不甚明显。照射后数日内,患者可能出现头昏、乏力、失眠、恶心和轻度食欲减退等症状,造血功能损伤较轻。部分患者照射后 1~2d 白细胞数一过性升高至 $10 \times 10^9/L$ 左右,此后逐渐降低,照射后 4~5 周可降至 $(3~4) \times 10^9/L$,照射后 2~3 个月白细胞数可较稳定地恢复至受照前水平。

2)中重度骨髓型急性放射病:机体受到 2~4Gy 射线全身照射后,可发生中度骨髓型急性放射病,受照剂量达 4~6Gy 时,可发生重度骨髓型急性放射病。

中重度骨髓型急性放射病病程具有明显的阶段性。

初期:指照射后出现症状至假愈期开始前的一段时间,一般持续 3~5d。主要表现为神经系统和胃肠功能紊乱。照射后数小时内,患者出现头昏、乏力、食欲减退、恶心和呕吐等症状,一些患者还可能出现心悸、失眠、体温升高等表现。中度患者呕吐多发生在受照 1~2h 后,重度患者呕吐多发生于照射 1h 后。初期呕吐一般持续 1d,呕吐 3~5 次,呕吐物为胃内容物。头面部照射剂量偏大者,早期还可出现口唇肿胀、面部皮肤潮红、眼结膜充血和腮腺肿痛等局部表现。照射后数小时至 1d,外周血白细胞数可升至 $10 \times 10^9/L$ 以上,重度患者白细胞数的升高较显著。照射后 1~2d 外周血淋巴细胞绝对值急剧下降,中度患者可降至 $0.9 \times 10^9/L$ 左右,重度患者多降至 $0.6 \times 10^9/L$。

假愈期:此期患者除稍感疲乏外,其他症状均明显减轻或基本消退,但造血损伤继续发展。假愈期末,全身照射剂量在 2Gy 以上的患者均有不同程度的脱发,脱发前 1~2d 常感头皮胀痛。受照剂量越大,开始脱发的时间越早,脱发越严重。全身的毛发包括睫毛、胡须、阴毛、头发均可脱落,但以脱发最为常见。外周血白细胞和血小板数呈进行性下降,其下降速度与照射剂量有关,重度患者较中度患者下降更快。假愈期的长短是病情轻重的重要标志之一,此期一般持续 0~4 周左右。

极期:全身一般状况恶化,精神变差、明显的疲乏、纳差,是急性放射病各种临床表现最为明显的阶段。极期开始的标志:①患者的精神、食欲等一般状况再度变差;②出现明显的脱发;③皮肤或黏膜出现小的出血点;④白细胞数降至 $2 \times 10^9/L$,血小板降至 $20 \times 10^9/L$。极期主要表现为造血功能障碍、感染和胃肠道损伤。①造血功能障碍:骨髓等造血器官损伤,骨髓的红系、粒系、巨核细胞系的幼稚细胞减少,骨髓增生程度低下。贫血、外周血白细胞数、血小板数进行性下降。血小板数低于 $20 \times 10^9/L$ 时,可有内脏出血,如呕血、黑便、咯血、血尿、阴道出血等。②感染:白细胞减少,皮肤黏膜屏障功能破坏,免疫功能减退,容易感染。可发生牙龈炎、咽峡炎、扁桃体炎、口腔黏膜溃疡、口唇糜烂或溃疡等,还可能发生肺炎、尿路感染、肠道感染等,局部感染如处理不当可能发展为全身性感染。白细胞数越低,感染发生率越高且程度越重。③胃肠道损伤:重度患者多有呕吐、腹泻、腹胀等症状。腹部照射剂量过大时可发生肠套叠或肠麻痹等严重并发症。

恢复期:中度和重度骨髓型急性放射病患者经适宜的综合治疗后,一般都可度过极期,在照射后 5~7 周进入恢复期。在受照射后第 4 周末,骨髓造血功能开始恢复,外周血白细胞数和血小板数逐渐回升,照射后 50~60d 白细胞数可恢复至 $(3~5) \times 10^9/L$,血小板数多恢复至 $5 \times 10^9/L$ 以上。照射后第 2 个月末,毛发开始再生。贫血的恢复比较缓慢,一般要经过 2~4 个月才能恢复至照前水平。性腺的恢复最慢,重度骨髓型急性放射患者的生育能力很难恢复。

3)极重度骨髓型急性放射病的临床经过和主要症状与重度时大体相似。病情更重且复杂,目前尚无极重度骨髓型急性放射病治疗活存的病例。其特点包括:①机体受照剂量范围多为 6~10Gy。②病程进展快,假愈期不明显。患者在照射后 1h 内出现恶心、呕吐、面色潮红或面部发热感;精神变差,食欲减退甚至拒食。③造血损伤更严重,部分患者造血不能自行恢复。照射后数小时外周血白细胞数可升高至 $10 \times 10^9/L$,然后很快下降。照射后 1~2d 外周血淋巴细胞绝对值可降至 $0.3 \times 10^9/L$ 左右。④临床症状重。照射后 1~2 周进入极期,精神差或衰竭、食欲极差或拒食、反复呕吐,腹泻发生较早,出血明显,高热。部分患者可发生放射性间质性肺炎。

(2)肠型急性放射病:肠型急性放射病以胃肠道损伤为基本改变,以呕吐、腹泻和血水便为主要症状,病程有初期、缓解期和极期 3 个阶段,没有恢复期。根据病情严重程度也可分为轻度(受照剂量 10~20Gy)和重度(受照剂量 20~50Gy)肠型急性放射病。

照射后 1h 内出现严重恶心,频繁呕吐。1~3d 内出现腹泻、血水便、腹痛和腮腺肿痛;初期症状持续 2~3d 后症状稍缓解(缓解期),受照剂量大的直接进入极期。极期胃肠道症状更严重,剧烈呕吐,频繁腹泻,多为血水样便,便中可混有脱落的肠黏膜。常有里急后重,腹痛,可发生肠穿孔、肠梗阻和肠套叠等并发症。

(3)脑型急性放射病:机体受到 50Gy 以上剂量照射,以脑和中枢神经系统损伤为基本损伤变化。受照射剂量为 50~100Gy 时,受照射后出现站立不稳、步态蹒跚等共济失调的表现,定向力和判断力障碍,肢体或眼球震颤,强直抽搐,角弓反张等表现。如受照剂量>100Gy,则受照射后意识丧失,瞳孔散大,大小便失禁,休克,很快死亡,病程经过仅为数小时。

上述三型急性放射病的临床表现鉴别要点见表 22-2。

表 22-2　三型急性放射病的临床表现鉴别要点

临床表现	极重度骨髓型	肠型	脑型
共济失调	–	–	+++
肌张力增强	–	–	+++
肢体震颤	–	–	++
抽搐	–	–	+++
眼球震颤	–	–	++
昏迷	–	+	++
呕吐胆汁	±	++	+~++
稀水便	+	+++	+
血水便	–	+++	–
柏油便	+++	–~++	±
腹痛	–	++	+
血红蛋白升高	–	++	++

续表

临床表现	极重度骨髓型	肠型	脑型
体温 /℃	>39	↑或↓	↓
脱发	+~+++	-~+++	-
出血	-~+++	-~++	-
受照剂量 /cGy	6~10	10~50	>50
病程 /d	<30	<15	<5

（4）不均匀照射所致急性放射病的临床特点：绝大多数的照射都是不均匀照射，所致急性放射病的临床特点并不会十分典型，临床处理时要注意分析。

1）早期症状变异较大：不均匀照射所致急性放射病的临床表现与均匀照射所致急性放射病相比局部症状更明显。如头面部及上半身照射为主的患者，照射后呕吐发生早、程度重。若以腹部照射为主，可出现较严重的腹痛、腹泻及水电质紊乱。

2）有些部位骨髓损伤轻，有利于造血功能的恢复：辐射事故多是不均匀照射，有些部位的骨髓受照剂量低，造血功能损伤轻，保留了一些正常的造血细胞。这些造血细胞增殖、分化、迁移，促进造血功能的恢复。

3）并发症多，伤残率高：不均匀照射时，受照剂量大的器官或组织损伤严重。如头面部受照剂量较大时，常发生严重口腔溃疡和感染，后期出现口腔干燥症、白内障和脑水肿等表现。

4. 受照剂量的估算　受照剂量决定病情轻重，是诊断急性放射病和判断其预后的重要依据。受照剂量的估算方法主要有物理剂量估算法和生物剂量估算法两种。物理剂量估算可以较快给出受照射剂量且无剂量大小的限制，但有一定的不准确性。现场模拟是估计受照剂量的常用方法。通过询问受照射经过和实地调查，了解辐射源的种类和强度、不同距离的照射剂量率、患者的体位及与辐射源的距离、受照射的时间、屏蔽条件等情况，以此来初步估计照射剂量。如受照者佩戴直读式剂量计，则可以直接读出佩戴部位的照射剂量。若佩戴非直读式剂量计（如热释光剂量计），则需用专用仪器测读。

生物剂量估算是利用来自受照机体的生物样品（外周血等）进行检测和分析，准确度较高。染色体畸变为代表的细胞遗传学技术是辐射生物剂量估算的"金标准"方法，但照射剂量超过 6Gy 时不适用，主要应用于骨髓型急性放射病的剂量估计。

5. 急性放射病的诊断　诊断原则：依据受照史、受照射剂量（现场个人受照剂量调查、生物剂量检测结果）、临床表现和实验室检查结果，结合健康档案（含个人剂量档案）综合分析做出诊断。

急性放射病早期病情分类，在受照射后初期尽早对受照者的病情做出判断，初步估计疾病的严重程度。早期病情分类诊断对患者的初期治疗和后送有指导意义。

（1）骨髓型急性放射病的诊断：骨髓型急性放射病受照射后早期可参照表 22-3 和图 22-1 判断病情严重程度并进行初步诊断。骨髓型急性放射病依据临床表现也可以给出临床诊断，见表 22-4。

表 22-3　急性放射病初期症状及淋巴细胞绝对数

分度	初期症状	照射后 1~2d 淋巴细胞数下限 /(×10⁹/L)	受照剂量范围参考值 /Gy
轻度	乏力、不适、食欲减退	1.2	1~2Gy
中度	头昏、乏力、食欲减退、恶心,1~2h 后呕吐、白细胞数短暂上升后下降	0.9	2~4Gy
重度	1h 后多次呕吐,可有腹泻,腮腺肿大,白细胞数明显下降	0.6	4~6Gy
极重度	1h 内多次呕吐和腹泻、休克、腮腺肿大,白细胞数急剧下降	0.3	6~10Gy

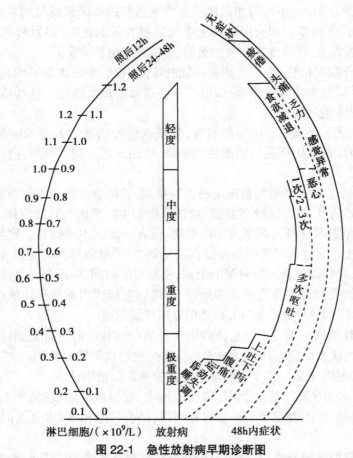

图 22-1　急性放射病早期诊断图

按照射后 12h 后 24~48h 内淋巴细胞绝对值和该时间内患者出现过的最重症状(图右柱内侧实线下角)作一连线通过中央柱,柱内所标志的程度就是患者可能的诊断;如在照射后 6h 对患者进行诊断时,则仅根据患者出现过的最重症状(图右柱内侧实线的上缘)作一水平横线至中央柱,依柱内所标志的程度加以判断,但其误差较照射后 24~48h 判断时大。第一次淋巴细胞检查最好在使用肾上腺皮质激素或抗辐射药物前进行。

表 22-4 骨髓型急性放射病的临床诊断依据

分期和分度		轻度	中度	重度	极重度
初期	呕吐	−	+	++	+++
	腹泻	−	−	−~+	+~++
极期	开始时间 /d	极期不明显	20~30	15~25	<10
	口咽炎	−	+	++	++~+++
	最高体温 /℃	<38	38~39	>39	>39
	脱发	−	+~++	+++	+~+++
	出血	−	+~++	+++	−~+++
	柏油便	−	−	++	+++
	腹泻	−	−	++	+++
	拒食	−	−	±	+
	衰竭	−	−	++	+++
	白细胞最低值 /(× 10⁹/L)	>2.0	1.0~2.0	0.2~1.0	<0.2
	受照剂量下限 /Gy	1.0	2.0	4.0	6.0

（2）肠型急性放射病的诊断：一次或短时间（数日）内分次接受总剂量为 10~50Gy 的全身均匀或比较均匀的电离辐射照射。

轻度肠型急性放射病：受照射剂量为 10~20Gy。受照射后 1h 内出现严重恶心、呕吐；1~3d 内出现腹泻稀便、血水便；经 3~6d，假愈期后上述症状加重为极期开始，可伴有水样便或血水便、发热。

重度肠型急性放射病：受照射剂量为 20~50Gy。受照射后 1d 内出现频繁呕吐，难以忍受的腹痛，严重血水便，脱水，全身衰竭，低体温。继之剧烈呕吐胆汁样或咖啡样物，严重者于第二周在血水便或便中混有脱落的肠黏膜组织，大便失禁，高热。

（3）脑型急性放射病的诊断：一次或短时间（数日）内接受 >50Gy 的全身均匀或比较均匀的电离辐射照射。受照射剂量为 50~100Gy，病程为 2d 左右，受照射后出现站立不稳、步态蹒跚等共济失调现象，定向力和判断力障碍，肢体或眼球震颤，强直抽搐，角弓反张等征象。如受照剂量 >100Gy，则受照射后意识丧失，瞳孔散大，大小便失禁，休克，昏迷，很快死亡，病程经过仅为数小时。

6. 急性放射病的治疗

（1）骨髓型急性放射病的处理原则：轻度骨髓型急性放射病需要简易保护性隔离，住院严密观察，一般不需特殊治疗，可采取对症处理，防止感染，加强营养，注意休息。

中度和重度骨髓型急性放射病应尽早住院治疗，根据病情采取不同的保护性隔离措施。初期镇静、止吐、调节神经功能、改善微循环障碍，尽早使用造血生长因子以及辐射损伤防治药物。假愈期有指征地预防性使用抗生素，预防出血，刺激造血。极期积极抗感染治疗。刺激造血，控制出血，血小板明显减少需输注新鲜血小板悬液。一般输注前进行体外照射 γ 射线 15~25Gy,以杀灭其中的造血干细胞和免疫活性细胞,而对血小板的功能和形态无明显影响。注意维持水电解质和酸碱平衡。恢复期加强营养支持治疗,逐渐增加体能训练,促进机体恢复。

极重度骨髓型急性放射病的治疗参考重度的治疗原则。但需要加强,尽早采取抗感染、抗出血等措施。及早入住层流洁净病室,使用造血生长因子。注意纠正水电解质紊乱,留置深静脉导管持续输液,积极缓解胃肠和神经系统症状,注意防治肠套叠。一般对受照射剂量 7~12Gy 的患者,有人类白细胞抗原(HLA)相合的供者时,可考虑开展同种造血干细胞移植。

(2)肠型急性放射病的处理原则:根据病情及早采取积极的综合对症支持治疗等措施。对轻度肠型放射病患者,尽早无菌隔离,纠正水、电解质及酸碱平衡失调,改善微循环障碍和植物神经系统功能紊乱,限制食物摄入,保护胃肠屏障功能,积极抗感染、抗出血,有条件时及早进行造血干细胞移植。对重度肠型放射病患者,采取积极综合对症支持治疗措施,减轻患者痛苦。

(3)脑型急性放射病的治疗原则:采取抗惊厥、抗休克等对症支持治疗措施,主要以减轻患者痛苦为主。

(4)治疗中的注意事项:防治感染的注意事项:①控制外源性感染,可入住层流病房,使用体表消毒剂等;②控制内源性感染,选用对感染源敏感的抗生素药物;③治疗中常见感染细菌为革兰氏阳性菌(葡萄球菌、溶血性链球菌、肠球菌等)和革兰氏阴性菌(大肠杆菌、变形杆菌、铜绿假单胞菌、产气杆菌),也可出现卡氏肺囊虫感染。

抗生素药物使用的原则:①应用广谱抗生素药物或数种抗生素药物联合应用;②经不同途径用药(如口服、吸入、静脉滴注、肌内注射和感染局部应用),快速达到一定的血药浓度并保持有效的抗菌浓度;③周期性交替或间断使用不同抗生素药物,以避免产生耐药性;④配合应用其他药物和生物制剂,以提高疗效;⑤由于抗生素药物应用时间长,用药剂量大,因此要注意防止菌群平衡失调和真菌感染;⑥应进行血液、咽喉拭子及粪便细菌培养,根据药物敏感试验结果有针对性地选用有效的抗生素药物。

抗生素药物的使用指征:①白细胞数 $< 3.0 \times 10^9$/L;②明显脱发;③皮肤、黏膜出血;④血沉明显加快,C 反应蛋白、降钙素原升高;⑤有感染灶。

应用造血生长因子的注意事项:① rhG-CSF 10μg/kg,照射后尽早皮下注射给药 1~2 次。对症治疗给药:依血象结果,可用 rhG-CSF 5~10μg/(kg·d)连续皮下注射,若中性粒细胞计数经过最低值时期后回升到 5×10^9/L(WBC:10×10^9/L)以上应停药,观察病情;② rhTPO 1 500U/kg,照射后尽早皮下注射给药 1 次。对症治疗给药:rhTPO 300U/(kg·d)连续皮下注射,用药过程中待血小板计数恢复至 100×10^9/L 以上,或血小板计数绝对值升高 $\geqslant 50 \times 10^9$/L 时即停止给药。

造血干细胞移植:适用于 7~12Gy 较均匀全身外照射且无严重复合伤的极重度骨髓型或轻度肠型急性放射病患者。移植最佳时机为受照射后 10d 以内。

7. 急性放射病的预后 中度骨髓型急性放射病患者基本全部存活;重度骨髓型急性放射病患者则可绝大多数活存,感染和出血并发症多不严重,临床经过顺利。极重度骨髓型急性放射病的治疗效果也有一定的进步,部分患者可活存 2~3 个月,多由于出现一些放射晚期并发症(放射性间质肺炎等)造成患者死亡。肠型和脑型急性放射病的病情太危重,目前尚无可使患者活存的有效治疗方法。

二、外照射亚急性放射病

亚急性放射病是机体在数周～数月内累积剂量大于 1.0Gy,剂量率小于急性放射病的剂量率而明显大于慢性放射病的剂量率,临床以造血功能再生障碍为主的全身性疾病称为外照射亚急性放射病。总结国内外 7 起引起亚急性放射病的辐射事故,此病的发生多为放射源丢失引起家族性较长时间受照射的意外事故和犯罪嫌疑人用放射源故意伤害他人的照射事件。

1. 临床表现　照射后数周至数月逐渐发生头昏、发力、食欲减退等症状。病程较长,多在 1 年以上,临床经过时相性不明显。以造血功能损伤为主要表现,贫血、白细胞减少和血小板减少,可有免疫力低下、生殖功能减退、微循环障碍等表现。

2. 实验室检查

(1)血液学检查:轻者出现白细胞减少或白细胞、血小板减少,重者全血细胞减少。骨髓可有单核细胞减少,增生减低,非造血细胞增加。粒细胞可见胞体肿大、核肿胀、染色质疏松、细胞质空泡、颗粒分布不均和双核。红系细胞可见双核、畸形核和点彩红细胞等改变。无论红系或粒系,有丝分裂指数均降低。

(2)免疫功能:外周血淋巴细胞转化试验率降低。细胞免疫功能下降,T 细胞亚群 CD4/CD8 比值降低。

(3)生殖功能:事故病例中,轻者出现精子计数及活动度减少,重者出现精子缺如,造成终生不育。

(4)细胞遗传学检查:外周血淋巴细胞染色体畸变率显著增高,畸变类型既有近期受照射诱发的非稳定性畸变,同时又有早先照射残存的稳定性畸变。外周血淋巴细胞微核率显著升高。染色体畸变率和微核率升高的程度与受照累积剂量有关,剂量越大升高越明显。

(5)微循环检查:甲皱微循环管襻弯曲异常,细长、变粗、局部扩张、丛状排列和数量减少,个别管襻内可见红细胞聚集和血流缓慢;眼底血管可见出血、渗出;额部阻抗或容积波可见血管阻力加大或血管扩张。

3. 诊断

(1)诊断原则:依据受照史、受照剂量、临床表现和实验室检查所见,结合既往健康档案综合分析,并排除其他疾病后做出诊断。

(2)诊断标准

1)在较长时间(数周～数月)内连续或间断累积接受大于全身均匀剂量 1Gy 的外照射。

2)全血细胞减少及其有关症状。

3)外周血淋巴细胞染色体畸变中既有近期受照射诱发的非稳定性畸变,又有早期受照残存的稳定性畸变,二者均增高。

4)骨髓检查增生减低,如增生活跃须有巨核细胞明显减少及淋巴细胞增多。

5)能除外其他引起全血细胞减少的疾病,如阵发性睡眠性血红蛋白尿,骨髓增生异常综合征中的难治性贫血,急性造血功能停滞,骨髓纤维化,急性白血病,恶性组织细胞病等。

6)一般抗贫血药物治疗无效。

7)可伴有下列检查的异常:微循环障碍,免疫功能减退,凝血机制障碍,生殖功能减退。

(3)分度标准:因受照剂量率、照射间隔、累积剂量和受照者机体的不同,临床上所造成的损伤程度和预后也各异。依据造血功能损伤程度及可逆性分为轻度、重度。给予分度以利于治疗方案的制订及预后的判断。轻度亚急性放射病:①发病缓慢,自觉症状及贫血、感染、出血较轻。血象下降较慢,骨髓有一定程度损伤。②血象:血红蛋白男性<120g/L,女性<100g/L,白细胞计数<4.0×10⁹/L,血小板计数<80×10⁹/L。早期可能仅出现其中1~2项异常。③骨髓象:骨髓至少有一个部位增生低下,粒系、红系、巨核系中一系或二~三系减少,其中巨核细胞明显减少。④脱离射线,积极治疗后可望恢复。重度亚急性放射病:①起病较快,头晕、乏力、胸闷、心悸、气短、食欲减退等症状较明显,血细胞减少并呈进行性加重,常伴感染、发热、出血;②血象:血红蛋白<80g/L,网织红细胞<0.5%,白细胞计数<1.0×10⁹/L,中性粒细胞绝对值<0.5×10⁹/L,血小板计数<20×10⁹/L;③骨髓象:多部位增生减低,粒系、红系、巨核系三系造血细胞明显减少,非造血细胞增多,如增生活跃须有淋巴细胞比值增多;④脱离射线,积极治疗后,恢复缓慢且不完全,或不能阻止病情的发展、恶化,有转化为骨髓增生异常综合征(MDS)和白血病,或经 MDS 最终再转化为白血病的可能,预后差。

(4)鉴别诊断:从致病条件、起病方式及病程经过看,亚急性放射病是介于急性与慢性放射病之间的一类放射性疾病,因此诊断上要与急性、慢性放射病相鉴别。而亚急性放射病以全血细胞减少及骨髓增生减低为主要表现,故需要与原发性再生障碍性贫血及其他具有全血细胞减少的疾病如阵发性睡眠性血红蛋白尿(PNH)、骨髓增生异常综合征(MDS)、急性白血病、骨髓纤维化、恶性组织细胞病相鉴别。

4. 治疗 亚急性放射病治疗根据病情轻重多采用综合对症治疗,其中促进造血功能恢复是关键性措施。①脱离射线接触,注意休息,加强营养,给予高蛋白、高热量、高维生素易消化饮食,并进行对症治疗,避免应用不利于造血系统的药物。同时注意精神心理干预等特殊治疗。②白细胞<1.0×10⁹/L 时,应入住层流洁净病房,进行全环境保护。③保护并促进造血功能的恢复,可联合应用男性激素或蛋白同化激素与改善微循环功能的药物,如 654-2。④重度患者根据血细胞减少的程度可应用造血刺激因子(G-CSF 或 GM-CSF、IL-11、EPO、TPO)。纠正贫血,可输注压积红细胞。血小板减少者可输注新鲜血小板悬液。⑤增强机体免疫功能可应用丙种球蛋白。⑥抗感染、抗出血等对症治疗。⑦中医中药治疗。

5. 预后 轻度亚急性放射病经积极治疗可望恢复。重度患者经综合治疗后恢复较慢,或不能阻止病情进展,有转化为骨髓增生异常综合征或白血病的可能,预后差。因部分患者在临床治愈后病情可能反复或发生远后效应,所以应对亚急性放射病患者进行远后效应的医学随访。

三、外照射慢性放射病

外照射慢性放射病指人员受到较高剂量率照射并达到较高累积剂量(1.5Sv 以上),以造血功能障碍和全身衰弱为主要临床表现。

典型的慢性放射病与急性放射病表现相似,没有典型的临床分期。以造血功能障碍为主要表现,白细胞减少乃至全血细胞减少,可伴有免疫、性腺、甲状腺、神经、心血管及消化系统的功能障碍;外周血淋巴细胞染色体畸变分析可见到染色体型畸变率增高;骨髓增生正常或低下。

根据受照史、受照剂量、临床表现和实验室检查,排除其他原因引起的白细胞减少症、再生障碍性贫血、骨髓增生异常综合征、脾功能亢进等，可做出诊断。

慢性放射病是苏联 1949 年定名的全身性疾病，欧美和日本以及有关国际组织均不言及慢性放射病这一病种。ICRP 在 2012 年的第 118 号出版物中，首次引用苏联资料讨论慢性放射病，指出慢性受照年剂量 0.7~1.0Gy，累积剂量达到 2~3Gy 可导致"慢性放射病"。我国职业性慢性放射病的诊断标准是年剂量率 ≥ 0.25Gy/a 且全身累积剂量 ≥ 1.50Gy。

慢性放射病定名于核能和辐射应用的初期，现今已不存在致慢性放射病剂量水平的职业性照射了。因此，慢性放射病已经成为历史，当前很少可能发生新的慢性放射病，早年受照射至今未愈的慢性放射病患者也会很少。

第二节　放射性核素体内污染和内照射放射病

一、放射性核素内污染

正常人体内存在着某些天然放射性核素（如 ^{14}C 和 ^{3}H），这些天然放射性核素在体内的数量极微（自然积存量），对人体无害。人体通过吸入、食入或皮肤（包括伤口）等途径摄入放射性核素超过其自然存在量而产生的体内污染称为放射性核素内污染。放射性核素内污染仅为一种状况，并非效应或疾病。

1. 放射性核素内污染的原因

（1）职业性内污染：在核工业反应堆、核燃料后处理及放射性核素开放性生产使用中，工作人员不注意防护或违反安全操作规程，可造成体内污染。核反应堆事故释放具有重要生物学意义的放射性核素有 ^{131}I、^{144}Ce、^{137}Cs、^{90}Sr 和 ^{239}Pu。

（2）放射性落下灰内污染：在大气层进行核试验和核战争时，未采取有效防护措施的条件下，在放射性沾染区停留过久，或长期处于核爆炸后的下风向，早期落下灰沉降，放射性尘埃（主要为 ^{137}Cs 和 ^{90}Sr）可造成人体和环境的严重污染。

（3）医源性内污染：指在医学实践中以诊断或治疗疾病为目的，将放射性药剂引入患者体内。有的是误将医嘱的放射性活度增大或将放射性药剂错给另外患者的过失而致。

（4）其他：在有些生活消费品中也使用了放射性物质，如夜光涂料等，对这些含有放射性物质的设备和材料使用不当和废弃也会造成放射性污染。

贫铀武器的使用可造成贫铀通过呼吸道、伤口、消化道进入人体。战后，参战人员及环境污染致当地居民的危害逐步显现。

2. 放射性核素在体内的生物转运　放射性核素能通过呼吸道、消化道、皮肤黏膜和伤口进入体内，随血液循环分散到各器官和组织，各种放射性核素在体内的分布可归纳为全身均匀分布、亲肝性分布或亲网状内皮系统分布、亲骨性分布、亲肾性分布和亲其他器官组织的分布。

进入体内的放射性核素，可经由肾、呼吸道、肠道、汗腺、乳腺、皮肤及黏膜排出。

3. 放射性核素体内污染量的确定和受照剂量的估算　当疑有内污染发生时，应立即进行体内外污染检测，收集有关样品，对放射性核素摄入量作初步估计。

对污染物(例如衣物、口罩、皮肤、食品、空气等)进行检测,做鼻拭子的检测,并应在淋浴前进行这些检测。当检测结果发现异常时应进行特殊监测。

体外直接测量:采用全身计数器或肺部计数器体外测量整体或肺部的放射性。适用于释放 γ 射线或 X 射线的放射性核素。

排泄物和其他生物样品的测量:生物样品包括尿、粪便、鼻拭子和呼出气等,其中取尿样测量最为常用。收集尿样应避免样品的附加污染,宜收集 24h 尿量,便于估算以天计的时间内尿排出的总放射性活度。

内污染剂量估算:根据放射性核素分析结果和整体测量数据,按有关方法估算放射性核素摄入量及待积有效剂量的估算和评价(参照国家标准 GBT 16148—2009《放射性核素摄入量及内照射剂量估算规范》)

对于均匀或比较均匀分布的放射性核素,如 ^{3}H 和 ^{137}Cs,可通过外周血淋巴细胞染色体畸变分析估算受照剂量。

4. 放射性核素内污染的医学处理 应查出和清除引起内污染的污染源,阻止人体对放射性核素的吸收,加速体内放射性核素的排出,减少其在组织和器官中的沉积。对放射性核素摄入量可能超过 2 倍年摄入量限值的人员,宜估算其摄入量和待积有效剂量,采取加速促排治疗措施。在进行放射性核素加速排出处理时,应权衡利弊,既要减少放射性核素的吸收和沉积,又要防止加速排出可能给机体带来的毒副作用。

(1)阻吸收措施:凡是能阻止或减少放射性核素由进入途径吸收入血液的措施,均可称为阻吸收措施。

减少放射性核素经呼吸道的吸收:首先用棉签拭去鼻孔内污染物,剪去鼻毛,鼻咽喷洒血管收缩剂,然后用大量生理盐水反复冲洗鼻咽腔,必要时给予祛痰处理。

减少放射性核素经胃肠道的吸收:进行口腔含漱,机械或药物催吐,必要时用温水或生理盐水洗胃,放射性核素进入人体 3~4h 后可服用沉淀剂或缓泻剂。对某些放射性核素可选用特异性阻吸收剂,如褐藻酸钠对 ^{90}Sr、镭和钴等具有较好的阻吸收效果,亚铁氰化物减少 ^{137}Cs 吸收,稳定性碘剂对放射性碘的阻吸收。

减少放射性核素经体表(特别是伤口)的吸收:对污染放射性核素的体表进行及时、正确的洗消,对伤口要用大量生理盐水冲洗,必要时尽早清创。

(2)促进排除措施:体内放射性核素的加速排除(简称促排),最大限度地减少放射性核素的体内滞留量或缩短滞留时间,是防治放射性核素内照射损伤效应的根本措施。

1)络合剂促排:用于促排体内金属放射性核素的络合剂多是有机化合物,因为它能与血液、组织内的多种放射性核素配位结合,形成溶解度大、解离度小、扩散能力强的络合物,易于经肾随尿排出,或经肝胆系统随粪便排出。由于络合剂不能进入细胞,所以在体内污染后立即开始此疗法是最有效的。有显著促排效果的络合剂主要是氨基羧基型络合剂,其次有巯基型络合剂和羟基羧基型络合剂。

①氨基羧基型络合剂:此类络合剂中,目前应用较多的有乙烯二胺四乙酸钠盐(EDTA-CaNa$_2$),二乙烯三胺五乙酸钙钠盐(DTPA-CaNa$_3$),其锌盐为 DTPA-ZnNa$_3$。双(二氨基乙基)醚四乙酸钙和国内研制成功的喹氨酸最具有代表性。氨基羧基型络合剂是应用最广泛的一类络合剂,其中 DTPA-CaNa$_3$ 用得最多,它对超铀核素 (^{239}Pu、^{143}Am、^{242}Cm、^{252}Cf 等)和稀土族核素 (^{90}Y、^{140}La、^{144}Ce、^{147}Pm 等)和 Th 有显著的促排效果,对 ^{60}Co、^{65}Zn、^{137}Cs 和铀等亦有一定

疗效。

②羟基羧基型络合剂：此类络合剂有柠檬酸，乳酸，酒石酸等。它们是机体正常的代谢产物，是体液中存在的自然络合剂，对 ^{239}Pu、^{90}Sr 和 ^{238}U 具有较好的促排作用。

③巯基型络合剂：含巯基(-SH)的络合剂有二巯丙醇，二巯丙醇磺酸钠，二巯丁二酸钠。这类络合剂中的巯基能与 ^{210}Po 络合，形成稳定的金属络合物，从而减少 ^{210}Po 与体内蛋白质中的巯基的结合，促使钋随尿、粪排出，二巯丙醇磺酸钠的作用比二巯丙醇好。

④氨烷基次磷酸型络合剂：这是一类聚氨的磷酸衍生物，可用做促排的新型络合剂。它是将氨基羧基型络合剂中的羧基被次磷酸基取代而成。实验证明，它能和 U、Pb、Be、稀土等金属离子络合成可溶性络合物，尤其对 U 的促排有特效，可作为 U 的特殊解毒剂。

⑤酰胺型络合剂：这类络合剂中具有较强络合作用的药物是去铁敏(又称去铁草酰胺)，是由放线菌株中分离出来的铁胺组的多肽物质，临床上用于治疗急性铁中毒。对 ^{59}Fe 促排有效，对 ^{239}Pu 也有促排作用，效果不及 DTPA，但二者伍用时，对减少骨钚的滞留量有明显的协同作用。

2)代谢调节法：这是利用阻扰放射性核素在体内与生物基质结合，或促进已沉积组织内的核素参与代谢，以达到促进放射性核素由体内排出目的的方法。如碳酸氢钠，当铀内污染时，可立即给予碳酸氢钠，使尿液 pH 增高，减少肾小管对 HCO_3^- 的再吸收，促进 $[UO(CO_3)]^{4-}$ 分解减少，进而减少 U^{2+} 与蛋白质结合的机会，保护近曲小管。利尿剂，当氚或全身均匀性分布的核素大量摄入时，可通过大量饮水或给予利尿剂，以加速体内氚等放射性核素的排出。

常见放射性核素的阻吸收和促排药物见表 22-5。

表 22-5 放射性核素的阻吸收和促排药物

核素	阻吸收药物	促排药物
锕(Ac)、镅(Am)、锫(Bk)、锎(Cf)、铈(Ce)、铬(Cr)、锔(Cm)、锿(Es)、铕(Eu)、铟(In)、铱(Ir)、镧(La)、锰(Mn)、镎(Np)、铌(Nb)、钚(Pu)、钷(Pm)、钪(Sc)、钇(Y)、锌(Zn)、锆(Zr)	吸附剂，抗酸剂	首选 Ca-DTPA(二乙烯三胺五乙酸三钠钙)，如无 Ca-DTPA，可用 Zn-DTPA
锑(Sb)、砷(As)、汞(Hg)、金(Au)、镍(Ni)	吸附剂，轻泻剂	首选二巯基丙磺酸钠
钡(Ba)	硫酸盐	首选硫酸镁或硫酸钠，利尿剂
铋(Bi)、镉(Cd)、铅(Pb)	吸附剂	首选二巯基琥珀酸
钙(Ca)	磷酸钙	首选硫酸镁或硫酸钠，利尿剂
铯(Cs)、铷(Rb)、铊(Tl)	普鲁士蓝	普鲁士蓝
钴(Co)	钴盐	首选 Co-EDTA(钴-乙二胺四乙酸)，葡萄糖酸钴
铜(Cu)、镓(Ga)、钯(Pd)	—	二甲半胱氨酸

核素	阻吸收药物	促排药物
氟(F)	—	氢氧化铝
碘(I)	碘化合物	碘化钾
钌(Ru)、钍(Th)	吸附剂	磷酸铝胶体,适用于食入情况
钠(Na)	—	利尿剂或 0.9%NaCl
锶(Sr)	褐藻酸钠	首选氯化铵,其次褐藻酸钠
铀(U)	吸附剂	碳酸氢盐
硫(S)	—	硫代硫酸盐
锝(Tc)	—	高氯酸钾
氚(^{3}H)	大量饮水	水利尿
铁(Fe)	吸附剂	首选去铁胺,磷酸铝胶体
磷(P)	磷酸铝	磷酸盐
钋(Po)	抗酸剂,吸附剂	二巯基丙磺酸钠
钾(K)	—	利尿剂
镭(Ra)	褐藻酸钠	首选氯化铵,其次硫酸钡

二、内照射放射病

1. 定义　内照射放射病是指放射性核素内照射引起的全身性疾病,它包括内照射所致的全身性损伤和该放射性核素沉积器官的局部损伤。内照射放射病的病因主要是自杀、投毒和意外事故。

2. 临床表现　内照射放射病与外照射急性放射病临床分期相同,分为初期、假愈期、极期及恢复期,但内照射放射病初期反应症状不明显或延迟,极期到来较晚,病程迁延。内照射放射病的临床表现既有电离辐射作用所致的全身性表现,也有放射性核素靶器官的损害。均匀或比较均匀地分布的放射性核素(如 ^{3}H, ^{137}Cs),其临床表现与急性或亚急性外照射放射病相似,以造血障碍为主要表现。选择性分布的放射性核素以靶器官的损害为特征性临床表现,同时伴有造血功能障碍等全身性表现。钚、镅、锔等锕系放射性核素主要沉积于骨表面,引起骨质改变和造血功能障碍。放射性碘呈高度选择性分布,可引起甲状腺功能减退、甲状腺结节等疾病。稀土元素和以胶体形式进入体内的放射性核素往往引发肝、脾和肾的损害。内照射放射病的临床表现又因放射性核素种类、吸收类别和进入人体途径不同而不同,其中吸入 M(中)和 S(慢)类放射性核素导致放射性肺炎的概率大,食入 M(中)和 S(慢)类放射性核素导致肠道损伤的概率大。

3. 内照射放射病的诊断　放射性核素一次或较短时间(数日)内进入人体,或在相当长的时间内,放射性核素多次、大量进入人体,体外直接测量(全身计数器)器官、组织或间接测量(由测量尿、粪、空气和其他环境样品分析推算)证实,放射性核素摄入量达到或超过阈值摄入量(表 22-6),参考 GBZ 96—2011 内照射放射病诊断标准。

表 22-6　放射性核素摄入导致严重确定性健康效应的剂量阈值

效应	靶器官	照射类型	RBE	30d 待积 RBE- 加权吸收剂量 $AD_{T.05}(\triangle^b)$/Gy-Eq
造血损伤	红骨髓	α 辐射体吸入或食入	2	0.5~8
		β/γ 辐射体吸入或食入	1	
肺炎	肺(肺泡)	α 辐射体(S 或 M 型)吸入	7	30~100
		β/γ 辐射体(S 或 M 型)吸入	1	
消化道损伤	结肠	α 辐射体吸入或食入	—	—
		β/γ 辐射体吸入或食入	1	20~24
急性甲状腺炎	甲状腺[a]	吸入或食入放射性核素	0.2~1	60
甲状腺功能衰退				2

注:a. 甲状腺产生确定性效应,外照射的效能比 [131]I 内照射高出 5 倍,所以 [131]I 的 RBE 为 0.2,而其他放射性核素的 RBE 为 1。b. $\triangle$ 为待积 RBE 加权吸收剂量的时间段,表中 $\triangle$ =30d。

4. 处理原则　①对有过量放射性核素摄入人员进行及时、正确的初期医学处理;②加强营养,注意休息,注意心理护理,对症治疗;③对怀疑放射性核素摄入可能达到阈值摄入量的人员,除短寿命放射性核素外,要尽早开始放射性核素加速排出治疗。

第三节　放射性皮肤损伤

放射性皮肤损伤是电离辐射照射皮肤所引起的损伤。由于皮肤是接受外照射的必经途径,在局部放射性损伤中,最多见的是皮肤损伤。

一、病因

放射性皮肤损伤多发生于三种情况:医疗性照射、事故性照射和职业性照射。

(1)医疗性照射:肿瘤外照射放射治疗常引起照射野皮肤损伤。部分介入手术需要长时间荧光照射或反复拍片,导致局部皮肤受到过量电离辐射的照射,发生放射性皮肤损伤。

(2)事故性照射:在放射性同位素、射线装置应用过程中,由于某些人为或技术方面的原因,导致危害人类健康的辐射事故或核事故的发生。2014 年 5 月 7 日,某公司在南京进行探伤作业期间,丢失放射源 ^{192}Ir,临时工王某捡到该放射源,以为是贵重物品,将其揣进上衣口袋,造成右大腿处严重放射性皮肤损伤。

(3)职业性照射:工作中,长期接触超剂量当量限值的照射可以造成放射性皮肤损伤。例如,早期镭疗的镭源清洗装配和上镭医务人员,操作过程中不注意防护,造成职业性放射性皮肤损伤。

二、皮肤辐射效应的危险因素

1. 射线种类和能量　引起放射性皮肤损伤的常见射线有 β 射线、X 射线、γ 射线、高能电子束和中子等。

β 射线射程短，穿透力弱。能量在 2MeV 以下的 β 射线组织射程为 1~8mm，能量在 2MeV 以上的 β 射线在组织中射程一般为 8~11mm，因此只有 β 辐射源距离皮肤很近或直接接触皮肤才能引起放射性皮肤损伤。β 损伤多比较表浅，损伤达不到皮下组织。

γ 射线、X 射线穿透力强，组织射程深，不仅损伤表皮，而且可以引起真皮、皮下组织甚至肌肉和骨骼肌损伤。

2. 照射剂量、照射面积　同一种射线、相同能量情况下，剂量越大，损伤越重；照射面积越大，损伤越重。

3. 单次剂量和间隔时间　单次剂量越大，皮肤损伤越重；照射间隔时间越短，皮肤损伤越重。

4. 其他　存在以下情况时，发生放射性皮肤损伤的危险增加：①营养状况差；②预先存在皮肤疾病；③皮肤皱褶；④肥胖；⑤同期使用的一些药物（西妥昔单抗、紫杉醇等）；⑥合并结缔组织病、糖尿病、某些感染性疾病，如 HIV 感染、毛细血管扩张症或染色体断裂综合征，如 fanconi 贫血等，皮肤对电离辐射敏感性增加，受到照射时更容易发生放射性皮肤损伤。

三、放射性皮肤损伤的分类

根据放射性皮肤损伤临床特点不同，放射性皮肤损伤分为急性放射性皮肤损伤和慢性放射性皮肤损伤。

(1) 急性放射性皮肤损伤：身体局部受到一次或短时间（数日）内多次大剂量（X、γ 及 β 射线等）外照射所引起的急性放射性皮炎及放射性皮肤溃疡。

(2) 慢性放射性皮肤损伤：慢性放射性皮肤损伤迁延而来或小剂量射线长期照射（职业性或医源性）引起。慢性放射性皮肤损伤长期不愈会发生恶变，导致放射性皮肤癌。

四、放射性皮肤损伤的病理改变

皮肤由表皮和真皮组成。表皮有基底层、棘层、颗粒层、透明层和角质层 5 层结构。真皮由结缔组织组成，含有毛发、毛囊、皮脂腺、汗腺等。在皮肤及附属器中，皮脂腺对射线最敏感，其次是毛囊和表皮基底层。

1. 急性放射性皮肤损伤的病理变化　受照射后早期局部浅层血管扩张充血，其后随受照剂量不同，皮肤可出现脱毛、红斑、水疱和溃疡形成等不同变化。

(1) 脱毛反应：虽然毛囊和皮脂腺位于真皮层，但由于它辐射敏感性高，非常容易受损，3Gy 剂量照射就能使毛囊及皮脂腺细胞变性形成粟粒样丘疹，毛囊生发层细胞变性萎缩，毛发脱落。

(2) 红斑反应：受照剂量增加，另一辐射敏感细胞血管内皮细胞发生损伤。真皮水肿，乳头层血管扩张充血，少量中性粒细胞和淋巴细胞浸润，血管壁和神经纤维变性。表皮斑驳，细胞变性，角化过度、脱落。

(3)水疱反应:表皮层细胞变性加重,大量空泡形成,基底细胞坏死,表皮下水肿液积聚,表皮和真皮层分开,形成水疱。真皮层变性更加明显,水肿、充血及炎症细胞浸润更显著。

(4)坏死溃疡反应:表皮和真皮坏死、脱落,形成溃疡。创面覆盖纤维素样痂皮,溃疡周围水肿,纤维素样变性,小动脉壁纤维素样坏死,但缺少炎性细胞反应和肉芽组织。持续时间长者周围结缔组织和血管壁玻璃样变性,管腔狭窄。严重者累及肌层和骨膜。在坏死和活存组织之间无明显界限。

脱毛反应、红斑反应和水疱反应可以再生修复,溃疡形成后经久不愈,并可发展为慢性溃疡。

2. 慢性放射性皮肤损伤的病理变化

(1)慢性放射性皮肤损伤:慢性放射性皮肤损伤组织病理学表现为混合性炎症反应。表皮过度角化,可伴有灶性角化不全。表皮细胞间水肿致细胞间隙增宽形成皮肤海绵,基底细胞空泡变,含有丰富纤维和弹性组织的真皮常有丰富的纤维素渗出物。慢性放射性皮肤损伤的典型特征是成纤维细胞的出现。这些成纤维细胞细胞质嗜碱性,核大而深染或空泡变,血管壁增厚,纤维内膜增生,皮肤附属器尤其是毛囊消失常见。

(2)放射性皮肤癌:放射性皮肤癌发生在皮肤受到严重放射损害的部位,是在射线所致的萎缩、角化过度或长期不愈的放射性溃疡的基础上恶变而成。放射性皮肤癌的病理类型有鳞状上皮细胞癌和基底细胞癌。在面部多为基底细胞癌,四肢和躯干多为鳞状上皮细胞癌。

放射性皮肤癌一般恶性程度较低,肿瘤细胞分化程度高,又因局部组织严重纤维化,血管、淋巴管闭塞,癌细胞向周围浸润和转移缓慢。

五、放射性皮肤损伤的临床表现

1. 急性放射性皮肤损伤　急性放射性皮肤损伤根据临床表现分为Ⅰ～Ⅳ度,其临床过程有一定的阶段性,可将病程分为初期反应期、假愈期、反应期和恢复期四期。下面介绍一次照射所致急性放射性皮肤损伤典型临床经过。

(1)Ⅰ度急性放射性皮肤损伤——脱毛

初期反应期:受照当时,局部无任何症状,24h后可出现轻微红斑,但很快消失。

假愈期:局部无任何症状。

反应期:3~8周后出现毛囊丘疹、暂时性脱毛。

恢复期:毛发再生。

(2)Ⅱ度急性放射性皮肤损伤——红斑

初期反应期:受照当时,局部无症状,部分受照者受照2~3d后局部皮肤轻微瘙痒、灼热感,可见皮肤轻度肿胀和界限清楚的充血性红斑,持续数天后消褪。

假愈期:局部无异常,一般持续2~6周。

反应期:经过2~6周的假愈期后,局部皮肤再次出现瘙痒、灼热,出现边界清楚的红斑,一般持续约一周后转入恢复期。

恢复期:上述症状缓解,红斑逐渐变为浅褐色,出现粟粒状丘疹,皮肤稍有干燥、脱屑,可伴有瘙痒不适。2~3个月后皮肤痊愈。

(3)Ⅲ度急性放射性皮肤损伤——水疱或湿性皮炎

初期反应期：受照当时有一过性灼热、麻木感，受照 12~24h 后出现皮肤肿胀和界限清楚的充血性红斑，可伴有灼痛，持续数天后消褪。

假愈期：初期反应经过 24~48h 后，上述症状逐渐减轻、消失，皮肤红斑消褪，此期无明显临床症状和体征，持续 1~3 周。

反应期：假愈期后，局部皮肤再次肿胀，出现红斑，颜色较前加深，呈紫红色，伴灼痛，并逐渐形成水疱。水疱破裂后形成表浅的糜烂创面。如果是放疗等分次照射引起的损伤，可无明显水疱，表现为表皮松解、创面糜烂和渗出等湿性皮炎反应。

恢复期：上述症状缓解，红斑转为浅褐色，出现粟粒状丘疹，皮肤稍有干燥、脱屑，可伴有瘙痒不适。2~3 个月后皮肤痊愈。

（4）Ⅳ度急性放射性皮肤损伤——坏死、溃疡

初期反应期：受照当时或数小时后出现灼痛、麻木，受照皮肤肿胀，出现红斑，且症状逐渐加重。

假愈期：此期较短，数小时或 10d 以内，大多数仅于受照射 1~2d 后局部肿痛、红斑稍有减轻，但不能完全消失，通常 2~3d 后进入反应期。重者无假愈期。

反应期：红斑颜色逐渐加深，呈紫褐色。肿胀加重，伴剧烈疼痛，相继出现水疱和皮肤坏死。坏死的皮肤脱落，形成溃疡。

恢复期（慢性期）：面积较小（直径 ≤3cm）或相对较浅的溃疡，经过治疗可望愈合，但新生上皮不稳定，稍遇刺激易发生皲裂或破溃。面积大而深的溃疡不易愈合，容易继发感染。不愈合的溃疡迁延成慢性放射性皮肤溃疡。重者累及深部肌肉、骨骼、神经或内脏器官。放射性溃疡愈合缓慢，有的溃疡长期不愈合，溃疡基底及周围形成瘢痕；位于功能部位的严重损伤，常伴有功能障碍。

2. 慢性放射性皮肤损伤　慢性放射性皮肤损伤常发生于受照射后数月至数年。

（1）Ⅰ度慢性放射性皮肤损伤：损伤区皮肤干燥、粗糙、轻度脱屑、皮肤纹理变浅或紊乱、轻度色素沉着和毛发脱落。常伴有指甲增厚、纵嵴、质脆。可有瘙痒。

（2）Ⅱ度慢性放射性皮肤损伤：受累皮肤可有持续性色素沉着和色素脱失，皮肤萎缩变薄，失去弹性，可发生皲裂。毛细血管持续性扩张。局部可有非凹陷性水肿。手部皮肤萎缩或角化过度、较多疣状突起物，或皲裂，指纹紊乱或消失、指甲增厚变形。

（3）Ⅲ度慢性放射性皮肤损伤：受照射局部皮肤出现大小不一、深浅不等的溃疡。这与急性放射性皮肤损伤不愈合和皮肤局部缺血有关。组织相对缺血，常合并二重感染，溃疡愈合能力差。如果合并周围血管疾病、糖尿病、高血压、和结缔组织使局部溃疡更难愈合。此类溃疡若搏击深部肌肉或神经时疼痛剧烈。

手部除出现溃疡还可表现为手指萎缩变细，或有角质突起物、指端严重角化与指甲融合，肌腱痉挛，关节变形僵硬，造成手的功能障碍。

3. 放射性皮肤癌　职业性照射主要为在慢性皮肤损伤的基础上发生癌变，表现为受损部位皮肤萎缩变薄、粗糙、角化过度、皲裂、角质突起或溃疡形成，反复发作，经久不愈。潜伏期一般较长，多>10 年。

放疗后发生的皮肤癌主要表现为在照射野内皮肤出现经久不愈的溃疡，其表面常覆有一层较厚的干痂，痂下时有渗出物溢出，溃疡边缘出现高低不平的结节状新生物，也有表现为疣样增生，突出体表。

六、放射性皮肤损伤的诊断

正确的诊断对临床治疗、判断预后有非常重要的意义。根据病史、结合射线损伤后的病变特点和辅助检查，做出及时、正确的诊断。参照 2016 年国家颁布的《职业性放射性皮肤损伤诊断》（GB 8282—2016）。

（1）确切的射线接触史：确切的射线接触史是诊断的可靠依据。注意详细询问患者的职业史和病史，包括近期或以往接触放射性物质的情况、核素的种类和能量、受照射时间、放射源距离，以及个人防护用品使用情况等。在原子能反应堆、核电站事故、突发核辐射恐怖事件或核战争条件下，主要考虑放射性物质污染和照射史，尤其要注意患者在当时所处的位置、风向、环境情况、在污染区停留的时间、洗消情况，以及是否合并有其他损伤等。

（2）物理剂量估算：物理剂量是诊断的主要依据之一。事故条件下物理剂量的估算，主要根据事故现场、射线的种类和能量、受照射时间、放射源距离等综合测算出受照射量。

目前采用的热释光法虽然是一种较简便、可靠的方法，但存在机械表佩戴者减少、照射后拖延时间过长、信号有可能丢失等问题。电子自旋共振法是一种较灵敏、取材广泛、有前途的方法。

（3）典型的临床症状和体征：放射性皮肤损伤的临床经过与热烧伤不同，受照射后有一定假愈期，皮肤损伤出现慢。临床有以下症状和体征者应考虑急性放射性皮肤损伤：①接触放射性物质过程中或接触后数天，接触部位皮肤出现红斑、灼痛、肿胀或麻木等；②继首次红斑消退或症状减轻、消失之后再次出现红斑、肿胀和灼痛等，并逐渐加重，或出现水疱，或出现糜烂、溃疡；③长期从事放射性工作人员，出现脱毛、皮肤干燥、脱屑、萎缩变薄、粗糙、弹性差，或出现经久不愈的溃疡；手部出现指甲变性、增厚、纵嵴和质脆易劈裂等。

红斑、水疱及湿性皮炎出现的时间、程度和范围有助于放射性皮肤损伤的早期临床诊断。这些皮肤损害出现得越早提示受照剂量越大。假愈期越短提示受照射剂量越大。

（4）辅助检查

1）红外线温度测定：通过红外线辐射可以测出人体表面皮肤温度。根据皮肤温度变化，能够推断皮肤损伤程度和范围。皮肤受到电离辐射照射后，皮温发生变化。受照射后早期的红斑水肿区皮温升高，温度升高越早，提示损伤越严重。水疱、坏死、溃疡区皮温降低，皮温越低，提示损伤越严重。温度改变的区域与损伤范围基本一致。

2）放射性同位素检查：静脉注入 ^{99m}Tc 300~800MBq 标记的红细胞，用荧光闪烁图像仪观察皮肤血流变化，通过皮肤闪烁图像的缺失和密度降低情况反映组织的损伤程度，帮助判断损伤范围。

在皮肤损伤早期，红外线温度测定和放射性同位素检查两种方法互补可以帮助判定损伤部位和范围，特别是在临床表现不明显时更有意义。

3）CT 检查和磁共振显像：深层组织受到一定剂量外照射后，可以应用 CT 检查和磁共振显像来辅助诊断，如肌肉、大的血管或骨骼受到一定程度的损伤时，CT 或磁共振检查可以显示其密度减低，有助于临床诊断。

1. 急性放射性皮肤损伤的诊断　根据患者的职业史、皮肤受照史、临床表现及剂量值，进行综合分析做出诊断。皮肤受照射后的主要临床表现和预后，因射线种类、照射剂量、剂量率、射线能量、受照部位、受照面积和身体情况等而异。依据表 22-7 做出分度诊断。最后诊断应以临床症状明显期皮肤表现为主,并参考照射剂量值。

表 22-7　急性放射性皮肤损伤分度诊断标准

分度	初期反应期	假愈期	临床症状明显期	参考剂量 /Gy
I	—	—	毛囊丘疹、暂时脱毛	≥3
II	红斑	2~6 周	脱毛、红斑	≥5
III	红斑、烧灼感	1~3 周	二次红斑、水疱	≥10
IV	红斑、麻木、瘙痒、水肿、刺痛	数小时 ~10d	二次红斑、水疱、坏死、溃疡	≥20

2. 慢性放射性皮肤损伤的诊断　局部皮肤长期受到超过剂量限值的照射,累积剂量一般大于 15Gy(有个人剂量档案),受照数年后皮肤及其附件出现慢性病变,由急性放射性皮肤损伤迁延而来的剂量大于 3Gy。应结合健康档案,排除其他皮肤疾病,进行综合分析做出诊断。慢性放射性皮肤损伤依据表 22-8 做出分度诊断。

表 22-8　慢性放射性皮肤损伤分度诊断标准

分度	临床表现(必备条件)
I	皮肤色素沉着或脱失、粗糙,指甲灰暗或纵嵴色条甲
II	皮肤角化过度,皲裂或萎缩变薄,毛细血管扩张,指甲增厚变形
III	坏死溃疡,角质突起,指端角融合,肌腱挛缩,关节变形,功能障碍(具备其中一项即可)

3. 放射性皮肤癌的诊断　放射性皮肤癌的诊断主要遵循以下标准:①确切的射线照射史;②有潜伏期,时间长短不一;③肿瘤发生在受照射部位或非原发肿瘤部位的照射野内;④癌变前表现为射线所致的慢性皮炎、角化增生或长期不愈的放射性溃疡;⑤组织病理学证实。

七、鉴别诊断

1. 急性放射性皮肤损伤　主要与热烧伤区别,前者临床经过有分期性,皮肤红斑可反复出现,持续时间长,持续时间长,创面炎症反应不强烈,合并脱毛反应和毛囊丘疹。热烧伤临床表现急剧,无假愈期,持续时间短,炎症反应明显、疼痛。参照有无受照射史可诊断。其次,应与日晒性皮炎、过敏性皮炎和丹毒鉴别。

2. 慢性放射性皮肤损伤　应与霉菌性疾病、扁平疣、接触性皮炎、神经性皮炎、慢性湿疹和慢性溃疡等鉴别。方法有:①霉菌检查;②甲皱微循环检查;③病变区有超剂量照射史再结合临床特点判定;④必要时可做病理检查。

八、放射性皮肤损伤的治疗

放射性皮肤损伤的临床治疗是一个比较复杂、困难的问题,尤其是事故病例,不但有皮肤局部损伤,同时还伴有一定剂量的全身照射或者内脏损伤,有的伴有严重局部放射损伤后引起的全身反应。因此在治疗过程中,应当抓好全身治疗和局部处理两个环节。全身与局部的治疗相辅相成,全身状况的改善有利于促进局部损伤创面的愈合,而局部损伤处理的成功与否,直接影响状态的好坏。

1. 急性放射性皮肤损伤的处理　处理原则:立即脱离辐射源或防止被照区皮肤再次受到照射或刺激。疑有放射性核素沾染皮肤时应及时予以洗消去污处理。对危及生命的损害(如休克、外伤和大出血),应首先给予抢救处理。

(1)全身治疗:皮肤损伤面积较大、较深时,不论是否合并全身外照射,均应静卧休息,给予全身治疗。全身治疗包括以下几方面:①加强营养,给予高蛋白和富含维生素及微量元素的饮食;②加强抗感染措施,应用有效的抗生素类药物;③给予维生素类药物,如维生素 C、E、A 及 B 族维生素;④给予镇静止痛药物,根据疼痛严重程度选择止痛药物;⑤注意水、电解质和酸碱平衡,必要时输入新鲜血液;⑥根据病情需要,使用丙种球蛋白及胎盘组织制剂,增强免疫力,促进组织愈合;⑦可使用活血化瘀,改善微循环的药物,如复方丹参、低分子右旋糖酐等。

(2)创面处理

Ⅰ、Ⅱ度放射性皮肤损伤或Ⅲ度放射性损伤在皮肤出现水疱之前,柔和地清洗受照区,可以减少细菌负荷,减少超抗原引起的炎症。注意保护局部皮肤,防止局部皮肤遭受摩擦、搔抓等机械性刺激,避免紫外线、远红外线的照射,禁止使用对皮肤刺激性较强的药物。必要时可用抗阻胺类或类固醇类药物。

Ⅲ、Ⅳ度放射性皮肤损伤出现水疱和坏死时,对损伤面积小、完整、散在的小水疱,只要张力不大,可以保留疱皮,让其自行吸收。对于较大的水疱或张力大的小水疱,可在严密消毒下抽去水疱液,用维生素 B_{12} 湿敷创面,加压包扎,预防感染。有继发感染时,局部可以应用阴离子敷料,根据细菌培养和药物敏感试验选用有效抗生素局部应用。当疱皮有放射性核素污染时,应先行去污,再剪去疱皮。

(3)手术治疗:位于功能部位的Ⅳ度放射性皮肤损伤或损伤面积大于 $25cm^2$ 的溃疡,应尽早术治疗。

急性期应尽量避免手术治疗,因为病变尚在进展,难以确定手术的病变范围。必要时进行简单的坏死组织切除及生物敷料和游离皮片覆盖术。注意保护局部功能,待恢复期后再施行完善的手术治疗。Ⅲ、Ⅳ度损伤的反应期达高峰后,一般在受照射后约 1 个月施行手术。因为此阶段局部放射性损伤的反应期进入稳定阶段,局部坏死、溃疡的界线和深度基本清楚。切除范围要足够大,手术时尽量将所有的受照射区域内萎缩、变薄、有颜色改变的损伤组织全部包括在内,并且应当超出损伤边缘 1~2cm。

理想的切除深度应该保留所有受照射后的变性组织,这适合于有 β 射线损伤后的浅表性溃疡,但临床上往往难以做到彻底切除,而采用"生物切除法"。适当控制切除深度,仅将明显的坏死组织切除至略出血的瘢痕组织层;若伴有骨损伤,清除死骨,搔刮至活跃渗血为止;遇有大血管、神经干、胸膜或心包时,仅搔刮清除其表面的坏死组织即可,然后必须采用血液循环丰富的皮瓣、肌皮瓣等组织移植来修复。

放射损伤区及溃疡切除后,大多数创面都不能直接缝合,常常需要采用组织移植的方法来修复。根据创面的大小、损伤的深浅及伤员的全身状况等选择最佳方案来修复缺损区。目前常采用的组织移植主要有皮片、各种皮瓣、肌皮瓣或肌肉瓣等。

2. 慢性放射性皮肤损伤的处理

(1) 局部保守治疗

1) Ⅰ度损伤无须特殊治疗,可用润肤霜、膏,保护皮肤。

2) Ⅱ度损伤有角质增生、脱屑、皲裂,使用含有脲素类药物的霜或膏软化角化组织或使用刺激性小的霜膏保护皮肤。

3) Ⅲ度损伤早期有小面积的溃疡,局部可使用含维生素 B_{12} 的溶液,或含有超氧化物歧化酶(SOD)、粒细胞 - 巨噬细胞集落刺激因子、血小板源性生长因子(PDGF)、重组人表皮生长因子、Zn 的霜、膏,能促使创面加速愈合。如创面出现长期不愈合或反复破溃者,应及时手术治疗。

(2) 手术治疗:对严重放射性皮肤损伤的创面,应适时施行彻底的局部扩大切除手术,再用皮片或皮瓣等组织移植,修复创面。

手术适应证包括:①局部皮肤病损伴有恶性变时;②皮肤有严重角化、增生、萎缩、皲裂、疣状突起或破溃者;③皮肤瘢痕畸形有碍肢体功能者;④经久不愈的溃疡,其面积较大较深,周围组织纤维化,血供较差。

3. 放射性皮肤癌的处理　处理原则:①对放射性皮肤癌应尽早彻底手术切除;②放射性皮肤癌局部应严格避免接触射线,一般不宜放射治疗;③放射性皮肤癌,因切除肿瘤而需作截指(肢)手术时,应慎重考虑。

第四节　其他人体局部器官的放射性疾病

一、放射性甲状腺疾病

放射性碘是人类最早用来诊断和治疗某些疾病的放射性核素之一,随着核探测技术、医学和放射免疫分析技术的发展和应用,放射性碘及其标记物的应用范围更加广泛,已成为临床诊断、治疗某些疾病及医学、生物学各研究领域中必不可缺少的放射性核素。放射性碘进入人体,主要蓄积于甲状腺组织,超过一定剂量即可引起甲状腺损伤。长期接触低剂量照射的职业性人群可发生甲状腺功能异常和甲状腺形态改变。应用放射性碘治疗甲状腺疾病及头颈部肿瘤放射治疗时也可诱发不同类型甲状腺损伤。核爆炸和反应堆事故早期最重要的核素之一也是放射性碘,对人类健康构成潜在威胁。

放射性甲状腺疾病是指电离辐射以内照射和 / 或外照射方式,作用于甲状腺或 / 和机体其他组织,所引起的原发性或继发性甲状腺功能或 / 和器质性改变。

放射性甲状腺疾病根据损伤病情的性质及特点可分为下列五类:急性放射性甲状腺炎,慢性放射性甲状腺炎,放射性甲状腺功能减退症,放射性甲状腺结节,放射性甲状腺癌。放射性甲状腺癌在本章第六节辐射致癌及其个体病因学判断中有所介绍。

1. 急性放射性甲状腺炎　急性甲状腺炎是指甲状腺短期内受到大剂量急性照射后所致的甲状腺局部损伤及其引起的甲状腺功能亢进症。急性放射性甲状腺炎少见,多发生于早年使用大剂量 ^{131}I 治疗甲亢的病例。目前尚无外照射引起急性放射性甲状腺炎的报道。

^{131}I 致急性放射性甲状腺炎的阈值为 200Gy，超过 200Gy 后，照射剂量每增加 100Gy，急性甲状腺炎发生率增加 5%。一般在照射后 2 周内发病，甲状腺肿胀，有压痛，出现甲状腺功能亢进症状和体征，重症可以出现甲状腺危象。血清 T3、T4 及甲状腺球蛋白抗体（TgAb）升高，可能有白细胞减少、血沉加快、淋巴细胞染色体畸变率及微核率升高。治疗原则包括避免继续接触放射性或摄入放射性核素，促进体内 ^{131}I 排出和对症处理。

2. 慢性放射性甲状腺炎

（1）定义：慢性放射性甲状腺炎指甲状腺一次或短时间（数周）内多次或长期受到电离辐射照射后导致的自身免疫性甲状腺损伤。

慢性放射性甲状腺炎须同时符合 4 项方可做出诊断：①有明确的射线接触史，甲状腺累积吸收剂量 ≥0.3Gy；②潜伏期 ≥1 年；③超声提示甲状腺体积肿大，回声不均，可伴甲状腺结节等；④甲状腺过氧化物酶抗体（TPOAb）和 / 或甲状腺球蛋白抗体（TgAb）阳性。

（2）鉴别诊断：慢性放射性甲状腺炎应与其他因素所致慢性淋巴细胞性甲状腺炎、结节性甲状腺肿和甲状腺癌相鉴别。

（3）治疗：甲状腺功能异常者脱离放射工作，出现甲状腺功能减退症者，给予左甲状腺素（L-T4）替代治疗；甲状腺肿大伴疼痛时，可给予糖皮质激素治疗。

3. 放射性甲状腺功能减退症　甲状腺组织受到电离辐射作用后，诱发甲状腺功能或器质性损害而出现甲状腺功能减退，称放射性甲状腺功能减退症。一年之内发生者为早发甲状腺功能减退，一年以后发生者为晚发甲状腺功能减退。又根据有无临床症状和体征及实验室检查分为临床型甲状腺功能减退和亚临床甲状腺功能减退。

（1）亚临床型放射性甲状腺功能减退症：亚临床型放射性甲状腺功能减退症应同时符合以下 4 项：①有明确的射线接触史，甲状腺受到一次外照射 ≥10Gy 或分次照射累积剂量 ≥25Gy，或一次内照射 ≥20Gy；②潜伏期为受照射后数月至数年；③血清三碘甲状腺原氨酸（T3）、甲状腺素（T4）正常，促甲状腺激素（TSH）增高；④无明显的临床症状和体征。

亚临床型放射性甲状腺功能减退症的处理原则：暂时脱离放射工作；密切观察病情，定期复查；可给予 L-T4 治疗；甲状腺功能恢复后可继续从事放射工作。

（2）临床型放射性甲状腺功能减退症：临床型甲状腺功能减退表现为血清 T3、T4 值降低、TSH 值升高，并有明显的甲状腺功能减退的症状和体征。

在具备亚临床型放射性甲状腺功能减退症的①和②项基础上，应同时符合以下两项：①血清 T3、T4 降低，TSH 增高；②有甲状腺功能减退的临床表现。

临床型放射性甲状腺功能减退症的处理原则：脱离放射工作；L-T4 替代治疗，定期复查。

放射性甲状腺功能减退症均须与其他因素引起的甲状腺功能减退症和低 T3 或低 T4 综合征相鉴别诊断。

4. 放射性甲状腺良性结节

（1）定义：甲状腺一次或短时间（数周）内多次或长期受电离辐射照射后诱发的非恶性结节性病变。

（2）诊断：诊断标准为明确的放射线接触史，甲状腺吸收剂量在 0.2Gy 以上；潜伏期在 10 年以上；经物理学、甲状腺细针抽吸细胞学和临床化验检查综合判定为良性结节。参考指标：外周血淋巴细胞染色体畸变率增高。

需要注意的是照射剂量是导致甲状腺出现确定性效应的决定因素,存在剂量阈值,但因照射条件、剂量估算的误差和个人敏感性不同差异很大。因此,诊断标准提供的剂量阈值仅为导致放射性甲状腺疾病的参考值。

(3)鉴别诊断:放射性甲状腺良性结节应与碘缺乏性甲状腺结节、其他因素引起的甲状腺结节、甲状腺癌相鉴别。通过病史、结节特点及临床表现可与缺碘性甲状腺结节及其他因素引起的甲状腺结节相鉴别;结合超声、核素扫描和针刺活检不难与甲状腺癌相鉴别。

(4)治疗:脱离射线及甲状腺制剂治疗,每年复查一次(禁用核素显像检查)。癌变者须手术切除。

二、放射性肺损伤

放射性肺损伤是指肺部受到一次或数天内多次电离辐射照射后所致肺组织的间质改变为主要病变的炎症性疾病。多半发生在肺癌、乳腺癌等肿瘤放射治疗期间或治疗后以及白血病患者进行骨髓移植前全身或上半身照射时;也可发生在辐射事故中,与重度以上急性放射病并发。放射性肺损伤早期表现为放射性肺炎,肺纤维化则往往为晚期事件。既往有研究探讨在放射性肺炎及放射性肺纤维化之间的时间界线,显示从数周到 6 个月不等。尽管放射性肺炎和放射性肺纤维化的镜下表现差异明显,但其临床症状以及肺功能、肺通气或灌注改变相似,而且实际临床工作中所观察到的放射性肺损伤是一个连续过程,2 个阶段之间并没有明确界线。

1. 临床表现　放射性肺炎多发生于放疗开始后 1~3 个月,放射性肺炎的症状和体征与一般肺炎无特殊区别。临床症状主要为气急、咳嗽、咳痰、呼吸困难,部分患者可出现低热,查体可有湿啰音、胸膜摩擦音和胸腔积液征等。胸片可以看到与放射野相一致的弥漫性渗出阴影。CT 与胸片相比较,能更早发现渗出且更为敏感。典型放射性肺炎的 CT 表现为与照射野或接受照射范围相一致的斑片状淡薄密度增高影或条索样改变,并且病变不按肺野或肺段分布,部分患者放射性肺炎的发生部位在照射野外,甚至弥漫双肺。肺功能表现为:①肺活量和肺容量降低,小气道阻力增加,肺的顺应性降低;②弥散功能障碍,严重者表现为血氧和血二氧化碳水平改变。

分级:有多个关于放射性肺损伤的分级标准,国内放射性肺损伤诊断和治疗共识推荐使用 CTCAE4.0 标准评估放射性肺损伤(表 22-9)。

表 22-9　放射性肺损伤 CTCAE4.0 分级标准

	1级	2级	3级	4级	5级
肺炎	无症状;仅有临床或影像学改变;无须治疗	有症状;需要药物治;工具性日常生活活动受限(如做饭、购物、使用电话、理财等)	有严重症状;个人日常生活活动受限(如洗澡、穿脱衣、吃饭、洗漱、服药、并未卧床不起);需吸氧	有危及生命的呼吸症状;需紧急处理(如气管切开或气管插管)	死亡
肺纤维化	轻度乏氧;影像学上肺纤维化改变不超过全肺体积25%	中度乏氧;有肺动脉高压证据;肺纤维化改变范围约占全肺的25%~50%	严重乏氧;有右心衰证据;肺纤维化改变范围约占全肺的50%~75%	危及生命的并发症(如血液动力学或肺并发症);需要插管机械通气支持;肺部明显蜂窝状改变,范围超过全肺体积的75%	死亡

2. 诊断 诊断放射性肺损伤必须同时具备的条件：①既往有肺受照射病史，多发生于放疗开始后 6 个月内；② CT 影像学改变主要为局限在照射区域内的斑片影、通气支气管征、条索影、肺实变影或蜂窝样改变，少数患者除存在照射区域内改变外，同时伴有放射区域外的相应影像学改变；③至少有咳嗽、气短、发热等临床症状之一，且上述症状为放疗后新出现或较前加重、或经放疗减轻或消失后重新出现或加重，咳嗽最为常见，其次为气短，轻者为活动后气短，重者平静呼吸时亦觉气短，约半数患者伴有发热；④排除上述症状由下列因素所致：肿瘤进展、肺部感染（细菌、真菌或病毒）、COPD 急性加重、心源性疾病、肺梗死、贫血、药物性肺炎等。

3. 治疗 放射性肺炎的治疗关键在于预防，一旦诊断，应立即脱离放射源。

治疗原则：根据放射性肺损伤的分级（CTCAE4.0）建议治疗如下：1 级：观察；2 级：无发热，密切观察 ± 对症治疗 ± 抗生素；伴发热、CT 上有急性渗出性改变者或有中性粒细胞比例升高，对症治疗 ＋ 抗生素 ± 糖皮质激素；3 级：糖皮质激素 ＋ 抗生素 ＋ 对症治疗，必要时吸氧；4 级：糖皮质激素 ＋ 抗生素 ＋ 对症治疗 ＋ 机械通气支持。

三、放射性性腺疾病

性腺是对电离辐射比较敏感的器官，无论是在大剂量事故照射、核恐怖袭击以及小剂量职业照射情况下均可诱发性腺的损伤，另外，医疗中恶性肿瘤的盆腔照射也可导致性腺的损伤。放射性性腺损伤包括放射性不孕症及放射性闭经，这些都是确定性效应，严重程度随剂量增加而增大。

1. 放射性不孕症 性腺受一定剂量照射后所致的不孕为放射性不孕症。根据剂量大小又分为暂时性及永久性不孕症。

（1）诊断：有明确的受照史和受照剂量，不同照射条件所致放射性不孕症的剂量阈值见表 22-10。

表 22-10 放射性不孕症剂量阈值

受照条件	受照器官	剂量阈值 /Gy	
		暂时性	永久性
急性照射	睾丸	0.15	>3.5
	卵巢	0.65	2.5~6.0
慢性照射	睾丸	0.4	2.0
	卵巢	每年>0.2 照射多年	

临床表现：夫妻未采取避孕措施同居 1 年以上未怀孕，男性受到大剂量的照射晚期引起睾丸萎缩、变软，女性可出现卵巢、子宫、输卵管、阴道、乳房萎缩变小。辐射致女性不孕的同时引起闭经，可影响到第二性征，出现类似更年期综合征的表现。

实验室检查如下。

精液检查：急性照射后应及时检查精液作为患者精液的本底值，在照射后 1~2 个月复查。慢性照射可根据需要随时检查。每次检查间隔时间不应少于 1 周，至少进行 3 次。在收集精液时注意收集前 3~5d 避免性生活，收集于清洁、干燥的玻璃瓶内，保持和体温一致，并在1h内送检。3次精液检查中有2次精子数少于$15×10^9$/L,3次精液检查中有2次活精子百分率低于58%,3次精液检查中有2次正常形态镜子百分率低于4%。

卵巢功能检查:B超监测卵巢功能显示卵巢无排卵;基础体温测定为单相;阴道脱落细胞中底层细胞占20%以上及宫颈黏液少、黏稠、无结晶形成。

辐射致不孕的同时需要做垂体内分泌激素测定以判断其变化情况。包括垂体促卵泡激素、垂体促黄体激素、睾酮、雌激素和孕激素(有条件时测定抗苗勒氏管激素):垂体促卵泡激素(FSH),性腺受照射后FSH水平随精子减少或卵巢功能减退而明显升高。垂体促黄体激素(LH),受照射后变化规律同FSH,但较FSH对性腺反馈调控反应弱,敏感性差。男性受照射后睾丸酮含量可能减少,女性受照射后可出现雌激素或孕激素水平降低。女性性腺受到照射后基础抗苗勒氏管激素(AMH)水平降低。

(2)鉴别诊断:男性受照出现不孕症应与先天性睾丸发育不全、精索静脉曲张、腮腺炎后引起的睾丸炎、全身消耗生疾病、输精管阻塞、阳痿早泄以及免疫性不孕症等鉴别。

女性受照出现不孕症应与输卵管阻塞、子宫内膜炎症或肿瘤、宫颈炎症、息肉、肿物以及全身性疾病和卵巢本身疾病而影响卵巢正常功能或免疫因素等鉴别。

不论男性或女性受照射后除详细做本人体格检查及有关化验外,要注意排除其配偶患有不孕症的可能,做有关内容检查。

(3)治疗:如果为暂时性不孕症,可脱离射线、加强营养支持,每年复查,恢复正常后可继续从事放射性工作。如果为永久性不孕症,永久脱离放射线,加强营养,每1~2年复查,在精子未恢复正常以前建议不受孕,避免缺陷儿的发生。

2. 放射性闭经 电离辐射所致卵巢功能损伤或合并子宫内膜破坏、萎缩、停经6个月或3个月经周期以上称为放射性闭经。放射性闭经亦分为暂时性及永久性闭经(绝经)。

(1)诊断:有明确的受照史和受照剂量,照射剂量阈值参考放射性不孕症。

临床表现:长期闭经可合并生殖器官萎缩及第二性征改变,出现类似更年期综合征临床表现。

实验室检查:为了进一步判断闭经是否伴有子宫内膜病变,可做治疗性试验。采用孕激素或雌激素治疗,观察停药后2~7d内是否有撤药性出血,如果试验3次皆无出血,说明伴有子宫内膜受损;如有出血,说明子宫内膜无明显损伤。进一步判断卵巢器官功能状态,应做包括垂体促卵泡激素、垂体促黄体激素、睾酮、雌激素和孕激素测定(有条件时测定抗苗勒氏管激素相关激素)。

(2)鉴别诊断:放射性闭经应与精神神经因素、先天性子宫卵巢发育不良、脑下垂体及卵巢肿瘤、慢性炎症及全身消耗性疾病等引起的闭经加以鉴别。

(3)治疗:根据患者的临床症状,予以对症、支持治疗和心理疏导。

四、放射性骨损伤

放射性骨损伤包括大剂量外照射和内照射所致骨组织的一系列代谢和临床病理变化。内照射所致放射性骨损伤是少见内照射放射病。

人体全身或局部受到一次或短时间内分次大剂量外照射,或长期多次受到超过剂量当量限值的外照射,可致骨组织的一系列代谢和临床病理变化。根据病理变化可分为放射性骨质疏松、放射性病理骨折、放射性骨髓炎、骨坏死和放射性骨发育障碍。

骨组织受到电离辐射后常出现脱钙、细胞变性和坏死,造成骨质疏松。若继发细菌感染,易发生骨髓炎,在骨质疏松或骨髓炎的基础上发生病理性骨折或骨坏死。若处于发育期的青少年的骨骺受到照射,则可造成骨发育障碍,长度变短、骨干变细、皮质变薄。

1. 临床表现　外照射致放射性骨损伤者,均伴有皮肤及软组织的放射性损伤,可出现放射性皮炎和溃疡。在急性放射性骨损伤病例的 X 线改变中,早期主要为脱钙、骨质疏松、骨膜反应,重者逐渐出现斑片状、虫蚀样改变,骨皮质变薄甚至残缺不整,骨关节间隙变窄;晚期出现骨质明显稀疏、骨小梁粗糙呈蜂窝状,皮质增厚或变薄、表面不完整、并出现不规则斑片状透光区等。病理检查主要为骨细胞变性、坏死,骨组织间质退行性改变,为脂肪和纤维组织,造血组织消失,骨髓炎者可见炎性细胞浸润和死骨片存在,骨髓组织纤维化。

2. 诊断

(1)诊断原则:应根据职业史、健康监护档案、受照射史、受照剂量、剂量率、临床表现和 X 线等影像学特征,进行综合分析,并排除其他原因造成的骨疾病,方能诊断。

(2)分类诊断标准:按照骨损伤发展和病变程度做出分类诊断,详见表 22-11。

表 22-11　放射性骨损伤诊断标准

分类	主要临床表现	
	皮肤改变	X 线影像学征象
放射性骨质疏松	局部有放射性皮炎改变	轻者骨小梁稀疏、粗糙;重者骨小梁网眼稀疏,有斑片状透光区,骨皮质显著增厚呈层板状或皮质白线消失
放射性病理性骨折	局部有放射性皮炎或溃疡存在;骨折多发生在持重骨;骨折发生前一般有程度不同的活动过度、外力作用等诱因,但有时诱因不明显	在骨质疏松基础上,骨的连续性破坏,两断端有骨质疏松改变,骨折线一般较整齐
放射性骨髓炎、骨坏死	局部有皮肤及软组织深达骨质的溃疡,伴有不同程度的细菌感染。局部疼痛明显,呈持续性	骨皮质密度减低、变薄、表面不光滑、有不规则破坏伴附近骨质疏松,并可见不规则的斑片状透光区;在骨质疏松区内或骨折断端附近出现不规则的片状致密阴影,夹杂一些透光区
放射性骨发育障碍	多见于受照射时骨骺呈活跃增生的儿童(约 6 岁前或青春期儿童)。局部皮肤可无明显放射损伤改变,或伴轻度放射性皮炎改变	骨与软骨生长发育迟缓,甚至停滞。长骨向纵向及横向生长皆有障碍,长度变短,骨干变细,皮质变薄

3. 治疗　已确定局部受照剂量超过骨损伤的参考阈剂量者,无论有无骨损伤的临床或 X 线表现,均应脱离射线工作,定期进行医学观察。

伴有放射性皮肤病者按照放射性皮肤病的治疗原则处理。给予富含钙和蛋白质的饮食,注意适当活动。有条件者尽早应用高压氧进行预防和治疗;应用改善微循环、益气活血的中药制剂或方剂;应用促进骨组织修复、再生和含钙制剂药物,必要时给予骨再生细胞因子治疗。注意避免骨损伤部位遭受外力打击、外伤或感染,避免组织活检,皮肤出现明显萎缩或溃疡时应及时处理并采取手术治疗,用血液循环良好的皮瓣或肌皮瓣覆盖,以改善局部的血液循环,消除创面。

发生骨髓炎时,给予积极抗感染治疗,合理使用各类抗生素。并及时采取手术治疗,彻底清除坏死骨组织,以带血管蒂的肌皮瓣充填腔穴和修复创面。单个指骨或趾骨出现骨髓炎时,及时截指(趾);如累及多个指(趾)而保留剩余个别指(趾)已无功能时,可慎重考虑截肢。截肢高度应超过损伤的近端 3~5cm。

五、放射性白内障

电离辐射对眼损伤主要表现为晶状体混浊、形成白内障。放射性白内障是指由 X 射线、γ 射线、中子及高能 β 射线等电离辐射所致的晶状体混浊。放射性白内障属于确定性效应,晶状体混浊需要超过一定耐受剂量以后才出现效应,其危害程度也随剂量增加而增大。预防白内障的发生主要措施是减少眼部的受照剂量。

放射性白内障多见于核事故所致中、重度骨髓型急性放射病恢复后以及头面部放疗的患者。

1. 诊断　眼睛体受到急、慢性外照射,剂量超过 1Gy(含 1Gy)。经过一定时间的潜伏期(一年至数十年不等),在晶状体的后极后囊下皮质内出现混浊,并逐渐发展为具有放射性白内障的形态特点。排除其他非放射性因素所致的白内障。

放射性白内障临床上可分为 Ⅰ～Ⅳ 期。Ⅰ 期:晶状体后极后囊下皮质内有细点状混浊,排列成稀薄 / 较薄的近似环状,可伴有空泡。Ⅱ 期:晶状体后极后囊下皮质内呈现盘状混浊且伴有空泡。严重者,在盘状混浊的周围出现不规则的条纹状混浊向赤道部延伸。盘状混浊也可向皮质深层扩展。与此同时,前极部前囊下皮质内也可出现细点状混浊及空泡,视力可能减退。Ⅲ 期:晶状体后极后囊下皮质内呈蜂窝状混浊,后极部较致密,向赤道部逐渐稀薄,伴有空泡。可有彩虹点,前囊下皮质内混浊加重,有不同程度的视力障碍。Ⅳ 期:晶状体全部混浊,有严重视力障碍。

2. 治疗　晶状体混浊所致视力功能障碍影响正常生活或工作,在完全混浊时可施行白内障摘除及人工晶状体植入术。

对于诊断放射性白内障的人员,根据白内障程度和视力受损情况,暂时或长期脱离放射性,一般每年复查一次晶状体。

第五节　放射复合伤的诊断与治疗

一、定义

复合伤是指机体同时或先后受到两种或两种以上不同性质致伤因素作用而发生的复合性损伤。不同性质致伤因素是指它能引起独立的、特定的一类损伤,如射线引致放射损伤,高热引致烧伤,暴力及机械力引致创伤,其他致伤因素(如激光、微波、次声、粒子束、粉尘、纤维、激素、病毒等)引致的特殊损伤等。同一致伤因素作用于机体不同部位而发生多处损伤,称为多发伤,与复合伤的概念不同。

放射复合伤是指在核武器爆炸、核辐射事故和核恐怖等情况下,机体受到放射损伤,并合并其他损伤(如烧伤、冲击伤、火器伤等)的复合性损伤。放射复合伤时整体伤情重、发展快、诊治难,是核战争和核恐怖袭击造成减员和伤亡的重要原因,是救治的重要对象。

二、战时和平时放射复合伤的发生情况

在战时和平时,放射复合伤的发生机会是很多的,主要见于下列情况:

(1)核武器爆炸:日本遭原子弹袭击后,广岛和长崎 20d 生存的伤员中,复合伤约占40%。在放射复合伤中,放烧复合伤发生率较高,放冲复合伤发生率最高,放烧冲复合伤发生率较低。我国核试验现场动物实验结果表明,复合伤的发生率为 50%~85%。

(2)贫铀弹伤害:贫铀武器可导致多种损伤,包括贫铀弹片伤、烧伤、内照射放射病、重金属化学毒性伤害等及相应的复合伤。

(3)核电站事故:如 1986 年苏联切尔诺贝利核电站事故伤员中,重度以上放射病患者多合并有热烧伤,部分同时有 β、γ 射线皮肤损伤。

(4)次生伤害和恐怖伤害:核设施、核电站如遭精确武器直接打击造成破坏等,可次生地发生核泄漏外溢和火灾、爆炸,从而导致放射复合伤。

三、伤类和伤情

核爆炸复合伤的伤类和伤情与核武器的当量、爆炸方式、人员分布和防护情况等密切相关。核爆炸时暴露人员主要发生放烧冲复合伤、烧冲复合伤和烧放冲复合伤三类复合伤。对于小当量,如千吨级、万吨级核武器在地爆、低空爆炸时,突出问题是放射损伤,主要发生放射复合伤;大当量,如百万吨级在空爆时,突出问题是烧伤,主要发生烧冲复合伤。大当量核武器,爆心附近的暴露人员由于同时遭受三种杀伤因素的强烈作用,现场死亡区较大。引起现场死亡的直接原因主要是冲击伤和烧伤,特别是冲击伤。人员在工事、建筑物或大型兵器内,由于屏蔽了光辐射的作用,主要发生放冲复合伤。当工事和建筑物倒塌和燃烧时,可发生以间接损伤为主的烧冲复合伤。

复合伤的命名原则是按损伤的严重程度排列,造成损害最重的伤类排在前面,其他因素的伤类依次排后。

1. 放射复合伤的分类 放射复合伤通常可分为 3 类:①放烧复合伤,以放射损伤为主复合烧伤;②放冲复合伤,以放射损伤为主复合冲击伤,即由电离辐射与冲击波(或其他机械力、暴力)同时所致的复合伤;③放烧冲复合伤,是以放射损伤为主复合烧伤与冲击伤。复合伤的命名原则是按损伤的严重程度排列,将主要伤列于前,次要伤列于后,如放冲复合伤,表明放射损伤是主要损伤,冲击伤为次要损伤。

2. 放射复合伤的分度 为了及时有效地进行急救、诊断、后送和治疗,必须对复合伤伤情进行分度。各类复合伤按伤情的严重程度,可分为轻度、中度、重度和极重度四级(表22-12),受到相应核辐射的剂量分别为 1Gy、2Gy、3Gy 和 4Gy 以上。复合伤的分度是以各单一伤的伤情为基础,考虑复合伤的加重效应而划分,一般复合中度以上损伤,就可加重伤情等级。

表 22-12　各类复合伤伤情的分度标准

复合伤	分度标准（具备下列条件之一者）
极重度	几种损伤中有一种达到极重度者；或有两种达到重度；或一种重度复合二种中度损伤
重度	几种损伤中有一种达到重度者；或三种损伤均为中度；或中度放射损伤复合中度烧伤
中度	几种损伤中有一种达到中度者
轻度	几种损伤均为轻度

四、临床表现

放射复合伤时，放射损伤常起主导作用。其主要临床特点如下：

（1）伤情严重程度主要取决于照射剂量：随照射剂量增大，伤情更加严重，死亡率升高，活存时间缩短。

（2）病程经过具有放射病特征：一般说来，具有初期（休克期）、假愈期（假缓期）、极期和恢复期的病程阶段性，但放射复合伤极期提前、延长，假愈期缩短。

（3）休克的发生率高、程度重：在单纯放射损伤时，早期休克是比较少见的。只有在受到很大剂量照射后，由于中枢神经系统和心血管系统的功能严重障碍，方可出现休克。而在放射复合伤时，休克发生率增高，程度更重。日本广岛、长崎原子弹爆炸伤员的调查资料，复合伤休克发生率为 20% 左右。严重的休克常是放射复合伤早期死亡的重要原因之一。通过对 $^{60}Co\gamma$ 射线 6Gy 全身照射合并 30% Ⅲ° 烧伤大鼠的研究表明，早期休克发生的重要原因在于放烧复合伤的心功能损害，而心肌功能损害的原因主要包括能量代谢、钙离子通道的改变，伤后血清成分对心肌收缩功能的影响，心肌细胞膜 β- 肾上腺素能受体的改变，内源性一氧化氮对心肌功能的抑制作用等。

（4）感染发生率高，出现早、程度重：感染在单纯放射病、烧伤和冲击伤中都比较突出，但复合伤时感染发生更早、更多、更重。复合伤时发热和感染开始时间均早于单纯放射病。复合伤时创面细菌数量比单纯烧伤更多（百万至千万倍）。在极重度复合伤中，常发现休克刚过，感染就接踵而来，甚至休克期和感染期重叠，发生早期全身严重感染。在伤后 2~3d 内死亡者的心脏和脾脏等组织内均能培养出细菌。放射复合伤常见的临床感染主要有创伤感染和局灶性感染，创伤感染发生率高，病程较严重。局灶性感染多见于体表、口腔和咽喉等部位，常见的有皮肤和黏膜糜烂和溃疡、褥疮感染、齿龈炎、扁桃体炎和咽峡炎等。在战争条件下，放射复合伤并发厌氧菌感染机会增多，伤情明显加重，预后严重。

（5）造血功能障碍加重，出血明显：放射复合伤和相同剂量的单纯放射病相比较，骨髓发生空虚和外周血细胞开始减少的时间都出现前提（图 22-2）。放射复合伤到达一定严

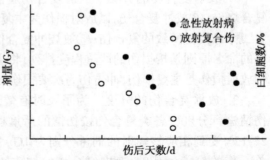

图 22-2　犬放射病和放射复合伤时骨髓造血组织
发生空虚时间的比较

重程度,可使造血组织(包括造血细胞和基质细胞)损伤明显加重加快,表现为骨髓腔充血明显,有核细胞数量明显减少,呈现骨髓空虚现象,几乎全为脂肪细胞所代替,提早进入骨髓衰竭期,骨髓再生延缓。此时,复合放射损伤的剂量越大,白细胞数下降越快,水平越低,回升越慢;复合烧伤的伤情越重,面积越大,对白细胞的破坏作用也越重。复合冲击伤时冲击波超压值的大小也对白细胞的变化产生较大影响(图 22-3)。

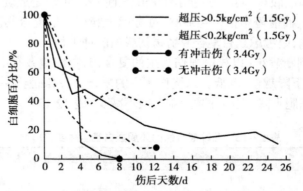

图 22-3　犬放射病和放冲复合伤外周血白细胞数的变化

放射复合伤时,外周血象血小板数下降比单纯放射病更快、程度也更低。同时有毛细血管脆性增加,凝血障碍明显。胃肠出血严重,胃肠黏膜常发生斑片状出血,形成血便,从而加重贫血的发生。出血处黏膜常陷于坏死,更易发生肠道感染。复合伤时,临床出血综合征一般也比单纯放射病提早出现,且更为严重。在造血组织发生再生的相应剂量范围内,放射复合伤时的造血组织再生率比单纯放射病时也明显降低。

(6)创伤愈合延缓:放射复合伤时创面或伤口的组织修复十分困难。放射复合伤时炎症反应削弱,局部发生感染、出血、水肿和血栓形成,创面和开放性伤口有可能受到放射性物质的沾染,从而造成局部延缓愈合。其难以愈合的原因主要有炎症反应减弱,细胞增殖抑制,胶原合成受抑,细胞生长因子合成减少、表达降低,细胞外基质反应减弱,局部组织缺血缺氧,伤部并发感染、出血、水肿等。同时因辐射的抑制作用,使表皮细胞生长停滞;横纹肌虽有再生,却少见或不见横纹形成,肌肉组织的形成变得延缓、不完全;毛细血管和成纤维细胞或生长迟缓,或显得脆弱,肉芽组织迟缓以至难以形成。在骨折时,骨痂开始形成、骨痂连接和完全恢复的时间较单纯骨折时明显延缓,并可经久不愈或形成假关节,造成放射复合伤时创面或伤口的组织修复十分困难;因此放射复合伤时,烧伤创面、创伤伤口及骨折因放射损伤的影响而延迟愈合。但由于辐射对创伤愈合的影响主要发生在极期,故应在加强全身治疗的基础上,力争在极期到来之前,尽量治愈或最大限度地缩小创面或伤口,并在极期严密防治局部感染和出血,这不仅有利于局部创伤愈合,也能对放射复合伤的整体治疗创造良好条件。

五、诊断

放射性复合伤是由几种单一伤复合形成,其诊断应在单一伤的基础上综合判断。由于烧伤和外伤容易察见,诊断复合伤的难点是查出是否伴有复合放射损伤和内脏损伤。

根据分级救治的原则,现场沾染区的诊断要点是以查明危及生命的伤情为主,早期救治机构的诊断要点是以分出优先处理的伤员为主,对复合伤的全面检查和确定诊断一般在后方医疗机构完成。

以下症状和体征有助于复合伤的早期诊断:大面积烧伤而无明显的放射病早期症状,可能是以烧伤为主的复合伤。烧伤伴有耳鸣、耳痛、耳聋、咳嗽或有泡沫血痰,可能是烧冲复合伤。伤后有恶心、呕吐、腹泻,同时有烧伤和冲击伤的症状,可能是放烧冲复合伤。如还伴有共济失调、头部摇晃、抽搐等中枢神经症状,可考虑为脑型放射复合伤。整体伤情表现比体表烧伤或外伤要严重,应考虑是否复合放射损伤或内脏冲击伤。

白细胞数变化判断病情:以放射损伤为主的复合伤,白细胞数有不同程度的下降,受照剂量越大,白细胞数下降越快、越低。以烧伤为主的复合伤,白细胞数一般呈增高反应,伤情危重者也可出现白细胞下降,但中性粒细胞一般不减少(表 22-13)。

表 22-13　几种复合伤的外周血白细胞数变化趋势

伤类	白细胞总数	淋巴细胞绝对数	中性粒细胞百分比
放烧冲复合伤	减少	减少	减少或波动
烧放冲复合伤	波动或稍减	减少	增加或波动
烧冲复合伤	增加	增加或稍减	增加
危重的烧冲或烧放冲复合伤	减少	减少	不减少

参考伤后 3d 淋巴细胞数和伤后 6d 白细胞数的变化,可以估计放烧冲复合伤的严重程度(表 22-14)。

表 22-14　不同程度放烧冲复合伤的白细胞数变化

伤情	伤后 3d 淋巴细胞数 /($\times 10^9$/L)	伤后 6d 白细胞数 /($\times 10^9$/L)
轻度	>1.0	无明显变化
中度	0.5~1.0	>3.5
重度	0.3~0.5	2.0~3.5
极重度	<0.3	<2.0

六、治疗

现场急救和紧急救治:复合伤的急救与一般战伤基本相同,包括止血、止痛、包扎、骨折固定、防治窒息、治疗气胸、抗休克等。如在沾染区,对有放射性物质沾染的伤口,应先放纱布或棉花填塞后再予以包扎,以阻止放射性物质的吸收,并迅速撤离沾染区。

由于复合伤时休克发生率高、程度重,感染又常是复合伤的重要致死原因,故应尽早采取抗休克和抗感染措施。如复合急性放射损伤有呕吐者,进行止吐处理。

(1)治疗原则:对核爆炸放射复合伤伤员多需进行分级救治,一般分现场急救、早期治疗和专科治疗三级。早期处理包括抗休克、抗感染、心脏功能保护,及早进行烧伤创面处理,合理使用抗放药物和造血因子等。重点治疗复合伤中的主要损伤,但对次要损伤也不容忽视。

既要注重全身治疗,又要妥善处理局部,使两方面起到相辅相成作用。应妥善处理同时存在的几种损伤(或几种征象)中出现的矛盾。注意病程发展的阶段性,不同时期的治疗各有侧重。

(2)放射复合伤的治疗:参照急性放射病、烧伤和/或冲击伤的治疗原则,结合放射性复合伤的病情特点,积极地进行有计划的综合治疗。

防治休克,原则和措施与一般战伤相同。

早期使用抗放药,对急性放射病有效的抗放药对放射复合伤也基本有效,伤后应尽早给予。

防治感染,早期、适量和交替使用抗菌药物,积极防治感染。除全身使用抗菌药物外,应加强对创面局部感染的控制。

防治出血、促进造血和纠正水电解质紊乱:辐射剂量超过6Gy的极重度复合伤,有条件时应尽早进行骨髓移植,也可使用细胞因子或干细胞移植,但应注意其应用的时机和剂量。

手术处理,一切必要的手术应及早在初期和假愈期内进行,争取极期前创面、伤口愈合。极期时,除紧急情况外(如血管结扎术和穿孔修补术等),原则上禁止施行手术,凡能延缓的手术,应推迟到恢复期进行。针麻、局部和硬膜外麻醉在复合伤病程的各期都可应用,乙醚麻醉和硫喷妥钠麻醉在初期和假愈期可以使用。有严重肺冲击伤者,不用乙醚麻醉,防止加重肺部症状。

创面处理:对复合放射损伤的烧伤创面,如创面不是很大,整体伤情允许,可作切痂植皮。

第六节　辐射致癌及其个体病因学判断

致癌效应是电离辐射的主要生物效应之一。将那些有人类流行病学证据表明可以被电离辐射诱发的恶性肿瘤,称为"辐射相关肿瘤"。

UNSCEAR对电离辐射源及其对人类健康和环境的影响进行广泛评估。依据UNSCEAR 2006年报告中各部位辐射致癌研究评述的结论,将肿瘤部位(或种类)按辐射相关证据量可分为3类:①有充分证据的:唾液腺、食管、胃、结肠、肝、肺、骨和结缔组织、非黑色素瘤皮肤癌、乳腺、膀胱、脑和中枢神经系统、甲状腺、白血病;②有少量证据的:直肠、卵巢、肾;③几乎没有证据的:小肠、胰腺、宫颈、前列腺、表皮黑色素瘤、淋巴瘤、骨髓瘤、慢性淋巴细胞白血病。

这里的分类只反映该部位肿瘤与辐射相关性证据的充分程度,并不代表辐射致癌危险度的高低。例如,白血病和胃癌同样被认为是有充分证据的辐射相关肿瘤,但辐射致白血病的危险远高于胃癌。

辐射流行病学研究涉及的主要人群包括:日本原子弹爆炸幸存者、医学诊疗照射患者、放射工作人员、天然高本底地区居民和污染环境暴露人群。辐射类型包括低LET辐射(X、γ和β射线等)和高LET辐射(中子、重离子等)。照射类型包括外照射和内照射。照射方式包括急性照射(高剂量率)和迁延照射(低剂量率)。照射部位包括全身照射和局部照射。日本原子弹爆炸幸存者寿命研究(LSS)是该领域最重要的研究,是目前对辐射致癌危险估计的主要依据。

通过流行病学证实人类存在辐射相关肿瘤后,就要判断哪些个体发生的哪种肿瘤是由辐射照射诱发的。由于辐射诱发的肿瘤与相同部位其他原因所致的恶性肿瘤没有区别,无法通过临床、病理或实验室检查进行鉴别诊断,这就需要有一种方法来判断。

20世纪80年代,美国政府为解决核武器试验落下灰照射公众的癌症赔偿诉讼,由美国国立卫生研究院(NIH)发表了放射流行病学表,详细介绍了病因概率(probability of causation,PC)(NIH85—2748,1985)。NIH主要利用日本原子弹爆炸幸存者数据(小部分利用矿工氡暴露和医学照射数据),给出了白血病(除慢性淋巴细胞白血病)、骨和关节恶性肿瘤、唾液腺癌、食管癌、胃癌、结肠癌、肝癌、胰腺癌、肺癌、女性乳腺癌、肾及膀胱癌、甲状腺癌和其他部位癌等13种肿瘤的辐射危险系数,用于PC值的计算。它是日后我国制定职业性放射性肿瘤判断标准的依据。

病因概率:所发生的某种癌症起因于既往所受照射的概率(%),它是一定剂量照射后癌症概率增加额与癌症总概率之比。

目前我国职业性放射性肿瘤的判断原则:①受照射后,经一定潜伏期后发生,并且得到临床确诊的原发性恶性肿瘤;②根据患者性别、受照时年龄、发病潜伏期和受照剂量,计算所患恶性肿瘤起因于所受照射的病因概率;③计算所得95%可信上限的PC≥50%者,可判断为职业性放射性肿瘤。

目前我国职业性放射性肿瘤名单包括白血病(除慢性淋巴细胞白血病)、骨和关节恶性肿瘤、食管癌、胃癌、结肠癌、肝癌、肺癌、女性乳腺癌、膀胱癌和甲状腺癌。

放射性甲状腺癌是电离辐射外照射和内照射在人体诱发的重要远期效应之一。其特点是:潜伏期长,且随受照年龄的增加而延长,一般为13~26a;发病率女性高于男性,受照年龄小者高于年龄大者;发病率与照射剂量基本呈线性关系;病理类型多为乳头状腺癌或滤泡癌。诊断职业性甲状腺癌应同时符合以下四项:①有明确的全身或甲状腺受照史;②潜伏期≥4年;③原发性甲状腺癌诊断明确;④按GBZ 97—2017计算甲状腺癌起因于所受照射的病因概率(PC),95%可信限上限的PC≥50%。

第七节　核应急医学救援策略

近年来,我国核电发展速度快,机组堆型也较为复杂,截至2020年年底,在运核电机组47台,居世界第三,在建核电机组达13台,居世界第一。与此同时,核技术应用也在国民经济各个领域高速发展。核与辐射突发事件作为小概率发生的公共卫生事件,导致的结果往往是极其严重而致命的。核与辐射事件发生的时间与地点不定,危害程度不一,有的放射源来源复杂,产生的负面影响广泛,应急处理的专业性强,人力物力投入大,消除近期效应与远期效应时间长。为了能够应对核与辐射突发事件,完成对放射损伤患者的成功救治,不仅需要在平时进行应急准备,也需要在事件发生时,有组织地进行医学救援,多单位、多学科互相协作,各取所长。根据国内外在该领域的共识和进展,制定合适的核应急医学救援策略特别重要。

一、核应急及核应急医学救援

（1）核应急：当核设施发生或者即将可能发生核事故时，为了控制核事故、缓解核事故、减轻核事故后果而采取的不同于正常秩序和正常工作程序的紧急行为，是由政府主导、企业配合、各方协同、统一开展的应急行动。核应急事关重大、涉及全局，对于保护公众、保护环境、保障社会稳定、维护国家安全具有重要意义。

（2）核应急医学救援：当核事故发生以后，为了最大程度地降低核事故造成的人员伤亡和社会影响，核应急医学专业人员采取各种医学手段，及时去除或降低人员、设备、场所、环境等放射性污染，并通过医学诊断、分类和救治，开展医疗救治行动，兼顾躯体和心理，包括现场紧急救治、就地医治和专科救治等。

二、核应急医学救援的基本任务和具体任务

（1）基本任务：我国核应急工作遵循"常备不懈，积极兼容，统一指挥，大力协同，保护公众，保护环境"的方针。核应急医学救援是核事故应急救援工作的一个重要组成部分，其基本任务是保护公众、救治伤员，基本任务包括对公众和应急救援人员进行防护；对公众进行宣传教育和心理咨询；救治放射损伤和放射复合伤；对非放射性损伤和疾病进行救治；做好卫生防疫工作；食品与饮水的监测；过量受照人员的医学观察等。

（2）具体任务：伤情分类；生物样品及数据资料收集；剂量初步估算；外污染的洗消去污；内污染或疑似内污染的阻吸收、促排；紧急医疗救治；伤员的转运；心理评估及干预；过量受照人员的医学追踪等；稳定碘发放与指导服用；公众受照剂量监测等。

三、核应急医学救援的院前救援

（1）制订核应急医学救援行动方案：核和辐射事故的应急响应要根据核事故应急预案制订救援方案，事先规划，拟定优化措施，根据事故现场状况进行修改并采取行动。

（2）现场伤员的分类

1）按伤情轻重程度分类，可分为外照射损伤、内照射损伤、放射性体表沾染、放射复合伤。

2）按受照剂量分类，在受照的早期往往很难估算出剂量，可结合早期的临床表现，如乏力、恶心、呕吐、腹泻、皮肤红斑、脱毛、发热等初步判断。

3）按血液学检查结果分类，血常规检查容易开展，淋巴细胞对电离辐射特别敏感，通过分析淋巴细胞绝对计数对于受照早期判断放射损伤的程度是非常重要的。

（3）现场伤员的救治

1）过量照射人员的现场处置：核与辐射事故情况下发生过量照射时，先进行初步剂量估算。如果受照人员带有剂量计，可直接读取剂量数据。如没有佩戴个人剂量计，就要估算剂量。可采用多种方法初步估算疑似过量受照人员的受照剂量，如根据源的剂量、受照时间、地点、受照时所处的体位、姿势、与放射源的距离、停留时间、有无防护等因素进行物理剂量估算。另外，根据受照人员照射后临床症状、白细胞计数和淋巴细胞绝对值进行判断。留取血液样品和可供估算剂量的其他样品。依据初步估算的剂量判断是否应用抗辐射药物，给

伤员佩戴分类标签,进行后送。同时做好伤员的各项医学记录。

2)放射性核素内污染人员的现场处置:尽快脱离污染现场明确摄入放射性核素的种类,判断摄入方式、时间;初步估算放射性核素的摄入量;留取生物样品并尽早使用阻吸收和促排药物;佩戴分类标签,按照分级、分类救治原则后送,并做好伤员的转送记录。一般情况下,估计放射性核素摄入量小于 5 倍年摄入量限值时不考虑促排;对放射性核素摄入量可能超过 5 倍年摄入量限值的人员,要认真估算摄入量和剂量,采取阻吸收和促排治疗措施,并对其登记,进行追踪观察;超过 20 倍年摄入量限值的伤员属于严重内照射,应严密观察、积极治疗,并进行长期随访,注意远期效应。

3)放射性核素体表污染的现场处置:进行体表放射性核素污染监测,记录污染部位、面积、污染水平,现场去污处理。头面部去污防止放射性核素进入眼、耳、鼻、口,并防止沾染身体其他部位;眼部去污要用洗眼器冲洗;鼻腔污染要剪去鼻毛,用湿棉签擦洗。每次去污后监测去污效果,并记录。经过 3 次去污,仍不能去除的皮肤污染,暂时停止去污,做好皮肤防护,给伤员佩戴分类标签,立即后送,做好转送记录。

4)伤口放射性核素污染的现场处置:明确污染伤口放射性核素的种类,伤口处理要遵循放射性核素污染伤口的处理原则,并使用阻吸收药物,防止放射性核素的进一步进入,使用阻吸收药物前要留取生物样品。伤口去污后应进行污染伤口的核素测量,评估去污效果。伤员佩戴分类标签,实施分级救治,及时后送,并做好伤员的转送记录。

5)生物样品采集:血液样品的采集主要用于全血细胞计数、细胞遗传学分析、生物化学(如血清淀粉酶)、放射性核素分析等,采集后标明采集日期、时间,血样运输途中必须冷藏,不能冷冻,避免接触 X 射线;人员受到外污染时,在进行去污处理前将耳道、鼻孔、口角及伤口用棉签擦拭,将擦拭物置于试管中,进行放射性核素分析;人员受到内污染时,淋浴前进行鼻拭子的测量,留存口罩进行放射化学分析,收集分析测量尿样品,收集分析测量粪便样品,取呼吸带气溶胶样品,做放射性气溶胶粒谱的测量,必要时留取血、唾液、痰、呕吐物进行放射分析。每个样品都要有清楚的标记,包括姓名、地点、取样类型、取样日期、时间,并注明"放射性,请勿扔掉"。

有条件时可做全身放射性测量,必要时行甲状腺测量和肺部测量。

6)现场救援终止:现场应急指挥部下达终止指令,现场救援行动结束。接到撤离指令后,立刻撤离到指定地点。达到撤离地点后,立刻向现场应急指挥部报告,并根据现场应急指挥部的指令行动。撤离过程中做好伤员和救援人员的安全保障。

(4)现场伤员的转运:核与辐射事故现场救援,伤员的转运是现场救援的一项重要内容,伤员转运时要遵守以下基本要求:建立伤员转送接口关系;分类、分级转送;明确转送地点;做好转送途中的防护和安全保障;伤员的分类标签、留取样品、伤员的资料要随伤员一起转送;做好转送记录。

(5)心理应急救援:核和辐射突发事件引起的公众社会心理影响和效应是非常显著的,表现为心理紊乱、紧张、压抑、焦虑、恐慌和各种应激反应,在情绪、认知、行为和身体等方面会出现一系列心身反应。实践证明,即使是历史上最严重的一次核事故切尔诺贝利核电站爆炸,发生各程度急性放射损伤与死亡的人数基数很小,虽然一般公众没有直接受到辐射,却仍然出现心理应激,表明核事故产生的社会心理效应在一定程度上超过躯体效应。所以心理救援是核应急救援的一大重点。

发生核和辐射突发事件时，可由心理工作者使用心理学评估工具、心理访谈等方式对相关人员进行心理评估。采取的心理干预的方式包括心理健康教育、个人心理咨询、团体心理咨询、基于艺术的心理咨询服务等。

（6）宣传普及核辐射及防护知识：由于人们对电离辐射危害不了解，加之看不见、摸不着，群众普遍感到神秘莫测，所以要加强核科普宣传，提高周边群众的认知水平，使公众对核和辐射事故的特点、潜在危害以及应该采取的有效防护措施等有基本的了解，科学、正确地认识电离辐射的危害，消除不必要的恐慌。

四、核应急医学救援的院内救治

（1）临床资料的收集：由于核和辐射事故的特殊性，患者入院后需要进行详细的问诊和病史收集，包括一般资料和事故经过的询问，全面了解受照射人员的临床表现。

（2）剂量的估算：目前剂量估算方法主要有：染色体畸变分析、早熟染色体凝集分析、微核分析、DNA 损伤和突变分析、单细胞凝胶电泳或彗星电泳分析、DNA 损伤的免疫荧光测定、基因表达和突变分析、基因微阵列分析、体细胞突变分析、次黄嘌呤磷酸核糖转移酶等。基于医院条件及救治人员专业技能考虑，患者入院后多通过外周血淋巴细胞染色体"双着丝粒 + 环"（dic+r）畸变分析等生物剂量估算以及蒙特卡罗等物理剂量计算法，以及运用电子顺磁共振（EPR）、光激发光（OSL）等对头部、四肢、骨等局部受照剂量进行测量。对于裸露伤口和外部受照剂量，α、β 和 γ 计数技术已经相对成熟，对于中子剂量的估计，活化元素的 γ 谱分析可以尽早对患者受照射剂量进行明确估算。剂量重建技术是根据现有信息、数据和模型评价剂量，需要特定的计算机程序与表格，一般情况下不再需要别的资源，是一种快捷迅速地对受照个人放射性核素摄入量的估算方法。对于伤员，准确的剂量估算及剂量基础上的危害评估，对后续治疗价值大。

（3）临床救治：开展系统的医学处理和观察，制定出有效的诊断和救治方案，并判断预后。临床治疗要坚持全身治疗和局部治疗并重，躯体治疗和心理治疗同步，根据病情进展采取综合措施的原则。全身治疗主要包括保持病房环境清洁、合理抗感染、营养治疗、造血生长因子的应用、改善微循环及增强免疫功能等；局部治疗包括局部伤口镇痛、换药、清创术、局部生长因子输注等。对于放射复合伤，应按照抗休克和保护心功能、早期外科处理和创面、控制感染与调节免疫功能、尽可能控制肠道感染并促进肠道功能恢复、尽量促进造血系统恢复、早期应用抗辐射药物的程序进行治疗。有研究表明，早期补液、应用钙离子通道拮抗剂起到显著心肌保护作用；高压氧舱也能有效改善循环；早期促进皮肤创面相对完整并且同时应用抗感染药物是避免患者死亡的一大有效手段，抗菌药物联合大量免疫球蛋白能在短时间内快速控制感染，即使后期作用有限，也为我们治疗感染提供了思路与机会。在救治后期，在"营养干预"原则上可以逐步开放正常饮食，提高患者免疫力。

（4）多学科联合治疗：对于核和辐射损伤患者的临床救治，常常需要多学科联合，以达到抢救生命、救治重症和医治疾病的目标。其中，放射医学和临床医学相结合是核应急医学救援的关键；多学科沟通及多单位合作是提升核应急医学救援水平的基本模式。包括急诊及重症医学、放射医学、核医学、放射治疗学、血液科、普外科、烧伤整形科、肿瘤科、营养科等科室，都是核应急医学多学科合作（MDT）重要组成部分，多学科的通力合作才能够使患者得到最好的管理。历次核事故救治经验告诉我们，多学科沟通及多单位合作能够有效提高核应急医学救援水平。"综合救治"与"集体诊治"原则重要性不言而喻,要充分贯彻落实。

五、核应急医学救援新技术

(1)间充质干细胞技术的研究进展:间充质干细胞(MSCs)来源于胚胎发育的中胚层,具备自我更新能力/低免疫原性及独特的免疫调节功能。作为造血微环境的重要组成成分,MSCs 具备造血支持功能,并且 MSCs 能够归巢至受损组织部位,分化替代损伤组织,或通过分泌细胞因子、生长因子、胞外微囊(EV)等方式发挥免疫调节及组织修复作用。鉴于 MSCs 的多种功效及原材料较易获得,研究者们一直致力于 MSCs 对核和辐射损伤的救治中,目前已有的动物实验表明:MSCs 能够促进放射损伤后皮肤及黏膜恢复、胃肠道等组织器官恢复、造血恢复。由于临床推广前还有大量工作,以及 MSCs 的来源、安全性、有效性还需要大量数据支撑,间充质干细胞移植治疗放射损伤还有很长一段路要走。

(2)细胞因子在核和辐射损伤救治中的应用:许多细胞因子已知对辐射损伤有救治作用,比如粒细胞 - 集落刺激因子(G-CSF)、白细胞介素 - Ⅱ(IL-Ⅱ)、血小板生成素(TPO)、干扰素 α-2b 等都有抗辐射作用。G-CSF 能促进髓系、巨核系的造血细胞功能恢复;IL-Ⅱ 在早期可以促进巨核系祖细胞的成熟和分化,使外周血中血小板计数上升;TPO 能促进巨核细胞的胞质成熟,加快血小板的生产;干扰素 α-2b 有抗病毒、抗肿瘤以及提高机体免疫力等功能。

(3)其他进展

1)近年来随着外泌体(exosomes)研究的深入,一些干细胞来源的外泌体在放射损伤治疗中将会受到重视,同时外泌体又是极好生物载体用以传递临床药物和基因治疗。

2)改变局部血管病变和重建血液循环。VEGF 合并其他血管促成因子的基因治疗,会提供组织再生的良好环境,输送再生细胞和因子。

3)新型生物敷料的开发,如胶原蛋白(collagen)、纤维链接蛋白(fibronectin)、TISSILE(一种纤维蛋白原加凝血酶后形成半固体状的纤维蛋白)等可促进组织的修复。

4)为了在治疗个体病例时更有针对性,患者的病变组织和正常人组织的所有基因转录组(RNA sequencing)的比较分析或蛋白质组(proteomics)的比较分析将会为临床治疗方案提供理论基础。

5)祖国传统医学的辨证施治。

六、核应急医学救援策略概括

核应急医学救援救治应坚持多学科沟通及多单位合作的总策略。院前救援坚持救命第一、及时处理、避免扩散、科学救援、心理援助、分类后送的原则;院内救治坚持"综合救治"为主的原则,联合放射医学、临床医学及其他相关学科专业的优势,全身治疗与局部治疗并重,躯体治疗和心理治疗同步,综合应用多种新技术等。

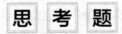

思 考 题

1. 试述外照射急性放射病的分度分型。

2. 受照人员的剂量估算有哪些方法？相互之间的关系如何？
3. 试述急性放射性皮肤损伤的诊断和治疗原则。
4. 试述放射性甲状腺疾病的分类诊断和治疗。
5. 简述放射复合伤与烧冲复合伤的主要临床特点。
6. 简述放射性核素内污染的处理原则。
7. 简述核应急医学救援的策略。

（刘玉龙　蒲汪旸）

参考文献

［1］ 李士骏. 电离辐射剂量学基础. 苏州: 苏州大学出版社, 2008.

［2］ 苏燎原, 刘芬菊. 医学放射生物学基础. 北京. 中国原子能出版社, 2013.

［3］ 涂彧. 放射卫生学. 北京: 中国原子能出版社, 2014.

［4］ 涂彧. 医学放射防护学教程. 北京: 中国原子能出版社, 2020.

［5］ 涂彧. 放射治疗物理学. 北京: 原子能出版社, 2010.

［6］ 王凤, 朱华, 李立强, 等. 新型固体靶核素 ^{89}Zr 的制备、标记和临床前应用研究进展. 同位素, 2020, 33 (2): 117~123.

［7］ 许玉杰. 实验核医学. 苏州: 苏州大学出版社, 2004.

［8］ 杨鸿章, 牟钊彪, 李子婧. 多肽 ^{18}F 标记方法研究进展. 厦门大学学报 (自然科学版), 2021, 60 (1): 14~28.

［9］ 周菊英, 涂彧. 放射治疗技术学. 北京: 原子能出版社, 2010.

［10］ 周菊英. 肿瘤放射治疗学. 3 版. 北京: 中国原子能出版社, 2014.

［11］ 杨福家. 原子物理学. 北京: 高等教育出版社, 2000.

［12］ BELGIOIA L, DESIDERI I, ERRICO A, et al. Safety and efficacy of combined radiotherapy, immunotherapy and targeted agents in elderly patients: A literature review. Critical Reviews in Oncology/Hematology, 2019, 133: 163-170.

［13］ SHEN Y, SHERMAN W, CHEN X, et al. Phosphorylation of CDC25C by AMP-activated protein kinase mediates a metabolic checkpoint during cell-cycle G2/M-phase transition. J Biol Chem, 2018, 293 (14): 5185-5199.

［14］ COLTON M, CHEADLE E J, HONEYCHURCH J, et al. Reprogramming the tumour microenvironment by radiotherapy: implications for radiotherapy and immunotherapy combinations. Radiation Oncology (London, England), 2020, 15 (1): 254.

［15］ CZERNIN J, SONNI I, RAZMARIA A, et al. The future of nuclear medicine as an independent specialty. Nucl Med, 2019, 60 (Suppl 2): 3S-12S.

［16］ DE KRUIJFF RM. FLASH radiotherapy: ultra-high dose rates to spare healthy tissue. International Journal of Radiation Biology, 2020, 96 (4): 419-423.

［17］ BLANCHARD P, GUNN G B, LIN A, et al. Proton Therapy for Head and Neck Cancers [J]. Seminars in Radiation Oncology, 2018, 28 (1): 53-63.

［18］ BOLLI E, D' HUYVETTER M S, MURGASKI A, et al, Stromal-targeting radioimmunotherapy mitigates the progression of therapy-resistant tumors. Journal of Controlled Release, 2019, 314, 1-11.

［19］ FOSSATI P, MATSUFUJI N, KAMADA T, et al. Radiobiological issues in prospective carbon ion therapy trials [J]. Medical Physics, 2018, 45 (11): e1096-e1110.

［20］ HUGHES J R, PARSONS J L. FLASH Radiotherapy: current knowledge and future insights using protonbeam therapy [J]. International Journal of Molecular Sciences, 2020, 21 (18): 6492.

[21] MARSHALL H T, DJAMGOZ M B A. Immuno-Oncology: Emerging Targets and Combination Therapies [J]. Frontiers in Oncology, 2018, 8: 315.

[22] VAUPEL P, MULTHOFF G. Hypoxia-/HIF-1α-Driven Factors of the Tumor Microenvironment Impeding Antitumor Immune Responses and Promoting Malignant Progression [J]. Advances in Experimental Medicine and Biology, 2018, 1072: 171-175.

[23] MALOUFF T D, MAHAJAN A, KRISHNAN S, et al. Carbon ion therapy: a modern review of an emerging technology. Frontiers in Oncology, 2020, 10: 82.

[24] MINGLIANG Z, SHUFENG L, HANG Z, et al. Research progress of ^{18}F labeled small molecule positron emission tomography (PET) imaging agents. European Journal of Medicinal Chemistry, 2022, 205: 112629.

[25] NENSA F, DEMIRCIOGLU A, RISCHPLER C. Artificial intelligence in nuclear medicine. J Nucl Med, 2019, 60 (Suppl 2): 29S-37S.

[26] OMYAN G, MUSA A E, SHABEEB D, et al. Efficacy and toxicity of FLASH radiotherapy: A systematic review. Journal of Cancer Research and Therapeutics, 2020, 16 (6): 1203-1209.

[27] RACKWITZ T, DEBUS J. Clinical applications of proton and carbon ion therapy. Seminars in Oncology, 2019, 46 (3): 226-232.

[28] SHEVTSOV M, SATO H, MULTHOFF G, et al. Novel approaches to improve the efficacy of immunoradiotherapy. Frontiers in Oncology, 2019, 9: 156.

[29] SUZUKI M. Boron neutron capture therapy (BNCT): a unique role in radiotherapy with a view to entering the accelerator-based BNCT era. International Journal of Clinical Oncology, 2020, 25 (1): 43-50.

[30] WILSON J D, HAMMOND E M, HIGGINS G S, et al. Ultra-high dose rate (Flash) radiotherapy: silver bullet or fool's gold？ Frontiers in Oncology, 2019, 9: 1563.

中英文名词对照索引

722

62检

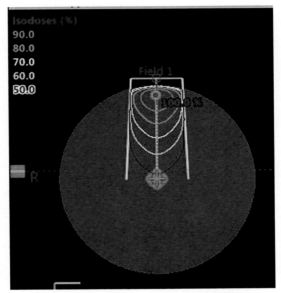

彩图 21-18 6MV 光子线单野照射剂量分布

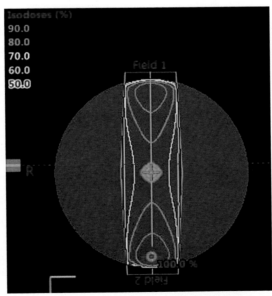

彩图 21-19 6MV 光子线两野对穿照射剂量分布,两
对穿野剂量权重相同且剂量归一点选在靶区的中心

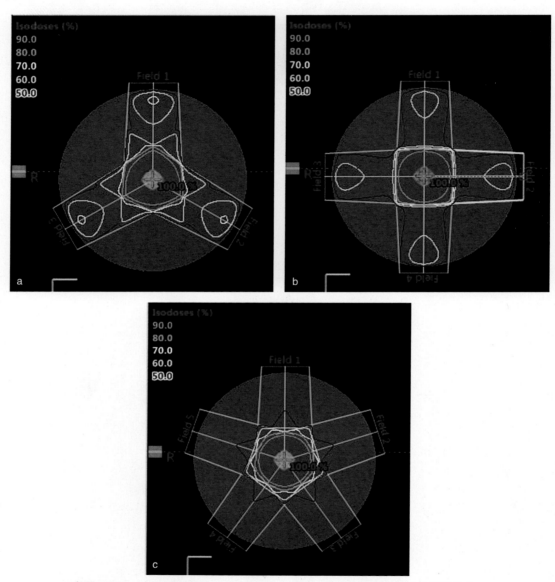

彩图 21-20 多野照射技术，(a)3 野、(b)4 野、(c)5 野等分等 MU 的剂量分布。